临床常见
肿瘤疾病诊断与治疗

（上）

韩　磊等◎主编

吉林科学技术出版社

图书在版编目（CIP）数据

临床常见肿瘤疾病诊断与治疗 / 韩磊，许刚，赵立
民主编. -- 长春 ：吉林科学技术出版社，2016.4
ISBN 978-7-5578-0333-9

Ⅰ．①临…Ⅱ．①韩…②许…③赵…Ⅲ．①肿瘤—
诊疗 Ⅳ．①R73

中国版本图书馆CIP数据核字(2016)第068640号

临床常见肿瘤疾病诊断与治疗

LINCHUANG CHANGJIAN ZHONGLIU JIBING ZHENDUAN YU ZHILIAO

主　　编　韩　磊　许　刚　赵立民
出 版 人　李　梁
责任编辑　孟　波　陈绘新
封面设计　长春创意广告图文制作有限责任公司
制　　版　长春创意广告图文制作有限责任公司
开　　本　787mm×1092mm　1/16
字　　数　1004千字
印　　张　41
版　　次　2016年4月第1版
印　　次　2017年6月第1版第2次印刷

出　　版　吉林科学技术出版社
发　　行　吉林科学技术出版社
地　　址　长春市人民大街4646号
邮　　编　130021
发行部电话/传真　0431-85635177　85651759　85651628
　　　　　　　　　　85652585　85635176
储运部电话　0431-86059116
编辑部电话　0431-86037565
网　　址　www.jlstp.net
印　　刷　虎彩印艺股份有限公司

书　　号　ISBN 978-7-5578-0333-9
定　　价　160.00元

编　委　会

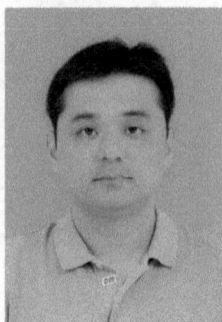

韩磊，中共党员，主治医师，肿瘤学硕士，现为济宁医学院附属医院肿瘤内三科副主任。山东省抗癌协会消化道肿瘤委员会委员、山东省抗癌协会肿瘤放射治疗委员会委员、山东省抗癌协会肿瘤介入诊疗委员会青年委员，山东省医师协会肿瘤化疗分会委员。毕业后一直从事肿瘤科临床一线诊疗工作，目前主要致力于消化系统恶性肿瘤的综合诊治工作。

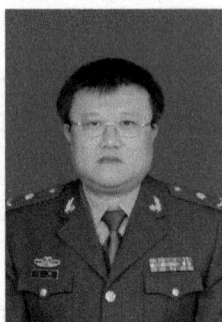

许刚，汉族，现任解放军第 148 医院肿瘤血液科（暨原济南军区肿瘤诊疗中心）主任，副主任医师。山东老年协会肿瘤专业委员会副主任委员。1992 年毕业于山东中医学院，一直从事肿瘤及血液病诊疗工作，先后在中国医学科学院肿瘤医院、上海长海医院、山东省肿瘤医院等进修学习，通过不断的积累，在中晚期肺癌的精准治疗、晚期乳腺癌多学科综合治疗、进展期胃癌分子靶向治疗等领域取得了一定的成果，并参与山东省自然科学基金项目的研究。同时善于恶性肿瘤的中西医综合治疗，自行研制出具有提高机体免疫功能、减轻放化疗毒副反应、改善晚期肿瘤病人生存质量的中药方剂多种，取得了较好的临床疗效。参编《老年肿瘤学》、《现代恶性肿瘤诊疗技术》、《简明肿瘤内科治疗》等专著 3 部，在国内外发表论文 10 余篇。

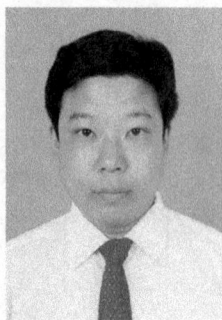

赵立民，男，1974 年生，三河市燕郊人民医院胸外科主任，副主任医师，毕业于华北煤炭医学院研究生班，硕士学位。中华医学会廊坊胸外科分会、胸腔镜外科分会委员，胸外科专家组成员。曾于唐山开滦医院、北京军区总医院胸外科进修学习。从事胸外科工作 17 年，潜心研究胸外科及常见外科疾病的诊断与治疗。尤其对胸部肿瘤的诊断与治疗，具有丰富的临床经验及见解。擅长胸腔镜微创手术处理肺部疾病及胸外伤。近年来完成胸部肿瘤及胸部创伤探查胸腔镜等手术五百余例，均取得了良好的临床疗效。在无体外循环下成功抢救心脏破裂病人两例，曾受到＜廊坊日报＞的独家采访。在国家级医学期刊发表学术论文 10 余篇。参与编著专业著作两部，获得廊坊市科技进步一等奖一项。

前　言

当前恶性肿瘤发病率与死亡率的增长速度之快,已成为人们死亡的最主要原因,严重危害人民生命健康,谈癌色变已成为事实。然而全世界对恶性肿瘤的研究也更加深入,包括病因、遗传基因、诊断方法、各种治疗手段等,恶性肿瘤相关进展不断出现,恶性肿瘤受到了医学界的空前关注。目前,恶性肿瘤的研究机遇与挑战并存,对从事肿瘤相关临床工作的医务人员来说,背负了更加艰巨的任务。鉴于肿瘤相关研究的进展速度,本编委会特编写此书,为广大肿瘤相关的一线临床医务人员提供微薄借鉴与帮助,望共同提高肿瘤诊治水平,更好地帮助患者摆脱癌症困扰。

本书共分为十五章,内容涉及临床常见肿瘤的诊治,包括:肿瘤细针穿刺细胞病理诊断、颅内肿瘤、肺肿瘤、食管肿瘤、乳腺肿瘤、胃癌、肝脏肿瘤、胰腺肿瘤、结直肠癌、大肠癌、血液肿瘤、妇科肿瘤、泌尿及男性生殖系统肿瘤的介入治疗、泌尿及男性生殖系统肿瘤的中医治疗以及肿瘤核医学。

针对各系统临床常见肿瘤均进行了详细介绍,包括肿瘤的流行病学、病因与发病机制、病理分型与分期、临床表现、诊断方法、各种治疗方法,如:药物治疗、手术治疗、放射治疗、化学治疗、介入治疗、中医治疗等,以及预后与预防等内容。重点放在诊断与各种治疗的叙述上,旨在强调本书的临床实用价值,为肿瘤相关临床医务人员提供参考,起到共同提高肿瘤诊治水平的目的。

本书在编写过程中,借鉴了诸多肿瘤相关书籍与论文等资料,在此表示衷心感谢。由于本编委会人员均身负肿瘤临床诊治工作,故编写时间仓促,难免有错误及不足之处,恳请广大读者见谅,并给予批评指正,以更好地总结经验,以起到共同进步、提高肿瘤相关医务人员诊疗水平的目的。

《临床常见肿瘤疾病诊断与治疗》编委会

2016 年 4 月

目　录

第一章 肿瘤细针穿刺细胞病理诊断

第一节 甲状腺和甲状旁腺

一、概述

甲状腺结节的发病很高,并且容易被怀疑为恶性,但实际上恶性率不到 5%。外科手术切除所有的甲状腺结节既不切实际,也没有必要。因此作为筛查检测,细针分刺细胞(fine needle aspiration,FNA)起着至关重要的作用。FNA 细胞学检查不仅有效地减少不必要的手术,而且可提高恶性肿瘤的检出率。根据最近的一项对 157 例中国患者的研究,甲状腺细针穿刺诊断恶性肿瘤的敏感性、特异性和阳性预测值分别为 85.4%、86.9% 和 90.5%,因此,甲状腺结节是甲状腺细针穿刺的主要适应证。

每一个有可触及甲状腺结节的患者都可以做 FNA 检测。4%～7% 的成人通过触诊可以发现甲状腺结节。但触诊并不能准确评估甲状腺结节患病率。结合甲状腺超声或尸检结果,成人甲状腺结节的患病率在西方国家为 20%～30%。中华医学会内分泌学分会 2011 年的甲状腺疾病流行病学调查结果显示,中国甲状腺结节患病率高达 18.6%。触诊和超声的结果有时并不一致,20% 触诊发现的甲状腺结节在超声显示小于 1cm,相反,超声发现的明显的结节有时触诊却检测不到。超声检测比触诊能更加准确地发现甲状腺结节,所以,目前大多利用超声检测来证实触诊检测到的结节是否存在 FNA 检查指征。

检查甲状腺的其他影像学方法包括甲氧基异丁基异腈(sestamibi)扫描(诊断甲状旁腺功能亢进症)、计算机断层扫描(CT)、磁共振成像(MRI)和正电子发射断展扫描(PET)。FNA 检测所有影像学偶然发现的结节并不可行。进一步超声检查证明小于 1cm 的结节通常不需要活检。但对于有恶性嫌疑(如微钙化)的小结节,穿刺活检很有必要。PET 检测到的热结节有高度恶性风险,应接受进一步的细针穿刺活检。

对于甲状腺功能亢进的结节("热"结节)(约占所有结节的 5%),应结合患者的血清促甲状腺素(TSH)水平决定是否进行细针穿刺。如果 TSH 的水平正常或升高,通常进行细针穿刺。如果 TSH 的水平低于正常,并且放射性核素甲状腺扫描确诊为热结节,则没有必要进行穿刺,这种结节的恶变率很低。

二、细针穿刺技术和细胞涂片准备

FNA 穿刺可以在触诊或超声的指导下进行。通过触诊进行穿刺的好处是成本低和快捷。超声指导的穿刺可以确保穿刺到那些可疑的结节,减少无效穿刺的数量,并提高诊断精确度。因此,对于那些触及不到的结节,有明显囊性成分的结节(>25%),以及先前进行过穿刺但样本不合格的结节应该在超声的指导下进行穿刺。无论通过触诊或辅助超声,穿刺技术实质上相同。

甲状腺血管非常丰富,为最大限度减少血肿的形成,建议使用 25G 或 27G 的细针。根据不同的情况和操作者的偏好,穿刺时可以同时加带注射器的抽吸。皮肤应使用酒精棉签擦拭干净。是否皮下注射利多卡因进行局部麻醉,应根据操作者的经验和患者愿望而定,不是必须的。超声指导的细针穿刺最好避免使用凝胶,因为凝胶可以掩盖正常的细胞学形态。进行穿刺时细针在结节内反复抽动的频率大约在每秒 3 次。每次穿刺的时间最好控制在 2~5 秒,如果时间过长,针腔会被形成的血块堵塞。如果开始 2 次穿刺的细胞量持续偏低,可以加用注射器抽吸。但在穿刺针撤出结节之前,应该释放抽吸力。穿刺次数应视具体情况和结节的大小而定,通常建议 3~5 次。穿刺并发症(如暂时血肿和结节梗死)并不常见,引发的感染则更为罕见。

穿刺后借助注射器内空气将细针内的样本推压到玻片上以制备细胞涂片。细针内残留样本可以通过冲洗收集在细胞悬浮液内,以便进一步制备离心涂片(cytospin),液基(liquid-based)细胞学涂片(例如薄层涂片,ThinPrep or Sure Path),或细胞块(cell block)。薄层涂片的优点包括减少血细胞干扰和易于制备。样本结构(大滤泡和小滤泡)亦被保留。如果使用液基制片,一张薄层涂片就已足够。薄层涂片和离心涂片应使用巴氏染色(Papanicolaou stain)。细胞涂片可以是酒精固定(巴氏染色)或空气干燥固定(Diff-Quik 染色,亦即 Romanowsky 染色)。巴氏染色可以更好观察细胞核特点,如假包涵体、核沟和染色质质地。Diff-Quik 染色更适合检测细胞外物质(特别是胶体和淀粉样物质)以及胞质的细节(如颗粒状物质)。

三、报告结果诊断术语

美国 Bethesda 甲状腺细针穿刺报告系统目前被广泛接受(表1-1)每个疾病类别都有相应的癌症风险及针对的临床处理原则:可疑恶性结节有可能被切除,良性结节患者则在适当的时间内复查。

表1-1 Bethesda 甲状腺细针穿刺报告系统

诊断类别	恶性率(%)	常规处理
样本无法诊断或不满意	1~4	重复超声引导下的细针穿刺
良性	<1	临床监测
意义不明确的非典型细胞病变或滤泡性病变	≈5~10	重复细针穿刺
滤泡性肿瘤或可疑滤泡性肿瘤	15~30	单叶切除术
滤泡性肿瘤,Hurthle 细胞型或可疑 Hurthle 细胞肿瘤	15~45	单叶切除术
可疑恶性肿瘤		
可疑乳头状癌		
一可疑髓样癌		
一可疑淋巴瘤	60~75	单叶切除术或甲状腺切除术
一可疑转移肿瘤		
一其他		
恶性	97~99	甲状腺切除术

四、无诊断性/不满意样本

一般情况下,甲状腺细针穿刺取样的满意与否应结合细胞以及胶质成分的数量和质量而定。其具体标准比较主观并具有争议性。虽然样本质量是正确诊断的关键,但在设定严格细胞数量标准方面并没有达成共识。目前还没有任何研究支持适用于所有情况的特定滤泡细胞量标准(良性和恶性,囊性和实性)。此外,在最低穿刺取样次数上也无统一标准。高品质的样本中含有足够病变细胞,让检测者可以自信地作出正确诊断。高品质细胞学涂片不仅要求优质取样,亦要求优异的制片和染色。

1.样本数量标准

(1)包含至少 6 组可检测的滤泡细胞。

(2)每组至少包括 10 个细胞。

如果样本不能满足以上条件,则被认为是"无诊断性"或"不满意样本"。

2.例外情况

(1)实性结节含有非典型性细胞:千万不要把具有明显非典型性细胞的样本叫做"无诊断性"或"不满意样本"。细胞学中任何明显的非典型性都必须报告,这种样本不受最低滤泡细胞数量标准的限制。

(2)炎性实性结节:淋巴细胞性甲状腺炎(桥本病)、甲状腺脓肿或肉芽肿性甲状腺炎患者的结节可能只包含炎性细胞。这种情况被解释为良性,而不作为"无诊断性"或"不满意样本"。

(3)胶质结节:含有大量稠厚胶体的样本应被认为是良性样本和满意样本。这种样本不受最低滤泡细胞数量标准的限制。

3."无诊断电"或"不满意样本"(图 1-1～1-5)

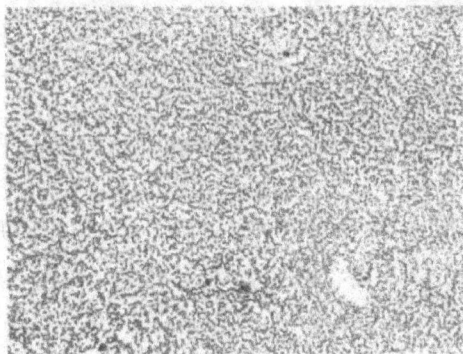

图 1-1 "无诊断性"或"不满意样本"

甲状腺穿刺细胞涂片只见大量红细胞和个别泡沫状巨噬细胞,无滤泡细胞(Diff-Quik 染色)

图 1-2 "无诊断性"或"不满意样本"

甲状腺穿刺细胞涂片中少于 6 组可检测的滤泡细胞(Diff-Quik 染色)

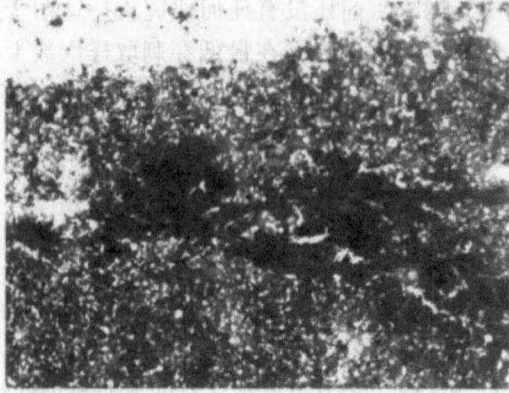

图1-3 "无诊断性"或"不满意样本"
细胞涂片中滤泡细胞被大量红细胞遮盖,形态学不清楚(Diff-Quik 染色)

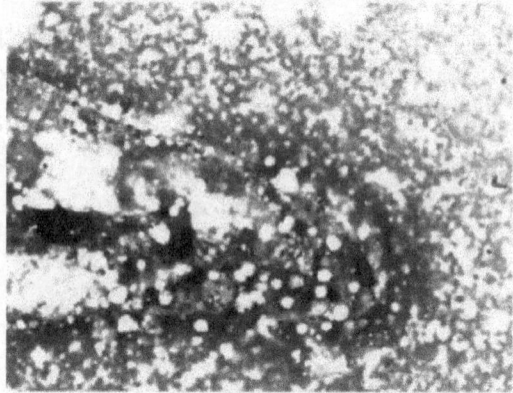

图1-4 "无诊断性"或"不满意样本"
细胞涂片中只含有大量红细胞、毛细血管和退变细胞,无足够滤泡细胞(Diff-Quik 染色)

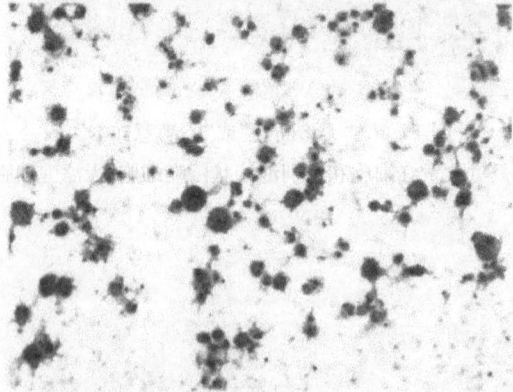

图1-5 "无诊断性"或"不满意样本"
细胞涂片中只含有大量退变巨噬细胞和红细胞,不见或罕见滤泡细胞(巴氏染色,PAP 染色)

(1)少于6组形态完好(10个细胞/组)且染色佳的滤泡细胞(见"炎性实性结节"的例外情况)。

(2)制备不好,染色不佳或不清晰的滤泡细胞。

(3)囊性液体样本,有或没有组织细胞,少于6组(10个/组)良性滤泡细胞。

足够的样本量可以防止假阴性诊断。只用滤泡细胞的数量判断样本的合格性,巨噬细胞、淋巴细胞或其他指恶性细胞均不作为判断标准。若只有一组可以足够诊断甲状腺乳头状癌的滤泡细胞,尽管细胞量不足,仍应判读为满意样本。囊性液体可能只含有巨噬细胞,虽然简单小囊肿(直径小于 3cm)恶变率很低,但是不能排除囊性乳头状癌的可能,这类样本应判读为"无诊断性"或"不满意样本",并注明"只含囊性液体"。偶尔穿刺活检只得到非甲状腺组织(如气管或胸锁乳突肌),这种情况应判读为"无诊断性"或"满意样本"。

4. 处理原则　对于"无诊断性"或"不满意样本"的结节应在 3 个月后重新穿刺活检。设定 3 个月的时间间隔主要为防止假阳性的报告,因为在此期间甲状腺细胞会呈现反应性/修复性变化。重复穿刺活检(特别是实性结节)最好在超声引导下进行,并即时进行样本足够性评估。60%以上的病例在重复活检后可以获得诊断性结果(大多数为良性病变)。对于两次连续的"无诊断性"或"不满意样本"的结节,应根据临床实际情况进行密切随访,包括超声检查或手术。由于囊性病变恶变的危险性很低,只有当超声有可疑发现时,才进行重复穿刺活检。

五、良性病变

甲状腺细针穿刺的临床价值主要体现在能够可靠地识别良性甲状腺结节,从而避免了很多不必要的手术。由于大多数甲状腺结节为良性,良性病变是最常见的甲状腺细针穿刺报告(约占 65%)。

良性的结果包括良性滤泡结节、甲状腺炎或一些其他不常见的疾病。FNA 穿刺最常见的甲状腺病变是结节性甲状腺肿。淋巴细胞性甲状腺炎(桥本病)是最常见的甲状腺炎。细胞学检查结果为良性的病变具有非常低的恶变风险,患者通常只需进行定期体检和超声检查。复查的时间间隔一般为 6~18 个月,至少持续 3~5 年。如果结节呈现明增长或超声异常、如边缘不规则、微钙化、结节内血管密度过高,以及在固体区呈现低回声等,应建议重复检查。

(一)良性滤泡结节

1. 临床特征　良性滤泡结节在甲状腺穿刺细胞病理学中最常遇到,可为多发性结节性甲状腺肿或滤泡腺瘤。多发性结节性甲状腺肿表现为甲状腺多处结节性增大,在世界范围内被认为是最常见的内分泌异常疾病。发病机制与缺碘有关。发病率随年龄的增长而增加,女性的发病率高于男性 5~15 倍。FNA 样本要有足够的细胞量,并且主要由不同比例的胶体和良性滤泡细胞组成。细胞学病理报告可以为"良性滤泡结节",或者根据相关的临床表现使用更具体的报告术语,如胶质结节、结节性甲状腺肿、增生/腺瘤样结节或 Graves 病(甲亢)等。有时细针穿刺活检不可能将它们明显区分,但这并不重要,因为它们都为良性,因此可以用类似的保守处理方式。

2. 细胞形态学特征

(1)稀少或中度细胞量。

(2)胶质 Diff—Quik 染色呈深蓝紫色,巴氏染色呈绿色到橙粉红色。质地可以稀薄或稠厚,可见马赛克纹理。在液基制片上,稀薄胶体具有特征性的"薄纸"样外观(图 1—6~图 1—9)。

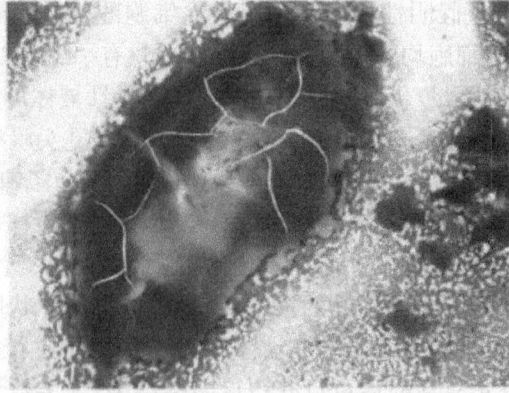

图 1—6　甲状腺胶质
甲状腺胶质呈结晶紫色，空气干燥后呈现马赛克纹理（Diff—Quik 染色）

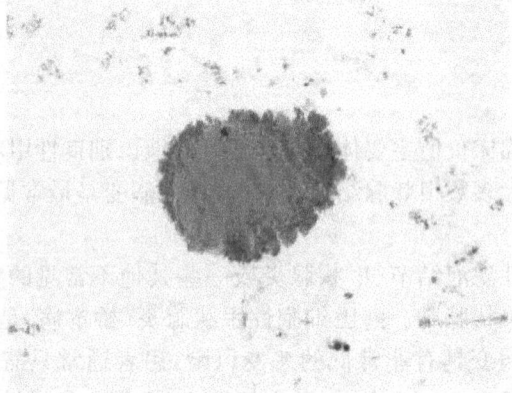

图 1—7　稠厚甲状腺胶质
液基细胞制片，稠厚胶质呈致密的橙红色（巴氏染色）

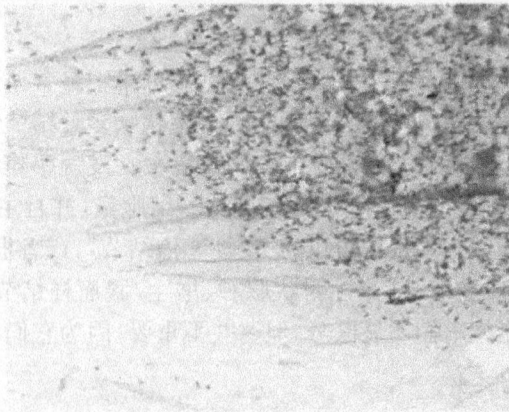

图 1—8　稀薄胶质
稀薄胶质呈淡绿和粉红色，可见"薄纸"样质地（巴氏染色）

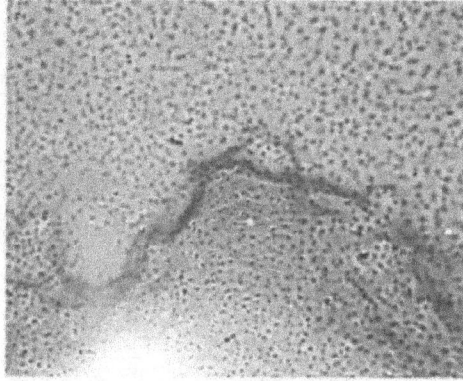

图 1-9　稀薄胶质

稀薄胶质呈淡蓝紫红色,类似血清(Diff-Quik 染色)

(3)主要为大滤泡结构,偶尔可见小滤泡。

(4)细胞主要为单层并呈均匀分布("蜂巢状"),偶尔可见三维球形细胞团(图 1-10,图 1-11)。

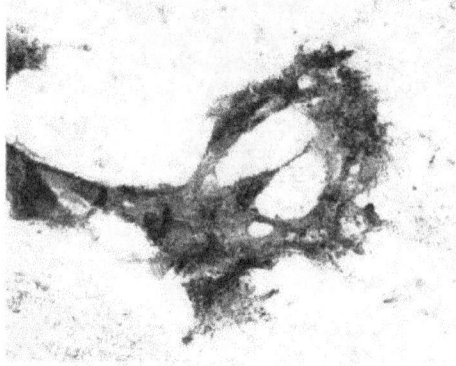

图 1-10　良性滤泡结节

滤泡细胞呈片层蜂窝状排列(巴氏染色)

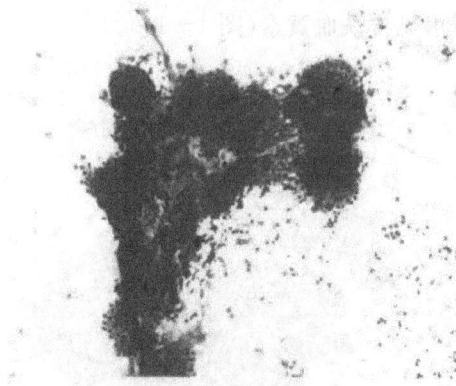

图 1-11　良性滤泡结节

滤泡细胞亦可排列成三维球团状结构(Diff-Quik 染色)

(5)滤泡细胞胞质稀少或中度。细胞核呈黑色圆形或椭圆形,约为红细胞大小(在径为 7~10μm),染色质呈均匀颗粒状(图 1-12,图 1-13)。细胞核无明显的多形性或非典型性。

可能有极少量细胞核重叠和拥挤。

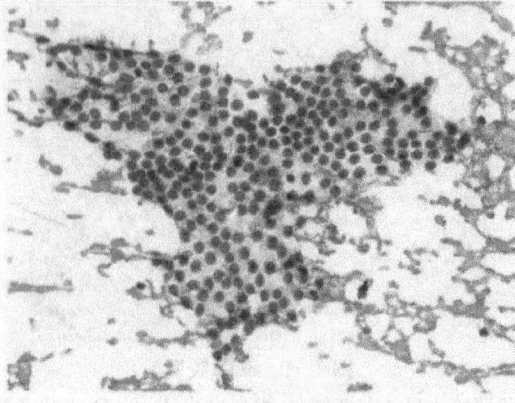

图 1—12 良性滤泡结节
滤泡细胞的细胞核呈圆形或卵圆形,大小近似于红细胞;染色质呈均匀细颗粒状(巴氏染色)

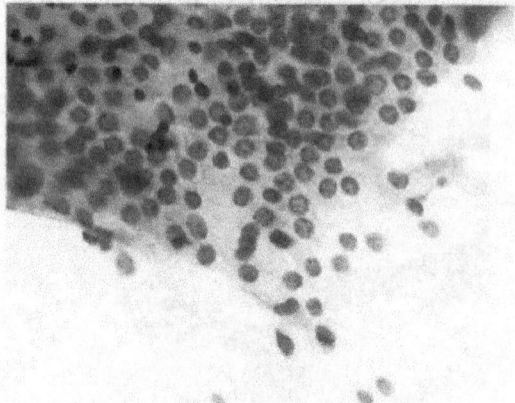

图 1—13 良性滤泡结节
滤泡细胞间保持均匀间距,极少见核拥挤和重叠(巴氏染色)

(6)可见分散的 Hurthle 细胞(嗜酸细胞)。

(7)常见巨噬细胞,胞质可见含铁血黄素(图 1—14)。

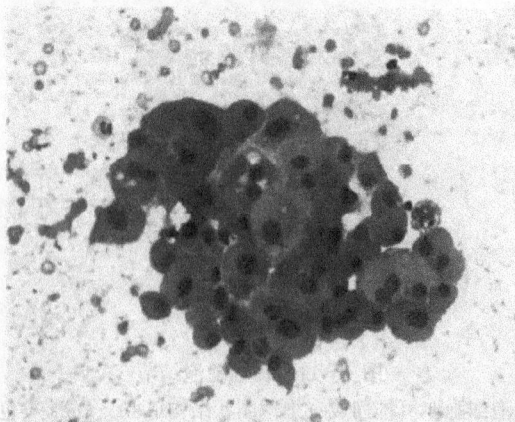

图 1—14 良性滤泡结节
细胞涂片可见 Hurthle 细胞(Diff—Quik 染色)

3.鉴别诊断

(1)无诊断性/不满意样本:常见于甲状腺囊性变,伴有滤泡细胞数量不足。

(2)滤泡性肿瘤/可疑滤泡性肿瘤:主要为小滤泡,滤泡细胞拥挤重叠。

(3)可疑恶性肿瘤或意义不明确的非典型细胞病变(AUS):类似良性滤泡结节,但部分滤泡细胞呈现非典型核。

(二)甲状腺功能亢进症

1.临床特征　甲状腺功能亢进症(Graves病)简称甲亢,是一种向身免疫性平状腺疾病,多见于中年妇女,多数患者呈弥漫性甲状腺增大。通常根据特征性甲亢症状进行临床诊断,不需要FNA诊断。偶尔大结节或冷结节可能提示共存的恶性肿瘤,因此,应进行穿刺活检。

2.组织形态学特征(图1-15)

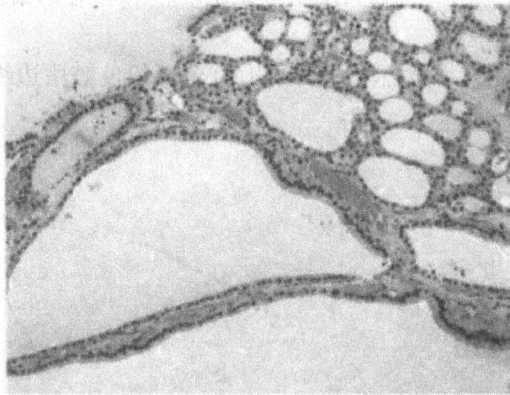

图1-15　甲状腺功能亢进症(Graves病)

可见甲状腺滤泡增生,滤泡细胞核呈圆形,位于细胞基底,胶质通常较少,并有明显外周扇贝形突出(组织切片,HE染色)

(1)甲状腺滤泡增生,伴有乳头状折叠。

(2)滤泡细胞核呈圆形,位于细胞基底,有时可见清亮细胞核。

(3)胶质通常较少,并有明显外周扇贝形突出;治疗后胶质量会增加。

(4)甲状腺间质可见区域性淋巴细胞炎症。

(5)放射性碘治疗后,可能会出现核非典型化和间质纤维化。

3.细胞形态学特征

(1)穿刺样本往往含较多细胞,类似良性滤泡结节,含胶体和可变数量的滤泡细胞;偶尔可见少量小滤泡。

(2)背景可见淋巴细胞和嗜酸细胞。

(3)滤泡细胞呈平面松散排列,具有丰富细腻或泡沫状胞质(图1-16)。胞核常有增大、空泡和明显核仁。

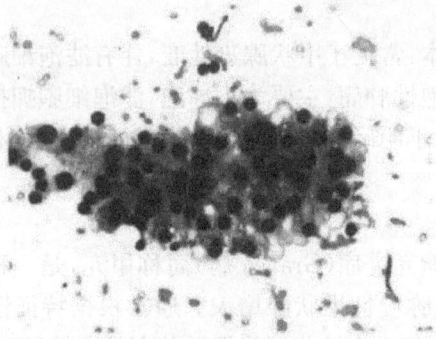

图 1—16　甲状腺功能亢进症(Graves 病)

细胞涂片上可见滤泡细胞呈平面松散排列,具有丰富细腻或泡沫状胞质,细胞核常增大,有空泡;有时可见明显核仁(Diff—Quik 染色)

(4)可见独特的火焰细胞:周边胞质空泡并有红色至粉色皱褶边缘(Diff—Quik 染色)(图 1—17)。

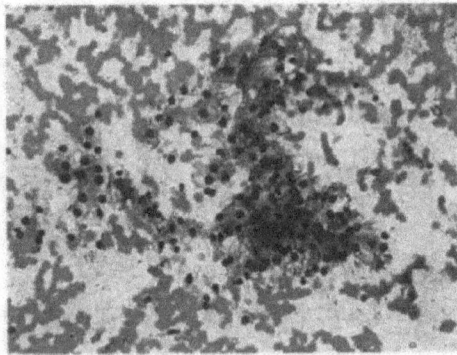

图 1—17　火焰细胞

细胞具有较丰富胞质,周边空泡和粉红色皱褶边缘(Diff—Quik 染色)

(5)偶尔滤泡细胞胞核呈现清亮核染色质和核沟(图 1—18)。治疗后的穿刺样本可有明显的小滤泡,胞核拥挤重叠,并有一定的非典型性。

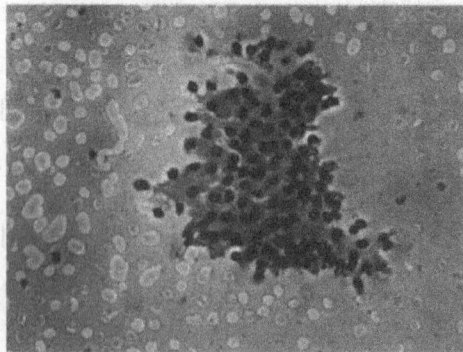

图 1—18　火焰细胞

滤泡细胞偶见核非典型性,清亮细胞核质和核沟(Diff—Quik 染色)

4.鉴别诊断

(1)滤泡性肿瘤/可疑滤泡性肿瘤:主要由小滤泡构成;滤泡细胞拥挤,重叠;无放射性碘治疗史。

(2)甲状腺状癌:椭圆形(马铃薯形)核,伴有核拥挤和透亮染色质,明显核沟和核内假包涵体。

5.其他要点

(1)甲亢 FNA 穿刺样本缺乏特异性,应结合临床特征进行评估。

(2)火焰细胞并不只局限于甲亢,亦可见于其他非肿瘤性甲状腺疾病、滤泡性肿瘤和甲状腺乳头状癌。

(三)慢性淋巴细胞性甲状腺炎(桥本病)

1.临床特征　95％的慢性淋巴细胞性甲状腺炎患者为女性,高峰年龄为 40～60 岁,似也常见于青少年。患者常有甲状腺弥漫性增大,但只有出现结节或有明显甲状腺体积增大才考虑进行细针穿刺活检。几乎所有患者血液中都可检测出一种或多种抗自身免疫的循环抗体,包括抗甲状腺球蛋白抗体、抗甲状腺过氧化物酶(微粒体抗原)抗体、抗胶质抗原抗体和抗甲状腺激素抗体。慢性淋巴细胞性甲状腺炎的诊断必须结合患者的临床表现和血清学检查结果。

2.组织形态学特征

(1)显著的混合性淋巴细胞和浆细胞浸润,形成生发中心。

(2)小滤泡并含很少胶体。

(3)常见 Hurthle 细胞化生,伴有增大和深染的胞核。

(4)常见鳞状上皮化生。

(5)可呈不同程度纤维化,尤其明显见于纤维化亚型。

(6)滤泡结节和炎症可延伸至邻近软组织(不要误诊为淋巴结转移)。

(7)常见增大和清亮的滤泡细胞核。

3.细胞形态学特征

(1)样本通常含有多量细胞,但过度纤维化或血液稀释可使滤泡细胞看起来较稀少。

(2)淋巴样细胞呈多态性,包括成熟的小淋巴细胞、大的反应性淋巴样细胞,偶尔见浆细胞(图 1－19)。

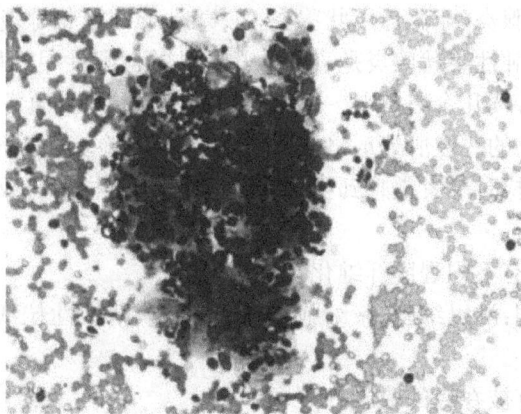

图 1－19　淋巴细胞性甲状腺炎
样本常含有大量细胞,包括滤泡细胞、Hurthle 细胞和混杂的大量淋巴细胞(Diff－Quik 染色)

(3)Hurthle 细胞可成片状或散在分布。有丰富的颗粒状胞质,胞核大,核仁明显。

(4)核不均一化可能会比较明显。有时可见轻度核非典型性,偶见毛玻璃状核染色质和核沟(图1－20)。

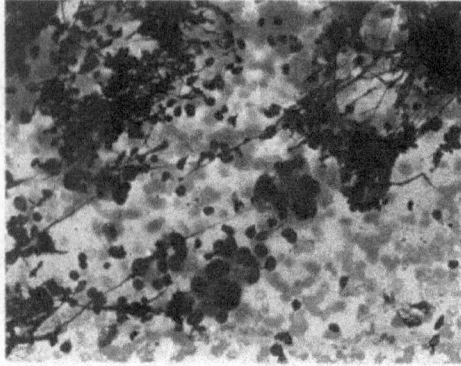

图1－20 淋巴细胞性甲状腺炎

滤泡细胞核不均一化可能会比较明显,有时可见轻度核非典型性,包括偶尔清亮核质以及核沟。背景淋巴细胞的胞核在涂片制备过程中破裂呈现染色质拉丝现象(Diff－Quik染色)

4.鉴别诊断

(1)结外淋巴瘤:最常见的类型为边缘区淋巴瘤,主要为单一形态的小或中等大小淋巴细胞;无Hurthle细胞;流式细胞技术和免疫组化显示单克隆淋巴细胞增殖。

(2)甲状腺乳头状癌:椭圆形(马铃薯形)核,伴有核拥挤和重叠;毛玻璃状染色质,明显核沟和核内假包涵体;缺少明显淋巴细胞背景。

(3)反应性淋巴结:除了各种淋巴细胞和巨噬细胞外,无任何甲状腺成分。

5.其他要点 淋巴细胞性甲状腺炎的诊断不受滤泡细胞/Hurthle细胞最少细胞量的限制。

(四)急性甲状腺炎

急性甲状腺炎一般见于免疫抑制的患者。细胞学特征包括大量中性粒细胞混有纤维素、巨噬细胞和血细胞;稀少的反应性滤泡细胞和极少量的胶质;背景中有时可见病原微生物,包括细菌和真菌。

(五)肉芽肿性甲状腺炎(亚急性甲状腺炎,de Quervain甲状腺炎)

1.临床特征 肉芽肿性甲状腺炎是一种非常少见的自限性甲状腺炎症,患者可表现为疼痛性甲状腺肿大,通常持续几个月,4%～9%的患者可以复发。通常根据临床症状即可作出诊断,只有在怀疑有潜在的恶性肿瘤时才进行细针穿刺活检。如果没有肉芽肿,细胞学检测结果并没有特异性。活检时患者常感到明疼痛,从而影响了样本有效细胞量。

2.组织形态学特征

(1)结节性病变,伴有不同程度纤维化。

(2)混合性炎症浸润:淋巴细胞、浆细胞、多核巨细胞、嗜中性粒细胞与微脓肿(早期)和泡沫状组织细胞。

(3)多核巨细胞含有被吞噬的胶质。

(4)肉芽肿集中在滤泡周围,但病变晚期滤泡结构一般消失。

3.细胞形态学特征

(1)根据疾病发展阶段,样本细胞量可由稀少到丰富。

(2)多核巨细胞围绕并吞噬胶质。

(3)肉芽肿(即上皮样组织细胞群)是疾病的标志,但并不总存在。

(4)早期病变常含较多中性粒细胞和嗜酸性粒细胞,类似急性甲状腺炎。

(5)晚期病变样本涂片细胞量较稀少,主要可见多核巨细胞、上皮样细胞、淋巴细胞、巨噬细胞以及少量退变的滤泡细胞。

(6)在恢复期,多核巨细胞和炎症细胞可能会消失,一些样本可能不足以诊断。

4.鉴别诊断

(1)淋巴细胞性甲状腺炎:涂片细胞量丰富,主要为多样化的淋巴细胞和嗜酸细胞;无肉芽肿和多核巨细胞。

(2)急性甲状腺炎:大量的中性粒细胞伴有坏死、纤维蛋白、巨噬细胞和红细胞;背景中偶尔可见细菌或真菌类生物。

(3)其他肉芽肿性疾病,如结节病和结核:主要依据临床诊断和微生物学检查。

(六)里德尔(Riedel)甲状腺炎/疾病

1.临床特征　这是一种最少见的甲状腺炎,主要特征为进行性甲状腺腺体纤维化并逐步延伸到颈部软组织。甲状腺在触诊时手感坚韧,临床表现似甲状腺癌。FNA穿刺常为干穿,所以经常需外科手术活检来作出诊断。

2.组织形态学特征

(1)重度甲状腺纤维化并延伸到软组织和肌肉(纤维化程度大于炎症)。

(2)散布的混合性慢性炎性细胞浸润,可见淋巴细胞、浆细胞、中性粒细胞、单核细胞和嗜酸性粒细胞。

(3)"闭塞性静脉炎"表现为静脉淋巴细胞和浆细胞浸润,伴有血管壁增厚和黏液样变。

(4)无多核巨细胞或生发中心。

3.细胞形态学特征

(1)细胞穿刺涂片往往无细胞(干穿)。

(2)可见纤维组织碎片和胞质丰富的肌纤维母细胞。

(3)偶尔有慢性炎症性细胞。

(4)通常无胶质。

4.鉴别诊断

(1)淋巴细胞性甲状腺炎:涂片细胞量丰富,主要为多样性淋巴细胞和嗜酸细胞;可见生发中心。

(2)急性甲状腺炎:大量的中性粒细胞,伴有组织坏死、纤维蛋白、巨噬细胞和红细胞;背景偶尔可见细菌或真菌类微生物。

(3)肉芽肿性甲状腺炎(亚急性甲状腺炎):可见肉芽肿和大量多核巨细胞。

(七)淀粉样甲状腺肿

1.临床特征　淀粉样甲状腺肿是一种局灶性或弥漫性甲状腺增大,可有显著临床症状,如生长迅速、呼吸困难、吞咽困难和声音嘶哑。大多数患者有慢性疾病史,从而引发系统性淀粉样变。

2.组织形态学特征

(1)甲状腺间质含有大量淀粉样蛋白。

(2)周边可见多核巨细胞。

3.细胞形态学特征

(1)淀粉样蛋白与胶质相似,但含有可拉伸和扭曲的成纤维细胞细胞核。

(2)滤泡细胞稀少。

4.诊断要点

(1)确诊需要进行刚果红染色,在偏振光显微镜下淀粉样蛋白呈现特征性苹果绿折射光。

(2)淀粉样更常见于髓样癌,有时大量淀粉样蛋白可掩盖癌细胞成分,注意鉴别诊断。

(八)黑色甲状腺

1.临床特征　黑色甲状腺常与长期服用四环素类抗生素相关,如治疗痤疮的米诺环素。甲状腺大体标本呈黑色。

2.组织形态学特点　良性甲状腺滤泡细胞伴有显著黑褐色色素沉着。

3.细胞形态学特点　滤泡细胞胞质内含大量黑褐色的色素颗粒,色素颜色比含铁血黄素更黑。

4.其他要点　由于色素亦可被 Fontana 染色着色,所以被认为是一种黑色素。因为是良性病变,患者没有手术的必要。

(九)辐射变化

1.临床特征　无论是颈部局部外辐射还是系统性放射性碘(^{131}I)治疗都可以造成长期甲状腺细胞形态学变化。低剂量外辐射主要治疗良性病变,而高剂量外辐射用于治疗恶性肿瘤,如霍奇金淋巴瘤等。放射性碘主要治疗甲亢症状,病因可以为 Graves 病、多结节甲状腺肿,或功能亢进性甲状腺癌。只有外辐射可增加甲状腺癌的风险,^{131}I 和癌症之间的关联目前没有得到证实。

2.细胞形态学特征

(1)辐射改变的滤泡细胞仍保持片状和大滤泡形式,核质比正常。

(2)胞核大小差异很大;可见核沟、假包涵体和裸核。

(3)染色质深染,粗颗粒状,并有突出核仁。

(4)胞质丰富(Hurthle 细胞化生),有时有空泡。

3.鉴别诊断

(1)滤泡性癌:主要为大量小滤泡构成。

(2)乳头状癌:具有明显核沟,假包涵体;染色质淡染,细胞核大小差异不显著。

(3)未分化癌:主要为分散的单个细胞排列,缺少片状排列和大滤泡。

六、意义不明确的非典型性病变

"意义不明确的非典型性病变"(atypia of undetermined significance,AUS)是一个特殊的诊断类别,主要指样本细胞群(滤泡细胞、淋巴细胞或其他细胞)的结构和(或)核非典型性既不足以被列为"可疑甲状腺滤泡性肿瘤"、"可疑恶性肿瘤"和"恶性肿瘤",也不能视为"良性病变"。术语"意义不明确的滤泡性病变"(follicular lesion of undetermined significance,FLUS)是指具有非典型性的滤泡细胞。在一般情况下,初诊为 AUS/FLUS 的病例应在一定时间间隔后重复活检。在一些特定的临床情况下,亦可选择其他处理方式。AUS/FLUS 是一类不定性的诊断,不应大量使用,最好控制在所有甲状腺穿刺诊断的 7% 左右。AUS/FLUS 病例中恶性肿瘤的风险约为 5%～15%。

1. 细胞形态学特征

(1)在细胞数量和胶质稀少的涂片上呈现小滤泡,或在细胞数量较丰富的涂片中出现多于寻常的小滤泡,但小滤泡总量尚不足以诊断为"滤泡性肿瘤/可疑滤泡性肿瘤"(图 1-21,图 1-22)。

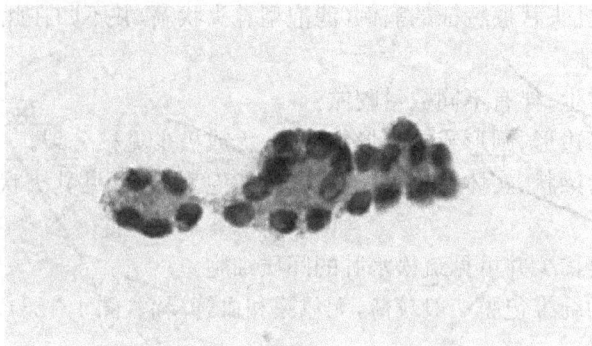

图 1-21　意义不明确的滤泡性病变

在细胞数量和胶质稀少的涂片上呈现小滤泡(巴氏染色)

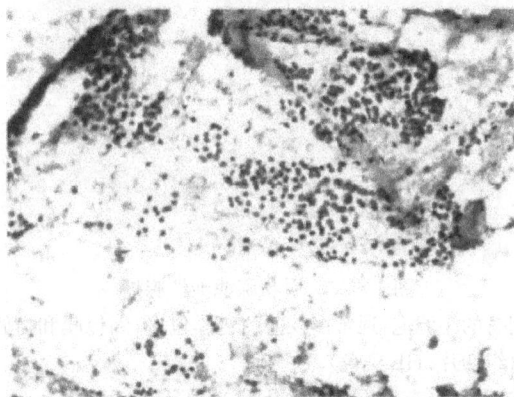

图 1-22　意义不明确的滤泡性病变

在细胞数量丰富的涂片中出现较多不明显的小滤泡,但小滤泡总量尚不足以诊断为"滤泡性肿瘤/可疑滤泡性肿瘤"(巴氏染色)

(2)大量 Hurthle 细胞见于细胞数量和胶质稀少的细胞学涂片。

(3)滤泡细胞的非典型性受到空气干燥或凝血块的干扰而难以定性。

(4)样本局部可见似乳头状癌特征,但总体上保持良性特征(尤其在淋巴细胞甲状腺炎患者或那些具有富胶质及良性滤泡细胞的患者)。

(5)囊性变的囊壁细胞可能出现非典型性,如核沟、明显核仁、长细胞核和(或)似核内假包涵体等,但主要样本仍呈良性改变。

(5)具有非典型淋巴细胞浸润,但非典型程度不足以诊断为"可疑恶性肿瘤"。

2. 处理原则　结合临床,在适当的时间间隔内重复穿刺活检;通常重复活检可以得到一个更明确的诊断结果。现在美国一些医院常规对 AUS/FLUS 病例进行反馈性分子生物学检测,以决定处理方案。

七、滤泡性肿瘤/可疑滤泡性肿瘤

诊断类别"滤泡性肿瘤"或"可疑滤泡性肿瘤",指细胞数量丰富且主要由滤泡细胞构成的甲状腺 FNA 样本,这些滤泡细胞排列拥挤形成大量小滤泡。这一诊断术语主要是界定一些有可能为滤泡性癌的结节病变,需行外科手术切除。FNA 无法鉴别滤泡性癌和滤泡性腺瘤。请注意那些具有明显乳头状癌特征的病例(滤泡型乳头状癌)并不归在此类别内。

1.组织形态学特征

(1)包膜内滤泡增生,伴有不同数量胶质。

(2)滤泡细胞为多边形、圆形或椭圆形细胞核,无或极少见核分裂。

(3)组织结构可为梁状、实体型、小滤泡型和大滤泡型;亦可见乳头状或假乳头状,但无明显核异型。

(4)中央区细胞可稀少并可见疏松水肿的间质细胞。

(5)滤泡性腺瘤的纤维包膜一般较薄,无包膜和血管浸润(图1-23)。

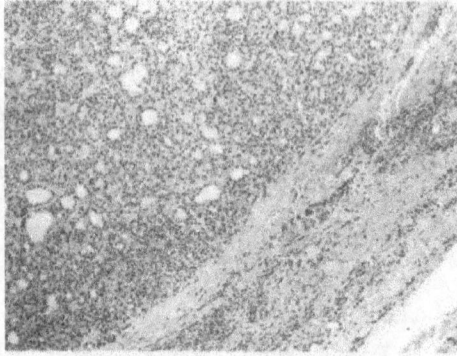

图1-23 甲状腺滤泡性腺瘤

组织切片可见大量增生拥挤的小滤泡,通常由较薄的包膜包裹,无包膜和血管浸润。滤泡细胞核呈规则圆形或椭圆形,较致密深染(组织切片,HE 染色)

(6)滤泡性癌的包膜较厚,并有全层包膜浸润或血管浸润。

2.细胞形态学特征

(1)细胞学涂片中含有中等到大量的细胞(图1-24)。

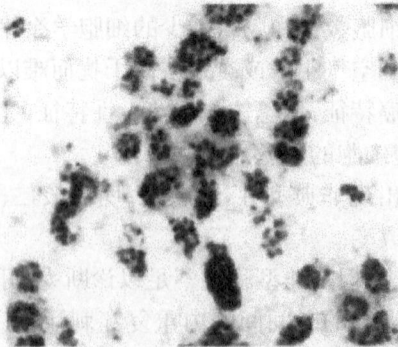

图1-24 滤泡性肿瘤/可疑滤泡性肿瘤

涂片中含有丰富滤泡细胞,主要排列成微小滤泡结构(巴氏染色)

(2)滤泡细胞排列具有显著变化,表现为细胞拥挤,许多微小滤泡和分散孤立的细胞(图1

—25）；微小滤泡定义为少于15个滤泡细胞，至少排列成2/3圈圆弧状。

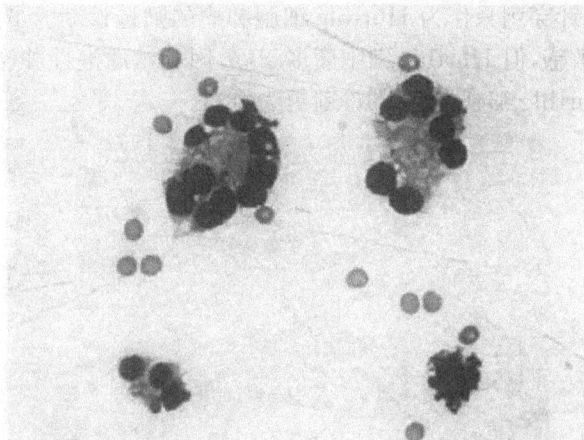

图1—25　滤泡性肿瘤/可疑滤泡性肿瘤

小滤泡：少于15个滤泡细胞，至少排列成2/3圆圈（Diff—Quik染色）

（3）滤泡细胞为正常大小或均匀增大，含有稀少或适量细胞质。

（4）细胞核圆形，稍深染，核仁不明显。可见一些非典型性核，如核增大、核大小不一和明显核仁（图1—26）。

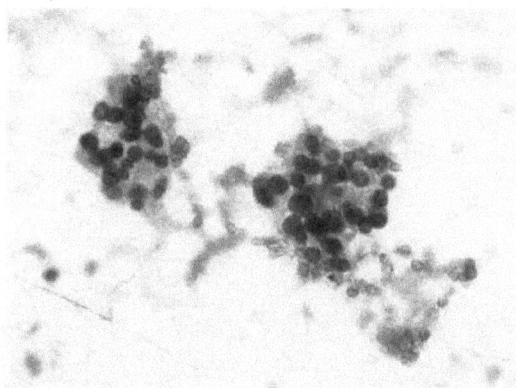

图1—26　滤泡性肿瘤/可疑滤泡性肿瘤

滤泡细胞呈现一定程度核非典型性，包括核增大、大小不一和明显核仁（巴氏染色）

（5）胶质稀少甚至缺乏。

3.鉴别诊断

（1）良性滤泡结节：稀少到中度细胞量；主要为大滤泡，无细胞重叠或拥挤；胶质可薄可厚。

（2）意义不明确的非典型细胞病变：FNA穿刺样本可见小的滤泡，但滤泡的数量很少。

（3）可疑恶性肿瘤，可疑甲状腺乳头状癌：滤泡细胞有明显甲状腺乳头状癌的特点。

4.临床处理　推荐病灶切除手术，主要为半甲状腺切除术或腺叶切除术。

八、滤泡性肿瘤，嗜酸细胞型/可疑滤泡性肿瘤，嗜酸细胞型

"滤泡性肿瘤，嗜酸细胞型"或"可疑滤泡性肿瘤，嗜酸细胞型"是指穿刺样本完全（或几乎完全）由Hurthle细胞组成。其临床意义与普通滤泡性肿瘤并无显著差异，类似于滤泡性腺

瘤/癌，Hurthle 细胞瘤和癌之间的区别是基于组织学是否有包膜和(或)血管浸润(图 1—27，图 1—28)。甲状腺细针穿刺只作为 Hurthle 细胞肿瘤的筛选诊断。虽然细针穿刺对于检测 Hurthle 细胞癌高度敏感，但 Hurthle 细胞瘤多于癌，因此，"滤泡性肿瘤，Hurthle 细胞型"或"可疑滤泡性肿瘤，Hurthle 细胞类型"的诊断更为恰当。

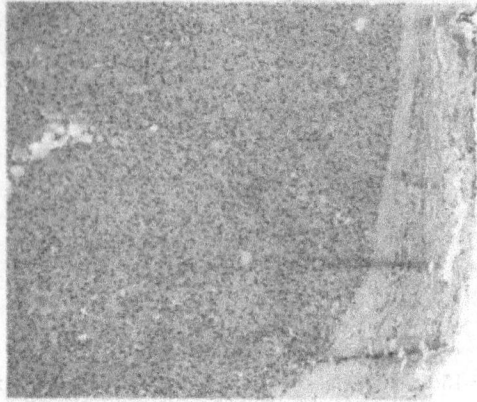

图 1—27　甲状腺 Hurthle 细胞瘤

组织切片可见大量增生的滤泡细胞，含有丰富嗜酸性胞质；圆形或椭圆形细胞核，明显核仁；无包膜和血管浸润(组织切片，HE 染色)

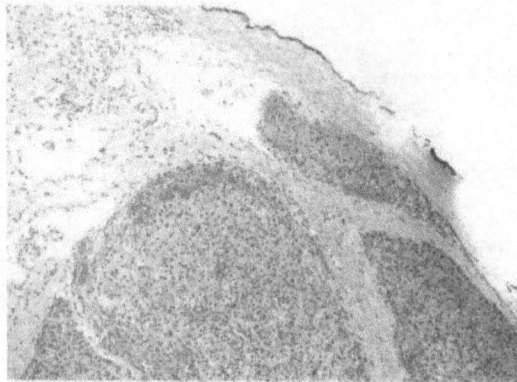

图 1—28　甲状腺 Hurthle 细胞癌

组织切片可见嗜酸性肿瘤细胞浸润至血管(组织切片，HE 染色)

1.组织形态学特征　除了具有一般的滤泡性肿瘤的组织学特征外，Hurthle 细胞类型还具有以下特征：

(1)滤泡细胞有大量嗜酸性胞质，圆形细胞核和明显核仁。

(2)细针穿刺后容易发生组织梗死。

(3)免疫组化染色：甲状腺球蛋白(thyroglobin)和 TTF－1 为阳性；嗜铬粒蛋白(chromogranin)、突触素(synaptophysin)、降钙素和甲状旁腺激素(PTH)呈阴性。

2.细胞形态学特征

(1)细胞学涂片含有中等到大量的细胞，完全(或几乎完全)由 Hurthle 细胞组成(图 1—29)。

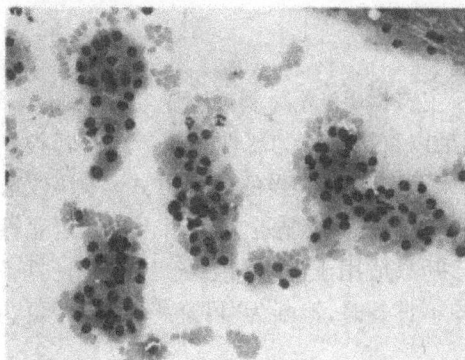

图1-29 "滤泡性肿瘤,Hurthle细胞型"或"可疑滤泡性肿瘤,Hurthle细胞型"

细胞学涂片中含有中等到大量的细胞,完全(或几乎完全)由嗜酸细胞组成(Diff-Quik染色)

(2)细胞特征包括:丰富的细颗粒状细胞质(Diff-Quik染色呈蓝色或灰粉红色,巴氏染色呈绿色);大细胞核,位于细胞中央或偏心位置,核仁明显;小细胞具有高核质比;大细胞与小细胞核间的大小变化至少在2倍以上(图1-30)。

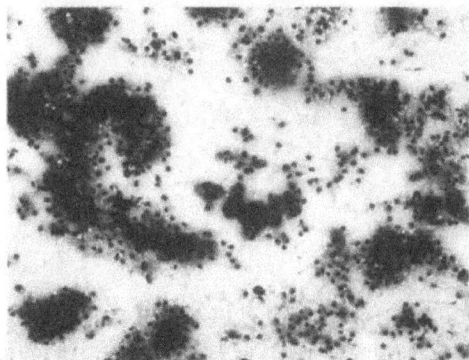

图1-30 "滤泡性肿瘤,Hurthle细胞型"或"可疑滤泡性肿瘤,Hurthle细胞型"

细胞学涂片可见Hurthle细胞呈单个分散排列或形成小集群;小细胞有高的核质比;大细胞的核大小变化至少在2倍以上(Diff-Quik染色)

(3)嗜酸细胞主要为分散的独立细胞,但有时可见合胞状排列。

(4)不含或只含有极少量的胶质。

(5)几乎没有淋巴细胞或浆细胞。

3.鉴别诊断

(1)乳头状癌—嗜酸性细胞亚型:两类肿瘤具有一些共同的细胞学特征,如微乳头结构、透亮核质、核沟、颗粒状丰富胞质,甚至砂粒体等。鉴别主要在于核的细微差异。那些难以区分的病变可做冰冻切片,根据细胞排列结构特征明确诊断。

(2)髓样癌:通常亦可见胞质丰富的分散细胞,具有偏心位置的胞核(浆细胞样),但没有突出的核仁;Diff-Quik染色Hurthle细胞的细胞质颗粒呈蓝色,而髓样癌通常呈红色。免疫组化染色髓样癌呈降钙素和嗜铬粒蛋白阳性,而甲状腺球蛋白阴性。

(3)甲状旁腺肿瘤:甲状旁腺腺瘤细胞呈单一形态,有丰富的颗粒状胞质和圆形核,染色质呈粗颗粒(椒盐)状。免疫组化染色嗜铬粒蛋白、突触素和甲状旁腺激素(PTH)呈阳性,而甲状腺球蛋白和TTF-1为阴性。

九、可疑恶性肿瘤

"可疑恶性肿瘤"的诊断主要指 FNA 穿刺标本中,细胞具有一定的恶性特征,高度怀疑为恶性肿瘤,但总体特征尚不足以直接确诊为恶性肿瘤。此诊断类别主要提示对恶性肿瘤的诊断尚有不确定性,有助于临床医生选择恰当的处理方式。例如,先进行甲状腺叶切除手术并做冰冻切片,根据结果决定是否进行甲状腺全切除术。在确定恶性和可疑恶性的诊断标准上存在主观因素。"恶性"的诊断只适用于样本细胞量足够,并且具备绝大多数或全部的恶性诊断特征。当一些恶性特征并不具备时,诊断为"可疑恶性肿瘤"更为妥当。此诊断的阳性预测值一般为 55%~85%。

(一)细胞形态学特征

1.夹杂散在的异型核可疑乳头状癌:存在多种细胞形态。

(1)区域性核改变:涂片细胞较丰富,主要为良性滤泡细胞(大滤泡);夹杂部分细胞表现为核增大,核染色质淡染,核沟,核膜不规则,和(或)核镶嵌,不见或罕见核内假包涵体(图 1-31)。

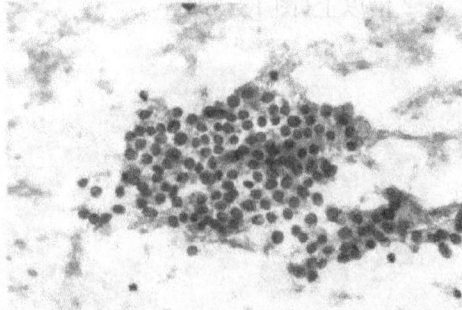

图 1-31 可疑乳头状癌,夹杂散在的异型核

主要为良性滤泡细胞,一些混杂的细胞表现为核增大,核染色质淡染,核沟和核膜不规则,亦可见核镶嵌或极少核内假包涵体(巴氏染色)

(2)不完全性异型核细胞数量可多可少;大多数细胞表现为轻度至中度核增大,核染色质轻度淡染;易见核沟;但很少或没有核膜不规则和核镶嵌;不见或罕见核内假包涵体。

(3)细胞稀少型:细胞具有许多乳头状癌特征,但细胞量少,不足以直接诊断为乳头状癌(图 1-32)。

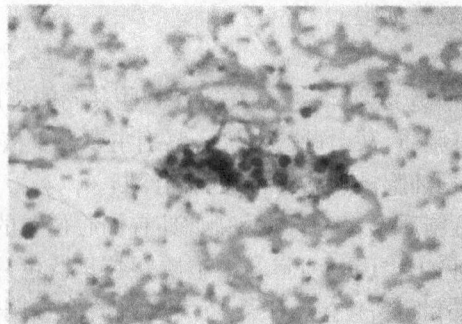

图 1-32 可疑乳头状癌,细胞稀少型

细胞具有乳头状癌的诸多特征,但细胞量很少,不足以直接诊断为乳头状癌(巴氏染色)

(4)囊性化:易见嗜含铁血黄素的巨噬细胞。滤泡细胞排列呈团状或片状,伴有核增大,

核染色质淡染和核沟,但不见或罕见核内假包涵体。

2.可疑髓样癌(图1-33,图1-34)　细胞数量稀少或中度。细胞小或中等,形态单一,排列分散,核质比高。核位于偏心位置,可有明显的颗粒状细胞质,可见无定型物质,可为胶质或淀粉样蛋白。

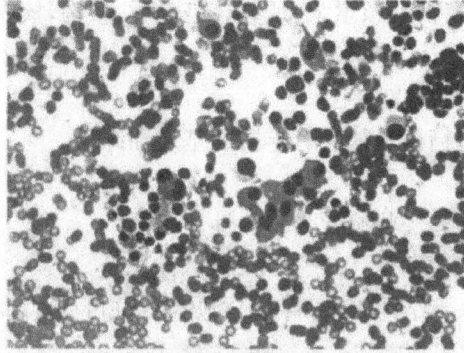

图1-33　可疑髓样癌

肿瘤细胞呈浆细胞样,细胞边界不明显,具有偏心位置细胞核和空泡状胞质,但细胞多形性尚不明显(Diff-Quik 染色)

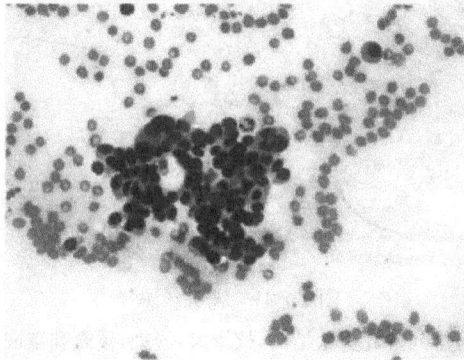

图1-34　可疑髓样癌

肿瘤细胞核染色质呈粗颗粒(椒盐)状,但非典型性尚不够明显(巴氏染色)

3.可疑淋巴瘤　细胞数量丰富,主要为形态单一的小到中等大小的淋巴样细胞;或细胞量少,但含有非典型淋巴细胞。

(二)临床处理

"可疑甲状腺乳头状癌"是手术指征。如果术中冰冻切片确诊为乳头状癌,则进行甲状腺全切除术甲状腺全切除术适用于患大肿瘤(>4cm)的患者,因为恶性风险随肿瘤体积增大而增高。

十、恶性肿瘤

(一)乳头状癌

1.临床特征　甲状腺乳头状癌是最常见的甲状腺恶性肿瘤,占所有甲状腺癌的80%左右。这种肿瘤起源于甲状腺滤泡上皮细胞,并显示特征性的核改变。乳头状结构可能存在,但并不是诊断所必需的发病高峰年龄在20～40岁,但所有年龄组均可发病,包括儿童。女性发病率为男性的3倍。风险因素包括童年时接受过颈部外辐射、电离辐射、遗传因素,以及结节性增生。乳头状癌常表现为甲状腺结节,一般在体检时偶然发现;极少数的患者首先表现力颈部淋巴结转移癌。乳头状癌最常经淋巴管播散到区域淋巴结,其次是肺转移。此种癌症一般预后良好,很少直接导致患者死亡。

2.组织形态学特征

(1)复合乳头状结构(含纤维血管轴心);具有许多病理学亚型。

(2)肿瘤上皮细胞具有特征性核增大,透亮核染色质,核沟,核内假包涵体和核重叠。

(3)约一半病例可见砂粒体。

(4)可见实性生长和鳞状上皮化生。

(5)胶质稠厚深染(泡泡糖样),往往有丰富的基质和纤维。

(6)可见淋巴管浸润:

(7)与滤泡性肿瘤相比,乳头状癌常为多灶性。

3.细胞形态学特征

(1)滤泡细胞排列呈乳头状结构和(或)单层合胞体状,亦可见漩涡状片层排列(图1—35)。

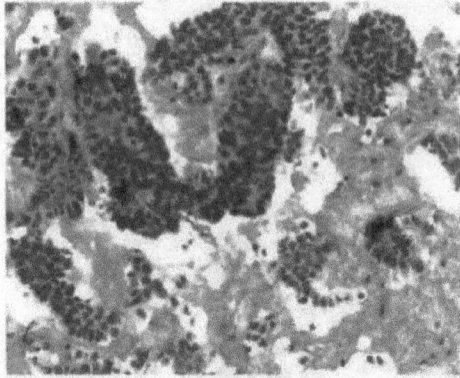

图1—35 乳头状癌

肿瘤滤泡细胞排列呈乳头状结构,核增大,淡染,重叠和镶嵌(巴氏染色)

(2)恶性滤泡细胞核特征包括:细胞核增大,椭圆形或不规则形(形似土豆),可见核镶嵌,纵向核沟,核内假包涵体(实为内陷的细胞质),染色质粉末状淡染和周边小核仁(单一或多个)(图1—36)。

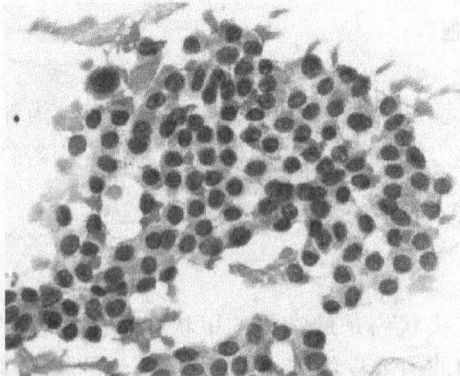

图1—36 乳头状癌

肿瘤滤泡细胞亦可排列成片状,可见明显核沟及核内假包涵体(巴氏染色)

(3)可见砂粒体(图1—37)。

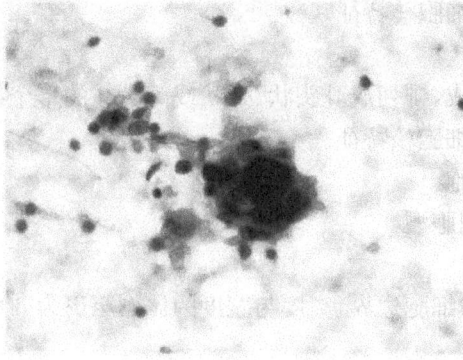

图 1－37　乳头状癌
砂粒体结构,周边环绕肿瘤滤泡细胞,可见明显核沟(巴氏染色)

　(4)常见多核巨细胞。

　(5)胶质量可多可少,呈黏丝状或"泡泡糖"样(图 1－38)。

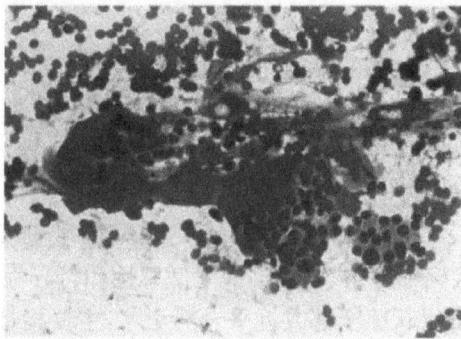

图 1－38　乳头状癌
细胞涂片可见"泡泡糖"样黏稠胶体(Diff－Quik 染色)

　(6)可见 Hurthle 细胞或鳞状上皮化生。

　4.甲状腺乳头状癌亚型及其鉴别诊断

　(1)滤泡型

　1)通常可见大量细胞,完全或几乎完全由小到中等大小的滤泡组成,呈合胞体或不规则排列,亦可见单个散在的小滤泡。

　2)肿瘤滤泡内可见胶质,通常稠厚深染。

　3)细胞核具有乳头状癌的核特征,但不似典型乳头状癌癌细胞明显。

　4)乳头状结构,多核巨细胞,砂粒体和囊性变通常不太明显。

　(2)大滤泡型

　1)大滤泡成分超过 50%,通常排列成单层。

　2)具有乳头状癌细胞的核特征。

　3)可见大量稀薄胶质或稠厚片状的胶质。

　(3)囊性型

　1)以囊性为主,含稀薄、水样液体,大量组织细胞和嗜含铁血黄素巨噬细胞。

　2)瘤细胞胞质含大量囊泡,细胞通常排列成边界不规则的小细胞团,呈片状、乳头状或滤泡样。

3)有典型乳头状癌的细胞核特征。

（4）嗜酸细胞型

1)主要由嗜酸细胞组成,排列成乳头状、片状或为散在的单个细胞。

2)有典型乳头状癌的细胞核特征。

3)无或极少量淋巴细胞。

（5）高细胞型和柱状细胞型

1)肿瘤进展快速。

2)瘤细胞细长,明显的细胞边界,高度与宽度的比例至少为 3：1,此类细胞至少要占所有肿瘤细胞的 50%。

3)瘤细胞主要呈乳头状排列,亦可呈片状或管状结构。

4)高细胞型由单层肿瘤细胞构成乳头结构;如出现多层滤泡肿瘤细胞,则为柱状细胞型。

5)可见一定数量的淋巴细胞。

6)具备明乳头状癌细胞核的特征。

（6）透明小梁型

1)罕见类型,小梁状生长,显著的小梁间透明样变。

2)肿瘤细胞放射状排列在淀粉样透明基质周围。

3)大量核内假包涵体和核沟。

4)可见砂粒体和核旁黄色小体。

5.细胞块的辅助检查　免疫组织化学染色:CK19、半乳糖凝集素－3(galectin－3)和 HBME－1 在甲状腺乳头状癌细胞中表达,但缺乏敏感性和特异性。

6.临床处理　建议进行甲状腺全部或近乎全部切除,主要指征为:恶性结节大于 1.5cm;出现对侧结节;局部或远处转移;有头颈部放射治疗史或甲状腺癌家族史。

（二）甲状腺髓样癌

1.临床特征　髓样癌约占全部甲状腺癌的 7%,为起源于甲状腺滤泡旁细胞的恶性肿瘤。通常发病于中老年人(平均 50 岁),但亦可见于任何年龄,包括婴儿期。肿瘤进展迅速,并通过血液和淋巴播散。常见的转移部位包括颈部淋巴结、肺、肝、骨和肾上腺。

髓样癌一般为散发性(占 85%),少数为遗传性或家族性。遗传模式为常染色体性遗传,并伴有 10 号染色体上的原癌基因点突变,包括多重内分泌腺肿瘤病(MEN)2A 型(肾上腺嗜铬细胞瘤、甲状腺髓样癌和甲状旁腺功能亢进症);MEN2B 型(肾上腺嗜铬细胞瘤、家族性甲状腺髓样癌、黏膜神经瘤病和马方综合征样体型)。

2.组织形态学特征

（1）多种肿瘤构型,包括固体型,小叶型、小梁型、小岛型和片状。

（2）肿瘤细胞呈圆形、多边形、梭形或混合型;多角形细胞有丰富的嗜双色透亮细胞质和浆细胞样细胞核;常见双核细胞;可见细胞质假包涵体;染色质粗颗粒状,核仁不明显,偶尔可见畸形核。

（3）80%的病例可见基质淀粉样蛋白,亦可见由此诱导的异物巨细胞反应。

（4）可能包含基质钙化或砂粒体。

3.细胞形态学特征

（1）细胞量中等至样富,众多散在细胞与合胞状细胞群混杂共存。

(2)细胞呈浆细胞形、多边形、圆形和(或)纺锤形;亦可见长的细胞突起。

(3)肿瘤细胞通常只显示轻度至中度异型性。

(4)偶尔可见奇异巨细胞(在巨细胞亚型中较为常见)。

(5)细胞核圆形,多位于偏心位置,染色质呈细或粗颗粒状;偶见核内假包涵体。常见双核或多核;核仁一般不明显,但有时可突出。

(6)常可见淀粉样蛋白,为质地致密的无定形物质,类似于稠厚的胶质。

4.细胞块辅助检查

(1)癌细胞表达降钙素(图1-39)、TTF-1、癌胚抗原(CEA)、嗜铬粒蛋白和突触素。

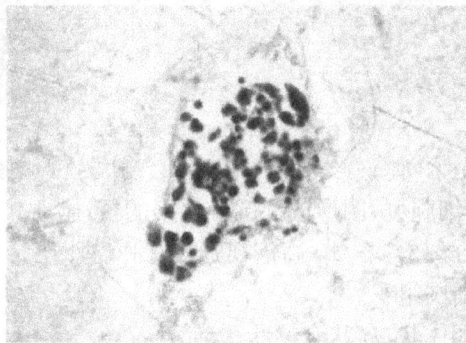

图1-39 甲状腺髓样癌
肿瘤细胞对降钙素的免疫组化染色呈阳性(细胞块切片)

(2)刚果红染色可鉴定淀粉样物质(偏振光显微镜下呈苹果绿双折射光)。

(3)甲状腺球蛋白(Tg)免疫染色呈阴性。

5.鉴别诊断

(1)Hurthle 细胞瘤

1)Hurthle 细胞瘤细胞具有光滑、细腻的染色质和突出的大核仁。

2)肿瘤细胞胞质颗粒在 Diff-Quik 染色下呈蓝色,而不是红色。

(2)乳头状癌

1)PTC 有乳头状结构,致密(而不是颗粒状)细胞质,粉状(而不是粗颗粒)染色质。

2)甲状腺球蛋白(Tg)免疫组化染色呈阳性。

(3)未分化癌和转移性黑色素瘤:免疫组化染色如降钙素、甲状腺球蛋白和其他特征性抗原有助于正确诊断。

6.临床处理 手术治疗包括甲状腺全切除术和淋巴结清扫。复发或转移性癌目前尚无有效治疗方法。对 RET 激酶通路的靶向治疗是有希望的,但仍然在研究阶段。

(三)低分化癌

1.临床特征 低分化癌起源于甲状腺滤泡细胞。癌细胞呈现低分化特点,如有丝分裂、坏死,或小的脑回状核,难以将其归类于任一分化的甲状腺癌或未分化的甲状腺癌。目前主要分为 2 个亚型:小岛型和非小岛型。小岛型为经典类型,表现为岛状细胞群,周边由菲薄纤维血管组织包裹。有时低分化癌可以混有分化较好的成分,如典型的乳头状癌或滤泡癌特点。临床进展行为介于分化型甲状腺癌(乳头状癌、滤泡癌、Hurthle 细胞癌)和未分化甲状腺癌之间,5 年存活率为 50%。低分化癌占所有甲状腺癌的 4%~7%。

2.组织形态学特征(图1—40)

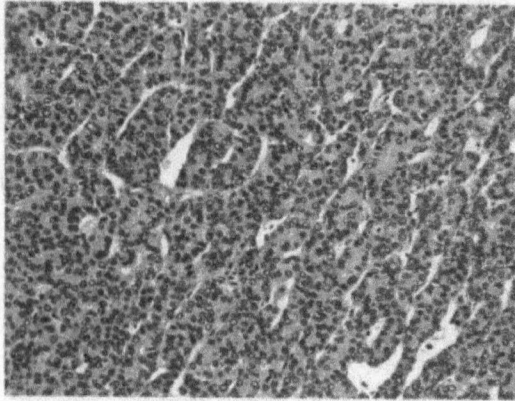

图1—40　甲状腺低分化癌

肿瘤细胞形成岛状细胞群,圆形或椭圆形深染的核,胞质较少(组织切片,HE染色)

(1)肿瘤细胞形成岛状细胞群,圆形或椭圆形深染的核,胞质较少。

(2)存在脑回状核,核分裂象≥3/10高倍视野或有肿瘤坏死。

(3)浸润性生长,侵犯周围组织。

(4)细胞量丰富,可见固体状、岛状和梁状构型。

(5)单一滤泡细胞群,胞质少(有时呈浆细胞样)。

(6)恶性细胞具有较高的核质比(N/C)和不同程度的细胞核非典型性。

(7)小岛型具有特有的岛状细胞排列,外周由内皮包被;亦可见小滤泡、核沟及假包涵体。

(8)常见细胞凋亡、核分裂象和坏死。

3.细胞块辅助检查　免疫组化染色:甲状腺球蛋白和TTF—1呈局灶阳性或弱阳性;角蛋白阳性;降钙素阴性。

4.鉴别诊断

(1)甲状腺髓样癌:降钙素和CEA免疫组化染色—4强阳性,神经内分泌标记如免疫染色嗜铬粒蛋白和突触素为阳性,但甲状腺球蛋白染色为阴性。

(2)未分化甲状腺癌:明显核多形性,高度非典型性,肉瘤样特征。

5.临床处理　由于其临床预后差,低分化癌通常应进行更彻底的治疗,包括手术、外辐射和^{131}I治疗。

(四)未分化(间变)癌

1.临床特征　未分化癌是一种恶性度很高的上皮起源的恶性肿瘤。肿瘤细胞呈高度多形性,对有上皮样细胞和(或)梭形细胞的特点。这是一种进展极快,预后最差的甲状腺恶性肿瘤。大多数患者生存期只有半年至一年,死亡原因通常因肿瘤累及颈部的重要结构。大多数患者年龄在60岁以上。未分化癌发生率较低,仅占甲状腺恶性肿瘤的不到5%。

2.组织形态学特征(图1—41)

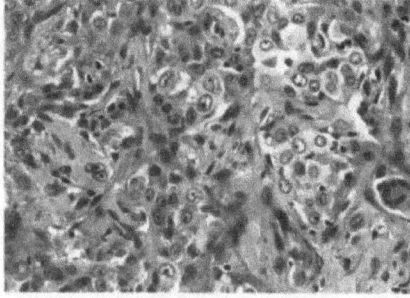

图1-41 甲状腺未分化(间变)癌

肿瘤细胞排列混乱,可呈上皮样、梭形或多核巨细胞样;细胞核具有明显非典型性和多形性,核仁明显(组织切片,HE染色)

(1)主要有三种肿瘤细胞形态:鳞状细胞样细胞、梭形细胞和巨细胞,常见三型细胞共存于一个肿瘤内,可见核分裂象、坏死和浸润性生长。

(2)常见散在的炎性细胞。

(3)偶尔可见异源性组织,如肿瘤性骨和软骨(最常见于梭形细胞型)。

(4)背景中可见高度分化的成分(最常见为乳头状癌),有助于判断其甲状腺起源。

3.细胞形态学特征

(1)细胞量中等或丰富,肿瘤细胞独立散在或呈大小不等的细胞群。

(2)肿瘤细胞可为上皮样(圆形至多角形)或梭形,胞体小到巨大。可呈"浆细胞样"和"横纹肌细胞样";有时可见醒目的非肿瘤性破骨细胞样巨细胞。

(3)细胞核位于偏心位置或为多核;核增大,呈不规则或多形性,染色质粗糙伴有周边透亮区,突出的不规则核仁以及核内包涵体;常见形态怪异的核分裂象。

(4)可见坏死,重度炎症反应(主要是为中性粒细胞)和(或)纤维结缔组织。肿瘤细胞胞质中可有中性粒细胞浸润。

4.细胞块辅助检查

(1)广谱角蛋白(Pan-keratin)和波形蛋白(vimentin)免疫组化染色呈局灶性阳性。

(2)TTF-1和甲状腺球蛋白(Tg)免疫组化染色一般为阴性。

5.鉴别诊断

(1)肉瘤:甲状腺原发性肉瘤非常罕见;广谱角蛋白免疫组化染色阴性。

(2)低分化癌:核异型性程度相对较轻,肿瘤细胞呈单一形态,结构可为小梁状/巢状;无梭形细胞和破骨细胞样巨细胞。

(3)甲状腺髓样癌:多形性程度较低;通常含有淀粉样蛋白;无破骨细胞样巨细胞和坏死;免疫组化染色降钙素和嗜铬粒蛋白呈阳性。

(4)淋巴瘤:可见淋巴腺样小体;淋巴细胞标记物免疫染色阳性。

(5)转移癌(如黑色素瘤、肉瘤样肾细胞癌、鳞状细胞癌或肺大细胞癌):结合原发肿瘤病史与临床特征;相应免疫组化染色可鉴别诊断。

6.临床处理 甲状腺手术完全切除结合术前放疗和(或)化疗(缩小肿瘤)是最佳的治疗策略。20%的患者由于气道阻塞需要行气管切开术。

(五)鳞状细胞癌

1.临床特征 甲状腺鳞状细胞癌是一种完全由鳞状分化细胞构成的恶性肿瘤,在所有甲状腺癌中只占1‰或更少。常见于中老年人，预后差。

2.细胞形态学特征（图1-42）

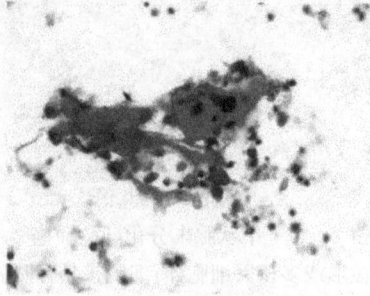

图1-42 甲状腺鳞状细胞癌

肿瘤细胞具有明显多形性，异型核和致密橙红色胞质，背景可见炎性和退变细胞（巴氏染色）

(1)细胞涂片几乎全部为多形性角化细胞。

(2)大多数呈低分化。

(3)可见坏死。

3.鉴别诊断 转移性鳞癌：形态学和免疫组化染色难以与甲状腺鳞癌区分，结合临床病史和影像学检查可以作出正确诊断。

4.临床处理 通常进行甲状腺完全切除术，并结合放疗和（或）化疗。

（六）淋巴瘤

1.临床特征 霍奇金淋巴瘤和非奇金淋巴瘤是淋巴样细胞（最常见为B细胞）恶性肿瘤，可原发或继发于甲状腺，其中继发（转移）性淋巴瘤更常见。原发性非霍奇金淋巴瘤约占所有甲状腺恶性肿瘤的5%，一般发生在较年长的妇女，几乎所有病例均与淋巴细胞性甲状腺炎（桥本病）有关。甲状腺原发性非霍奇金淋巴瘤可分为三大类：淋巴结外边缘区淋巴瘤细胞瘤、弥漫性大B细胞淋巴瘤和两者混合型淋巴瘤。

2.细胞形态学特征

(1)细胞数量常极丰富，主要由独立的圆形和椭圆形细胞组成。

(2)背景包含许多淋巴腺样小体。

(3)边缘区淋巴瘤细胞的大小是成熟淋巴细胞的2倍左右；具有囊泡状细胞核和小核仁。

(4)弥漫性大B细胞淋巴瘤（DLBCL），大的淋巴细胞，异型性明显，含有中等或大量嗜碱性细胞质（图1-43）。

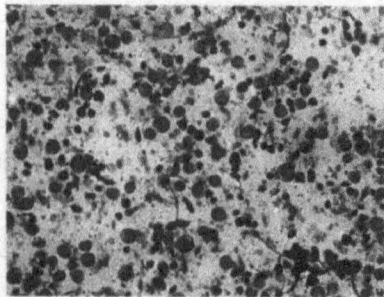

图1-43 弥漫大B细胞淋巴瘤

涂片见众多大淋巴细胞，其细胞核大小是周边小淋巴细胞的3倍以上（Diff-Quik染色）

(5)染色质粗糙，一个或多个明显核仁。

(6)可有三种不同类型的淋巴瘤：大淋巴细胞型、小淋巴细胞型以及大小淋巴细胞混合型。

3.细胞块的免疫学检查　白细胞共同抗原(LCA)染色呈阳性；细胞角蛋白和甲状腺球蛋白染色可显示背景中的滤泡结构。

4.鉴别诊断　淋巴细胞性甲状腺炎(桥本甲状腺炎)：通常有嗜酸性粒细胞、滤泡上皮细胞和浆细胞，鉴别诊断主要靠免疫组化染色。

(七)转移癌

经常转移至甲状腺的肿瘤有：肺癌、乳腺癌、黑色素瘤、结肠癌和肾癌。转移癌的特点一般具有以下三种模式之一：①多个分散的小结节(小于 2mm)，肿瘤细胞混杂在滤泡上皮细胞之间；②孤立的大结节，恶性细胞不与滤泡上皮细胞混合；③弥漫性浸润。

1.转移性肾细胞癌

(1)最常见的转移性肾癌为透明细胞癌，可为单发或多发结节。

(2)细胞量中等至丰富，常为血性。

(3)细胞常分散排列，或形成小集群，乳头状或片状。

(4)细胞质丰富，淡染，呈细颗粒状、透明或空泡状。

(5)细胞核呈圆形至椭圆形，常见较明显核仁。

(6)免疫组化染色利用特征性甲状腺标记〔例如，甲状腺球蛋白、甲状腺转录因子 1(TTF－1)和降钙素〕，结合肾细胞癌标记(如 RCC 抗原、CD10)可进行鉴别诊断。

2.转移性恶性黑色素瘤

(1)细胞数量中等至丰富，大多数细胞散在分布，不互相附着。

(2)细胞具有不同大小和形状，包括浆细胞样、梭形和退变改变。

(3)细胞核大，常位于偏心位置；可见核内假包涵体。

(4)黑色素并不常见到，一般在肿瘤细胞中呈细颗粒状；在组织细胞中呈粗颗粒状。

(5)免疫组化染色 S－100、Melan－A 和 HMB45 阳性。

3.转移性乳腺癌

(1)细胞量中等至丰富，相对单一，主要为椭圆形或多角形细胞。

(2)细胞可独立存在或形成小簇，通常可见胞质。

(3)浸润性导管癌细胞比滤泡性肿瘤细胞大，但比 Hurthle 细胞瘤细胞小。

(4)肿瘤细胞雌激素受体和孕激素受体免疫组化染色常为阳性，TTF－1 和甲状腺球蛋白免疫组化染色为阴性。

4.转移性肺癌　转移性小细胞癌可类似低分化甲状腺癌，但细胞核和细胞质更脆弱，染色质挤压变性现象比甲状腺肿瘤更明显。免疫组化染色，神经元特异性烯醇化酶(NSE)、嗜铬粒蛋白和突触素二者均可为阳性，而甲状腺球蛋白染色只有低分化甲状腺癌为阳性。

转移性肺腺癌由中等或大细胞组成，可呈片状或细胞簇/细胞球。柱状细胞、核圆形、椭圆形，偏心细胞核，核仁明显。支气管腺癌细胞核的非典型性比甲状腺滤泡性肿瘤更明显。

十一、甲状旁腺肿瘤

(一)临床特征

甲状旁腺腺瘤和罕见的甲状旁腺腺癌在临床上可被误诊为甲状腺结节，大多数患者有高钙血症。其他甲状旁腺功能亢进的临床症状包括：慢性肾衰褐、囊性纤维性骨炎（棕色瘤）、血清碱性磷酸酶和甲状旁腺激素升高等。

（二）细胞形态学特征

1. 细胞量丰富，细胞间互相黏附呈片状、索状，偶尔形成小腺泡结构（图 1—44）；亦可见单个的细胞和裸核。

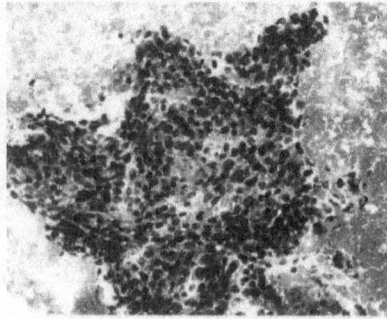

图 1—44　甲状旁腺腺瘤
细胞涂片含有大量细胞，黏附成片状（巴氏染色）

2. 可见毛细血管，周边细胞排列成栅栏状。

3. 细胞核呈圆形，染色质为粗颗粒状，核仁小或突出；局部可见轻度核多形性（图 1—45）。

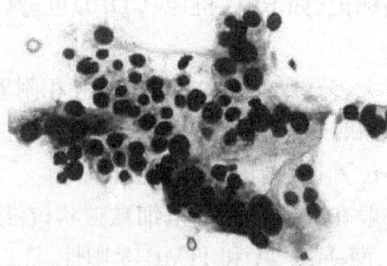

图 1—45　甲状旁腺腺瘤
细胞核呈圆形，有颗粒状染色质，不明显核仁；可见轻度核多形性（Diff—Quik 染色）

4. 胞质较丰富，可呈细颗粒状（主细胞）成嗜酸性（嗜酸性粒细胞）。

5. 无胶质。

（三）鉴别诊断

甲状旁腺肿瘤经常会被误诊为甲状腺滤泡性肿瘤。甲状腺滤泡性肿瘤细胞大小较甲状旁腺细胞大，一般缺乏多形性；无毛细血管；患者血钙正常；甲状腺球蛋白和 TTF—1 免疫组化染色为阳性，而甲状旁腺激素染色为阴性。

（刘芳）

第二节　乳腺

一、概述

在 20 世纪 30 年代，Martin、Ellis 和 Stewarl 第一次使用乳腺细针穿刺检查（FNA）对乳腺包块进行诊断,在 40 年代后期和 50 年代初期,Adair 和 Godwin 也报道了乳腺细针穿刺检查结果。然而,直到 60 年代欧洲人进行系列报道后,乳腺细针穿刺细胞学检查才被证明是有价值和准确的诊断方法,并被欧洲保生接受而广泛应用于临床。从 70 年代开始美国乳腺细针穿刺检查应用于临床,在 80 和 90 年代达到顶峰,非常普及。但是近 10 年来,尤其在一些大的医学中心,乳腺粗针穿刺活检(CNB)逐渐取代细针穿刺检查而成为主要的初步评估乳腺病变的诊断方法。

(一)适应证、优点、局限性、并发症

乳腺细针穿刺检查可用于评估所有可触及和不可触及的乳腺病变。它的优点在于:①提供快速的诊断;②成本低,花费少;③区分实体瘤和囊肿,并作为治疗囊肿的一种方法;④确诊恶性肿瘤;⑤评估局部胸壁复发病变;⑥可进行一些辅助检查,如激素受体分析,流式细胞仪检测和分子诊断学研究等。

乳腺细针穿刺检查的成功依赖于穿刺的经验和技能,这些都需要接受良好的培训。技术问题,如有限的细胞结构、过量空气干燥以及机械分解等,有可能会影响细胞涂片的解读,甚至出现假阴性或假阳性的诊断。细针穿刺检查主要的局限性在于无法区分作典型性导管增生(ADH)和乳腺导管原位癌(DCIS),以及无法区分乳腺导管原位癌(DCIS)和浸润性癌。这三种诊断具有不同的临床治疗方法,因此这种局限性会最终影响患者的治疗。其他的局限性包括可能不易对低度恶性肿瘤作出明确的诊断,如小管癌、浸润性小叶癌、乳头状纤维上皮病变等可造成假阴性诊断。此外,乳腺细针穿刺检查会对一些良性的炎症和化生性病变产生假阳性的恶性病变诊断,从而造成不恰当的过度治疗。

乳腺 FNA 的并发症非常少见。最常见的并发症是血肿,穿刺点施压通常可以防止血肿形成。但是,如果出血迅速,血肿会较容易形成。乳腺 FNA 引起气胸是一种作常罕见的并发症,其发病率大约为 0.18%~0.21%,多见于穿刺靠近胸壁的深处病灶。对于这样的病灶,应该采取横向进针的方式而不是垂立的方式来穿刺。乳腺 FNA 可能会引起被穿刺病变的组织学变化,包括广泛的组织坏死、出血以及上皮移位。上皮移位表现为在细针穿刺活检组织切片中正常的上皮碎片发生错位,在形态学上,它们可能会与癌的间质浸润极其相似,因此会造成良性上皮误诊为癌浸润性生长的假阳性诊断。乳腺 FNA 一般不会造成乳腺癌的针道种植。缺乏上皮细胞的细针穿刺样本一般被认为是不满意样本。但有一些例外,如脂肪瘤或良性囊肿,应结合临床和影像学检查结果判断。

(二)灵敏度、特异性、准确度、假阴性率、假阳性率和三联测试

乳腺 FNA 是一种相对可靠的诊断方法,平均灵敏度为 87%(范围 72%~99%),特异性为 98%~100%,阴性预测值为 87%~99%,准确度为 89%~99%。如果由细胞病理学医生进行细针穿刺活检和使用即时评估来保证样本满意度,细针穿刺活检的准确率则会显著增加。根据报道,乳腺 FNA 假阴性率的范属比较广,从 1%~31%。增加假阴性率的原因往往是由于没有经验的抽吸和技术原因所致的取样不良。坏死、囊性变或出血也会造成较高的假阴性率。其他引起假阴性的诊断包括具有广泛纤维化或细胞外基质的乳腺癌。细胞学异型性不明显的恶性肿瘤,如小叶癌、小管癌、胶样癌、乳头状癌,在文献中报道的假阳性率约为 4%。如果怀疑为恶性肿瘤,但细胞数量不足或异型性不明,缺乏诊断所需的细胞学特征时,应强烈建议粗针活检或手术组织学确诊。细胞学形态异常可以发生在乳腺良性病变中,包括增生性纤维炎性变(FCC),乳腺纤维腺瘤、炎症性病变、肉芽组织增生、乳头状瘤、治疗引

起的相关变化以及与妊娠相关的增生等。乳腺三联检查(triple test)包括临床检查、乳房 X
线检查和细针穿刺细胞学检查。临床医师在阅读乳腺 FNA 报告时一定要考虑和应用三联检
查原则,这样会提高乳腺癌诊断的准确性,从而可以更好地避免后续的临床处理不当。当所
有 3 个参数被解释为良性病变时,乳腺癌的发现率小于 1%～2%。当所有 3 个参数被解释为
恶性时,乳腺癌诊断的准确率超过 99%。因此临床处理应考虑所有 3 个参数,而不仅仅依赖
于细针穿刺细胞学的检查结果。但是,还应该注意个体化的原则,根据患者的年龄、肿块大
小、乳房外观,以及临床随访的条件来作最后的决定。

(三)细针穿刺抽吸(FNA)和粗针穿刺活检(CNB)的比较

在美国,过去的 10 年里,粗针穿刺活检逐渐取代细针穿刺并成为评估不可触及和可触及
乳腺病变的主要诊断方法。虽然一些研究表明这两种技术对乳腺病变诊断有相似的敏感度,
但是一个多机构的研究报告显示 FNA 对于不可触及的乳腺病变具有显著的假阴性率。尽管
美国小部分医院对于可触及乳腺病变的诊断仍在使用 FNA 技术,但 FNA 的应用出现迅速下
降的趋势。造成这种现象的原因包括:①FNA 不能区分原位癌和浸润性癌;②粗针穿刺活检
可为辅助研究提供更充足的组织来源;③FNA 不能提供临床试验需要的组织学诊断;④对于
FNA 乳腺癌诊断的病例经常还需要进一步冰冻切片的证实。粗针穿刺活检尽管优势明显,
但是也存在一些局限性。CBN 所面临的挑战包括:各种小叶增生病变的明确诊断、区分
ADH 和非粉刺性坏死型 DCIS,乳头状病变的鉴别诊断等。事实上许多病变,如 ADH、不典
型小叶增生(ALH)、小叶原位癌(LCIS),平坦型上皮不典型增生(FEA)等,临床处理还是需
要局部乳腺切除。

在临床和影像学出现乳腺良性病变的情况下,细针穿刺检查被越来越多地用于完成所谓
的阴性三联测试(negative triple test)。此外,FNA 也可以快速、准确地给出一个明确诊断,
如各种乳腺良性病变:乳腺纤维腺瘤、乳腺纤维囊性改变,乳晕下脓肿、脓肿,哺乳期腺瘤等,
从而帮助减轻患者的焦虑。同时,FNA 也仍然用于晚期和不能手术的乳腺癌局部复发或转
移性乳腺癌的诊断。

中国人口众多,乳腺癌影像学筛查仍不普及,许多患者常因乳腺肿块而就医检查。对于
许多来自偏远农村的患者需到大医院诊治,粗针活检花费时间较长且费用较高,而 FNA 简单
易行,且可以很快作出诊断,指导患者的下一步治疗。所以我们认为在相当长时间内乳腺
FNA 在中国的较多地区还是一个较为实用的快速的诊断方法。当然首先需要有合格的病理
医生或细胞病理医,能够熟练地进行细针穿刺的操作,并且能对穿刺样本准确作出病理诊断。
这也是本书给广大读者相对详细介绍乳腺细针穿刺的原因。

二、操作技术及样本制备

(一)取样

理想情况下,由病理医生、外科医生或放射科医生进行细针穿刺取得样本,直接现场涂
片,由病理医生检查样本是否满意,以期获得最佳的结果。穿刺的训练和经验,对采样的质量
非常关键,细针穿刺不应该由没有经验的人员操作。如果最初的镜下所见显示样本量不足或
与临床印象不一致时,应进行多次重复抽吸。进行细针穿刺之前,应仔细检查患者。如果病
变不能轻易被触及,患者有可能会帮助指出病变的位置。病理学家在检查病变时,应记录皮
肤或胸壁的变化、乳头内陷、位置,肿瘤大小、落针感、质地以及边界是否清晰或浸润性。

对于大多数细针穿刺活检,可以使用 22～27 号 1.0 或 1.5 英寸长的针头连接到一次性的 20ml 注射器,放置下细针穿刺器上。虽然较大号的针头可能得到更多的上皮细胞,但出血量多可能稀释样本。可先尝试使用 25 号针头,如果没有出血,组织又很少,病变可能具有纤维化。在这种情况下,可尝试使用较粗的针头,如 23 号针头。如果出血较多,可改用较细针头,如 27 号针头。涂片可以空气干燥并进行快速的 Diff－Quik 染色,尽快得到初步的病理诊断。其余涂片可以用 95％乙醇固定以便 PAP 或其他染色。

(二)细胞块准备

细胞块切片具有辅助的作用,帮助克服细针穿刺的局限性。细胞块切片可能会显示组织学特征来识别浸润性癌、导管内乳头状瘤等。细胞块切片还用于免疫化学(IHC),以确认或排除原发性诊断或转移性病变。此外,乳腺癌细胞块样本也可进行免疫化学检测雌激素受体(ER)、孕激素受体(PR)和 HER2/Neu 等,以指导后续的治疗。

(三)液基细胞学检查

当不熟悉直接涂片检查的放射科医生或临床医生进行穿刺,而又没有病理医生现场进行评估时,液基细胞学技术可能是首选。可先将细针穿刺的内容物置于 10ml 的固定液,再提交到具有细胞离心涂片设备的实验室。也可以将穿刺的内容物冲洗于 CytoLyt 液中(Cytyc Corps,Boxborough,MA)再进行薄层细胞制片(ThinPrep,Cytye)、巴氏染色。

三、乳腺细针穿刺细胞学诊断标准

1996 年 9 月美国国家癌症研究院(NCI)召集细胞学、放射学、外科学、妇产科学,肿瘤学等多家学会的专家举行会议,集中讨论有关乳腺细针穿刺的问题。大会对乳腺 FNA 的要求和诊断标准进行了统一规定,专家们认为对于可触及或不可触及的乳腺病受,FNA 的花费均低,可作为第一诊断方法。

(一)细针穿刺操作人员的要求

FNA 诊断准确与否和操作者直接相关。

1. 一定要专门培训 FNA 操作人员(病理医生、放射医生或外科医生)。

2. 不满意样本应小于 20％。

(二)三联检查

应结合乳腺触摸检查、影像学检查和细胞学检查三种结果作出诊断,能提高诊断的敏感性和准确性,降低假阳性率和假阴性率。

(三)穿刺次数

1. 一般穿刺需做 2～4 次,如果包块较大可做多次,现场马上进行评估。

2. 如可以进行诊断,减少穿刺次数。

3. 如有需要,可取样制备细胞块,用于其他检查,如免疫化学染色。

(四)样本满意度的评估

目前尚缺乏统一的标准,取决于病变的性质(囊肿、实体病变)、取样者和细胞病理医生的意见。

(五)关于导管上皮存在等的描述

1. 少(偶见细胞团)

2. 中等(镜下很容易发现细胞团)

3.很多(上皮细胞存在于几乎所有视野)

(六)诊断术语

1.良性。

2.非典型或不确定　细胞学诊断难以确定是否良性,应结合影像学和临床印象决定下一步的处理方案。

3.怀疑恶性　细胞学诊断发现高度可疑恶性,应建议组织学活检。

4.恶性　如果可能,报告组织病理类型,如导管癌、小叶癌。

5.不满意样本　应报告不满意的理由,如细胞数量太少,制片质量不好或太多血液或炎性细胞影响阅片等。

乳腺细针穿刺应观察的细胞学特征

特点	倾向于
细胞数量很多	恶性
非典型细胞	恶性
肌上皮细胞	良性
单一细胞群	恶性
复杂性结构	恶性
细胞团伴有肌上皮细胞	良性
单个导管上皮细胞	恶性
黏附松散的细胞团	恶性
泡沫细胞	良性
大汗腺化生细胞	良性

上述内容仅供参考,需要多个因素综合评估。少数癌症病例,细胞数量可以很少或没有明显的异型性。

四、乳腺良性病变

(一)纤维囊性变

1.临床特征　纤维囊性变(FCC)是最常见的乳腺病变,通常其界限不清,大小不一,多发,涉及双侧乳腺,多见于30岁以上妇女。它与许多良性病变共存,如局部纤维化、不同大小的囊肿、大汗腺化生、腺病、普通导管增生(UDH)。以前的教科书尤其是细胞学内容,常根据是否存在 UDH 将 FCC 分成增生型和非增生型两类,这种分类方法现已很少用。

2.细胞形态学特征　以纤维化为主的病变,穿刺的样本量很少。以囊肿为主的病变,穿刺的样本以液体为主,多为稀薄、黄色,常有大汗腺化生细胞。它们有丰富的胞质颗粒,巴氏或 Diff-Quik 染色为粉色或绿色,细胞核居中、圆形、规则,核仁明显,常呈扁平片状,单个大汗腺细胞较少(图 1-46A,B)。泡沫细胞胞质丰富呈空泡状(图 1-46C),实为吞噬细胞,典型的纤维囊性变细针穿刺图片,包括排列紧密的导管上皮细胞团和单个及小的大汗腺化生细胞团,背景脏乱(图 1-46D)。增生性 FCC,导管上皮细胞较多,但非增生性 FCC,导管上皮细胞可能非常少。

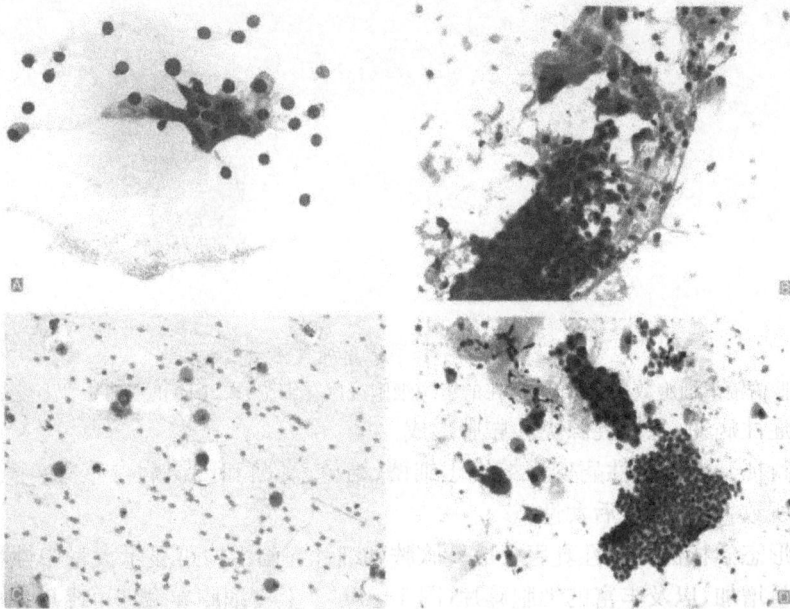

图1-46 乳腺纤维囊性变

A,B.大汗腺化生细胞显示丰富的胞质颗粒,胞核位于中心,圆形规则,核仁明显;C.泡沫细胞具有丰富空泡状的胞质;D.巴氏染色,导管上皮细胞团(右下角)和散及成团的大汗腺化生细胞(左上),背景脏乱。这是非常典型的纤维囊性变细针穿刺图像

细胞学主要特征:①大汗腺化生细胞;②泡沫细胞;③较少导管上皮细胞(非增生性);④很多不规则导管上皮细胞团(增生性)。

主要鉴别诊断:大汗腺化生癌、纤维腺瘤、导管原位癌、颗粒细胞瘤。一般而言,FCC的诊断比较容易,尤其是结合乳腺诊断的三联检查。许多大汗腺细胞的存在应考虑颗粒细胞瘤和大汗腺化生癌的可能性。乳腺颗粒细胞瘤非常少见,现认为可能为施万细胞来源。肿瘤细胞圆,核质比低,细胞核小,胞质含粗大颗粒。颗粒细胞瘤细针穿刺样本背景干净,细胞群单一,无液体,无正常导管上皮细胞等。大汗腺化生癌FNA特点是细胞丰富,松散的细胞团,细胞异型性明显。增生性FCC的主要鉴别诊断为纤维腺瘤和导管原位癌。

(二)乳腺单纯囊肿

乳腺单纯囊肿也是女性乳腺常见的病变,液体可达1ml以上,透明或混浊,深色、棕色或血性,细针穿刺常为有效的诊断和治疗方法。应收集所有穿刺液体送到实验室检查。

细针穿刺样本一般细胞成分很少,可根据情况取一定量的液体,制作涂片或细胞块检查,透明或浅黄色的囊液通常不含细胞成分,但一般可以发现巨噬细胞或组织细胞(图1-47A),大汗腺化生细胞也常可见到。正常的导管上皮细胞可以呈现小团块状(图1-47B)。如果导管上皮细胞很多,要注意是否有异型性,如果为血性囊液,应注意排除其他囊性病变,尤其是囊内癌变。

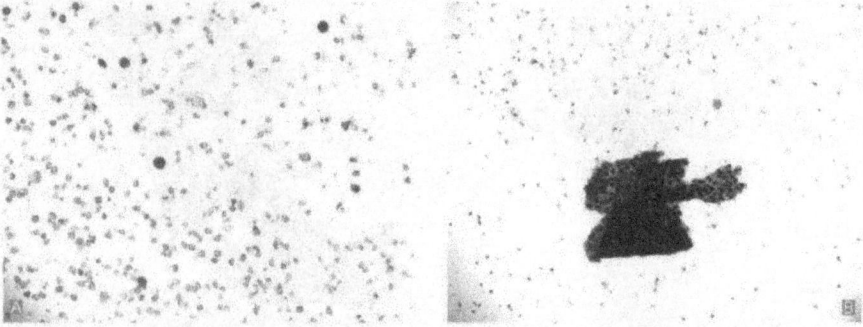

图 1—47　乳腺单纯囊肿
A. 低倍镜下细胞数量少,可见散在的组织细胞或巨噬细胞;B. 小团正常的导管上皮细胞

(三)炎症性病变:急性乳腺炎和脓肿形成

1.临床特征　乳腺炎性病变多继发于细菌、结核、真菌和(或)病毒感染。急性乳腺炎多因细菌感染所致,常见于产后女性。

2.细胞形态学特征　急性乳腺炎或乳腺脓肿细针穿刺活检可显示大量中性粒细胞,泡沫巨噬细胞数量增加,以及丰富的细胞碎片(图1—48)。上皮细胞异型性可出现在炎症性病变,特别是当急性炎症存在时。再生和修复造成的非典型上皮细胞通常表现为细胞核增大以及核仁明显。由修复而引起的上皮异型性核浆比通常在正常范围内。

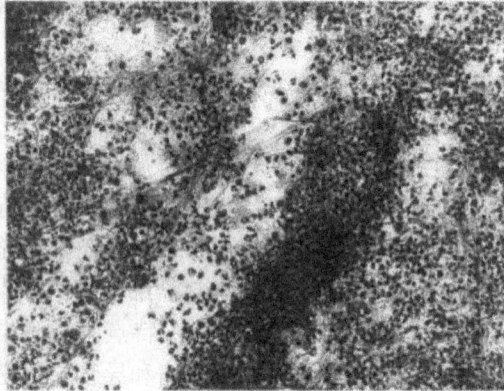

图1—48　乳腺脓肿
可见丰富的多形性中性粒细胞和细胞碎片

3.鉴别诊断　当看到中性粒细胞较多时,应考虑急性炎症引起的细胞异型性,而癌性细胞学特征。其他不支持恶性诊断的细胞学特征包括上皮细胞数量很少,退化的非典型细胞。

(四)肉芽肿性病变

1.临床特征　乳腺肉芽肿可见于结节病,感染性肉芽肿(继发于结核病、真菌、麻风病或布鲁杆菌病),对肿瘤的反应,脂肪坏死,异物反应,以及特发性肉芽肿性乳腺炎。特发性肉芽肿性乳腺炎原明,临床可能最为常见。

2.细胞形态学特征　细针穿刺细胞学涂片显示上皮样组织细胞和(或)多核巨噬细胞、淋巴细胞和浆细胞。上皮样组织细胞/多核巨噬细胞的胞质可含有丰富的空泡(图1—49A～C)。

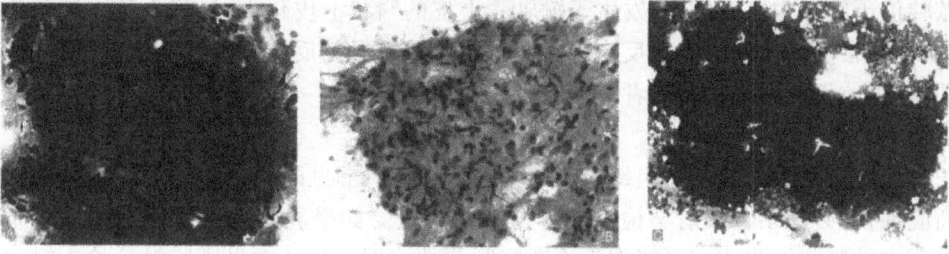

图 1—49 肉芽肿性变

肉芽肿由上皮样组织细胞、淋巴细胞和浆细胞组成

3.鉴别诊断 乳晕下脓肿引起的肉芽肿可见无核鳞状细胞,脂肪坏死引起的肉芽肿可见脂肪巨噬细胞,结节病常为非干酪样坏死性肉芽肿,感染性病例可见特殊染色和微生物培养阳性,异物造成的肉芽肿性炎症可见异物、硅胶肉芽肿的 Diff—Quik 染色涂片常见含有大量空泡的组织细胞以及无定形的不着色的物质。

(五)乳晕下脓肿

1.临床特征 乳晕下脓肿特定发生在乳晕区。输乳管上皮的鳞状化生,经乳管阻塞、扩张、破裂引起乳头下方局部区域的炎症,进展到脓肿形成,伴随周期性窦道,排液,局部愈合和复发,所以也称之为发作性乳晕下脓肿,多发生于 40 岁左右非哺乳女性。临床如果乳头内陷,容易于乳腺乳头状瘤或乳腺癌相混淆。

2.细胞形态学特征 细针穿刺可见无核鳞状细胞,大量中性粒细胞(图 1—50A),角质碎屑(图 1—50B,C),胆固醇结晶和角化不全的鳞状上皮(图 1—50D)。有时会出现包含异物的组织细胞和多核异物巨细胞反应。

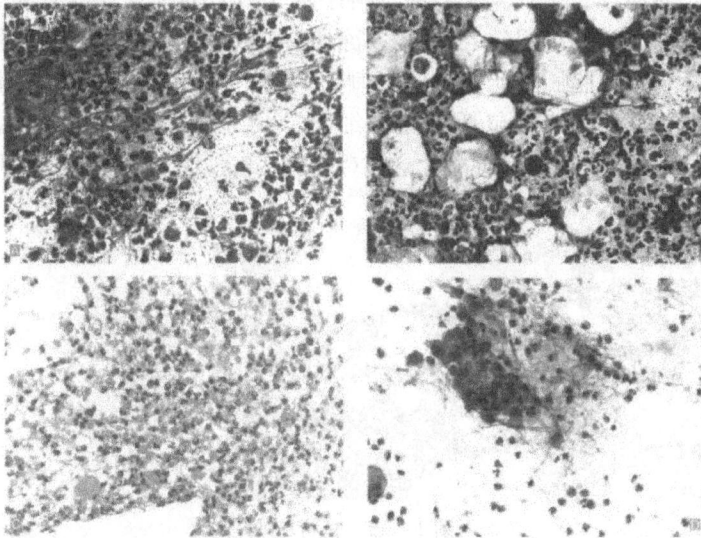

图 1—50 乳晕下脓肿

A.丰富的多形性中性粒细胞和细胞碎片;B.无核的鳞状上皮细胞混于炎细胞中;C.细胞块中可见无核的鳞状上皮细胞和中性粒细胞;D.角化不全的鳞状上皮细胞亦可见

3.鉴别诊断 乳晕下脓肿具有一些容易造成假阳性诊断的细胞学特征,包括非典型导管上皮细胞异型性,鳞状上皮化生与异型性,和过度的肉芽组织增生。破裂的表皮样囊肿(EIC),具有与乳晕下脓肿类似的细胞学和组织学特征,但表皮样囊肿位于乳腺外周区域。乳

晕下脓肿位于乳腺中央区域,多发生于输乳管上皮的鳞状上皮化生;导管内腔充满角质碎片,并会破裂,常会发生周围的炎性反应以及对角质碎片的异物反应。慢性乳晕下脓肿通常需要手术切除,因此正确的诊断对患者临床处理作常重要。

（六）脂肪瘤

正常乳腺含有大量的脂肪组织,是乳腺细针穿刺中常见的组成部分。所以脂肪瘤 FNA 的诊断应谨慎,必须结合放射学检查或体检触诊检查。如果乳腺影像学检查提示脂肪瘤时,涂片中存在的脂肪细胞才有可能作为诊断脂肪瘤的依据。另外在做乳腺触诊检查时,包块表面光滑可移动,根据包块的大小,行一定次数的细针穿刺后,所有涂片及细胞组织块中均发现仅有脂肪细胞(图 1—51A,B),而无其他成分时方可诊断为细针穿刺结果符合脂肪瘤。

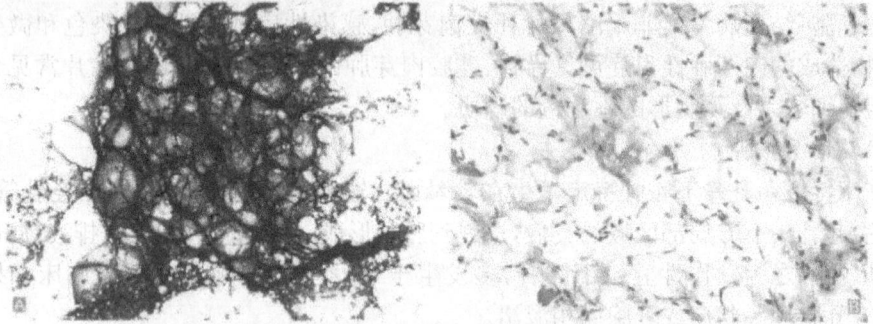

图 1—51 脂肪瘤

脂肪组织由良性脂肪细胞组成,同乳腺本身的脂肪组织难以区别

（七）脂肪坏死

1.临床特征　脂肪坏死多发生于乳腺外科手术、外伤、异物反应或乳腺恶性肿瘤放疗反应后。脂肪坏死在放射学和组织学(特别在冰冻切片)很容易与恶性肿瘤相混淆。

2.细胞形态学特征　脂肪坏死的细针穿刺为低细胞样本,可显示脂肪组织、退化脂肪组织形成的无定形碎片,炎症细胞包括中性粒细胞、浆细胞、淋巴细胞及大量嗜脂质噬细胞(lipophages)。嗜脂质巨噬细胞胞质富含空泡(图 1—52A,B)。多核巨噬细胞和梭形纤维细胞也可存在(图 1—52C)。

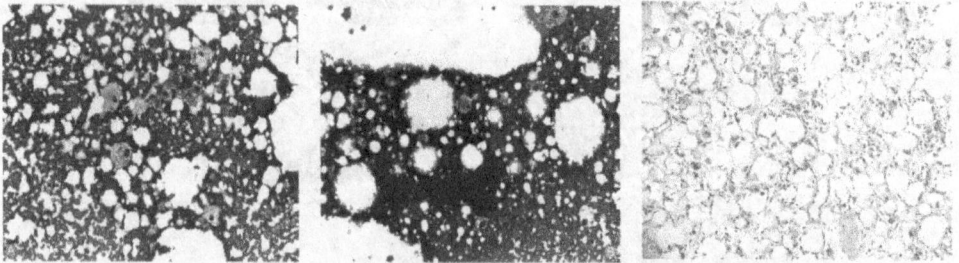

图 1—52 脂肪坏死

A,B.脂肪坏死的细针穿刺样本显示退变脂肪组织形成的无定形碎片及大量嗜脂质巨噬细胞(质富含空泡);C.组织学示脂肪坏死区伴许多多核吞噬细胞

3.鉴别诊断　在遇到细胞具颗粒状胞质含细小的多空泡时,鉴别诊断应考虑冬眠瘤(hinernoma)。其他主要鉴别诊断包括有硅胶肉芽肿、感染、伴坏死的导管癌或富含脂类的癌。

（八）普通导管上皮增生(乳腺良性增生性疾病)

纤维囊性改变通常伴随着不同类型的上皮增生。上皮增生也常见于其他良性病变,如硬化性腺病、纤维腺瘤、乳头状瘤、乳腺导管增生。根据FNA样本区分这些不同的上皮增生性疾病是非常具有挑战性的,而且其中多种良性病变可互相重叠出现在相同的FNA样本中。当细胞数量增加(图1-53A),大汗腺细胞核大小差异显著且核仁巨大时(图1-53B,C),可能会被误判读为恶性细胞。增生的导管上皮细胞也可以呈现轻微核重叠和轻度极性损失。因此,当不同的细胞类型如大汗腺细胞、导管上皮细胞和组织细胞同时存在,包括双极裸核出现在涂片背景和细胞群中时(图1-53D),应首先考虑良性病变。

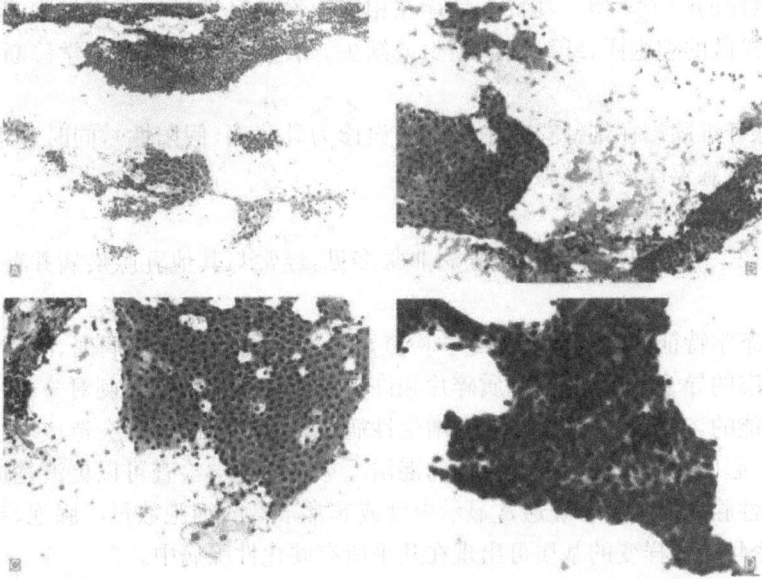

图1-53 普通导管上皮增生

A. 大面积蜂窝状排列的上皮细胞;B,C. 伴大汗腺化生细胞,细胞核大小差异显著,核仁明显;D. 普通导管上皮细胞团,可见许多混杂的肌上皮细胞。散在的、小的、椭圆形或圆形、深染的细胞核为肌上皮细胞

(九)纤维腺瘤

1. 临床特征 纤维腺瘤是女性最常见的乳腺良性肿瘤,可出现在所有年龄组,尤其多见于年轻女性(20~35岁)。触诊检查发现肿物质地坚韧,边界清楚,可移动,与周围组织无粘连,直径通常小于4cm。多为单发,多发病灶可见于20%的纤维腺瘤患者。妊娠可以导致纤维腺瘤的体积变大。在细针穿刺时针头穿刺瘤体可明显感觉到"细沙"样的质感。

2. 细胞形态学特征 细针抽吸样本一般细胞量丰富,紧密排列成大面积蜂窝状、片状、三维立体状的上皮细胞团。分支鹿角状的上皮细胞簇有时可见,但并不特异。上皮细胞核圆形,偶有小核仁。许多双极裸核可见于上皮细胞团内或分散在涂片背景中。并非所有散在的裸核细胞均为肌上皮细胞,许多大的裸核细胞为间质细胞。纤维基质或黏液性基质片段中细胞少见。如果同时见到拥挤的导管上皮细胞团和少细胞的间质,诊断纤维腺瘤较容易。

3. 鉴别诊断 虽然纤维囊性病变和纤维腺瘤有一些共同的细胞学特征,但少含细胞基质的片段、分支鹿角状细胞团、显著的细胞数量可用来区分乳腺纤维腺瘤和乳腺纤维囊性病变。细胞丰富的单发的纤维腺瘤很容易误诊为导管癌,尤其在缺乏间质片段时。蜂窝状细胞团,分支鹿角状细胞团,双极裸核的存在和少含细胞的基质片段是用来鉴别乳腺纤维腺瘤和乳腺导管癌最有用的细胞学特征。乳腺纤维腺瘤中的其他变化包括黏液样变的间质细胞、泡沫巨噬细胞、大汗腺化生、鳞状上皮化生和核分裂。典型的分支鹿角状细胞团仅见于少于50％的纤维腺瘤。另外纤维化和(或)间质上皮化生(骨形成和钙化)发生于老年女性纤维腺瘤。叶状肿瘤和纤维腺瘤的部分病例在细胞学上难以区分,两者上皮和间质的特性并没有显著差异。叶状肿瘤和多细胞性纤维腺瘤都可有多细胞间质片段。富含细胞的间质片段存在,尤其是大量的、单个长的、丰满的梭形细胞存在时,应考虑叶状肿瘤,如果难以区分两者时,可以诊断为纤维上皮性病变,建议组织学检查。完整小叶单位的存在和相对缺失的基质可能会考虑错构瘤的诊断,而非乳腺纤维腺瘤。管状腺瘤和纤维腺瘤在细胞学很难区别。管状腺瘤相对少见,是纤维腺瘤的一个亚型。其特点是存在相当数量的良性导管上皮细胞,紧密结合的三维球状结构或松散的细胞团,纤维间质很少或缺失。管状腺瘤属于组织学诊断,细胞学很难诊断。

总之,乳腺纤维腺瘤在细针穿刺中最容易误诊为乳腺癌(假阳性),同时它也是最常见的假阴性诊断,即乳腺癌误诊为乳腺纤维腺瘤。

(十)腺病和硬化性腺病

1.临床特征　乳腺腺病和硬化性腺病非常多见,经常与其他乳腺疾病并存,如纤维囊性病变。

2.细胞形态学特征　腺病穿刺细胞学检查可见增生性纤维囊性病变、间质纤维化、相当数量的单一形态的导管上皮细胞、基质碎片和许多双极裸核。细针穿刺对一个特定的腺病进行诊断是不可能的,一般解释为良性乳腺增生性病变。有时冰冻切片会造成增生的细胞和间质扭曲,从而引起硬化性腺病与浸润性癌的混淆。穿刺细胞学检查可以更清楚地确定其为良性增生。硬化性腺病的涂片检查通常显示中度或非常丰富的细胞数量。腺泡、单个散在的上皮细胞、小而密且玻璃样变的基质可出现在几乎所有硬化性腺病中。

3.鉴别诊断　硬化性腺病中的上皮细胞会比纤维腺瘤具有更多的腺泡和单个细胞。相反,分支鹿角状上皮细胞团和双极裸核通常出现在乳腺纤维腺瘤中。部分乳腺纤维腺瘤也有大量的轻度增生性纤维黏液样基质,而硬化性腺病则具有连接上皮细胞的致密玻璃样变基质。

(十一)乳头状瘤

1.临床特征　中央型乳头状瘤起源于大输乳管,好发年龄为30～50岁,可表现为血性乳头溢液,包块多小于1cm,有时较大,乳晕下可触及。周围型乳头状瘤为多发,且体积小。细针穿刺多用于诊断中央型乳头状瘤。周围型乳头状瘤多为组织学检查偶然发现。导管内乳头状癌也可起源于大导管而引起乳头溢液。

2.细胞形态学特征　FNA样本涂片细胞丰富,含纤维血管轴心的三维乳头状细胞团或扁平二维细胞团,常伴有肌上皮细胞,单个细胞少见。上皮细胞呈多形性、立方形或梭形,细胞核圆形或椭圆形,细胞排列紧密(图1－54A,B)。乳头状癌,细胞团无肌上皮细胞,呈乳头状或筛状排列,细胞形状一致为高柱形,细胞核一致为长条形,可混有血液或嗜含铁血黄素的巨噬细胞。

虽然乳头状瘤和乳头状癌可以列出许多细胞学异同点,但是在实际工作中很难根据细胞学准确区分良性乳头状瘤和乳头状癌,两者的鉴别很难。另外,部分乳头状瘤局部伴有非典型增生,称之为非典型乳头状瘤,则更难诊断。如果难以根据细胞学作出良恶性准确判断,可统称为乳头状病变(图1－54C),需要乳腺局部切除组织活检而作出最后的诊断。有时细针穿刺标本制成的细胞块可帮助诊断(图1-54D)。

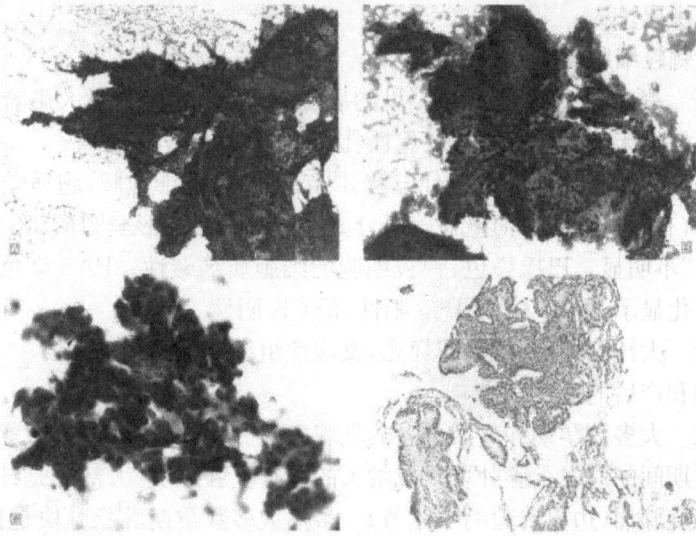

图1-54　乳头状瘤

A,B. 纤维血管轴心的三维乳头状细胞团或扁平二维细胞团,常伴有肌上皮细胞;C. 乳头状细胞团,细胞无明显异型性,但若细胞单一,最好诊断为乳头状病变,建议局部切除。组织学诊断为良性乳头状瘤;D. 另一病例,细胞块切片示良性乳头状瘤

(十二)乳头腺瘤

1.临床特征　乳头腺瘤非常罕见,临床常表现为肿块或硬结,浆液性或血性分泌物。

2.细胞形态学特征　乳头溢液细胞学样本显示少量的细胞碎片,炎性细胞和嗜含铁血黄素的巨噬细胞。FNA涂片检查显示相当数量的细胞,包括导管上皮细胞和游离的双极裸核。上皮细胞大小一致,圆形至椭圆形,细胞核染色质呈细颗粒状,核仁不明显。有时可见一些具有非典型增生的上皮细胞,其核仁明显,可能导致假阳性诊断。

3.鉴别诊断　细胞学检查可能难以区分乳头腺瘤和导管内乳头状瘤。导管内乳头状瘤常显示乳头状细胞团和梭形细胞,这些一般不见于乳头腺瘤。多细胞性纤维腺瘤同乳头腺瘤非常相似,但乳腺纤维腺瘤中常见的单个双极裸核较少见于乳头腺瘤。特别需要注意的是,乳头腺瘤有可能发生恶变,或乳头腺瘤和乳腺癌并存。

(十三)腺肌上皮瘤

1.临床特征　腺肌上皮瘤(adenomyoepilhelioma)是一种少见的乳腺良性肿瘤,通常为单侧单发或多结节病变,由增生的上皮细胞和肌上皮细胞两种成分组成。

2.细胞形态学特征　FNA对腺肌上皮瘤的诊断很有挑战性。FNA样本细胞量中度或非常丰富,由不同比例的上皮细胞和肌上皮细胞组成。肌上皮细胞较小,呈逗点状或卵形,细胞核深染,或为分散在背景中的双极裸核。也可能会表现为上皮细胞样,透明细胞样或梭形细胞,呈单个细胞或小细胞团。核内包涵体和胞质内空泡呈现出的"肥皂泡"样为腺肌上皮瘤的特征。

3.鉴别诊断　在细针穿刺细胞学检查中,弥散分布的上皮细胞和肌上皮细胞以及丰富的细胞显可能会被误诊为癌。腺肌上皮癌极其少见,细胞呈明显多形性,染色质粗,核仁明显,核分裂象和(或)坏死。腺肌细胞瘤的细胞学很容易与纤维腺瘤相混淆,如怀疑应局部切除病变,以明确诊断,腺样囊性癌也是由腺上皮和肌上皮细胞组成,FNA 穿刺细胞学对两者的鉴别诊断是极大的挑战。

(十四)乳腺颗粒细胞瘤

1.临床特征　颗粒细胞瘤是一种罕见的乳腺肿瘤,较常见于黑人患者,有时为多灶性。乳腺颗粒细胞瘤的临床和大体检查与硬化性乳腺癌非常相似。

2.细胞形态学特征　细胞数量十分丰富并伴有细胞群,细胞圆,胞质丰富,呈颗粒状,细胞边界模糊不清,有时由随意的薄壁血管所分离。细胞核卵圆形至圆形,大小均匀一致,染色质均匀分散,核仁不明显。巴氏染色,颗粒细胞的细胞质嗜碱性。PAS 染色可显示明显的胞质颗粒。免疫组化显示 S-100 和 CD68 阳性,但 CK 阴性。

3.鉴别诊断　大汗腺细胞癌,脂肪坏死,反应性组织细胞聚集。

(十五)孕期和产后的良性病变

1.临床特征　大多数孕期和产后患者的乳腺病变为良性,多继发于激素对乳腺组织的刺激。发生于怀孕期间的原发乳腺肿块以及增大的原有乳腺肿块,大部分是纤维腺瘤。有时激素改变可导致泌乳腺瘤(边界清楚的小结节)。虽然大多数孕期乳腺肿块是良性,但仍需要排除乳腺癌。大多数与怀孕有关的乳腺良性病变在产后 6 个月通常会减小或消失。

2.细胞形态学特征　泌乳腺瘤或有泌乳性改变的纤维腺瘤 FNA 细胞学检查,一般显示富含细胞的涂片,包括大小形态一致的上皮细胞,单个存在或形成分散的细胞团,细胞核增大可有明显核仁,胞质丰富呈颗粒或小空泡状(图 1-55A),胞质很容易丢失。具有哺乳期变化的纤维腺瘤,除了哺乳期的细胞学变化之外,还可见到导管上皮和肌上皮组成的细胞团和众多的双极裸核。相反,原发泌乳腺瘤很少或没有双极裸核肌上皮细胞,但可见许多分散的裸核上皮细胞(细胞破碎,胞质丢失)。泌乳腺瘤和具哺乳期变化的纤维腺瘤都显示由(涂片而致)细腻的细胞质碎片和溢出的分泌物所造成的杂乱背景。众多的裸露上皮细胞核,其中许多具有核仁,分布在杂乱和泡沫样的背景当中(图 1-55B)。PAS 染色(periodic acid-schiff stain)和脂质染色可显示这些分泌成分。

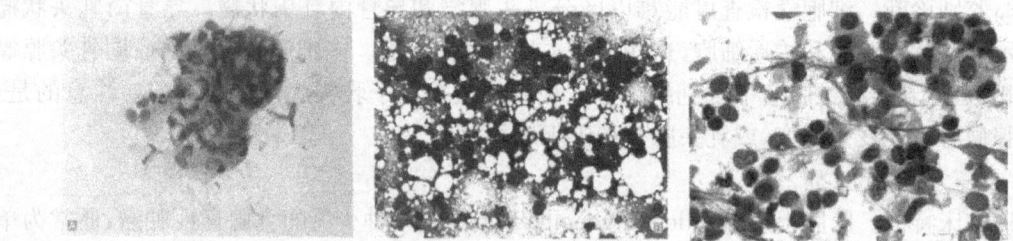

图 1-55　泌乳腺瘤

A.细胞团由大小形态一致的上皮细胞组成,胞质丰富呈颗粒或小空泡状;B.分散的裸核(细胞破碎,胞质丢失)混于由涂片而致细胞质碎裂和溢出的分泌性物质造成的杂乱背景中;C.泌乳腺瘤病例,细针穿刺细胞学,细胞核增大,呈单个细胞分布,易误诊为恶性。

3.鉴别诊断　泌乳腺瘤 FNA 细胞学涂片显示细胞丰富,细胞核增大,核仁明显(图 1-55C),所以可能造成假阳性的恶性诊断,如乳腺癌和淋巴瘤。小叶癌细胞大小可能与泌乳细胞瘤相似,但小叶癌无泡沫状细胞质(分泌性特征)。导管癌显示更明显的核非典型性,坏死,深染,极性缺失,细胞分布松散,存在单个异型细胞。非霍奇金淋巴瘤 FNA 也有许多单一的细胞,核仁明显,但其背景可见许多淋巴腺样小体(lymphoglandular bodies),胞质稀少,无泡沫背景,无正常乳腺腺泡结构等。乳腺囊肿可发生于怀孕后不久或哺乳期间,细针穿刺到奶状物可确诊,涂片可显示散的泡沫状巨噬细胞和罕见的分泌物丰富的上皮细胞。对于孕妇来说,细针穿刺的主要优点是避免手术创伤/麻醉对胎儿和母亲造成的不必要的风险,以及哺乳期中手术伤口愈合不良的危险。细针穿刺也可以减少在怀孕期间对乳腺癌延误诊断的机会。泌乳腺瘤不必进一步手术而乳腺癌必须外科手术处理。所以正确诊断泌乳腺瘤和泌乳性变化非常重要。

(十六)男性乳腺发育症和其他男性乳腺病变

1.临床特征　男性乳腺发育症是一种激素依赖性病变,是男性最常见的乳腺异常,多发生于青少年和老年男性。乳腺可呈局部或广泛增大,可为单侧,多为双侧。男性乳腺发育可与内分泌异常或服用药物(如洋地黄、利血平、苯妥英钠)或局部用药有关,但大多数仍病因不清。

2.细胞形态学特征　细针穿刺细胞学显示一个从散在的良性导管上皮细胞到明显的男性乳腺发育症改变的细胞学范围,包括类似于纤维腺瘤样的细胞学改变,由良性上皮细胞,双极裸核和柱状细胞构成的紧密二维细胞簇(图1-56A)。有时增生的上皮细胞可以有一定程度的异型性(图1-56B)。

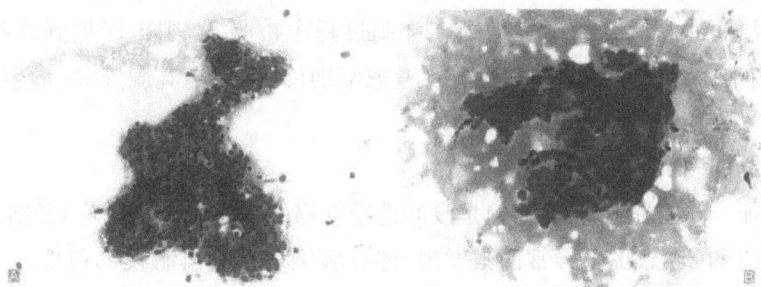

图1-56　男性乳房发育症

A.细针抽吸细胞学显示由良性上皮细胞构成的紧密二维细胞簇;B.有时增生的上皮细胞可以有一定程度的异型性

3.鉴别诊断　男性乳腺发育症主要鉴别诊断是乳腺癌男性乳腺癌非常少见,一般为浸润性导管癌,其细胞异型性明显,单个细胞和松散细胞团,FNA对男性乳腺疾病诊断非常有价值。

(十七)幼年性纤维腺瘤

1.临床特征　指部分在青春期女性的纤维腺瘤,细胞学间质细胞密度和上皮增生程度经常高于普通型纤维腺瘤,它可以生长迅速且瘤体巨大,事实上大多数发生于年轻和青春期患者的纤维腺瘤均为普通型纤维腺瘤。

2.细胞形态学特征　细胞丰富,可见大汗腺化生细胞,细胞涂片背景可见许多双极裸核。事实上根据细胞学来鉴别幼年性和普通型纤维腺瘤几乎不可能。重要的是两者均为良性双相性增生性病变,浸润性癌和叶状肿瘤在此年龄组极为罕见。

五、乳腺恶性肿瘤

(一)浸润性导管癌,非特异型

1.临床特征　浸润性导管癌,最常见的乳腺癌病理类型,占浸润性癌的发病率高达3/4。浸润性导管癌包含一组异质性肿瘤,其细胞学特征不同。

2. 细胞形态学特征　除个别病例外,浸润性导管癌和其他所有乳腺癌在细针穿刺细胞学上有许多共同的特征。恶性肿瘤的诊断特征包括数量丰富、松散集聚和单独分散的恶性肿瘤细胞。背景可以是血性的,偶见组织坏死碎屑,干净的背景很少见。细胞结构形态变化较大,可形成三维簇状,合胞体,或偶尔腺泡(腺样)排列。恶性细胞成簇聚集示极性缺失和核镶嵌(nuclear molding)。细胞大小差异明显,大多数恶性细胞大于正常导管细胞,瘤细胞表现出恶性细胞学特征,包括细胞核大小不一,胞核边缘不规则,核质比(N/C)增大,胞核深染,粗颗粒状染色质,核仁明显。胞核偶尔会位居边缘,呈浆细胞样变,在 Diff－Quik 染色中较为明显,常见于老年女性的导管癌细胞学检查。导管癌细胞的胞质一般为嗜碱性,细或粗颗粒状,可有空泡化,和(或)花边,偶尔表现出胞质空泡化或细胞内管腔,一些低分化乳腺癌可见奇异的多形性细胞,包括多核肿瘤细胞。

3. 鉴别诊断　有些浸润性导管癌细胞较小,可能与小叶癌细胞的特征相似,但细胞较小叶癌更大,胞核更深染。必要时可制备细胞块免疫组化染色鉴别(E－cadherin,P120)。在实际工作中,利用免疫组化染色来鉴别导管癌和小叶癌是非常重要的,即使在组织切片标本,两者也容易相混淆。一般情况下,浸润性癌 FAN 标本不存在双极裸核肌上皮细胞和良性上皮细胞。但如果浸润性癌周围的良性组织在穿刺过程中被吸入,则也能见到这些良性细胞成分,造成诊断困难。另外一些良性病变需要考虑鉴别诊断,包括乳腺腺瘤、增生性 FCC、妊娠或泌乳引起的乳腺变化。

(二)导管原位癌

1. 临床特征　导管原位癌(DCIS)是浸润性导管癌的前驱病变,所以两者细胞学特征可以相似。很多 DCIS 因其影像学异常而被发现,部分病例表现为可触及的包块。尽管有许多细胞病理学医生描述 DCIS FNA 细胞学特征,但 FNA 无法准确区分浸润性癌和原位癌(DCIS),只能鉴别乳腺恶性肿瘤的导管起源,而不能诊断它是浸润性癌或原位癌。

2. 细胞形态学特征　DCIS 可分为粉刺型或非粉刺型,非粉刺型 DC1S 细胞显示排列成三维结构的肿瘤细胞,偶尔可有中心管腔,无或很少肌上皮细胞。背景无出血和坏死。胞核染色质呈细颗粒状,核周染色质聚集,核仁一般较小。粉刺型 DCIS 细胞学显示松散聚集的恶性细胞团,细胞核异型性明显,伴坏死和核分裂象。一般认为核级别为 2 级(中级)以上的DCIS 相对较容易诊断,而低级别 DCIS 则不易诊断。

3. 鉴别诊断　细针穿刺细胞学检查难以区分 ADH 和低级别或非粉刺型 DCIS,但有可能区分 ADH 和粉刺型高级别 DCIS。因此,当细胞学检查建议为 ADH 或非粉刺型 DCIS 时,需要手术活检确认。同样,细针穿刺细胞学检查是不可能区分粉刺型 DCIS 和浸润性癌,尽管明显的非典型细胞和广泛坏死一般较多见于粉刺型 DCIS,但也可出现在浸润性导管癌中。

(三)浸润性小叶癌

1. 临床特征　浸润性小叶癌占乳腺癌的 5%～15%,小叶癌比浸润性导管癌更常见于双侧病灶,即具多灶性。

2. 细胞形态学特征　浸润性小叶癌因伴有间质纤维化,肿瘤细胞数量少,形态单一,表现为轻度非典型性,呈单个或小细胞团或不规则形状细胞团,或细直线条索状和散在细胞。细胞相对较小,核质比增高。细胞核细颗粒状,浅染或轻度深染。可能存在胞核轻度不规则,可能有小核仁。存在偏心细胞核以及胞质空泡的印戒细胞有助于诊断。据研究,在浸润性小叶癌中如存在 10% 或以上的印戒细胞可能是一个预后不良的参数。

在 FNA 细胞学诊断中,小叶癌是最易出现假阴性的恶性肿瘤,原因在于它的细胞数量少,细胞异型性不明显。穿刺细胞学几乎不可能区分小叶原位癌和浸润性小叶癌,尽管浸润性小叶癌会比小叶原位癌显示更多的细胞及松散的细胞团,更大的核异型性和多形性。但是,如果浸润性小叶癌周围具有广泛的纤维化,则细针穿刺样本很可能只有少量上皮细胞。

3. 鉴别诊断 穿刺细胞学样本区别乳腺导管癌和小叶癌具有挑战性。小叶癌细胞学特征包括形态单一的细胞(即无明显的异型性),胞质少,卵圆形至不规则的细胞核,核膜光滑,核仁不明显,具核沟、胞质内空泡及线性排列的细胞索。FNA 涂片中印戒细胞的存在并不能预测乳腺癌的类型,因为乳腺导管癌和小叶癌都可以存在印戒细胞。粗颗粒状染色质,胞核大小和细胞大小是仅有的区分导管癌和小叶癌的细胞学特征。多抽取样本,制备细胞块,做 E—cadherin 和 P120 染色,即可鉴别导管癌和小叶癌。小叶癌 E—cadherin 阴性、P120 胞质阳性,导管癌 E—cadherin 和 P120 膜阳性。

小叶癌,印戒细胞的存在为预后不良的因素但是,乳腺良性病变有时也会见到印戒细胞的存在在良性病变中,印戒细胞混杂于大片细胞中,免疫组化研究证明这些印戒细胞多为空泡化的肌上皮细胞。多形性小叶癌为一种少见的小叶癌变型,细胞学显示大而深染的不规则细胞核,容易误诊为乳腺导管癌,但其恶性细胞呈线性排列对鉴别诊断会有帮助。小叶癌的另一个变型是伴有组织细胞样的浸润性小叶癌,细胞学显示中等细胞量,粘附松散的细胞群以及单个散在的细胞,瘤细胞具有丰富的泡沫和(或)颗粒状胞质,异型性轻微,胞核深染,核膜略不规则,貌似为良性组织细胞。

(四)髓样癌

1. 临床特征 严格定义的髓样癌可能比浸润性导管癌(NOS)有更好的 5 年或 10 年生存率,但二者是否存在显著的生存差异一直受质疑。有些髓样癌实际上可能是最近报道的与 BRCAI 基因相关的以及 ER、PR,Her2/neu 三阴的基底细胞样癌,很多乳腺病理学家认为不存在真正的髓样癌。

2. 细胞形态学特征 髓样癌的组织学表现为边界清楚无浸润、混杂淋巴细胞和浆细胞的低度恶性乳腺肿瘤。细胞学表现为癌细胞丰富,许多单个散在的癌细胞或梭形细胞团,细胞核大而多形性,核质比高(图 1—57A)。有些肿瘤细胞可有多个形状不规则的大核广,胞质很少或丰富,嗜碱性,细颗粒状或空泡状,有时可能会见到大的裸核肿瘤细胞,混杂着许多淋巴细胞和浆细胞(图 1—57B),组织学切片则更为明显(图 1—57C,D)。如果乳腺 FNA 样本中见到许多淋巴细胞应认真查找是否存在恶性上皮细胞。

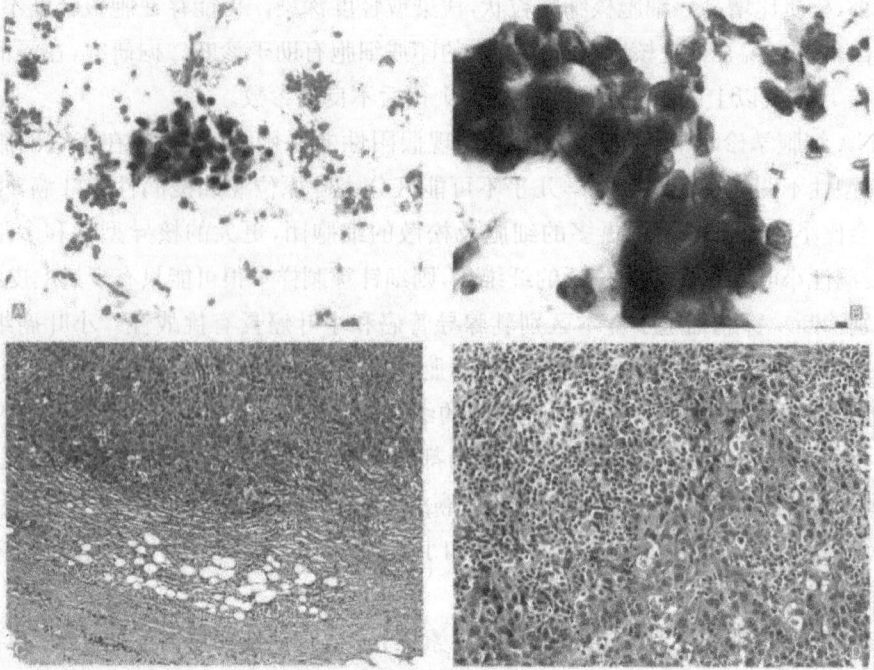

图 1-57 髓样癌

A. 恶性细胞团,细胞核增大,呈多形性,核质比高;B. 髓样癌细胞质很少或丰富,嗜碱性,有时可能会看到大的裸核肿瘤细胞,混杂着许多淋巴细胞和浆细胞;C. D. 组织学切片显示肿瘤边缘较清晰以及浸润的淋巴细胞,细胞异型性明显

3. 鉴别诊断　根据细胞学特征,鉴别诊断包括低分化导管癌伴淋巴细胞浸润,乳腺内淋巴结转移癌和恶性淋巴瘤。导管癌细针穿刺细胞学表现为多形性细胞排列成三维细胞簇,而不是合胞体样细胞团,因为肿瘤细胞与淋巴细胞相混杂,所以鉴别乳腺内淋巴结转移癌和髓样癌也很困难,必须结合临床病史加以判断事实上,这种鉴别诊断可能没有意义,在实际工作中,如果细针穿刺诊断为恶性,应该进行组织学检查。高度恶性淋巴瘤表现为恶性淋巴样细胞,没有肿瘤性的上皮细胞,流式细胞仪检查免疫表型对评估淋巴细胞的克隆性甚为重要。慢性乳腺炎穿刺可以有许多淋巴细胞,在鉴别诊断中也应考虑。

(五)黏液癌

1. 临床特征　在大多数系列报道中,黏液癌占所有乳腺癌的 2% 左右,其生存率比一般的浸润性导管癌长 5～10 年。黏液癌多见于老年妇女大多数黏液癌患者表现为未触及肿物,但乳腺影像学异常,钙化少见。

2. 细胞形态学特征　黏液癌 FNA 经常会产生胶状物质,细胞数量不等。单纯型黏液癌,小的肿瘤细胞被丰富细胞外黏液性物质包围,呈三维簇状。部分病例肿瘤细胞可只有轻度异型性,染色质呈泡状,细胞核外形轻度不规则。细胞异型性不明显且丰富的细胞外黏液性物质造成的涂片上细胞数量少可能导致假阴性诊断。因此,当细胞外黏液性物质和个别分散的恶性细胞并存时,应首先怀疑为黏液癌。特殊染色,如 PAS、阿尔新蓝(Alcian blue)和黏液胭脂红(mucicarmine)可用来确定黏液性质。组织学上这种具黏液癌特征的细胞达到 90% 或 100% 才可诊断为黏液癌,浸润性导管癌伴黏液癌成分和单纯的黏液癌两者鉴别仅根据细针穿刺是不可能的,所以建议诊断乳腺导管癌成分伴黏液癌成分。

3.鉴别诊断　黏液性病变包括纤维囊性变伴有细胞外黏液、黏液囊肿和黏液癌。FNA有时很难区别良、恶性黏液性病变,在乳腺FNA涂片检查中黏液胭脂红阳性黏蛋白的存在并不为黏液性癌所特有,也可见于良性囊性改变,以及来源于正常的小叶和导管。含黏蛋白的纤维囊性变,其乳腺导管上皮细胞应缺乏异型性,乳腺纤维腺瘤有时在间质中出现黏液变性,可能会被误解为黏蛋白。然而,纤维腺瘤通常见于年轻女性,其细胞学特征为手指状分支的细胞群,伴有双极裸核和间质碎片的背景。总之,细针穿刺容易漏诊黏液癌,除了细胞核一般为低级别外,有的病例黏液成分较多,但细胞成分较少或很少,尤其在肿瘤局部,所以要变换穿刺靶区,多次抽吸取材,不要轻易诊断为阴性。

（六）小管癌

1.临床特征　小管癌病灶相对较小,为1cm或更小,预后较一般浸润性导管癌好,影像学上与浸润癌无法鉴别。

2.细胞形态学特征　小管癌的细针穿刺细胞学可能仅显示轻度异型性和形态相对一致的肿瘤细胞,易造成假阴性的诊断。当细胞涂片显示由非典型性单形性细胞群排列成角状、腺体状或管状,包括一些有逗点状突起的结构时,应考虑小管癌的诊断。小管癌细针穿刺标本虽然细胞数量少和异型性不明显,但是一般为单一细胞群。但是小管癌的诊断往往不能在细针穿刺细胞学被确诊,而需要组织学活检确认。肿瘤间质纤维化可能导致细针穿刺检查时瘤细胞量很少,极易造成漏诊。

3.鉴别诊断　放射状瘢痕与小管癌在组织学和细针穿刺细胞学有一些共同的特征。然而,一般来讲放射状瘢痕（radial scar）细胞为多样化,细胞数量稀少,存在肌上皮细胞。细胞成角状结构,往往认为是小管癌的一个特征,但也可能发生在放射状瘢痕之中。另外小管癌与普通型高级别导管癌和小叶癌也常难以根据细胞学来鉴别,免疫染色（E－radherin和P120）有助于鉴别小叶癌。

（七）乳头状癌

1.临床特征　乳头状癌包括乳头状导管内癌,囊内/包裹性乳头状癌和实体性乳头状癌,浸润性乳头癌乳头状结构可以出现在多达的乳腺癌,但单纯浸润性乳头状癌极为罕见,约占乳腺癌的0.3%。一般所指乳头状癌为导管内原位癌。

2.细胞形态学特征　穿刺细胞学特征包括三维乳头状细胞群,散在的高柱状细胞,出血坏死与嗜含铁血黄素的巨噬细胞。倾向于乳头状癌诊断的细胞学特征包括大量的单一细胞,具有众多叶状分支的复杂乳头结构,显著松散的细胞簇,拥挤和无序的柱状细胞（图1－58A,B）,大多数纤维血管轴心较细,丰富的单个脱落乳头,细胞核轻度至中度深染。纤维血管轴心在乳头状癌和乳头状瘤可有明显差异。乳头状瘤的纤维血管中心粗厚,往往在细针穿刺样本中不完整,表现为在分支片段外周的小块破碎的纤维组织。相反,乳头状癌的纤维血管轴心较细,可完整地出现于分支片段中。非典型乳头状瘤同乳头状瘤一样具有粗厚的纤维血管轴心,简单的分支乳头,且常见多形性的细胞群。它的非典型表现在细胞密度高,柱状细胞可能单一,核轻度到中度异型（图1－58C,D）。尽管乳头状瘤、非典型乳头状瘤和乳头状癌在细胞学上有这些轻微的差别,但穿刺细胞学的样本如此局限,很难明确病变结构上的差异,一般认为穿刺细胞学不能区分低级别乳头状癌、乳头状瘤和非典型乳头状瘤。图1－58E,F组织学分别显示导管内乳头状癌和非典型乳头状瘤。

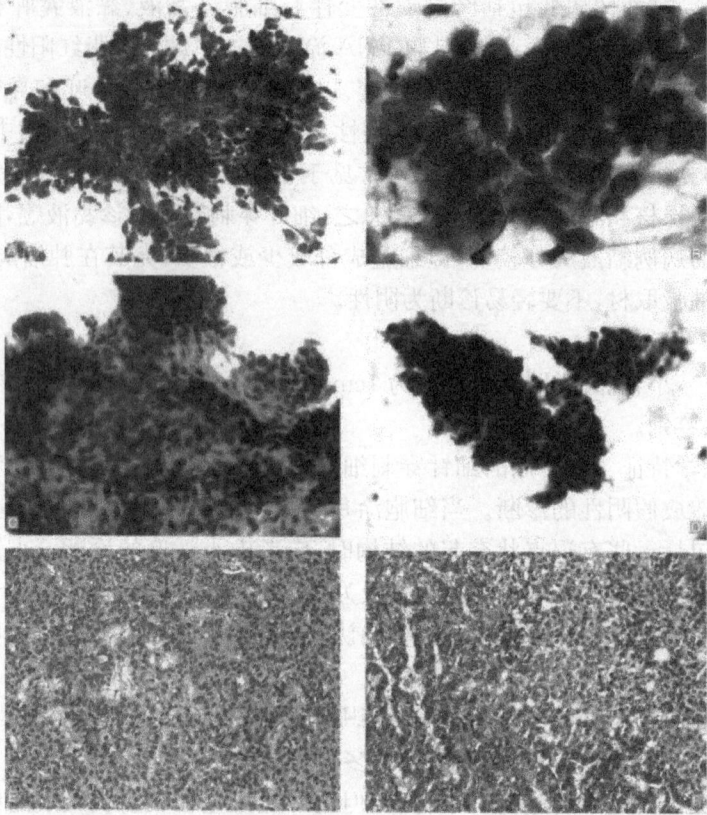

图1-58 乳头状癌

A,B.乳头状结构由大量单一的细胞构成,具有众多叶状分支的复杂乳头结构,细胞排列更加紧密而重叠,细胞核较大,轻度至中度深染,核质比增加;C,D.非典型乳头状病变,细胞丰富、拥挤,有轻度核异型性,但似乎有不同细胞群。局部切除,组织学诊断为非典型乳头状瘤;E.组织学示乳头状DCIS;F.非典型乳头状瘤,局部增生细胞大小一致

3.鉴别诊断 乳头状癌与旺炽型导管上皮增生在细胞学上易于混淆。旺炽型导管上皮增生也可见许多细胞团,但多呈二维排列伴有肌上皮细胞。并且患者很少有乳头溢液或乳晕下包块。乳腺纤维腺瘤有时会出现与乳头状病变相似的特征,容易相混淆。乳头状癌呈三维乳头状结构,细胞团松散,而纤维腺瘤的分支片段形态与乳头状病变不同,它们分支细长,可呈鹿角状,具有光滑圆润的末端,缺乏纤维血管轴心和柱状细胞,细胞之间排列紧密,背景有许多双极裸核肌上皮细胞。双极裸核可存在于乳头状癌中,但数目大大低于纤维腺瘤。此外,乳头状癌的裸核往往比纤维腺瘤的良性双极细胞核更大、更细长。

囊内/包裹性乳头状癌和实体性乳头状癌一般认为是DCIS的变异型,但因为乳头状癌外围肌上皮细胞可不存在,而也有人认为是浸润性癌,所以细针穿刺不能作出具体诊断,但可以诊断为癌。

(八)浸润性微乳头状癌

1.临床特征 浸润性微乳头状癌是一种浸润性乳腺癌亚型,其组织学特点为肿瘤细胞簇呈微乳头状或小管腺泡状,似悬浮于透亮区域内,无纤维血管轴心浸润性微乳头状癌发生淋巴结转移的概率很高,预后相对较差。

2.细胞形态学特征 涂片细胞量通常为中等,多个紧密凝聚的肿瘤细胞群,具有棱角或齿痕状边界(图1—59A),细胞核呈中度多形性(图1—59B)无纤维血管轴心的明显乳头状结构。组织学切片可见呈肿瘤细胞外翻的微乳头状结构(图1—59C)。

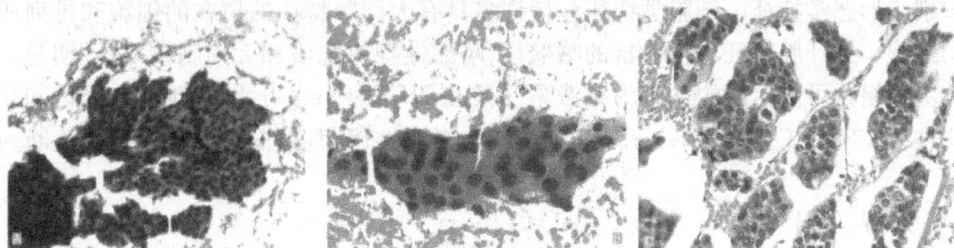

图1—59 浸润性微乳头状癌

A.浸润性微乳头状癌显示多个紧密凝聚的肿瘤细胞团,具有棱角或齿痕状边界;B.细胞核具有中度多形性;C.组织学切片可见由肿瘤细胞聚集构成的,无纤维血管轴心的微乳头结构

3.鉴别诊断 细针穿刺细胞学检查,微乳头状癌可能会与其他乳头状病变、转移性腺癌(尤其是浆液性癌)、甚至是良性增生性疾病(如乳腺纤维腺瘤)等相似。乳头状病变显示具有纤维血管轴心的乳头,没有齿痕状边界的紧密凝聚的细胞团。此外,乳头状瘤中存在肌上皮细胞。在转移性浆液性癌,可能发现砂粒体(psammoma body),但最终的鉴别诊断则需要临床及影像学的相关信息。存在单一的恶性细胞和缺少良性双极裸核细胞可以排除纤维腺瘤。

(九)分泌性癌

1.临床特征 乳腺分泌性癌也是一种罕见的浸润性乳腺癌变型。

2.细胞形态学特征 分泌性癌的特征为大量细胞内和细胞外的分泌物,具有丰富颗粒状和嗜酸性的细胞质,细胞排列成乳头状、管状、或实体状结构。弥漫性胞质内充满分泌性物质、存在印戒细胞、葡萄状的空泡细胞群可作为分泌性癌诊断的细胞学依据(图1—60A)。FNA细胞学表现包括单个或小团轻度非典型上皮细胞,细胞外大量红、粉红色到紫色胶体样物质,形成气泡样、裂缝样或泡沫样改变。图1—60B,C示组织学乳腺分泌性癌。

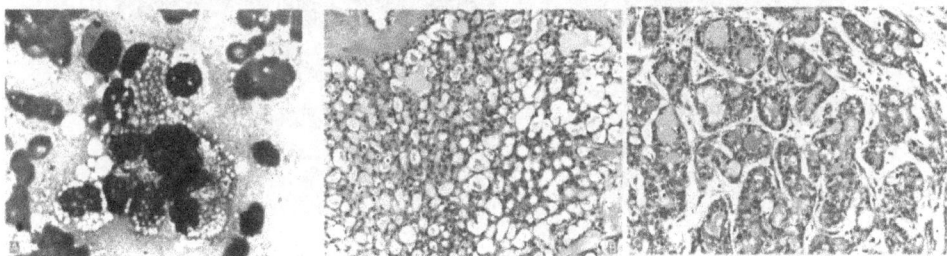

图1—60 分泌性乳腺癌

A.细胞学,高倍镜示松散细胞团,胞核异型性明显,胞质内含多发小空泡;B.组织学HE染色示分泌性乳腺癌。肿瘤细胞内、外微小空腔融合或呈印戒细胞样;C.细胞呈管状排列结构,管腔嗜伊红分泌物,细胞质呈空泡状

3.鉴别诊断 分泌性癌可能与良性上皮增生性病变(如哺乳期的变化/哺乳期腺瘤)相混淆。其他鉴别诊断包括富于脂质癌和富含糖原的透明细胞癌。富含糖原的透明细胞癌组织显示核周晕和挖空样的细胞学外观。乳腺分泌性癌细胞呈淀粉酶PAS染色强阳性。

(十)大汗腺癌

1. 临床特征　单纯的大汗腺癌是一个少见的乳腺癌变型,可能来源于汗腺导管或乳腺导管。其生物学行为类似于常见的乳腺浸润性导管癌。所以可诊断为浸润性导管癌,具大汗腺特征。

2. 细胞形态学特征　细胞学特征包括许多具有大汗腺特征的散在的细胞和排列成合胞体状的细胞。大汗腺特征包括丰富的嗜碱性/嗜酸性颗粒胞质和大细胞核,核仁明显。细胞块切片免疫组化可显示肿瘤细胞为雄激素受体和 HER2/Neu 阳性,但雌激素受体和孕激素受体阴性。在实际工作中,细针穿刺如果诊断为浸润性癌即可,没有必要一定要诊断为大汗腺癌。

(十一)腺样囊性癌

1. 临床特征　腺样囊性癌是一种罕见的乳腺癌,预后良好,往往不会有淋巴结转移。

2. 细胞形态学特征　细胞学跟常见的唾液腺腺样囊性癌类似。肿瘤由外观大小一致的基底样细胞形成的小巢围绕着中央部分 mucicarmine 阳性的黏液样物质构成。也可见到单个散在的裸核细胞。

3. 鉴别诊断　腺样囊性癌最主要与胶原小球样变(collagenous spherulosis)鉴别诊断。

(十二)Paget 病(佩吉特病)

1. 临床特征　佩吉特病常表现为乳头和乳晕的湿疹样改变,偶尔具有乳腺肿块。

2. 细胞形态学特征　细胞学检查显示单个散在的肿瘤细胞和细胞团,胞质一般较丰富,可呈清晰状或细颗粒状,细胞核一般较大(图 1—61A),可有明显核仁。临床怀疑佩吉特病,一般应进行粗针活检而不应首选 FNA 检查(图 1—61B)。

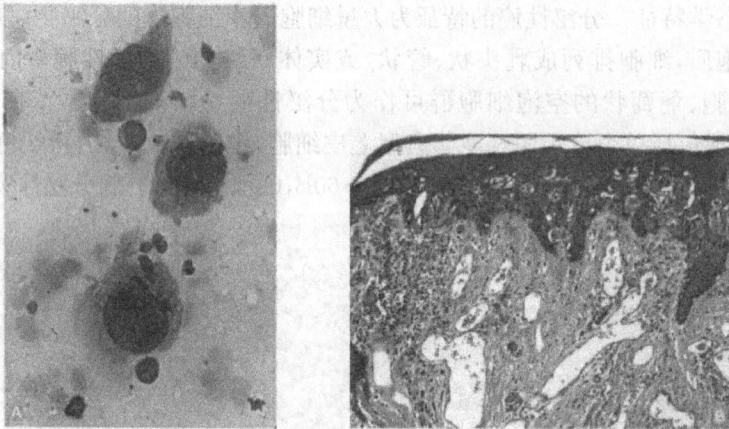

图 1—61　Paget 病
A. 细胞学;B. 组织学

3. 鉴别诊断　其主要鉴别诊断为恶性黑色素瘤,免疫组化显示恶性黑色素瘤细胞呈 S—100 蛋白和 HMB—45 染色阳性,而佩吉特病肿瘤细胞 ER、CEA、CK7 染色阳性,Her2/neu 和 GCDFP 染色一般也为阳性。

(十三)化生性癌

1. 临床特征　化生性癌是一组异质性的浸润性乳腺癌,可为梭形细胞、鳞状上皮细胞、软骨或骨化生性癌的混合物。化生性癌少见,占所有乳腺癌的 1% 以下。患者发病年龄和肿瘤发生部位与一般浸润性癌相似,多为单个肿块。化生性癌有时见于免疫功能低下的患者,如人类免疫缺陷病毒和肾移植患者。化生性癌乳腺影像学检查无特异性表现,少数病例可见局灶性骨化生。

2. 细胞学特征　化生性癌的细胞学特征取决于化生性癌的组成成分。化生性癌的细胞学诊断通常具有挑战性,然而,混杂的恶性导管上皮细胞、梭形细胞和多核巨细胞对作出正确诊断有帮助。类肉瘤成分以是未分化的梭形细胞,软骨肉瘤样或成骨肉瘤样分化。化生性癌中最常见的异源性成分为软骨和(或)骨分化。Ki-67免疫组化染色示高度阳性。

3. 鉴别诊断　乳腺化生性癌的鉴别诊断包括一些良性病变,如纤维瘤病、结节性筋膜炎、肌纤维母细胞瘤、腺肌上皮细胞瘤以及所谓的"恶性纤维组织细胞瘤(MFH)"和单纯的乳腺肉瘤等。良性梭形细胞病变的FNA显示相对平淡外观的梭形细胞。腺肌上皮细胞瘤和肌纤维母细胞瘤可能在乳腺细针穿刺中有更多的梭形间质细胞。多形性大细胞癌往往存在更密集凝聚的细胞簇。在实际工作中对许多化生性癌辅助检查。例如,梭形细胞癌根据FNA细胞学确诊是不可能的,必须进行组织学和免疫学检查,免疫组织化学检测可能有助于诊断。

(十四)乳腺鳞状细胞癌

1. 临床特征　原发性乳腺鳞状细胞癌非常罕见,混合性鳞状细胞腺癌较为常见。一些研究人员建议鳞状细胞癌归类于化生性癌,但另外的研究人员则建议单列,因为它比化生性癌的预后较好,类似浸润性导管癌的预后。

2. 细胞形态学特征　细胞学可见高分化或低分化恶性鳞状细胞,有时可见胞质角化细胞和细胞间桥。肿瘤细胞排列成二维细胞群、合胞体或单个散在的异型鳞状细胞(图1-62A)。有些肿瘤性鳞状细胞可能显示梭形变(图1-62B)。细胞块切片可显示典型的恶性鳞状细胞(图1-62C),图1-62D示以鳞状细胞癌为主要成分的乳腺化生性癌。

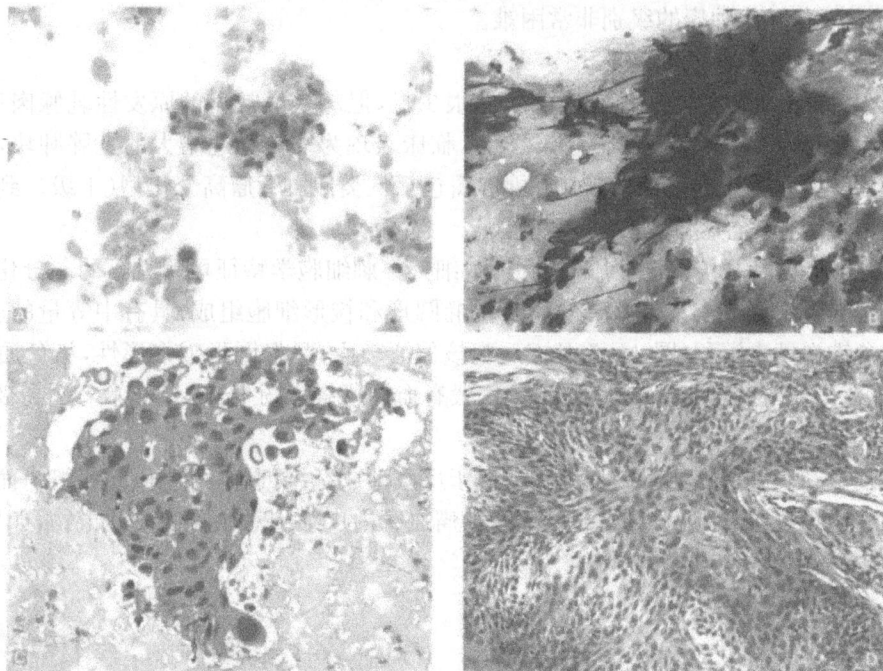

图1-62　乳腺鳞状细胞癌

A. 肿瘤细胞排列成二维细胞群,可见胞质内角质化细胞;B. 有些肿瘤鳞状细胞可能显示梭形变;C. 细胞块切片可显示典型的恶性鳞状细胞及细胞间桥;D. 组织学以鳞状细胞癌为主要成分的化生性癌

3.鉴别诊断 在乳腺细胞穿刺样本中,鳞状细胞可来自表皮样囊肿、乳晕下脓肿、叶状肿瘤、乳腺纤维腺瘤、乳头状瘤伴梗死和转移性恶性鳞状细胞肿瘤,因此,原发性乳腺鳞状细胞癌的鉴别诊断甚为广泛。

(十五)叶状肿瘤

1.临床特征 叶状肿瘤是一种双相肿瘤,由增生的上皮细胞和间质成分组成。其发生率少于所有乳腺原发性肿瘤的1%。叶状肿瘤患者多见于中年或老年女性,比纤维腺瘤患者的平均年龄大10~20岁。临床检查乳腺叶状肿瘤往往大于4cm。

2.细胞形态学特征 区分良性和恶性乳腺叶状肿瘤的诊断及预后使用的组织学标准存在相当大的争议。这些组织学标准包括肿瘤大小、有丝分裂活动、间质异型性、间质过度生长、肿瘤边缘与周围组织的关系等。良性叶状肿瘤很少转移,但可复发,约12%的恶性叶状肿瘤可发生远处转移。

细胞学上,叶状肿瘤与乳腺纤维腺瘤的区别主要是基于评估间质的细胞数量。间质成分细胞数量丰富倾向于叶状肿瘤的诊断,间质细胞相对稀少则倾向于纤维腺瘤的诊断。也有人认为另一个倾向于乳腺叶状肿瘤的诊断标准是存在于粉红色基质中的梭形间质细胞,在良性叶状肿瘤或具低度恶性潜能的叶状肿瘤中间质细胞细长,核呈长梭形,核膜不规则,核仁不明显。

3.鉴别诊断 有时叶状肿瘤与纤维腺瘤很难根据细胞学进行鉴别:叶状肿瘤腺上皮也可呈分支鹿角状结构,但间质细胞密度高。纤维腺瘤则显示许多双极裸核的基质细胞,纤维成分较少而间质细胞密度低,无异型性。良性和恶性乳腺叶状肿瘤细胞学的区别在于是否存在非典型的间质细胞。恶性叶状肿瘤中间质细胞异型性明显并可见核分裂象。在实际工作中FNA细胞学区分叶状肿瘤的级别非常困难。

(十六)乳腺血管肉瘤

1.临床特征 原发性乳腺血管肉瘤虽然很少见,但却是最常见的原发性乳腺肉瘤,多发生于放射治疗和保乳手术治疗4~7年之后。临床表现为一个迅速增大的乳腺肿块,可导致乳腺弥漫性肿大和皮肤成蓝红色变。乳腺肉瘤包括从类似血管瘤高分化型(Ⅰ级),到分化差的间变性和(或)上皮样肉瘤(Ⅲ级)。

2.细胞形态学特征 取决于肿瘤的分化,细针穿刺细胞学特征可明见不同。分化差的血管肉瘤细胞数量中等或丰富(图1-63A),由椭圆形和梭形细胞组成,具有中等量的胞质,胞质内可有含铁血黄素沉积(图1-63B,C),胞核偏心较大,呈椭圆形或多形性,染色质呈细颗粒状,位于核中心,核仁明显(图1-63D),一般有血性背景。图1-63E,F示2例高级别血管肉瘤组织学特征。

3.鉴别诊断 肿瘤性血管内皮细胞类似于反应性成纤维细胞,可能似肉芽组织而导致漏诊。必须应用免疫组化染色帮助鉴别诊断,肿瘤血管内皮细胞对血管内皮标记物,如Ⅷ因子、CD31、CD34呈阳性反应。

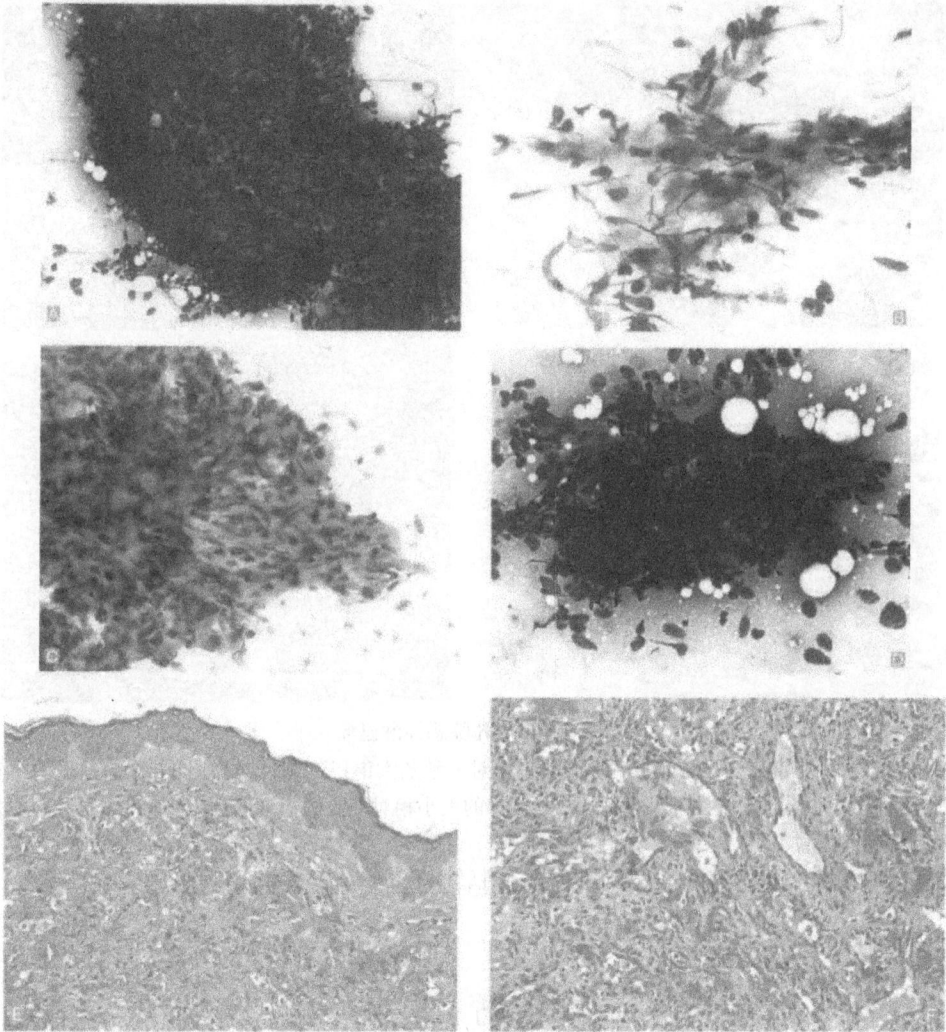

图 1—63　乳腺血管肉瘤

A. 血管肉瘤细胞排列呈紧密细胞簇;B,C. 细胞簇由梭形细胞组成,具有中等量的胞质,胞质内可有含铁血黄素沉积;D. 分化较差的血管肉瘤细胞可呈椭圆形或多形性,偏心胞核较大,染色质呈细颗粒状,位于核中心,核仁明显;E,F. 组织学 2 例高级别乳腺血管肉瘤

（十七）乳腺恶性淋巴瘤

1. 临床特征　乳腺原发性恶性淋巴瘤十分罕见,占恶性乳腺肿瘤的 $0.04\%\sim1.1\%$。原发性非霍奇金淋巴瘤是最常见的乳腺造血系统肿瘤,发病年龄为 $30\sim70$ 岁,男性和女性中均可见。

2. 细胞形态学特征　FNA 可见数域增多的淋巴细胞样细胞,不同类型的淋巴瘤可有不同形态大小的肿瘤性淋巴细胞(图 1—64A～C),大多数情况,免疫组化和流式细胞仪检测可以提供较为明确的诊断。所以如果 FNA 取样现场评估疑似淋巴瘤,一定要多取样制成细胞块做免疫化学染色,有条件时应选新鲜样本做流式细胞仪检查。图 1—64D 组织学水乳腺原发性弥漫性大 B 细胞淋巴瘤。

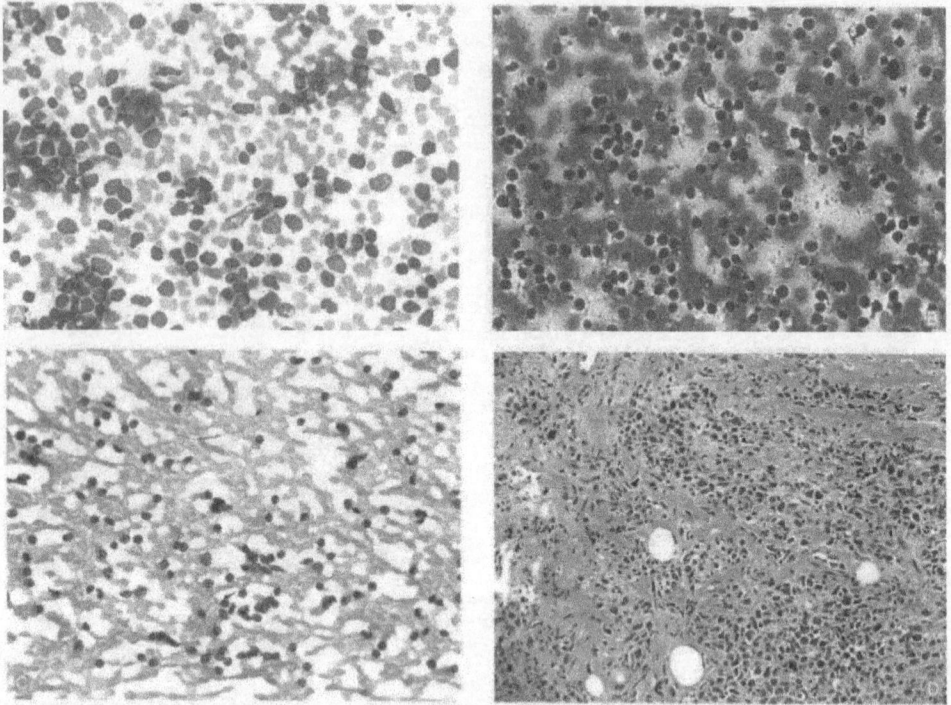

图 1—64　乳腺恶性淋巴瘤

　　A.弥漫性大细胞淋巴瘤呈现数量增加的大小相对一致的大淋巴细胞；B.滤泡性淋巴瘤呈现大小相对不一的淋巴细胞；C.小淋巴细胞性淋巴瘤呈现数量增加的大小相对一致的小淋巴细胞；D.组织学乳腺原发性弥漫性大 B 细胞淋巴瘤

　　3.鉴别诊断　淋巴瘤的主要鉴别诊断包括慢性乳腺炎和乳腺内淋巴结。

（刘芳）

第三节　肝脏

一、概述

　　细针穿刺（FNA）已被证明是一种简单有效的诊断方法。其初次应用于肝脏是在 1895年，现在临床上的应用已经十分广泛。肝脏 FNA 主要用于局灶性病变的诊断，通常是在影像学技术，如 CT、超声或 MRI 指导下经皮肤进行穿刺。它的使用价值主要在于对恶性肿瘤的诊断，以及区分良性与恶性病变。现在的技术已经可以准确地穿刺 3.0cm 以下大小的肝脏肿块，其敏感性达 71%～94%，特异性达 87%～100%，准确率则高达 90%～94%。肝脏 FNA假阳性诊断率很低，通常发生在肝细胞异型性病变、胆管错构瘤、局灶结节性肝细胞增生及肝硬化粗结节等情形发生鉴别诊断失误时。假阴性诊断主要与取材不当及（或）诊断失误有关。肝脏 FNA 偶尔也可用于肝移植急性排斥反应的检测，穿刺涂片干燥后用 Romanowsky 染色（即 Diff—Quik 染色）可以显示体积增大的活性淋巴细胞、受损的肝细胞及胆汁淤积。但它对肝移植慢性排斥反应的诊断帮助不大。

　　肝脏 FNA 的并发症包括出血、疼痛、胆汁性腹膜炎及过敏性休克，但并不多见。肿瘤细胞沿穿刺途径种植的可能性也很小,发生概率只有 0.1%~0.6%。肝脏 FNA 引起的死亡虽然有报道,但非常少见(少于 0.01%)。因此,肝脏 FNA 是一个安全有效的诊断方法。

肝脏 FNA 诊断的准确率主要依赖于取得足够数量的保存完好的细胞。一般需要穿刺 2~4 次以得到足够多的样本。在放射科医生获取样本的同时,细胞学工作者在现场立即涂片,进行快速染色及显微镜下观察评估(quick evaluation),这可以有效地提高样本的满意率和诊断率,避免因细胞数量不足或缺乏可用以诊断的细胞类型,而不能明确诊断。患者还可避免因不能明确诊断而导致的重复穿刺、耽误时间,以及遭受不必要的痛苦。如果在两次或两次以上的穿刺样本中见到保存完好的恶性肿瘤细胞,或大量的同种类型的细胞,而放射科医生又明确针刺部位已在病灶内,则样本质量可基本保证。多余材料可用于细胞块(cell block)的制作。如果细胞学工作者在场协助,可以判断是否有足够的材料用于制作细胞块。除了提供一定的组织形态学特征外,细胞块还可用于做免疫化学、分子生物学等特殊检查,有效地帮助鉴别诊断。如果细胞学工作者无法在场协助,放射科医生在获取样本后应尽快涂片固定,或将样本直接放入保存液中,以免样本凝固或在空气中干燥,影响细胞形态。

多数肝脏穿刺病例的诊断并不难,但当遇到分化非常好的肿瘤时,要准确区分良性与恶性病变会很困难。如果肿瘤分化很差,或遇到某些少见的特殊肿瘤,要准确区分原发性肝脏肿瘤与肝脏转移性肿瘤也会有一定难度。有些肝细胞病变形态可见于不同临床病症中,需要考虑各种鉴别诊断,不能单凭形态学做出最后结论。因此,肝脏 FNA 诊断要与临床表现和影像学发现相结合,综合判断。

肝脏 FNA 细胞学报告要简略清楚,形式规范。除一般性项目外,如患者姓名、性别、年龄和穿刺部位(肝左叶或右叶等),在正文中要首先注明样本质量(如适用于诊断,质量欠佳或不宜诊断)。当样本质量属前两种时,可以提供病理诊断类型,基本诊断包括良性、非典型性或不确定性,可疑恶性及恶性。然后做出具体诊断如肝细胞肝癌(hepatocellular carcinoma)等。有些报告还应加有注释,包括细胞形态特征的描述,如有的病例做免疫组化,以及其他特殊检查,结果也要报告,以增强诊断的可靠性。若样本质量不满意、不宜诊断时,应报告不满意的理由,如细胞数量太少、制片质量不好、太多血液或炎性细胞影响判读等。

二、正常肝组织穿刺细胞成分

当正常肝组织或肿瘤旁肝组织被穿刺时,细胞涂片中会见到正常肝细胞和胆管上皮细胞。

1.细胞形态学特征　正常肝细胞可为单个,排列成单层条索状或片状。细胞体积大,多角形,胞质丰富,呈颗粒状,有时可见胆色素、脂色素及血红素颗粒。细胞核居中,常可见双核,核仁明(图 1—65A,B)。胆管上皮细胞体积小且均匀一致,呈立方形或低柱状,排列规则,呈腺腔状或蜂窝状。单个细胞较少见(图 1—66A,B)。枯否细胞极少见到,它们形似巨噬细胞,胞质空泡状,胞质内含血色素颗粒。由于肝脏穿刺有可能途经胸腔,肝脏穿刺样本偶尔可见胸腔间皮细胞(mesothelial cells)。

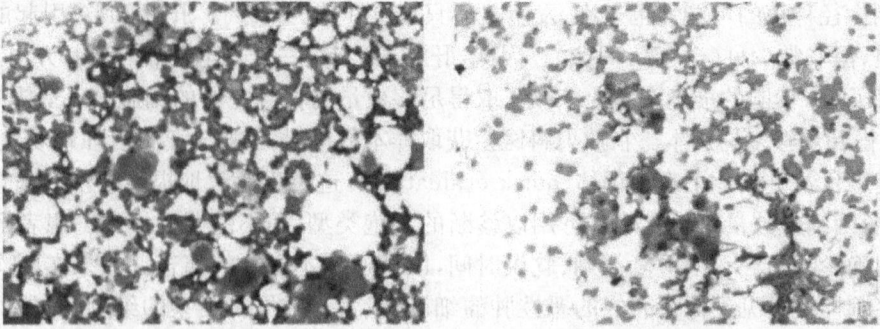

图 1—65　A. 正常肝细胞,肝细胞排列成单层条索状。细胞体积大,多角形,胞质丰富,呈颗粒状。胆管上皮细胞体积小,均匀一致,呈腺腔状排列(Diff—Quik 染色,中倍);B. 正常肝细胞,多角形肝细胞,胞质丰富呈明显颗粒状。细胞核居中,有双核,核仁明显(PAP 染色,中倍)

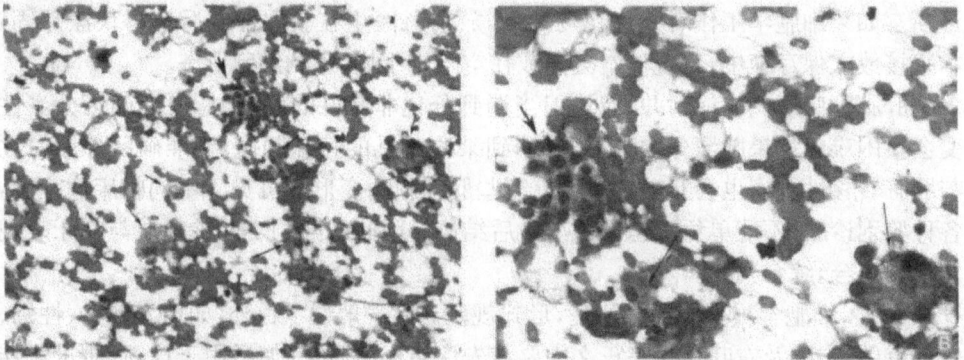

图 1—66　正常肝细胞和胆管细胞,与肝细胞相比,胆管上皮细胞体积小且均匀一致,呈立方形或低柱状,排列规则,呈腺腔状或蜂窝状。细箭头指示肝细胞,粗箭头指示胆管细胞(PAP 染色,A. 中倍;B. 高倍)

2. 鉴别诊断　各种非肿瘤性肝脏疾病,如肝硬化、结节性增生及肝炎等,均可见到正常形态的肝细胞,同时也会作有胆管上皮细胞及炎症细胞。肝脏良性肿瘤,如肝细胞腺瘤,其肝细胞形态与正常的肝细胞可以完全相同,但没有胆管上皮细胞。必须结合其临床和影像学特征,才能做出正确诊断。

三、感染性病变

寄生虫、细菌及病毒感染引起的局部肝脏病变,需要用穿刺来做诊断及鉴别诊断的主要包括肠道杆菌、金黄色葡萄球菌、链球菌、真菌及阿米巴导致的肝脓肿和细粒棘球绦虫(echinococcus granulosus)幼虫(棘球虫幼,包虫)感染引起的包虫囊肿(hydatid cyst)。血吸虫和华支睾吸虫感染也可表现为肝肿块,但很少见。

(一)肝脓肿

肝脓肿(hepatic abscess)穿刺所见多为中性粒细胞和坏死组织碎片(图 1—67～图 1—69),常规巴氏染色偶然可发现病原体,一般需要特殊染色或微生物培养来确定。如果细胞碎片很多,中性粒细胞很少,要考虑真菌及阿米巴导致的肝脓肿。在这种情况下,重要的是排除恶性肿瘤的可能性,因为恶性肿瘤肿块中央常有坏死,穿刺涂片成分可与肝脓肿相似。

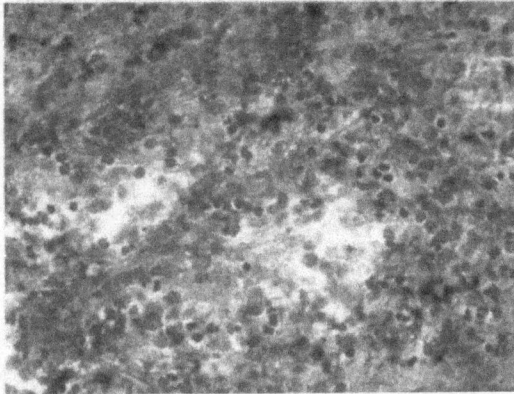

图1—67 肝脓肿,细胞涂片含大量中性粒细胞及坏死组织碎片(Diff—Quik染色,中倍)

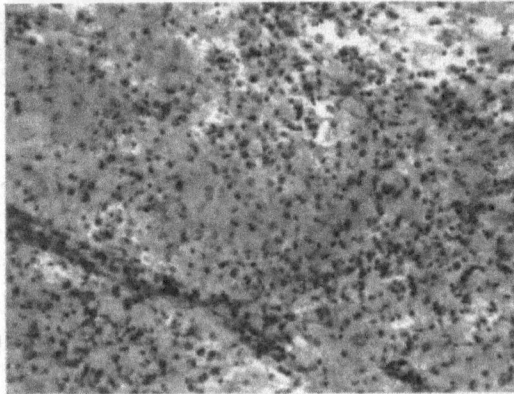

图1—68 肝脓肿,细胞涂片含大量中性粒细胞及坏死组织碎片(PAP染色,中倍)

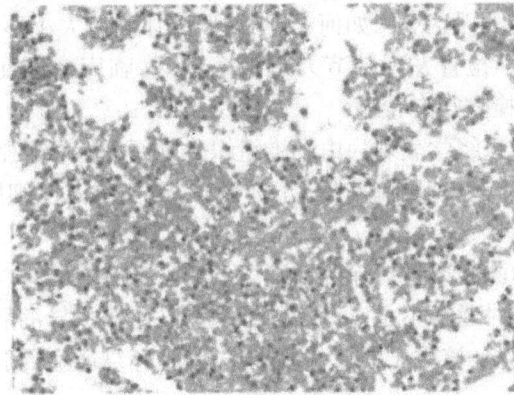

图1—69 肝脓肿,细胞块含大量中性白细胞及坏死组织碎片(细胞块,HE染色)

(二)棘球囊肿(包虫囊肿)

细粒棘球绦虫是寄生在犬齿类动物小肠内的绦虫,食用被含虫卵的动物粪便污染的食物可引起感染。幼虫孵出后可侵入多种器官,引起囊肿,而肝脏则是其中最常见的一个部位。本病原为地方性,主要见于地中海地区畜牧业发达的国家,但现在可见于世界各地。

细粒棘球绦虫引起的肝棘球绦虫囊肿(echinococcal cyst),也称包虫病(hydatid disease),在临床表现和影像学上可类似肿瘤,故而进行穿刺。但穿刺具有危险性,高浓度异源性蛋白外泄可致过敏性休克。穿刺样本中若发现具有特征性的绦虫结构,包括层状薄膜碎片、吸盘及吊钩等,则可以确诊。吊钩相对容易见到,而吸盘在长时间的囊肿中则往往退化消失(图1-70A,B)。

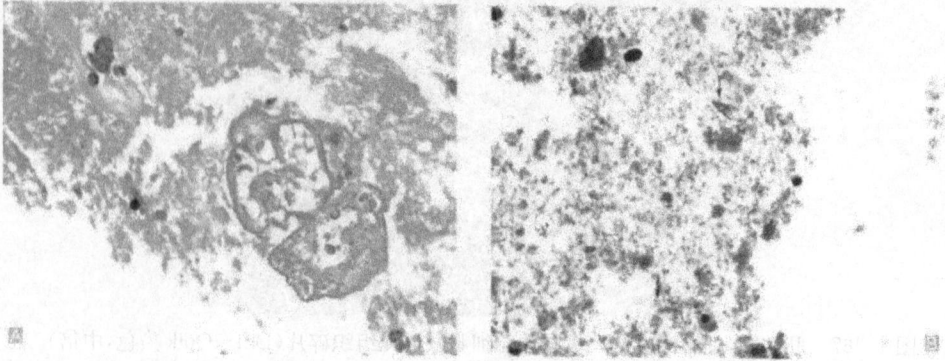

图1-70　A.细粒棘球绦虫引起的肝囊肿,显示一细粒棘球绦虫体部横切面结构(细胞块,HE染色);B.细粒棘球绦虫引起的肝囊肿,除细胞碎片外,可见两个细粒棘球绦虫吊钩(箭头指示)(PAP染色,中倍)

四、肝脏良性病变

肝脏良性局灶性或结节性病变主要包括孤立性囊肿(solitary cyst)、肝硬化结节、局灶结节性肝细胞增生、肝细胞腺瘤、胆管错构瘤及腺瘤、血管瘤及血管平滑肌脂肪瘤等。

主要鉴别诊断包括恶性肿瘤,如肝细胞肝癌、胆管癌和肉瘤等。一般来说,肝脏FNA很难区别不同类型的良性结节,通常需要与临床检查和影像学的结果相结合进行诊断。但诊断良性也有价值,因为它排除了恶性肿瘤的可能性,从而避免过度创伤性治疗。

(一)肝硬化结节

1.临床特征　肝硬化(cirrhosis)是一种慢性多源性肝脏疾病,可由病毒性肝炎、酒精性肝炎或免疫遗传性疾病引起。无论病因如何,肝脏均形成弥漫性大小不等的结节。肝硬化可以演变进展为肝癌,当影像学检查发现结节大于1.0cm时,临床会怀疑有肝细胞肝癌的可能。在这种情况下肝脏FNA检查很有帮助。

2.细胞形态学特征　组织学表现为由纤维组织分割而成的肝细胞小结。肝硬化FNA样本尽管可见异型性细胞,但多数肝细胞具有正常形态,常伴有淋巴细胞,并可发现胆汁淤积。少数肝细胞异型性可很明显。

3.鉴别诊断　鉴别诊断主要是排除肝细胞癌(图1-71A～D)。当多数肝细胞形态正常,仅发现少数异型性肝细胞时通常不足以诊断肝细胞癌。比较特异的肝癌细胞形态学包括:瘤细胞体积比正常肝细胞略小,核质比增高,血管内皮细胞环绕增宽的肝细胞索团,可有假腺腔形成。

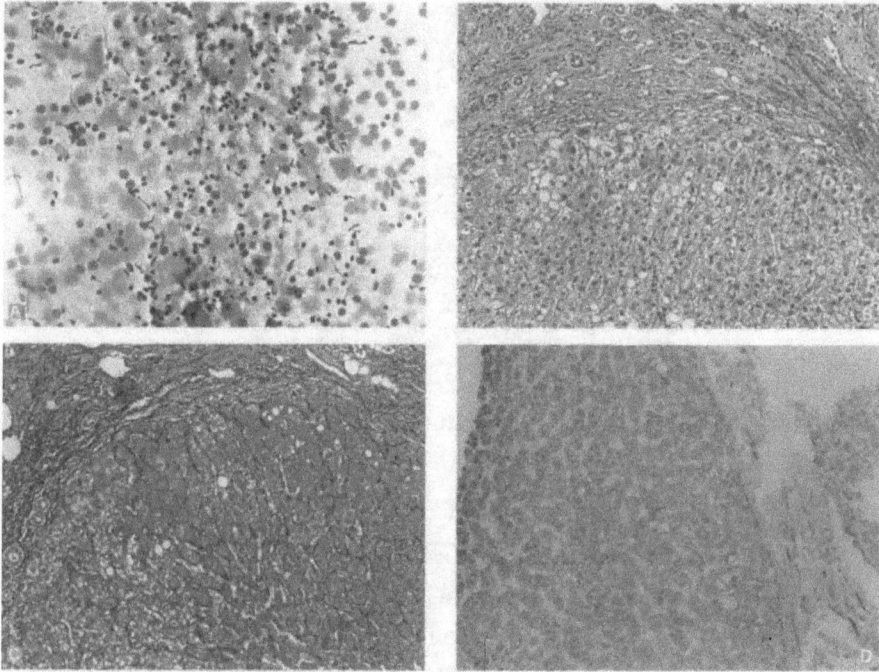

图 1-71 A. 肝硬化结节,可见正常形态及退变的肝细胞与淋巴细胞混合在一起,涂片中未见胆管细胞(PAP 染色,中倍);B. 肝硬化结节,排列规则的肝细胞团,周边见淋巴细胞浸润及增生的小胆管(穿刺组织,HE 染色);C. 肝硬化结节,网织纤维染色显示网织纤维正常分布(穿刺组织,网织纤维染色);D. 肝硬化结节,显示肝细胞团内的肝窦内皮细胞不被 CD34 着色(穿刺组织,CD34 免疫组化染色)

(二)局灶结节性肝细胞增生

1. 临床特征 局灶结节性肝细胞增生(focal nodular hyperplasia,FNH)常见于 20~40 岁的女性。它是一种良性病变,可能与局部血管增生有关。一般表现为体积大小不等的单个肝结节,影像学检查可发现结节中央瘢痕样改变。

2. 细胞形态学特征 组织学表现为纤维组织分隔的肝细胞群,并能见到胆小管。FNA 细胞学检查主要为正常肝细胞及少量胆管细胞。细胞学检查很难与其他良性病变相鉴别,如肝硬化,但 FNH 肝细胞形态正常及有胆管细胞存在的特征,有助于鉴别排除肝癌和肝细胞腺瘤。要注意的是,偶见胆管细胞并不一定能确诊局灶结节性肝细胞增生,因为它们也可来自周围的正常肝脏组织。

(三)肝细胞腺瘤

1. 临床特征 肝细胞腺瘤(liver cell adenoma)是一种不常见的良性肿瘤,通常见于有长期口服避孕药史的 30 岁以下的女性。患者常有腹痛,严重的情况是因肿瘤血管丰富,有时会大出血致肝包膜破裂引起急腹症。

2. 细胞形态学特征 组织学示肿瘤由单纯的肝细胞组成,看不到胆管结构。细胞学常常仅见到核质比正常的肝细胞,偶见轻度核异型性肝细胞,无胆管细胞(图 1-72~图 1-74)。如同局灶结节性肝细胞增生和肝硬化结节,其形态学发现无特异性,诊断的首要问题是排除其他恶性肿瘤。

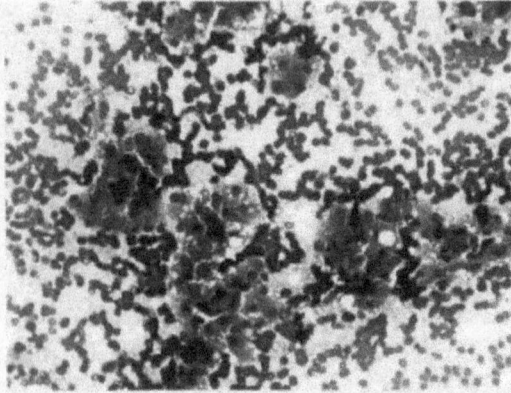

图1—72 肝细胞腺瘤,细胞具有正常肝细胞的形态和排列,没有见到胆管上皮细胞(Diff—Quik染色,中倍)

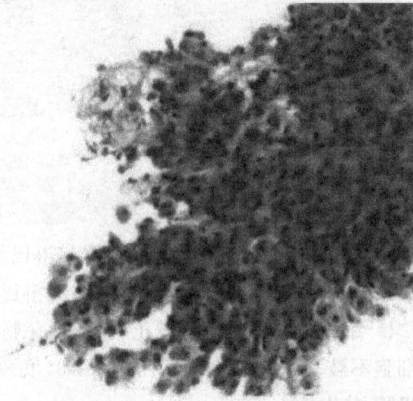

图1—73 肝细胞腺瘤,细胞具有正常肝细胞的形态和排列,没有见到胆管上皮细胞(PAP染色,中倍)

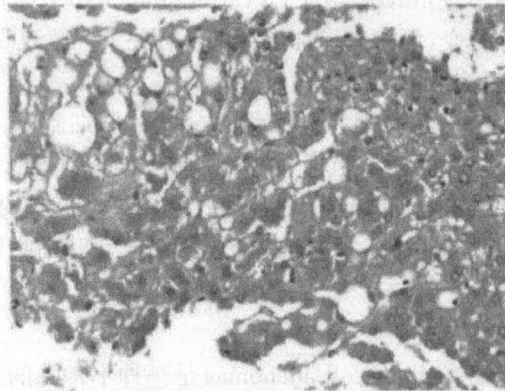

图1—74 肝细胞腺瘤,细胞具有正常肝细胞的形态和排列,未见到胆管上皮细胞(细胞块,HE染色)

(四)胆管腺瘤及胆管错构瘤

1.临床特征 胆管腺瘤(bile duct adenoma)通常表现为肝包膜下单发的小于1.0cm的结节,而胆管错构瘤(bile duct hamartoma)则为弥漫小结节性肝病变(von Meyenburg complex)。

2.细胞形态学特征 FNA穿刺样本细胞量比较少,多为结合紧密的胆管细胞或小胆管结构,肝细胞少见。其细胞学特征与胆管癌不同,胆管细胞小,大小形态一致,连接紧密,呈单层片状或小条索状,排列规则。细胞呈低柱状或立方形,可呈腺腔状或蜂窝状分布核无异型性,核仁不明显。

（五）血管瘤

1.临床特征　血管瘤（hemangioma）是肝脏最常见的良性肿瘤,影像学具诊断特征,一般不需要进行穿刺检查。偶尔影像学诊断有疑问时,细针穿刺可用来排除恶性病变。

2.细胞形态学特征　血管瘤的穿刺涂片特征性改变不明显,主要是一些良性的梭形细胞。但从统计学来看,以梭形细胞为主的肝穿刺病变,血管瘤占第一位。由于它的诊断更有赖于组织学形态,相对来讲,穿刺组织切片比涂片更有助于诊断。

（六）血管平滑肌脂肪瘤

1.临床特征　血管平滑肌脂肪瘤（angiomyolipoma）是肾脏最常见的良性肿瘤,在肝脏非常少见,但其临床特征很相似,男性和女性都可发生,最常见于成年女性。组织学形态则完全一样。肝脏血管平滑肌脂肪瘤可以很大（平均9.0cm）,还可能自行破裂。因为它含有丰富的脂肪,影像学检查常能提示诊断。

2.细胞形态学特征　细胞学检查常见脂肪细胞、上皮样平滑肌细胞、梭形纤维细胞和髓外造血细胞,其中平滑肌细胞最有诊断性价值。肿瘤中还可见巨细胞。以上皮样平滑肌细胞为主的血管平滑肌脂肪瘤有时需要与肝细胞癌相鉴别,如果能证实这些肌细胞 HMB-45,Melan-A 和 SMA 免疫反应阳性,则可明确诊断。

五、肝脏恶性肿瘤

肝脏恶性肿瘤包括原发性肝肿瘤及转移性肿瘤。原发性肝恶性肿瘤主要有肝细胞肝癌、胆管癌、肝母细胞瘤、血管肉瘤及上皮样血管内皮瘤等。肝脏转移性肿瘤很常见,实际上在FNA 诊断的肝肿瘤中,多数为转移性肿瘤。肝转移瘤可以来自身体任何部位的肿瘤,以胃肠道来源最为常见。

（一）肝细胞肝癌

肝细胞肝癌是最常见的原发性恶性肝肿瘤,亚洲和非洲国家发病率高,美洲及欧洲国家较少见。在欧美国家通常发生于酒精性肝炎和病毒性 C 型肝炎所引起的肝硬化患者,因此大多数患者在 50 岁以上。肝细胞肝癌临床表现为单发性结节、多发性结节或弥漫性肝肿大。FNA 诊断肝细胞癌的准确率可达 90% 以上。其组织学分化程度差异很大,高分化的肝癌可以很像正常肝组织,而低分化的肝癌组织异型性较大。甲胎蛋白（AFP）明显增高有助于诊断,但有些患者 AFP 可在正常范围。

1.高分化肝细胞肝癌

（1）细胞形态学特征:高分化肝细胞肝癌（well-differentiated hepatocellular carcinoma）形态学与正常肝细胞相似,因此,常需要和正常肝细胞或良性肝脏病变鉴别。肿瘤穿刺涂片肉眼观察呈细颗粒状。镜下常见大量癌细胞,呈单个散在、小团状、索状、板状或片状排列,并可见梭形内皮细胞环绕在肿瘤细胞团块周围,或毛细血管横穿过肿瘤细胞团块。癌细胞体积小,核质比明显增加,细胞质呈颗粒状,胞质内可见胆汁颗粒或透明小体。核圆形,核仁增大,并可有核内假包涵体,裸核较多见。有助于诊断的特异性较高的改变包括:梭形内皮细胞环绕增宽的肝细胞索（大于三层肝细胞）,核质比明显增加,细胞质嗜碱或嗜双色性（图1-75～图1-77）,裸核细胞增多,胆管上皮细胞缺失等。另外,细胞排列无规则及明显核异型也有助于诊断。

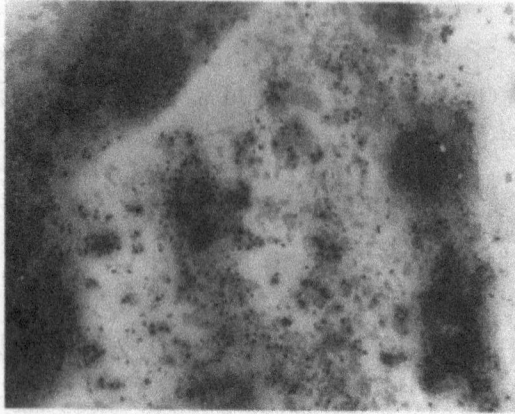

图 1-75　高分化肝细胞肝癌,FNA 穿刺涂片。肿瘤细胞丰富,体积小,散在或成团块状分布(Diff-Quik 染色,低倍)

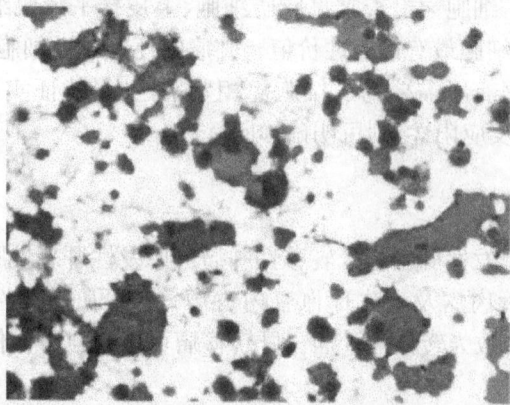

图 1-76　高分化肝细胞肝癌,肝细胞呈分散或片状排列,团块周围偶见内皮细胞,并见裸核细胞。细胞体积小,核质比增大(PAP 染色,中倍)

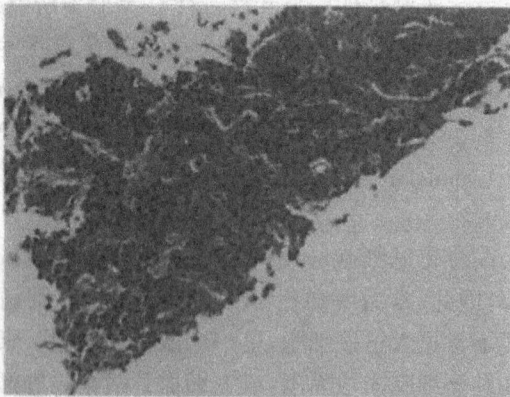

图 1-77　高分化肝细胞肝癌,肝细胞形态可辨,但癌细胞排列无序,肝窦结构消失(细胞块,HE 染色)

(2)细胞学主要特征:大量单个、小团状、索状、板状或片状、大小形态相对一致的癌细胞

1)梭形内皮细胞环绕在肿瘤细胞团块周围,或毛细血管横穿过肿瘤细胞团块;

2)癌细胞体积小,核质比明显增高;

3)细胞质呈颗粒状,并可见胆汁颗粒或透明小体;

4)细胞核大而圆,核仁增大,核内假包涵体;

5)裸核细胞增多;

6)胆管上皮细胞缺失。

(3)鉴别诊断:高分化肝细胞肝癌的鉴别诊断包括各种良性肝细胞病变,如局灶结节性肝细胞增生、肝硬化结节和肝细胞腺瘤免疫组化标记对高分化肝细胞肝癌的诊断很有帮助,如CD31或CD34可以证实环绕在肿瘤细胞团块周围的内皮细胞,有助于鉴别肝细胞肝癌与某些良性肝细胞病变,但特异性不是很高(图1-78)。另外,若肿瘤细胞中AFP抗体呈阳性反应,或多克隆癌胚抗原(CEA)显示肿瘤细胞间线状的胆小管,也有助于肝细胞肝癌的诊断。网织纤维染色方法简单稳定,如果增粗的肝细胞条索或团块中完全缺乏网织纤维(图1-78A),支持肝细胞肝癌诊断。Ki-67者助于鉴别诊断,高分化肝细胞肝癌往往比良性肝结节有较高的Ki-67标记率。另外,最近发现一些免疫组化标记物,如Arginase-1及Glypican 3(GPC3)对诊断肝癌有很高的敏感性和特异性,有助于与良性肝结节相鉴别,也可以区分转移癌。如果诊断还是不十分明确,可以报告为"高度怀疑高分化肝细胞肝癌,建议组织活检明确诊断"。

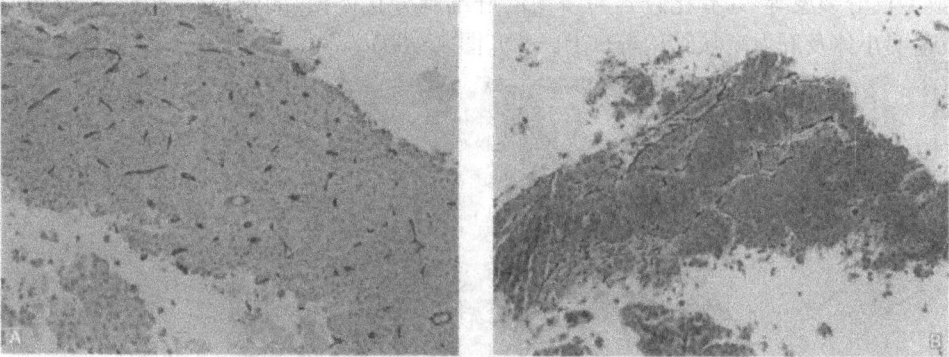

图1-78　高分化肝细胞肝癌,CD34免疫组化显示肝窦内皮细胞呈阳性反应(细胞块,CD34免疫组化染色)显示网织纤维仅见于增宽的肝细胞索周边(细胞块,网织纤维染色)

2.低分化肝细胞肝癌

(1)细胞学特征:低分化肝细胞肝癌(poorly differentiated hepatocellular carcinoma)FINA样本可见大量癌细胞,细胞呈单个、团状、索状、管状或片状,细胞异型性明显,有非典型核分裂象。低分化肝细胞肝癌诊断的主要问题是与其他肿瘤的鉴别诊断,如胆管癌及各种转移癌。

(2)细胞学主要特征

1)大量癌细胞;

2)细胞呈单个、团状、索状、管状或片状;

3)癌细胞异型性高,可有巨细胞;

4)核大,核仁明显;

5)非典型核分裂象;

6)少数细胞具有肝细胞形态学特征。

(3)鉴别诊断:肝细胞肝癌穿刺涂片可见明显恶性特征的肿瘤细胞,但找到有肝细胞分化的证据则比较困难,因此诊断往往需要免疫组化的帮助。但如果仔细寻找,在多数病例中可发现少数细胞具有肝细胞形态学特征，包括核居中的多边形细胞、颗粒状细胞质、胞质内胆汁颗粒或透明小体，以及被肝窦状结构分割的肿瘤细胞团，呈条索状排列。

免疫组化标记，如 Hep Par－1 和 AFP 阳性支持肝细胞肝癌的诊断。另一有用的标记物是多克隆癌胚抗原（CEA），它可显现位于肿瘤细胞之间呈线状的胆小管，而肝细胞本身不着色。这种染色结构支持肝细胞肝癌的诊断。其他的免疫组化标记多用于排除各种转移癌，其应用要根据临床信息来定。如同免疫组化在其他肿瘤诊断中的应用，低分化肝癌的诊断和鉴别诊断也往往需要用一组抗体来完成。具体步骤可考虑先用 Hep Par－1 和一个上皮标记物，如 BerEP4，CK7 和 MOC－31 等。如果 Hep Par－1 呈强阳性反应，而 BerEP4 阴性，则可诊断为肝癌。如果结果不明确，可继续做 AFP，CD34，GPC3，Arginase－1 或多克隆 CEA 染色，多数肝细胞肝癌会有不同程度的阳性反应。如果 Hep Par－1 呈阴性反应，而 BerEP4 或其他上皮标记物为强阳性，则可进行转移癌的进一步鉴别诊断。

3.中分化肝细胞肝癌

（1）细胞形态学特征：中分化肝细胞肝癌（moderately differentiated hepatocellular carcinoma）的诊断一般没有困难。肿瘤细胞具有中度到明显的异型性，如细胞核增大、明显核仁、非典型核分裂象等，并有比较容易辨认的肝细胞分化证据，如颗粒状细胞质、胞质内胆汁颗粒或透明小体及肝血窦状结构等（图 1－79，图 1－80）。

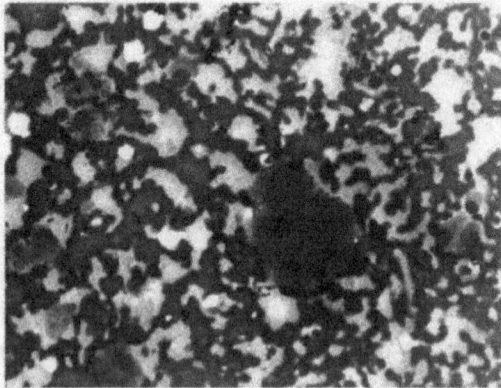

图 1－79 中分化肝细胞肝癌，癌细胞成片状，小团块状，或单个。细胞多角形，边界清晰，胞质为颗粒状（Diff－Quik 染色，中倍）

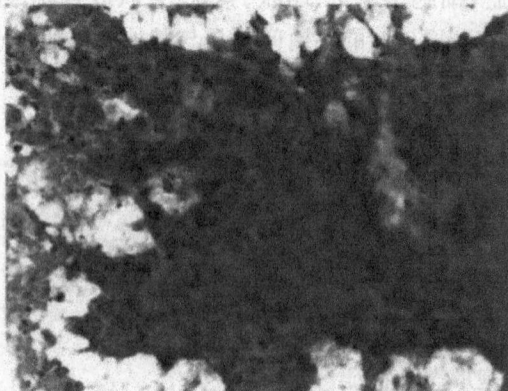

图 1－80 中分化肝细胞肝癌，癌细胞成大片状，细胞多角形，边界清晰，胞质颗粒状（PAP 染色，中倍）

（2）细胞学主要特征

1）癌细胞中等量到丰富

2）癌细胞具有肝细胞形态学特征

3）细胞呈单个、团状、索状、小窦状或片状

4）癌细胞异型性明显

4. 纤维层状肝细胞肝癌

（1）临床特征：纤维层状肝细胞肝癌（hepatocellular carcinoma，fibrolamellar variant）是一种特殊类型的肝细胞肝癌。它常见于较年轻的患者（平均年龄 20～30 岁），且没有肝硬化病史，临床常为局灶性结节，手术容易完整切除，故一般预后良好。

（2）细胞形态学特征：肿瘤细胞比正常肝细胞及高分化的肝癌细胞体积大，呈多角形，胞质丰富，嗜酸性，可见透明小体，核大，核仁明显，但核质比增加不明显。肿瘤细胞常单个，或疏松团块状。有时可见带状纤维组织分割肿瘤细胞团的现象（图 1—81～图 1—83）。与常规肝细胞肝癌不同的是，纤维层状肝细胞肝癌 CK7 染色常为阳性，而 AFP 染色通常为阴性。

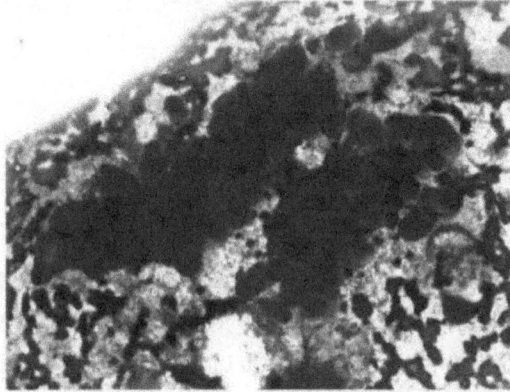

图 1—81　纤维层状肝细胞肝癌，癌细胞为多角形，细胞体积比其他类型肝癌细胞明显增大（Diff—Quik 染色，中倍）

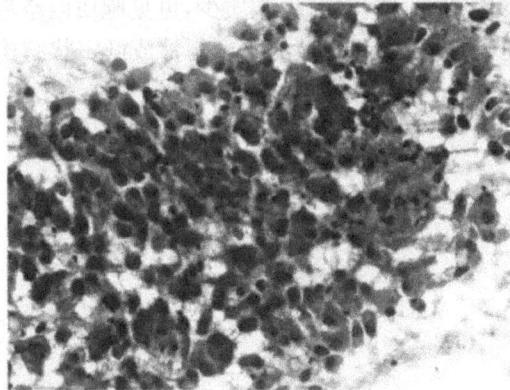

图 1—82　纤维层状肝细胞肝癌，癌细胞胞质丰富，嗜酸性细颗粒状，核质比增加不明显。细胞呈长梭形或松散团块状排列（PAP 染色，中倍）

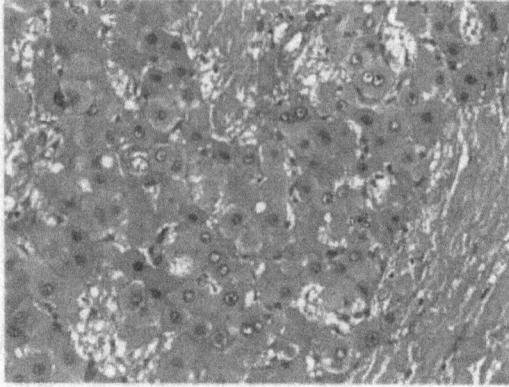

图 1-83　纤维层状肝细胞肝癌,细胞块中见纤维组织分割的肿瘤细胞团(细胞块,HE 染色)

(5)细胞学主要特征

1)癌细胞中等量到丰富;

2)多数细胞呈单个或松散的团块;

3)细胞大,胞质丰富嗜酸性;

4)胞质内透明小体;

5)胞核大,核仁明显;

6)带状纤维组织分割肿瘤细胞团。

(二)胆管癌

1.临床特征　胆管癌(cholangiocarcinoma)是起源于肝内或肝外胆管的一种腺癌。它比肝细胞肝癌要少见,其发生与肝硬化也无直接关系。血吸虫感染、胆管感染或炎症、溃疡性结肠炎等可能与胆管癌的发生有关。多见于 60 岁以上人群,女性多于男性。

2.细胞形态学特征　FNA 用于肝内胆管癌的诊断准确率可达 79%～88%。穿刺涂片中常见多量单个、稠密片状或成团肿瘤细胞,有时可见腺腔形成。细胞常呈柱状或立方形,其核具有异型性,大小不等,形态不一,核仁明显,胞质少,可见胞质内空泡或黏液分泌(图 1-84,1-85A～C)。偶尔还可见到正常肝细胞,但见不到胆汁或肝窦状结构。

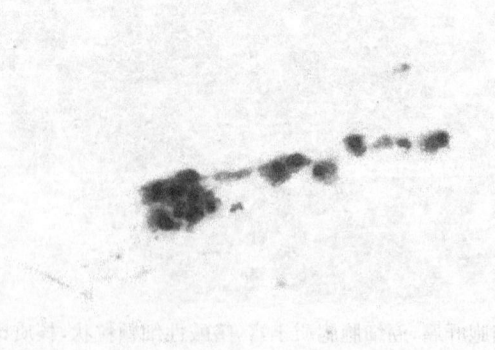

图 1-84　胆管癌,癌细胞呈立方形或低柱状,胞质均匀无颗粒。细胞排列成条状、索状及团状(Diff-Quik 染色,中倍)

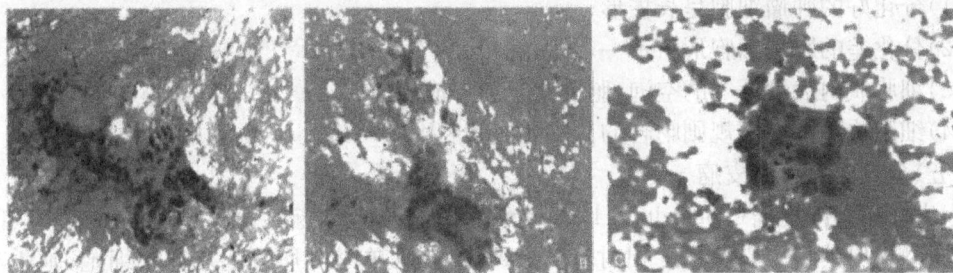

图1-85　A.胆管癌,癌细胞呈立方形或低柱状,细胞排列成条索状及团状,并形成腺腔样结构(PAP染色,中倍);B.胆管癌,癌细胞呈排列无序松散,细胞核大,异型性明显(PAP染色,中倍);C.胆管癌,癌细胞呈无规则状松散排列,细胞核大,异型性明显(PAP染色,高倍)

3.细胞学主要特征

(1)癌细胞中等量到丰富;

(2)肿瘤细胞团块中可见腺腔形成;

(3)细胞呈柱状或立方形;

(4)细胞核具有明显恶性特征;

(5)胞质空泡状或可见黏液。

4.鉴别诊断　胆管癌的鉴别诊断包括肝细胞肝癌及肝转移性腺癌。特殊染色对于诊断和鉴别诊断帮助很大。黏液染色可小细胞内的黏液,这在肝细胞肝癌中见不到。另外与肝细胞肝癌不同,上皮标记物如AE1/3,CK7,CK17及CK19在胆管癌中呈阳性反应,而在肝细胞肝癌中则一般是CK8或CK18阳性。多克隆CEA在胆管癌中呈现弥漫性肿瘤细胞胞质染色,而非线状的胆小管阳性。胆管癌与转移性腺癌的鉴别诊断则比较困难,特别是来自胰腺或肝外胆管的腺癌,两者的形态学和免疫组化特性可以完全相同。其鉴别诊断有赖于临床及影像学的证据。

(三)肝母细胞瘤

肝母细胞瘤(hepatoblastoma)是发生于婴儿和儿童的一种罕见肿瘤,其形态学表现可与肝细胞肝癌相似,并有未分化的大细胞,或表现为未分化的圆形小细胞。

(四)血管肉瘤

1.临床特征　血管肉瘤(angiosarcoma)是血管源性恶性肿瘤中最常见的一种,但与其他肝肿瘤相比仍属少见,约占肝恶性肿瘤的1%,是恶性程度很高的肿瘤。成年人多见,且大约1/3的成年病例发生在肝硬化的患者。肝血管肉瘤病因不明,肿瘤发生可能与接触一些有毒的化学物质有关。

2.细胞形态学特征　组织学为梭形细胞肿瘤,分化好者可见不规则的血管腔形成,分化差者可为实性肿瘤。组织内出血很常见。血管肉瘤FNA细胞学表现差别很大。分化好的肿瘤细胞呈长梭形,分化趋的肿瘤细胞形状不一,如梭形细胞、上皮样细胞、多核巨细胞或形态怪异的细胞。细胞质内常见大小不一的空泡,并有胞质内管腔形成。涂片中肿瘤细胞常单个散在,松散黏附或紧密成团。在细胞块切片中可见不规则吻合的分支状血管腔隙,此特点具有诊断价值。免疫组化血管内皮标记物,如CD31、CD34、第八因子(Factor Ⅷ)阳性反应有助于诊断,同时可以排除其他类型的转移性肉瘤。

3.细胞学主要特征

(1)分化好的肿瘤细胞呈长梭形；

(2)分化差的肿瘤细胞形状不一，异型性较大；

(3)细胞质内大小不一的空泡，胞质内管腔形成；

(4)细胞块切片中不规则吻合的分支状血管腔隙。

(五)上皮样血管内皮瘤

上皮样血管内皮瘤(epithelioid hemangioendothelioma)与血管肉瘤同源，均为血管内皮来源的肿瘤，但其临床恶性程度相对较低。FNA常见单个多形性上皮样大细胞，胞质丰富、致密、嗜酸性，偶见胞质内包涵体，有时可见胞质内管腔样结构，偶尔可含有红细胞。核大，圆形，居中，双核和多核巨细胞也较常见。核仁明显，呈圆形或不规则形。其细胞形态学特异性不明显，诊断有时比较困难，可被误认为上皮源性的肿瘤。免疫组化血管内皮标记物，如CD31和CD34阳性反应可以帮助确诊。

细胞学主要特征：①单个多形性上皮样大细胞；②胞质丰富、致密、嗜酸性；③胞质内包涵体及管腔样结构；④核大，圆形，居中，核仁明显；⑤核膜皱褶；⑥双核及多核细胞。

(刘芳)

第四节　卵巢

一、概论

(一)卵巢疾病的细胞学简介

卵巢表面被覆的生发上皮源于体腔上皮，是变异的腹膜间皮细胞，呈单层立方状，含少量碱性细胞质和球形细胞核。随年龄增长卵巢表面细胞可逐渐扁平，表面上皮常可嵌入卵巢皮质或形成小的囊肿。卵巢结缔组织稍致密，分皮质和髓质。皮质由卵泡和特殊间质组成，排卵后的卵泡发育成黄体，黄体逐渐退化，被结缔组织替代称为白体；髓质窄小，由致密结缔组织构成。卵子的成熟分不同阶段，分别称为始基卵泡、初级卵泡，次级卵泡、成熟卵泡。卵泡由卵母细胞和外围的颗粒细胞和卵泡膜细胞组成，卵巢肿瘤约80％～90％发生于20～65岁女性，80％为良性，20％为恶性或交界性。卵巢肿瘤的发病率，国内外有逐年上升的趋势。不少国家和地区发病率不同，大多数东南亚国家和非洲的发病率小于2/10万女性，但在北欧和美国可大于15/10万女性卵巢癌是美国女性排名第五位的最常见癌症，占女性癌症的4％。

卵巢组织学复杂，肿瘤组织学类型繁多，简单划分为四大类，表面上皮肿瘤、性索一间质肿瘤、生殖细胞瘤、转移性肿瘤。卵巢肿瘤发病早期常无明显症状和体征，所以早期病情隐匿，很多患者在临床确诊时已为晚期。卵巢的细针穿刺可鉴定囊性和实性卵巢包块的性质，它是一种安全，损伤小、简单易行和经济实用的诊断方法，伴随着影像学(B超、CT)和腹腔镜在临床应用的增加，细针穿刺应用于卵巢肿瘤的诊断作用也在逐渐增加。尤其对一些影像学显示为良性的单纯囊肿。

细针穿刺的指征：①确诊一些偶然发现的良性囊肿；②绝育手术中(如结扎)；③怀孕过程中；④对于无法外科手术治疗的患者，确定恶性诊断；⑤对于保守治疗的患者，确定是否有复发；⑥抽取输卵管、卵巢积脓。

卵巢细针穿刺检查一般应用于偶然发现，并且经腹部超声检查和腹腔镜检查诊断为良性的囊性包块。如在绝育手术或妊娠检查时,常可偶然发现卵巢囊肿结合细针穿刺诊断和超声发现,确诊为良性可以避免切除卵巢。现在许多实验室可以检测卵巢囊肿液内的雌激素浓度。大多数卵泡囊肿液内雌二醇(estradiol,E_2)常可升高。但是上皮细胞囊肿液中的 E_2 浓度常不升高。所以,由超声影像学、细针穿刺和 E_2 水平检测组成的三联实验(triple test)是鉴别卵巢良性和恶性囊肿的有效方法。

因为对卵巢疾病的细针穿刺病例有高度的选择性(人为选择,所以大多数卵巢细针穿刺的诊断是良性的。一份研究报告称 90 位女性在体外授精过程中,偶然发现卵巢囊肿的细针穿刺结果均证实为良性。

如果超声检查发现卵巢肿块可疑,临床医生会建议直接外科手术切除,而不做细针穿刺活检。除非在外科手术过程中,需要对恶性肿瘤或转移病灶进行诊断,应尽量避免对可疑的卵巢囊肿进行细针穿刺。另外,需要注意细针穿刺取材有时可能不准确,对于超声检查可疑而细针穿刺诊断为良性的卵巢肿块,并不能完全排除恶性肿瘤。

(二)细针穿刺技术和并发症

细针穿刺可经腹部皮肤、直肠或经腹腔镜进针取样,具体进针部位或方法取决于肿瘤的大小、部位和实验室的设备等。针吸检查将针头直接刺入肿块,将针栓拉至 10~15ml 处(如用 20ml 注射器),负压吸取病灶细胞制片观察;经腹部进针可结合下腹部触诊何在大多数情况下,需要在超声指导下进行;经直肠利用 Franzen 细针穿刺结合触诊来进行;经阴道进针需要在阴道超声的指导下,将连有针头的注射器从后穹隆直接刺入卵巢肿块。

根据不同的进针部位,囊肿穿刺液中可见混杂鳞状上皮细胞、间质细胞或肠上皮细胞("污染")。因此,细胞病理学医生应该知道样本的取材方法,这对于正确分析和评估样本非常重要。在腹腔镜检查过程中,如果发现卵巢囊肿,可以直接进行细针穿刺检查。

卵巢细针穿刺的并发症很少见,虽然传统认为细针穿刺可以引起恶性肿瘤细胞的腹腔扩散,但在实际工作中这种报道极少。一些报道指出,经大量的临床实践证明,卵巢穿刺取样几乎不引起肿瘤的腹腔扩散。经阴道和直肠穿刺,1.3% 的患者可引起严重的盆腔感染因为卵巢细针穿刺可能延缓一些严重病症的治疗,如卵巢囊肿蒂扭转,所以急腹症和盆腔痛等都是细针穿刺的禁忌证。

(三)细针穿刺样本的制备和报告

1. 样本制备 卵巢细针穿刺样本,大多为囊肿内液体,可用常规方法进行样本制备,包括直接涂片、滤膜过滤、细胞离心、薄层细胞制备和细胞块制备。

2. E_2 和肿瘤抗原检测 可用部分新鲜囊肿液体测量 E_2 含量和肿瘤相关抗原的浓度,如 CA125、癌胚抗原(CEA)和甲胎蛋白(AFP)。这些肿瘤抗原的浓度在部分卵巢肿瘤明显升高,所以肿瘤相关抗原检测是细胞学诊断有用的辅助检查方法。

3. 细胞病理学报告 如果细胞学制片基本无细胞,判读为无诊断性(non-diagnostic)样本。无诊断性样本占所有卵巢细针穿刺的比例在不同的研究报告中差异极大,范围为 13%~72%。造成巨大差异的主要原因是在不同的研究报告中所选择的病例不同。卵巢细针穿刺细胞学报告应注明有或没有恶性肿瘤细胞(阳性-阴性)。如果细胞学明确诊断较困难,应报告非典型细胞或可疑恶性细胞。如果发现足够的良性病变细胞(颗粒细胞或上皮细胞),诊断报告可进一步分类为单纯性、卵泡性、浆液性或黏液性、子宫内膜异位症性囊肿及皮样囊肿等。从实际应用考虑,良性囊肿可分为两大类:①功能性(非肿瘤性)囊肿包括滤泡囊肿和黄体囊肿等；②上皮细胞（肿瘤性）囊肿包括浆液性囊腺瘤和黏液性囊腺瘤等。分类方法对临床应用很有价值，功能性（非肿瘤性）囊肿常有自限性，不需要外科手术治疗，而对于细针穿刺判读为良性的上皮细胞（肿瘤性）囊肿，尤其是超声发现异常的囊肿，大多需要外科手术切除。在囊肿的不同部位，内覆的上皮细胞变化很大。同一囊肿不同的部位，上皮细胞可有良性、交界性或恶性变化。细针穿刺样本可能并不代表整个病变，所以在一个良性囊肿的细胞学报告中最好附注解释说明，如"建议结合临床和超声检查分析"。

（四）准确性

卵巢细针穿刺对恶性肿瘤诊断的敏感性为 84%～93%。因为交界性肿瘤（borderline tumors）没有被包括在内，所以其实际敏感性应低于上述百分比。交界性肿瘤的细针穿刺经常产生阴性结果，如常常无细胞或细胞很少，肿瘤性上皮细胞可能未穿刺到如果包括交界性肿瘤在内，细针穿刺对恶性肿瘤诊断的敏感性大约仅有 26%～40%，较低的敏感性使一些临床医生认为对于可疑的卵巢囊肿没有必要进行细针穿刺。细针穿刺也可引起假阳性的结果，如卵巢囊肿的颗粒细胞产生细胞数量很多，有时可见核分裂象，导致假阳性报告。

部分研究提出卵巢细针穿刺细胞学诊断的标准：需要至少 2 张玻片，每张玻片至少有 2 簇细胞。用此诊断标准，25% 的研究样本被判读为无诊断性，而细针穿刺诊断的敏感性从 73% 增加至 92%，阴性预示值从 70% 增加至 84%。

结合腹腔镜和超声检查对于鉴别良性和恶性卵巢囊肿非常必要。因为卵巢的细针穿刺具有局限性，对于交界性肿瘤的诊断其假阴性较高，并且不能区分交界性肿瘤和浸润性癌。对于交界性肿瘤的治疗，需要外科手术切除、淋巴结清扫和腹腔活检以确定病理分期，所以即便细针穿刺不能区别交界性肿瘤和浸润性癌也不影响临床的治疗。

另外，细针穿刺对于良性囊肿有时难以准确进行组织学分类。虽然在某些情况下，细针穿刺可以给出特异的准确的细胞病理学诊断，如卵巢良性子宫内膜样瘤等，但目前细针穿刺主要的临床应用价值在于明确良性的卵巢囊肿，以避免对患者进行不必要的外科手术治疗。

二、卵巢良性非肿瘤性囊肿

因生理或病理因素可引起卵巢体积增大和积液。大多数卵巢囊肿是在常规妇科检查、B超或腹腔镜检查过程中偶然发现的。常见的非肿瘤性囊肿包括卵泡囊肿、黄体囊肿、子宫内膜异位症囊肿、妊娠黄体瘤、生发上皮包涵囊肿、卵巢旁囊肿及输卵管囊肿等。多数囊肿细针穿刺为微黄或无色清亮液，细胞数量少，可见数量不等的淋巴细胞和巨噬细胞。单凭细针穿刺细胞学，很难对上述良性囊肿进行准确分类。

（一）卵泡囊肿

1.临床特征　卵泡囊肿（follicle cyst）是因闭锁的卵泡液潴留而形成。大多为单房薄壁，也可为多房，表面光滑透明，超声和腹腔镜检查作为良性。卵泡囊肿的形成与月经不调有关，多出现在月经初潮或更年期。卵泡囊肿直径约 3～8cm。如小于 2.5cm，考虑为生理性，称囊肿型卵泡。卵泡囊肿多在几个月内即自行退化消失，或在服用避孕药后消失。如卵泡囊肿出血称卵泡血肿，少数囊肿可破裂，引起腹腔积血和急性腹痛。黄体化的妊娠卵泡囊肿是较少见的特殊类型，出现在妊娠或分娩后。它和一般卵泡囊肿相似，但直径更大（平均25cm），囊壁被覆高度非典型细胞。多发性卵泡囊肿多见于青少年甲状腺功能低下、卵巢过度刺激综合征和多囊性卵巢。

2. 组织学和细胞形态学特征　卵泡囊肿被覆内层的复层颗粒细胞和外层的卵泡膜细胞（图 1—86A）。两类细胞都可以发生黄体化。卵泡囊肿的液体呈淡黄清亮液、透明或血性。

细针穿刺样本细胞数量极少，仅见少许巨噬细胞（图 1—86B,C），或含有许多颗粒细胞。颗粒细胞呈分散成紧密簇状，或不规则球状排列（图 1—86D）。细胞质稀薄；核圆形或椭圆形，有些细胞可见核沟，呈咖啡豆状，染色质呈粗糙颗粒状，偶见核分裂象。黄体化的颗粒细胞细胞质呈泡沫状，内含黄色色素涂片背景干净或血性。

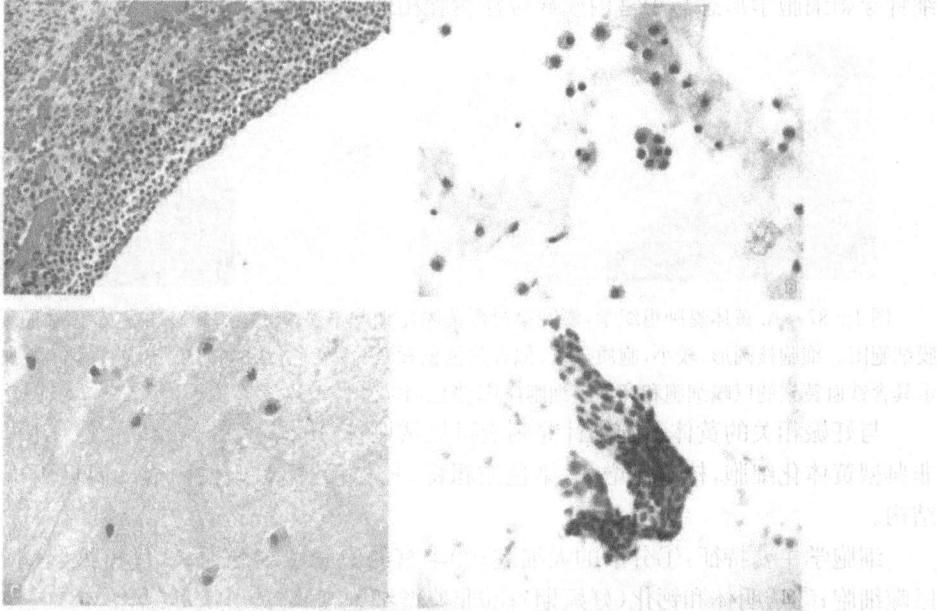

图 1—86　A. 卵泡囊肿组织学，囊壁内侧颗粒细胞层，外侧卵泡膜细胞层（HE 染色,200×）；B. 卵泡囊肿细针穿刺，涂片显示多量巨噬细胞（巴氏染色,400×）；C. 卵泡囊肿细针穿刺，细胞块显示巨噬细胞（HE 染色, 400×）；D. 卵泡囊肿细针穿刺，涂片显示不规则颗粒细胞团，细胞核圆形或椭圆形，隐约可见核沟，细胞质中等量，个别黄体化的细胞体积增大（巴氏染色,400×）

细胞学主要特征：①细胞数量可极少或很多；②细胞分散或紧密簇状质；③染色质粗糙颗粒状；④细胞质颗粒或泡沫状；⑤核分裂象可见。

3. 鉴别诊断　对于细胞数量很少的卵泡囊肿细针穿刺很难同良性非卵泡囊肿鉴别，如单纯或良性浆液性卵巢囊肿。如果在细针穿刺涂片发现分离的纤毛上皮簇（ciliary tuft），则表明囊壁内覆为含纤毛的柱状上皮细胞。如发现黏液细胞则表明囊壁内覆黏液性上皮细胞。在上述情况下，可以诊断为上皮细胞囊肿，而非卵泡囊肿。放射免疫方法可以检测囊肿液中的 E_2 水平，卵泡囊肿液体中 E_2 含量增高。81%～90%的卵泡囊肿 E_2 含量高于 20mmol/L，而 97%～99%的非卵泡囊肿液 E_2 含量低于 20mmol/L。测定囊肿液中的 CEA 和 CA125 也有助于诊断。卵泡囊肿液中 CEA 和 CA125 含量较低，然而上皮囊肿如浆液性或黏液性和子宫内膜异位症囊肿液中的 CEA 或 CA125 含量常增高。鉴别诊断也应包括囊性颗粒细胞瘤，后者细针穿刺液中细胞数量多，与卵泡囊肿不同，颗粒细胞瘤细胞核苍白，染色质细。含细胞量多的卵泡囊肿（23%～27%）常可见核分裂象，有可能误诊为恶性肿瘤。结合超声和腹腔镜检查对于卵泡囊肿的正确诊断很有帮助。

（二）黄体囊肿

囊性黄体如大于 3.0cm,可称黄体囊肿(corpus luteum cyst),黄体囊肿常单侧发生。组织学与卵泡囊肿相似,但其衬覆的细胞由大的黄体化的颗粒细胞和卵泡膜细胞组成(图1-87A)。黄体囊肿液常呈血性,细针穿刺特征是含有黄体化的颗粒细胞,这些细胞核圆形、小而偏中心,细胞质丰富,呈泡沫状、颗粒状或空泡状,有时含黄色色素(图1-87B)。由于这些细胞保存可能较差,以及含空泡和色素,所以单个细胞形状可能与巨噬细胞相似。出血性黄体囊肿可含新鲜或陈旧血液及具含铁血黄素的巨噬细胞(图1-87C)。有时出血性黄体囊肿细针穿刺细胞学形态与子宫内膜异位症囊肿相似,两者不易鉴别。

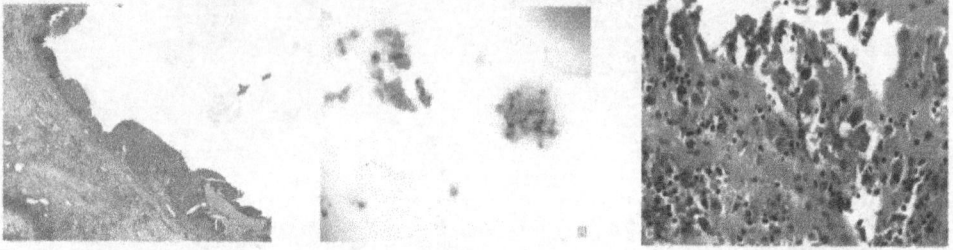

图1-87　A.黄体囊肿组织学,囊肿壁衬覆黄体化细胞(HE染色,40×);B.黄体囊肿 FNA,松散的卵泡膜细胞团。细胞核圆形、较小,胞质丰富,似含黄色色素(巴氏染色,400×);C.出血性黄体囊肿 FNA,细胞块示具含铁血黄素的巨噬细胞和卵泡膜细胞(HE染色,400×)

与妊娠相关的黄体囊肿细针穿刺液可见透明体(hyaline body)和钙化。在分娩以后可见非典型黄体化细胞,核质比增加,染色质粗糙,核仁不规则,核仁明显。偶见腺体状或乳头状结构。

细胞学主要特征:①分散的大细胞;②丰富的泡沫状细胞质;③完整或皱缩的细胞核;④巨噬细胞;⑤透明体和钙化(妊娠期);⑥非典型细胞,腺体或乳头状结构。

(三)子宫内膜异位症囊肿

1.临床特征　子宫内膜异位症定义为正常子宫内膜出现在子宫以外的器官或组织,如出现在子宫壁肌层则称为腺肌病。卵巢是子宫内膜异位症最常见的器官之一,它可以同时存在于卵巢和其他器官。子宫内膜异位症经常出现于生育年龄女性,可以引起不孕症危险因素包括未经产妇女、月经初潮早、月经不规律等。子宫内膜异位症可导致卵巢囊性肿物,子宫内膜异位症囊肿(endometriotic cvyst)或子宫内膜瘤(endometrioma)。高达50%的子宫内膜异位症囊肿可发生在双侧卵巢。

2.细胞形态学特征　子宫内膜异位症囊肿穿刺液含陈旧性溶血,黏稠、暗褐色(也称之为巧克力囊肿)。诊断三联征包括有含铁血黄素巨噬细胞、子宫内膜腺上皮细胞和间质细胞(图1-88A,B)。准确诊断需要有上述三个指标中的两个。具含铁血黄素的巨噬细胞很多见,子宫内膜腺体上皮细胞常呈簇状或片状排列,细胞小,边界不清,核圆形或椭圆形,核仁不明显,胞质少(图1-88C)。腺上皮细胞和间质细胞在细胞包块中易见(图1-88D)。如果细针穿刺液中发现有子宫内膜上皮细胞和间质细胞,则诊断较容易。黄体化的颗粒细胞、卵泡细胞与巨噬细胞或组织细胞相似,所以,如果细针穿刺液中没有发现子宫内膜腺上皮细胞,则细胞学难以鉴别子宫内膜异位症和出血性黄体囊肿。

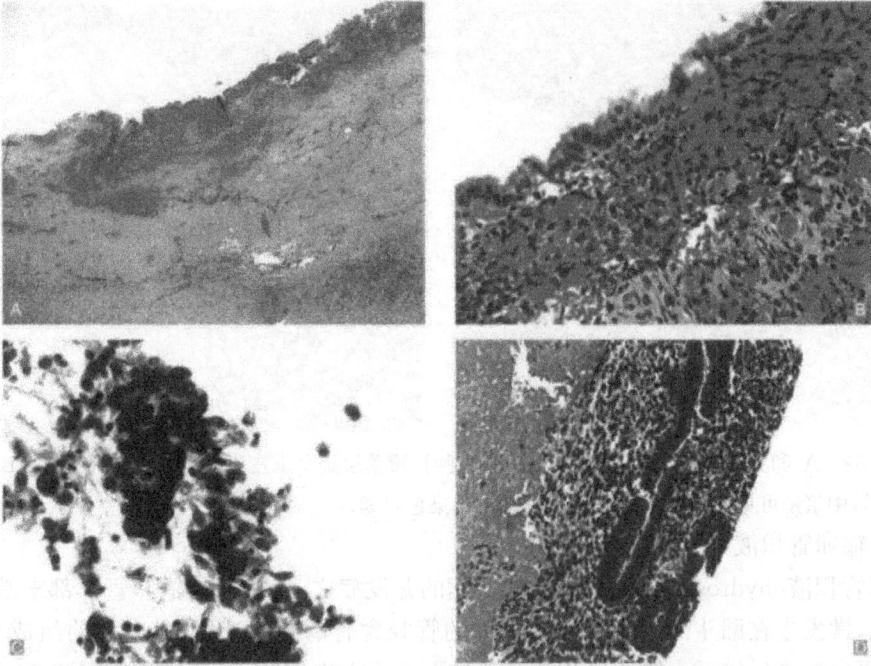

图1－88　A. 卵巢子宫内膜异位症囊肿组织学(HE染色,40×);B. 卵巢子宫内膜异位症囊肿组织学,示子宫内膜腺上皮细胞和间质细胞(HE染色,400×);C. 卵巢子宫内膜异位症FNA,松散的子宫内膜腺上皮细胞混合间质细胞(细胞小,胞核圆,胞质稀少),右下似见一些嗜含铁血黄素巨噬细胞(巴氏染色,400×);D. 卵巢子宫内膜异位症FNA,细胞块显示典型的子宫内膜异位症,子宫内膜腺体被间质细胞围绕(HE染色,200×)

个别子宫内膜腺上皮可呈明显异型性,流式细胞计数仪检测DNA证实其中50％病例有非双倍体。上述发现使研究者认为子宫内膜异位症腺上皮异型性增生,可为子宫内膜癌和透明细胞癌前期病变。如果细针穿刺样本发现有非典型腺上皮细胞,应手术切除囊肿以确诊和治疗。

细胞学主要特征:①嗜含铁血黄素的巨噬细胞;②子宫内膜腺上皮细胞;③子宫内膜间质细胞。

(四)卵巢、卵巢周围和输卵管周围单纯囊肿

卵巢、卵巢周围和输卵管周围单纯囊肿(simple cyst)常见于绝经后女性,由间皮细胞或其他表面上皮的组织内嵌所致。单纯囊肿直径小,多发,囊肿壁内面衬覆单层良性柱状、立方形或扁平上皮,无纤毛;经常很难判定来自间皮或Mullerian上皮,所以简称单纯囊肿(图1－89A,B)。如上皮细胞有纤毛,则称浆液性囊肿。

细胞学主要特征:①细胞数量很少;②间皮样细胞;③细胞呈片状或簇状。

卵巢、卵巢旁到输卵管旁的单纯囊肿,细胞学特征均相同细针穿刺液体清亮,细胞数量很少,可见少许柱状、立方形细胞,呈簇状或片状排列,其形态与正常的间皮细胞相似。核小,圆形或椭圆形,染色质纤细颗粒状,核仁不明显;胞质多少不等。如果发现纤毛上皮细胞或脱落的带纤毛的上皮簇(ciliary tefts),可排除单纯囊肿,而考虑为浆液性囊肿或输卵管积液可能。

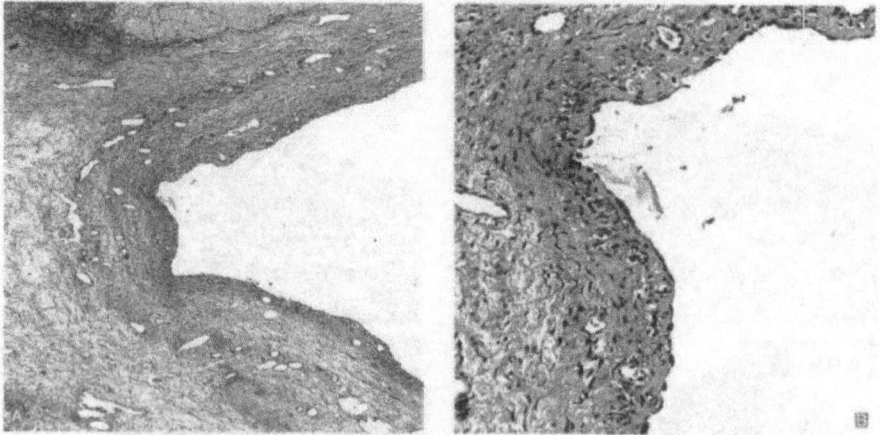

图1-89　A.卵巢单纯囊肿组织学,低倍镜示囊肿衬覆单层扁平上皮细胞(HE染色,40×);B.卵巢简单囊肿组织学,中倍镜可见囊肿衬覆单层扁平细胞(HE染色,100×)

（五）输卵管积液

输卵管积液(hydrosalpinx)是输卵管疾病的并发症之一,特征是输卵管伞部末端闭锁,输卵管扩张,常发生在漏斗部或壶腹部。扩大的管腔含有清亮的液体,其电解质组成与血清相似,但其蛋白质含量较低。输卵管积液囊壁被覆纤毛上皮细胞,穿刺液细胞量极少,可有少许的纤毛柱状或立方上皮细胞,或分离的纤毛丛和巨噬细胞。细胞学发现与浆液性囊肿相同。

（六）输卵管卵巢脓肿

输卵管卵巢脓肿(tuboovarian abscess)是最严重的盆腔炎性疾病,临床症状有盆腔痛、发热和阴道出血。超声和CT均可见盆腔部位的包块,常发生在双侧。扩张的输卵管与卵巢粘连在一起。最常见原因是下生殖道淋球菌、衣原体和厌氧菌上行感染所致。细针穿刺样本黏稠,黄色。镜下可见无数的中性粒细胞和大量的坏死细胞碎片。在现场检查评估细针穿刺样本的同时,应取样本送微生物学培养和鉴定致病微生物,以选择有效的抗菌药物治疗。如药物治疗无效,应考虑手术切除,也可经腹腔镜或超声引导下手术引流。

三、卵巢上皮细胞肿瘤

卵巢肿瘤有2/3发生在生育女性,80%～90%在20～65岁,少于5%卵巢囊肿发生在儿童。80%的卵巢上皮肿瘤为良性肿瘤,60%的良性肿瘤在40岁之前诊断。恶性或交界性肿瘤占20%。90%的卵巢上皮癌或交界性肿瘤发生在40岁以后,在西方国家,上皮肿瘤占所有卵巢肿瘤的2/3,占卵巢癌的90%。世界卫生组织(WHO)对这些肿瘤的分类方法根据其上皮组成而定,有浆液性,黏液性,子宫内膜性,透明细胞、移形上皮、鳞状上皮和无分化性肿瘤。

（一）浆液性肿瘤

在西方国家,浆液性肿瘤(serous tumor)占所有卵巢肿瘤的30%～40%。70%为良性,20%～25%为恶性,5%～10%为交界性。

1. 良性浆液性肿瘤

(1)临床特征:良性浆液性肿瘤(benign serous tumor)包括浆液性囊腺瘤(serous cystadenoma)和黎液性腺纤维瘤(serous arfenofibroma)。它们占所有卵巢上皮肿瘤的16%或所有良性上皮肿瘤的20%。可发生在任何年龄,多数在40～60岁,通常因为其他生殖器官疾病做 B 超检查时偶然发现。10％～20％为双侧。患者最常见症状为腹痛、阴道出血和腹部肿大。

（2）组织学和细胞形态学特征：良性浆液性肿瘤多数为内生性生长，但也可外生性即外部表面生长如表面乳头瘤状或两者共存。肿瘤为单房，也可为多房。壁薄，内壁光滑，或有少许结节或乳头状突出，囊内壁被覆与输卵管上皮相似的纤毛柱状或立方形上皮细胞（图 1－90A，B）。细针穿刺液清亮，透明，细胞极少，立方形细胞，大小相同，核圆形或椭圆形，偶见纤毛柱状细胞，可见纤毛簇、砂粒体、巨噬细胞。在囊性腺纤维瘤，如穿刺至实性纤维部分，可见间质细胞。

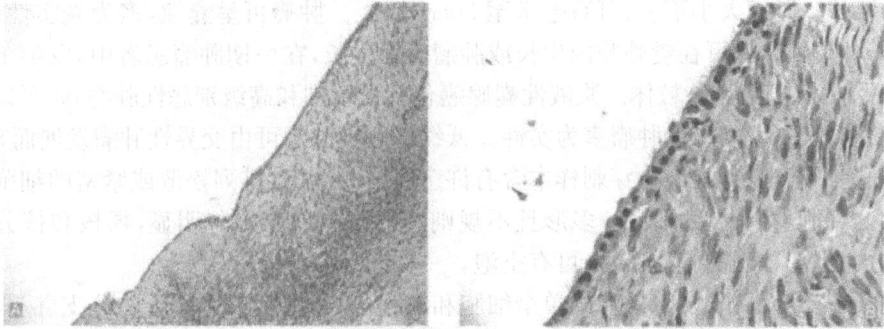

图 1－90　卵巢浆液性囊腺瘤　A.组织学，低倍镜示囊壁由致密间质组成，囊内衬覆单层浆液性上皮细胞（HE 染色，100×）；B.组织学，高倍镜示浆液性上皮细胞特征，带有纤毛的矮柱状细胞，胞核圆形或椭圆形，无异型性（HE 染色，400×）

细胞学主要特征：①立方形细胞；②纤毛柱状细胞；③分离的纤毛簇；④砂粒体。

如果细针穿刺液中没有见到纤毛柱状上皮细胞或脱落的纤毛簇时，细胞学发现无特异性，难以诊断。浆液性囊腺瘤 CA125 增高，所以肿瘤标记物分析有助于诊断。

2. 浆液性交界性肿瘤

（1）临床特征：浆液性交界性肿瘤（serous borderline tumor；serous tumor，low malignant potential），好发年龄 40～50 岁，平均发病年龄 42 岁。大多数患者无临床症状，少数腹部肿大或下腹痛，尤其在肿瘤破裂或扭转时，70％的肿瘤局限在一侧或双侧卵巢（病理 1 期），少数肿瘤可散布至盆腔邻近位置（病理 2 期）或上腹部及淋巴结（病理 3 期）。个别肿瘤可有远处器官转移（病理 4 期）。浆液性交界性肿瘤生长缓慢，进行性间变少见，多年后复发性肿瘤与原来的肿瘤细胞学相似。卵巢肿瘤种植（或扩散）是交界性肿瘤的常见现象。周围器官、腹腔或大网膜为常见种植部位，种植可分浸润性和非浸润性两种，均可伴有砂粒体。浸润性肿瘤种植预后不良。总体说来浆液性交界性肿瘤预后较好。浆液性交界性肿瘤的发生与 BRC/U/2 突变无关。

（2）组织学和细胞形态学特征：浆液性交界性肿瘤可以为实体、囊性或两者混合的囊实性，大多数肿瘤由囊肿和乳头状结构组成。乳头状结构可内生或外生。上皮细胞多呈复层，但一般不超过三层。柱状或立方形细胞，有轻度至中度异型性。细胞增生和异型性比良性囊腺瘤明显。与低级别浆液性癌的鉴别是没有卵巢间质浸润，但根据细胞学检测鉴别两者是不可能的。

细针穿刺细胞数量一般少于恶性浆液性囊腺癌。与浆液性癌不同，少见大团的肿瘤细胞。细针如仅穿刺到囊内物，细胞少，常会导致假阴性结果。如果取样适当，镜下可见单纯或复合分支的乳头状结构，片状、簇状或散在的肿瘤细胞。细胞为柱状或立方形，多有轻度异型性，染色质颗粒均匀、纤细，核仁不明显，核质比较高。腹腔冲洗液中有时可见转移的肿瘤细胞团。

细胞学主要特征：①乳头状、片状、分支状；②柱状或立方形细胞；③轻度或中度异型性；④砂粒体；⑤条状纤维血管；⑥细胞质空泡。

3. 浆液性腺癌

(1)临床特征：浆液性腺癌(serous adenocarcinoma)是卵巢最常见的恶性肿瘤，多见于 40～60 岁女性，平均发病年龄 56 岁。大多数患者症状不明显，诊断时 70% 已达晚期，有上腹部或淋巴结转移。肿瘤大小不一，可数毫米至 30cm 以上。肿瘤可呈囊性，多为囊实性或实性，常为多房，乳头状结构可在囊肿腔内生长或肿瘤表面生长，在一期肿瘤患者中，发生于双侧者占 1/3，30% 的病例可见砂粒体。浆液性囊腺癌包括低级别和高级别恶性肿瘤，90% 以上为高级别恶性肿瘤。高级别恶性肿瘤多为实性。低级别恶性肿瘤可由交界性肿瘤发展而来。

(2)细胞形态学特征：细针穿刺样本含有许多散在的细胞、排列松散或紧密的细胞团和乳头状结构。细胞明显异型，核大、多形且不规则，染色质粗糙，核仁明显，裸核和核分裂象易见。胞质少，但部分病例胞质丰富，可有空泡。

细胞学主要特征：①多量散在的单个细胞和细胞核；②球形或大部分的分支乳头状结构；③细胞体积大，形状各异；④核圆，不规则，染色质不均匀，核仁明显；⑤可见砂粒体。

细针穿刺本身可能难以鉴别交界性浆液性肿瘤和浸润性浆液性腺癌。鉴别两者需要依靠组织学检查，结合细胞块或可以诊断。因浆液性腺癌具高度的细胞异型性，细针穿刺检查可藉此鉴别良性浆液性腺瘤。

(二)卵巢黏液性肿瘤

卵巢黏液性肿瘤(mucinous tumor)的特征是囊壁内覆的上皮细胞含有胞质黏液，肿瘤细胞与子宫颈腺上皮或肠腺上皮相似。黏液肿瘤占所有卵巢肿瘤的 10%～15%，其中约 75% 良性。常见于年龄较大女性，平均年龄为 51～54 岁。肿瘤体积大，多为 15～30cm。黏液性肿瘤包括良性、交界性和恶性。

1. 黏液性囊腺瘤

(1)临床特征：黏液性囊腺瘤(mucinous rystadenoma, mucinous cystadenofihroma)，常见于 30～50 岁女性，占卵巢原发性黏液性肿瘤 80%，占卵巢所有良性肿瘤的 20%。与浆液性肿瘤不同，其发生于双侧者占 20%，但双侧黏液性囊腺瘤仅占 2%～3%。囊肿直径大，多为 15～30cm。

(2)组织学和细胞形态学特征：黏液性囊腺瘤囊内充满黏稠的胶冻样物，单房或多房。囊壁被覆单层高柱状黏液上皮，类似宫颈黏液上皮，有时可见杯状细胞，似肠黏膜细胞。细针穿刺样本部分病例仅见一些巨噬细胞(图 1－91A～C)。在许多病例细针穿刺样本显示黏液背景中见柱状黏液上皮，单层细胞。呈蜂巢状或栅栏状排列；细胞核规则排列在基底部，染色质细颗粒状、分布均匀；胞质丰富，可能见到大空泡，偶尔可见印戒细胞。同时可见巨噬细胞(图 1－91D～F)。

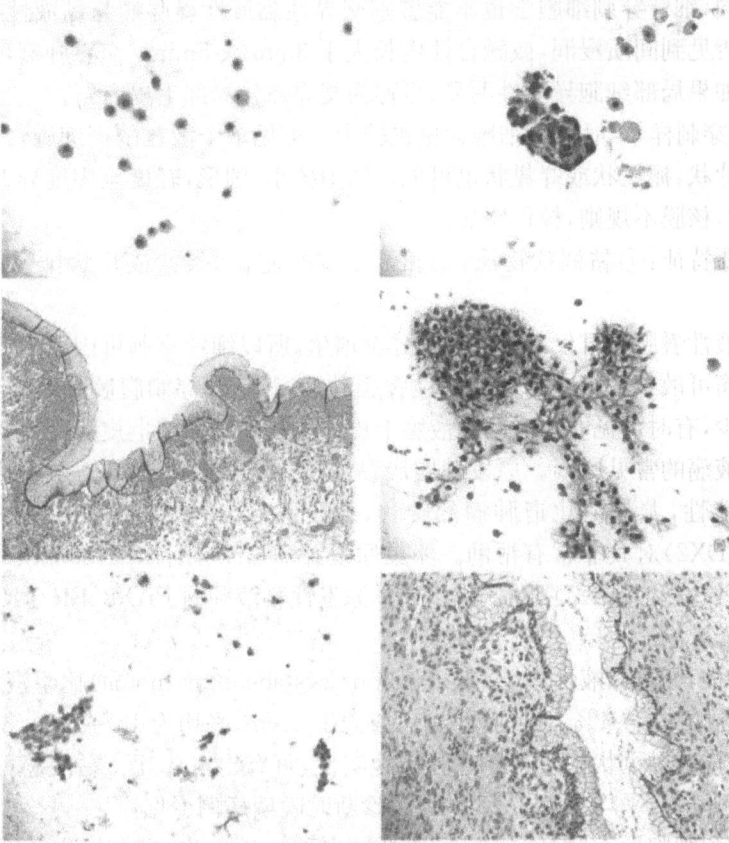

图 1-91　良性黏液性囊腺瘤

A. FNA 穿刺样本,涂片仅见巨噬细胞(巴氏染色,400×);B. FNA 穿刺样本,黏液细胞团较小,散在的巨噬细胞(巴氏染色,400×);C. 同一病例卵巢切除,组织学示良性黏液性囊腺瘤(HE 染色,100×);图 D~F 为另一病例良性黏液性囊腺瘤;D. FNA 穿刺样本,涂片示黏液细胞团呈蜂窝状排列(Diff-Quik 染色,200×);E. FNA 穿刺样本,涂片示小的黏液细胞团和多量巨噬细胞(巴氏染色,200×);F. 同一病例卵巢切除组织学示良性黏液性囊腺瘤(HE 染色,200×)

细胞学主要特征:①黏稠状物质;②黏液上皮细胞;③蜂窝状、栅栏状排列;④无异型性。

样本含良性黏液上皮时,易于诊断;如果无黏液上皮则难以判断。穿刺液可做化学分析,良性黏液腺瘤特征是高水平 CEA,但 E_2 和 CA 125 水平低,籍此鉴别黏液性囊肿与卵泡囊肿和浆液性囊肿。良性黏液瘤也需要与交界性黏液性肿瘤和黏液性囊腺癌鉴别。如黏液上皮细胞核异型,应考虑恶性的可能。即使穿刺检查诊断良性,仍应外科手术切除。因为恶性或交界性肿瘤发生部位可仅限于局部,细针穿刺不一定取材到位。

2. 黏液注交界性囊腺瘤

(1)临床特征:黏液性交界性囊腺瘤(mucinous borderline tumor;mucinous tumor,low malignant potential)占卵巢黏液肿瘤 10%,40%发生在双侧。85%的肿瘤上皮类似肠上皮,15%则类似子宫颈上皮。在北美和欧洲国家,黏液性交界性肿瘤为卵巢第二常见的交界性肿瘤,但在亚洲,黏液性交界性肿瘤可能是卵巢最常见的交界性肿瘤。患者年龄跨度很大,一般 13~88 岁均有发病,平均年龄 44~49 岁。大约 70%黏液性交界肿瘤诊断时为一期。

(2)组织学和细胞形态学特征:黏液性交界性囊腺瘤上皮增生比黏液性囊腺瘤明显。与浆液性肿瘤相同,细针穿刺细胞学也不能鉴别交界性黏液性囊腺瘤与黏液性癌,其鉴别必须依靠组织学是否见到间质浸润,或融合性生长大于 3mm 或 5mm。交界肿瘤可分为子宫颈腺体型和肠型。如果局部细胞异型性明显,可称为交界瘤伴局部上皮内癌。

FNA 细针穿刺样本黏稠状,细胞含量也较少。可见单个散在的瘤细胞,常见瘤细胞紧密排列成条状或片状,栅栏状或蜂巢状也可见。细胞核小,圆形,轻度至中度异型。有些肿瘤细胞核大,多形性,核膜不规则,核仁明显。

细胞学主要特征:①黏稠状物质;②黏液上皮细胞;③条状或片状排列;④轻至中度异型性。

交界性黏液性囊腺瘤可仅有局部上皮异常增生,所以细针穿刺可因取样不到位而呈假阴性。交界性肿瘤可散布至腹腔而导致假性腹膜黏液瘤,细针穿刺腹腔黏液瘤含有大量黏液,涂片中细胞较少,有时可见非典型的黏液腺上皮细胞。阑尾黏液上皮病变和肠道腺癌也是引起假性腹腔黏液癌的常见原因。原发性腹腔黏液瘤也可见。所有卵巢黏液肿瘤都应排除转移性肿瘤的可能性,尤其消化道肿瘤的转移,如肠腺癌、胃癌和胰腺癌等。免疫组化染色(CK7,CK20,CDX2)对其非常有帮助。卵巢原发肿瘤 CK7 阳性,CK20 和 CDX2 阴性;肠腺癌 CK7 阴性,CK20 和 CDX2 阳性。许多卵巢原发性黏液肿瘤 PAX8、ER、PR 阴性。

3.黏液性囊腺癌

(1)临床特征:卵巢黏液性囊腺癌(mucinous cystadenocarcinoma)比浆液性囊腺癌少见,占卵巢原发性癌的 3%～4%。肿瘤较大,一般大于 10cm,平均为 18～22cm,5% 为双侧,多房或单房,内含水样或黏稠状物质。一些肿瘤为实性,可有出血坏死。黏液癌可发生于任何年龄,但多为 40～60 岁,平均年龄为 45 岁。在诊断时晚期病例少见。

(2)组织学和细胞形态学特征:组织学可呈多种生长方式,融合性生长或间质浸润性生长,细针穿刺样本无色,黏液肿瘤细胞数量多,单个散在或排列成团,成片。腺癌细胞体积大,柱状,核圆形、卵圆形或肾形,胞质丰富含大小不一的空泡。有些细胞含黏液,将细胞核挤压至一侧呈印戒样。低分化的肿瘤细胞明显核异型,大小不一,染色质分布不均,难以和低分化浆液性癌细胞相鉴别。细针穿刺样本也可以制成细胞块;免疫组化特征与黏液性交界性肿瘤相似。

细胞学主要特征:①细胞数量多;②黏液上皮细胞呈轻度和(或)明显异型性,大小不一;③胞质含有大小不等的空泡;④细胞单个散在或排列成团、成片。

(三)卵巢子宫内膜样癌

1.临床特征 卵巢子宫内膜样肿瘤(endometrioid adenocarcinoma)占所有卵巢肿瘤 2%～4%,良性和交界性少见。子宫内膜样癌占原发性卵巢癌的 10%～15%,发病年龄多为 50～60 岁,平均 58 岁。高达 42% 的患者同侧或对侧卵巢或盆腔其他部位有子宫内膜异位症。15%～20% 患者可同时合并子宫内膜腺癌。大多数肿瘤直径 10～20cm,部分囊性,部分实性。可伴有局部出血和坏死。双侧肿瘤占 28%。

2.组织学和细胞形态学特征 组织形态与子宫内膜腺癌相似,可见鳞状上皮化生(图 1-92A,B)。细针穿刺样本为淡黄色或含陈旧性出血,涂片细胞数量多,呈细胞单个散在或排列成球状、片状和条索状。少数病例可见腺体状结构。高分化腺癌,肿瘤细胞为柱状,核圆形、较规则,核仁不明显,胞质丰富。低分化腺癌,细胞呈明显异型性,大小不等,核不规则,核质比明显升高(图 1-92C,D),常难以与低分化的浆液或黏液性腺癌相鉴别。

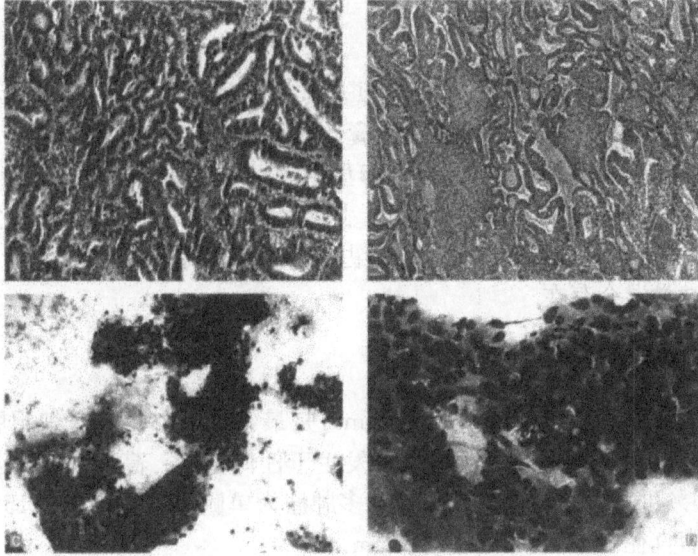

图 1-92　卵巢子宫内膜样癌

A. 组织学,高分化卵巢子宫内膜样癌,FIGO 1 级(HE 染色,200×);B. 组织学,高分化卵巢子宫内膜样癌,FIGO 1 级,伴局部鳞化(HE 染色,100×);C. FNA 穿刺样本涂片,中倍镜示细胞丰富,紧密排列成团,细胞核呈柱形,局部似形成腺体样结构(Diff-Quik 染色,200×);D. FNA 穿刺样本涂片,高倍镜示细胞核柱状,呈中度异型性,仅根据细胞学很难与其他类型癌细胞相鉴别(Diff-Quik 染色,400×)

细胞学主要特征:①细胞数量多,许多单个散在的肿瘤细胞;②条索状、片状或球团状排列;③高柱状细胞;④腺状结构(细胞块)。

(四)卵巢透明细胞癌

1. 临床特征　卵巢透明细胞癌(clear cell adenocarcinoma)由一种或多种不同类型的上皮细胞组成,最常见透明细胞(含糖原)和鞋钉样细胞(hobnail cell),少见扁平细胞、立方细胞、嗜酸性细胞(oxyphil cells)和含黏液的印戒细胞(signet-ring cell)。在西方国家,卵巢透明细胞癌占全部卵巢癌的 10%,但在日本可达 25%。发病平均年龄为 55 岁。肿瘤可发生于卵巢表面上皮、子宫内膜异位症囊肿、上皮包涵体囊肿。95% 的病变为单侧,大约 50%~70% 的病例可伴盆腔或卵巢子宫内膜异位症。最新研究表明,卵巢透明细胞癌的发生与 P1K3CA,ARIDIA 基因突变有关。肿瘤直径平均 15mm,可为实性,但大多数肿瘤为囊实性。实性部分可见出血坏死,囊性部分可呈单房或多房。

2. 组织学和细胞形态学特征　卵巢透明细胞癌的组织和细胞形态与子宫内膜、子宫颈和阴道等部位的透明细胞癌相似。细针穿刺涂片可见多量癌细胞成堆及散在分布。肿瘤细胞可与均匀的基质成分混合存在。癌细胞体积大,多形性、圆形或多边形,细胞膜界限清楚,核圆,居中或偏位,染色质分布均匀但粗糙,核仁明显,胞质丰富,细胞质空而透明,也可稀少,或呈嗜酸性基质成分可呈异染性。

细胞学主要特征:①许多散在分布的细胞;②片状或球团状排列;③癌细胞与致密的基质成分混合;④细胞体积大,圆形,多边形或柱形,核大,核仁明显;⑤细胞质丰富,空而透明。

卵巢良性和交界性透明细胞肿瘤极为少见,故省略。

四、卵巢生殖细胞肿瘤

卵巢生殖细胞肿瘤(germ fell tumor)起源于具有多向分化潜能的原始生殖细胞,约占全部卵巢原发肿瘤的 30%,其中 95% 为成熟型囊性畸胎瘤,其余为恶性肿瘤。在西方国家,恶性生殖细胞瘤占所有卵巢恶性肿瘤的 3%。卵巢生殖细胞肿瘤多见于年轻女性,发病中位年龄 18 岁。恶性卵巢生殖细胞肿瘤是儿童和青少年女性最常见的恶性肿瘤之一。在 21 岁以下女性患者的卵巢囊肿中,卵巢生殖细胞肿瘤占 60%,其中高达 1/3 为恶性。除少数肿瘤外,卵巢生殖细胞肿瘤常混合存在。

(一)畸胎瘤

1. 成熟畸胎瘤

(1)临床特征:成熟畸胎瘤(mature teratoma)是最常见的卵巢生殖细胞肿瘤和最常见的卵巢肿瘤,占所有卵巢肿瘤的 27%~44%,可发生于任何年龄。高峰发病年龄为 20~40 岁,平均年龄 32 岁,5% 可发生在绝经后女性。大多肿瘤为单侧,双侧为 8%~15%;多为囊性,实性非常少见。肿瘤直径 0.5~40cm,平均 15cm。

(2)组织学和细胞形态学特征:成熟畸胎瘤由来源于 2 个或 3 个胚层分化成熟的组织组成,来源于外胚层的成分最常见,可高达 99%~100%。鳞状上皮、毛囊、皮脂腺、汗腺和成熟神经组织常见(图 1—93A)。内胚层成分包括呼吸道、消化道及甲状腺组织(图 1—93B)。来源于中胚层的成分包括平滑肌、骨骼肌、脂肪组织、骨、软骨及牙齿等。单胚层畸胎瘤指畸胎瘤某一成分生长占肿瘤的大部分或全部,最常见的是完全由甲状腺组织组成的单纯性卵巢甲状腺肿(struma ovarii)。

细计穿刺样本呈淡黄色油脂样或黄色糊状物,主要含无核鳞状细胞或细胞碎片(图 1—93C~E),也可见到纤毛柱状细胞、肠上皮细胞、高柱状腺细胞、黏液上皮细胞等少数成熟畸胎瘤可发生癌变,其鳞状细胞癌变。则细针穿刺涂片可见典型的鳞癌细胞。

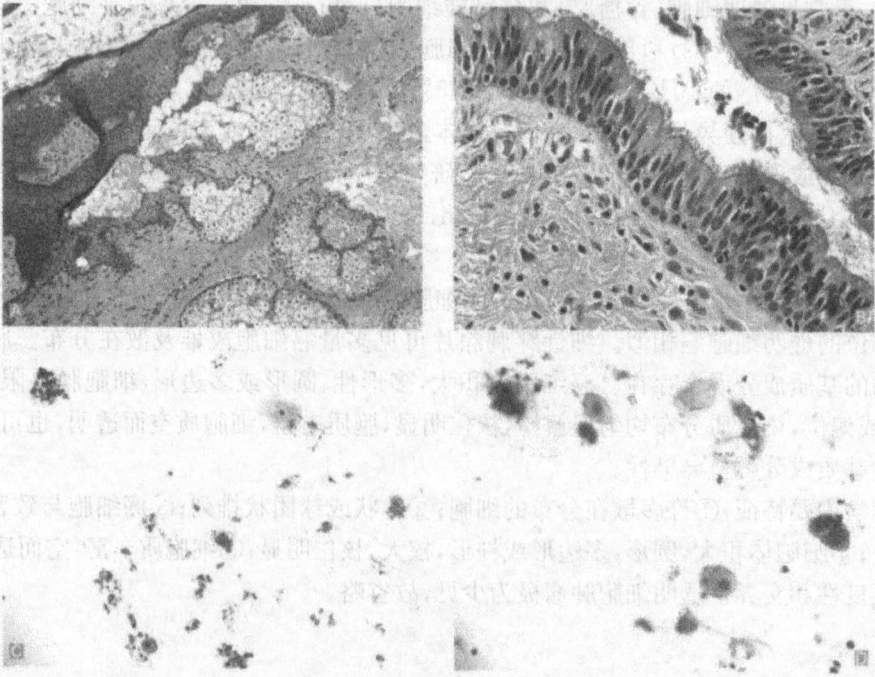

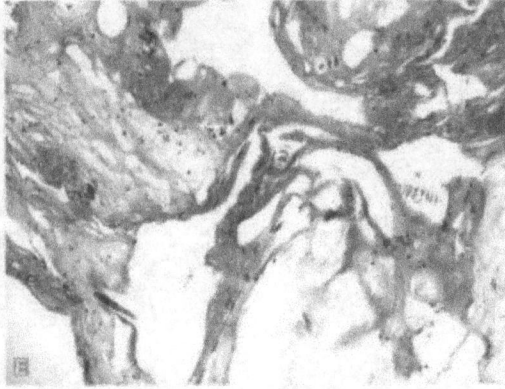

图 1—93　成熟畸胎瘤

A. 组织学,鳞状上皮及皮脂腺(HE 染色,100×);B. 组织学,柱状上皮纤毛清晰可见(HE 染色,400×);C. FNA 细针穿刺样本,中倍镜示脏乱背景中散在的鳞状上皮细胞(巴氏染色,200×);D. FNA 细针穿刺样本,高倍镜有核和无核的鳞状上皮细胞(巴氏染色,400×);E. FNA 细针穿刺样本,细胞块可见毳毛(HE 染色,200×)

细胞学主要特征:①油脂样或糊状物;②鳞状上皮、无核鳞状上皮或细胞碎片;③柱状细胞、纤毛上皮细胞、肠上皮细胞、皮脂腺细胞等;④异物巨噬细胞及其他炎性细胞。

2. 未成熟畸胎瘤　未成熟畸胎瘤(immature teratoma)相对少见,约占卵巢畸胎瘤的3%,约占卵巢恶性生殖细胞瘤的 20%,仅次于无性细胞瘤和卵黄囊瘤,位于恶性生殖细胞瘤的第三位。

肿瘤含有 3 个胚层衍化来的组织,分化程度从未成熟至成熟不等,镜下各种成分相互交错,可见不成熟胚胎成分与成熟成分未成熟胚胎样组织含量常不等,未成熟神经上皮为最常见成分。

(二)卵巢类癌

1. 临床特征　卵巢原发性类癌是第二位最常见的单胚层细胞瘤,常为成熟性胚胎瘤的一个成分(85%)(图 1—94A),但也可以单一细胞形式存在(15%)(图 1—94B)。卵巢类癌(ovarian carcinoid)占所有类癌的 0.5%~1.7%,平均发病年龄为 53 岁(14~79 岁)。10%~30%的患者临床可伴有类癌综合征。

2. 细胞形态学特征　细针穿刺涂片见许多单一分散的细胞或疏松细胞簇,偶尔可见菊花状排列。肿瘤细胞大小一致,呈圆形或多边形,核小呈圆形或卵圆形,核仁不明显,核分裂象极少,胞质丰富(图 1—94C~E),嗜酸性或颗粒状,细胞膜清晰,细胞质含神经分泌颗粒,嗜银反应阳性,chromogranin 或 synaptophysin 免疫染色阳性。如果不存在其他畸胎瘤成分,鉴别诊断原发性类癌和转移性类癌非常困难。卵巢转移性类癌几乎全部来自于胃肠道,个别来自肺。临床倾向于卵巢转移性类癌的病例,存在消化道、肺类癌病史,还有双侧性、多发性、腹腔转移等。最新研究表明 CDX2 染色对鉴别卵巢原发性类癌和肠道转移性类癌可能有一定帮助。不伴畸胎瘤的卵巢原发性类癌 CDX2 染色阴性,而由肠道转移的(尤其是小肠和阑尾)类癌大多数病例 CDX2 染色阳性。

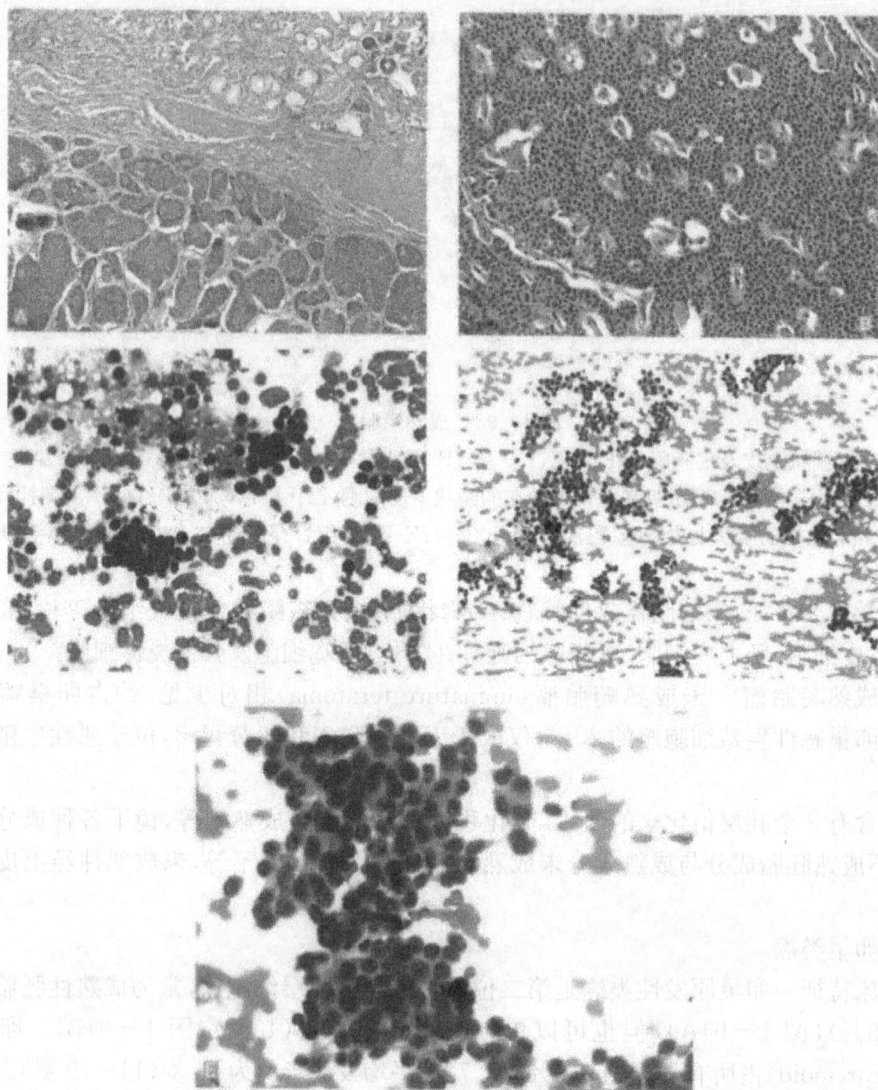

图 1—94 卵巢原发性类癌

A. 成熟畸胎瘤伴类癌成分(图下部分)(HE 染色,100×);B. 卵巢类癌组织学(HE 染色,200×);C. 类癌 FNA,散在的细胞及较小的细胞团(Diff—Quik 染色,200×);D. 类癌 FNA,低倍镜示细胞丰富(巴氏染色,100×);E. 类癌 FNA,高倍镜示细胞大小一致,颗粒状细胞质和椒盐样染色质(巴氏染色,400×)

细胞学主要特征:①许多单一分散的细胞;②细胞大小一致;③圆形或多边形细胞;④颗粒状胞质和椒盐样染色质;⑤免疫组化染色 chromogranin 和 synaptophysin 阳性。

（三）无性细胞瘤

1. 临床特征　无性细胞瘤(dysgerminoma)是最常见的卵巢恶性生殖细胞瘤,占恶性生殖细胞瘤的 45%,占所有卵巢恶性肿瘤的 1%～2%。肿瘤多发生在 30 岁以下,极少发生在 50 岁以上或 5 岁以下。大多数患者因快速增大的腹部肿块和下腹疼痛而就诊。几乎所有的无性细胞瘤患者血清乳酸脱氢酶(LDH_1,LDH_2)升高。无性细胞瘤对放射治疗高度敏感,所以正确的诊断对于有效的治疗非常重要。无性细胞瘤多为实性,较大的肿瘤可有坏死和出血而呈囊性。

2.组织学和细胞形态学特征　组织学结构与睾丸精原细胞瘤结构一致。肿瘤细胞排列呈巢状、片状或条状。肿瘤间质结缔组织内常有大小不等的淋巴细胞浸润(图1—95A～C)，有时可见朗汉斯巨细胞。本瘤可含有胚胎癌或滋养细胞成分。

细针穿刺样本细胞含量多，瘤细胞呈单个散在或疏松的细胞团。肿瘤细胞大，圆形或多角形；核圆，居中，核仁明显，染色质颗粒状；胞质丰富，嗜酸性或泡沫状，胞膜清晰，核分裂象常见，肿瘤细胞间常混合小的成熟淋巴细胞(图1—95D,E)。有时可见合体滋养细胞。与精原细胞瘤一样，在空气干燥的MGG染色涂片中可见典型虎皮斑纹背景。

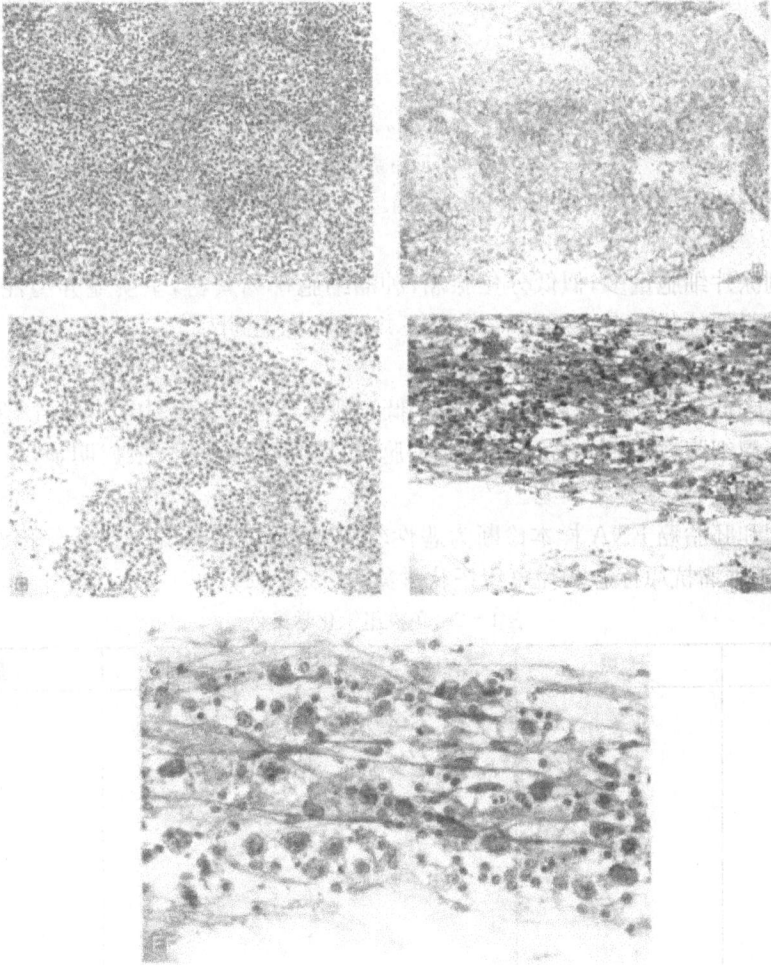

图1—95　卵巢无性细胞瘤

A.组织学，肿瘤由大的相对一致的细胞组成，可见散在的淋巴细胞(HE染色,100×)；B.组织学，C-kit/CD117染色，细胞膜阳性(免疫组化,100×)；C.组织学，OCT4染色，细胞核阳性(免疫组化,100×)；D.FNA穿刺样本涂片，中倍镜示细胞丰富，大的肿瘤细胞混杂小的淋巴细胞(巴氏染色,200×)；E.FNA穿刺样本涂片，高倍镜示大的肿瘤细胞，胞核圆形、核仁清楚可见，混合许多小的成熟的淋巴细胞(巴氏染色,400×)

(四)卵黄囊瘤

卵黄囊瘤(yolk sac tumor)以前称为内胚窦瘤，占恶性生殖细胞瘤20%。卵黄囊瘤多发生于青少年，发病中位年龄18岁，极个别发生在40岁以后。患者常因腹痛和快速增大的盆腔肿块而就诊。10%患者可有肿瘤破裂或扭转。瘤细胞产生甲胎蛋白，使血清中AFP含量升高。卵黄囊瘤典型的组织学结构为内胚窦样结构，又称 S—D(Schiller—Duval)小体，似肾小球血管袢，实际上这种典型的结构仅见于 20％病例(图 1—96A,B)。

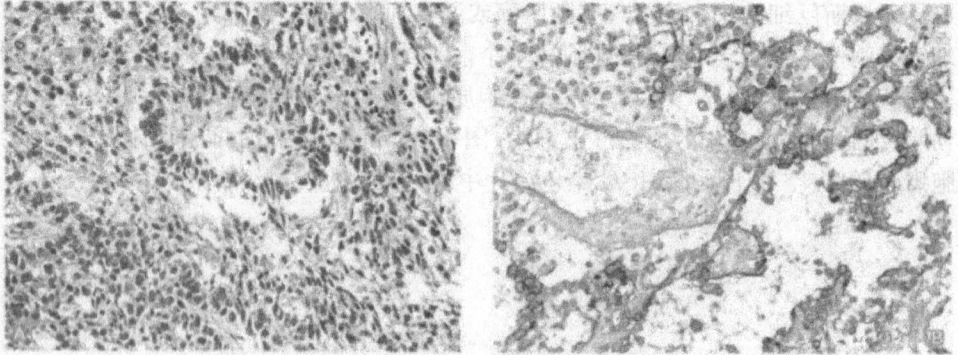

图 1—96　卵黄囊瘤组织学

A. 典型的内胚窦样结构，又称 S—D(Schiller—Duval)小体(HE 染色,200×)；B. 甲胎蛋白染色阳性(免疫组化,200×)

细针穿刺涂片细胞量多，似低分化腺癌，肿瘤细胞排列紧密，呈明显异型性，大小形状不一，可呈正方形、低柱状及多边形，核圆形或不规则形，核仁明显。

（五）胚胎癌

胚胎癌(embryonal carcinoma)发生率远低于卵黄囊瘤。发病中位年龄 12 岁。细针穿刺样本可见许多瘤细胞，细胞大，似原始胚胎细胞，核圆形或不规则，核仁明显，可见多个核仁，胞质较少而不明显，核分裂象多见。

卵黄囊瘤和胚胎癌 FNA 样本诊断为恶性较容易，但正确分类并与低分化癌相鉴别非常困难，需借助于肿瘤抗原标志和免疫组织化学染色(表 1—2)。

表 1—2　免疫组织化学染色

类别	类癌	无性细胞瘤	卵黄囊瘤	胚胎癌
CEA	+	—	+	+
PLAP	—	+	+	+
CD30	—	—	—	+
NSE	—	—	+	+
AFP	—	—	+	+/—
AE1/AE3+	+	—	+	+
HCG	—	—	—	+
EMA	+/—	—	—	—

（六）性索—间质肿瘤

性索—间质肿瘤(sex cord—stromal tumor)占全部卵巢肿瘤的 8％，是最常见的产生类固醇激素的卵巢肿瘤。这些肿瘤主要发生于粒层细胞、卵泡膜细胞、支持细胞、间质细胞和卵巢间质的纤维母细胞。由于许多肿瘤可分泌类固醇激素，所以临床症状可呈女性化表现(雌激素)，少数呈男性化表现(雄激素)：这类肿瘤较少见，现简述几种常见的性索—间质肿瘤。

1. 成人粒层细胞瘤

（1）临床特征：成人粒层细胞瘤(adult granulosa cell tumor)是最重要的性索—间质肿瘤，

它占全部卵巢肿瘤的 1%～2%,占全部颗粒细胞瘤的 95%。主要发生在更年期或绝经后女性,50～55 岁常见。临床最大特点是产生雌激素。肿瘤多为单侧,生长缓慢,平均直径 12cm。10%～15%可有破裂。大多为实性,但也可伴有不同程度的囊性变或出血坏死。

(2)组织学和细胞形态学特征:组织学肿瘤细胞排列组成不同的特征结构,包括大卵泡、微小卵泡、梁索状、缎状、弥漫型等。以微小卵泡结构(microfollicular pattern)为最明显特征(图 1—97A～C),其瘤细胞呈巢状排列,与小卵泡相似,中心含嗜酸性粉染蛋白样物质,围绕瘤细胞呈栅栏状排列,称 Call—Exner 小体。细针穿刺涂片可见小到中等大小瘤细胞,散在分布或成团。细胞核居中,圆形或椭圆形,大小相似,染色质较细。核膜清晰,切迹明显,可成纵行核沟,胞质稀薄,淡染,边界不清,核分裂象极少见,部分病例可见 Call—Exner 小体。细胞块 HE 染色可见肿瘤细胞不同的排列方式。

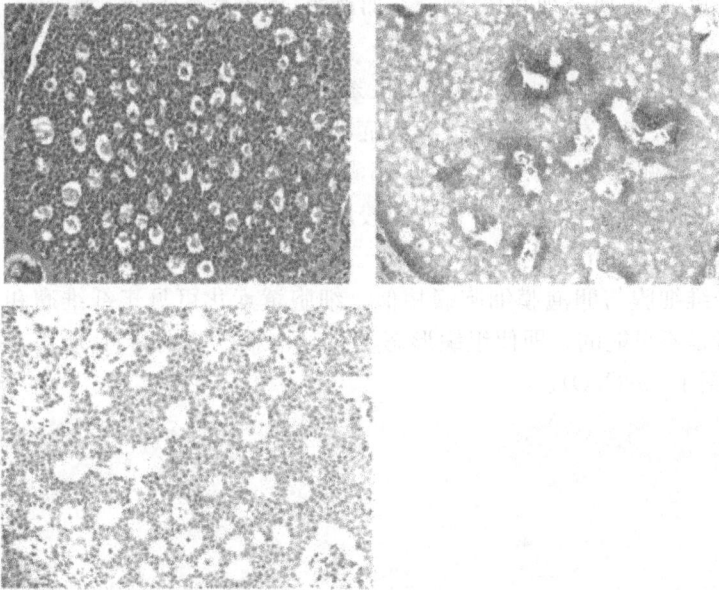

图 1—97 粒层细胞瘤组织学

A. 成人粒层细胞瘤,岛状和微小滤泡状生长方式。细胞大小一致,可见明显核沟(HE 染色,200×);B. Inhibin 染色阳性(免疫组化,100×);C. AD4BP(SF1)染色阳性(免疫组化,200×)

细胞学主要特征:①细胞数量多,散在或松散细胞簇;②细胞大小一致;③核质比增高;④纵行核沟;⑤Call—Exner 小体。

鉴别诊断包括卵泡囊肿、支持—间质细胞瘤、恶性淋巴瘤、类癌、Brenner 瘤和卵泡膜细胞瘤等。

2. 青少年型粒层细胞瘤

(1)临床特征:青少年型粒层细胞瘤(jevenile granulosa cell tumor)仅占颗粒细胞瘤的 5%,发病年龄一般小于 30 岁,大于 30 岁者仅为 3%。98%发生于单侧,98%为 1 期,肿瘤仅限于卵巢。如青少年型粒层细胞瘤发生在青春期前,几乎所有患者均有盆腔包块,90%的患者有性早熟。肿瘤直径 3～32cm,平均 12.5cm。

(2)组织学和细胞形态学特征:实性或囊实性,囊肿内含血液,少部分肿瘤主要由单个或多个薄壁囊肿组成。肿瘤结构多样化,镜下粒层细胞呈弥漫片状或结节状排列。细针穿刺。

肿瘤细胞呈单个或松散簇状。核圆形,染色质细,无核沟,核仁小或明显,可见核分裂象。胞质中等量,颗粒状,嗜酸性,如黄体化而淡染,可见空泡状,一般见不到 Call—Exner 小体。

鉴别诊断包括透明细胞癌、恶性细胞瘤、淋巴瘤、卵泡膜细胞瘤等。

3. 卵泡膜细胞瘤

(1)临床特征:卵泡膜细胞瘤(thecoma)为卵巢性索—间质肿瘤,良性。卵泡膜细胞瘤多见于绝经后女性,平均发病年龄 59 岁,约占粒层细胞瘤的 1/3,大多数肿瘤可分泌雌激素,60%患者有阴道出血症状。

(2)组织学和细胞形态学特征:肿瘤由单一形态、肥胖或短梭形细胞组成,核圆形或卵圆形,胞质丰富,呈不同程度的黄素化,含丰富的类脂质而呈空泡状,无异型性或核分裂象(图 1—98A)。细针穿刺检查与粒层细胞瘤不同,细胞数量很少,梭形细胞呈弥漫或松散的簇状排列核梭形或卵圆形,染色质呈细网状,胞质空而透明,含丰富类脂质空泡。

4. 纤维瘤

(1)临床特征:纤维瘤(fibroma)为卵巢性索—间质肿瘤,良性。纤维瘤占所有卵巢肿瘤的 4%,好发年龄 50~60 岁,大多数患者无症状,1%~2%的患者可伴有腹腔和胸腔积液(Meigs 综合征)。单侧占 90%,平均直径 6cm,灰色,实体常有钙化。

(2)组织学和细胞形态学特征:纤维瘤由梭形细胞混合不同含量的胶原组成,有时细胞可呈漩涡状或席纹状(storiform)生长排列(图 1—98B),胶原丰富。细针穿刺细胞含量少,梭形纤维母细胞或纤维细胞与卵泡膜细胞瘤相似。细胞黄素化可见于纤维瘤和卵泡膜细胞瘤。细胞学鉴别两者是不可能的。即使组织形态学有时也难以鉴别两者,所以有时称为纤维瘤/卵泡膜细胞瘤(图 1—98C,D)。

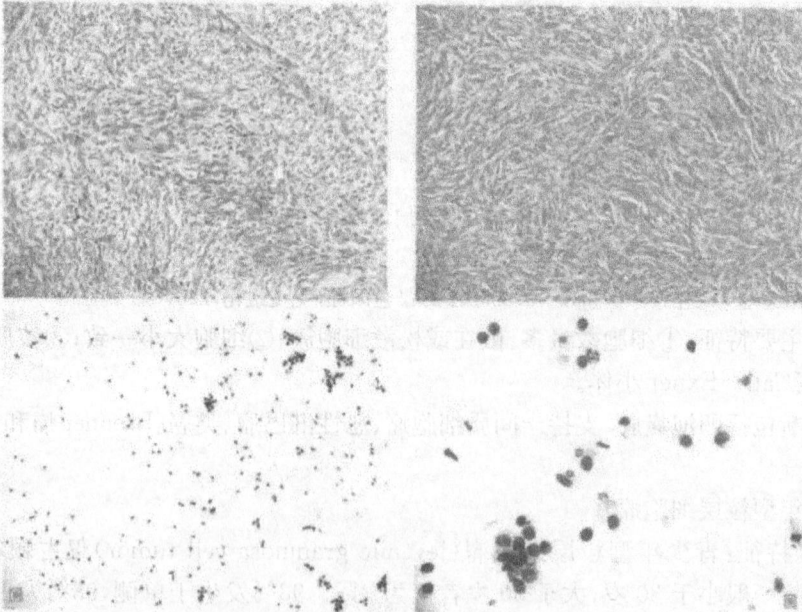

图 1—98 纤维瘤

A. 卵巢卵泡膜细胞瘤组织学,梭形细胞,无异型性,胞质丰富呈空泡状,细胞间可见玻璃样变间质(HE 染色,200×);B. 卵巢纤维瘤组织学,梭形细胞,无异型性,呈漩涡状或席纹状生长(HE 染色,200×);C. FNA 穿刺样本,低倍镜示细胞中度丰富,散在及小的细胞团(Diff—Quik 染色,100×);D. FNA 穿刺样本,高倍镜示细

胞大小一致,无异型性,胞核圆形或椭圆形(Diff－Quik 染色,400×)

5.其他性索－间质肿瘤　其他性索－间质肿瘤包括支持细胞瘤、支持－间质细胞瘤和类固醇细胞瘤等,极少见于细针穿刺,所以在此不做描述。

6.不常见的原发性卵巢肿瘤　良性和恶性间质组织肿瘤,如平滑肌瘤,平滑肌肉瘤、骨骼肌瘤、黏液瘤、神经纤维瘤、恶性外周神经瘤、直肠瘤和淋巴瘤等。细针穿刺结合放射线检查和免疫组织化学可有助于诊断。

7.转移性肿瘤　卵巢是发生转移性肿瘤最常见的女性生殖系统器官。死于癌症的女性中肿瘤转移至卵巢者占 30％。双侧卵巢恶性肿瘤中,15％～20％因恶性肿瘤转移所致。常见直接蔓延或转移至卵巢的原发肿瘤包括子宫内膜、胃肠、消化道、阑尾、胰腺、乳腺、淋巴和血液系统疾病。Krukenberg 肿瘤的特点是含黏液的印戒细胞癌转移至卵巢,大多数原发肿瘤是胃癌,但结肠癌、乳腺癌也可引起类似的转移,在大多数情况下,细针穿刺细胞学不能鉴别卵巢原发癌和转移癌。检测卵巢囊肿液肿瘤抗原标志的浓度可有助于诊断,如转移性癌 CEA 含量高,但 CA125 含量低。

(刘芳)

第二章　颅内肿瘤

第一节　颅内肿瘤病理学

一、颅内肿瘤的病理学基础

(一)概述

颅内肿瘤即各种脑肿瘤,是神经系统中常见的疾病之一,对人类神经系统的功能有很大的危害。一般分为原发和继发两大类。原发性颅内肿瘤来源于颅内各种组织成分如脑组织、脑膜、脑神经、脑血管、垂体腺与胚胎残余组织等。继发性肿瘤指身体其他部位如肺、子宫、乳腺、消化道、肝脏等的恶性肿瘤转移或侵入颅内形成的转移瘤。寄生虫囊、肉芽肿、脓肿、动脉瘤与血管畸形等均可发生于颅内,但不属于颅内肿瘤范畴,可统称颅内占位性病变。

(二)发病率

近年来,颅内肿瘤发病率呈上升趋势,据统计,我国颅内肿瘤患病率约为 32/10 万,一项世界性的统计为 40/10 万。就全身肿瘤的发病率而论,脑瘤居第六位,仅低于胃、肺、子宫、乳腺、食道肿瘤。在成人,脑瘤占全身肿瘤总数的 2.5%,儿童期脑瘤在全身各部位肿瘤中所占比率相对较多,占全身肿瘤的 8.2%,而其他恶性肿瘤最终会有 20%~30% 转入颅内,由于其膨胀的浸润性生长,在颅内一旦占据一定空间时,无论其性质是良性还是恶性,都势必使颅内压升高,压迫脑组织,导致中枢神经损害,危及患者生命。

脑胶质细胞瘤(简称胶质瘤)是颅内肿瘤中最多的一类,接近颅内肿瘤的半数,依次多见的为脑膜瘤、垂体腺瘤及神经纤维瘤,其他类肿瘤较少。

颅内肿瘤可发生于任何年龄,以 20~50 岁为最多见,婴幼儿与 60 岁以上老年人发病皆较少。国内资料显示发病高峰在 31~40 岁,而国外大部分统计资料在 45 岁。少儿以颅后窝及中线肿瘤较多见,主要为髓母细胞瘤、颅咽管瘤、星形细胞瘤、室管膜瘤及松果体瘤等。成人脑瘤多见于幕上,少数位于幕下,以大脑半球胶质瘤为最多见,如星形细胞瘤、胶质母细胞瘤、室管膜瘤等其次为脑膜瘤、垂体腺瘤及颅咽管瘤、神经纤维瘤、海绵状血管瘤、胆脂瘤等。老年人多位于大脑半球,以多形性胶质母细胞瘤、脑膜瘤、转移瘤等居多。国内统计资料表明,10 岁以下多见的肿瘤依次是髓母细胞瘤、星形细胞瘤、先天性肿瘤、颅咽管瘤、室管膜瘤;罕见的肿瘤是继发性肿瘤、神经鞘膜肿瘤、垂体腺瘤。11~20 岁多见肿瘤依次为星形细胞瘤、先天性肿瘤、颅咽管瘤、髓母细胞瘤、脑膜瘤、室管膜瘤;少见或罕见的肿瘤是垂体腺瘤和听神经瘤。21~40 岁多见肿瘤为星形细胞瘤、脑膜瘤、垂体腺瘤、神经鞘膜肿瘤、先天性肿瘤、胶质母细胞瘤;髓母细胞瘤和室管膜瘤少见。41~60 岁除脑膜瘤、星形细胞瘤、神经鞘膜肿瘤和继发性肿瘤外,胶质母细胞瘤和垂体腺瘤也较多见;先天性肿瘤少见;髓母细胞瘤极罕见。61 岁以上者,所有类型肿瘤均大为减少。

据国内黄文清统计,不同类型肿瘤各有其好发年龄和高峰。星形细胞瘤、胶质母细胞瘤、少突胶质细胞瘤和血管母细胞瘤均好发于 11～60 岁,35 岁为高峰。室管膜瘤和髓母细胞瘤高峰均在 20 岁前,但前者好发年龄在 30 岁以前,后者在 20 岁以前。脑膜瘤和神经鞘膜肿瘤好发年龄在 21～60 岁,前者高峰在 45 岁,后者在 35 岁。垂体腺瘤好发年龄在 21～50 岁,高峰在 35 岁。表皮样囊肿和皮样囊肿好发年龄在 21～50 岁,高峰在 25 岁。颅咽管瘤在 50 岁以下各年龄组均多见,高峰在 15 岁。继发性肿瘤好发于 21～60 岁,高峰在 40～60 岁。

原发性颅内肿瘤发生率无明显性别差异,男稍多于女。国内统计资料表明,中枢神经系统肿瘤男女比例为 1.4：1,一般均男性多于女性,仅两类肿瘤男性少于女性,即脑膜瘤(0.9：1)和听神经瘤(0.9：1)。国外 Zulch 统计资料表明,男性少于女性的脑瘤仅三种,即成胶质母细胞瘤(9：11)、脑膜瘤(6：7)和听神经瘤(1：2)。

颅内肿瘤的发病部位分布:肿瘤发生的部位,幕上者多于幕下,二者发病率之比约为 3：1。幕上的脑瘤位于额叶、颞叶者居多,幕下者多见于小脑半球与蚓部、第Ⅳ脑室、桥小脑角。国内黄文清统计资料表明,颅内肿瘤多发生于幕上,约占 74.4%;少部分发生于幕下,约占 25.3%。颅内肿瘤有四大好发区,大脑额、颞、顶叶为第一好发区,占全部颅内肿瘤的 1/3,其中额叶最多见。第二好发区为包括垂体在内的蝶鞍区,约占全部颅内肿瘤的 1/3。第三好发区为桥小脑角区,占全部颅内肿瘤的 1/8。第四好发区为小脑蚓部和第Ⅳ脑室,占全部颅内肿瘤的 1/10。其余 1/4 颅内肿瘤分散于颅内其他区域。

幕上常见肿瘤依次为星形细胞瘤、脑膜瘤、垂体腺瘤、颅咽管瘤和胶质母细胞瘤,约占幕上肿瘤的 4/5;继发性肿瘤、少突胶质细胞瘤、室管膜瘤、血管瘤和畸形也较常见。幕下最常见肿瘤为听神经瘤,约占幕下肿瘤的 1/3;其次分别为髓母细胞瘤和星形细胞瘤,二者约占幕下肿瘤的 1/3;室管膜瘤、脑膜瘤、血管母细胞瘤、表皮样囊肿和皮样囊肿次常见。大脑实质内以神经上皮性肿瘤最常见,其中绝大多数为胶质瘤,尤其是星形细胞瘤和胶质母细胞瘤。大脑凸面以脑膜瘤最多见。脑室中侧脑室以室管膜瘤最多见,约占侧脑室内肿瘤的 28%,其次为脑膜瘤和星形细胞瘤,各占 20% 左右;第Ⅲ脑室以星形细胞瘤最多见,约占 31%,其次依次为颅咽管瘤(20%)和室管膜瘤(17%);第Ⅳ脑室以室管膜瘤最多见,占 41%,其次分别为髓母细胞瘤(24%)和星形细胞瘤(16%)。松果体区是畸胎瘤的好发部位,占该区肿瘤的 60%;其次为星形细胞瘤(11%)和松果体实质肿瘤(7%)。丘脑基底核区以星形细胞瘤最为多见,约占该区肿瘤的 2/3,其次为胶质母细胞瘤,约占 21%。脑干以星形细胞瘤和胶质母细胞瘤最为多见,其次为脑膜瘤和血管母细胞瘤。小脑几乎所有类型肿瘤均可发生,但以髓母细胞瘤(31.8%)、星形细胞瘤(29.5%)和血管母细胞瘤(10.4%)最常见,三者占小脑肿瘤的 2/3 以上。约 79.4% 的桥小脑角区肿瘤是听神经瘤,其次为脑膜瘤(12%)、表皮样囊肿和皮样囊肿(2.6%)。

颅内肿瘤的发生部位往往与肿瘤类型有明显关系,胶质瘤好发于大脑半球,垂体瘤发生于鞍区,听神经瘤发生于桥小脑角,血管网织细胞瘤发生于小脑半球较多,小脑蚓部好发髓母细胞瘤等。

(三)病因

颅内肿瘤和其他肿瘤一样,病因尚不完全清楚。有一些相关的因素如病毒感染、致癌物质、放射线、遗传、胚胎残余等,被认为与脑瘤发生有关。传统中医认为,颅内肿瘤的形成是由于内伤七情,使脏腑功能失调,加之外邪侵入,寒热相搏,痰浊内停,长期聚于身体某一部位而成。肿瘤分子生物学研究表明,有两类基因与肿瘤的发生、发展密切相关。一类是肿瘤基因;另一类是抗肿瘤基因。肿瘤基因的活化和过渡表达诱发肿瘤形成,抗肿瘤基因的存在和表达有助于抑制肿瘤的发生。肿瘤基因可以存在于正常细胞中,不表达肿瘤特性,当这样细胞受到致瘤因素作用时,如病毒、化学致癌物和射线等,细胞中的肿瘤基因被活化,细胞的表型发生改变,肿瘤性状得以表达,这些细胞迅速扩增,从而形成真正的肿瘤实体,目前认为,诱发颅内肿瘤发生的因素有:先天性与遗传因素以及继发性致瘤因素(物理因素、化学因素、生物学因素以及身体其他部位转移肿瘤)。

1.先天因素　胚胎发育过程中异位残留于颅腔或椎管内的原始细胞或组织,在一定条件下具备分化与增殖能力,可发展成为神经系统先天性肿瘤。常见的有颅咽管瘤、脊索瘤、皮样囊肿、表皮样囊肿、脂肪瘤及畸胎瘤等。颅咽管瘤发生于颅内胚胎颅咽管残余的上皮组织,脊索瘤来自脊索组织残余,皮样囊肿和表皮样囊肿来自于皮肤组织,脂肪瘤来自于脂肪组织,而畸胎瘤则来自于多种胚胎组织残余。神经系统先天性肿瘤发生率较高,约占颅内与椎管肿瘤的 9.5%。肿瘤多属良性,生长缓慢,发病年龄以青少年时期较多见,也见于中老年时期发病。

2.遗传因素　在人类,只有少数几种神经系统肿瘤与遗传因素有关。人体的基因缺陷或变种可形成神经系统肿瘤,如神经纤维瘤病、血管网织细胞瘤和视网膜母细胞瘤等有明显家族发病倾向,常在一个家族的几代人中发病。多发性神经纤维瘤病为神经系统肿瘤中最具遗传倾向的代表,为常染色体显性遗传性肿瘤,约半数患者有家族史。视网膜母细胞瘤也是常染色体显性遗传性肿瘤,发生率占存活婴儿的 1/2 万~1/3.4 万,多见于 3 岁以前。单发性病灶占 3/4,具有体细胞的变种,12%~17% 可传给子代;多灶性病变则有细胞的染色体变种,家庭中的其他子代成员很可能易感,50%~65% 可传给子代。血管网织细胞瘤也称为血管母细胞瘤,具有遗传倾向,文献中有不少同一家族中多人患病的报道。如上海华山医院曾报道一个家族 4 代 122 人中 11 人患此病,其中 6 人经病理证实;天津医科大学总医院报道一个家族中兄弟 3 人患此病。

3.物理因素　目前已经肯定,电离辐射能增加颅内肿瘤的发病率。肿瘤的发生是人和动物接受射线作用后最严重的远期病理变化。关于放射线致瘤性已有许多病例报道,如颅内肿瘤手术后行放射治疗,数年后于照射野发生脑膜瘤或纤维肉瘤。有研究发现,在神经系统经治疗性放射线照射后,电镜下可见细胞萎缩、基底膜及线粒体明显改变。放射线可引起组织间变与畸变,最终导致癌变。使用二氧化钍对动物进行照射,可诱发脑膜瘤;而应用 X 射线照射则常引起肉瘤。对猴脑应用大剂量 X 线照射可诱发胶质细胞瘤。Zuelch 报道 1 例 15 岁女孩因患大脑半球室管膜瘤,手术切除后行术野放射治疗,6 年后死亡,尸解发现放疗部位结节状纤维肉瘤与开颅骨瓣区的脑膜紧密相连。Russell 等提出,放射区域的细胞突变是肿瘤形成的基础。由放射线诱发的肿瘤恶性为多,接受放射剂量大多超过 30Gy,发病潜伏期为 5~22 年不等。

至于外伤与颅内肿瘤发生的关系,目前尚未确定。创伤一直被认为是脑膜瘤或胶质细胞瘤发生的可能因素。Cushing 和 Eisenhardt 认为头部外伤可能是某些脑膜瘤的病因。在他们经治的 313 例脑膜瘤中,33% 有头部外伤史,且 24 例在肿瘤部位曾有颅骨凹陷骨折,遗留的瘢痕组织与肿瘤密切相关。然而在第二次世界大战及越南、中东战争中，颅脑外伤病例较多，据调查战后神经系统肿瘤发生率没有明显增加。

4.化学因素　动物实验证明，多种化学物质可诱发颅内肿瘤。约有95％以上的化学致癌物进入体内必须经过代谢活化或生物转化才能起到致癌作用。不需经过代谢活化就能致癌的物质称为直接致癌物，数量较少；经过代谢活化后才能致癌的物质称为间接致癌物，大部分化学致癌物为间接致癌物。

(1)多环芳烃类化合物：多环芳香烃类化合物如甲基胆蒽、二苯蒽和苯并芘等，将其种植到目的物上，均可诱发神经系统肿瘤。多环芳香烃类化合物不为身体吸收，只有种植到靶组织中方能诱导肿瘤形成。将这些物质种植到脑的不同部位，可产生不同类型的肿瘤。种植到脑室可以诱发室管膜瘤；种植到顶叶皮质下可诱发胶质母细胞瘤；种植于额叶或枕叶皮质下可诱发少突胶质母细胞瘤；种植于小脑可诱发髓母细胞瘤；种植于桥脑或胼胝体则可诱发极性胶质母细胞瘤。Oberling等用苯并芘晶体种植于大鼠脑皮质内，在存活的3只动物10个月后诱发出垂体腺瘤，而将油状苯并芘注射到大鼠脑内，则诱发出上皮样垂体瘤。国内陈炳桓教授等应用甲基胆蒽植入小鼠脑内，诱发出胶质母细胞瘤，并建立了G422瘤株。

(2)亚硝胺类化合物：亚硝胺类化合物是很强的致癌物，几乎能引发各种脏器与组织的肿瘤。亚硝胺类化合物是不需要活化的直接致癌物，不仅存在于人的生活环境中，还可以在人体内合成。因此亚硝胺类化合物既是外源性致癌物，又是内源性致癌物，对人类具有较大的潜在危险。亚硝胺类的不同化合物能使特有器官产生一定类型的肿瘤，特别是对中枢神经系统。其诱发的神经系统肿瘤在大脑半球的皮质下白质内、海马区和侧脑室周围最多见，发生在后颅窝者较少见，而周围神经则以三叉神经、臂丛及腰丛发生率较高。诱发肿瘤的类型主要取决于化学物质发品种、剂量、接种部位、给药方式，以及实验动物的类别、年龄和个体差异等。诱发的肿瘤可为胶质细胞瘤、脑膜瘤、肉瘤、上皮癌、垂体腺瘤、松果体瘤等。两种简单的亚硝胺类化合物如甲基亚硝脲(MNU)和乙基亚硝脲(ENU)，无论口服还是静脉注射，均可诱发神经系统肿瘤。ENU可通过胎盘对胎儿起作用，在怀孕后半期单次给药，即可使其后代发生神经系统肿瘤。这样诱发的肿瘤可发生于神经系统的不同部位，有25％在脑内，13％在脊髓，24％在脑神经，38％在周围神经。脑内肿瘤于(245±80)天产生，脑神经肿瘤在(190±50)天产生。

5.生物学因素　早在20世纪初即知某些病毒能诱发肿瘤。目前已经发现30多种动物的某些肿瘤是由病毒引起的，而且也有人从人脑肿瘤中分离出完整的病毒和病毒颗粒。虽然在动物身上已经发现了许多DNA和RNA病毒，许多病毒(包括从人体组织分离出来的病毒颗粒)接种到动物脑内可诱发脑肿瘤，但目前为止，尚未发现一种能诱发人类脑瘤的病毒。常用的致瘤病毒有腺病毒、Papova病毒、肉瘤病毒(RSV)、脱氧核糖核酸病毒(DNAV)、核糖核酸病毒(RNAV)、多瘤病毒(Polyoma Virus)、猴空泡病毒(SV40)及Oncorna病毒等。由病毒诱发的脑瘤数量与种类取决于接种动物的年龄和部位，从脑内接种较鞘外种植更为有效。上述病毒均可诱发肉瘤，而Oncorna病毒常诱发星形细胞和胶质母细胞瘤；腺病毒可诱发神经源性肿瘤(神经母细胞瘤、视网膜母细胞瘤)；Papova病毒可诱发室管膜瘤、脉络丛乳头状瘤和髓母细胞瘤；DNVA和RNAV可诱发多种脑瘤，如脑膜瘤、松果体瘤、胶质母细胞瘤及肉瘤。病毒致瘤的机制可能是它们进入细胞后，均在细胞核内合成 DNA 时（即瘤细胞的 S 期）迅速被依附于染色体内，并改变染色体上基因的特性，使细胞原有的增殖与分裂功能发生了变化。由于该过程均发生于分裂细胞，因此年轻动物具有易感性（胶质细胞瘤、垂体腺瘤）。

6.脑转移瘤　颅内肿瘤习称脑瘤，分原发性与继发性。原发性脑瘤来源于颅内各种组织成分如脑膜、脑组织、脑神经、脑血管、垂体腺与胚胎残余组织等。继发性者由身体其他部位如肺、子宫、乳腺、消化道、肝脏等的恶性肿瘤转移至脑部，或由邻近器官的恶性肿瘤由颅底侵入颅内。颅内转移瘤占颅内肿瘤的 10％左右，但随着生活水平提高、人类寿命延长以及诊疗手段的改进，颅内转移瘤的发生率有增高趋势。身体其他部位肿瘤细胞可通过以下途径转移到颅内：

（1）经血液：为最常见转移途径，大部分肿瘤细胞是通过大循环到颅内，如肺部的肿瘤细胞侵蚀肺静脉，随血流进入左心室，再进入颅内；其他部位的肿瘤细胞首先进入静脉系统，再通过肺毛细血管或通过心脏的卵圆孔短路进入肺动脉血，也可先转移到肺，再由肺部进入血液循环。如肺癌、乳腺癌、皮肤癌等主要经血液转移，易在颅内形成多发转移瘤。

（2）直接侵入：邻近部位的肿瘤如鼻咽癌、视网膜母细胞瘤、头皮及颅骨的恶性肿瘤均可直接侵入颅内。

（3）经蛛网膜下腔：极少数脊髓肿瘤经此途径向颅内转移，如胶质瘤或室管膜瘤。眶内肿瘤沿视神经鞘侵入颅内，并在蛛网膜下腔播散。

（4）经淋巴系统：肿瘤细胞可沿脊神经或脑神经周围的淋巴间隙进入脑脊液循环而入颅或通过椎静脉丛侵入颅内，实际上可称为淋巴一蛛网膜下腔的转移方式。

二、颅内肿瘤的病理分类

从 20 世纪开始，对神经系统肿瘤的分类已有几十种甚至上百种方案，但具有代表性又被广为接受和采用者不多。

（一）我国关于中枢神经系统肿瘤分类

我国目前对中枢神经系统肿瘤分类法意见不一，同国外分类情况相似，多数学者也受到前述五中分类方法的影响，采用的分类方法也不一致。北京市神经外科研究所经过长期临床实践，积累了大量神经系统肿瘤资料，总结出其分类方法（表 2-1）。该方法主要着眼点是肿瘤的生物学特征、形态学特点和生长部位，有助于术前诊断、手术原则确定、预后估计和形态学归类统计。但不使用Ⅰ～Ⅳ级分类法，因为单纯的Ⅰ～Ⅳ级分类法主要适用于星形细胞瘤类，对其他胶质瘤如少突胶质细胞瘤、室管膜瘤和松果体瘤等分级并不明确；而且长期病理工作实践发现，不少的病理标本在同一切面的不同部位肿瘤的分化程度不一，很难准确诊断肿瘤的分级，从而出现了"Ⅰ～Ⅱ级"、"Ⅱ～Ⅲ级"、"Ⅲ～Ⅳ级"形式的报道。

表 2-1 北京市神经外科研究所对中枢神经系统肿瘤的分类

神经上皮组织的肿瘤	沙粒型脑膜瘤
星形细胞的肿瘤	血管型脑膜瘤
星形细胞瘤(纤维型、原浆型、肥胖型、弥漫性星形细胞瘤)	化生型脑膜瘤
生长活跃的星形细胞瘤	恶性脑膜瘤
极性胶质母细胞瘤	脑膜肉瘤
室管膜下巨细胞型星形细胞瘤	其他
少突胶质细胞的肿瘤	神经鞘细胞的肿瘤
少突胶质细胞瘤	神经鞘瘤
少突胶质母细胞瘤	恶性神经鞘瘤
室管膜肿瘤	神经纤维瘤
室管膜瘤	恶性神经纤维瘤
室管膜母细胞瘤	垂体前叶肿瘤
室管膜下瘤	嗜酸性腺瘤
脉络丛肿瘤	嗜碱性腺瘤
脉络丛乳头状瘤	嫌色性腺瘤
恶性脉络丛乳头状瘤	混合性腺瘤
松果体肿瘤	恶性腺瘤(癌)
松果体细胞瘤	先天性肿瘤
松果体母细胞瘤	颅咽管瘤
胶质母细胞瘤	上皮样囊肿
髓母细胞瘤	皮样囊肿
神经节细胞肿瘤	脊索瘤
神经节细胞瘤	畸胎瘤
神经节细胞胶质瘤	畸胎癌
神经母细胞瘤	血管性肿瘤
脑膜的肿瘤	血管网状细胞瘤(血管母细胞瘤)
蛛网膜内皮瘤型脑膜瘤	转移性肿瘤
纤维母细胞瘤型脑膜瘤	未分类肿瘤

(二)2000 年 WHO 神经系统肿瘤分类

该分类方法是 WHO 组织 14 个地区的病理学家共同研究,由 Zulch 主持制订,于 1979 年正式出版,1990 年修订再版。该分类法系由国际神经病理学家和临床学家经过 15 年工作后集体制订的,优于历史上任何一种关于神经系统肿瘤的分类。其特点是分类细致,概括了每个肿瘤的形态类型、符合实际、编排较合理,使用了"间变性"一词,较"母"和"恶性"更恰当。WHO 神经系统肿瘤分类第 3 版由来自 21 个国家 106 位学者完成,并于 2000 年正式出版,此版本将神经系统肿瘤共分为 7 大类。

三、颅脑肿瘤的组织学特点

（一）肉眼病理学

颅脑肿瘤肉眼病理学的观察内容大致包括以下八个方面：

1.形状　颅脑肿瘤的形状取决于发生部位、发生方式、生长方式和周围环境等因素。大脑深部肿瘤，因多有向周围膨胀生长的余地，多呈结节状或圆形；发生于脑凸面的肿瘤多呈半球形；发生于侧脑室内者多为长形，第Ⅲ脑室者多呈圆形或蝶形，第Ⅳ脑室者多呈楔形；发生于桥小脑角的肿瘤多呈栗子或李子形；沿蝶骨嵴生长肿瘤多呈马蹄形；颅底肿瘤多呈扁平状；脑室壁肿瘤如生殖细胞瘤多呈蜡泪状，亚室管膜瘤和亚室管膜巨细胞型胶质母细胞瘤可呈息肉状或球形活塞状突入脑室；脑室内室管膜瘤常呈桑葚状，脉络丛乳头状瘤呈菜花状或乳头状。肿瘤浸润者可呈蟹足状、卫星状或地图状向四周伸展；肿瘤多中心生长者可呈分叶状或多灶性分离；胶质细胞瘤病、弥漫性癌病或脑膜的肉瘤病呈粟粒状或弥漫性生长。

2.体积和重量　颅内肿瘤的体积和重量相差悬殊，小至1cm以下。甚至肉眼难以察见，大者可几百克，甚至上千克。这取决于肿瘤的发展阶段、生长部位以及良恶性。良性者多生长缓慢，多发展到大的体积和重量；恶性者生长迅速，肿瘤多未达相当大即就诊；重要部位如脑干、第Ⅳ脑室者，或肿瘤本身有功能者如垂体微腺瘤，由于症状出现早，肿瘤常在很小时即被发现。

3.颜色　取决于肿瘤的起源组织、血供、分泌状态、继发改变、色素和间质成分等因素。如纤维型脑膜瘤和毛细胞型星形细胞瘤，细胞成分稀少而纤维成分丰富，血供少，多呈灰白色；髓母细胞瘤细胞成分丰富，血供充足，多呈淡红、紫红或果酱色；血管性肿瘤和有继发性出血者如绒癌多呈红色；胶质瘤，尤其是少突胶质细胞瘤、室管膜瘤和富于细胞的星形细胞瘤，因细胞成分、纤维成分和血供均较丰富，多呈淡红或灰红色；软骨瘤多为灰蓝色半透明状；脂肪瘤多为浅黄色；有继发性坏死者，如胶质母细胞瘤和转移瘤，切面多呈灰黄色污浊状态；有陈旧性出血者如血管母细胞瘤、听神经瘤和一些脑膜瘤，切面可呈铁锈色；黑色素细胞肿瘤多呈棕褐色至棕黑色；具有内分泌功能肿瘤如第Ⅲ脑室胶样囊肿、许多神经上皮和非神经上皮囊肿以及转移性高分化黏液腺癌多呈半透明胶冻状；多形性胶质母细胞瘤和部分转移瘤，由于蜕变、脂肪变、黏液变、出血、坏死等不同性质和阶段的变化汇集在一起，切面可呈多彩或斑点状图案。

4.质地　取决于肿瘤主质或细胞成分与间质成分的比例。主质细胞成分丰富而间质成分少者，如髓母细胞瘤、神经母细胞瘤、富于细胞的胶质瘤，质地多松软或脆软；反之，间质成分丰富者如良性纤维型脑膜瘤、毛细胞型和纤维型星形细胞瘤，则较韧或弹性硬；有钙化或骨化者如颅咽管瘤、脑膜瘤和骨瘤质地坚硬；具有散在钙化的肿瘤如少突胶质细胞瘤，刀割常有沙粒感；神经鞘瘤切割时常有切割脆梨样感，而神经纤维瘤和纤维型脑膜瘤则有切割胶皮感。一般而言，癌的质地常为干涩的颗粒状，如脑转移癌；肉瘤则多为湿润细软的鱼肉状。

5.数目　原发性颅脑肿瘤如胶质细胞瘤、脑膜瘤和神经鞘瘤等，均以单个最为常见，但两个以上的多发者并不罕见；转移性肿瘤则以两个以上的多发者占多数，但单发者也不少见。许多多发性肿瘤有遗传因素在内。

6.包膜与界限　一般而言，良性肿瘤多半界限清楚，常有完整被膜；而恶性肿瘤则多半界限不清，无被膜，或无完整被膜。但有时相反，如Ⅰ级良性星形细胞瘤，尤其是纤维型星形细胞瘤和毛细胞型星形细胞瘤,界限多不清楚,无被膜;而恶性肿瘤如间变性星形细胞瘤、胶质母细胞瘤和巨细胞型胶质母细胞瘤等,反而界限清楚,甚至有假包膜。其中巨细胞型胶质母细胞瘤最为典型,由于病程较短、肿瘤界限清楚,手术易于切除。

7.蒂 神经系统肿瘤带蒂者少见,如第Ⅲ脑室胶样囊肿,常以一根或两根细蒂吊在第Ⅲ脑室前部的壁上,因此临床常表现为"脑活塞"证候;脉络丛乳头状瘤和亚室管膜瘤也常以细蒂或广基蒂附着在脑室壁上。

8.表面和剖面 肿瘤表面观察内容包括:被膜、光滑度、表面血管、肿瘤与周围组织之间的关系等。如神经鞘瘤和脑膜瘤表面多光滑,有完整包膜,表面有丰富的血管分布,与周围组织易于分离;Ⅰ级星形细胞瘤肿瘤与周围脑组织分界不清,更没有包膜。

从剖面观,首先对肿瘤是实质性抑或囊性、单房抑或多房一目了然。如小脑血管母细胞瘤和毛细胞型星形细胞瘤,多能暴露具有光滑内壁的单房大囊肿;而颅咽管瘤和畸胎瘤多半是多房性囊肿;微囊性脑膜瘤的剖面状如海绵,微小而无数的小囊有放大镜方能看清。囊内容物观察对诊断也有帮助,如血管母细胞瘤和毛细胞型星形细胞瘤的囊内液多为淡黄色澄清液体,也可因出血呈鲜红色或机油样;胶质细胞瘤尤其是胶质母细胞瘤囊性变,囊多不规则,囊壁内面多不光滑,囊内多积有机油样污秽不堪的陈旧性出血的液体;微囊性脑膜瘤的囊液多为透明、微黏的液体。颅内肿瘤常出现钙化和骨化,如少突胶质细胞瘤的钙化常呈沙粒状散在于瘤体内和肿瘤周围的脑组织中;Sturge－Weber 病的钙化常沿大脑皮层作波浪形分布;脑膜痛的钙化呈多发性与沙粒小体吻合,或在肿瘤中心呈大片状钙化;良性畸胎瘤的钙化可呈大块性器官样骨块,甚至有牙齿形成;颅咽管瘤常有大块钙化和骨化。出血和坏死也常见于颅内肿瘤,一般良性肿瘤如神经鞘瘤、良性星形细胞瘤,肿瘤晚期常有出血和囊性变,但很少坏死;而恶性肿瘤如胶质母细胞瘤、间变性脑膜瘤、转移癌等,往往既有出血又有坏死。

(二)组织病理学

神经系统肿瘤的组织病理学,是研究肿瘤主质的细胞学和组织学,或光学显微镜下的结构特征,包括细胞类型、多寡、生长率、核与核仁、胞质与核的比例、细胞排列和与周围正常组织之间的关系等,以及间质和继发性改变。

1.主质的特征性结构 神经系统肿瘤主质组成的特征性结构主要分为两类:即固有的和继发的特征性结构。前者是瘤细胞本身的特殊表现,后者是退行性变和受到正常神经组织及其包盖组织的影响而产生的特殊表现。

(1)菊心团或菊花:所谓菊心团,即由一组瘤细胞排列成一个环,状若一朵菊花或玫瑰花(rosette)。因构成菊心团的瘤细胞的形态、多少、排列方向、分化状态的差别,尤其是菊心团中心部的结构差别,命名和定义有些混乱,分类叙述如下:

1)Flexner 菊心团或 Flexner－Wintersteiner 菊心团(FW 菊心团):根据瘤细胞形状,可分为两型。第一型瘤细胞呈柱状或高柱状,向心性整齐地排列成一个圆环,细胞核多位于胞质基底端。细胞顶端互相连接成一清楚的内界膜。有时有纤毛状胞突伸向腔内,偶可在胞质内见到成鞭毛小体,纤毛状突起并不占满中心腔,大部分中心腔是空心性的,即有真腔。环的外周亦可能有一基底膜,即使无此膜,基底也往往是整齐的。这是最典型的菊心团,常出现于神经上皮型视网膜母细胞瘤和室管膜瘤中,偶见于室管膜细胞瘤、室管膜下室管膜瘤、松果体母细胞瘤、嗅神经母细胞瘤和周围神经上皮瘤。第二型瘤细胞常是低立方形、多角形或圆形,多整齐地排列成环状,亦可不甚整齐,环的某处可出现双层或数层重叠的细胞,常不出现内界膜和基底膜。此型空心型菊心团也常出现于室管膜瘤和视网膜母细胞瘤中,分化较第一型为低。

2)Horner－Wrigut 菊心团(简称 HW 菊心团):又称假菊心团(pseudorosettes)、原纤维心性菊心成(fibrillary cole rosettes)、神经母细胞性菊心团(neuroblastic rosettes)。细胞多为低立方形、圆形或椭圆形,环状结构往往不十分圆,细胞排列和距离不很整齐,胞质的界限常不很清楚,没有内界膜和基底膜,中心部充以神经元纤维或胶质原纤维,而非空腔。在分化较好和固定及时的标本中,常可见纤细柔嫩的原纤维纠结在菊心团的中心(central tangles rosette,中央纠结性菊心团),有时呈网状,如以金属染色法浸染,表现有嗜金属染料的特性;通常因瘤细胞分化太低,标本固定不及时或某种人为因素,见不到清晰的纤维网,常规染色只见一团粉染物质,但不是瘤细胞的坏死物质。此型菊心团与 FW 菊心团,特别其第二型有密切关系,在一些肿瘤中,连续切片可发现它们有过渡。此型菊心团可出现于髓母细胞瘤、交感神经母细胞瘤、视网膜母细胞瘤、松果体母细胞瘤、室管膜瘤和中枢神经的神经母细胞瘤中,偶见于髓上皮瘤、松果体细胞瘤和尤文肉瘤,并成为这些肿瘤的特征和诊断根据。

3)血管周围菊心团(perivascular rosettes):又称血管周围假菊心团(perivascular pseudorosettes)、血管性菊心团(vascular rosettes)、血管周围放射状排列(perivascular radially arrangements)、花冠状图形(crownlike pattern)、星形母细胞性菊心团(astroblastic rosettes)、车轮状图形(wheel pattern)、血管胶质系统(vascular－glial system)等。是胶质瘤中最常见的一种菊心团,以星形细胞瘤组和室管膜瘤中最为常见,间变性胶质瘤较分化程度高的胶质瘤多见。它反映这些胶质细胞瘤的固有特性,其发生机制大致分为瘤细胞向血管的固有特性,继发性蜕变和坏死的结果。瘤细胞每以长的吸足性细胞突起成 90°角伸向血管壁,呈花瓣状环绕,或围绕血管周围呈放射状排列。距血管远的瘤细胞坏死,距血管近的瘤细胞因可获得营养而存活,从而出现这种菊花状排列。这种菊心团在星形母细胞瘤中最典型。菊花中心的血管往往出现反应性改变,内皮细胞常增生肿胀,但远较血管外膜细胞的增生为轻。菊花环的瘤细胞分化越低,间变越明显,增生越旺盛,中心血管的反应就越显著。

以上 3 种菊心团最常见,下面几种菊心团罕见。

4)大松果体细胞瘤性菊心团(large pineocytomatous rosettes):实际上就是一种大型 HW 菊心团(large rosettes),特征性的见于松果体细胞瘤。但比一般 HW 菊心团大,且构成菊心团的瘤细胞不是原始未分化性质,而是较成熟的分化性小神经元,光镜下菊心团的中心也是粉染的细致的原纤维基质,电镜下为神经元突起所构成的神经毡。这种大菊心团可呈圆形、椭圆形或不规则非典型状态。

5)小花(fleurettes):一组胞质为嗜酸性粉染、并存长突起的较大的瘤细胞,呈放射状汇集于中心点,构成鸢尾花图案(fleurdelis pattern)。为视网膜细胞瘤和松果体母细胞瘤所特有,代表瘤细胞向感光器分化(photoreceptor differentiation),电镜下其长的细胞突起相当于球茎状神经元型纤毛(bulbous neuronaltype cilia)。

6)微菊心团(microrosettes):光镜下很难看到,只有电镜下方可明确证实的微小菊心团,属超微结构范畴,指电镜下由几个瘤细胞所组成的微型菊心团。

7)非典型菊心团(atypical rosettes):亦称流产型菊心团(abortional rosettes)和不全型菊心团。系上述几种菊心团不典型者。所谓的非典型,乃指残缺不全,不完整或仅有形成菊心团的趋势,如瘤细胞排列只有多半环、半环、甚至 2/5 环,另一部分缺如或细胞不排列成环状而呈杂乱无序的堆积状;或者像在交感神经母细胞瘤、髓母细胞瘤中所见到的成堆的瘤细胞集团,而缺乏明显的中心,有时其中心有一两个瘤细胞。从其邻近的典型菊心团推断,它们是菊心团的雏形,而不是瘤细胞的任意堆积。对此型菊心团如能分清其中心部的内容,可分别称为非典型 FW 菊心团、非典型 HW 菊心团或非典型血管周围菊心团等。非典型菊心团可出现于任何的神经系统肿瘤。

8)坏死性(心)菊心团(necrostic rosettes):这是名副其实的假菊心团,它不是瘤细胞排列的固有特性,而是由中心部瘤细胞坏死使周围瘤细胞呈现环状排列造成的假菊花状。常见于坏死的肿瘤,尤其倾向于散在单数或小组洞零或洞落的肿瘤,例如髓母细胞瘤、神经母细胞瘤、视网膜母细胞瘤、交感神经母细胞瘤、胶质母细胞瘤和原发中枢神经系统恶性淋巴瘤、松果体母细胞瘤、原始神经外胚层瘤,亦可见于转移性未分化癌以及生长迅速的癌。

(2)室管膜腔隙(ependymal lunen):亦称为室管膜小管(ependymal tubule),与 FW 性菊心团关系密切,其瘤细胞都一样,只是前者中央的空心腔扩大,腔的形状可不规则,有圆形、椭圆形、不规则形管状形、狭隙状或扭曲状;而 FW 菊心团的体积小、形状规则、多呈圆形。室管膜腔隙的瘤细胞也可见到内界膜、纤毛样突起、成鞭毛小体等成分。腔隙中空,偶含云雾状粉染物质,可能在制片前为液体。它们亦可呈典型的或非典型图像,后者多半是腔隙壁的一部分瘤细胞排列整齐,而另一部分瘤细胞排列杂乱无序。此型结构主要见于室管膜瘤和室管膜母细胞瘤。

(3)假室管膜腔隙:在脉络丛乳头状瘤、垂体腺瘤、室管膜瘤,尤其是黏液乳头室管膜瘤等上皮性肿瘤中,其乳头心或间质中的结缔组织和血管因退行性变或坏死而稀疏模糊不清,或完全消失不见,致使邻近的瘤细胞形成假空腔或假裂隙。

(4)旋涡(whorl):瘤细胞围绕一个中心层层包绕排列,因此又称为同心性排列(concentric pattern)。其中心部可为瘤细胞,或间质成分,如胶质纤维;也可为血管,还可有不同程度的钙化或蜕变坏死。常见于脑膜瘤,尤其是过渡型脑膜瘤、神经鞘瘤和神经纤维瘤。如同菊心团一样,可根据其中心部的结构而分为如下几个亚型。

1)同心性漩涡(concentric whorl):也称洋葱状排列,瘤细胞围绕一个中心点作较规则的同心环状排列,中心点无其他成分,有时为一两个类似周围的瘤细胞(细胞心性漩涡)。最典型者见于脑膜瘤内的漩涡,亦常见于神经鞘瘤,偶见于神经纤维瘤。

2)偏心性漩涡(eccentric whorl):结构同上,但其中心点不在正中,而偏于一侧。最常见于神经鞘瘤、神经纤维瘤,脑膜瘤内亦较常见,偶见于纤维瘤和平滑肌瘤。

3)血管心性漩涡(vascular whorl):又称假洋葱样排列或假漩涡,瘤细胞围绕一个小血管作同心环状排列。血管内外膜也可有轻度增生反应,但常有透明变性。见于脑膜瘤尤其是纤维型脑膜瘤、神经鞘瘤、神经纤维瘤、纤维瘤和纤维肉瘤。

4)钙化心性漩涡或沙粒小体(calcificated whorl or psammomatous bodies):漩涡的中心部有大小不一的钙质沉着,小者仅占据中心的几个细胞,大者几乎使整个漩涡钙化。钙化多呈规则的圆形,不规则的斑块状很少;可均匀一致,亦可作层层的同心环状;有时可隐约见到原先居中心的细胞或血管。这种漩涡主要发生在脑膜瘤,被称为沙粒小体,但要与脉络丛乳头状瘤和松果体的肿瘤中的沙粒小体区别开。前者是在漩涡细胞的基础上发生钙化,后者的沙粒多半发生在间质组织中。

5)非典型漩涡(atypical-type whorl):凡不典型或不明显的旋涡状均可划归此型,如所谓小脑(蛛网膜)界限性肉瘤中的肾小球样结构、钩状结构和祥状结构等。事实上这种非典型漩涡不比典型者少见,脑膜瘤、神经鞘瘤、神经纤维瘤、纤维瘤和纤维肉瘤中均可见到。

(5)栅状排列(palisade pattern):又称横列(row),瘤细胞有规律排列,细胞核相互平行,状如栅栏或横行列队,一列与另一列之间的核空白区中,仅有胞质性纤维成分,缺乏细胞核。最常见于神经鞘瘤,尤其是致密型;其次见于毛细胞型星形细胞瘤、室管膜瘤和脑膜瘤;也见于极性成胶质母细胞、少突胶质细胞瘤和髓母细胞瘤。

(6)假栅状排列(pseudopalisade pattern):是一种常见的继发性病变,多位于坏死区的边缘。在坏死的周围,瘤细胞成90°角排列成栅状,凡出现坏死的胶质瘤均可见到,最常见于胶质母细胞瘤。

(7)Verocay 小体或 Wagner－Meissner 小体:瘤细胞核(栅状核)和无核空白区节律性相间排列,被视为器官样复合小体,状若 Wagner－Meissner 触觉小体样结构,故有 Meissner 小体和 Verocay 小体之称。可见于神经纤维瘤,偶见于神经鞘瘤,在 Wagner－Meissner 施万瘤中最为典型。

(8)血管周围细胞袖口(perivascular cells cuff):瘤细胞散在、弥漫性地聚集于血管周围,称为血管周围细胞袖口,简称袖口。这也是血管周围的瘤细胞排列,但与血管心性菊心团和血管心性漩涡不同。一是方向上的不同,菊心团的瘤细胞多半与血管成90°角的关系,或者说是放射状排列,漩涡则是围绕血管作同心环状排列;而袖口的瘤细胞则弥漫性地排列于血管周围。二是瘤细胞的层次不同,菊心团多半是一层瘤细胞,多者也不过数层,而袖口瘤细胞的层次大为增多,甚至不可计数,以致一个袖口可占满一个低倍视野。常见于脑内原发性恶性淋巴瘤(所谓小胶质细胞瘤或血管外被细胞肉瘤)、视网膜母细胞瘤、神经母细胞瘤和原始神经外胚层瘤等;也见于中枢神经系统炎症反应。

(9)假血管周围细胞袖口:简称假袖口(pseudocuff),多因肿瘤坏死而成,也可因瘤细胞侵入脑血管周围间隙所致。可见于视网膜母细胞瘤、神经母细胞瘤、髓母细胞瘤、少突胶质细胞瘤、脑内原发性恶性淋巴瘤和转移癌等。

(10)血管周围平行细胞团:有人称为血管周围极性胶质母细胞团,乃为细长的毛细胞型星形细胞聚集于血管周围,既不作垂直排列,也不呈环状排列,而与中心血管的长轴平行。这种细胞团与细胞团之间往往是疏松区域,因此把它们衬托得很突出。这是毛细胞型星形细胞瘤的特征性结构,有时亦可见于网状型神经鞘瘤中。

(11)乳头(papilla):中心为富于血管的结缔组织,外表衬以上皮性细胞。在室管膜瘤、脉络丛乳头状瘤、转移性乳头状腺癌、垂体腺瘤和乳头状脑膜瘤等表现最为典型。所谓假乳头(pseudopapilla),乃 Zulch 所指的在成胶质母细胞瘤中或室管膜瘤中的一种退行性变结构,中心部有一血管,周围覆盖一单层毛细胞型星形细胞室管膜细胞,"乳头"之间瘤组织发生退行性变和坏死,故归为血管心菊心团较合理。

(12)蜂窝状结构(honeycomb architecture):亦称盒状结构,是少突胶质细胞瘤的形态特征。细胞质可能因为水样变性而变空,形成蜂窝状或盒状,细胞核位于空盒的中央,状若蜂窝和其中蜂的幼虫图像。毛细胞型星形细胞瘤和神经鞘瘤中亦常常见到这种结构。

(13)神经元样空泡状核(neuron－like vesicular nucleus):常是生长活跃的表示。细胞核较大,核膜清晰,核仁突出,核染色质稀疏而淡染,核呈空泡状,常规染色很像神经元的核。在胖细胞型星形细胞瘤,尤其在巨细胞胶质母细胞瘤中表现最为突出,其次也见于增生活跃的少突胶质细胞瘤、增生活跃的纤维母细胞瘤和纤维肉瘤,以及许多癌细胞。

(14)成鞭毛小体(blepharoblast):是胞质内一种细小的特殊结构,呈短棒状或颗粒状,常规染色不能显现,用PTAH特殊染色和油镜方可察见,它们是纤维毛的根部基体。成鞭毛小体是室管膜瘤的特征性表现。

(15)流线型排列(stream pattern):瘤细胞朝着一个方向如同流水样排列,又像群鱼在水中朝着一个方向游动。可见于神经鞘瘤、脑膜瘤和毛细胞型星形细胞瘤,以及纤维瘤、纤维肉瘤和平滑肌瘤等。

(16)卫星状态(satellitosis):是为一群少突胶质细胞围绕着一个神经细胞。常见于某些中毒、感染和慢性炎症;在肿瘤可见于少突胶质细胞瘤和星形细胞瘤的周围区。

(17)假节细胞胶质瘤:在一些良性胶质瘤和弥漫性胶质瘤病中,原有的神经节细胞被肿瘤组织所包绕,不被破坏。

(18)原有的神经束道引起的极性现象:位于神经纤维束道(如U形纤维、联合纤维、胼胝体和脑干)处的瘤细胞,常因环境的影响,随原有纤维束道的方向而改变极性(长形或卷烟形细胞质和细胞核均改变为狭长形,而与原有纤维束相平行。

(19)蛛网膜绣毯(feltwork of arachnoid):瘤细胞浸润软脑膜,引起增生,将瘤细胞编织在肉眼中,状若绣花毡毯图案。在髓母细胞瘤最常见和最典型,视网膜母细胞瘤、少突胶质瘤等也可在蛛网膜下腔的网眼中浸润,引起软膜和蛛网膜的增生,形成波浪形或编织状的美丽图案,状如绣毯。

(20)Rosenthal纤维和细胞样小体(cytoid bodies):前者是一种变性坏死的胶质纤维的集合体,中心部分呈硬固坏死状态,周边尚有活性而致密的胶质原纤维束。形状多呈长形,胡萝卜形和节段形;后者多呈球形,常规染色均为嗜酸性半透明状态,PTAH染色为深紫色。它们主要见于毛细胞型星形细胞瘤,是该瘤的一个诊断依据。此外,亦见于非肿瘤性病变和某些肿瘤性病变引起的室管膜下胶质反应,后者包括邻近脑室的颅咽管瘤、血管母细胞瘤、室管膜瘤和神经纤维瘤病等,不是这些肿瘤本身的组织结构,而是邻近室管膜下胶质细胞的增生性反应。

2.间质的特征性结构 神经系统肿瘤的间质与形态学、分类和生物学特性等有关,主要是血管和结缔组织,后者主要是纤维母细胞和网状纤维。一般规律是肿瘤越良性,间质越少,形态也越接近正常,胶质和间质不相混,肿瘤不侵袭脑的间叶性被盖膜;反之,肿瘤越恶性,间质反应越明显,其量亦越多,形态越奇特,胶质与间质相混,所谓的胶质屏障被破坏,脑膜被侵袭。总之,肿瘤的恶性程度和间质反应成正比。但也有例外,如髓母细胞瘤、视网膜母细胞瘤和交感神经母细胞瘤的恶性程度相当高,但其间质则不明显,量极少。又如肾小球样或血管瘤样血管反应是重间变的胶质母细胞瘤常有的间质改变,但它们也常发现于毛细胞型星形细胞瘤和神经鞘瘤中,不过这种血管反应在良性肿瘤中则多出现于囊性变周围。

(1)血管内皮和外皮增生:常伴有其他类型血管反应。血管内皮的增生肿胀,可使管腔变窄,甚至闭锁;外膜细胞的增生,可使血管的外周轮廓不整。这种细胞高度增生、间变,与胶质成分混在一起,有人将其比作"癌肉瘤",称为胶质肉瘤。主要见于重间变胶质母细胞瘤,也见于间变性星形细胞瘤和间变性少突胶质细胞瘤。

(2)弥漫性毛细血管和小血管新生:被称为致密扩张的毛细血管网。不仅较正常的毛细血管和小血管的数量增多致密,而且较正常者大为扩张,管壁增生而肥厚。若增生的毛细血管呈树枝状并伴有网状纤维增生,称为珊瑚样血管增殖。可见于重度间变的胶质瘤。

(3)海绵状血管瘤样反应:与前一型相似,但管腔高度扩张,似海绵状血管瘤。见于胶质瘤和神经鞘瘤。

(4)动静脉瘘:肉眼可见的粗大血管密集排列于重间变的胶质母细胞瘤边缘区域,临床上常以动脉造影显示出来,作为一个很重要的诊断指征。镜下观察见动静脉高度扩张成血窦或血腔,彼此通连,其周围可有大块出血,瘤心亦常见坏死。

(5)血管屏障(barrier of blood vessels)或称为毛细血管墙壁形成:在重间变的胶质瘤坏死边缘,以及肿瘤周围生长带与正常脑组织之间,可出现连锁性毛细血管袢,血管增生围绕坏死区呈栅栏状,状若围墙。

(6)肾小球样(glomeruloid)血管丛:毛细血管增生成丛团,若肾小球,有时尚可见到出球和人球小血管。常见于胶质母细胞瘤,亦可见于其他胶质瘤和转移癌。

(7)血管周围毛细血管网增生:原有较大血管的外膜高度增生而形成的丛团状毛细血管网围绕此血管。常见于重间变的胶质瘤。

(8)"二重轮形成"或血管外膜软脑膜复合体:瘤组织侵入 Virchow－Robin 间隙后,并引起血管外膜和间隙外周的软脑膜同时增生,使此间隙填塞,其横断面状若二重车轮,可见于重间变的胶质瘤。

2.继发性改变

(1)变性:常发生的有浑浊肿胀、脂肪变性、透明变性、黏液变性和液化等。

(2)出血和坏死:由于恶性肿瘤的迅速生长和明显的血管反应性变化引起血液供不应求和局部循环障碍,故而发生出血和坏死。形态上可分为大块性出血坏死、灶性出血坏死、个别细胞坏死 3 种。大块性坏死常见于胶质母细胞瘤和巨细胞胶质母细胞瘤,所谓中风性胶质瘤,就是由于大块性出血、坏死而引起患者的突然卧床不起或死亡;亦可见于少突胶质细胞瘤、垂体腺瘤、神经鞘瘤和视网膜母细胞瘤。灶性坏死可见于许多良恶性神经肿瘤,但脑膜瘤、星形细胞瘤、周围神经的神经纤维瘤和节细胞神经瘤很少发生。血管的肿瘤易出血,却不易发生坏死。个别瘤细胞的坏死多见于髓母细胞瘤、视网膜母细胞瘤等。

(3)囊性变:与坏死正相反,重度的囊性变一般倾向于良性瘤而不是恶性瘤;但亦有例外,如巨细胞胶质母细胞瘤是一生长迅速、恶性程度颇高的胶质瘤,而巨大囊肿的形成是其特点之一。囊性变在形态上大致可分为两种:一是镜下囊肿或微囊肿,常是多发性,呈筛状或网眼状,如良性星形细胞瘤、少突胶质细胞瘤、脑膜瘤等。其发生多半与瘤组织的黏液变性和坏死液化有关;另一型则为肉眼可见的囊肿或巨大囊肿,囊肿内积有清亮的或血性液体,常见于毛细胞型星形细胞瘤、血管母细胞瘤、大脑半球的室管膜瘤、巨细胞胶质母细胞瘤、颅咽管瘤和神经鞘瘤等;亦可见于转移性瘤、幕下脑膜瘤、垂体腺瘤和嗜铬细胞瘤。胶质母细胞瘤可常发生镜下囊性变,巨大囊肿不常见;胚生殖细胞瘤和脉络丛乳头状瘤本身几乎不发生巨大囊肿,但可发生于瘤旁脑组织中。

(4)钙化:脑瘤中的钙化是一较常见现象,约占颅内肿瘤的 13%。形态上可分为镜下型和肉眼型两种。按其分布情况又可分为四种类型:①血管壁的钙化;②钙化小体,圆形,同心环状,或弥漫性钙化球,中心可为血管或与血管无关;③出血坏死区的钙化;④肿瘤细胞和肿瘤周围正常神经组织的钙化。常发生钙化的肿瘤有少突胶质细胞瘤、星形细胞瘤、脑膜瘤、颅咽管瘤、表皮样囊肿、皮样囊肿、血管瘤、胚生殖细胞瘤、脉络丛乳头状瘤和视网膜母细胞瘤等;

而巨细胞胶质母细胞瘤、胶质母细胞瘤、转移性癌、垂体腺瘤和脑干的肿瘤等则很少发生钙化。如胶质母细胞瘤中发现钙化,应考虑是否为少突胶质细胞瘤的恶性转化多形性少突胶质细胞瘤。

(5)淋巴细胞浸润:以往被视为一般慢性炎症反应,最近研究证明,淋巴细胞浸润是免疫反应的组织学特征。已在一些肿瘤中发现这种反应性改变的存在与否以及浸润的程度与患者的预后和治愈(肿瘤的消退)有着密切的关系。

改变明显的神经系统肿瘤有神经母细胞瘤、节细胞神经母细胞瘤、颅内胚生殖细胞瘤、颅内原发性恶性淋巴瘤和多形性黄色星形细胞瘤。胶质瘤也可有这种反应。

浸润的细胞以淋巴细胞为主,亦可伴有单核细胞、嗜酸性粒细胞和浆细胞。分布在肿瘤的间质,血管周围,许多病例中,在肿瘤边缘与正常组织交界处更为明显。可散在分布,亦可灶性集聚,甚至形成淋巴滤泡。

(6)化生(metaplasia):是一种特殊类型的继发性改变,如胶质细胞瘤细胞可形成软骨灶。脑膜瘤可化生为骨、软骨、脂肪、血管等,胶质细胞瘤可化生为与胶质细胞迥异的组织如胶质母细胞瘤、胶质肉瘤,后者的胶质性瘤细胞竟然可化生为鳞状细胞,并可形成角化珠,亦可化生为腺样结构和实体上皮团块,有时被误诊为转移癌。

(李晓琴)

第二节　脑膜瘤

一、概述

(一)发病率

在颅内肿瘤中,脑膜瘤是仅次于胶质瘤的常见颅内肿瘤,占颅内肿瘤的15%～24%,平均19%。成年人群发病较多,约8.4/10万,儿童较少为0.3/10万;女性多于男性,约为2∶1。脑膜瘤大多为单发,多发性者占1%～2%。此外,脑膜瘤可与胶质瘤、血管瘤及神经纤维瘤同时存在于颅内。

(二)病因学

脑膜瘤的病因仍不清楚,现在较为一致的意见认为脑膜瘤来源于蛛网膜细胞。这主要是因为:①蛛网膜细胞是一种网状内皮系统的细胞,具有演变成其他细胞的能力,这与脑膜瘤的多种细胞形态类型相符;②蛛网膜向硬脑膜里伸进许多突起,形成蛛网膜绒毛,可以扩张形成蛛网膜颗粒,它主要分布在颅内大静脉壁和静脉窦的主要分支附近,以及颅底的嗅沟、鞍区、上斜坡、3～11对脑神经出颅腔的骨孔附近,而这些部位正是脑膜瘤的好发部位;③蛛网膜绒毛细胞巢在显微镜下呈漩涡状排列,有钙化的沙粒样小体,这些与脑膜瘤的结构类似;④少数脑膜瘤发生在不附着脑膜的部位,如脑实质内、脑室内、松果体内,可能与异位的蛛网膜细胞或脉络丛细胞有关。

蛛网膜细胞分裂率很低,脑膜瘤的发生必须有外因(如外伤、病毒感染、放射线照射等)、内源性因素(如激素、生长因子等)和遗传因素等综合作用下发生的。已有的研究证实,在脑膜瘤患者中有72%的患者存在染色体克隆异常,19%患者染色体22为单体型,15%有结构和编码异常,11%存在端粒染色体,复合染色体异常伴端粒染色体常见于间变型脑膜瘤,正常染色体组型或染色体 22 单体型主要见于良性脑膜瘤。除染色体 22 异常外还见到染色体 1、3、6、7、8、10、12、14、18、X 和 Y 异常。现代分子生物学技术研究显示，脑膜瘤的基因在 22 号染色体长臂，它是一种抑癌基因，因此当细胞内单体型 22 染色体丢失，可引起细胞失控生长，导致脑膜瘤。神经纤维瘤Ⅱ型患者 22 号染色体丢失，并常伴有脑膜瘤，而神经纤维瘤Ⅰ型患者的基因位于 17 号染色体，很少伴有脑膜瘤发生，这些都提示脑膜瘤与 22 号染色体的基因变化有关。由于脑膜瘤在孕期可以增大，常与乳腺癌伴发，提示脑膜瘤与神经激素变化也有关。脑膜瘤的发生与颅脑损伤、放射性照射是否有关尚存在争议。

（三）病理学特点

1. 大体病理　脑膜瘤多为良性，恶性者占脑膜瘤总数的 1‰~2‰。肿瘤大多为实性，个别为囊性，其大小可小如针头，大者可重达 1890g。脑膜瘤的形状与生长部位有关，多数呈球形或半球形或马鞍型，少数为扁平型，生长特性不同。球形脑膜瘤多具有包膜，为一个大的瘤体，呈分叶或结节状，一般大小如鸡蛋，重 100~200g。这类脑膜瘤外表多呈紫灰或褐色，依肿瘤的血液供应与组织学特点有所不同。肿瘤的质地也常不一致，不同肿瘤差别很大，沙粒型与纤维型脑膜瘤质地很硬，而内皮型质地较软。一般肿瘤的基底不很宽，可与硬脑膜相连，少数呈孤立状态与硬脑膜无联系，瘤体的大部或少部分嵌入脑实质内。扁平形脑膜瘤多数位于颅底，如蝶骨嵴、斜坡、大脑镰、小脑幕等处，呈片状匍匐生长，基底很宽。有时也见到扁平形与球形脑膜瘤联为一体。

脑膜瘤血远极丰富，有时与血管瘤相似，多由颈外与颈内（或椎基）动脉双重供血。脑膜瘤有向外侵犯（浸润硬脑膜和颅骨）的趋向，称为侵袭性脑膜瘤。这种脑膜瘤多为矢状窦旁或蝶骨嵴脑膜瘤，使颅骨局部形成隆起，或同时有破坏，或使颅骨变薄等。

2. 组织学分型　脑膜瘤的组织学形态有多种表现，但是各种类型都或多或少具有脑膜瘤的基本结构，含有脑膜内皮细胞成分，细胞排列上也常保留蛛网膜绒毛及蛛网膜颗粒的一些特点，呈漩涡状或同心圆状。在这些同心圆的中部，容易发生透明样变性或钙化，形成所谓沙粒体。瘤组织中尚见有纤维组织、血管组织、脂肪、骨或软骨以及黑色素等，这些成分中可能某一种占优势。2000 年 WHO 依据脑膜瘤复发倾向和侵袭性对脑膜瘤作进一步的组织学分型。

（1）较少机会复发和侵袭的脑膜瘤（WHO 分级均为Ⅰ级）

1）脑膜内皮型脑膜瘤：脑膜瘤常见的亚型，细胞呈多角型，边界不清，排列呈巢状；胞质丰富，胞核较大，圆形，位于细胞中央，核染色质纤细呈网，1~2 个小核仁；间质中嗜银纤维少；漩涡状分布和沙粒小体均不常见，如出现也不如其他亚型典型。本型细胞可发生退行性变，呈黄色瘤样，也可呈鳞形上皮样改变，细胞排列呈团块状。

2）纤维型脑膜瘤：脑膜瘤常见的类型，细胞和细胞核均呈长梭形，胶质纤维较多；胞核有时排列成网状，类似神经纤维瘤；细胞排列成疏松的同心圆漩涡。但类似脑膜内皮型的细胞分布和细胞核特征也经常出现，有助于于神经纤维瘤进行鉴别。该型发生退行性病变可出现星形细胞瘤改变，但磷钨酸苏木精染色为阴性可以区别。

3）过渡型脑膜瘤：常见脑膜瘤类型，细胞特征间于脑膜内皮型和纤维型。细胞排列成漩涡状，常有一个血管在漩涡中央，细胞呈梭形；胞质内有细胞原纤维。在漩涡中央有时是沙粒小体，后者由同心层的钙盐沉积组成，估计是变性细胞钙化的结果。

4）沙粒型脑膜瘤：似过渡性脑膜瘤，在排列成漩涡状的细胞中央有很多沙粒小体，在偏振光照射下，沙粒小体呈双折射，似不完全的"十"字。常见于嗅沟处或椎管内，如胸椎。该型多见于女性。

5）血管瘤型脑膜瘤：细胞丰富，间有许多成熟的微血管，血管壁薄，也可较厚并呈透明样变。血管内皮常增生，管壁内和间质中网织纤维丰富，需与毛细血管型血管母细胞瘤和血管畸形相鉴别。此型无临床侵袭表现。

6）微囊型脑膜瘤：又称湿型脑膜瘤。囊可大可小，多为细胞外液积储而成，瘤细胞为脑膜内皮细胞，有伸长的突起，但漩涡排列不明显。此型多见于男性患者，与脑膜瘤多见于女性患者不同。

7）分泌型脑膜瘤：细胞排列成腺样，腺腔内有 PAS 阳性分泌物，免疫组化测定显示角化素（＋），癌胚抗原（CEA）阳性。在假沙粒四周的细胞上有上皮细胞分化征象。镜下见胞质内腔隙有微绒毛和无形分泌物。其他临床特点与内皮型或过渡型相同，但有明显的瘤周水肿。

8）淋巴浆细胞丰富型脑膜瘤：瘤内有生发中心和含有 Russell 体的浆细胞，常伴有 γ－球蛋白血症。切除肿瘤后此症消失，肿瘤复发时又出现。

9）化生型脑膜瘤：上述典型脑膜瘤中含有软骨、骨、脂肪、黏液样或黄色瘤时即可诊断之。

（2）较多机会复发和/或侵袭性强的脑膜瘤

1）非典型脑膜瘤（who 分级为Ⅱ级）：细胞呈现有丝分裂，细胞丰富，高核质比例（细胞核明显变大），成片生长和存在坏死带等特征，缺少明显的退行性变。肿瘤术后易复发。Maier（1992）认为细胞成分增多，10 个高倍视野中有超过 5 个有丝分裂，诊断可以成立。其中乳头型长期被认为属于恶性，具有高度浸润脑和颅骨结构，以复发和转移为特征。多数形态同一般脑膜瘤，但有乳头状排列。多见于儿童，约 75％发生局部浸润或侵犯脑组织，约 55％病灶复发。

2）透明细胞型脑膜瘤（WHO 分级为Ⅱ级）：肿瘤有较强的侵袭性，细胞内有丰富的糖原、间质和血管周围间隙有胶原沉积；细胞呈不清楚的漩涡状排列，少内皮型特征。本型易复发或接种，好发于桥小脑角和马尾。

3）脊索样型脑膜瘤（WHO 分级为Ⅱ级）：该型较为少见。肿瘤内局部组织学上与脊索瘤相似，并与脑膜瘤区域交错。瘤间质内产生黏液样物质，可有明显慢性炎症细胞浸润，不限于生长在颅底中线结构上。没有上皮细胞膜抗原、细胞角化素的强烈反应，仅半数 S－100 蛋白染色阳性，次全切除后复发率高。部分患者可同时出现血液系统病变，如 Castleman 病。

4）横纹肌样脑膜瘤（WHO 分级为Ⅲ级）：该型较为少见。成片的横纹肌样细胞，呈圆形，胞核偏心，有明显的核仁，胞质嗜酸性，有漩涡状中间丝。本型可仅见于复发脑膜瘤，具有增生指数高等恶性肿瘤的特性。

5）乳头状型脑膜瘤（WHO 分级为Ⅲ级）：该型较为少见。在血管周围呈假乳头状排列，好发于儿童，75％浸润局部脑组织，55％复发，20％发生转移。

6）恶性脑膜瘤（WHO 分级为Ⅲ级）：可以从一般或非典型脑膜瘤演变而来，也可一开始就为恶性脑膜瘤。丧失脑膜内皮型正常形态，细胞明显增多，伴局灶性坏死，在 10 个高倍视野中，有 20 个以上的有丝分裂。本型脑膜瘤浸润脑实质，可转移到颅外结构，如肺、肝、骨等。与非典型脑膜瘤一样多见于男性，好发于 50 岁以后和小脑幕上。

3.多发性脑膜瘤　多发脑膜瘤是指颅内多个互不相连的脑膜瘤，且不伴有神经纤维瘤病。若伴有神经纤维瘤病，则为脑膜瘤病。临床大组病例报道占脑膜瘤的 0.9％～8.9％。多发脑膜瘤可同时出现,也可以间隔数年,可局限一处,也可分散到颅内不同区域。NF2基因突变较一般脑膜瘤高,可达83%,该患者可以有家族史或放射照射线的经历,多为沙粒型脑膜瘤,而脑膜瘤病多为纤维型,以女性多见,平均年龄50岁,幕上大脑凸面和矢状窦旁多见。多发脑膜瘤的出现可能是肿瘤沿蛛网膜下腔播散或肿瘤多中心起源。

4.囊性脑膜瘤　囊性脑膜瘤少见。多发生在小脑幕上、大脑凸面,分为4种类型。①囊内型:囊肿完全位于肿瘤内;②瘤边型:囊肿位于肿瘤边缘,但仍完全在瘤内;③瘤周型:囊肿位于肿瘤周围,但实际位于邻近的脑组织内;④瘤旁型:囊肿位于肿瘤与脑组织的分界面中间,既不在瘤内,也不在脑组织内。囊肿可大可小,囊液为黄色,含高浓度蛋白质,囊壁和壁上瘤结节可找到脑膜瘤细胞。囊性脑膜瘤应注意与胶质瘤鉴别时应考虑到:矢状窦旁囊变肿瘤应考虑到脑膜瘤的可能,有颅外供血的多为脑膜瘤,必要时可考虑术中活检。

5.复发性脑膜瘤　复发性脑膜瘤是指肉眼肿瘤全切后,在原手术部位又出现肿瘤;另一含义为切除肿瘤不全,经一段时期得到改善的临床症状再次出现,其实质是肿瘤的继续生长。探讨复发肿瘤的特点,对于临床综合治疗脑膜瘤有重要的意义。Monte认为脑膜瘤某些组织病理特性与复发有关:如肿瘤血管丰富、布含铁血黄素沉着、瘤细胞生长成片状而非漩涡状、胞核明显、有丝分裂、坏死、核多形态等。Hoshino认为:BUDR测量增生动力学示踪指数(LI)有助于预测肿瘤复发:LI>1%,易发生恶变;LI>5%,100%复发。另外,影像上的表现如呈蘑菇样生长、瘤周中重度水肿、瘤内无钙化、瘤边缘呈指状突起、瘤内无增强,有低密度坏死灶等是脑膜瘤术后易复发的影像学特点。

(四)脑膜瘤的好发部位

脑膜瘤可见于颅内任何部位,其好发部位与蛛网膜纤毛分布情况相平行,其中以幕上多见,幕上、下发生率之比约为8:1,好发部位依次为大脑凸面、矢状窦旁、大脑镰旁和颅底(包括蝶骨嵴、嗅沟、桥小脑角等)。

(五)临床表现

脑膜瘤是一种缓慢生长过程的肿瘤,它与其他脑实质肿瘤一样,产生症状是由于肿瘤对邻近脑组织、脑神经的压迫和瘤体影响脑部血液回流或阻碍脑脊液循环与吸收而出现颅内压增高的症状(头痛、呕吐与视力障碍)。不同部位脑膜瘤,使邻近脑神经组织受累,可引起相应的神经功能缺损症状或刺激症状。大脑中央沟区域脑膜瘤,常引起癫痫与对侧肢体不完全性偏瘫;额叶与颅前窝脑膜瘤可出现精神症状;蝶骨嵴内侧型脑膜瘤与鞍结节脑膜瘤,均早期引起视力减退或兼有视野缺损;桥小脑角脑膜瘤与听神经瘤类似,出现第5、6、7、8脑神经损害及小脑和脑干损害的症状。脑功能次要区域,即所谓哑区的脑膜瘤,可能长期不出现症状,有的在尸检中才被发现。脑室内脑膜瘤易引起脑脊液循环障碍,出现颅内压增高,而无明显的神经功能定位症状和体征。

(六)影像学检查

脑膜瘤的临床特点是发病缓,病程长。不同部位脑膜瘤可有不同的临床表现,因成人发病较多,故凡成年人有慢性头痛,精神改变、癫痫、一侧或两侧视力减退甚至失明、共济失调或有局限性颅骨包块等,特别是伴有进行性加重的颅内高压症状时,要考虑脑膜瘤的可能性。眼底检查常发现慢性视盘水肿或已呈继发性萎缩或视原发萎缩等要考虑到颅内脑膜瘤的可能性。

临床上怀疑颅内肿瘤的可能时,肿瘤的确诊还需要依靠辅助检查。随着现代影像技术的发展,如 CT、MRI 技术在临床上的广泛应用,辅助检查在诊断脑膜瘤中的定性、定位方面有重要价值。

1.颅骨平片检查 颅内脑膜瘤在 X 线颅骨平片的征象,一部分属于颅内压增高引起的间接征象,如蝶鞍骨质侵蚀与扩大、脑回压迹明显与松果体钙化斑移位等,少数情况下可出现颅缝分离。另一部分是脑膜瘤直接引起的征象,包括肿瘤局部骨质增生与破坏,肿瘤血运增加引起的脑膜动脉沟增粗、棘孔扩大、板障静脉增多增粗,因肿瘤钙化可显示肿瘤块影等。

2.CT 或 MRI 扫描 在脑膜瘤的诊断上,这两种新技术已取代同位素脑扫描、气脑或脑室造影,成为现代确诊脑膜瘤的主要工具。脑膜瘤多为实质性且富于血运,最适合头 CT 或 MRI 检查。目前,应用此类设备能够发现直径在 1cm 以下的脑膜瘤。在 CT 或 MRI 扫描图像上,脑膜瘤有其特殊征象,显示限局性圆形密度均匀一致的造影剂增强影像,可并有骨质增生,肿瘤周边出现密度减低的脑水肿带,相应的脑移位,以及脑脊液循环梗阻引起的脑积水征象。CT 或 MRI 扫描,对脑室内脑膜瘤同样能得到清晰显影。

(1)头颅 CT:MRI 在诊断脑膜瘤方面有取代 CT 的趋势,但仍是目前诊断本病的主要方法,特别是可以显示脑膜瘤与邻近骨性结构的关系,以及肿瘤的钙化等。脑膜瘤在 CT 方面的典型表现有:肿瘤呈圆形或分叶状或扁平状,边界清楚,其基底部与硬脑膜关系密切,其宽度常最大,肿瘤周围的硬脑膜可出现增厚;密度均匀呈等密度或稍高密度,少数可不均匀或呈低密度,为瘤内肿瘤组织变性坏死,可以见到瘤内钙化;增强扫描显示肿瘤强化明显,密度均一强化,瘤内钙化多均匀,但可以不规则;局部颅骨增生或被破坏;半数患者在肿瘤附近有不增强的低密度带,提示有水肿、囊变。

脑膜瘤瘤周水肿有 2 种形式。①局灶性水肿:多是由于肿瘤机械性压迫,导致脑缺血损伤所致,它不是真正意义上的水肿;②广泛水肿:瘤周低密度边缘不清楚,常伴有指状突起,瘤周组织含水量增加,且伴有相应的症状。产生瘤周水肿与肿瘤的大小、部位、组织类型、血供类型、静脉回流以及脑膜瘤与脑组织之间的分界面破坏有关。一般单纯颈外动脉供血的脑膜瘤不产生脑水肿,颈内动脉供血常产生脑水肿。

CT 在判断肿瘤对颅骨的病变上有其优势,但对于颅底的脑膜瘤的诊断,定位定性方面尚不如 MRI 清楚,对于复杂脑膜瘤单纯 CT 检查尚不能满足临床治疗的需要,还往往需要 MRI 的帮助。

(2)头颅 MRI:MRI 检查是目前诊断脑膜瘤的主要手段,特别是它的多维、多系列成像不受骨伪迹影响,以及其高分辨率等优点,能清楚显示肿瘤与周围重要血管和其他重要结构的关系,特别是对颅底、后颅窝和眶内肿瘤的诊断和治疗提供了更多的信息,对制订治疗方案非常重要。MRI 对颅骨变化不敏感。典型的脑膜瘤 MRI 图像除具有 CT 的特点外,更能显示肿瘤与硬脑膜的关系,清楚显示"脑膜尾征"具有诊断意义。

(3)脑血管造影:对某些脑膜瘤,脑血管造影仍是必要的,尤其是深部脑膜瘤,它的血液供应是多渠道的,只有通过脑血管造影,才能够了解肿瘤的供血来源,与肿瘤的血运程度和邻近的血管分布情况,这些对制订手术计划、研究手术入路和手术方法都有重要价值。如果能做选择性的颈外动脉,颈内动脉及椎动脉造影,血管改变征象更为清晰而明确。脑血管造影技术在历史上对颅内肿瘤的诊断地位已经被 CT、MRI 所取代,随着现代血管介入治疗技术的发展,应用血管造影对脑膜瘤供血动脉实行内栓塞,对于减少手术中的出血,使脑膜瘤的手术风险降低,是前血管造影的主要目的。

（七）治疗

脑膜瘤治疗以手术切除为主，绝大多数脑膜瘤经单独的手术治疗可以痊愈。对于术后残留复发，或不宜手术的患者也可以考虑放疗、化疗等。

1. 手术治疗　随着现代影像学技术发展和医疗水平的提高，脑膜瘤患者有逐渐增多的趋势。可将临床上发现的脑膜瘤分为无症状性脑膜瘤和有症状性脑膜瘤。对有症状性脑膜瘤患者，治疗的目的主要是解除脑膜瘤对周围脑组织产生的压迫症状和由其引起的颅内高压症状，以改善患者的生存质量、延长患者寿命。大多数脑膜瘤属于良性肿瘤，手术切除可以治愈大多数脑膜瘤，是达到上述目的的最主要手段。但手术存在一定的风险，有一定的手术死亡率和病残率，特别是对年老体弱或合并有其他严重脏器疾病的患者，应结合患者情况与手术风险综合考虑，谨慎选择手术指征。在决定脑膜瘤处理时应考虑以下因素：①伴有瘤周水肿的应手术治疗；②有占位效应、伴有智力低下者；③幕上大脑凸面、矢状窦旁、镰旁脑膜瘤应早期手术；④颅底脑膜瘤如蝶骨嵴、鞍结节、嗅沟、桥小脑角应手术治疗；⑤对无症状脑膜瘤，瘤体不大（直径<3cm），应观察3～12个月，特别是对扁平脑膜瘤、海绵窦内脑膜瘤和斜坡脑膜瘤，若没有症状，可暂不考虑手术治疗。若肿瘤无明显生长，可继续观察；若肿瘤增大明显，应积极手术治疗；若患者一般情况不允许，还可考虑放射外科方法以控制肿瘤的生长。虽然脑膜瘤无明显症状，但肿瘤较大（如前颅底脑膜瘤），若无其他手术禁忌证，也应积极手术治疗。依据术后病理结果，对易复发脑膜瘤组织学类型或手术未全切的患者可给予放射治疗，以减少或延迟复发。

（1）手术原则：手术切除是治疗脑膜瘤主要手段，原则上应争取全切，包括切除受肿瘤侵犯的脑膜与骨质，以达到根治目的。脑膜瘤属脑实质外生长的肿瘤，大多属良性，如能早期诊断，在肿瘤尚未使周围的脑组织、重要脑神经与血管受到损害之前手术，多能全切。但是有一部分晚期肿瘤，尤其是深部脑膜瘤或巨大肿瘤，与神经、血管、脑干及丘脑下部粘连太紧，或将这些神经、血管包裹难易分离。这种情况下，不可勉强行肿瘤全切，以免加重脑和脑神经损伤，或因术中大出血等招致患者死亡或严重残废；在这种情况下，宜行肿瘤次全切除，缩小肿瘤体积，辅以减压性手术，以减少肿瘤对脑的压迫作用，缓解颅内压力，保护视力；或以分期手术的方式处理。对确属无法手术切除的晚期肿瘤，行瘤组织活检后，仅做减压性手术，以延长生命。

（2）术前准备：对于每一例脑膜瘤手术，术前都要有充分准备。脑膜瘤血运极为丰富，瘤体较大，与周围结构关系复杂，常伴有明显的颅内压增高。根据这些特点，手术前准备要注意：①肿瘤定位要确切，对其生长特点，供血，以及肿瘤与周围的联系，术者对其应有一立体概念。这样才有利于手术进程中遇到特殊情况时采取适当措施；②充分备血以便手术中遇到大出血时，能够及时补充；③鞍区脑膜瘤和颅内压增高患者，术前几日可酌用肾上腺皮质激素，有利于降低颅内压，保持围手术期激素水平稳定；④运动区、颞叶等部位脑膜瘤，特别是已有癫痫表现需要术前应用抗癫痫药物治疗等；⑤应用脱水药物以缓解脑水肿与颅内高压，减轻颅内瘀血状态，让脑组织松弛，有利于减少手术出血和减少术中过分的脑组织牵拉造成的损伤；⑥注意检查周身有无严重器质性疾病，纠正脱水与电解质紊乱；⑦脑膜瘤手术麻醉，以全麻和采磁控制性低血压最为适当。

依据手术切除肿瘤的程度，Simpson将手术切除情况分为5类。①彻底切除（G_1）：脑膜瘤及其附着的硬膜、受侵的颅骨均切除；②全切除（G_2）：瘤体完全切除，但与其附着的硬脑膜没有切除,仅做电灼;③肉眼全切除(G_3):瘤体切除,但与之粘连的硬脑膜及颅骨未作处理;④次全切除或部分切除(G_4):有相当一部分瘤体未切除;⑤开颅减压(G_5):肿瘤仅活检。

(3)手术中注意事项

1)手术显露一定要充分:开颅切口设计依据肿瘤部位不同,满足手术处理需要。骨瓣要大于造影片上肿瘤影像的范围,以保证有足够余地进行肿瘤探查、游离和切除。切口显露太小,既不便探查肿瘤,处理中也会遇到困难,尤其在切除深部肿瘤中,万一遇到大出血,因手术野窄小,止血不便,使手术陷于被动,甚至发生危险。随着头 CT、MRI 在临床上的广泛应用,对肿瘤的定位、定性的准确率较高,并非骨瓣越大越好。一般定位比较准确的肿瘤,在避开手术入路中容易受损的重要结构基础上,骨瓣设计应包括肿瘤周边 1cm 的范围。准确定位有利于脑膜瘤切除,同时也可避免因过度牵拉脑组织造成的损伤。

2)术中降低颅内压:由于降颅内压药物有一定的高峰期,在开始形成骨瓣时,就静脉滴注 20％甘露醇 250～500ml 或速尿 40mg,这有利于在打开硬脑膜时,颅压已经下降,减少脑组织膨出的机会。脑室穿刺并留置导管持续引流脑室液或预先腰穿脑脊液引流,也可打开骨窗周围的脑池(如枕大池、侧裂池和脑底池等),缓慢释放脑脊液。这些措施行之有效,可使脑组织塌陷,利于肿瘤暴露和手术操作。

3)预防与减少术中出血:脑膜瘤切除术中应随时警惕大出血甚至发生休克的危险。采取控制性低血压(收缩压 80mmHg 左右)、头高卧位,并常在术前作颈外动脉肿瘤供血动脉栓塞术或结扎颈外动脉。术中结扎脑膜中动脉及其通向肿瘤的分支,可以减少肿瘤供血来源。探查与切除肿瘤过程,采用处理颅内动静脉畸形的方式,先电凝或夹闭进入肿瘤的大、小供应动脉支干,最后再切断回流静脉。

4)肿瘤摘除:随着神经外科显微技术发展和普及,有条件时应尽可能在手术显微镜下行肿瘤切除,特别是肿瘤有重要的解剖结构时,显微镜下手术的优点更为明显。肿瘤基底较宽且与硬脑膜紧密粘连的脑膜瘤,大多数脑膜瘤血液供应主要来自于硬脑膜,一般先游离与切断肿瘤基底,使肿瘤脱离硬脑膜和静脉窦。注意在未确定供血动脉未切断前,应保留引流到静脉窦静脉的通畅。对于基底部不易暴露的脑膜瘤,可先行瘤内切除减压,有利于扩展手术空间,暴露肿瘤基底。

5)完整或分块切除肿瘤应酌情而定:要根据肿瘤的部位、大小及其与周围的解剖关系和有无重要结构而定,一般中、小肿瘤与周围结构无紧密粘连的,可以将肿瘤整个摘除。在切断肿瘤主要供血后,断开肿瘤基底,便可以缓慢牵引肿瘤,轻巧地予以摘除。术中避免过分牵开脑组织,不可不适当地用手指做肿瘤深部分离,或粗暴地剜出肿瘤。特别是处理脑重要功能区域或深部脑膜瘤时要在直视下谨慎操作,以防造成不可逆的脑神经损伤或难以制止的大出血;这种出血,可来自撕断的动脉或来自静脉窦。对手术显露较窄、肿瘤深在的情况下,宜采取分块切除的方法,逐步地缩小肿瘤体积,将肿瘤游离,最后取得完全切除。这种方式的优点是在复杂解剖关系下,可以一面切除肿瘤,一面查明肿瘤与神经血管的关系,有利于预防大出血和减少对肿瘤周围组织的损伤。

6)其他:大静脉窦出血时,注意保护破裂口,防止空气栓塞。脑膜瘤伴有明显的颅骨增生时,开颅可采用围绕颅骨隆起区域。肿瘤外围做一圈钻孔,而后咬开骨瓣,并随时用骨蜡止血,代替常规的锯开骨瓣法,有利于减少出血。受肿瘤浸润的硬脑膜与颅骨骨质,应予以切除,以减少肿瘤的复发机会。酌情辅加减压性手术措施(如颞肌下减压术),以防止术后严重脑水肿反应与颅内压增高导致脑组织损害,甚至发生脑疝的危险。

2.立体定向放射外科　包括 γ—刀、X—刀和粒子刀。适用于术后肿瘤残留或复发、颅底和海绵窦内肿瘤,以肿瘤最大直径<3cm 为宜。有文献报道,γ—刀治疗后 4 年肿瘤控制率为89%。本法安全、无手术风险是优点,但是长期疗效还有待观察。

3.栓塞疗法　包括物理性栓塞和化学性栓塞两种,前者阻塞肿瘤的供血动脉和促使血栓形成,后者则作用于血管壁内皮细胞,诱发血栓形成,从而达到减少脑膜瘤血供的目的。两法均作为术前的辅助疗法,且只限于颈外动脉供血为主的脑膜瘤。物理栓子包括各种不同材料制成的栓子,以硅橡胶钡剂小球(1mm)最理想。在血管造影的同时,应选择性行供血血管造影,以减少无关颅外血管栓塞早期相应组织因缺血产生的疼痛。化学性栓塞有应用雌激素(马雌激素),按每天 1.5～2.0mg/kg 给药,连续 6～12 天。根治性手术一般在栓塞后 5～7 天进行。

4.放射治疗　可作为血供丰富脑膜瘤术前的辅助治疗,适用于:肿瘤的供血动脉分支不呈放射状,而是在瘤内有许多小螺旋状或粗糙不规则的分支形成;肿瘤以脑实质动脉供血为主;肿瘤局部骨质破坏而无骨质增生。术前放射剂量一般 40Gy 为 1 个疗程,手术在照射对头皮的影响消退后即可施行;恶性脑膜瘤和非典型脑膜瘤术后的辅助治疗,可延缓复发。

5.药物治疗　药物治疗用于复发、不能手术的脑膜瘤。文献报道的药物有溴隐亭、枸橼酸三苯氧胺、米非司酮、曲匹地尔、羟基脲等,药物治疗脑膜瘤的疗效还应需进一步观察研究。

(八)脑膜瘤的复发及处理

脑膜瘤治疗是以手术切除为主要手段,其他治疗手段能缓解肿瘤的生长,手术中由于肿瘤与颅内重要的血管、神经等结构粘连紧密手术切除可能有肿瘤残留、即使手术行镜下全切,也难保证细胞水平的切除,这样也可能导致良性脑膜瘤的复发,文献报道一般良性脑膜瘤的复发需要 5～10 年。对于浸润性生长的脑膜瘤由于细胞分裂速度快,往往在 1～2 年内肿瘤再次复发。

对于复发脑膜瘤的治疗手术切除仍然是首选。其原则和首次手术的原则是一致的。对良性脑膜瘤复发应结合患者的症状、体征、影像学资料、患者预期寿命以及对患者生活质量的影响程度综合考虑。对随访过程中发现的肿瘤复发,而没有明显的颅内高压表现或因肿瘤引起的神经功能缺失或癫痫患者,而年龄较大或一般情况较差的患者可以密切观察。除此以外,还应争取手术切除,在保证重要神经功能安全的情况下,应争取全切。对未能全切残余的脑膜瘤进行放射治疗可以延缓再次复发的时间间隔。

(九)预后

大部分脑膜瘤属于良性肿瘤,能够全切而没有影响到神经功能患者可以长期高生活质量生存。手术后围手术期的死亡主要是手术中损伤了重要的脑部结构(如下丘脑、脑干、颅内大血管)、术中大出血和术前一般情况比较差的患者。术后非围手术期的死亡主要是未能全切肿瘤、术后重要神经功能缺失、继发性癫痫发作、肿瘤组织学特点等。不同的报道术后 10 年生存率差异较大(43%～78%)。影响脑膜瘤预后的因素是多方面的,一般认为与肿瘤大小、部位、组织学类型、手术切除程度等有关。

二、上矢状窦旁脑膜瘤

(一)发病率

矢状窦旁脑膜瘤约占脑膜瘤的 18%,其基底位于矢状窦壁,瘤体突向大脑半球。多发生在矢状窦中 1/3 段,而后依次为前 1/3、后 1/3。以一侧性者多见,少数肿瘤向两侧生长。矢状窦旁脑膜瘤生长特点可以分为以下 4 种情况:①肿瘤位于矢状窦壁,向大脑半球凸面,或沿大脑镰伸长,肿瘤主体嵌入大脑半球内侧,仅有一小部分肿瘤,裸露于矢状窦旁,类似脑内肿瘤;②肿瘤同时侵入上矢状窦,窦腔呈部分性或完全性梗死;③肿瘤由矢状窦旁向两侧生长,瘤组织有时跨过上矢状窦,将静脉窦包围,窦腔多已部分或完全闭塞,硬脑膜与颅骨经常受肿瘤侵犯,颅骨显著增生,向外隆起,有时可误为骨瘤。头皮动脉参与肿瘤供血,常见受累的颅骨、硬脑膜与肿瘤结成一体。这类脑膜瘤血运特别丰富;④肿瘤同时累及大脑镰,基底较宽广。

外观上,上矢状窦旁脑膜瘤多呈分叶状或结节状,肿瘤裸露于脑表面的部分与硬脑膜紧密黏着,周围脑组织因长期受压、软化、变性呈黄白色;该区域蛛网膜下腔闭塞,在肿瘤周边的蛛网膜下腔可有少量积液。肿瘤表面蜿蜒的静脉汇入邻近的大脑上静脉,流向上矢状窦。中央区矢状窦旁脑膜瘤上面的中央沟静脉不仅显著扩张,有时还可能被包埋在肿瘤表面的瘤组织内。个别的肿瘤尚可生长在窦汇区域。

（二）临床表现

下肢无力,感觉异常,或以局限性癫痫发病,同时有慢性头痛,定位症状具有特征性。矢状窦前 1/3 段的脑膜瘤,由于额叶受累,可有精神症状,表现为欣快感,不拘礼节,或淡漠少语,有时出现癫痫大发作。神经系统检查除可发现视盘水肿,锥体束征外,不一定有其他阳性体征发现,早期易漏诊。肿瘤位于矢状窦中 1/3 者,常有局限性或 Jackson 癫痫,肢体无力最先表现在脚趾与下肢,或同时有感觉减退,上肢的症状比下肢稍轻。两侧矢状窦旁脑膜瘤,可引起典型的两侧下肢痉挛性瘫痪,肢体内收呈剪状,易与脊髓病变引起的两下肢痉挛性瘫痪混淆。后 1/3 者因累及枕叶,可能引起视幻觉和对侧同向偏盲,这一部位向两侧生长的肿瘤,有引起失明的可能。

（三）影像学表现

脑血管造影可见特征性的脑膜瘤肿瘤染色和抱球状的供血动脉影像。鉴别诊断需与结节型的胶质瘤区别。CT 扫描于矢状窦旁显示相当于肿瘤大小的高密度影像,密度均匀,注射造影剂后影像明显增强。MRI 扫描除可显示肿瘤形态外,可清楚显示肿瘤与上矢状窦的关系,肿瘤与上矢状窦侧壁之间无脑组织间隔（与大脑镰旁脑膜瘤的重要区别之处）。MRV 可显示上矢状窦是否通畅及侧支静脉循环形成情况。一般来说,经过头 CT、MRI 检查诊断矢状窦旁脑膜瘤并不困难。

（四）手术治疗

矢状窦旁脑膜瘤的生长特点决定了该部位脑膜瘤的手术全切有一定的难度,能否全切决定于肿瘤的部位、大小、供血情况、是否累及上矢状窦和颅骨以及患者的一般情况。一侧性矢状窦旁脑膜瘤手术,通常由肿瘤部位做一侧靠矢状线的骨瓣开颅,开颅中需防止在锯开骨瓣或掀起骨瓣时,矢状窦或周围的大脑上静脉撕裂引起大出血。为此,处理这一类脑膜瘤时,宜在骨瓣的内侧边接连钻几个骨孔,再用咬骨钳咬开;或用磨钻开一骨槽,代替锯开的方法,以减少矢状窦撕裂的机会。必要时,骨瓣尚需扩大,跨至对侧,以达到充分显露肿瘤的目的。矢状窦表面出血,可用止血海绵和棉片暂时压迫控制。开颅后先缝扎脑膜中动脉通向肿瘤的分支,切开硬脑膜并向中线翻开,硬脑膜和肿瘤表面的疏松粘连,可以剥开。已受肿瘤浸润的脑膜,任其保留在肿瘤上面,绕肿瘤周边切开肿瘤硬脑膜的前、后及外侧,切开时一定要注意保护引流到矢状窦的静脉,在没有确定供血动脉没有被完全切断前,来自于肿瘤的静脉应该保留通畅。切除肿瘤通常由肿瘤边缘与脑组织之间切开蛛网膜,找出肿瘤的前、后及外侧面与脑实质的分界间隙,由浅入深地游离肿瘤,逐一电凝切断供血动脉,然后将肿瘤向上向内牵引翻起,找到附着于矢状窦壁的基底,予以分离切断。如果这时有来自于肿瘤的引流静脉可切断,这样可以减少术中出血,如此常能顺利摘除肿瘤。手术中不可过度牵拉脑组织,小心保护因肿瘤生长已经移位的中央沟静脉,避免撕断该静脉。中央区静脉回流障碍可引起对侧偏瘫的后果。可用明胶海绵或止血纱布压迫的方法处理矢状窦旁静脉性出血,而双极电凝止血有时效果较差。一般情况下,经过数分钟的压迫多能达到满意效果;若效果不满意,可利用悬吊方法,将矢状窦下方的大脑镰与颅骨骨膜缝合,出血部位垫以明胶海绵或止血纱布加压止血,多能达到满意的效果。止血一定要彻底,冲净手术野,按常规方式缝合伤口。

中央沟静脉嵌入瘤组织的情况下,可沿静脉两旁切开蛛网膜与覆盖于静脉上的瘤组织,仔细将静脉游离使肿瘤脱离与静脉的联系,再采用分块切除肿瘤的方法,全部切除肿瘤。一定要避免将该静脉撕断,只有在静脉已闭塞时,方可切断。受肿瘤侵犯的矢状窦壁,可予剥离或电灼,消除残留肿瘤,减少复发机会。

肿瘤骑跨和包围矢状窦者,颅骨多有显著增生,宜一并将肿瘤连同受累的矢状窦及大脑镰切除。处理这种复杂脑膜瘤,应特别警惕防止失血性休克、损伤两侧运动区脑组织,以免加重肢体瘫痪。若采取上述整块切除肿瘤方法,先要检测受累区域矢状窦的通畅性和了解静脉回流侧支循环建立情况。检测的方法包括脑血管造影或 MRV 以显示上矢状窦与瘤区大脑静脉回流情况。手术中还可试行在肿瘤的前、后端暂时夹闭上矢状窦,观察大脑表面静脉回流情况,如夹闭 15 分钟,不出现静脉瘀血,表明已经建立了侧支循环,否则,不能将该段矢状窦切除。肿瘤位于前 1/3 者,结扎与切除上矢状窦多不致引起严重后果。肿瘤与受累的硬脑膜切除后,需做脑膜修补。颅骨缺损也可一期或缓期手术修补。窦汇区脑膜瘤切除时,防止撕裂矢状窦。

颅骨受侵可以表现为局部颅骨增生或肿瘤长入颅骨导致局部骨质破坏。若只是内板受侵,可将受侵的部分用咬骨钳、骨钻或磨钻去除,保留正常的外板;若颅骨内外板已经侵透,将受侵部分及周边 0.5cm 宽正常颅骨咬除,用明胶海绵或人工硬膜修补材料或自体膜状组织(常用骨膜)修补缺损的硬脑膜,颅骨可用钛板行一期颅骨修补。

(五)术后并发症及治疗

术后患者应放置重症监护室内观察 24 小时,当病情平稳后可转入普通病房,术后第一天常规行术后头颅 CT 平扫,可作为评价手术指标之一,且有利于发现患者是否存在术后血肿、肿瘤周围水肿情况等,以便术后及时处理。

1.术后血肿 脑膜瘤手术后一般比较平稳,当术后患者迟迟不能清醒(一般多在术后 1 小时内清醒)、出现癫痫发作、清醒后再度出现意识障碍或新的神经功能缺失表现等,应及时行头颅 CT 扫描,除外术后血肿发生。

2.术后脑水肿 若没有大的引流静脉损伤,术后脑水肿多见于术前就存在明显脑水肿的患者,术后早期的脑水肿可能较术前更明显,可适当给予脱水药物、提高胶体渗透压等药物治疗。

3.抗癫痫药物的应用 对术前有癫痫发作者,术后应保持血中抗癫痫药物的有效浓度,并维持 6～12 小时(可给予鲁米那钠肌注)。患者清醒后改为术前口服的抗癫痫药物。对术前没有癫痫发作,而术后出现的癫痫应给予有效的抗癫痫药物治疗。对于预防应用抗癫痫药物仍有争论,有作者认为,对大脑半球前和中 1/3 的脑膜瘤术后常规给予抗癫痫药物预防癫痫发作。术后应用药物有效控制癫痫发作 3 个月的可逐渐减量最后停药;减量或停药后仍有癫痫发作的应恢复原剂量,坚持服药 12～18 个月。

4.防止感染　对术中使用异体材料行颅骨修补者,术后应给予抗生素,防止伤口感染。

5.加强被动活动　对于术后出现肢体活动障碍的患者,应加强患侧肢体的被动活动,防止关节废用性僵直和深部静脉血栓形成。鼓励患者早下床活动,及早行康复训练。

(六)预后

上矢状窦旁脑膜瘤一般预后较好,手术死亡率一般在 1%～2%,手术全切的脑膜瘤很少复发,复发多见于未行全切患者。有学者认为对术后残存肿瘤进行放疗可以减少复发机会,延长复发时间间隔。对复发患者可考虑再次手术切除。

三、大脑凸面脑膜瘤

(一)发病率

大脑凸面脑膜瘤系指基底位于大脑半球外侧面上的脑膜瘤,肿瘤与矢状窦之间有正常脑组织,为最多见的脑膜瘤,约占颅内脑膜瘤总数 1/3,包括位于额极、中央沟前后、顶叶、枕叶、颞叶与外侧裂的脑膜瘤。瘤体多呈半球形,外面与硬脑膜黏着,内面嵌入大脑凸面。肿瘤有时浸润硬脑膜向外生长,局部的颅骨内板可能变薄或受破坏。肿瘤可为多发性。

(二)部位分类

早期部位分类以冠状缝为标志,分为冠状缝、冠状缝前区及后区共三个部位。现在将凸面脑膜瘤分为四个部分:①前区,主要为额叶;②中央区,包括中央前后回感觉运动区;③后区,指顶后叶和枕叶;④颞区。位于前区、中央区发生率高,约占 2/3。

(三)临床表现与诊断

大脑凸面脑膜瘤病史一般较长,临床表现依肿瘤所在部位而定,其症状与矢状窦旁脑膜瘤相似,主要表现为头痛、精神障碍、肢体运动障碍及视路受压出现视力视野的改变。外侧裂者脑膜瘤可引起失语和对侧中枢性面瘫。晚期病例出现颅内压增高症状。

1.颅内压增高症状　可见于 80% 的患者,由于肿瘤生长缓慢,颅内高压症状一般出现较晚。位于大脑"非功能区"(如额极),较长时间内只表现为间歇性额部、眶部头痛,呈进行性加重,而后出现恶心、呕吐和视力视野改变,查体可见视盘水肿和继发性视神经萎缩。

2.癫痫发作　额顶叶及中央沟区的凸面脑膜瘤可致局限性癫痫,或由局限性癫痫发作转为大发作。癫痫发作多发生于早、中期。

3.运动和感觉障碍　多见于病程中晚期,随着肿瘤的不断生长,患者常出现对侧肢体麻木和无力,上肢常较下肢重。肿瘤位于优势半球的可出现运动性和感觉性失语。肿瘤位于枕叶可有同向偏盲。

4.头部骨性包块　肿瘤位置表浅,肿瘤侵犯颅骨,患者头部可出现骨性包块并伴有头皮血管扩张。

(四)影像学检查

头颅平片可显示颅骨局限性骨质增生或破坏,脑膜中动脉沟增宽,颅底片可见棘孔扩大。脑血管造影显示肿瘤颈内动脉、颈外动脉双重供血,静脉期肿瘤染色清楚,呈较浓的片状影。

头 CT、MRI 平扫和强化扫描能确诊此病。特别是 MRI 对肿瘤与其周边大血管的关系也能为手术中保护重要血管提供有益信息。

（五）手术治疗

手术切除大脑凸面脑膜瘤，技术上一般难度不大，可参照矢状窦旁脑膜瘤的手术方法。大脑凸面脑膜瘤手术中应注意以下几项：

对于巨大脑膜瘤可于术前先行脑血管造影，必要时在血管造影的同时行颅外供血动脉栓塞，以减少术中出血。备好足够血液，并做好快速输血的准备。

肿瘤向颅骨侵犯，局部头皮血管可以参加肿瘤供血，对明显动脉在皮瓣予以结扎，明显的引流静脉应保留通畅，应注意每一步都应该减少出血。

为减少出血，骨瓣开颅时最好用铣刀将骨瓣游离取下，周围骨缘用骨蜡止血。悬吊四周硬脑膜，对较粗的脑膜动脉，在血管两侧悬吊硬脑膜，将血管积压在骨缘下。掀开骨瓣前要注意骨瓣与肿瘤的粘连，用骨膜剥离器将硬脑膜或肿瘤与骨瓣剥离。

手术中，若肿瘤远离矢状窦，在打开硬脑膜时，可以将硬脑膜环切，首先切断来自硬脑膜的供血，再分离肿瘤。若肿瘤较大，为更好保护瘤周脑组织，可以先行瘤内减压，分块将肿瘤全切。若肿瘤靠近矢状窦，要注意大脑上静脉在入矢状窦前在硬脑膜内潜行的部分，可应用切除矢状窦旁脑膜瘤的方法处理凸面脑膜瘤。

如肿瘤与周围脑组织粘连紧密，要小心地由浅入深进行分离，避免伤及供应肿瘤周围区域脑组织的供血动脉，发现附着在肿瘤表面上的脑血管，只切断供应肿瘤的分支，保护好其主干。对优势半球的肿瘤切除要防止伤及言语中枢与运动区脑皮质。手术要求将肿瘤连同受累的硬脑膜、颅骨一并切除。硬脑膜缺损区域可用自体骨膜、筋膜或人工硬脑膜予以修补。受侵颅骨可依据受侵程度进行处理，已经侵透的骨瓣，可用人工修补材料行一期颅骨修补。

（六）手术后治疗

手术后的处理同窦旁脑膜瘤处理。对于伴有癫痫的患者，手术前应该给予有效的抗癫痫药物治疗；在术日患者清醒后，即可追加服用抗癫痫药物；术后一般应继续应用抗癫痫药物 3个月以上，如果能有效控制癫痫发作，再逐渐减量，用最小的有效剂量维持 3 个月以上，再逐渐停药。对常规剂量仍不能控制，或不能耐受药物不良反应的患者，在确定癫痫灶后，可以考虑手术切除癫痫灶。

（七）预后与肿瘤复发

大脑凸面脑膜瘤一般都能手术切除，且效果理想，手术死亡率小于 1%，肿瘤多能达到一级切除，很少复发，对于复发肿瘤可再次手术治疗。位于功能区的脑膜瘤，术后可能残留神经功能障碍，或出现继发性癫痫等。

四、大脑镰旁脑膜瘤

大脑镰旁脑膜瘤始发于大脑镰，突入一侧大脑半球内，有时可向双侧发展，肿瘤呈球形，突入一侧或两侧大脑半球之内。少数大脑镰旁脑膜瘤为扁平形，在大脑镰内浸润生长，个别有累及大脑镰全长者；也有在扁平型肿瘤上又长出较大的瘤结节，形成上述两种情况的混合型。肿瘤的血液供应来自大脑镰脑膜动脉与大脑前动脉，在肿瘤基底及周围的大脑镰内，可见到多个扩张的静脉，使大脑镰呈瘀血状态。

（一）发病率

　　大脑镰旁脑膜瘤位于大脑纵裂,这一部位脑膜瘤的发生率占颅内脑膜瘤的 6.8%。依肿瘤所在的位置不同,可以分为前 1/3、中 1/3、后 1/3 镰旁脑膜瘤,其中以额顶部者多见,镰旁脑膜瘤以女性多见(男：女＝1：1.5),平均发病年龄约为 50 岁。

　　(二)临床表现与诊断

　　因肿瘤深埋于大脑半球内侧,中央区皮层受累轻,早期很少出现定位症状,以致发病时,肿瘤多已长到相当大,逐渐出现颅内压增高症状。与窦旁脑膜瘤相比,局限性损害症状和体征相对比较少见。一旦出现运动障碍,可表现为自足部开始肌无力,最后波及到头面部;若肿瘤向两侧生长,可出现双侧肢体肌力障碍并伴有排尿障碍。部分患者可以出现以局部发作为主要表现的癫痫发作,随病程的延长可出现癫痫大发作,癫痫表现多见于大脑镰中前 1/3 的肿瘤。大脑镰前 1/3 段脑膜瘤可引起精神症状;后 1/3 部位者,引起对侧同向偏盲,向两侧生长的巨大脑膜瘤,由于压迫两侧枕叶距状裂,可以引起失明。由于肿瘤不与颅骨接触,大脑镰旁脑膜瘤不会出现颅骨骨性包块。

　　诊断上有时与矢状窦旁脑膜瘤及胶质瘤不易区别。通过 CT、MRI 扫描与脑血管造影可以明确诊断,并有利于了解肿瘤的范围与血液供应。特别是头颅 MRI 对了解肿瘤基底部、周围重要血管等具有重要作用。

　　(三)手术治疗

　　手术切除较大的大脑镰旁脑膜瘤相当困难,因为肿瘤埋在大脑纵裂之中,大脑上行静脉往往阻碍手术入路。尤其是大脑镰中段者,因正在大脑运动区,表面有扩张的中央沟静脉不可切断,且多有颅内压增高,手术时又要求手术野宽敞,需采取有效的脱水降低颅内压的措施。手术需由大脑上行静脉之间和大脑纵裂深入至肿瘤区,为更好的暴露肿瘤,可以切断 1～2 条次要的上行静脉以扩大显露,减少对脑组织牵拉。

　　处理这一类位置深、基底宽、血运极丰富的大脑镰旁脑膜瘤时,因为手术野显露有限,应避免简单地伸入手指去游离和剜出肿瘤,也不能过度牵拉脑组织。只能用脑压板自纵裂轻柔地向外牵开一侧大脑半球,沿肿瘤周围用吸引器头游离,遂一用电凝处理进入肿瘤的动脉小分支,而不伤及胼缘、胼周动脉主干,以免影响远处脑组织供血。然后由瘤内分块地切除肿瘤,直至其基底。肿瘤在大脑镰浸润生长的,可以绕肿瘤的基底作一圈切开,将受累的大脑镰连同残留肿瘤切除。分块切除、逐渐缩小肿瘤体积最后达全切肿瘤的方法是在显露较窄,解剖关系复杂部位切除肿瘤的通用方法,适合处理大脑镰旁脑膜瘤。若肿瘤较小,可先切断肿瘤基底入手,而后断开周围供血动脉,将其肿瘤整个切除。

　　向两侧生长的肿瘤,手术从肿瘤较大的一侧进入,作跨中线切口,骨瓣达中线,必要时也可跨过中线。在切除一侧肿瘤之后,切开大脑镰,显露对侧肿瘤,稍加游离,多能将对侧瘤结节一并切除。如两侧的瘤体等大,手术由非主侧半球侧进入,以减少手术后反应。困难情况下,可分期处理另一侧肿瘤。

　　应特别注意防止损伤中央沟静脉与大脑运动区,以免造成下肢瘫痪。避免对枕叶牵拉过度,伤及距状裂区域而致偏盲。如两侧枕叶损伤,有引起两眼失明的危险。切除肿瘤后,经脱水降压治疗,如脑水肿仍很明显,最好不缝硬脑膜,骨瓣漂浮,或辅加颞肌下减压术,以缓解术后可能出现的颅内高压,预防术后发生脑疝。肿瘤广泛浸润大脑镰者,常需分期手术。

　　(四)手术后治疗

　　对肿瘤巨大,肿瘤切除术后可能出现的局部脑组织塌陷,在搬动患者时要注意轻放,防止桥静脉断裂而致术后血肿的出现,术后早期(手术结束后 6 小时内)应避免应用降低颅内压药物。

（五）预后

大脑镰旁脑膜瘤的手术效果较好,手术死亡率小于 1％,如果连同受侵的大脑镰一并切除,很少复发,对复发的肿瘤可以行再次手术治疗。影响手术效果的主要原因是：术中因暴露肿瘤困难,强行牵拉而导致大脑上静脉损伤和脑皮层损伤,术后出现脑水肿。为避免术后肢体瘫痪,应在牵拉脑组织时一定要轻柔。如果确实暴露困难,可弧形切除额或枕叶等"非功能区"脑组织以利于暴露肿瘤。

五、脑室内脑膜瘤

脑膜瘤发生于脑室内者,系起源于脑室内脉络组织,较少见。其中,侧脑室脑膜瘤较多,位于侧脑室三角部,可向侧脑室体部或向下角伸长,瘤体可以长到相当大。主要供血来源脉络膜前动脉与邻近的脑内血管。第Ⅲ脑室内者很少见,若位于脑室后部则类似松果体瘤或畸胎瘤,有时位于第Ⅲ脑室前部,第Ⅳ脑室内者罕见,肿瘤多充满脑室。

（一）发病率

侧脑室脑膜瘤占脑膜瘤总数的 4％～5％,绝大多数为纤维型脑膜瘤。文献报道位于左侧者居多,女性多于男性。

（二）临床表现

由于肿瘤所在位置的关系,早期患者无明显症状,到晚期时多以颅内高压为表现。多数患者以间断性头痛逐渐加重作为就诊时的主诉,检查可出现视盘水肿及视力视野的改变。可伴有肿瘤邻近部位脑实质受累所引起的定位症状,如侧脑室内脑膜瘤可引起对侧轻微面瘫与肢体无力。位于第Ⅲ、第Ⅳ脑室的肿瘤可早期出现梗阻性脑积水的表现;第Ⅲ1脑室后部者出现两眼上视受限与共济失调;第Ⅲ脑室前部者引起下丘脑损害症状;第Ⅳ脑室脑膜瘤引起躯体性共济失调与眼球震颤等。X 线造影检查,脑室造影可以显出肿瘤充盈缺损影,脑血管造影可显出增粗的供血动脉与肿瘤病理血管。在侧脑室脑膜瘤,脉络膜动脉多有明显增粗,或显出包绕于肿瘤的动脉。现在确诊依靠 CT、MRI 扫描并不困难。

（三）手术治疗

手术应争取将肿瘤全部切除以求根治。因脑室内肿瘤比较深在,切除脑室内肿瘤需要考虑手术入路问题等。

1.侧脑室脑膜瘤多位于侧脑室三角区,经三角区入路进入侧脑室是较为常见的手术方法。依据肿瘤生长的部位不同可采用经额前入路、经胼胝体前部入路、枕叶入路、顶间沟入路等。

2.进入脑室前应彻底止好血,防止血液流入脑室,分离切除肿瘤前,应用棉片保护周围脑室壁,避免血液流入脑室内其他部位。

3.肿瘤表面多光滑,也可呈分叶状。仔细分离肿瘤,切断供血动脉及与脉络丛的联系后,便可将肿瘤全切除。手术切口宁可稍大,而防止过分牵拉与撕裂大脑皮层及侧裂部位的大脑中动脉分支。第Ⅲ脑室与第Ⅳ脑室脑膜瘤按该部位用其他脑室内肿瘤的手术方法切除。

4.肿瘤切除后要用温生理盐水或林格液将脑室内残留的血液冲洗干净,术野区放置脑室外引流硅胶管,并保持脑室内正常压力,以减少皮层塌陷造成桥静脉的撕裂而出血。

（四）预后

一般脑室内肿瘤可获得全切，预后良好。优势半球侧脑膜瘤手术后可能出现偏盲、失语等。

六、嗅沟脑膜瘤

嗅沟脑膜瘤起自筛板部位的脑膜，多呈球形，可发生于一侧，也可向两侧生长；由颅底突入额叶内，类似额叶内肿瘤。该肿瘤常长得很大，后极达到鞍上。肿瘤的供血来自筛前动脉与脑膜前动脉，肿瘤较大时，也可接受来自于大脑前动脉和中动脉发出的分支供血。

（一）发病率

嗅沟脑膜瘤约占颅内脑膜瘤的 5%，女性患者略多于男性，平均发病年龄 42.5 岁，肿瘤位于一侧者约占 2/3，位于双侧者约占 1/3。

（二）临床表现与诊断

1. 嗅觉障碍　嗅沟脑膜瘤早期症状即有嗅觉逐渐丧失，肿瘤位于单侧者可出现同侧的嗅觉丧失，具有定位诊断意义，双侧者表现为双侧嗅觉丧失。由于导致嗅觉丧失的原因比较多，且单侧嗅觉丧失不易被患者发觉，以嗅觉障碍为主诉的患者并不多。

2. 颅内高压表现　由于嗅觉障碍被患者忽略，肿瘤不容易被发现，当肿瘤长到一定程度出现颅内高压症状时就诊的患者比较多见。患者常有慢性间断性头痛，呈进行性加重，当患者感冒发烧时头痛更加明显，可以伴有恶性呕吐等表现。

3. 额叶症状　患者可以出现萎靡不振、兴奋、幻觉、嗜睡、淡漠、记忆力差、计算能力下降等，常被误为神经衰弱或其他精神病。

4. 视力障碍　嗅沟脑膜瘤患者因视力障碍就诊较多。一方面是由于颅内高压造成视盘水肿，进而出现继发性视神经萎缩；另一方面是肿瘤向后生长，直接压迫视神经，导致原发性视神经萎缩，视力下降和颞侧偏盲（单侧或双侧）。文献报道 1/4 嗅沟脑膜瘤患者出现 Foster—Kennedy 综合征。

5. 其他表现　少数患者出现癫痫大发作，个别的巨大嗅沟脑膜瘤因压迫额叶底部，间接累及基底节引起肢体震颤等。

6. 影像学表现　CT、MRI 扫描，显示颅前窝一侧或两侧近中线部位有均匀一致、边界清楚的团状高密度影像。脑血管造影显示典型的额叶底部脑外肿瘤引起的血管移位征象，额极动脉、胼周动脉皆受压向上、向后呈弧形移位。依据 CT、MRI 检查结果，临床诊断多无困难。MRI 可显示肿瘤与周围重要血管、视神经、视交叉等关系，对于手术切除肿瘤可以提供重要的影像学资料。

（三）手术前评估

由于嗅沟脑膜瘤大小差异比较大，手术中采用不同的方法，对手术中可能出现的情况做正确评估，备好术中可能用到的材料和器械。

1. 正确评价额窦的位置　由于嗅沟脑膜瘤位于前颅底，要求骨瓣尽可能的靠近颅底，由于每个人的额窦发育位置变异比较大，对于额窦发育好或位置较高，在骨瓣成形时，额窦被打开对手术区容易造成污染，妥善处理被打开额窦防止感染和脑脊液鼻漏。

2. 有部分嗅沟脑膜瘤患者可造成颅底骨质破坏，肿瘤切除后容易造成严重脑脊液漏，术前应准备好修复颅底的材料等。预计可能出现上述情况的，可以在开颅时保留自体骨膜，在肿瘤切除后可以修补前颅底。

3.对于肿瘤较大,向后影响到视交叉上方的肿瘤,可以术前 3 天给予肾上腺皮质激素等治疗。

（四）手术治疗

嗅沟脑膜瘤多能完全切除。手术一般做额部冠状切口或一侧切口,额骨瓣达中线或做跨中线额骨骨瓣。由硬脑膜内从额叶底部显露肿瘤的前极,之后先分离肿瘤基底,用电凝方法使肿瘤自嗅沟分离,切断由颅底来的供血血管,出血可大为减少。再游离肿瘤的顶部与后部予以切除。瘤体可使嗅沟附近骨质破坏与筛窦相通。受累的硬脑膜与骨质应予一并切除或予电凝处理,与筛窦鼻腔相通者,颅底脑膜缺损应予修补。切除肿瘤的鞍上区部分时,应细心操作,谨防损伤视神经与大脑前动脉。肿瘤结节伸长至对侧颅前窝者,可切开大脑镰,扩大显露。以同样方式予以切除。肿瘤特大,显露困难时,在分离切除肿瘤之前,先切除双侧的额极,以增加显露空间,并采取瘤内减压分块切除的方法,减少因牵拉对额叶的损伤。

嗅沟脑膜瘤已经侵透前颅底硬脑膜和/或骨质的,应仔细修补前颅底,对于缺少修补条件和技术的,可将黏于前颅底肿瘤电灼,而不强调将颅底硬脑膜切除,以免出现术后脑脊液漏。一旦出现脑脊液漏,按脑脊液漏处理,有少数患者因顽固性脑脊液漏至颅内感染而死亡的。这一点应引起临床医师的注意。

（五）手术后并发症

1.额叶挫伤症状　多见于较大的肿瘤、骨瓣较高、脑组织张力高而不恰当牵拉脑组织,造成额叶的挫裂伤所致。这类患者应注意术后降低颅内压,必要时行挫伤失活脑组织清创术。避免额叶损伤应注意骨瓣一定要尽可能靠近颅底,打开硬脑膜前可给予降低颅内压药物（20%甘露醇 250～500ml,或速尿 20～40mg）,也可在术前行腰穿置管,术中发现颅内压较高时,可缓慢释放脑脊液,等脑压下降后再行手术切除。必要时可将双侧额极切除,以增加肿瘤显露,减少或避免额叶损伤。

2.大脑前动脉、视神经和下丘脑损伤　由于肿瘤较大,可能包裹或粘连大脑前动脉,术中操作轻柔,忽强行牵拉肿瘤,术中应用显微镜,仔细分离周围重要结构,是减少损伤的重要措施。

（六）预后

嗅沟脑膜瘤一般预后较好,预后不好的主要见于大脑前动脉损伤的患者,文献报道术后死亡率在 2%左右。

七、蝶骨嵴脑膜瘤

蝶骨嵴脑膜瘤是指起源于蝶骨嵴的脑膜瘤,也是临床常见的脑膜瘤之一。依据肿瘤与硬脑膜粘连的部位将该类脑膜瘤分为 3 种:①蝶骨嵴内侧型(内 1/3),也称床突型;②蝶骨嵴中部(中 1/3),称小翼型;③蝶骨嵴外侧型(外 1/3),称大翼型。其发生频率自内向外依次增高。蝶骨嵴脑膜瘤有球状和毡型两种,球状占绝大多数。瘤体常骑跨于蝶骨嵴上,向外镶嵌于外侧裂,向前突入颅前窝,向后到达中颅窝。床突型肿瘤深埋于大脑外侧裂的内侧,与颈内动脉和大脑中动脉粘连或包裹,常有较大的分支长入肿瘤内。小翼型肿瘤部分暴露于大脑表面,内侧与大脑中动脉主干和分支粘连。大翼型肿瘤大部位于大脑凸面,其内侧仅与大脑中动脉分支粘连。

（一）发病率

蝶骨嵴脑膜瘤发病率仅次于矢状窦旁脑膜瘤和凸面脑膜瘤，占颅内脑膜瘤的 10％～12％，男女发病无明显差别。

（二）临床表现与诊断

蝶骨嵴不同部位脑膜瘤的表现各有特点。①床突型蝶骨嵴脑膜瘤的症状主要是由于蝶骨嵴内侧有许多重要的结构，如视神经、眶上裂、海绵窦内的神经、颞叶内侧的嗅脑、大脑脚和垂体等。当上述这些结构受累后可出现相应的症状体征，如肿瘤压迫眶上裂可引起眶上裂综合征；压迫视神经可引起单侧视力下降、丧失和原发性视神经萎缩，早期表现为单侧鼻侧偏盲，若此时已有颅内压增高，可出现对侧视盘水肿或继发行视神经萎缩，形成所谓的 Foster－Kennedy 综合征；压迫海绵窦引起同侧突眼及眼睑肿胀。可出现单侧无痛无波动感的突眼，主要是由于肿瘤导致蝶骨翼和蝶骨嵴的骨质增生，造成眶壁增厚，眶内容积变小、眼部引流静脉回流受阻的结果。可以有同侧嗅觉丧失，出现幻嗅、幻味或沟回发作、视力减退和垂体功能低下等，而颅内高压症状比较少见；②小翼型蝶骨嵴脑膜瘤引起的局灶性症状较少，颅内压增高症状较为常见，累计额叶可出现精神症状、智力下降、不全偏瘫、运动性失语；累及颞叶可有沟回发作，单侧核上性面瘫等；③大翼型蝶骨嵴脑膜瘤症状与小翼型类似，常见颞前部颅骨向外隆起，单侧突眼，颞叶性癫痫发作；若肿瘤向后生长，可出现对侧同向偏盲；④毡状脑膜瘤比较少见，多发生在女性，颅内高压症状出现较晚且轻，该种患者局部骨质增生往往比较突出，缓慢出现的单侧突眼、眼睑肿胀和肥厚、复视、眼球运动障碍、嗅觉消失、智能减退等症状，视力通常晚期才受累。

头颅平片上可见：①蝶骨嵴破坏或增生，眶上裂和视神经孔狭小，有时可见肿瘤钙化，蝶鞍后床突和鞍背吸收，钙化的松果体向对侧移位；②脑血管造影显示颈内动脉虹吸部拉直后移，大脑前动脉向前对侧移位，大脑中动脉向后上抬高，有时可见肿瘤血管影。肿瘤甚小的，脑血管造影不一定发现阳性征象，肿瘤长到一定体积，形成占位，使大脑中动脉向后向上移位，大脑前动脉向对侧移位，同时可显出肿瘤的病理循环；③CT 扫描示于蝶骨嵴部位显示高密度的肿瘤影像，有助于早期发现肿瘤。MRI、MRA 扫描可确定肿瘤的基底部和与周围重要结构的关系，肿瘤与重要血管的关系，对于手术中保护重要结构、减少手术风险提供更多的信息，是蝶骨嵴脑膜瘤手术前最为重要的检查手段。

依据患者的症状、体征，行针对性的 CT、MRI 检查结果对于诊断多无困难。

（三）手术前评估

对蝶骨嵴脑膜瘤术前进行评估，估计手术中可能出现困难做出充分准备是手术成功的重要保证。

常规行手术前检查，重点注意患者有无凝血机制障碍，特别应询问患者有无 2 周内服用阿司匹林等抗凝药物史。对有抗凝药物，应停药 3 周再行手术治疗，避免手术中广泛渗血和术后血肿的发生。

强化特别明显的，或肿瘤呈片状附着在颅底硬脑膜的应行血管造影，并行对颅外供血血管栓塞治疗，以减少肿瘤血供，减少术中出血。

术前备足血源。

依据影像学资料，特别是 MRI 对肿瘤与周围重要的血管神经等结构的关系仔细研究，手术中应避免损伤这些结构。

对于向鞍上池生长的肿瘤,术前应给予 3 天皮质激素。

（四）手术治疗

手术切除是蝶骨嵴脑膜瘤最主要的存效方法。外侧型者,可将肿瘤与受浸润增生的硬脑膜骨质一并切除,术中勿损伤的主要动脉干。内侧型蝶骨嵴脑膜瘤,由于位置很深,而且又与上述一些重要神经、血管、垂体及下丘脑等重要结构紧密连接或将一部分神经、血管包埋,肿瘤供血又极为丰富,且存在颅内压增高,这些情况对于手术切除肿瘤极为不利。因此,内侧型脑膜瘤的全切,仍然是神经外科中的困难手术之一。在处理蝶骨嵴脑膜瘤前要考虑下列情况。

1.肿瘤的血运极为丰富,应采取一些减少术中出血的措施　如在术前将一侧颈外动脉栓塞或结扎,可采取硬脑膜外、硬脑膜内联合手术的方法。开颅之后,先沿蝶骨嵴做硬脑膜外游离,逐步深入达蝶骨小翼,将肿瘤基底自蝶骨嵴分开。该处蝶骨嵴骨质增生,且常有骨刺长入肿瘤底部,可将其咬除,同时用骨蜡、电凝止血。然后再转向由硬脑膜内做肿瘤游离处理,再连同受累处的硬膜与肿瘤一并切除。若肿瘤尚未将上述神经血管包绕,采用这种手术方法,常能达到全部切除肿瘤,得以根治。在硬脑膜内分离肿瘤时,必须在直视下进行,看清视神经与附近的动脉,勿伤及这些神经与血管。

2.应用显微手术技术处理肿瘤,有利于提高肿瘤的全切除率　当肿瘤的主体切除后,包绕视神经、颈内动脉、大脑中动脉、后交通动脉与大脑前动脉的一部分肿瘤,用常规手术方法是难以切除的。应在手术显微镜下,看清局部解剖关系,沿神经、血管的走行,由远端向近端追索,将包绕在神经、血管外的肿瘤切开,分块切除瘤组织,使神经,血管从肿瘤中游离、解脱。这样可进一步将残余肿瘤切除。粘连特别紧密难以分离时,宁可留下一小部分瘤组织,绝不能强行分离,以免伤及神经、颈内动脉等重要结构。粗暴手术操作有可能发生严重的动脉痉挛、栓塞,以致术后发生严重脑水肿,甚至造成患者偏瘫或死亡。

3.手术野范围　手术野要宽敞,有利于肿瘤显露和切除。忌用手指向深部游离或剜出肿瘤;这种操作,有损伤上述神经与血管的危险性,手术中也可能因此引起大出血,危及患者生命。

4.术中采用降低颅内压的措施　为增加肿瘤显露与切除,应采用术前术中腰穿、术中脑室穿刺引流脑脊液,控制性低血压,应用甘露醇、速尿以脱水,麻醉中保持呼吸道通畅等降低颅内压的方法,有利于降低颅内压力和减少脑部出血。

5.正确处理脑水肿反应　肿瘤巨大,手术切除肿瘤后,难免并发严重的脑水肿反应,最好做预防性的颞肌下减压术。经这样处理,患者术后过程较为安全。

采用上述手术原则,常能较顺利地全部或大部分切除此部位的脑膜瘤。

（五）手术后治疗

1.中外 1/3 蝶骨嵴脑膜瘤术后无特殊处理,对于内 1/3 突入到鞍上池肿瘤术后应注意是否有尿崩,常规给予口服糖皮质激素。

2.对于未完全切除的患者,可以在 3 周后行伽玛刀治疗。

3.术后的患者应常规给予抗癫痫药物治疗。

（六）预后

位于蝶骨嵴中外 1/3 的脑膜瘤全切除一般困难不大,内 1/3 的脑膜瘤全切除有一定困难,术后可以留有动眼神经、滑车神经和三叉神经受损的表现,随着显微神经外科技术的发展,其手术死亡率已经有明显下降。术后复发肿瘤也可再手术切除。

八、鞍结节和鞍隔脑膜瘤

(一)发病率

鞍结节、鞍隔脑膜瘤占手术脑膜瘤的 4%～10%,鞍结节脑膜瘤附着于鞍结节,鞍隔脑膜瘤附着于鞍隔。鞍结节脑膜瘤生长缓慢,由鞍结节向上、前、后和侧方生长,易于压迫视神经、视交叉,向外挤压颅内动脉,并将大脑前动脉第一段与前交通动脉向上推移,甚至将动脉包裹。少数情况下,肿瘤可侵入视神经孔与眶上裂,引起眼球突出和眶上裂综合征。肿瘤巨大时可以引起垂体功能受损。鞍隔脑膜瘤起源于鞍隔,由于与鞍结节起源不同,所产生的症状主要是内分泌方面的表现,临床上相对少见。

(二)临床表现与诊断

1.症状和体征　临床表现为视力减退与头痛症状比较常见,病程呈慢性进展。最先出现一侧视力下降或两侧颞侧视野缺损,之后发展为双颞侧偏盲,最后导致失明,眼底有原发性视盘萎缩。头痛主要表现为两侧颞部及前额部,晚期患者引起颅内压增高头痛加剧,垂体内分泌障碍与下丘脑损害症状皆少见。此点可与垂体瘤相鉴别。鞍隔脑膜瘤在临床表现上与鞍结节的区别主要是鞍隔脑膜瘤主要是引起内分泌的改变症状比较突出,视力受影响较轻,且进展比较缓慢;鞍结节脑膜瘤内分泌症状比较少见,视力受影响比较明显,且进展较快。

2.辅助检查　确诊依靠影像学检查。颅骨平片可显示鞍结节和蝶骨平台骨质增生或有骨质破坏,蝶鞍无明显扩大,而垂体瘤多有蝶鞍扩大,CT 显示鞍上区可见有明显均一增强的团块状影,MRI 能显示肿瘤的基底部位于鞍结节或鞍隔,并展示肿瘤的范围及与周围重要结构的关系,对于诊断和手术中的处理能提供更多的信息。

(三)治疗

手术切除肿瘤是本病的根本治疗。早期病例,肿瘤较小,尚未累及视神经与动脉,亦无颅内压增高,易于取得全切除与根治。晚期病例,肿瘤已累及视神经、视交叉、颈内动脉、大脑前动脉与前交通动脉,以及垂体与下丘脑等重要结构者,往往使手术非常困难,这时即使手术全切,其周围神经内分泌功能也较难恢复到正常水平。该类肿瘤的早期发现早期手术治疗效果较好,手术全切的危险性较低。对于较为晚期的这类肿瘤不强求全切,千万不可盲目剥离与牵拉肿瘤,以免损伤重要神经血管,引起大出血,造成患者残废甚至死亡。

手术入路多采用额颞瓣,由额叶底部外侧沿蝶骨嵴接近肿瘤,或由前额底部从中线部位接近肿瘤。晚期病例肿瘤较大,且已累及神经与血管者,宜采用冠状切口跨中线的额颞瓣,扩大显露,部分切开大脑镰,由大脑纵裂前方进到肿瘤部位。对侵袭性的肿瘤,特别是向后、外侧浸润性生长的肿瘤可以采用扩大翼点入路的方法。手术切除肿瘤的要点如下。

1.鞍结节脑膜瘤的血液供应主要来自鞍结节,视神经内侧常有一小动脉支进入肿瘤。切除肿瘤,宜先由肿瘤前极开始,逐渐游离肿瘤基底,切断肿瘤供血来源,而后游离肿瘤的基底两侧和肿瘤后极。较小的肿瘤采用此法,多能顺利予以切除。

2.肿瘤较大者,最好采用包膜内切除法。分块切除瘤组织,断开肿瘤基底部,使肿瘤缩小、塌陷,与周围脱离联系。至此,进一步游离残余的肿瘤后达到完全切除。避免伤及周围神经血管。

3.肿瘤已将大脑前动脉、前交通动脉、颈内动脉及视神经包围,或其后极与视交叉垂体紧密黏着者,行包膜内切除一部分瘤组织,争取断开肿瘤基底部。在手术显微镜下,将受累的神经与血管自瘤组织内游离,争取全切。对于粘连较紧的肿瘤,并不强调全切;但经过努力,多能达到大部切除。

4.肿瘤入侵视神经管与眶上裂者,宜打开视神经管,尽可能切除肿瘤。

5.受肿瘤浸润的增生骨质应予切除,以减肿瘤复发的机会。

九、中颅窝脑膜瘤和鞍旁脑膜瘤

(一)概述

此部位肿瘤约占颅内脑膜瘤的 6%,多位于颅中窝底内侧部,突入颞叶,一般长在硬脑膜内,也可位于硬脑膜外。按肿瘤与硬脑膜附着部位的不同,将颅中窝脑膜瘤分为四种:①鞍旁脑膜瘤,位于中颅窝的内侧部,影响海绵窦结构,临床表现与床突型蝶骨嵴脑膜瘤症状相似;②眶上裂脑膜瘤,位于中颅窝内侧,影响眶上裂结构,与小翼型蝶骨嵴脑膜瘤类似;③岩骨尖脑膜瘤位于中颅窝后部,在三叉神经半月节附近,肿瘤来自于半月节包膜,也称半月节脑膜瘤。临床表现多见于中年起病,患侧三叉神经分布区感觉异常(可表现为三叉神经痛或感觉减退),晚期可以出现三叉神经运动支受损,这可与原发性三叉神经痛相鉴别。肿瘤压迫海绵窦可引起眼肌麻痹、眼睑下垂和单独突眼。若向岩骨方向生长可产生桥小脑角症状、小脑和脑干症状。若侵入颅骨,可出现耳鸣、听力障碍等;④中颅窝外侧脑膜瘤,一般没有颅内定位体征。按习惯前三种称为鞍旁脑膜瘤,后一种单独称为中颅窝脑膜瘤。

(二)临床表现与诊断

因该部位肿瘤毗邻脑膜中动脉,海绵窦与颈内动脉,血运特别丰富。临床常有海绵窦综合征,颞叶癫痫与颅内高压的表现,肿瘤向眶上裂生长可引起眼球突出。肿瘤巨大压迫颞顶叶时,可出现对侧同向偏盲与轻偏瘫。向外侧生长,使颞骨鳞部变薄并向外隆起。X 线平片多能发现阳性征象,如局部骨质增生,颞骨变薄,颅中窝低凹,骨质吸收,有时骨质破坏。脑血管造影可显示典型的颞叶肿瘤征象,伴有肿瘤血管团着色。CT 扫描可以明确地看出高密度团状肿瘤影像,MRI 可给予明确的诊断。

(三)治疗

手术切除颅中窝肿瘤时,要充分考虑肿瘤供血异常丰富和肿瘤可能累及海绵窦、颈内动脉及其侧裂分支的特点。术前最好行血管造影并予以栓塞。手术的入路尽可能接近颅中窝底。对没有栓塞的病例,可先处理脑膜中动脉(如填塞棘孔、电凝切断等)。显露肿瘤后,先从其基底部开始游离,可以参照蝶骨嵴内侧型脑膜瘤切除的方法。肿瘤累及海绵窦与颈内动脉者,分离肿瘤内侧时要格外细致,宜采用分块切除法。术中注意保护周围重要结构,并不单纯追求肿瘤全切。对于三叉神经节脑膜瘤,手术采取颞部入路,开颅时,骨窗尽可能靠近颅底,以利于显露肿瘤。进入三叉神经节部位,可见三叉神经节囊隆起,切开硬脑膜与囊壁,即见到肿瘤,细心游离摘除肿瘤结节。对于鞍旁脑膜瘤手术难以全切,术后残存的肿瘤,可以放射治疗,以控制肿瘤生长。

十、岩骨尖脑膜瘤

(一)概述

岩骨尖脑膜瘤少见。由于该部位解剖关系特殊,生长在该部位的脑膜瘤也是手术中较为困难的一类。岩骨尖位于小脑幕卵圆形裂孔的侧方,前下为破裂孔与颈内动脉,内侧为海绵窦后部、环池与中脑,后下方为斜坡、脑桥,并有第3、第4、第5、第6脑神经通过,后外方为第7、第8脑神经,上方为岩上窦。这一区域内的主要动脉,除颈内动脉外,尚有基底动脉、大脑后动脉、小脑上动脉等。斜坡附近则有与海绵窦、岩上窦及岩下窦相连的静脉丛。

（二）临床表现与诊断

岩骨尖脑膜瘤在早期肿瘤甚小时,仅在局部使岩骨尖骨质受侵蚀和累及第3、第4、第5、第6或第7脑神经。待肿瘤逐渐增长,肿瘤由岩骨尖向颅中窝、颅后窝与小脑幕内侧发展,除上述神经进一步受压外,还可以出现小脑和脑干受损的表现。由于肿瘤长大占位,使脑干移位、环池受阻,导水管受压,以及静脉瘀血,可引起严重的颅内压增高。患者表现尚可有对侧肢体部分性偏瘫,小脑性共济失调。

诊断有赖于CT、MRI扫描与脑血管造影。X线平片显示岩骨尖及其周围骨质破坏也是一个重要的依据。进行这一部位脑膜瘤的切除手术,要熟悉肿瘤邻近解剖关系。需要事先进行脑血管造影查明由颈外动脉、颈内动脉及基底动脉多方面而来的供血来源。CT、MRI扫描虽然可以提示肿瘤的大、小和生长方向,但不能提供肿瘤供血的情况。

（三）治疗

手术通常由扩大的一侧颞枕入路,从颞叶底部进至岩骨尖区域显露肿瘤。原则上先从肿瘤基底部分离,采用包膜内分块切除的方式,逐步缩小肿瘤体积,使肿瘤塌陷,然后由肿瘤周围游离,一一切断所能见到的进入肿瘤供血动脉。再将肿瘤与周围相连的脑神经、脑干分开,最后全部切除肿瘤。较小的岩骨尖脑膜瘤,可达到整个切除。手术中,特别注意应防止伤及脑干和重要的动脉。近年来,有不少学者采用乙状窦前入路切除该部位脑膜瘤取得了不错的效果。

十一、斜坡脑膜瘤

（一）概述

斜坡脑膜瘤少见。肿瘤为扁平型或球形,基底位于斜坡之上部或下部,可达枕骨大孔前缘。在解剖上,斜坡的宽度约3cm,侧方为第3～12对脑神经,其后为脑干及基底动脉。肿瘤生长必然累及两侧脑神经并压迫脑干。

（二）临床表现与诊断

临床表现为慢性过程,有一侧或两侧多发脑神经损害的症状和两侧锥体束征,多伴有轻度或中度颅内压增高。肿瘤偏上者,出现第3～8脑神经障碍;肿瘤靠下方者,多影响第7～12脑神经;早期常为一侧性,但也可为两侧性。锥体束征多为两侧对称性。肿瘤晚期,可引起两侧肢体不全麻痹,感觉障碍发生较少,可误为脊索瘤,同时需与脑干胶质瘤鉴别。颅内压增高通常出现较晚。

此瘤的诊断,在过去依靠脑室和血管造影,显示导水管呈弧形向后移位,椎动脉造影显示:于斜坡部位可见椎动脉向后移位,并显示肿瘤血管团着色。目前主要通过CT扫描于颅后窝的中央部位出现均匀的高密度肿瘤影像。MRI成像技术对于诊断和手术提供更为有用的信息。

（三）治疗

由于肿瘤位于脑干前方,可能已累及基底动脉,紧连脑干,并累及颅后窝两侧的颅神经,而且这些神经可能已被肿瘤包围;因此手术切除该部位脑膜瘤最为困难。

手术切除斜坡肿瘤有四种途径：①乙状窦前入路是最近几年开展的切除岩斜区肿瘤的一种新方法，正在被更多的学者所采用。此入路到达斜坡的距离较近，术者视线可直视脑干腹侧面和肿瘤，可保护耳蜗、迷路、面神经不受损伤，横窦、乙状窦甚至 Labbe 静脉可以保留，肿瘤的供应血管及肿瘤基底部较易处理以及可多角度操作，视野较开阔。经此入路切除岩斜区脑膜瘤全切率有明显提高。但经该入路切除肿瘤要求一定的手术器械（如高速磨钻），同时要求术者熟练掌握该入路周围的解剖知识；②颅后窝入路，由脑干侧方，通过颅神经之间接近肿瘤；③经小脑幕上入路；④经口咽入路，即由口腔，切开软腭达到咽后壁，在该处打开斜坡，可以形成一个约 2cm×2cm 的骨窗，切开斜坡后方的硬脑膜，达到肿瘤基底。在显微手术下，有可能将较小的球形脑膜瘤切除，而肿瘤较大者，同样难以完全显露和切除。目前多数人采用经小脑幕上入路和乙状窦前入路。对于手术后残留肿瘤，可以考虑放射治疗。

十二、小脑幕脑膜瘤

（一）概述

小脑幕脑膜瘤，多起源于横窦或直窦旁，有时靠近窦汇。肿瘤可位于小脑幕上或幕下面，以位于小脑幕上、一侧者为多见；肿瘤也可在小脑幕上、下两面同时生长，形如哑铃。小脑幕上面的肿瘤，基底黏靠横窦或直窦，有时肿瘤的前极伸向小脑幕裂孔并常在该处形成紧密粘连。生长于小脑幕下面者，位于直窦旁或靠小脑幕侧方或贴在岩上窦部位。肿瘤可压迫小脑与脑干。肿瘤供血来源于基底动脉的分支与脑膜动脉。

（二）临床表现与诊断

小脑幕上肿瘤，症状类似枕颞叶肿瘤；小脑幕下面的肿瘤与小脑肿瘤表现相似。颅内压增高症状通常都比较突出。由于这一部位肿瘤临床定位症状不多，早期诊断困难。当发现肿瘤时，已长到相当大，产生对颞枕叶与小脑的压迫。

（三）治疗

手术入路从肿瘤位置，继续沿小脑幕及大脑镰游离肿瘤。可以缓缓地向外牵引肿瘤，以助游离。肿瘤前极位于小脑幕裂孔处小脑幕上或幕下而定。小脑幕上脑膜瘤，采用颞枕瓣入路，切开硬脑膜后，最好先分离切断肿瘤的基底，与脑膜黏着甚紧者，部分游离肿瘤之后，由肿瘤侧面朝前内侧分离，以便看清肿瘤前极的供血来源并予以切断，使肿瘤由小脑幕裂孔缘的附着部分离，将肿瘤整个摘除。当肿瘤基底较宽，难以按此法处理时，则以分块切除为宜。必须避免肿瘤前极的血管撕裂，因近侧端血管回缩，很难控制，可引起深部大出血。手术过程中注意勿伤及脑干。

小脑幕下的脑膜瘤，多采取颅后窝中线切口上端并折向患侧乳突后上方。枕骨骨窗的上部，要达到显露出部分横窦，以便硬脑膜切口尽可能敞开，增加手术显露。接触肿瘤后，沿直窦由浅入深处理肿瘤基底，并由肿瘤的小脑面游离。分块切除或整个切除肿瘤，取决于肿瘤的大小，以及肿痛固定于小脑幕的情况。不可强行牵拉与剜出肿瘤，以免发生难以制止的出血与脑干损伤。

十三、桥小脑角脑膜瘤

（一）概述

桥小脑角是颅内脑膜瘤好发部位之一，该部位脑膜瘤的发生率占脑膜瘤的 10% 左右。在桥小脑角肿瘤常见的三大肿瘤中,除听神经瘤最多见外,脑膜瘤排第二位。肿瘤的基底部位于乙状窦、岩上窦、岩下窦旁,黏附于桥小脑角的硬脑膜生长。肿瘤位置偏于前上的,可使第5、第6、第7和第8脑神经受累,肿瘤位置偏于后下,靠近颈静脉孔的,可早期出现第9、10与11脑神经障碍。肿瘤长大可达中线或超过中线压迫小脑与脑干,引起小脑与脑干功能障碍和颅内压增高。

(二)临床表现与诊断

患者多有典型的桥小脑角综合征,有时与听神经瘤不易鉴别。但此处脑膜瘤,前庭功能与听力障碍较听神经瘤为轻,不引起内耳孔扩大,有的可以造成岩骨的破坏,肿瘤有时出现钙化,可以提供诊断参考。通过脑血管造影,显示脑膜瘤的丰富供血与肿瘤染色,有助于确诊。CT、MRI扫描显示桥小脑角脑膜瘤均匀一致的高密度球形影像,而基底较宽、内听道无明显扩大有助于确诊此病。

(三)治疗

手术切除桥小脑角脑膜瘤入路有三种选择:①肿瘤偏于前上,贴靠小脑幕,沿斜坡向内发展,瘤体接近或已过中线,使脑干明显受压的,宜采用一侧小脑幕上入路;②肿瘤偏于下外,即使瘤体较大,但尚未达到脑干前方者,可按一般乙状窦后入路或乙状窦前入路;③肿瘤很大、供血丰富、脑干受压、颅内压特别高者,宜取小脑幕上与颅后窝联合入路。由上、下两个手术野进行肿瘤的游离与切除。在这种联合入路手术时,骨瓣可采用上下双骨瓣,横窦处保留骨桥;也可采用整体骨瓣。手术中注意保护横窦。切除肿瘤需在直视下细致操作。对于晚期病例,伴有明显脑积水时,有必要术前行侧脑室持续引流,术中辅以控制性低血压,酌用脱水药以降低颅内压,以便使脑组织塌陷,扩大手术野,便于肿瘤的游离和切除。

十四、小脑凸面脑膜瘤

小脑凸面脑膜瘤不多见。肿瘤起源于小脑半球表面的脑膜,可为孤立性的瘤结节突入小脑半球内,也有一部分肿瘤与横窦壁相连,而向小脑半球内伸长。肿瘤可长得很大,占据后颅窝的大半,将小脑、脑桥、延髓推压向一侧。肿瘤表面颅骨可有增生,肿瘤本身有时发生钙化。临床表现为慢性颅内压增高及共济失调等小脑症状。手术切除肿瘤可采用颅后窝中线直切口或旁正中切口,依肿瘤的部位靠中线或靠外侧而定。按大脑凸面脑膜瘤的手术方法原则,多能将肿瘤全切除。

十五、枕骨大孔区脑膜瘤

肿瘤基底附着于枕骨大孔附近的脑膜。一般位于枕骨大孔的侧后方,少数位于侧前方。肿瘤向颅后窝、椎管两方向生长,压迫小脑、延髓与脊髓上部,并影响局部的血液循环和脑脊液循环。临床表现依肿瘤的生长部位有所不同。可以小脑肿瘤症状为主,或类似高颈段脊髓瘤。CT、MRI有利于确诊此部位肿瘤。手术多采取颅后窝中线切口,打开颅后窝与寰椎后弓。如肿瘤向下伸长较大,有必要切开颈2~3椎板,扩大手术野以利于肿瘤切除。位于侧后方的脑膜瘤,在断开肿瘤基底后,常能完全切除。位于脑干侧前方的脑膜瘤,可采取远外侧入路。手术中谨防误伤椎动脉、小脑后下动脉与后组脑神经,更要防止牵拉脊髓造成严重损伤而发生呼吸衰竭。对术后残余肿瘤可放射治疗,以减少肿瘤生长速度,延长因肿瘤复发导致患者生存质量的恶化。

十六、神经鞘与眶内脑膜瘤

视神经鞘脑膜瘤可生长在颅眶交界处,向颅中窝与眶内两个方向发展,或仅生长于眶内而位于球后。肿瘤与视神经密切相连,有时将视神经包围。临床表现为患侧视力下降与眼球突出,眼球活动受限。局限于眶内者,多在眼科就诊。CT、MRI 扫描可以诊断。肿瘤局限于眶内者,过去多由眼科按眶内肿瘤处理。从眼眶外侧开一骨窗,进行球后肿瘤切除,小的肿瘤,可以达到全切除的目的。目前倾向于神经外科处理,尤其是颅眶交界处的脑膜瘤,单纯按眼科方法手术,难以完全切除肿瘤,也不易仔细止血。采用额颞骨瓣入路,同时打开眶顶,就能够由颅眶两个方面进行肿瘤切除。应用激光手术刀与超声吸引有利于切除黏着于视神经的瘤组织,提高肿瘤全切率。肿瘤完整切除后,视力与眼球活动可取得部分或完全恢复,使眼球突出消除。反之,因摘除肿瘤不当,损伤视神经与第 3、第 4、第 6 脑神经,可致失明,眼球活动障碍等不良结果。

十七、多发性脑膜瘤

在脑膜瘤中,多发性脑膜瘤约占 1‰,较多见于大脑凸面,分散在一个大的脑膜瘤周边,瘤体可小如豌豆,或大如鸡蛋。有时见于脑底,或同时出现在脑室内与颅后窝,也可颅内脑膜瘤与椎管内脊膜瘤同时存在。临床表现多样化,出现肿瘤所在部位的神经定位症状,但以某一部位脑膜瘤症状突出,其他部位脑膜瘤的症状不显著。而待前一肿瘤切除后,才显出另一组症状。CT、MRI 扫描能够确诊此病。手术按脑膜瘤的部位,肿瘤数目多少,以及手术的可能性,采取一次手术或分期手术。手术原则应首先考虑那些对脑组织功能影响较大的,对于较小的肿瘤可以观察,并不追求一次性手术全切。

十八、恶性脑膜瘤

恶性脑膜瘤较为少见,占脑膜瘤的~2%。肿瘤可能一开始就显示恶性,瘤组织有明显的恶性改变,包括瘤巨细胞形成、核分裂象较多、核染色质粗糙且深染,但瘤细胞仍保留脑膜内皮细胞的某些特点。可能有局部浸润,甚至个别发生远处转移至肺或肝。有些脑膜瘤如纤维母细胞瘤型或其他类型,其间质细胞发生恶变,可呈纤维肉瘤的改变,称为恶性脑膜瘤。它与真正的脑膜肉瘤有所不同,病史较长,常见于良性脑膜瘤术后复发的病例 5 个别的脑膜瘤,组织学上属良性,但是细胞生长活跃,手术难以根治。每一次手术切除肿瘤之后,短时间肿瘤又复发。此外,在组织学上为良性形态的脑膜瘤也可发生远处转移,这种脑膜瘤可视为临床呈恶性的脑膜瘤。此类肿瘤呈球形者,手术处理同一般脑膜瘤。而扁平型,基底较宽,广泛浸润者,不适手术切除,可做姑息性减压手术,辅以放疗,采用高能射线有一定效果。脑膜肉瘤原发于脑膜者很少,肿瘤常沿脑膜和脑组织浸润,显微镜下形态为纤维肉瘤、梭形细胞或多细胞肉瘤,无脑膜瘤的组织学特征,病程短。有时在脑膜肉瘤邻近发生多形胶质母细胞瘤,称为胶质肉瘤。肿瘤局限的,可考虑手术切除,辅以放疗。

(许刚)

第三节 颅内转移瘤

脑转移瘤是各系统肿瘤的最严重并发症,也是成年人常见的脑肿瘤。近年来,随着对肿瘤认识的不断加深以及诊断和治疗诸方面的进展,肿瘤患者的生存期不断延长,转移瘤的发生率也在逐年增加。

一、流行病学

据统计,每年全球约有1200000例癌症患者发生脑转移,其中130000人死亡。有关转移瘤在颅内肿瘤中所占的比例,不同国家和地区报道差别较大,在美国,转移瘤占颅内肿瘤的比例高达40%,每年有大约170000例癌症患者发生脑转移,因癌症死亡者中有24%(11%～35%)为颅内转移灶所致;而国内报道转移瘤只占颅内肿瘤的3.5%。

颅内转移瘤根据不同部位分为颅骨、硬膜、软脑膜及脑实质内转移,后两者占总数的80%以上。大多数脑转移瘤来自肺癌、黑色素瘤、肾癌、直肠癌、软组织肉瘤、乳腺癌及非Hodgkin淋巴瘤,其中80%～85%的脑转移瘤位于大脑,10%～15%位于小脑,3%～5%位于脑干;多发转移瘤占50%以上,肺癌、黑色素瘤及乳腺癌容易形成多发转移。不同性质的肿瘤向颅内转移的发生率各异,与肿瘤的发病率无关,肿瘤颅内转移与颅外系统转移的发生率,临床、影像及病理证实来源于肺癌转移者占68.8%,消化道肿瘤转移占5.2%,肾癌转移占2.25%,乳腺癌转移占21%,来源不明者占18.5%,其他如甲状腺、腮腺、膀胱、子宫等器官恶性肿瘤转移少见,均不足1%,多发转移瘤为53.2%。

二、病理生理学

(一)转移途径

因为脑内缺乏淋巴引流,从其他系统原发肿瘤脱落的细胞,主要经血流播散到中枢神经系统,极少数脊髓内肿瘤或眶内肿瘤经蛛网膜下腔播散。肿瘤细胞如何在脑内种植、逐步从微转移灶发展到引起临床症状并被现代影像技术(如MRI)检测到病变,其确切机制尚不明确。研究表明,转移的肿瘤细胞可以合成并分泌促血管生成物质使肿瘤内形成新生血管并在局部形成开放的血脑屏障。

不同组织来源的肿瘤,有向颅内特定部位转移的趋势,如起源于血供丰富的肾实质的肿瘤,转移到同样血供丰富侧脑室脉络丛的概率明显高于脑其他部位;而甲状腺癌及乳腺癌倾向颅骨转移。

肿瘤细胞可经以下几个途径转移到颅内:

1. 经过血流 为最常见的途径,主要是通过动脉系统和静脉系统传播,少数可通过椎静脉系统直接向颅内转移。大部分肿瘤细胞首先侵入静脉血管,形成肿瘤栓子,侵蚀肺静脉,随血流进入左心室,再经肺动脉进入颅内。常见的有肺、乳腺、肾、胃肠、甲状腺的癌瘤,以及恶性黑色素瘤和绒癌等的转移。在Henschen统计的1542例脑转移瘤中来源于肺的占27.4%,乳腺的占21.1%,肾的占9.5%,胃肠的占6.8%,黑色素瘤的占4.7%,子宫的占3.0%。

颅内各部位转移瘤的发病率与其体积、血流量有关。其他部位的肿瘤细胞也是首先进入静脉系统,而后通过肺毛细血管或通过心脏的卵圆孔短路进入肺动脉血管,再转移进入颅内。

这是肺癌、乳腺癌、皮肤癌等主要转移途径，并且易在脑内形成多发转移瘤。单个癌细胞可以通过肺毛细血管进入动脉血流形成转移，大的肿瘤栓子也可能经过心脏左、右房间的卵圆孔直接由静脉进入动脉循环，而转移至颅内。

2.直接侵入　邻近部位的肿瘤如鼻咽癌、视网膜母细胞瘤、头皮及颅骨的恶性肿瘤均可直接浸润，破坏颅骨、硬脑膜或经颅底孔隙侵入颅内。

3.经蛛网膜下腔　极少数经此途经向颅内转移，如胶质瘤或室管膜瘤。眶内肿瘤沿视神经鞘侵入颅内，并在蛛网膜下腔播散。

4.经淋巴系统　肿瘤细胞沿脊神经或脑神经周围的淋巴间隙进入脑脊液循环，或通过椎静脉丛侵入颅内，实际上可称为淋巴一蛛网膜下腔转移的方式。

（二）转移的基本过程

原发病灶肿瘤细胞的脱落是形成转移的首要环节，继之出现脱落细胞的迁移和侵犯、进入血液循环、肿瘤细胞被靶器官"捕获"、转移灶形成等基本过程。这一过程涉及肿瘤及肿瘤细胞本身的特性（如生长速度、坏死、合成及分泌相应组织酶）、细胞外基质（细胞黏附分子、金属蛋白酶、纤维蛋白酶原激活物等）在肿瘤侵犯过程中的作用、机体及局部器官的免疫反应状态等极其复杂的病理生理过程；另外，原发病灶的手术、放疗和/或化疗等外来干预也对肿瘤的转移产生直接或间接影响。但是总地来讲，上述过程具体机制尚不明了。

（三）转移部位和数目

1.部位　脑转移瘤可分布于中枢神经系统的任何部位，但大脑较小脑多见，小脑又较脑干多见。所安夫统计的52例脑转移瘤中，大脑26例，小脑13例，软脑膜7例，其余分布于其他部位。赵以成和薛庆澄统计脑转移瘤的病例2/3位于大脑中动脉供血范围，即顶叶、颞叶、顶枕叶或顶颞叶区域，其余分布于大脑前动脉和椎动脉供血范围；86％位于幕上，14％位于幕下小脑。Krasting发现脑转移瘤在大脑左侧较右侧多见，但大多数的报道则未表明有这种倾向。国内1238例颅内转移肿瘤的综合统计，幕上占79.6％，幕下15.4％。幕上者绝大多数位于额、颞、顶三叶，占72.9％。幕下者以小脑半球最多，蚓部有21例，第Ⅳ脑室仅2例。

脑转移瘤最常见的部位是在脑灰质和白质的交界处，脑转移瘤在早期病灶很小时，这种现象更为清楚。这是因为脑灰质较脑白质血液丰富，灰、白质的交界线是由血液丰富到贫乏的过渡线，因此肿瘤栓子容易在此停留。此外，脑基底核亦常为转移瘤的好发部位，与此处的血液供给丰富有关。

2.数目　脑转移瘤可分为单发型、多发型和弥漫型三型。三型中以多发性为最多见，单发性次之，弥漫性最少见。弥漫性又可再分为两型，一是主要分布于软脑膜和蛛网膜；二是主要弥漫浸润脑实质中。

（四）病理

脑转移瘤肉眼可分为结节型、弥漫型和混合型三种。结节型肿瘤可从栗子大小到拳头大小不等。一般呈圆形、结节状，有时亦可呈楔形，其尖端指向脑室，其底与脑表面相平行。多发者肿瘤大小相差悬殊，这是瘤细胞不止一次侵入颅内所致。

转移瘤所引起的脑水肿或脑肿胀常较脑原发肿瘤严重得多。转移灶的大小与水肿的程度极不相称，往往一个很小的病变引起周围脑组织的高度肿胀。转移瘤切面呈灰白色或灰红色。但绒癌则因其固有特性，均为紫红色，可因原发癌的切除或脱落，其转移灶可随之坏死或消退，或因化疗或放疗后使癌组织全部坏死而呈咖啡色泥浆状。

脑转移癌的切面干燥，较大的肿瘤，中心部常有坏死和软化，与肿瘤生长迅速有关。瘤腔内可含有坏死或液化瘤组织,可似脓液,亦可为半透明草黄色液体或黏液,钙化很少见。

显微镜下瘤组织界限不清,瘤细胞巢常沿血管外膜和脑组织向四周浸润,周围组织水肿、软化灶及胶质增生。其组织形态随原发瘤的特点而异。分化高的瘤细胞可呈原发瘤的特点,分化较低的颅内转移瘤而患者的原发灶又不清时,其细胞形态又与恶性胶质瘤相似,可能误诊为胶质瘤。

瘤细胞常呈条索状或团块状侵入周围组织,有时可借周围间隙到达很远部位。转移瘤周围脑组织的反应明显,血管扩张、充血或呈血窦状,管壁呈增生状态。周围脑组织的星形细胞增生,胞突肿胀粗大或呈破折状态。在转移瘤发生出血坏死时,血管周围常有淋巴样细胞积聚。

弥漫型较为少见,有时与结节型同时并存,可考虑为脑膜种植,累及蛛网膜、软脑膜、硬脑膜普遍增厚变为灰白色,脑表面散在斑点状病灶。显微镜下显示脑膜的瘤细胞浸润。

三、临床表现

脑转移瘤通常 40～60 岁多见,男性多于女性,可在患原发瘤的任何时间内表现出症状与体征。一般肺癌、黑色素瘤和胃癌易早期向颅内转移,而乳腺癌、肉瘤和其他胃肠道肿瘤转移到颅内的时间则较晚。早期出现颅内压增高症状,如头痛、呕吐,为最常见的症状,也是多数患者的早期症状,由于转移瘤累及硬脑膜,早期头痛多位于病变侧,为局限性头痛,随着病变发展,脑水肿产生,颅内压增高,头痛呈弥漫性,疼痛变剧烈。

根据肿瘤的位置不同,出现不同的神经系统定位体征,如偏瘫、偏盲、失语、共济失调等。肿瘤累及额叶或有脑膜弥漫转移时,出现明显的精神症状,表现为记忆力减退、反应迟钝、精神淡漠、定向力缺乏等精神症状。

弥漫性脑转移瘤的患者,如急性白细胞、非霍奇金淋巴瘤颅内转移时可出现颈项强直的脑膜刺激症状。

黑色素瘤脑转移常伴有癫痫的发生,还易造成脑膜转移和蛛网膜下腔出血;绒癌脑转移瘤易出血;乳癌和前列腺癌可造成硬膜下血肿;肺癌可形成囊性占位,偶见与脓肿伴发。如转移瘤堵塞了脑脊液循环通路,还可形成梗阻性脑积水。

四、辅助检查

1. CT 检查　对怀疑有脑转移瘤的患者应首先行 CT 检查,通过平扫和增强扫描,可显示肿瘤的部位、数量、范围和周围脑组织水肿及移位情况。脑转移瘤典型表现为皮层或皮层下的边界清楚、圆形、低密度肿块,周围脑组织水肿明显。增强后可见不均匀强化,肿瘤囊变和出血时,增强可出现肿瘤周边环征,强化环的壁多较厚且不规则,相邻结构受压移位。硬膜外转移者可见颅板下梭形或新月形高密度或等密度占位病变。后颅窝近颅底的病变易被漏诊,如怀疑此部位病变,应行 CT 重叠扫描或冠扫,提高诊断阳性率。

2. MRI 检查　转移性肿瘤的 T_1 和 T_2 弛豫时间均延长,一般情况下,T_1 加权像显示为低信号病灶,T_2 加权像为高信号或与灰质信号相仿。瘤周脑组织水肿明显,多有不规则环状强化。但由于肿瘤来源差异,MRI 影像变化也非常大。非出血性囊变、坏死区信号强度与脑脊液相仿。当肿瘤内出血时,还可表现出出血时各期的 MRI 影像。

3. X 线平片　颅脑平片对颅内转移瘤也非常重要,可见到颅内高压症,松果体钙斑移位等,特别是对颅骨的转移,诊断价值更大。

4. 其他检查　多数患者腰穿压力增高,蛋白含量增加,个别患者可检出瘤细胞。超声波、脑电图、脑血管造影和脑室造影均可显示异常,但定位、定性价值远不如 CT 和 MRI。

五、诊断与鉴别诊断

(一)诊断

1. 对于有癌瘤病史的患者,近期出现头痛、恶心,呕吐颅内压增高及局灶性症状应高度怀疑脑转移瘤,应行 CT 检查明确诊断。

2. 大部分患者颅内首先出现症状,诊断为转移瘤后才在其他部位找出原发病灶。对于无颅外肿瘤病史,年龄在 40 岁以上,出现颅内压增高和神经系统定位体征,并在短期内病情进展较快,呈进行性加重者,CT 有典型表现应考虑转移瘤。

3. 脑转移瘤的病史短、发展迅速,多在 1～3 个月内出现严重的神经功能障碍。许多患者发病非常突然,导致临床上误诊为脑或脑膜的炎症和血管意外。肿瘤的突然出血坏死和血管栓塞便可造成急剧的中风症状。怀疑转移瘤的患者,应行肺部、消化道、腹腔脏器的检查,寻找原发病灶。但有一部分患者查不到原发灶,有时原发瘤可极为"隐蔽",即使做全面细致的尸检,也可能查不到原发瘤之所在。

4. 根据转移瘤推断出原发部位,这在临床上大多数病例不能肯定。以肺癌为例,其腺癌、鳞癌和未分化癌等组织学类型,与其他器官的肿瘤大致相似。脑转移瘤以肺癌为最多见,其组织学类型则与胃肠、肾、乳腺、前列腺和甲状腺等癌肿的类型大致是吻合的。

5. 少数病例可从脑转移瘤的形态特征肯定其原发瘤。如黑色素瘤往往可在其细胞内、外发现黑色素;绒癌除出血特点外,其滋养体细胞也具有特殊形态;骨肉瘤则可有软骨样或骨样组织形成。

虽然可以确认的不多,但应充分运用病理形态学的经验知识,结合临床,尽量使病理诊断为临床提供原发瘤的一个或几个线索。譬如肿瘤细胞小而圆,均匀而弥散,并有少数不同分化阶段的髓细胞,则应建议临床做白血病方面的检查,此类例证不胜枚举。总之,应采取积极态度,尽最大可能为临床诊断和治疗提供参考意见。

(二)鉴别诊断

1. 胶质瘤　胶质瘤在病史与影像学上均与转移瘤有相似之处,但胶质瘤很少多发,无全身癌肿病史,瘤周水肿较转移瘤轻。

2. 脑脓肿　囊性转移瘤和脑脓肿在 CT 影像上很难区分,能靠病史鉴别,脑脓肿患者多有感染病史、疖肿病史、心脏病病史等。脑转移瘤有肿瘤病史。

3. 脑出血　转移瘤卒中出血时,呈急性起病,需要与脑出血相鉴别,一般强化 CT 在转移瘤的患者可有肿瘤结节强化;而脑出血患者多有明显的高血压病史,出血部位以基底核区最为常见。可根据出血的部位、形态、有无高血压病史可鉴别。

4. 脑膜瘤　脑膜型转移瘤还要与脑膜瘤相鉴别,脑膜瘤瘤周水肿较转移瘤轻,常有脑膜侵犯及颅骨受侵导致颅骨增厚的表现,可以加以鉴别。

六、治疗及预后

(一)治疗

脑转移瘤的治疗涉及神经外科、放射治疗、化学治疗等多学科的协作,包括对症治疗和病因治疗。

1. 对症治疗　对于有癫痫发作病史的患者,抗癫痫药物的应用是必需的;另外,多发转移或累及脑和软脑膜的转移易于诱发癫痫,此类患者预防性应用抗癫痫药物会有所帮助,首选药物为苯妥英钠。类固醇类激素可以明显减轻肿瘤引起的水肿、降低正常及水肿组织的通透性,对手术、放化疗引起的水肿发生也有明显的阻止作用,可提高患者的生存质量并延长生存期。有报道称类固醇激素甚至有溶癌作用,但效果不确定。

2. 病因治疗 脑转移瘤属于脑内的局限病灶,所以局部控制肿瘤对患者的生存期会产生很大的影响。过去的观点将脑转移瘤视为全脑病变而采取全脑放射治疗,WBR 对于肿瘤局部生长抑制作用较弱,所以治疗效果并不十分理想。

当前被普遍接受的对脑转移的治疗原则为局部治疗(手术或放射外科)联合 WBR。

(1)手术治疗:在患者全身状态允许的情况下,单发脑转移瘤或多发病灶相对集中或限于局部脑叶,首选治疗为手术切除,适于以下各种情况:①原发部位不明;②原发部位明确,但是颅内病变的性质不明(如乳腺癌患者合并脑膜瘤);③原发肿瘤已经得到控制,颅内有单发转移灶;④尽管原发肿瘤未得到控制,但是转移瘤引起的症状明显,而且手术易于达到转移的部位。另外,有的学者认为,对于多发的转移,切除引起主要临床症状的一个或多个病灶,再辅以放疗也不失为一种积极的选择。

(2)放射治疗:对于多发脑转移瘤,治疗的目的为减轻神经系统的症状和体征,此类肿瘤手术效果多不理想,放射治疗则为首选。

1)全脑放疗(WBR):作为传统的治疗已经应用多年。总的来讲,对于一般状况差、原发病进展快、Karnofsky 评分(KPS)低(<70)的患者,采取单纯 WBR;对于病情较稳定、Karnofsky 评分高(>70)的患者,在手术或放射外科治疗后复发或出现新病灶时,考虑应用 WBR。目前所用放射剂量 20Gy 分 5 次照射或 30Gy 分 10 次照射,对预计生存期可能超过 1年的患者,分次小剂量(2Gy)照射,总量达到 40Gy。

2)放射外科:近年来,立体定向放射外科技术逐步应用于脑转移瘤的治疗,并证明对转移瘤局部生长控制效果显著。据报道,单纯应用放射外科治疗与手术联合放疗相比,患者的中位生存时间相近;对于单发转移瘤,放射外科与手术切除对患者生存期的影响也相近;另外,放射外科联合全脑放疗效果优于两者单独作用。

(3)系统化疗:对脑转移瘤的治疗作用尚不确定。传统的观点认为血-脑屏障的阻碍作用限制了系统化疗的作用,现在有证据表明在转移灶局部的屏障受到破坏,故推测化疗效果不佳可能与其他因素相关。但化疗对于一些复发的转移瘤如小细胞癌、乳腺癌、生殖细胞瘤及非 Hodgkin 淋巴瘤有效。

(二)预后

影响脑转移瘤预后的因素较复杂。原发病的进展程度是主要原因,大量临床研究结果表明,原发灶未被有效控制、进展迅速的患者,预后不良,手术、放射外科及 WBR。

对此类患者的收效甚微;Karnofsky 评分也是判断患者预后的主要指标,普遍认为 KPS>70 的患者生存期较长;转移瘤的数目及部位直接影响患者的生存及生活质量;年龄也是影响预后的因素之一,60 岁以下的患者预后较好。

目前,制订理想的脑转移瘤治疗策略受两方面的影响。其一,现有的所有研究均为回顾性的,缺乏前瞻性研究,很难对各种治疗手段进行比较;其二,影响预后的因素复杂,如患者的年龄、身体状态、肿瘤起源、部位、其他系统的病变程度以及前期治疗等诸多原因,都对研究的科学性控制产生影响。

(许刚)

第三章　肺肿瘤

第一节　肺部肿瘤病理学

一、乳头状瘤

气管、支气管乳头状瘤和乳头状瘤病极少见,发生于大支气管或气管内。瘤体由呈乳头状生长的上皮组织构成,上皮组织构成,上皮可为单层柱状,假复层柱状或复层鳞状或混合型上皮。若为复层鳞状上皮则可诊断为鳞状上皮乳头状瘤,其上皮可以向黏膜层生长,必须注意与分化好的鳞癌鉴别。瘤细胞多为鳞形细胞,复层排列,有层次和极性,并无恶性特征。根据生长方式可分为两种:①孤立性乳头状瘤:多见于成人,少数发生于年轻人。瘤体为单个,突出于支气管腔,广基,紧密地与支气管相连。可阻塞管腔,导致支气管扩张继发感染;②乳头状瘤病:通常发生于30岁以下,常可伴有喉部乳头状瘤。支气管黏膜面呈现分散或簇状分布的颗粒状或疣状增生,浅表但累及面积较大,故不易切净而复发。本病的发生可能与病毒感染有关。发生于幼年的喉部气管乳头状瘤病称幼年性乳头状瘤病,如受放射线或长期吸烟刺激后可转为恶性。

二、腺瘤

可分为唾液腺型(包括黏液腺、浆液腺、多形性、嗜酸性细胞腺瘤)和乳头状腺瘤。唾液腺型是少见的腺瘤,请参考唾液腺相关章节。乳头状腺瘤罕见,一般无症状,X线表现为孤立结节,位于肺外周部,呈结节状、界限清楚,大小为1.5～2.5cm。镜下由被覆立方至柱状上皮细胞的乳头状结构组成,细胞大小一致,胞质呈嗜酸性,轴心为富含血管的纤维组织。此瘤在大体上和组织形态上与细支气管肺泡癌相似,应注意鉴别。

三、癌前(浸润前)病变和原位癌

支气管黏膜上皮在各种致癌因素的作用下,可能发生癌变。随着医学的进步和临床上早期肺癌发现的增多,癌前病变和原位癌也在增多。其诊断标准与宫颈和口腔等部位相似,按其细胞间变或不典型性的程度,可分为轻度、中度、重度不典型增生。但是,关于肺的重度不典型增生和原位癌区分的标准仍不一致,支气管黏膜、细支气管肺泡上皮的交界性病变到目前为止,由于积累的病例及资料较少,需要进一步观察研究。肺的不典型腺瘤样增生、腺瘤和分化好的细支气管肺泡癌的诊断和鉴别也还有不同意见。

四、恶性上皮肿瘤

(一)鳞状细胞癌

鳞状细胞癌简称鳞癌,是肺癌中最多见的一种类型,约占肺癌的40％。男性多见,约占80％,与吸烟有密切关系。多发生在段支气管,故多为中央型。肿瘤常较大,在X线胸片或CT上,常为肺门或其周围的肿块。鳞癌也可发生在肺外周部的小支气管,甚至位于胸膜下,即外周型鳞癌;较大的鳞癌易发生坏死,并有空洞形成。

镜下,诊断鳞癌的依据是癌组织有角化现象及细胞间桥存在。角化可为癌巢内形成角化珠,或为单个细胞的角化,即胞质内有角蛋白形成,呈强嗜酸性。这两种表现是鳞癌的分化特征,也是判定鳞癌分化程度的依据。如癌组织有较广泛的分化特征,角化明显,有癌珠形成,细胞间桥亦甚显著,则为高分化鳞癌;如癌组织中见不到或很少角化细胞,仅有不明显的细胞间桥,则为低分化鳞癌;居二者之间者为中分化鳞癌。如果缺乏这些分化特征,则不能诊断为鳞癌。如癌细胞较大,可诊断为大细胞癌;如癌细胞较小,但可见鳞分化特征,亦可称之为小细胞性鳞癌,如癌组织中见不到或很少角化细胞,仅有不明显的细胞间桥,则为低分化鳞癌;居二者之间者为中分化鳞癌。如果缺乏这些分化特征,则不能诊断为鳞癌。如瘤细胞较大,可诊断为大细胞癌;如癌细胞较小,但可见鳞分化特征,亦可称之为小细胞性鳞癌,但需要与小细胞癌鉴别。小细胞癌神经内分泌免疫组化标记呈阳性,超微结构上可见神经分泌颗粒,小细胞性鳞癌则否。外周型鳞癌组织形态特征不同于中央型鳞癌,癌组织在肺实质内浸润生长,在癌细胞巢中常见残存的肺泡,肺泡上皮呈立方状,呈腺样结构,不要把此种现象误认为腺鳞癌,有时还可见鳞癌细胞巢被肺泡上皮包绕现象。

免疫组化:鳞癌细胞对高、低分子量角蛋白及包壳素呈阳性反应,少数病例波形蛋白、S-100 蛋白和 CEA 阳性。常有 p53 过表达。

电镜:癌细胞间有桥粒连接,并可见张力微丝附着,胞质内有张力微丝存在。癌细胞分化愈好,桥粒与张力微丝数量愈多,发育好。反之,则数量少,且发育不充分。

变异型:①梭形细胞鳞癌,此癌为鳞癌的一种特殊类型,特点是光镜下癌细胞呈梭形,但与间质分界清楚。是一种分化差的鳞癌,电镜下具有鳞癌分化特征;②透明细胞鳞癌,癌组织主要由透明细胞构成,但同时具有鳞癌特征的癌组织,二者相互移行形成癌细胞巢;③基底细胞癌,亦名基底样癌,较少见。多为中央型,发生在大支气管,在支气管腔内呈外生性生长,堵塞管腔,并向管壁外浸润生长。

(二)小细胞癌

占全部肺癌的 10%～20%,多数病人为男性,发病中位年龄 60 岁,85% 以上是吸烟者。肺小细胞癌具有生物学特点复杂、恶性程度高和对抗肿瘤药物和放射线敏感的特点,因此现在人们已习惯将肺癌简单地分为小细胞癌和非小细胞癌两大类。在细胞学检查时,鳞癌、腺癌或腺鳞癌、大细胞癌难以确定或区分时,经常作出非小细胞癌的诊断。

小细胞癌典型者位于中心部,偶尔亦可见于周边部。肉眼观察肿瘤白色到褐色、质软易碎、坏死广泛。若发生于大支气管,肿瘤可环状和(或)广泛沿正常黏膜下浸润,所以支气管镜检查来见明显肿物病理也可检查到癌组织。后期支气管可完全闭塞。单纯在支气管内生长或以支气管内生长为主的生长方式不常见。

镜下小细胞癌应视为单独的组织学类型,而不能认为是未分化型肺癌。生长方式多为实性巢、条索状或缎带状、菊形团和假菊形团,或小管状、小导管状。典型的小细胞癌细胞小,圆形或卵圆形,相似于淋巴细胞。核细颗粒状或深染,核仁不显眼,分裂象常见,胞质极少,以致在常规切片中不易看到。某些病例细胞拉长呈纺锤形、变形、挤压,核结构模糊不清,在细胞学涂片和常规切片中皆可见到,这是一种常见的人工挤压现象,特别是常见于小活检标本。如果整个标本都如此,那么诊断难度很大,要仔细观察并寻找组织周围的单个的癌细胞以帮助确诊。取自淋巴结或远部转移灶,或少数原发肿瘤的切除标本,肿瘤细胞常较大,而且具有较多的胞质。

亚型:复合性小细胞癌。

总的表现为小细胞癌,但含有 5% 或少于 5% 的鳞状细胞癌或腺癌(包括细支气管肺泡癌)成分,这种病例占全部的 1%～3%,少数病例表现为典型的小细胞癌,但有散在的巨细胞性的癌细胞,该变化常见于化疗后,也可见于未经化疗的标本。决定一个肺癌是否为小细胞癌的主要因素不在于检查到神经内分泌分化或核的大小,而在于光镜下癌细胞染色质和核仁的结构特点。染色质应为纤细分散状,不形成明显染色质团块,核仁即使可见也是不显眼的。某些病例胞质嗜银染色阳性。

免疫组化:神经标志如 NF、Leu-7、嗜铬素、突触素和 NSE 可呈不同程度的阳性,角蛋白也可阳性表达。与 Ewing 瘤,PNET 不同,小细胞癌 O13(MIC2)常为阴性。研究表明小细胞癌很可能是起源于支气管黏膜的干细胞,在肿瘤的发生过程中向神经内分泌细胞方向分化。这说明了为什么某些肿瘤具有小细胞癌结构,但电镜下缺乏神经内分泌颗粒,相反却含有桥粒和张力原纤维,也说明了为什么在同一肿瘤内小细胞癌与鳞状细胞癌、腺癌或未分化大细胞癌混合存在。

(三)腺癌

腺癌约占肺癌的 20%,50% 的患者是女性。大多发生在肺外周部,它是外周型肺癌中最多见的类型,约占外周型肺癌的 40%。腺癌伴瘢痕形成者较多见,故有人称之为"瘢痕癌"。大多数腺癌在手术切除时已累及脏层胸膜。腺癌常位于胸膜下,为边界不清的包块。如癌组织分泌黏液,则质软呈黏液样。

光镜下,诊断腺癌的依据是癌组织有腺样分化的特征,表现为癌细胞有形成黏液的能力,或有分化成熟的腺体(腺泡)形成,或有柱状细胞内衬的乳头状结构。腺癌分化好者,上述分化特征明显。分化差者,可出现实性区,上述分化特征不明显。腺癌的间质常有明显的促纤维形成反应,纤维母细胞增生显著。瘢痕癌时,间质纤维化更为明显,有大片瘢痕形成。根据腺癌的细胞、组织结构特征,可分为以下几种亚型。

1. 腺泡性腺癌　癌组织由分化好的大小不等的腺泡状或腺管状结构构成,其上皮细胞为立方状或柱状,胞核圆形或卵圆形,有的可见小核仁。腺管腔内有的可见蛋白性分泌物。腺管之间有多少不等的纤维性间质。其中有少量淋巴细胞浸润。

2. 乳头状腺癌　癌组织主要由柱状细胞形成的较大腺管构成,突出的组织形态特征是腺管内有大小不一的乳头形成,有的乳头含有血管纤维性轴心。此型的纤维性间质较少,常有淋巴细胞浸润。

3. 细支气管肺泡癌(BAC)　在我国,BAC 占肺癌的比例比国外高,约占 20%。男性多见,发病高峰年龄在 40～60 岁之间。已经确定 BAC 是一种异源性肿瘤,它可发生自细支气管的 Clara 细胞、Ⅱ型肺泡上皮细胞及化生的黏液细胞。在临床和病理表现上,它具有与一般腺癌不同的特征,故在有的分类中把它从一般腺癌中区分出来.作为肺癌的一大类型。它是唯一可引起病人进行性呼吸困难的肺癌。

大体形态上,BAC 可分为三型:①孤立结节型:均在肺的外周部,位于肺膜下,直径 0.5～5cm,圆形或略呈分叶状,一般无坏死;有的肿瘤中央可发生纤维化,致使肺膜表面出现肚脐样凹陷;②多发结节型:癌组织形成多数大小不等的结节,散布于肺的一叶或多叶,甚至双侧肺;③弥漫型:瘤组织常累及数叶或双肺,质地实,犹如大叶性肺炎。有的切面呈胶样半透明状,含有黏液样物质。

光镜下,BAC 的组织形态特征:①瘤细胞沿原有的肺泡壁生长,故癌组织基本保持肺泡结构,或呈乳头状突入肺泡腔内。瘤组织易侵及胸膜;②瘤细胞大多分化较好,呈立方状或柱状,大小、形状一致,如钉突状或灯泡样挂在肺泡表面。分化差者少见,瘤细胞可具有多形性,排列较零乱,有的可呈复层,核分裂像可见;③肺泡间质无促纤维形成反应,肺泡壁一般不增厚,或仅有轻微增厚,这与腺癌完全不同;④常见细支气管上皮部分正常、部分癌变或被癌细胞代替现象;⑤有的癌细胞可见核内包涵体,为均质红染的圆形小体。PAS 染色包涵体呈阳性。

依据细胞起源或分化特征,可分为三种类型:①非黏液型(clara 细胞/Ⅱ型肺泡细胞型):瘤细胞呈柱状或钉突状,胞质呈嗜酸性,核位于细胞基底部或顶端,呈圆形或卵圆形,大小一致,排列较整齐。PAS 染色,胞质内可见阳性颗粒。免疫组化,a1－AT 及 CEA 癌细胞均呈阳性反应。电镜下,瘤细胞表面有少量微绒毛,胞质顶端有单位膜包绕的致密颗粒,直径 250～550nm,其中央为一均质的电子致密核心;②黏液细胞型:又称杯状细胞型,瘤细胞为立方状或柱状黏液细胞,胞质内充满黏液;胞核较小,深染,位于基底部。有时在肺泡内仅见少数几个黏液细胞,如出芽状衬于肺泡表面。此型在肺泡腔内常充满黏液。经 PAS 及 Alcian 蓝染色,瘤细胞均呈强阳性。电镜下,瘤细胞胞质顶端可见多量大小不一的圆形、卵圆形黏液颗粒,直径 200～1200nm,为低电子密度的凝絮状物质;③混合型,瘤细胞含有上述两型中的两种细胞成分。此型较少见。

4.实性腺癌　伴有黏液,癌组织出实性团块或癌巢构成,伴有黏液形成,仅有少量腺管,与肺组织分界清楚。癌细胞分化好者呈印戒状,核偏位,胞质内充满黏液,PAS 染色呈阳性;分化较差者,细胞较小,核居中央,胞质内含有黏液,但不明显。电镜下,癌细胞内含有大量黏液颗粒。

5.腺癌伴有混合亚型　癌组织由腺癌和上述各型腺癌中的任何两种或两种以上的成分构成。

免疫组化,腺癌对(低分子量)角蛋白、EMA、CEA 呈阳性反应;CX7 阳性是肺癌呈腺管分化的证据。有的可同时表达角蛋白及波形蛋白,还能表达 Lewis X 和 Y 血型抗原,对鉴别诊断有一定价值。

电镜观察,腺癌的主要特征是,癌细胞间及细胞内有微腔形成,其表面有微绒毛;癌细胞胞质内有分泌颗粒或黏液颗粒;细胞间见连接复合体,也可有桥粒连接。少数腺癌可伴有神经内分泌分化,即在少数癌细胞胞质内,尚可见神经分泌颗粒。

(四)大细胞癌

大细胞癌亦称为大细胞未分化癌,它是一种无任何形态学特征的癌,即光镜下癌细胞大,未见有任何特异性分化特征时,诊断为大细胞癌。它约占肺癌的 10% 左右,大约 50% 发生在大支气管。肿瘤通常较大,直径大于 3cm,坏死常见。

光镜下,癌组织常呈实性团块或弥漫分布呈大片状,无腺、鳞分化特征。癌细胞较大,胞质丰富、淡染,或呈颗粒状,有的胞质透亮;核呈圆形、卵圆形或不规则形,有的呈多形性,核分裂像易见。癌组织坏死常见,且较广泛,而间质较少。

免疫组化及电镜观察研究表明,传统意义上的大细胞癌不是一个独立的实体,其分化表型无特征性,大多表现为腺分化,也有鳞分化、腺和鳞的分化、神经内分泌分化,极少部分为无任何分化。故从分化表型上看,大细胞癌在一定意义上是一种混合类型,也是一种暂时的类型。

变异型如下所述。

1. 透明细胞癌 肺原发性透明细胞癌极罕见,故在诊断此癌时,应首先排除来自肾、甲状腺的转移性透明细胞癌。光镜下,由透明细胞构成的癌组织为主,常呈实性片块,癌细胞较大呈多角形,胞质呈透明状,或呈泡沫状,核的异型性明显,形状不规则,可见分裂象。组织化学染色证实,癌细胞内常含糖原,也可不合糖原。电镜下,透明细胞癌具有鳞癌或腺癌的超微结构特征。

2. 巨细胞癌 巨细胞癌大多位于肺外同部,预后极差,确诊时多已形成巨块,大者可达15cm,并出现广泛侵袭。镜下特征是,癌细胞巨大、奇异形状,犹如肉瘤,弥漫分布。癌细胞内和细胞之间,常见有大量炎细胞浸润,以淋巴细胞、中性粒细胞为主。有的癌细胞胞质内充满中性粒细胞,称之为中性粒细胞侵入癌细胞。免疫组化,癌细胞可显示角蛋白阳性,有的波形蛋白亦呈阳性。电镜下巨细胞癌与大细胞癌一样,亦可显示腺分化或鳞分化,以腺样分化者为多。

3. 淋巴上皮癌样癌 在肺癌中较罕见,但有报道。光镜下,癌的组织形态与鼻咽部淋巴上皮癌完全相同。癌细胞大、呈合体性,核呈泡状,核仁明显,形成大小不等的片块或呈巢,癌巢内及其间质中,均见有淋巴细胞浸润,有的病例非常明显以至于误诊为炎性假瘤或恶性淋巴瘤。有的病例检测到EB病毒基因组。

(五)腺鳞癌

腺鳞癌是指在同一个肿瘤内有明确的腺癌和鳞癌两种成分并存,而且在数量上大致相等,如果在鳞癌组织中偶见含有产生黏液的细胞巢,或在腺癌组织中含有小的鳞状分化灶,均不能诊断为腺鳞癌,而应按其主要成分来命名。光镜下诊断的腺鳞癌并不多见,少于10%。大多位于外周部,且常伴有瘢痕形成。

电镜诊断的肺腺鳞癌比光镜诊断的要多,可达20%。电镜下发现癌细胞具有向腺癌或鳞癌分化的特征,也可在同一个癌细胞内见有两种分化特征。

(六)类癌

类癌来源于支气管黏膜上皮及黏膜下腺体中的神经内分泌细胞(K细胞)。过去所谓的支气管腺瘤中类癌是最常见的类型。类癌占全部肺原发性肿瘤的1%～2%。

大体类型可分为三型:①中央型:是最常见的类型,常为支气管腔内生长缓慢的实性息肉状肿块。由于其位于管腔内和富含血管的原因,咯血和远部支气管阻塞所引起的肺感染是常见症状。多数发生于成人,但亦可见于儿童。事实上类癌是儿童原发性肿瘤中最常见的一类,男女发病几乎相等。肉眼观察,肿瘤多呈光滑、圆凸的息肉状突入大支气管腔内,直径多为2～4cm,大者可达10cm,若肿瘤内有化生骨形成则较硬或有砂粒感;②周围型:位于外周肺实质内,呈多4结节,有的可在肺内呈弥漫浸润而呈多灶性小结节;③微瘤型:很少见,是细小支气管的神经内分泌细胞局灶性增生所致,一般发生于肺的外周部。常见于中老年人,女性较多。其发生常与慢性肺病,特别是支气管扩张或纤维化有关。肿瘤常为多发,每个瘤的最大直径不超过3～4cm。生物学行为一般为良性,偶有肺门淋巴结转移的报告。

1. 典型类癌 镜下典型类癌的诊断并无困难,癌细胞较小,大小与形状一致,胞核圆或卵圆形位于中央,染色质细而分布均匀,分裂象罕见或无;胞质量中等,透明或略嗜酸颗粒状。

癌细胞通常排列成实性片块、条索、小梁、巢或带状，也可以上几种形态混合存在；亦可见小的腺腔样或菊形团样结构及真假乳头样结构。间质富于毛细血管，可见明显透明变性，偶见钙化及骨化。一般无坏死。有时可见血管癌侵袭现象，但并非转移的可靠指标。肿瘤细胞黏液染色通常呈阳性（腺腔可呈灶状阳性）。亲银染色可见少量或局灶阳性细胞，嗜银染色见多量阳性细胞，与其他前肠的类癌相似。

类癌除上述典型形态外，尚有以下几种组织形态特殊的类型。

（1）嗜酸性类癌：癌细胞较大，大小一致，胞质丰富，呈嗜酸性颗粒状，胞核呈圆形，位于细胞中央。具有与典型类癌相同的组织结构。

（2）梭形细胞类癌：瘤细胞以梭形细胞为主，大小一致。需与纤维生成性间皮瘤及平滑肌瘤鉴别。平滑肌瘤排列成束，纵横交织，而类癌排列无规律，且细胞有一定程度的多形性，主间质分界清楚。当瘤内出现淀粉样物质及黑色素时，则需要与转移性黑色素瘤鉴别。

（3）透明细胞类癌：组织结构与典型类癌相同，特征性是癌细胞胞质透亮，核规则，居中。需与肺透明细胞瘤及透明细胞癌鉴别。

（4）印戒细胞类癌：癌组织具有类癌特征，癌细胞大小一致，核偏位，胞质淡染，呈印戒状，PAS 染色阳性。

（5）乳头状类癌：癌组织除具典型类癌的某些结构外，乳头状结构较突出，瘤细胞立方状或低柱状，衬覆于乳头表面，有的乳头可见纤维血管轴心。此型类癌需与有乳头状结构的其他良恶性肿瘤相鉴别，如来自肺泡Ⅱ型细胞的肺乳头状瘤、乳头状细支气管肺泡癌、乳头状腺癌等；也需与有乳头状结构的转移癌（甲状腺、卵巢、结肠）鉴别。

（6）微瘤型类癌：特征性结构是瘤细胞在肺实质及肺泡腔内形成被纤维组织包绕的小巢，呈浸润性表现。有些微瘤的瘤细胞胞质少，核深染，类似小细胞癌，但无坏死及核分裂，也无核的多形性或不规则性。

免疫组化，类癌对 CK、5－HT、NSE、CgA、Leu7、Syn 及 NF 等具有不同程度的阳性反应，其中 NSE、CgA、Syn 阳性有助于与其他类型肺癌鉴别。此外，一些肽类激素如生长抑素、蛙皮素、GRP、胃泌素、P 物质、胰多肽、VIP、ACTH 及降钙素等可在有些类癌中表达。如果类癌 CEA 表达阳性，提示其具有较强的侵袭性，容易发生淋巴结转移。

电镜下，类癌细胞的细胞器发达，内含较多神经内分泌颗粒，其直径为 50～500nm，并可见微丝、微管、偶见纤维性包涵体。细胞基底部见完整的基膜，有的细胞表面可见微绒毛。嗜酸性类癌电镜下除有神经分泌颗粒外，尚有大量线粒体。印戒细胞类癌电镜下可见数量不等的黏液颗粒及神经分泌颗粒。

2.非典型类癌（及相关的神经内分泌肿瘤）　某些肺肿瘤从组织结构、超微结构和免疫组化特点与类癌相同，但显示核分裂像多、核染色质含量增多和灶状坏死等非典型表现，称作非典型性（过渡型Ⅳ级）类癌。此瘤可视为中分化神经内分泌癌，如果不熟悉其形态特点，易误诊为低分化其他类型肺癌。肿瘤位于肺实质靠近较大支气管，但与其无明确关系。肿瘤直径2～9cm（平均4cm），色泽不一，可有坏死及出血。如同典型类癌，非典型性类癌表达各种神经内分泌和神经标志，偶尔间质内有淀粉样物质沉着。有人指出这类肿瘤将类癌和小细胞癌联系了起来，但是在组织起源上已证明不存在着这种联系。

镜下，特征是癌细胞较小，但比小细胞癌的细胞稍大，常排列呈巢，或呈条索状、小梁状，具有器官样结构，常见菊形团块。有的癌巢周围细胞呈栅栏状，癌巢中央常有灶状坏死或大片坏死。癌细胞核具有多形性，形态不规则，梭形细胞较常见。核较深染，核分裂像多见。有时可见瘤巨细胞。间质中可有淀粉样物质沉着。

免疫组化，神经内分泌标记有助于与其他类型的低分化肺癌相鉴别。不典型类癌 NSE、CSA、Syn 均呈阳性反应，而低分化鳞癌和腺癌则为阴性。

电镜观察可见癌细胞含有神经分泌颗粒，但数量较类癌少，且分布不均，一般在细胞突起内呈局灶性分布，细胞器数量中等。

（七）癌内瘤和肺母细胞瘤

在同一个癌瘤内具有两种或两种以上不同恶性成分的几种癌瘤，主要有癌肉瘤、肺母细胞瘤及复合性癌等。

1.癌肉瘤　癌肉瘤是一种少见的肺肿瘤，是由恶性上皮成分和恶性间叶成分共同组成的恶性肿瘤。通常见于成人，常在大支气管腔内生长，呈息肉状巨块；有的病例肿瘤位于肺实质内。

光镜下，瘤组织由癌及肉瘤样成分共同组成，癌组织一般为鳞癌，也可为腺癌及大细胞未分化癌；肉瘤样成分为梭形细胞，类似纤维肉瘤或恶性纤维组织细胞瘤，偶见软骨肉瘤、骨肉瘤或横纹肌肉瘤成分，为真正的癌肉瘤。免疫组化染色，上皮性癌组织角蛋白呈阳性，而肉瘤成分呈阴性。有些病例经免疫组化及电镜观察证实，梭形细胞成分亦为上皮性的，此种癌瘤可称为肉瘤样癌。如有软骨或骨成分，可看作是化生性的，可称为化生性癌。

2.肺母细胞瘤　此瘤也叫肺胚瘤或胚胎性癌肉瘤，相似于 Wilms 瘤，罕见。成人、儿童均可发生，多位于肺外周部，形成巨块，亦可位于大支气管腔内。

肺母细胞瘤可分为三型。

（1）上皮性肺母细胞癌：此型肺母细胞瘤亦称为肺内胚层瘤或分化好的胎儿型腺癌。

光镜下，瘤组织的特征是只有恶性上皮成分，而缺乏肉瘤成分。上皮成分主要是密集的分支状小管构成的腺体，被以假复层柱状上皮，PAS 染色阳性，示含丰富的糖原。在腺体基底部可见由鳞状细胞样细胞形成的实性细胞球，称为桑葚体，具有特征性。可见菊形团样小腺管。间质稀少，为成熟的纤维性间叶组织。

（2）双相性肺母细胞瘤：由恶性上皮成分及间叶成分构成，但与前述癌肉瘤不同的是，瘤组织具有胚胎性的特征，其结构与胚胎期 2～3 个月的假腺样肺组织相似，即在富于细胞的原始间叶组织的背景下，有分化好的恶性上皮细胞构成的腺体存在。

光镜下，恶性上皮成分大多形成大小不等的子宫内膜样腺体，并可见实性条索、巢或带状结构，有的呈基底细胞样或微小菊形团样腺体，或未分化的透明细胞巢。有的可见鳞状上皮细胞巢。大多数间质成分为小卵圆形或梭形细胞，核大深染，胞质稀少，无分化特征；有的见有分化为恶性软骨、骨、平滑肌及纤维组织者。坏死及分裂象较上皮性为多。

免疫组化显示，恶性上皮成分 CK、CEA、乳脂球蛋白呈阳性表达，有的表达 CgA、NSE、hCG；恶性间叶成分 Vimentin、Actin 呈阳性表达，有的表达 Desmin、Myoglobin。

（3）胸膜肺母细胞瘤：此瘤是一种好发于儿童的恶性肿瘤，极罕见。肿瘤常累及胸膜和肺，也可为胸腔内肺外肿瘤。部分病例可有在胸内发生类似肿瘤及其他畸形的家族史。

肉眼观察肿瘤呈囊性、囊实性或实性。囊性者与肺的良性囊肿性疾病或错构瘤性病变类似。镜下，囊性成分被覆以良性化生性上皮，也可为纤毛上皮；而恶性成分位于上皮下，为原始间叶性小细胞，如同葡萄簇肉瘤的形成层样细胞；其中可见局灶性横纹肌母细胞。实性区为分化性或未分化性肉瘤成分,包括胚胎性横纹肌肉瘤、纤维肉瘤、软骨肉瘤及未分化性肉瘤等。

(八)唾液腺型癌

肺内可发生与唾液腺肿瘤相似的上皮性肿瘤,可能来源于黏膜下支气管腺体。多数位于主支气管,过去曾把它们放在支气管腺瘤内。腺样囊性癌是最常见的支气管唾液腺型肿瘤。

肺黏液表皮样癌可分为高度恶性和低度恶性两类,这与其唾液腺同类肿瘤相同,肿瘤也由黏液分泌细胞、鳞状细胞和过渡型细胞构成。一些肿瘤发生于儿童,其恶性潜能低,主要为局部浸润,但少数病例预后较差。许多高度恶性黏液表皮样癌最好分类为腺鳞癌(发生于支气管表面上皮),它们预后不良。

其他罕见的恶性唾液腺型肿瘤,如腺泡细胞癌、上皮肌上皮癌及恶性多形性腺瘤等也可发生自支气管腺体。

1. 腺样囊性癌　此癌仅发生在气管及大支气管,亦发生在主支气管内,较常见。常在管腔内呈息肉状或环形生长,也可穿过软骨壁扩展至肺实质。常转移至部属淋巴结和肺实质。如果肿瘤通过支气管镜活检诊断应行肺切除,放射治疗可使肿瘤明显缩小,但不能治愈。疾病病程较长,但最终预后不良。本癌应与伴腺样囊性癌样结构的基底细胞样癌相区别。

光镜下,瘤组织形态与唾液腺者完全相同,癌细胞较小,呈实性条索、腺管或大小不等的筛状结构,在支气管壁内浸润生长,也可侵及周围肺实质。

2. 黏液表皮样癌　此癌多发生在大支气管内,呈息肉状突入腔内,极少见。除成人外,亦可见于儿童。构成此癌的特征性成分是黏液细胞和表皮样细胞,按其比例的不同和异型性的差别,此癌可分为两型。

(1)低度恶性型:由黏液细胞和表皮样细胞构成,无角化现象或罕见,其间有灶性黏液细胞聚集,或囊腔内衬黏液细胞,或由黏液细胞构成大小、形状不等的腺体散布其间。有的可见灶性透明细胞及嗜酸性细胞。上述各种细胞分化好,无或罕见核分裂像。间质透明变性明显。

(2)高度恶性型:此型罕见。癌组织在支气管壁内侵袭性生长,并侵及邻近肺组织。此癌主要是表皮样细胞,而黏液细胞较少。有的可见充满黏液的囊腔,或单个黏液细胞散在。两种细胞的异型性明显,核分裂像及坏死灶易见。

五、杂类肿瘤和肿瘤样病变

间皮瘤、恶性淋巴瘤、软组织肉瘤在相关章节详细叙述。

(一)所谓的硬化性血管瘤

此瘤已从炎性假瘤中独立出来,被确认为真性肿瘤,多在常规查体或因其他原因拍摄 X 片时偶然发现,多见于女性(女:男=4:1),发病年龄 25~65 岁,平均年龄 47 岁。通常无症状,偶有咳嗽、胸痛或咯血。右肺略多于左肺,下叶常见。大多数患者 X 线表现为小的孤立性结节。连续拍片病变稳定不变,至多是缓慢生长。肉眼观察边界清楚,但无包膜,直径一般为 1.5~5.0cm(平均 3cm)。切面灰白、实性或海绵状,可伴有出血而呈灰褐色或暗红色。质地软,或因伴有硬化感觉如橡皮。镜下肿瘤为密集排列的多角形细胞,胞质较丰富、嗜酸性。肿瘤细胞排列成实性或乳头状,或呈硬化性。可见肿瘤细胞与细支气管上皮移行。常见新鲜和陈旧性出血灶,可见黄瘤细胞聚集灶。个别情况下可见明显的肉芽肿反应。由于肺间质内瘤细胞数量的不同,而对肺泡的正常结构带来不同的变化,从而使本瘤具有三种基本组织结构。

1.血管瘤样 肺间质内瘤细胞数量不多,肺泡隔不同程度地增宽,尚保留有肺泡的基本结构;由于常常伴有肺泡腔内出血,肺泡细胞被压成扁平状,低倍镜下呈现所谓的"海绵状血管瘤"样。

2.乳头状 肺间质内的瘤细胞推移表面的肺泡细胞呈"乳头状"突入肺泡腔。肺泡Ⅱ型细胞常有不同程度的增生,核大,深染,易误诊为细支气管肺泡癌。但后者是真性上皮性乳头,其轴心为纤维血管轴心,而不是肿瘤细胞。

3.实性片块 瘤细胞数量很多,使肺泡隔显著增宽,构成实性片块状,而肺泡腔被挤压成为"裂隙"或消失。

由于上述三种组织结构的形成基础是肺间质内瘤细胞数量的变化,故在同一个病例里,通常可见三种结构混合存在、相互移行的病变,并常伴有以下几种继发性改变:①肺泡腔内新鲜或陈旧性出血;②肿瘤间质纤维化、硬化,故有"硬化性血管瘤"之称,有的可见钙化;③瘤细胞之间常见数量不等的肥大细胞浸润,此特征具有重要的辅助诊断价值;④有时肺泡腔内可见泡沫细胞堆积,肿瘤间质可见淋巴细胞等炎细胞灶性浸润。

免疫组化,位于肺间质内的瘤细胞的免疫组化特征与其他神经内分泌肿瘤一样,神经内分泌标记轴、CgA 和 NSE 染色呈阳性,部分病例尚有降钙素(CTN)、胃泌素、生长激素(GH)和促肾上腺皮质激素(ACTH)中 2~4 种激素的表达,部分瘤细胞 FMA、CFA、Vimentin 染色亦为阳性,AE1/AE3、CD31、ⅧFactor 和 α-AT 则为阴性反应。与之相对照,衬覆在所谓的"血管瘤"、"乳头"和"裂隙"表面的肺泡上皮则 AE1/AE3、EMA、CEA 染色阳性,但不表达 CgA、Syn 和 NSE 等神经内分泌标记。

电镜下,衬覆在所谓的"血管瘤"、"乳头"和"裂隙"表面的一层细胞的胞质内含有大量板层小体,证实其为肺泡Ⅱ型细胞。而位于肺泡上皮之下肺间质内的瘤细胞则与其他神经内分泌细胞一样,细胞富于突起,突起内含有数量不等的神经分泌颗粒(NSG)和微管、微丝;同时具有一般上皮性超微特征,即瘤细胞之间有细胞微腔、桥粒连接和指突状连接,细胞微腔内有微绒毛,细胞外有基膜。

关于其组织发生,一直意见不一,有内皮、间皮、上皮和组织细胞等学说。免疫组化,肿瘤为 EMA、角蛋白、Ber-EP4、大汗腺上皮抗原和肺泡表面活性物质脂蛋白阳性,强烈支持其为上皮性来源,特别是Ⅱ型肺泡上皮来源,伴有或不伴有间叶成分。有人提出该肿瘤为乳头状或硬化性肺泡细胞瘤。本肿瘤通常为良性,局部切除可治愈,但也有报告有肺门淋巴结转移。

(二)错构瘤

为相对少见的良性肿瘤,因其由纤维、软骨及脂肪构成,故又称为纤维软骨脂肪瘤。多发生于成年人,男性多见。常为孤立性,亦可为多发性,最常见的部位是胸膜下肺实质内,在 X 线胸片上常呈边界清楚的阴影,临床上无症状。体积常较小,小于 3cm,但亦可占据整个肺叶。1/3 的病人可见钙化,呈爆玉米花样特点。肉眼观察边界清楚、分叶状。切面胶冻状软骨被界限不清的裂隙分割开来。也可见于大支气管内,呈息肉状伸入大支气管腔,可出现支气管阻塞症状。

镜下:由多种间叶成分构成,包括疏松黏液样成分、排列成岛状的软骨、脂肪、平滑肌和衬复纤毛型或非纤毛型呼吸性上皮的裂隙构成。软骨常有钙化,少数情况下骨化。无炭末沉着,支气管内病变上皮裂隙少见,软骨含量少,脂肪组织含量多。临床、形态学和电镜研究均证明这种周围性病变是后天获得性、是支气管壁间叶组织过度增生所致。

(三)透明细胞瘤

透明细胞瘤,又称糖瘤,因瘤细胞富含糖原而得名。组织学发生仍未定。好发于成年,50~60岁多见,也可见于儿童。肉眼观察为圆形和卵圆形小肿瘤,通常见于肺之周边部,边界清楚,红褐色。镜下肿瘤细胞体积大,胞质透明或嗜酸性,挤满糖原颗粒。某些细胞呈蜘蛛样。没有脂肪出现,不见核分裂像。结缔组织间质少,含明显的薄壁血管。PAS染色强阳性(对淀粉酶消化敏感)。

免疫组化,呈弥漫性HMB-45、HMB-50和组织蛋白酶B强阳性,S-100蛋白灶状阳性,有时呈NSE和Syn。

电镜下在溶酶体样细胞器内含有丰富的游离及有包裹的糖原颗粒,相似于Ⅱ型糖原沉积症。少数细胞含有与前黑色素小体相似的致密核心颗粒,少数病例含有分化成熟的黑色素小体。围绕肿瘤细胞可见基板。透明细胞瘤的起源仍然不清,认为可能起源于周细胞、平滑肌细胞、神经内分泌细胞、Clara细胞和浆液性上皮细胞。

鉴别诊断,包括有透明细胞的原发癌和转移癌,特别是来源于肾的透明细胞癌。局部切除可治愈。

(四)炎性假瘤

炎性假瘤,常出现大量炎症细胞,包括浆细胞、淋巴细胞、组织细胞、泡沫细胞、多核巨细胞、肥大细胞等和梭形间叶细胞(包括肌纤维母细胞、纤维母细胞和胶原纤维),以不同比例混杂而成的炎性增生性肿块。肿瘤基本组织学改变表现在肿瘤之间,甚至在同一肿瘤内均有较大差别,这就说明了为何该肿瘤以前名称众多。这些病变包括血管增生、纤维化、玻璃样变、黏液变、脂质聚集伴黄瘤细胞形成、含铁血黄素沉着以及肺泡细胞增殖、出现炎症细胞等,如淋巴细胞和浆细胞。

目前本病变只包括炎症性肌纤维母细胞瘤和浆细胞肉芽肿,与其他部位的同类病变相似,该病变究竟为炎症性还是肿瘤性仍有分歧。

患者无性别差异,近60%的患者年龄低于40岁。常为单发,破坏肺实质,边界清楚,直径多为1~6cm。亦可发生于支气管内,呈息肉状。病变多发生于成人,见于儿童者多富于浆细胞。16岁以下的病人炎性假瘤是最常见的孤立性肺原发病变。多数无症状,为孤立性边缘性小结节,黄色质硬,被覆完整的胸膜,少数情况下肿瘤可侵及胸膜或纵隔。肿瘤生物学行为良性,切除通常可治愈,对个别病例可采取放疗。

镜下,病变可分为两型。

1. 炎症性肌纤维母细胞瘤 主要由梭形肌纤维母细胞、纤维母细胞和胶原纤维构成,其间有数量不等的慢性炎细胞(淋巴细胞、浆细胞、组织细胞等)弥漫浸润,并可见灶性分布的泡沫细胞(黄色瘤细胞)和散在的Touton多核巨细胞。有的可见灶性骨化和钙化。

2. 浆细胞肉芽肿 梭形肌纤维母细胞、纤维母细胞和胶原纤维交错成束,其间有大量的浆细胞浸润,并可见Russell小体和淋巴细胞;病变周边有时可见淋巴滤泡(此处的"肉芽肿"实属误称,因为病变中并无肉芽肿的存在)。

鉴别诊断:肺的炎性假瘤应与恶性纤维组织细胞瘤、多形性(梭形细胞)癌伴显著慢性炎症、机化性肺炎及髓外浆细胞瘤相鉴别。

（五）机化性肺炎

机化性肺炎也称为闭塞性细支气管炎合并机化性肺炎（BOOP），属于特发性肺间质纤维化的一型。当其形成一个孤立的、局限性的肿块时，脚片及大体观察与肺癌相似，胸片显示孤立性或多发性占位性病变，上叶多见，亦可累及双肺。

镜下，肺间质纤维母细胞增生形成突入远端细支气管、肺泡管及邻近肺泡腔的纤维栓或纤维性息肉（Masson 小体），使受累气道及肺泡受压成一狭长的裂隙，甚至完全闭锁。纤维性息肉表面衬覆细支气管或肺泡上皮，纤维母细胞之间有慢性炎细胞浸润及黏液变性。与肺的炎性假瘤完全破坏肺实质不同，病灶内的细支气管、肺泡管及肺泡的结构依然保存。

六、肺的转移性肿瘤

肺是转移性肿瘤最常见的部位，大多数转移瘤均位于肺外周部，表现为多发性、双侧性、边缘清楚和快速生长，也可为孤立结节，支气管内转移者也有报道，但不常见。此外，有些转移癌特别是来自胃、乳腺、胰和前列腺癌者，常无癌结节形成，而广泛累及肺血管周围和支气管周围淋巴管（所谓的淋巴管癌病），可导致严重的呼吸困难和肺动脉高压。

（一）转移性癌

肺的转移性癌有的组织形态与肺原发癌类似，鉴别非常困难。

具有鳞癌组织结构者，肺外（食管、宫颈癌）鳞癌转移至肺者，常位于肺外周部，且较原发性鳞癌有较明显的角化，支气管粘膜上皮无不典型增生或原位癌的表现。

具有腺癌组织结构者，如患者无肺外腺癌史，则肺的原发性癌可能性大。转移性腺癌较常见者有胃腺癌、大肠腺癌、乳腺癌、前列腺癌、胰腺腺癌、涎腺腺样囊性癌、子宫内膜腺癌等，均分别具有与原发性腺癌基本相同的组织形态特点，故在诊断时应结合临床病史，并复查原发癌切片有一定帮助。此外，在原发性肺腺癌组织中，常见有炭末沉着，有助于与转移性腺癌相鉴别。具有透明细胞组织结构者，首先要考虑肾透明细胞癌，因 2% 的肾癌患者在未发现原发癌前即有孤立的肺转移。此外，还应考虑甲状腺透明细胞癌、透明细胞肝癌、前列腺透明细胞癌及恶性透明细胞肌上皮瘤的转移。而肺原发性透明细胞癌的诊断，首先要排除转移性癌的可能，前者癌组织成分常不十分单纯，或多或少可伴有鳞癌或腺癌成分。后者则各具有不同的组织形态特征。

具有乳头状组织结构者，不论肺的原发癌或转移癌，有乳头状结构者较多。转移性癌中，有来自结肠、胰腺、卵巢、甲状腺、乳腺及前列腺的癌，应结合病史，主要从各种癌的组织结构特点上加以鉴别，并辅以免疫组化观察。

免疫组化和电镜检查有助于鉴别诊断，如雌激素受体和 S－100 蛋白支持乳腺癌转移，明显的 PSA 阳性和前列腺酸性磷酸酶阳性提示前列腺来源，CEA 和角蛋白的阳性有助于区别原发性肺腺癌与转移性结、直肠癌。电镜检查出现带轴根和糖萼体的微绒毛支持从胃肠道来源的腺癌，但有很多例外，因此应用价值也不大。初步资料提示，癌基因表达（例如 p53）不同有助于鉴别诊断。

（二）转移性肉瘤

身体各处器官组织的肉瘤，均可发生肺转移。常见的有骨肉瘤、软骨肉瘤、骨巨细胞瘤、滑膜肉瘤、平滑肌肉瘤、脂肪肉瘤、横纹肌肉瘤等。这些转移性肉瘤的组织形态特点与原发部位的各种肉瘤基本相同，在诊断时结合临床病史一般并不困难。当然要注意与肺的原发性肉瘤相鉴别，只有排除了转移性肉瘤的可能，始可诊断为原发性肉瘤。

转移性其他肿瘤，主要有绒癌、黑色素瘤、胸腺瘤等。

当肺转移灶数目少和边界清楚时，可行外科切除。一般来说，最适于外科切除的是高分化肉瘤，最不适合切除的是黑色素瘤。可切除的肿瘤通常不引起任何肺症状，多为 X 线胸片定期复查时发现的。最重要的预后因素是原发性肿瘤切除与出现肺转移的时间间隔，研究显示与生存期呈直接正相关。总的看来预后不良的指征是转移呈多发性和出现淋巴结受累。

（李晓琴）

第二节　肺癌的流行病学

一、概述

肺癌成为 21 世纪危害人类健康的重大疾病之一。最新统计资料：肺癌在世界范围内居男性死亡率的第一位。2010 年 4 月 8 日北京市卫生局健康播报称：恶性肿瘤已跃升北京市居民死因的第一位，超过脑血管病和心脏病，成为疾病致死的"第一杀手"。北京市肿瘤登记处的数据显示：从 1999 年到 2007 年的 8 年间，恶性肿瘤年均增长为 258%。10 年前，恶性肿瘤在死因顺位中排列第三位，列于脑血管病和心脏病之后。现在，在我国除北京之外的上海、天津等大城市，肺癌死亡率已居恶性肿瘤死因的第一位。在农村，癌症的死亡率也已经跃升到了第二位。

在过去的 30 年中，我国的肺癌死亡率增加了 465%，同期乳腺癌死亡率增加了 95%。由此，卫生部正式宣布，中国因患肺癌死亡的人数已经超过了肝癌，成为我国恶性肿瘤死亡的首位因素。美国癌症学会公布报告，2007 年全球新增癌症病患 1200 万例，760 万人死于癌症，相当于每天死亡 2 万人 2008 年中国肿瘤大会报告，我国每年有 60 万人死于肺癌，每 4 个因癌症死亡的患者中就有 1 个是因肺癌死亡的。全世界平均每 30 秒就有 1 人死于肺癌。

随着环境污染等问题的加剧，原发性肺癌在世界范围内呈上升趋势。全世界每年新发肿瘤病例约 200 万例。在发达国家与地区，恶性肿瘤的死亡已跃升为死亡病因的首位。2002 年《中国癌症控制策略研究报告》指出："肺癌是我国的第一大癌症"。国内外公认：肺癌的发病率、死亡率居所有恶性肿瘤的首位。我国肺癌的发病率及患病率的绝对人数均世界的第一位。中国抗癌协会肺癌专业委员会主任吴一龙表示："肺癌在中国每年死亡 60 万人，每天1644 人，每分钟 1 人肺癌的杀伤力绝对超过举世震惊的 8 级大地震"。

肺癌一经确诊，晚期患者占到 70%～80%。在日本，早期肺癌的构成比在 50%，甚至接近 70%～80%，而我国早期肺癌的构成比在 20% 左右。据统计，在肺癌的发病中，小细胞肺癌在作出诊断时约有 20% 的患者已经有脑转移，在小细胞肺癌患者的终身病程中脑转移的发生比率高达 60%～80%。而非小细胞肺癌患者在病程中按照相关报告，有 30%～50% 发生脑转移。因而，熟悉、了解、掌握肺癌的诊断与鉴别，对低年资专科医师、作专科医师至关重要。

二、相关病因

1. 非常明确的高危人群—长期大量吸烟者　医学统计学资料显示，吸烟指数（吸烟的年数乘以每日吸烟的支数，单位为年支）大于 400 的人群肺癌患病率比不吸烟人群高 20 倍以上。吸烟是肺癌公认的病因中最重要的因素。烟草烟雾中含有 4000 多种化学物质,其中 60 多种为致癌物。这些有害物随烟草烟雾吸入肺泡深部,迅速被吸收入血而危害健康。WHO《烟草控制框架公约》明确指出,被动吸烟(二手烟)会造成死亡、疾病和功能丧失。有吸烟史的患者较无吸烟嗜好者的肺癌发病率高 10 倍;吸烟的时间超过 15 年,且量大,每天有 1～2 包,或达 3 包,与不吸烟者的发病率相差 20 倍。中国的烟民数量世界排名第一。2004 年中国城乡居民健康营养调查结果表明:我国有 3.5 亿烟民,被动吸烟人群达 5.4 亿。每年约有 100 万人死于吸烟引起的相关疾病。欧美国家肺癌发病与吸烟直接相关。因此,欧美国家提倡健康生活,从戒烟入手,例如:美国加利福尼亚州经过健康教育大力提倡戒烟后,成人香烟消费量降低 50%,肺癌的发病率明显下降,其下降的比率为美国其他州的 5 倍。芬兰从 2010 年 10 月 1 日始将公共场所全面禁烟写入国家宪法。

笔者对每例怀疑肺癌的患者询问病史、肿瘤家族史时发现,凡是吸烟日均大于 2 包者,肺内均有肿块影;被动吸烟、二手烟可明显增加患肺癌的危险性。吸烟对女性的危害更大;女性吸烟患肺癌的概率是男性的 3 倍。患心肌梗死是男性的 2 倍。成年后仍继续吸烟的女性更易患骨质疏松,骨重量指数与不吸烟者比较平均低 5%～10%。烟龄超过 20 年的女性,患乳腺癌的危险将增加 30%;超过 30 年患宫颈癌的危险增加 3.4 倍,患功能性卵巢囊肿的危险增加 1 倍。

有人认为吸烟人数少,房间空间大,危害可减低,甚至无危害。南京市胸科医院呼吸三科张映铭主任指出:每燃烧 1 支香烟所形成的烟草烟雾中含有苯并芘高于 180ng。在一个 30m² 的居室内就会形成 6ng/m²,超过卫生标准 3 倍。美国哈佛大学医学院公共卫生学院根据我国现有统计数据和情况作出推算:从 2003 到 2033 年,中国将有 8300 万人死于慢性阻塞性肺病和肺癌。其中因肺癌致死人数高达 1800 万。因此,吸烟是继战争、瘟疫、灾害外,对人类健康威胁最大的因素之一。美国癌症协会公布由迈克尔·埃里克等主编的《世界烟草地图》第三版指出:"出版世界烟草地图的目的是更新有关烟草的一切信息。我们坚信只有烟民越多地了解有关烟草的信息时,减少烟草消费的可能性才会越大。每年因吸烟死亡的人数高达 600 万;全球烟民每分钟吸掉的香烟数量仍高达 1200 万支。戒烟并非个人的决定,它涉及全社会、政府和公共场所。在公共场所吸烟的行为既不迷人,也不性感,而是一件对健康有百害而无一利的恶习。"

2. 大气污染　大气污染也是肺癌高发的一个危险因素,世界各地的资料均显示,城市的肺癌发病率高于农村。我国云南宣威、个旧锡矿的矿工中肺癌的发病率、死亡率极高。个旧肺癌患者多为锡矿采矿工人,病因被认为与以砷为主的矿尘和氡以及氡子体等有害物质被吸入肺内关系密切,或空气中苯并芘等致癌物长期大量吸入有关;而宣威的肺癌发病与当地生活燃用烟煤有关,这些烟煤的某些成分长期大量吸入肺内关系密切。

在亚洲,黄种人女性有吸烟嗜好的极少,而肺癌(腺癌)的发病,有的患者与烟草吸入相关性不大,而与烹调、取暖煤炭燃烧中油烟尘粒等有关,例如:多数女性患肺癌多与厨房内油烟有关。一日三餐做饭,厨房通风排烟不良,当高温加热后食用油产生的苯并芘等致癌物主要从空气、水、烟雾进入人的食物链,长期吸入、食入而致病。2010 年 11 月 23 日健康报消息:由南京军区总医院、台湾明基医院主办的第一届海峡两岸肺癌高峰论坛会上,与会专家指出我国城市肺癌的发病率、死亡率上升最快。

"2011 中国(南京)国际环保产业博览会"上广州气象专家吴兑发言"灰霾将取代吸烟成为肺癌发病的首因"。空气中 PM2.5 灰霾吸入人体后,进入肺泡、血循环中致病,成为取代吸烟,促成肺癌的头号杀手。吴兑的研究资料表明:在"灰霾"严重的年份后,相隔七年就会出现肺癌的发病高峰。PM2.5"灰霾"主要来自机动车尾气尘、燃油尘、厨房油烟尘、建筑水泥尘、煤烟尘和硝酸烟尘,等等。其中最主要的来源为机动车尾气尘和煤烟尘。

各种食品经加工后所含的苯并芘致癌物测定:北京烤鸭中含苯并芘致癌物为 $0.16\sim$ $1.3\mu g/kg$,腊肉 $27.56\mu g/kg$,熏鱼 $15.2\mu g/kg$,烤羊肉串的烟雾 $19.4\mu g/kg$,这些均可诱发肺癌。有统计资料表明:每日因烹调吸食入油烟烟雾中的苯并芘等致癌物的剂量相当于同日平均吸烟 2 包。因此,要遏制中国女性肺癌比例增高的趋势,预防女性肺癌就要从改变饮食习惯,尽量少吃煎炸、熏烤食物,多吃清蒸、清炖的食品做起,这样既可保留食物原汁原味,又可减少肺癌发病率。

3.纤维素摄取低　在肺癌的多因素研究中发现,亚洲肺癌病因与膳食中水果蔬菜等纤维素摄取低有关。在蔬菜和水果的成分中,含有大量人体所需的叶酸、果胶和膳食短纤维,这些物质在小肠内可形成多孔的乳糜微粒,有阻止进食过多脂肪或有害物质吸收的作用,再则可增进肠蠕动,将人体内代谢的废物排出体外。各种新鲜时令的蔬菜和水果,还含有丰富的槲皮素,它可增加人体的免疫力,在疾病感染中有促进、增加抗体形成,缩短感染疾病病程作用。

据我国文献报告,我国人体内叶酸水平经测试普遍低于发达国家,北方低于南方。在河南林县食管癌高发区、甘肃武都宫颈癌高发区人血清内叶酸浓度均低于对照组。我国有一组调查资料表明,南方人群和北方人群血清中叶酸水平分别仅相当于美国人群的 50% 与 30%。有一组科研资料表明:在河南林县食管癌高发区的膳食中添加叶酸可预防食管癌,高血压的发生率也降低。

叶酸为一种水溶性物质,广泛存在于绿叶、绿色蔬菜的果皮中,因此生食新鲜蔬菜,例如洗干净的黄瓜连皮食用、生菜直接吃均有利于叶酸吸收。但叶酸的吸收有时不稳定,最好每日补充叶酸 0.8mg。

4.与慢性呼吸道疾病感染有关　在笔者临床实践中发现,多例肺癌患者在上叶前段,尖后段陈旧性肺结核灶、尘肺的瘢痕基础上发生癌变。结核、尘肺与肺癌之间的因果关系,发病机制难以讲清楚。肺内慢性疾病如肺结核、矽肺、尘肺及反复慢性呼吸道感染有时可与肺癌并存。因此,有上述病史的患者要定期复查、随访,及时发现异常对肺癌的预防很重要。

5.家族史　家族中直系亲属死于肺癌者,其他亲属肺癌的发病率明显高于无肿瘤家族史者,这些家族的肿瘤多发,如同结核病、乙型肝炎病发病形式类似;或肿瘤患者本身集几种原发性肿瘤于一身,例如:一例女性病例,右乳腺癌术后放、化疗 11 年,数年后发生左肺鳞癌,继之又发生食管癌;一例男性病例,右肾透明细胞癌术后发生肺转移,行胸腔镜切除,又发生食管癌;一例男性病例,食管中下段鳞癌放疗后,又发生贲门—胃底低分化腺癌;一例中年男性病例,右肺腺癌术后放、化疗随访中,第三年又发生左肺鳞癌。笔者在临床、影像工作中所见的类似情况较多,2010 年 3 月初所见一例 83 岁女性病例,因腹部疼痛,诊断为胆囊炎,胆石症,术前检查时,发现肺内肿块,又询问病史,得知该患者咳嗽、胸痛、咳痰 3 个月余,经治疗无效,为明确诊断而进行 PET/CT 评估。检查前询问肿瘤家族史:其丈夫、儿子均死于肺癌。另有一位患者,笔者在肿瘤家族史调查中得知其父、同胞兄弟姐妹中,其四位姐姐、一位兄长均死于肺癌。

因此,考虑到肿瘤的基因因素,癌基因会刺激细胞生长,当它受到各种不良因素的长期刺激发生突变后,会不断地促使细胞生长,导致细胞癌变。抑癌基因则是抑制细胞过度生长的基因。抑癌基因功能受挫,就有可能发生肿瘤。台湾大学医学院杨泮池研究发现,女性肺癌患者 70％以上为肺腺癌,这些患者中 90％不吸烟;进行基因位点测定:近一半的肺腺癌发生基因位点上皮细胞受体突变,与西方人基因突变不同。肺癌在其遗传发病中与染色体－基因突变有关。健康报 2011 年 7 月 19 日头版头条报告,南京医科大学公共卫生学院沈洪兵教授研究团队的研究成果:对 8000 余名肺癌患者和 9000 余名健康人的基因组进行分析对比,成功筛选出 6 个肺癌风险基因位点,其中 4 个位点是首次报告的中国人群肺癌易感位点。发现:4 个染色体区域的 6 个遗传变异与中国人群肺癌发病显著相关,肺癌位点位于染色体 5p15 区域的 rs2736100 变异与吸烟状态及吸烟量有基因－环境交互作用,该位点的危险性在女性、非吸烟人群以及肺腺癌患者中尤为显著。

6.不良性格　笔者在肿瘤家族史的调查中发现,许多肺癌患者多有各种各样的心理、行为偏差及异常,例如:多虑、多疑、脾气暴躁,或怯懦、内向、抱怨等,不善于自我调节。因此考虑肺癌的发生与不良性格有关。

三、预后

在临床与影像定期复查、随访中发现,肺癌不可怕,积极而有效的综合治疗,以带癌生存很长时间,甚至超过 10 年。在临床上,肺癌生存期超过 5 年可谓临床缓解。当肺内原发灶控制后(鳞癌),在随访病程中发现个别患者肺内经第二次手术病理证实,有第二原发性肺癌(腺癌)。但患者本人积极、乐观的心态,家人亲友的关爱、支持对肺癌的预后有很大的影响。

四、预防

1.肺癌可防性　肺癌发生的确切原因不清楚,但它是可以预防的。如何预防,如何早期发现及治疗肺癌,是我们目前临床及影像研究的重点课题,也是循证医学个体化治疗的重点课题。而进入 21 世纪以来,随着肺癌治疗领域新技术、新药物在临床上的应用,分子靶向药物和物理靶向治疗手段的应用,影像科、呼吸科、肿瘤科医师通力合作,共同攻克肺癌有了更多的武器,不仅能帮助更多的晚期肺癌患者延长生命,还能够很好地减轻患者的痛苦,改善患者的生活质量。即使肺癌出现了颅脑转移,也就是Ⅳ期肺癌患者,通过胸外科和神经外科的微创外科技术,配合基因检测指导下的化疗和靶向治疗,特别是近年来上市的能够进入血脑屏障的药物,使更多的肺癌脑转移患者获得了长期生存,而且生活质量有所改善。

2.三级预防　一级预防,也称病因预防。即肺癌发生前的预防。肺癌的预防首先要戒烟,避免长期、大量接触各种有害因子的刺激。吸烟、过量饮酒和肥胖是肿瘤发病的危险因素。2009 年美国研究资料表明:吸烟、饮酒和肥胖促进肺癌的发生,如不禁烟戒酒,控制体重,还可导致肿瘤复发、转移。

二级预防是肺癌早期诊断、早期发现最重要的措施之一,定期健康体检,体检的项目包括:血常规、血脂、血糖、肿瘤表记物化验、B 超、胸片,胸片是检出肺内肿瘤的最佳途径。射线的剂量不大,1 张胸片 X 射线的出线剂量为 50～60kv。肺癌的早期信息:肺内孤立结节,或肿块影,尤其发生在双肺上叶前段、中叶、肺门旁的结节或肿块影,一定要定期(3 个月)随访一次,在短期内结节或肿块影有进行性增大,则选用胸部 CT 扫描筛查,详细观察结节或肿块影的影像学特征,即大小、形态、边缘轮廓、毛刺征、血管纠集征、卫星灶及结节内密度。

肺癌的高危人群筛查:

(1)45 岁以上居民每年做健康体检,体检项目应包括拍摄 X 线正、侧位胸片。如果 20 岁以前吸烟,要提早到 35 岁每年参加健康体检。如果是重度烟民,每天抽 2 包,烟龄四十年了,每半年就要做一次胸部的体检。这是简单易行、经济实惠的早期发现肺癌的最好的办法。对于 55 岁以上的中、重度烟民应进行胸部低剂量螺旋 CT 的筛查,肺癌肿瘤标记物测定。

（2）有临床症状及时就诊。如果出现刺激性干咳,痰中带血,有血痰,平时虽然咳嗽,但是咳嗽规律,而现在咳嗽的习惯跟以前不一样了,出现以上这些症状就要警惕,应及时到医院就诊,拍摄胸片。

（3）对肺部感染、肺结核、肺癌难以鉴别,应请呼吸科及胸外科医师会诊。

（4）有肿瘤家族史,或父母、兄弟姐妹中患肺癌则有必要定期查体。

三级预防,即带癌生存。肺癌患者经治疗后（手术切除,放、化疗后）,肿瘤病灶去除或缩小,患者的生活质量改善,也就是说检查出肿瘤后不放弃治疗和生命,也不放弃生活质量。相信不久的将来,肺癌患者能够像高血压、糖尿病患者一样,与体内的肿瘤和平相处,长期带瘤生存,带癌生活,肺癌成为一种像高血压、糖尿病一样的慢性疾病。

（赵立民）

第三节　肺部的解剖

一、肺部血管分布

正常肺的血供,主要由肺动脉供给,约占 97%,支气管动脉仅占 3%。肺动脉的走形、分布与支气管伴行,共同形成肺纹理。胸腔内大血管的走行方向大多与体表长轴平行,多螺旋 CT 可进行横断扫描,大血管的结构位置在穿刺平面以上可以清楚显示,便于穿刺时避开,故 CT 引导下经皮肺穿刺解剖定位相当准确。

肺部恶性肿瘤支气管动脉,供血增加,肺动脉供血减少。肿瘤组织内新生血管床增加,由于这种增加的新生血管床密集、交织、扩张、扭曲,淋巴液回流减少,使得增强扫描时造影剂注入增多,CT 图像中病灶强化明显,持续时间延长,采用动态增强扫描的方法,可以直接观察到肺内结节或肿块内的血管化程度,血流变化过程及强化特征。根据这种变化规律来判断肺内孤立结节的良、恶性质。

二、肺内淋巴结分布

肺癌的淋巴转移有一定的规律可循。因此,有必要了解肺内正常淋巴结构、形态、分布,尤其在肺癌纵隔淋巴结转移的观察中,淋巴结有无转移,对疾病的诊断、分期、治疗、预后有很大的关系,低年资肿瘤科医师、非专科医师学会并掌握观看肺内淋巴结的方法很重要。

肺内淋巴系统由深浅两组淋巴管组成,深组沿着肺血管、支气管走行;浅组起源于肺的脏层深部,深浅之间有交通支相通。它们均将肺内淋巴液引流到肺淋巴结、气管－支气管淋巴结与气管旁淋巴结、肺门淋巴结,左侧再经淋巴导管注入左颈部胸管;右侧则经右支气管－纵隔淋巴干汇入右颈部淋巴导管。双肺下叶底部淋巴管汇入腹膜后间隙的腰淋巴结。肺内淋巴结大体解剖主要分为:气管旁淋巴结,气管－支气管上、下淋巴结,食管旁淋巴结,肺门淋巴结,支气管肺门淋巴结。

（赵立民）

第四节 肺癌的病理分型

目前肺癌的病理组织分类尚未统一。根据 WHO1999 年肺癌组织发生和细胞表型特征，将肺癌的组织病理类型分型为：鳞状细胞癌、小细胞癌、腺癌（临床与影像又分为肺泡癌）、大细胞癌、腺鳞癌。根据病理图像镜下所见：在癌灶组织内伴多形性、肉瘤样或肉瘤成分而言，又分为类癌（也称神经内分泌癌）及其他涎腺型癌，例如腺样囊性癌，或表皮样黏液癌。

根据肺癌发病部位的大体病理类型可分型为以下几类：

①中央型：是指肿瘤发生于肺门、支气管、段支气管起始部。瘤块向管腔内或沿管壁生长。有的肿瘤周围有卫星灶。

②周围型：是指肿瘤发生于段支气管以下部位，或临近胸膜，在肺内呈孤立结节状；多见于腺癌，也包括弥漫型肺泡癌。从组织发生讲属于腺癌范畴，但发生于周围肺野的肺泡内，肿瘤细胞沿肺泡壁，呈弥漫性分布。

③纵隔型：为发生于纵隔内的一种腺癌，既往无 CT 横断图像，仅靠胸部平片诊断，观察到前上纵隔增宽而诊断，目前肺癌的治疗依据病理类型，本型组织细胞类型已归属腺癌。

一、根据肺癌的组织病理类型分型

1.鳞癌　发病率约占所有肺癌组织细胞学的 50%，发病年龄＞50 岁。男性多见，有长期大量吸烟史。肉眼可见源于较大支气管黏膜的肿块，剖面可见肿块向管腔内外生长。胸内直接侵犯和纵隔淋巴结转移。镜检：肿瘤细胞呈多边形，体积大，胞浆较多，核染色深。分化好者可见细胞间桥与角化珠，有时可见呈复层排列。

2.腺癌　起源于较小的支气管黏膜分泌黏液的上皮细胞。多位于肺的周围部分，大体呈球形或不规则肿块。邻近于胸膜，发现之际多伴有胸膜反应性增生，少量胸水。本型多见于女性，发病年龄小。与吸烟无关。部分病例可发生于肺纤维瘢痕病变的基础上。腺癌的肺外转移发生的早。腺癌对放疗不敏感。

3.细支气管肺泡癌　发病仅占 3%，多见于女性。临床可见咳嗽，大量咳黏液样、泡沫样痰。病变位于肺野的周围，也可见于肺纤维瘢痕病变基础上，或出现局灶性肺炎，或慢性粟粒性结核的表现（图 3-1）。

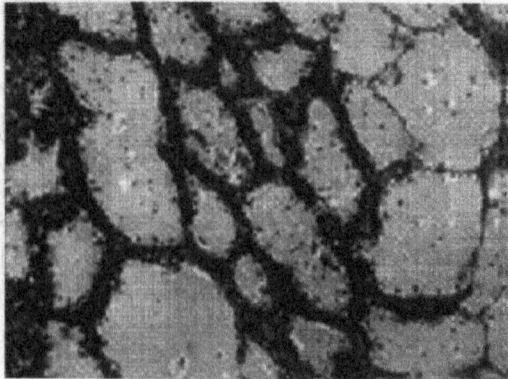

图 3-1　细支气管肺泡癌病理图片

癌细胞生长于原有的肺泡壁上，肺泡结构基本保持，癌细胞分化良好，呈立方形，单层一致地分布在肺泡壁上

4.大细胞肺癌　多为肺周围型肿块,有分叶,边缘境界清楚,中央有坏死,但少见空洞(图3-2~3-4)。少数可见中心型肺癌的患者。

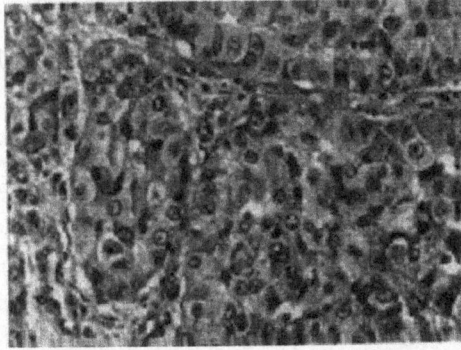

图 3-2　肺癌(大细胞癌)病理图片

癌细胞弥漫呈片,缺乏像鳞状上皮、腺样结构或小细胞分化的特征,癌细胞较大,胞质丰富,核大,呈圆形或卵圆形,核仁明显,核分裂象易见

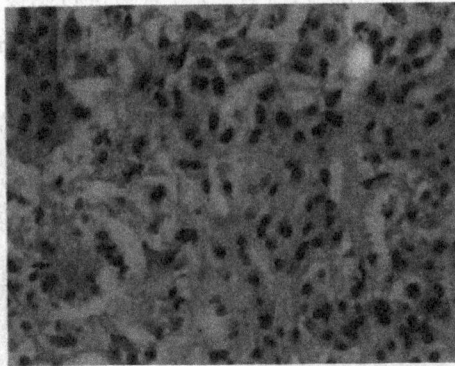

图 3-3　类癌病理图片

可见器官样结构-薄壁血管围绕均匀一致的肿瘤细胞,呈瘤巢团样,肿瘤细胞均匀一致,胞浆丰富,有时胞浆内可见嗜伊红颗粒

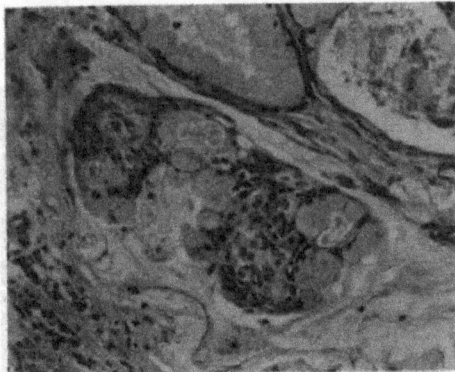

图 3-4　右肺黏液性表皮样癌病理图片

镜下可见图片中即有黏液分泌细胞、鳞状细胞和表皮样细胞,过渡型细胞组成特征

5.涎腺型癌　又称腺样囊性癌,发生于气管与主支气管壁。支气管镜检可见气管前下壁息肉样肿物,受累及的支气管明显狭窄。肉眼所见:癌肿呈结节样,向管腔内生长,或沿管腔长轴生长,早期发生淋巴结及邻近转移。影像学表现:局灶性支气管壁增厚。

与病理类型相关的肺癌转移：

（1）鳞癌：胸内直接侵犯和纵隔淋巴结转移。晚期可出现远隔转移，例如脑内孤立转移病灶，肺内或骨骼内多发转移。

（2）腺癌：腺癌转移发生的较早。约70%的病例在初诊时已有广泛转移，转移首先为脑，在脑内为多发、大小不一转移结节；其次为淋巴结、胸膜、骨内转移。

（3）小细胞肺癌：属于神经内分泌肿瘤，在电镜下具有神经内分泌和上皮双重特征。如果不具备内分泌表型则称为未分化小细胞肺癌。转移在病程中发生的早，发病率也高。以纵隔，肺门淋巴结肿大，肝、腹腔淋巴结，肾上腺，骨，脑，胸膜多见。

（4）涎腺型癌：早期发生淋巴结及邻近转移。

二、按肺癌的发病部位分型

1. 中央型肺癌　发生于主支气管、叶支气管或近侧段支气管，其对气管、支气管树的侵犯程度和范围直接决定者治疗方案的选择及预后的判断。采用多螺旋 CT 扫描后，以 MPR、SSD、VR、VE4 种后处理方法对病变部位，气管、支气管树进行图像重组。

MPR 为冠状位、矢状位、横轴位显示肿瘤侵犯的长度、范围，弥补轴位成像的局限，为手术切除病灶术前提供依据（图 3－5，3－6）。

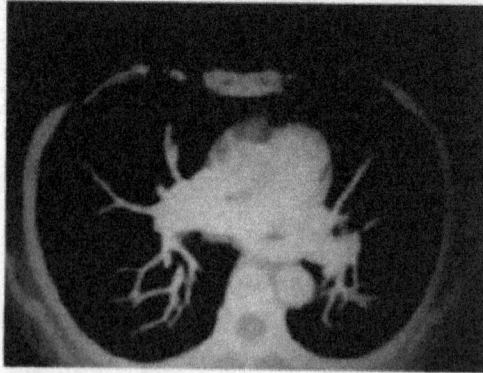

图 3－5　MPR 为横轴位
显示肿瘤原发灶位于右肺门及肺内转移灶形态、大小，范围

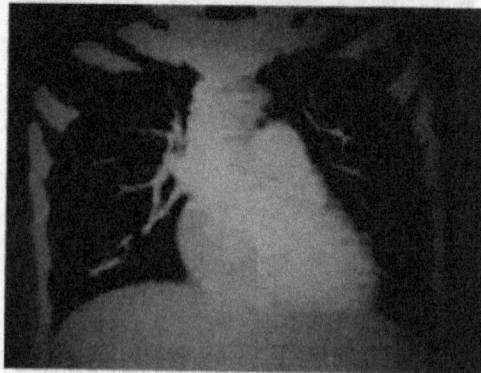

图 3－6　MPR 为冠状位
显示肿瘤原发灶及肺内转移灶的大小、形态、位置，弥补轴位成像的局限

SSD 为表面成像技术，在窗宽、窗位－1000HU 时三维重建技术，SSD 技术耗时较长，可

直接显示肿瘤的大小、范围、表而形状，与气管、支气管的空间关系。这种支气管树与肿瘤的共存像可对肿瘤立体定位，有助于适形放疗定位(图3-7)。

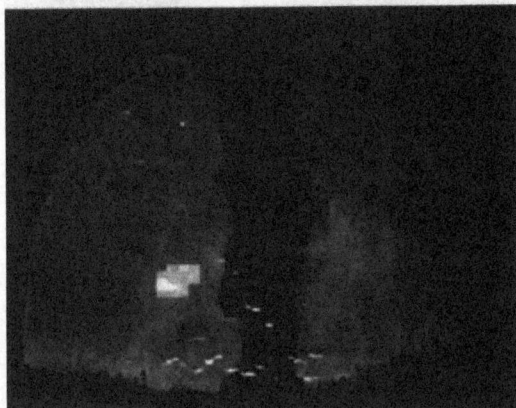

图3-7　肺中心型肺癌SSD重建观

VR技术是容积重建，可根据不同组织密度将不需要的组织透明，图像具有层次感，同时显示肿瘤与支气管树，显示肿瘤局部细微结构和黏膜侵犯，肺门肿瘤原发位累及周围支气管树及支气管分叉淋巴结增大。

VE为一种仿内窥镜技术，可在气管、支气管腔内游跃，直接观察腔内结节、肿瘤表面破溃、管腔狭窄、闭锁等形态学表现。

2.周围型肺癌　指发病部位位于段气管以下，肺的周边，或邻近胸膜组织。

(赵立民)

第五节　肺癌的检查方法

一、影像学检查项目

(一)X线胸片

拍摄体位有正位、侧位，或45°斜位，或前弓位。由于肺内含气体，深吸气时自然条件下，除有规律走行的气管、支气管、淋巴管与血管伴随形成肺纹理外，胸片的空间大、对比度清晰，肺野内任何结节或肿块在天然的背景下都可以被发现。并可以按肺野(上、中、下)、肺带(内带、中带、外带)、肺叶(左侧上叶尖后段、前段、上舌段、下舌段、下叶背段、内基底段、外基底段等，右侧上叶尖段、后段、前段，中叶内侧段、外侧段，下叶背段、内基底段、外基底段等)详细确记发病部位、病变特征(图3-8,3-9)。但由于胸部平片存在组织重叠，观片的经验不足，对小于1cm的结节，或与心脏、心膈角、肋骨头、脊柱重叠的病灶常有漏诊，或肺内肿块伴有局限性炎症、小的肺不张，也常有误诊与漏诊。

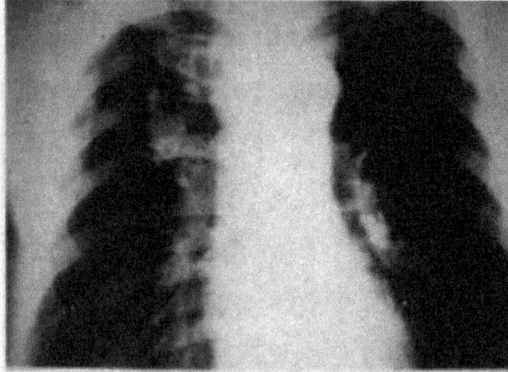

图3-8　肺癌的直接征象X线片观(一)
正位可见右肺门上叶前段实质性肿块,内有空洞,壁薄厚不均

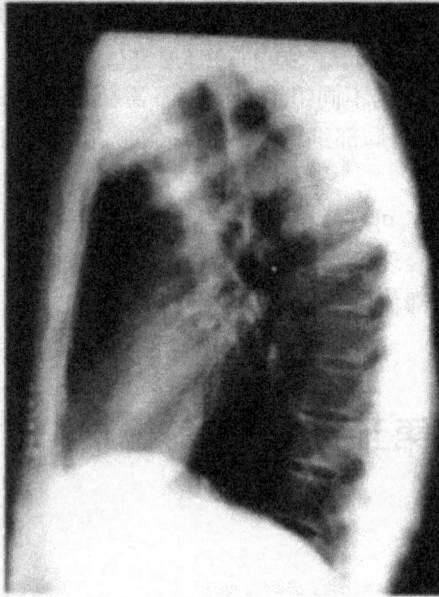

图3-9　肺癌的直接征象X线片观(二)
侧位可见右肺门上叶前断实质性肿块,边缘轮廓不规则,内有空洞,壁薄厚不均

（二）CT扫描

普通CT、常规CT仅有横断层面成像,信息摄量较少,扫描时间长,易受胸廓运动、呼吸频率干扰,时有伪影影响,不能进行图像后处理,且仅为二维成像。可以5mm层厚,层间距扫描,观察肺窗、纵隔窗、竹窗,以对肺癌的基本信息作了解,或用于肺癌的初筛查。

16层、64层螺旋CT扫描速度快,成像时间短,仅5秒的一次屏气,就可以完成胸腹联合扫描,克服了呼吸和运动伪影的影响。扫描及重叠层厚薄,密度及空间分辨率高,大大提高了图像效果,增加了肺内隐蔽性病灶以及肺内、胸膜下小结节的检出,避免小病灶的漏诊。不但可以肺窗、纵隔窗、骨窗来观察病变处,而且拥有强大的图像后处理功能,可以对图像任意角度、剖面（冠状面、矢状面）成像,随鼠标滑动,实施拉动的图像瞬间变化观察。例如最大密度(MIP)、多平面成像(MPR)、表面成像(SSD)、血流灌注成像、仿内窥镜成像(VE)、肺血流灌注成像等。信息量大,可使肿瘤原发灶及转移灶（肺内、纵隔内淋巴结分布、骨转移灶）的观察更为直观、全面。

1. 肺癌的直接征象（图 3—10,3—11）

（1）肺内可见实质性肿块影，三维径线接近，不是斑片性渗出病灶，有时肿块周边有炎性渗出；有时肿块远端不张呈楔形实变影，即广基靠近胸膜下，尖段指向肺门的等密度实变影，CT 值为软组织密度影。

（2）肿块的形态不规整，边缘轮廓呈浅分叶、细短毛刺，邻近胸膜有胸膜凹陷征或兔耳征。

（3）瘤内密度不均匀，有坏死、液化、小泡征、空洞，或空洞坐偏心性，厚壁，洞壁有壁结节。钙化少见，放大后观察，即便有则为细沙样钙化。

（4）瘤灶内强化不均匀，CT 值增加 30～50HU，为轻一中度强化。

2. 肺内结节鉴别的影像学征象

（1）肿块或结节大小、部位、形态及轮廓（光滑、浅分叶、深分叶、多边形）。

（2）结节—肺交界面（光滑、长毛刺、短毛刺）。

（3）结节内（气泡征、钙化、含脂肪、空洞、支气管截断征、衰减密度性质）。

（4）瘤周继发改变（胸膜凹陷征、卫星灶、血管集聚征）。

（5）增强后改变（均匀强化、不规则强化、中心强化、周边强化及无强化）。

肺癌的影像学特征：空泡征、短毛刺、非实性结节、胸膜凹陷征、血管集聚征、支气管截断征。

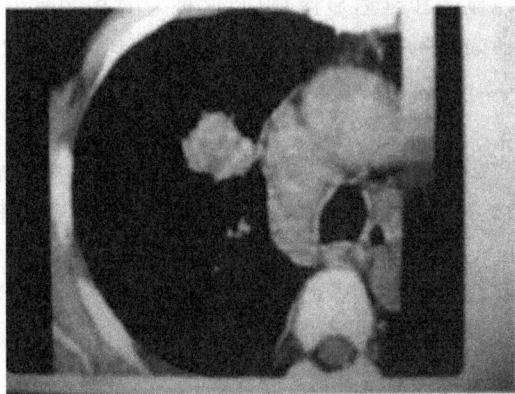

图 3—10　肺癌的直接征象 CT 纵隔窗观（一）

纵隔窗可见右肺门旁，上叶前段三维径线近似的肿块影，呈浅分叶

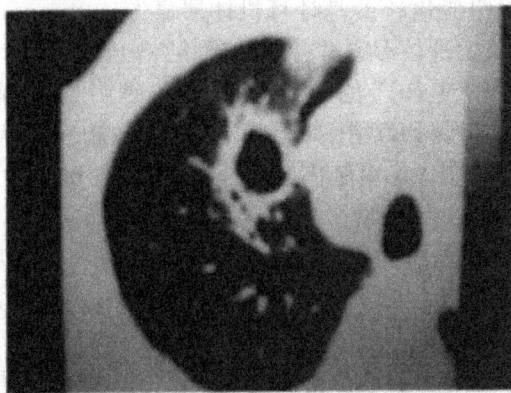

图 3—11　肺癌的直接征象 CT 肺窗观（二）

肺窗可见右肺门旁，上叶前段肿块影内有不规则空洞，呈偏心性，并见洞壁有结节影，空洞周围肺纹理粗

乱,呈纠集征。右麻上叶前段胸膜下有片状肺内渗出、实变影

3.肺癌的间接征象

(1)瘤周有阻塞性不张(可有段、叶、单侧肺实变影)。附塞性炎症(局部肺野内实变、渗出),阻塞性肺气肿(瘤周肺野有过度通气增加)。

(2)纵隔淋巴结肿大,大小均超过10～15mm。一般淋巴结无钙化,有的淋巴结增大融合,或内有低密度坏死。

(3)周围型肺癌,腺癌有时可见卫星灶。

(4)邻近结构受累及,纵隔大血管、气管及胸壁。

(5)远处转移灶,其他肺叶,或对侧肺、胸膜出现结节,胸水,脑、肾上腺、骨等转移。

(三)SPECT

肺癌的骨转移是常见的、多发的,尤其在腺癌的病理类型中,其发病率仅次于乳腺癌骨转移,占第二位。在进一步治疗前(手术切除,或制订放、化疗方案),对肺癌患者要做全面评估,一定要做骨扫描检查。

SPECT检查方法:采用^{99m}Tc—亚甲基二磷酸盐(^{99m}Tc—MDP)标记的化合物,采用静脉注射。^{99m}Tc—MDP通过化学吸附方式与骨骼中的羟基磷灰石结晶表面结合。这种竞争性结合是其他骨骼有机质的40倍。然后用核医学γ—照相机或ECT(SPECT)体外显像,可以获取病变部位血流显像、血池显像和延迟显像,以及这种三时相的骨骼平面或断层图像中放射性核素摄取、分布情况。平面像包括中轴骨和附肢骨的前、后位图像。断层图像是选择病变骨局部的显像,例如:颅骨、双髋、双膝、双手、双足等。可以左右、正常与异常之间对比观察图像。

优点:一次成像不但能够全面显示全身的骨骼,依此来判断单骨病变或多骨病变,还可以了解骨代谢与血供的能力。据文献报告说原发性和转移性骨肿瘤的检出率,在有些肿瘤中高于PET/CT。

缺点:本检查为依赖放射性核素示踪剂的检查方法,^{99m}Tc—MDP的半衰期较长(约24小时),对患者、陪人及周围环境均有放射污染。

(四)PET/CT

PET的全称是正电子发射计算机体层显像(positron emission computed tomography),采用正电子核素^{18}F—FDG为显像剂,也使用静脉注射入患者体内,来了解肺癌原发病灶及转移灶的^{18}F—FDG摄取、代谢变化;CT是计算机体层显像(computed tomography)的英文缩写,它利用X线断层观察特定部位形态学特点(解剖结构、形态、大小、密度)。PET/CT则是将两种设备有机地结合起来,使PET的功能代谢显像与螺旋CT的解剖结构显像融于一体,形成优势互补,一次检查可获得PET图像(冠状定位像、轴位像、矢状位),又可获得相应部位的CT图像及PET/CT融合图像。对肺内肿瘤原发病灶、淋巴结肿大及远隔转移灶进行定性、定位诊断,提高了肺癌诊断的准确性。

优点:一次成像能够全面显示全身脏器、组织、骨骼细胞水平代谢,由于肿瘤细胞代谢活跃,摄取显像剂的能力为正常细胞的2～10倍,图像的病变显示及分辨率很高,在肿瘤早期尚未产生病理解剖结构变化前,即能发现,可早于临床3～15个月。PET/CT检查所采用的^{18}F—FDG核素大多数是构成人体生命的基本元素或极为相似的核素,且半衰期很短,^{18}F—FDG显像剂半衰期为114～119分钟(1.9小时左右),排泄快。对患者、陪人及环境的放射污染少。患者所接受的辐射剂量相当于一次胸部CT扫描的剂量,较为安全。

缺点:本检查也为依赖放射性核素显像剂的检查方法,检查费用昂贵,目前尚未完全纳入医保报销范围。在活动性结核病、感染性疾病、慢性肉芽肿中常有假阳性,在某些肿瘤中也可出现假阴性。肺癌病灶[18]F—FDG 摄取的活性与肿瘤细胞的来源、细胞分化、恶性、细胞增殖程度等都有关系。

PET/CT 应用于肺内孤立结节的鉴别:肺内孤立结节是指肺内肿块的最大直径≥3cm,93%～99%见于恶性病变;良性病变则是指直径＜2cm,良性率为 44%～45%。

肺内孤立结节的鉴别要点:CT 扫描薄层肺窗观察结节的形态细节;纵隔窗测定结节的密度、CT 值。

1.位置　位于双肺上叶前段、左肺上叶后段、右肺中叶的结节多为恶性;位于上叶尖后段、下叶背段以及基底段的结节多为良性。

2.大小　直径≥3cm 的肺内肿块,多为恶性;＜1cm 的肺内单发结节,内有钙化点的多为良性,但要除外肺内转移瘤,后者多位于胸膜下,且为多发。

3.形态　结节呈不规则形、浅分叶、细短毛刺,或见于细长毛刺,位于肿块两端,一端连于纵隔胸膜,另一端与胸膜相连,局部胸膜可见细小三角形反应性增生,也称胸膜牵拉征,多为恶性。良性则呈类圆形、光滑、少毛刺。支气管截断征,多见于主气管,或支气管、段支气管起始部;远端多见于肺不张,附塞性炎症。

4.密度　结节内密度不均匀,有小泡、小管,有偏心性空洞,含细小、稀疏钙化点的为恶性;良性则密度均匀、薄壁空洞、钙化粗大。

5.瘤周改变　胸膜凹陷征、血管浓束征、微血管成像征多为恶性;卫星灶、晕轮征多为良性。

(赵立民)

第六节　非小细胞肺癌的外科治疗

非小细胞肺癌(non—small cell lung cancer,NSCLC)(以下简称肺癌)是世界范围内发病率和死亡率最高的恶性肿瘤,外科手术、放射治疗和化学治疗(包括靶向治疗)仍为 NSCLC 治疗的三大治疗手段,其中外科切除在早期疾病的治疗中占有最重要的地位。1895 年 Macewen 采用热凝固法分期完成了世界上第一例全肺切除术后,人类开始了用外科方法治疗肺癌的历史。1908 年,德国医师 Sauerbruch 首次采用肺叶切除方法治疗肺癌。1933 年 4 月 5 日 Evarts A Graham 在世界上首次施行一期左全肺切除治疗中心型肺癌获得成功,成为胸外科发展史上的一个里程碑。我国第一例肺癌手术是 1941 年由北京协和医院张纪正医师完成的左全肺切除术。回顾肺癌外科至今已有 70 多年的历史,大体上可以分为以下几个阶段:①20 世纪 40～50 年代,肺癌外科治疗以全肺切除术为经典术式;②20 世纪 60 年代开始肺叶切除术得到了越来越多的重视,并渐渐成为标准术式;③20 世纪 70 年代已经开展了以最大限度地切除病灶和最大限度地保留肺功能为特点的各种支气管、隆突切除成形术式;④20 世纪 80 年代认识到区域淋巴结清扫在肺癌外科手术中的重要性,并完成了国际上普遍接受的肺癌胸腔淋巴结分区和分组的划定,而且现在肺癌完全切除概念的确立正是基于系统的淋巴结清扫;⑤近 10 多年以来以胸腔镜技术为代表的微创胸外科技术得到了快速发展,其在肺癌外科治疗中的地位得到了初步确认,并成为早期肺癌的标准术式之一。虽然早中期肺癌以外科为主的综合治疗,肺癌完全切除手术已经为大多数人所接受,但是目前对于肺癌外科治疗无论在手术范围还是在手术适应证方面仍有许多不同意见。

一、肺癌手术的适应证、禁忌证和肺癌的完全切除概念

单从肺癌角度考虑,肺癌外科手术的绝对适应证也即目前比较一致的手术指征是 $T_{1\sim3}$ $N_{0\sim1}M_0$ 期的病变;肺癌的相对适应证也即目前为多数人接受的手术指征是部分 $T_4N_{0\sim1}M_0$ 凡期的病变;肺癌争议比较大的手术适应证是 $T_{1\sim3}N_2M_0$ 期的病变;肺癌探索性手术适应证包括部分孤立性转移的 $T_{1\sim3}N_{0\sim1}M_1$ 期病变。肺癌公认的手术禁忌证有:①术前分期超出手术适应证范围;②严重的、不能控制的伴随疾病持续地损害患者的生理和心理功能;③伴随疾病短期预后较差者;④全身状况差,卡氏评分低于 60% 者;⑤6 周之内发生急性心肌梗死;⑥严重的室性心律失常或不能控制的心力衰竭者;⑦75 岁以上颈动脉狭窄大于 50%、75 岁以下颈动脉狭窄大于 70% 以上者;⑧80 岁以上病变需要行全肺切除者;⑨心肺功能不能满足预定手术方式者;⑩拒绝手术者。虽然目前有少数文献报道肺段切除与标准的肺叶切除,或者纵隔淋巴结取样与系统性淋巴结清扫在肺癌外科治疗的远期生存上无显著性差异,但是目前绝大多数人主张肺癌的外科完全切除手术应该包括解剖性的肺叶切除术、支气管肺血管成形肺叶切除术、全肺切除术和系统性纵隔淋巴结清扫。NCCN 指南对于肺癌完全性切除进行了专门的定义。完全性切除(completely resection):①所有切缘,包括支气管、动脉、静脉、支气管周围组织和肿瘤附近的组织为阴性;②行系统性或叶系统性淋巴结清扫,必须包括 6 组淋巴结,其中 3 组来自肺内(叶、叶间或段)和肺门淋巴结,3 组来自包括隆突下淋巴结在内的纵隔淋巴结;③分别切除的纵隔淋巴结或切除肺叶的边缘淋巴结不能有结外侵犯;④最高位淋巴结必须切除而且是镜下阴性。只有同时满足这 4 个条件才能列为完全性切除。不完全性切除(incompletelyresection):①切缘肿瘤残留;②病理检查纵隔淋巴结或切除肺叶的边缘淋巴结结外侵犯;③淋巴结阳性,但不能切除(R2);④胸膜腔或心包腔积液癌细胞阳性。不确定切除(uncertain resection)为所有切缘镜下阴性,但出现下述 4 种情况之一者:①淋巴结清扫没有达到完全性切除;②最高位纵隔淋巴结阳性,但已切除;③支气管切缘为原位癌;④胸膜腔冲洗液细胞学阳性。肺癌的根治性切除指将肺原发癌及其转移淋巴结完全切除,无肉眼或显微镜下癌残留 3 现在文献比较一致地认为:肺癌切除的完全性是肺癌的独立预后因素。

二、肺癌手术切除方式及其选择

(一)全肺切除术

20 世纪 50 年代初以前,全肺切除术曾一度被认为是肺癌外科的标准切除术式。目前,全肺切除术仅适用于即使应用了支气管成形和血管成形技术,由于解剖因素仍不能通过肺叶切除、双肺叶切除实现肿瘤完全切除,且通过仔细评估患者的心肺功能能够耐受该术式者。全肺切除术常见于以下情况:①肿瘤侵犯主支气管或支气管分叉部位,无法通过支气管成形术完成肺叶切除者;②肿瘤侵犯肺动脉主干或分支,无法通过血管成形技术完成肺叶切除者;③肿瘤侵犯上、下肺静脉分叉及以上部位,必须一同处理者;④巨大肿瘤累及多个肺叶,各肺叶病变均不适合于局部切除者;⑤由于肿瘤性或非肿瘤性原因,致使肺叶血管或支气管无法

解剖分离者;⑥术中因血管意外情况被迫行全肺切除者。

由于全肺切除手术创伤大、术后对患者的心肺功能影响大、发生手术并发症及死亡的风险大,而且影响患者术后其他辅助治疗的耐受性,因此作出全肺切除的决定必须慎重。要点:术前通过气管镜等检查或术中活检最好有明确病理诊断,术前心肺功能评估达到能够耐受全肺切除手术标准,术中判断最好能够达到完全性切除病变和转移淋巴结的要求,如不能达到完全切除,则只有在挽救生命的紧急情况下才能施行手术,如危及生命的大咯血和保守方法难以控制的症状严重的阻塞性肺炎等。

(二)肺叶切除术和复合肺叶切除

20世纪50年代初,Churchill报道周围型肺癌患者行肺叶切除术后获得长期生存,此后肺叶切除成为肺癌外科治疗首选的标准切除术式。

对于绝大多数周围型肺癌和支气管侵犯范围未超出叶支气管开口的中心型肺癌患者,在肺叶血管条件许可的情况下,应争取行肺叶切除。右肺中叶或下叶肺癌邻近或侵犯中下叶支气管间嵴、中间段支气管肺癌,或原发肿瘤或转移淋巴结侵犯中下叶肺动脉、原发肿瘤跨叶侵犯中下叶者,可以考虑右肺中下叶切除。右肺上叶或中叶根部肺癌累及上肺静脉根部,或原发肿瘤跨叶侵犯上中叶者,可以考虑行上中叶切除。对于肺癌跨叶侵犯上下叶者,行上下叶切除保留中叶在技术上可行,但是由于中叶体积较小且单独保留中叶容易发生肺叶扭转,一般采用全肺切除而不主张单独保留中叶。但个别情况下,如中叶体积较大,肺膨胀后胸内残腔不大者可以考虑保留中叶,但术后一定让患者注意咳嗽排痰,保持肺处于膨胀状态。对于肺癌原发肿瘤跨叶侵犯者,如肿瘤主体位于一个肺叶,跨叶侵犯另一肺叶的体积较小,为保留肺功能,可行主体肺叶切除并受累肺叶楔形或肺段切除。要点:无论开放或腔镜下肺叶切除,以先解剖肺裂和解剖血管相结合的方式行肺叶切除较为方便实用。这样对于淋巴结清扫可能更容易彻底。但在叶裂发育不全的情况下,可以考虑单向式肺叶切除,即先断肺静脉,然后再断动脉,最后断支气管。偶遇肿物或转移淋巴结侵及肺门血管的情况下,先用无创血管钳或弯头哈巴狗无创止血钳游离控制血管近心端和肿瘤以远的远心端,然后将肿瘤侵犯的血管壁予以侧壁切除或袖状切除,用4—0Prolene血管缝合线缝合血管,必要时可以取部分心包做成血管片或先缝合成口径与离断血管口径相当的代血管进行间置吻合。

(三)肺段切除或楔形肺切除

解剖性肺段切除是指切除一个或多个支气管肺段,相应的肺段支气管血管结构单独处理;楔形肺切除则是指不考虑肺段间或肺叶间解剖平面,肺段支气管血管结构不单独处理的非解剖性切除方式。肺段切除或楔形肺切除适用于心肺功能不能耐受肺叶切除的周围型肺癌患者、开胸后因胸膜播散或淋巴结转移等原因不能行根治切除而行姑息切除或活检手术的肺癌患者、不同肺叶多原发肺癌为尽可能多地保留正常肺组织选择一个或多个病变行局部切除、作为部分早期周围型肺癌的首选术式。局部切除术,尤其是楔形切除术肺功能损失小,不足之处在于肺切缘较近和肺门淋巴结无法清扫。Ishida等的研究发现,1.1～2cm的肺癌,淋巴结转移率为17%;2.1～3cm的肺癌,有38%出现淋巴管和淋巴结转移。所以如果肿瘤>1cm,局部切除由于没有系统清除区域淋巴结,因而可能是一种不完全性手术,局部复发的机会增多。Ginsberg等1995年报道周围型非小细胞肺癌行肺段切除或楔形肺切除术后,肿瘤的局部区域复发率较肺叶切除分别增加2.5倍或3倍。要点:肺段切除适合肿瘤<2cm的无

淋巴结转移的早期肺癌或不典型腺瘤样增生，对于心肺功能差或多原发早期肺癌患者更为合适。但要求肿瘤距切缘 2cm 以上并且为阴性。另外一定要清除段支气管之间和附近肺门区域的淋巴结，纵隔引流区域淋巴结清扫目前有不同意见，部分学者认为单纯 GGO 病变或不典型腺瘤样增生或<1cm 的早期肺癌前哨淋巴结无转移时可以考虑不清扫纵隔区域淋巴结，但肺癌纵隔淋巴结跳跃式转移较常见。因此，目前传统理念建议肺段切除患者做系统淋巴结清扫。楔形切除多用于术中活检或转移瘤的切除。

（四）支气管和血管成形肺癌切除术

1952 年 Allison 报道了肺癌手术肺动脉切除重建技术，1955 年 Paulson 和 Shaw 报道了支气管袖状切除技术，而支气管成形和肺动脉成形技术的联合应用称为支气管血管成形术。

鳞状细胞癌和低度恶性肿瘤常常沿支气管黏膜上皮扩展，如延伸至肺叶支气管起始部，最适合于应用支气管成形技术，而腺癌容易沿支气管黏膜向下播散，其镜下侵犯范围常常超出肉眼所见的支气管黏膜上皮肿瘤边缘，应用支气管成形技术时应注意支气管切缘肿瘤残存的问题。术前支气管镜检查所见的肿瘤侵犯范围和肿瘤的病理类型对于判断是否可以选择应用支气管成形技术非常重要，术中应常规行支气管切缘快速冷冻切片检查以保证切缘无肿瘤残存，如不能保证充分切缘，应在心肺功能允许的情况下毫不犹豫地改行全肺切除。研究显示，支气管袖状肺叶切除术后患者的肺功能与标准肺叶切除术后相当。

肺癌的原发肿瘤和转移性肺门纵隔淋巴结可以侵犯肺动脉，根据其受侵犯的范围不同，可以选取不同的肺动脉成形技术以避免因肺动脉血供原因行全肺切除，较局限的侵犯可以采用简单的肺动脉侧壁切除，直接缝合或自体及人工材料血管缺损修补技术，而更大范围的受累可能需要肺动脉袖状切除对端吻合技术或人工血管重建技术。对于主肺动脉受累的病例，血管重建有时需要采用体外循环技术辅助以保障手术的安全。对血管成形术后肺动脉血流、残余肺叶血液灌流和右心功能的研究也证实了该技术方法的安全性和可靠性。

支气管和（或）血管成形肺叶切除是最能体现最大限度切除肿瘤和最大限度保留生理功能这一肿瘤外科基本原则的手术方式，尤其是对于心肺功能不能耐受全肺切除的患者，扩大了外科治疗的适用范围。文献报道，对于相同肿瘤分期的非小细胞肺癌，支气管和（或）血管成形肺叶切除可以取得同一般肺叶切除一样的远期生存结果。

（五）肺癌扩大切除手术

肺癌原发肿瘤局部生长超出脏胸膜，可以侵犯邻近的组织结构和器官，最常见的侵犯结构包括胸壁、椎体、气管和隆突、膈肌、主动脉、左心房、心包、食管、上腔静脉等。该期病变由于手术根治切除率低和术后远期效果差，传统上多被视为外科禁忌。近 20 年来，随着多学科综合治疗的进展和外科技术的提高，越来越多的这类患者经严格选择，可以通过扩大手术范围，将受累结构与原发肿瘤一并完全切除，称为肺癌扩大切除手术，从而获得改善生活质量和延长生命的效果。

据不完全统计，1980—2002 年，我国约有 20 个以上单位共进行扩大手术治疗侵及纵隔器官的 NSCLC 患者上千例，其中有记录的手术及术后早期死亡率为 0%～11%。有的单位连续百余例无手术死亡。国外近年有关局部晚期 NSCLC 扩大手术治疗的文献很多。这类非常规手术治疗从 20 世纪 70 年代开始，到目前已得到越来越普遍的认同，特别是在结合多学科综合治疗的基础上，受到了广泛的重视。影响局部晚期肺癌扩大手术治疗预后的主要因素有：受侵器官的不同、多寡和受侵的深度、淋巴结转移的程度、手术切除是否完全、肺癌的细胞类型、有无胸膜或心包恶性积液或扩散，以及不同方式方法的术前术后化疗和放射综合治疗的应用等。

目前公认的相对手术适应证为 $T_4 N_{0\sim1} M_0$（包括侵犯胸壁的 $T_3 N_{0\sim1} M_0$）。Costanzo A 等建议，对于该期病变，制订治疗计划时应更为积极'而且作者总结相关资料指出，侵犯胸壁的 $T_3 N_0$ 肺癌根治术后的 5 年生存率达 50%，侵犯隆突的长期生存率为 20%～40%，心包内侵犯肺动脉或左心房小于 1～1.5cm 的长期生存率为 20%～30%，侵犯食管、椎体（上沟瘤除外）、主动脉的预后最差，应视为手术禁忌。虽然局部晚期非小细胞肺癌的扩大手术治疗是肺癌外科研究最活跃的领域之一，但是目前可查及的文献普遍存在病例数少、综合治疗手段缺乏计划性和可比性、多为回顾性分析、治疗结果参差不齐的问题，所以开展符合循证医学规范的随机、多中心、对照研究正是这种发展的必然要求。

（六）肺癌的手术切缘

UICC 的切缘定义包括原发肿瘤切缘和切除转移灶的切缘。原发肿瘤切缘包括外科医师术中切断的所有切缘。包括支气管切缘、血管切缘、软组织切缘和与标本一同切除的淋巴结切缘等。还有人把上纵隔最高位淋巴结、肺韧带最低位淋巴结和最深的隆突下淋巴结作为切除淋巴结标本的切缘，也有人把淋巴结包膜不完整和脏胸膜受累定义为切缘阳性，但其预后意义尚不完全清楚。

在 UICC 分类中，支气管切缘原位癌定义为 R1(is)，对术后生存没有明显影响；支气管切缘侵袭性黏膜癌和支气管周围浸润定义为 R1、对术后生存有明显负面影响。

（七）术中胸膜腔灌洗细胞学检查

近年来，越来越多的胸外科医师把术中胸膜腔灌洗细胞学检查作为肺癌手术中的常规环节，在开胸后手术切除前、切除后关胸前分别检查一次。文献报道的细胞学阳性比例大约10%，更常见于腺癌、N_2 病变、Ⅲ期肿瘤、脏胸膜受累、淋巴管或血管浸润者，常预示着局部复发和预后不良。UICC 把胸膜腔灌洗细胞学阳性者定义为 R1(cy+)。

三、肺癌的淋巴结清扫

纵隔和肺门淋巴结切除是肺癌手术不可或缺的一部分，以保证肿瘤切除的完全性和病理分期的准确性，对于肺癌患者的预后预测和术后辅助治疗决策至关重要。肺叶切除或全肺切除并系统性纵隔淋巴结解剖被认为是肺癌手术的标准术式。

不同国家、不同地区和不同单位的外科医师完成纵隔淋巴结解剖的手术入路、技术方法和切除范围差别较大，通过后外侧开胸、前外侧开胸、胸骨正中劈开、颈部领式切口的单独使用和不同组合，可以完成原发肿瘤同侧纵隔淋巴结、对侧纵隔淋巴结甚至颈部淋巴结的切除。淋巴结切除时应对每个淋巴结按照标准的肺引流淋巴结图进行标定，分别进行病理组织学检查，以保证临床科学研究的可重复性，目前国际上通用的肺癌引流淋巴结图是国际肺癌研究联盟的 2009 淋巴结图（表 3-1）。

表 3-1　IASLC-2009 淋巴结图各个淋巴结站点的解剖定义

♯1 下颈部、锁骨上、胸骨颈静脉切迹淋巴结	上界：环状软骨下缘；下界：双侧锁骨，中线处为胸骨柄上缘 1R 和 1L 比分别表示右侧和左侧淋巴结，以气管中线作为两者分界
♯2 上段气管旁淋巴结	2R：上界：右肺尖和胸膜腔顶，中线处为胸骨柄上缘；下界：无名静脉下缘和气管交叉处；左侧界：气管左侧缘 2L：上界：左肺尖和胸膜腔顶，中线处为胸骨柄上缘；下界：主动脉弓上缘
♯3 血管前和气管后淋巴结	3a：血管前淋巴结 上界：胸顶，下界：隆突水平；前界：胸骨后面；右侧后界：上腔静脉前缘；左侧后界：左侧颈动脉 3p：气管后淋巴结 上界：胸顶，下界：隆突
♯4 下段气管旁淋巴结	4R：包括延伸至气管左侧缘的气管前和右侧气管旁淋巴结；上界：无名静脉下缘和气管交叉处；下界：奇静脉下缘 4L：包括气管左侧缘左侧的淋巴结，位于动脉导管韧带内侧；上界：主动脉弓上缘；下界：左侧主肺动脉上缘
♯5 主动脉下（主肺动脉窗）淋巴结	位于动脉导管韧带外侧；上界：主动脉弓下缘；下界：左侧主肺动脉上缘
♯6 主动脉旁（升主动脉或膈神经）淋巴结	位于升主动脉和主动脉弓前外侧；上界：主动脉弓上缘切线；下界：主动脉弓下缘
♯7 隆突下淋巴结	上界：气管隆突；下界：左侧下叶支气管上缘，右侧中间支气管下缘
♯8 食管旁淋巴结（隆突下）	邻近食管壁，中线左侧或右侧，除外隆突下淋巴结；上界：左侧下叶支气管上缘，右侧中间支气管下缘；下界：膈肌
♯9 肺韧带淋巴结	肺韧带内的淋巴结；上界：下肺静脉；下界：膈肌
♯10 肺门淋巴结	包括紧邻主支气管和肺门血管（包括肺静脉和主肺动脉的近心段）的淋巴结；上界：右侧奇静脉下缘，左侧肺动脉上缘；下界：双侧叶间区域
♯11 叶间淋巴结	叶支气管根部之间 ♯11s：右侧上叶支气管和中间支气管之间 ♯11i：右侧中叶支气管和下叶支气管之间
♯12 叶淋巴结	邻近叶支气管
♯13 段淋巴结	邻近段支气管
♯14 亚段淋巴结	邻近亚段支气管

标准的纵隔淋巴结解剖技术要求整块切除纵隔淋巴结及其周围脂肪组织，也称为完全性纵隔淋巴结解剖或称根治性系统纵隔淋巴结切除。系统性淋巴结解剖包括两个步骤：①整块切除纵隔脂肪组织及其内含的淋巴结，要求完全暴露纵隔内所有的结构和器官侧壁，至少切除包括隆突下淋巴结在内的 3 个纵隔淋巴结站；②切除肺门和肺内淋巴结应当采取自中心向周边的方式。

1993 年 UICC 推荐判断 pN_0（没有区域淋巴结转移）时，组织学检查的纵隔淋巴结切除标本应包含不少于 6 枚淋巴结。1997 年 UICC 的 pN_0 新定义修订为组织学检查的肺门和纵隔淋巴结切除标本应包含不少于 6 枚淋巴结，如淋巴结为阴性，但组织学检查的淋巴结数目未达到 6 枚，仍归为 pN_0。

肺癌研究组(the Lung Cancer Study Group)在其临床研究中对淋巴结采样的范围作出了规定,要求采样气管旁淋巴结、隆突下淋巴结、肺门淋巴结和支气管肺淋巴结。淋巴结切除的数目也有重要意义,有研究显示,Ⅰ期非小细胞肺癌患者的术后生存与切除的阴性淋巴结数目相关,如果确定为 pN_0 的阴性淋巴结数目不少于 6 个,患者的生存明显较好。

在此基础上,考虑到原发肿瘤所在肺叶及其好发淋巴结播散途径,西班牙肺胸外科学会提出了 pN_0 判定的新标准:

1. 切除的肺门和纵隔淋巴结标本至少包含 6 枚淋巴结。

2. 对于所有肺叶的肿瘤,都要求组织学检查所有 N_1 淋巴结站(肺叶、叶间、肺门淋巴结)。

3. 对于右肺上叶和中叶肿瘤,要求切除检查上段、下段气管旁淋巴结和隆突下淋巴结。

4. 对于右肺下叶肿瘤,除了上段、下段气管旁淋巴结和隆突下淋巴结外,还要求切除检查食管旁和肺韧带淋巴结。

5. 对于左肺上叶肿瘤,要求切除检查主动脉弓下、隆突下和前纵隔淋巴结。

6. 对于左肺下叶肿瘤,要求切除检查隆突下、食管旁和肺韧带淋巴结。

四、可手术肺癌的综合治疗

(一)早、中期肺癌的综合治疗

由于肺癌治疗失败的主要原因是远处转移,学术界希望通过术后辅助化疗提高治愈率的尝试自 20 世纪 60 年代以来一直在探索中,经历了烷化剂、植物类和含铂类药物的方案的发展阶段。早期的术后辅助化疗往往病例数不足,用药方法、化疗方案、周期数等也不尽相同,且不少研究同时包括Ⅰ、Ⅱ、Ⅲ期患者,结果难以说明早期肺癌术后辅助化疗的作用。1995 年《英国医学杂志》(BMJ)报告了 52 个随机对照研究(9387 例)荟萃分析的结果,用烷化剂辅助化疗无益,反而降低了 5% 的 5 年生存率,增加 15% 的死亡危险(P=0.005);含铂类辅助化疗 5 年生存率提高 5%,但结果没有统计学意义(P=0.08)。

2003 年 ASCO 年会法国 Le Chevalier 等报告了 IALT 协作组的研究结果。该研究纳入 33 个国家 148 个肿瘤中心的Ⅰ～Ⅲ期行根治性手术切除的 NSCLC 患者 1867 例。将患者随机分为两组,一组在根治性手术后接受 4 个疗程含铂方案(顺铂＋依托泊苷或顺铂＋长春瑞滨或顺铂＋长春碱或顺铂＋长春地辛)化疗,病例数为 932 例;另一组作为对照组只接受单纯手术治疗,病例数为 935 例。随访结果显示,术后化疗组 5 年生存率、5 年无疾病进展生存率、中位生存期、中位疾病无进展时间分别为 44.5%,39.4%,50.8 个月、40.2 个月,单纯手术组分别为 40.4%、34.3%、44.4 个月、30.5 个月;术后化疗组 5 年生存率和 5 年无疾病进展生存率显著优于单纯手术组(P＜0.03 和 P＜0.003)。这是目前最大样本的关于术后化疗在 NSCLC 中作用的多中心随机对照研究,结果首次证实了Ⅰ～Ⅲ期根治性手术切除的 NSCLC 行术后化疗可给患者带来有统计学意义的生存优势。

2004 年 ASCO 年会报告了美国组织的 CALGB9633 试验的结果。该研究评估了紫杉醇联合卡铂方案作为辅助化疗治疗ⅠB期($T_2N_0M_0$)非小细胞肺癌患者的疗效。344 例患者(34～81 岁)被随机分为化疗组(紫杉醇联合卡铂)和对照组(手术切除 4～8 周内)。第 3 年时的总生存率分别为 79% 和 71%,P=0.043,结果显示化疗组较佳。第 5 年的随访结果未能显示出两组间的差别(59% vs 57%,P=0.375)。分层分析发现肿瘤＞4cm 的患者从化疗中受益。作者建议对ⅠB期非小细胞肺癌术后辅助化疗进行进一步的研究。同时报告了 NCIC CTG

JBR.10 试验的结果,比较了早期 NSCLC 患者予长春瑞滨联合顺铂辅助化疗与观察组的疗效。482 例ⅠB 期(T_2N_0)或Ⅱ期(T_1N_1 或 T_2N_1)完全切除术后的 NSCLC 患者(ECOG PS 评分 0 分或 1 分)被随机分为长春瑞滨联合顺铂组(242 例)和观察组(240 例)。两组的中位年龄均为 61 岁。化疗的毒性反应可接受。与观察组相比,辅助化疗显著延长了总生存期,5 年生存率分别为 69% 和 54%(P=0.03)。该研究的主要受益人群为Ⅱ期患者。同期另一项长春瑞滨联合顺铂涉及ⅠB 期(T_2N_0)、Ⅱ期或ⅢA 期 NSCLC 的 ANITA(诺维本辅助治疗国际试验者组织)试验:840 例(中位年龄 59 岁)患者被随机分为辅助化疗组(NP)和观察组(OBS)。中位随访期目前已超过 70 个月。NP 组Ⅰ、Ⅱ、ⅢA 期患者的 5 年生存率分别为62%、52%、42%;OBS 组Ⅰ、Ⅱ、ⅢA 期患者的 5 年生存率分别为 63%、39%、26%。辅助化疗显著提高了Ⅱ期和ⅢA 期完全切除术后 NSCLC 患者的 5 年生存率,而在ⅠB 期患者中未观察到益处。

上述大样本Ⅲ期临床研究的结果确定了含铂方案在非小细胞肺癌完全切除术后辅助化疗的地位。对于早、中期肺癌,术后 3~4 个周期的含铂方案辅助化疗已经成为治疗规范。但是患者的整体获益率不高是目前辅助化疗面临的主要难题。对于肿瘤 <4cm 的 N_0 期NSCLC 的辅助化疗仍然没有循证医学的证据。

(二)可手术切除的ⅢA—N_2 期非小细胞肺癌的综合治疗

ⅢA—N_2 期非小细胞肺癌的异质性非常大,预后差异很大,所以结果的可比性较差。有学者将 N_2 期进一步分为 N_{2a} 期、N_{2b} 期、N_{2c} 期。临床上又通常分为可手术和不可手术,但是划分的主观性较大。由于临床诊断的ⅢA—N_2 期病变单一手术的 5 年生存率约 10%(7%~16%),所以人们一直在探索不同的治疗模式:从单一手术,到手术+术后辅助化疗,到新辅助化疗(术前诱导化疗)+手术,再到术前同期放化疗+手术,直到提出是否还需要手术切除,抑或根治性放化疗能否取得相当的结果。

近年来多项随机临床研究结果提示,术前新辅助化疗或术前同期放化疗有可能明显提高术后 5 年生存率,欧美国家已将新辅助化疗作为部分ⅢA—N2 期非小细胞肺癌的标准治疗,但尚有待进一步积累病例,获得更好的证据。

1994 年 Roth 等发表了 60 例随机分组的ⅢA 期非小细胞肺癌的治疗结果,术前化疗组(28 例,3 个周期术前化疗,然后手术,化疗有效者术后另行 3 个周期化疗)和单一手术组,两组的中位生存期分别为 64 个月和 11 个月,3 年生存率为 56% 和 15%,P<0.008。同时,Rosell 等也发表了类似的 60 例随机分组的ⅢA 期非小细胞肺癌治疗结果,该组患者术后接受了放疗,术前化疗组和手术组的中位生存期分别为 26 个月和 8 个月,无疾病进展期分别为10 个月和 5 个月,P<0.001。这虽然为两组小样本的临床试验,却能相互印证,明确提示术前诱导化疗(新辅助化疗)有可能较大幅度地提高肺癌的治愈率,所以吸引了所有人的关注。2002 年 DepierreA 等发表了第一个关于新辅助化疗的多中心Ⅲ期临床研究结果,355 例患者随机分为术前化疗组和手术组,术前化疗组首先行 2 个周期化疗,然后手术,化疗有效者术后另行 2 周期化疗,两组所有 pT_3 或 pN_2 病变给予术后放疗,虽然术前化疗组 4 年生存率提高了 8.6%(43.9%vs35.3%),中位生存期提高了 11 个月(37 个月 vs26 个月),但生存分析表明,只有 $N_{0\sim1}$ 期的病变才有显著性差异,提示在ⅠB、Ⅱ期的患者更可能从术前化疗中获益。2010 年 ASCO 年会该研究发布的 10 年随访结果提示,术前化疗组仍有约 8% 的生存优势,但是获益组主要是Ⅱ期而非Ⅲa 期。

EORTC08941是第一个试图解答手术在ⅢA期肺癌中地位的大组Ⅲ期临床试验。该试验的目标人群是潜在不可切除的ⅢA期病例，共579例，3个周期诱导化疗后，对有治疗反应的299例随机分为手术切除组和根治放疗组，虽然两组的总生存率、无病生存期无显著差异，但分层分析行肺叶切除者对比放疗组中位生存期有显著提高（25.4个月 vs13.4个月，P＝0.009）；降期为 $pN_{0\sim1}$ 的手术组对比放疗组中位生存期有显著提高（22.7个月 vs14.9个月，P＝0.009）。2009年发表的另一项Ⅲ期临床试验 IntergrouP0139（RTOG9309）则将目标人群定位在可切除的396例ⅢA期肺癌患者，经同步放化疗后病情稳定的随机分为手术切除组和巩固放疗组，两组均给予另外2个周期的辅助化疗，手术组与放疗组的总体5年生存率分别为27.2％和20.3％，无统计学差异。但是在行肺叶切除的亚组，手术切除明显提高了5年生存率。该结果被2010年 ASCO 年会评为2010年肺癌临床主要进展之一。

我国周清华等发表了724例非小细胞肺癌新辅助化疗的随机分组对照研究。NSCLC 被随机分为 A、B 两组，A 组414例患者术前给予2个周期新辅助化疗，在化疗结束后的4周内手术，B 组310例患者单纯手术治疗。两组中 N_1 期和 N_2 期的患者接受剂量为 $50\sim55Gy$ 的胸内放疗。A 组患者5年和10年生存率为34.39％和29.34％，B 组患者分别为24.19％和21.64％，A 组长期生存率显著高于 B 组（P＜0.01）。

五、肺癌孤立性转移的外科治疗

肺癌非常容易发生血行转移，最常见的转移部位是大脑、骨骼、肝脏以及肾上腺。在所有肺癌发生转移的患者中，大约有7％仅出现单发转移。国内外均有学者通过回顾性分析报道，手术切除此类患者的转移瘤可以明显提高患者的长期生存。对于有孤立性转移病灶的非小细胞肺癌的手术治疗是肺癌外科的探索性手术适应证，目前主要集中在同时或异时的孤立肺转移、脑转移和肾上腺转移。同时一般要求肺部病灶为期。NCCN 指南通常将其列为Ⅱb 类或Ⅲ类证据。

（一）单一肺转移

IASLC 第7版指南中认为，同一肺叶内的转移瘤应为 T_3；如转移灶位于原发灶同侧，但不同肺叶，则应为 T_4；如转移灶位于原发灶对侧肺叶内，则应为 M_{1a}。根据 IASLC 的研究，在最新的组织学诊断、分期以及治疗下，同侧肺叶发生卫星转移灶的非小细胞肺癌患者5年生存率可以达到28％。如果是对侧肺叶出现肿瘤转移结节，患者的预后则不良，其5年生存率大约只有5％。

然而，Voltolini 等最近发表文章报道，回顾性总结手术完全切除同时发生的肺癌伴单侧和双侧肺转移，其术后5年生存率达到了27％和43％。Leyn 等也报道，其手术完全切除肺癌伴双侧肺转移的66名患者，其中位生存期达到了25.4个月，5年生存率则达到了38％。

所以对侧肺或同侧肺其他肺叶的孤立结节，可分别按两个原发瘤各自的分期进行治疗。对于肺癌同时并发对侧肺叶孤立转移的患者，可以选择双侧开胸手术同时治疗。术中可根据患者的肺功能情况选择开胸顺序。对于转移病灶，应尽量选择肺段或楔形切除，减少患者肺功能的损失。目前有学者报道这类手术的死亡率只有0％～2.5％。在可预期的未来，随手术技法的提高和经验的积累，此类手术的术中死亡率将会更加降低。

（二）单一脑转移

如未接受有效治疗，肺癌患者一旦被发现出现脑转移瘤，其中位生存期仅为1～2个月。

目前治疗肺癌脑转移的一线治疗方案仍是全颅放疗。然而，由于大剂量全颅放疗后极易出现慢性神经损伤，且接受治疗后其中位生存期也仅有 3～6 个月，全颅放疗给患者带来的生存受益实际有限。

随着神经外科学手术器械的进展，目前，对于某些浅表位置的转移瘤，手术已经成为可能。值得关注的是，目前已经有两个随机临床试验证明，对于原发病灶已经控制的肺癌脑转移患者，接受手术加全颅放疗与单独接受全颅放疗相比，前者可以明显提高患者的临床受益。根据这两个试验的结果，接受手术加全颅放疗的患者中位生存期为 9.2 个月和 10 个月，而单纯接受全颅放疗的患者中位生存期则为 3.5 个月和 6 个月。凯特林肿瘤中心的一项 126 名肺癌脑转移患者的回顾性分析也指出，如能接受脑转移灶切除，则其 38 名肺癌同时伴发脑转移的患者中位生存期可达到 12.4 个月；同时，后发的脑转移患者中位生存期也可达到 19.2 个月。Bonnette 等也报道，在回顾了 103 名接受了肺癌脑转移瘤切除术的患者，其中位生存期可达到 12.4 个月，其 5 年生存率可达到 11%。更有学者指出，如果患者在诊断肺癌时同时伴发脑转移，无论转移瘤切除早于肺癌原发灶，或与原发灶同时切除，都可以较为明显的提高患者的中位生存期。

（三）单一肾上腺转移

肾上腺是肺癌常见的转移位置，其尸检的发生率可达 18%～42%。由于即使使用 MRI 扫描或 PETCT 扫描都很难对其良恶性定性，因此目前认为对于可疑的肾上腺肿块应在肺手术前进行组织病理学分析。Feliciotti 等认为，由于腹腔镜可以较好的暴露肾上腺及其周围组织，腹腔镜肾上腺手术在诊断肺癌肾上腺转移的同时，也为其治疗提供了很好的机会，因此对于可疑肾上腺肿块的定性，其价值远超过细针穿刺。

目前关于手术治疗肺癌肾上腺转移瘤的回顾性分析，国内外报道较多。Beitler 等在回顾了 11 篇论文后发现，接受手术切除肾上腺转移瘤的患者中位生存期达到了 24 个月，其中大约有 1/3 的患者获得了 5 年生存。Tanvetyanon 等在回顾了 10 篇论文后发现，在全部接受手术的 114 名患者中，有 48 名患者同时并发肺癌及肺癌肾上腺转移，剩余 66 名则是原发肺癌接受治疗一段时间后才出现肾上腺转移。前组患者的中位生存期较短，为 12 个月，后组患者的生存期则较长，达 31 个月。但两组患者的 5 年生存率则基本一致，可达 25% 左右。Downey 等则针对肺癌肾上腺转移进行了为数不多的前瞻性 II 期随机研究。他们指出，手术联合化疗并不比单纯手术治疗转移瘤效果好，而且患者接受化疗的耐受性较差。

根据以上结果，即使考虑到目前大多数回顾性分析报道的局限性，仍可认为手术切除肺癌的孤立肾上腺转移的患者预后明显较好。因此，如果能够完整切除转移瘤，肾上腺切除术应该成为目前治疗的一种较好选择。

根据目前的医疗诊治现实，很难进行针对肺癌孤立转移瘤治疗方法的大型前瞻性随机研究。仅能依靠局限性很大的回顾性分析得到影响患者长期生存的预后因素，对于手术治疗有孤立转移的肺癌，目前仍难得出最让人信服的结论。但无论如何，手术治疗仍可能是此类疾病未来可行的治疗方式。

六、电视胸腔镜手术在肺癌外科治疗中的作用

电视胸腔镜手术（VATS）是近 20 多年来胸外科技术最大的进步和发展之一。胸腔镜从起初的活检手术，到肺减容手术，再到肺和纵隔良性肿瘤手术。1992 年 Roviaro G 首先报道

了为 71 岁的右肺下叶腺癌患者进行了胸腔镜下解剖性肺叶切除获得成功。胸腔镜肺叶切除加淋巴结清扫的标准肺癌根治术逐渐被临床所接受。胸腔镜手术的优点包括创伤口、疼痛轻、术后并发症发生率低及住院时间短等。目前比较公认的适合电视胸腔镜手术的是临床早期周围型非小细胞肺癌,其在肺癌外科手术的适用范围随着外科医师对器械操作的熟练程度的提高而不断扩大。

胸腔镜肺癌手术对于麻醉的要求比较高,必须使用双腔气管插管,而且要保证手术侧肺能够很好地萎陷。要有适合镜下操作加长的手术器械。手术器械护士、麻醉医师和手术医师组成相对固定的治疗团队。手术医师要有完整的培训和循序渐进的学习过程。大多数胸腔镜肺叶切除手术需要做 2～3 个手术操作孔和 1 个胸腔镜孔。也有报道只做 1 个相对较大一点儿的操作孔和 1 个胸腔镜孔,称为单孔胸腔镜手术。无论如何选择操作孔,只要满足以下 5 个条件都可称为全胸腔镜肺癌切除手术:①肺血管的解剖性处理;②淋巴结采样或解剖;③切口总长度不超 10cm;④不使用肋骨牵开器;⑤通过显示器而不是通过切口监视手术操作。

目前多数的文献资料显示,胸腔镜肺癌手术较传统的开胸手术具有创伤反应小、恢复快和并发症发生率低的特点,远期生存率不低于甚至高于开胸手术。但是也有不同的观点 2008 年 Whitson BA 总结了 39 项临床研究共 3256 例常规开胸切除早期肺癌病例与 3114 例经胸腔镜切除病例的临床数据,两组间无论临床分期、病理分型均无显著性差异;两组间无论胸管保留时间,还是平均住院时间,VATS 组均明显好于开胸组,两组间差异有统计学意义。4 年生存率 VATS 组和开胸组分别为 88.4% 和 71.4%,P=0.003;5 年生存率分别为 80.1% 和 65.6%,P=0.064。胸腔镜手术主要减少手术创面的损伤,继而减少细胞因子 IL-6、C-反应蛋白(CRP)、可溶性肿瘤坏死因子受体(TNF-sR55)及 P 选择素(P-selectin)的分泌,故常规开胸手术后炎症反应较大,继而造成胸腔积液分泌较多,胸管保留时间较长,相对术后住院时间也就较长;且由于损伤小,患者疼痛感觉较轻,术后可以减少吗啡类止痛药的用量;另一方面,患者敢于尝试咳嗽排痰,有利与肺的膨胀,降低术后呼吸和循环系统的并发症发生率。Yan TD 等收集了 21 项关于 VATS 对照开胸手术治疗肺癌的比较研究数据,其中包括两项前瞻性研究,并进行了荟萃分析。结果表明,在术后肺断面漏气时间、心律失常和肺炎的发生率、围术期的死亡率以及局部复发率等参数,两者无显著性差异,但是 VATS 组的远处转移率低于开胸组(P=0.03),5 年生存率明显优于开胸组(P=0.04)。进一步讨论认为其中可能也有 VATS 组患者相对分期较早的因素。Gopaldas RR 则分析了 2004-2006 年间全美肺癌肺叶切除数据库,包括 12860 例开胸手术和 759 例 VATS 手术,统计分析提示:VATS 组手术并发症是开胸组的 1.6 倍。这可能和胸腔镜手术开展早期、手术操作不熟练、手术时间延长有关。所以开展胸腔镜肺叶切除,必须要经过严格的培训过程,遵循学习曲线,术者必须有良好的肺叶解剖和开胸手术的基础。

Mckenna RJ 提出的胸腔镜肺叶切除术的适应证和禁忌证如下:①直径不超过 6cm,没有淋巴结转移;②淋巴结肿大、胸壁或纵隔受侵、需要支气管袖状切除、新辅助放/化疗后为相对禁忌证。随着对手术器械操作的熟练和手术技巧的积累,胸腔镜手术的适应证也在渐渐扩大。国内外有较多的文献报告全胸腔镜进行袖状肺叶切除,甚至是肺动脉和支气管双袖状肺叶切除、全肺切除、部分胸壁切除等。Petersen RP 等 2006 年报道一组术前诱导治疗后再手术的结果:共 97 例,开胸手术 85 例,胸腔镜手术 12 例。术后胸管保留天数(4 天 vs2 天)、住院天数(5 天 vs3.5 天)以及术后并发症的发生率胸腔镜组均优于常规开胸手术组。

电视胸腔镜在肺癌外科中的作用得到了越来越多的重视,是肺癌外科今后发展的方向之一。关于手术适应证还有很多的不同意见,这和本单位开展的早晚、手术医师的喜好和熟练程度有关。但是正如 NCCN 指南所指出的,胸腔镜手术作为肺癌外科备选术式的前提是符合肺癌外科的原则,也即不能影响手术切除的完全性,同时保证手术的安全性。

七、肺癌外科治疗中的热点

(一)纵隔淋巴结清扫范围

对肺癌纵隔淋巴结清扫方式有两种意见,一种称为纵隔淋巴结采样术(mediastinal lymphnode sampling),对于纵隔各淋巴结区进行取样活检。另一种是系统的纵隔淋巴结清扫术(systematic mediastinal lymphadenectomy),术中应将纵隔淋巴结连同周围的脂肪组织一并切除。虽然多数文献报告系统纵隔淋巴结清扫可以提高肺癌手术治疗的 5 年生存率,但是经常被引用的 ACOSOG Z0030 多中心随机临床研究结果显示,对于 $T_{1\sim2}N_{0\sim1}$ 期非小细胞肺癌,系统的纵隔淋巴结清扫对比淋巴结采样并不能提高远期生存率。

Keller SM 报道的一项非随机研究的结果显示,373 例 $N_{1\sim2}$ 期肺癌分为淋巴结采样组 187 例,淋巴结清扫组 186 例,虽然术后 N 分期在两组间无差异,但是淋巴结清扫组有更多比例的多站淋巴结转移(30% vs12%,P=0.001),而中位生存期明显优于淋巴结采样组(57.5 个月 vs29.2 个月,P=0.004),而且生存获益主要体现在右侧的肺癌(66.4 个月 vs24.5 个月,P<0.001)。Lardinois D 的分组临床研究表明,对于 Ⅰ 期肺癌,淋巴结清扫组的无病生存期明显优于淋巴结采样组[(60.2±7)个月 vs(44.8±8)个月,P<0.03],局部复发率也明显低于淋巴结采样组(12.5% vs45%,P=0.02)。我国吴一龙等 2002 年发表的随机对照研究将 532 例肺癌患者分为系统性纵隔淋巴结清扫组和纵隔淋巴结采样组。结果显示,系统性纵隔淋巴结清扫组的中位生存时间为 59 个月,纵隔淋巴结采样组为 34 个月(P=0.00001),5 年生存率在 Ⅰ 期分别为 82.16% 和 57.49%,Ⅱ 期为 50.42% 和 34.05%,Ⅲ 期为 26.98% 和 6.18%,差别均有统计学意义。杨浩贤等收集了有关文献进行荟萃分析,总样本量达 977 例,其中纵隔淋巴结清扫组 481 例,纵隔淋巴结采样组 496 例,死亡 247 例。结论:肺叶(全肺)切除加纵隔淋巴结清扫术可以延长患者的生存期,降低 0.33 的死亡危险。

美国外科医师学会肿瘤组(ACOSOG)的 Z0030 多中心随机临床研究,研究对象为临床分期为 $T_{1\sim2}N_{0\sim1}$ 期的非小细胞肺癌患者,共 1111 例病例,其中合格 1023 例,包括淋巴结采样组 498 例,淋巴结清扫组 525 例。两组在可能影响预后的主要因素,如病理分期、组织类型、手术类别等得到很好的平衡。中位随访时间为 6.5 年。研究结果显示,淋巴结清扫组的中位生存期为 8.5 年,5 年无病生存率为 68%;淋巴结采样组则分别为 8.1 年和 69%,而且在局部或远处复发率上两组均没有差异。所以该研究的结论为对于纵隔淋巴结采样没有转移的较早期肺癌,系统淋巴结清扫不能带来生存获益。同时指出,淋巴结清扫并不增加手术的并发症。

目前肺癌外科的临床实践要求系统的纵隔淋巴结清扫并作为肺癌完全切除的一部分。纵隔淋巴结清扫至少应包括 4 站 6 个淋巴结,特别是第 4 组和第 7 组淋巴结。根据 Mountain 1997 年修改的肺淋巴结分布图,右侧肺癌应将 1~4 组和 7~9 组的纵隔淋巴结切除,左侧肺癌由于主动脉弓的关系,至少应将 4~9 组的纵隔淋巴结切除。

(二)早期周围型肺癌的手术方式

长期以来,肺叶切除术被大多数胸外科医师认为是 Ⅰ 期非小细胞肺癌手术切除的标准术式,局部切除仅适用于心肺功能不能耐受肺叶切除的患者;而最近的临床证据支持对于直径不超过 2cm 的周围型 I 期非小细胞肺癌,肺段切除或楔形切除可能是最佳的手术切除方式。

Cinsberg RJ 等北美肺癌研究组(LCSG)1995 年报道了肺叶切除对局部切除的前瞻性研究结果,122 例肺叶切除的局部复发率为 7.5%,82 例肺段切除的局部复发率为 15%,后者是前者的 2 倍,40 例肺癌楔形切除,局部复发率为肺叶切除的 4 倍。但是,Shennib 在 1999 年发表的研究提示,对于肿瘤小于 2cm 的肺癌患者,楔形切除或肺段切除加术后的放射治疗可取得与标准肺叶切除一样的局部复发率和 5 年生存率。

有两项比较 I 期周围型非小细胞肺癌行肺叶切除和局部切除的 II 期随机对照临床研究正在进行,CALGB140503 和 JCOG0802 的入组标准都是直径不超过 2cm 的周围型非小细胞肺癌,术中仔细评估肺门和纵隔淋巴结,除外隐匿性淋巴结转移后随机分组,比较局部切除和肺叶切除两组生存情况、局部复发率、术后肺功能。期待其研究结果能够阐明周围型 I 期非小细胞肺癌的手术切除范围问题。

(三)靶向治疗能否用于可手术 NSCLC 的辅助治疗

虽然术后辅助化疗已经成为 NSCLC 的标准治疗,但是荟萃分析的结果显示,术后辅助化疗并不能较大幅度地提高 NSCLC 患者的远期生存率。因此,临床上迫切需要探索新的综合治疗模式。2003 年以来,肺癌的分子靶向治疗引起了人们的极大重视。先是小分子的表皮生长因子受体－酪氨酸激酶抑制剂(epidermal growth factor receptor－tyrosine kinase inhibitor,EGFR－TKI)吉非替尼和厄洛替尼,之后是大分子的血管内皮生长因子(vascular endothelial growth factor,VEGF)单克隆抗体贝伐珠单抗,均显示了对晚期 NSCLC 的疗效。由此,开启了分子靶向药物用于 NSCLC 辅助治疗的研究。

NCIC CTG BR.19 试验是一项用 EGFR－TKI 进行肺癌术后辅助治疗的 III 期随机双盲对照临床研究。在 2010 年 ASCO 年会上,Shepherd 等报告了该研究的结果。该研究共入组 I B～III A 期完全切除的 NSCLC 患者 503 例,随机分为吉非替尼组(252 例,吉非替尼 250mg/d,2 年)和安慰剂组(251 例)。吉非替尼组的中位无病生存期为 4.2 年,安慰剂组尚未达到(HR=1.22,95%CI0.93～1.61,P=0.15)。吉非替尼组的中位生存期为 5.1 年,安慰剂组尚未达到(HR=1.24,95%CI0.94～1.64,P=0.14)。虽然吉非替尼辅助治疗耐受性良好,但数据显示,相对于安慰剂并不能延长患者的生存期,且吉非替尼辅助治疗还有不利的趋势。目前的证据仍不支持 EGFR－TKI 辅助治疗 NSCLC,而辅助化疗仍是体力状况 (performance status,PS)评分较好的 NSCLC 患者的选择。

美国、加拿大、欧洲联合开展了一项 III 期随机对照临床研究 E1505,在 2011 年 ASCO 报道了中期结果。该研究入组的患者为完全切除的 I B(肿瘤直径≥4cm)～III A 期 NSCLC,患者随机分入化疗组(320 例)和化疗联合贝伐珠单抗组(316 例)。中期报告提供了该研究的患者基线特征和安全性数据,患者基线特征均衡,符合预期患者人群,但女性比例偏高,且 1/3 为 III 期患者,无意外毒性发生。该研究的入组计划开放至 2013 年,设计入组 1500 例患者。

目前,由中国医学科学院肿瘤医院牵头、联合国内主要肺癌治疗中心共同开展了国家"十一五"科研支撑计划课题－I B～III A 期 NSCLC 完全切除术后辅助 NP 方案联合重组人血管内皮抑制素方案对比单纯 NP 方案的临床研究。研究目标入组患者 1107 例,主要比较两组的 OS 和 DFS。该项研究已经于 2010 年 12 月 31 日完成了全部研究对象的入组工作,目前处于定期随访阶段。

八、可手术非小细胞肺癌展望

手术技术的进步为早期 NSCLC 患者提高治愈率、获得长期生存和提高生活质量打下了基础；手术的微创化将是肺癌外科发展的方向；肺段切除等尽可能保留肺组织的术式越来越受到关注；肺癌扩大切除将越来越限制在高度选择的患者。含铂方案术后辅助化疗可改善 NSCLC 患者的生存，同时，含铂方案的远期风险所带来的负面效应及远期获益减低的趋势将越来越受到重视。新辅助化（放）疗在 NSCLC 综合治疗中的地位尚需进一步研究证实。在过去的 40 年间，肺癌治疗的长期生存率只提高了约 3%，因此，肺癌的综合治疗仍然任重而道远。分子靶向药物的应用为 NSCLC 术后辅助治疗带来了新的希望。随着生物标志物的研究不断深入，个体化的综合治疗将是突破肺癌治疗瓶颈的关键。

（赵立民）

第七节　非小细胞肺癌的放疗和放化疗

一、早期 NSCLC 的放射治疗

（一）Ⅰ期 NSCLC（T_{1a}～$T_{2b}N_0M_0$）的立体定向放疗

早期 NSCLC 主要指Ⅰ～Ⅱ期的 NSCLC。手术切除是早期 NSCLC 的传统根治性治疗手段，据报道ⅠA 期 NSCLC 手术治疗的 5 年生存率为 67%～80%，ⅠB 期 NSCLC 的 5 年生存率为 53%～63%。对于无法耐受手术的早期 NSCLC，放射治疗则是标准治疗。其中对于外周型Ⅰ期 NSCLC，立体定向放射治疗（stereotactic body radiation therapy，SBRT 或 stereotactic ablative radiotherapy，SABR）已被广泛接受为首选治疗。与常规放疗相比，SABR 较传统的三维适形放疗（three－dimensional conformal radiation therapy，3DCRT）提高了早期 NSCLC 的生存率。RTOG 0236 研究显示，3 年局部控制率可高达 98%，3 年生存率为 56%，中位生存时间为 48.1 个月；而历史对照研究显示传统放疗的局部控制率为 30%～50%，提示 SBRT 优于传统放疗。日本报道的ⅠA 期 SBRT 的 5 年生存率高达 90%，ⅠB 期可达 84%。目前接受 SBRT 的早期 NSCLC 的选择仍主要限于无法耐受手术的患者，如曾接受过胸部手术、既往接受过胸部放疗、具有严重心肺疾病或者肺功能重度不全等内科合并症的早期 NSCLC 患者等。

然而，对于可手术的 NSCLC，目前手术仍是经验上首选的治疗手段，放疗在可手术的 NSCLC 中的治疗价值仍不明确。美国进行的一项回顾性研究比较了Ⅰ期 NSCLC 的 SBRT 与楔形手术切除的转归，结果显示在 SBRT 组患者的年龄显著高于手术组的前提下，SBRT 组的局部控制率优于手术组，区域控制率以及局部－区域控制率与手术组无显著差别，但总生存时间略低于手术组（表 3－2）。日本的一项荟萃分析显示，可手术的 T_1 和 T_2 期 NSCLC 经 SBRT 治疗的 5 年局部控制率分别为 92% 和 73%，5 年生存率分别为 72% 和 62%，与手术切除结果相似。荷兰的大样本前瞻性研究的二次分析报告异示，SBRT 在具有手术可能的Ⅰ期 NSCLC 中获得了 94.7% 的 1 年生存率和 84.7% 的 3 年总生存率，局部控制率分别为 98% 和 93%；3 年区域和远处失败率皆为 9.7%；SBRT 后 30 天死亡率为 0%，而历史报告的肺叶切除术后 30 天死亡率为 2.6%。JCOG 0403 是一项针对可手术 NSCLC 的Ⅱ期临床研究，结

果显示 3 年生存率为 76%,3 年无进展生存时间、无局部进展生存时间及无事件生存时间分别为 54.5%、68.5%及 51.4%,与历史对照的手术结果相似,提示 SBRT 是 NSCLC 手术之外的另一选择。RTOG 0618 是一项正在进行的 II 期临床研究,旨在观察 SBRT 在可手术早期 NSCLC 中的 2 年局部控制率、治疗相关毒性、2 年无病生存时间、失败模式以及治疗相关并发症,并探索能够预测 2 年局部控制率和≥2 级治疗相关毒性的生物标志物,原因在于目前尚无 III 期随机对照研究报告经典手术切除与 SBRT 在可手术的 NSCLC 中的比较结果。一项中美联合的针对可手术的 I 期 NSCLC 的多中心随机对照研究即将开展,将解答 SBRT 是否也可作为可手术 NSCLC 的首选治疗之一(表 3-2)。

表 3-2 I 期 NSCLC 的立体定向放疗(SBRT)

	分组	中位随访时间(月)	入组患者数	中位年龄	总生存时间(OS)	局部控制率(LC)	区域控制率(RC)	治疗相关毒性
Grills et al,2010 *	SBRT	30	55	78	72%	96%	96%	≥G3 RILT2%
	手术		69	74	87%	80%	82%	肋骨骨折 0%
Onishi el al,2011	SBRT	55	87	74	69.5%(5年)	86.7%(5年)	85.3%(5年)	≥G2 RILT 1.1% 肋骨骨折 4.6%
Lagerwaard et al,2011	SBRT	31.5	177	76	84.7%(3年)	93%(3年)	90.3%(3年)	治疗后 30 天内死亡率 0% ≥G3 RILT2% 肋骨骨折 3%
Nagata el al,2010 (abstract)	SBRT	45.4	65	79	76%(3年)	68.5%(3年)		≥G3 RILT 3.1% ≥G3 胸痛 1.5%

注:RILT,放射性肺损伤;G3,3 级;*,SBRTvs楔形切除

　　SBRT 后失败模式大体上相似,大部分的失败事件多发生于治疗结束后 3 年内。最常见的是远处转移,而该失败模式是不能通过加强手术或 SBRT 等局部治疗得到控制的。在所有失败事件中,只有 1/3 为局部区域失败,结果从另一个角度证实,作为局部治疗手段的 SBRT 能够获得非常可观的局部治疗效果,是值得推广的治疗方式。关于 SBRT 相关的毒性,各项研究都进行了相关报告。大多数研究的治疗相关毒性低于 10%,早期急性毒性主要包括乏力、皮肤反应、胸痛、放射性食管炎及放射性肺炎,报告的远期毒性包括肺损伤、胸痛、肋骨骨折等。总体而言,SBRT 在 I 期 NSCLC 中的应用是安全的,相关毒性也是可接受的。荷兰的前瞻性研究结果显示,SBRT 治疗后 2 年患者报告的生活质量评分无显著下降。

　　尽管 SBRT 已在 I 期 NSCLC 中得以广泛研究和应用,但中心型 NSCLC(距离支气管树 2cm 范围内)大多被排除在研究人群以外,其主要顾虑在于高 BED 的放疗可能对邻近的气管、食管及大血管等重要结构造成不可逆的严重损伤。尽管早期的印第安纳 II 期研究显示纳入的中心型 NSCLC 患者中发生了 6 例 5 级治疗相关毒性,但近期的一些小规模研究显示 SBRT 在中心型 NSCLC 中是安全有效的,目前适合中心型 NSCLC 的剂量分割方式并不明确。RTOG 0813 是一项正在进行中的 I/II 期研究,从相对较为温和的剂量分割模式(50Gy/5F)开始爬坡,旨在研究适合中心型 NSCLC 的分割模式以及最大耐受剂量。

　　(二)II 期 NSCLC($T_{2b}N_0M_0$、$T_{1a\sim2a}N_1M_0$、$T_3N_0M_0$、$T_{2b}N_1M_0$)的放疗

　　在 AJCC 第 7 版分期中,T_{2b} 定义为肿瘤最大径 5~7cm,T_3 期 NSCLC 定义为肿瘤直径>

7cm,侵犯胸壁、膈肌、纵隔胸膜、心包或者肿瘤距离隆突<2cm 但是没有侵犯隆突,全肺不张,或者同一肺叶内多发肿瘤结节。对于Ⅱ期 NSCLC,首选治疗手段为手术切除。对于不可手术切除的Ⅱ期 NSCLC,首选治疗方式为根治性放疗。放疗以常规分割为主,剂量应≥60Gy,可考虑根据肿瘤周围正常组织受量进行剂量递增以达到更好的局部控制。关于同步化疗的应用尚无明确定论。

肺上沟瘤(Pancoast tumor)是一类发生率较低的特殊类型的肿瘤,往往伴有邻近结构,如臂丛、脊柱、纵隔、胸膜或肋骨的直接受侵,分期通常为 $T_3 \sim T_4$。尽管目前现有研究多为回顾性,且样本量较小,尚缺乏随机对照研究结果,同步放化疗联合手术切除被认为是可切除肺上沟瘤的首选治疗,术前放疗通常采用45Gy 常规分割方式, R_0 切除率为 $76\% \sim 97\%$,5 年生存率为 $44\% \sim 59\%$。对于不可手术切除的肺上沟瘤,同步放化疗仍考虑为标准治疗,给予根治性放疗剂量,常规分割 $60 \sim 74Gy$,报道的 5 年生存率为 $15\% \sim 23\%$。

在 AJCC 第 7 版分期中,对于同一肺叶内多发肿瘤结节不伴淋巴结转移的病变 $(T_3N_0M_0)$ 也被划为ⅡB 期。对于该期病变,首选手术切除,主要为肺叶切除, R_0 切除后给予辅助化疗,非 R_0 切除后需行术后放化疗以改善局部控制。

二、局部晚期 NSCLC(ⅢA～ⅢB 期)的放射治疗

放疗与化疗的联合是目前局部晚期 NSCLC 的治疗策略,这里主要讨论不可手术的ⅢA 期和ⅢB 期 NSCLC 的根治性放射治疗。对于一般状况可以耐受的局部晚期 NSCLC 患者,同步放化疗为首选的标准治疗。同步放化疗的患者中位生存期可达 11～26 个月,5 年生存率可达 $15\% \sim 29\%$。1999 年日本的Ⅲ期临床研究采用顺铂＋长春地辛＋丝裂霉素,5 年生存率同步组优于序贯组(15.8% vs 8.9%,P=0.04),3 年无局部复发生存率也有显著差异(33.9% vs 21.1%)。RTOG9410 研究将 611 例不可手术的Ⅱ～Ⅲ期患者随机分为 3 组:序贯放化疗组(顺铂＋长春碱,放疗 60Gy/30 次)、同步放化疗组(方案同前)、同时化疗＋超分割放疗组(顺铂＋依托泊苷,放疗 69.6Gy/1.2Gy,每日 2 次)。中位生存期分别为 14.6 个月、17 个月、15.6 个月。该研究结果显示,同步放化疗较之序贯放化疗能够提高局部控制率和生存率,超分割并不优于常规分割,且毒性反应明显增加。BROCAT 研究随机分组了 219 例紫杉醇＋卡铂 2 个周期化疗后无进展的患者,分别接受单纯放疗或者同步放化疗(单药紫杉醇),中位生存期(14.1 个月 vs18.7 个月,P=0.007)、中位无进展生存期(5.6 个月 vs11.4 个月)以及复发率(88.8% vs 62.1%,P<0.001)前者都不如同步放化疗组。上述研究结果均证实,同步放化疗的局部控制率以及生存率均优于序贯放化疗。2010 年对 1205 例患者的荟萃分析显示,同步放化疗与序贯放化疗相比,显著提高总生存率(HR=0.84;95%CI0.74～0.95,P=0.004),3 年和 5 年的绝对生存率分别提高 5.7% ($18.1\% \sim 23.8\%$)和 4.5%;但是 3～4 级急性食管炎的发生率也从 4% 显著增加至 18% (HR=4.9,95%CI3.1～7.8,P=0.001)。同步化疗方案可选择顺铂＋依托泊苷、顺铂＋长春碱或者紫杉醇＋卡铂。有证据表明,顺铂为主的方案优于卡铂。中国医学科学院肿瘤医院的Ⅱ期随机研究结果表明,PE 方案(顺铂＋依托泊苷)同步放化疗较之 PC 方案(紫杉醇＋卡铂)有较高的 3 年生存率(33% vs 13%,P=0.04),两组中位生存时间分别为 20.2 个月和 13.5 个月,在生存获益的同时,PE 方案也能够降低血液学毒性之外的毒副作用,特别是显著降低了 3～4 度放射性肺炎的发生率(6.1% vs 21.9%)。新近发表的一项肺癌同步放化疗中放射性肺炎影响因素的荟萃分析也显示,与 PE 方案相比,PC 方案显著增加了≥2 度放射性肺炎的发生率(OR=3.33,P<0.001),该结果进

一步验证了上述研究的可靠性和临床价值,同时还说明:所谓的放射性肺炎,除了与放疗剂量、照射体积等放疗参数有关外,还与化疗与否及方案的选择密不可分。正在进行的一项国际多中心临床研究将验证培美曲塞＋顺铂与胸部放疗合用与传统 PE 方案同步放化疗在非鳞癌局部晚期 NSCLC 患者中的疗效差异。

关于可手术的ⅢA 期(N$_2$)NSCLC 的术后放疗将在后面单独阐述;而可手术的ⅢA 期(N$_2$)的 NSCLC 的放化疗后是否加用手术尚存争议。SWOG8805 研究对活检或穿刺证实的纵隔淋巴结转移者行术前同期化放疗(顺铂＋依托泊苷,放疗 45Gy)＋手术,中位生存期为 15 个月,2 年生存率为 40%,与局部晚期 NSCLC 同步放化疗的结果接近。INT0139 多中心Ⅲ期临床试验的结果显示,同步放化疗(顺铂＋依托泊苷,45Gy)之后手术＋化疗或放疗＋化疗,手术组无进展生存期优于非手术组(5 年 22%vs11%,P=0.021;中位 12.8 个月 vs10.5 个月,P=0.008),但治疗相关死亡率高于非手术组(8%vs2%),两组 5 年生存率(27%vs20%,风险比 0.63,P=0.10)与中位生存期(23.6 个月 vs22.2 个月,P=0.24)均无显著差别。EORTC 08941 的Ⅲ期临床试验共随机分组 332 例患者,167 例诱导化疗后手术,165 例序贯化放疗。两组无论是 5 年生存率(15.7%vs14%)、中位生存期(16.4 个月 vs17.5 个月),还是无进展生存期(9 个月 vs11.4 个月,P=0.6)都无显著差异,由于序贯化放疗组其较低的毒性和治疗相关死亡(重度放射性食管炎和放射性肺炎发生率分别为 4%和 7%),作者推荐放疗为诱导化疗后的更好的局部治疗模式。

根治性化放疗通常推荐的放疗剂量是 60Gy。有回顾性分析证实,当序贯化放疗的肿瘤剂量＞74Gy 时,生存率有明显改善。2012 年 RTOG 分析 TRTOG8808、9015、9106、9204、9309(非手术组),以及 9801 等几个临床试验共 1356 例行化放综合治疗的患者,2 年和 5 年总生存率(OS)分别为 38%和 15%,局部区域失败率(LRF)分别为 46%和 52%。等效生物剂量(BED)以及总治疗时间校正后的 BED(tBED)与 OS 和 LRF 显著相关(P＜0.0001),每 1Gy BED 与大约 4%的生存获益相关。RTOG0617 等几个Ⅰ～Ⅱ期剂量递增试验显示,在保证正常组织不受到过度照射的前提下,同步放化疗的放疗剂量达到 74Gy 是安全的。基于以上结果,RTOG0617 多中心Ⅲ期临床试验设计将不可手术切除的ⅢA/ⅢB 期患者随机分为 4 组:①高剂量放疗(74Gy)＋同步化疗(紫杉醇卡铂)组;②高剂量放疗＋同步化疗＋西妥昔单抗组;③60Gy 放疗＋同步化疗组;④60Gy 放疗＋同步化疗＋西妥昔单抗组。拟入组 500 例患者,预期高剂量放疗组可获得 7 个月的中位生存获益。但 2012 年对已经入组的 423 例患者的分析发现,高剂量放疗组并无生存获益。高剂量放疗组有 7 例治疗相关死亡,而 60Gy 组则有 3 例,但两组治疗相关毒性并无明显差异。因此该试验提前终止了高剂量组患者的继续入组,并将 60Gy 作为局部晚期 NSCLC 的同步放化疗推荐剂量。

同步放化疗同时合并靶向治疗目前仍处于试验阶段。贝伐珠单抗由于其毒性限制了在局部晚期 NSCLC 同步放化疗中的应用。厄洛替尼、吉非替尼以及 ALK 抑制剂 crizotinib 尚未在局部晚期 NSCLC 中得到充分的临床试验验证。有数个Ⅱ期临床研究采用诱导化疗＋放疗同步西妥昔单抗治疗局部晚期 NSCLC 取得了较好的结果。RTOG0324Ⅱ期临床试验采用同步放化疗(63Gy/35 次,卡铂 AUC=2,紫杉醇 45mg/m^2,每周给药)＋巩固化疗(卡铂 AUC=6,紫杉醇 200mg/m^2 共 2 个周期合并西妥昔单抗 400mg/m^2 首日给药,此后第 2～17 周每周 1 次 250mg/m^2),结果全组 8 例患者中位生存期为 22.7 个月,2 年生存率期为 49.3%,优于既往 RTOG 的同类患者群体的生存结果。该研究的毒性反应主要包括 20%的 4 度骨髓抑制,8%的 3 度放射性食管炎,以及 7%的 3～4 度放射性肺炎。RTOG0617 研究的高剂量放疗组虽已关闭,但仍继续在进行同步放化疗±西妥昔单抗的多中心随机对照研究,已经于 2011 年底完成 544 例患者的入组。

超分割放射治疗或者大分割放射治疗也可作为局部晚期 NSCLC 的治疗选择。英国的一项连续加速超分割的Ⅲ期临床研究采用 54Gy,1.5Gy/次,连续放疗 12 天,较之 60Gy 常规分割取得了 9% 的 2 年总生存绝对获益。ECOG 进行了一些加速超分割的临床试验,其中一个Ⅲ期临床试验在 2 个周期诱导 PC 方案化疗后随机分为常规分割组和加速超分割组,超分割组得到了较好的中位生存期(20.3 个月 vs14.9 个月),尽管未获得统计学差异,但这一数据已经接近同步放化疗的中位生存期。由于治疗实施的烦琐性和相对同步放化疗更高的急性毒性(食管),限制了(连续)加速超分割的临床应用。

三、非小细胞肺癌的术后放疗

目前临床证据显示,Ⅰ～Ⅱ期和 $N_{0\sim1}$ 期非小细胞肺癌在根治性切除后不需要进行术后放疗,对于切缘阳性或有肿瘤大体残留的患者则需要进行同步放化疗。但是对于行根治性切除的ⅢA－N_2 期非小细胞肺癌是否需要术后放疗目前还有争议。

可切除ⅢA－N_2 期非小细胞癌是异质性较大的一组疾病,5 年生存率为 7%～34%。目前已证实辅助化疗可以提高该类患者的生存率,但是化疗后局部区域复发率仍然高达 40%。术后放疗能够显著降低患者的局部区域复发率,但是对生存的影响目前仍不确定。1998 年柳叶刀杂志发表的荟萃分析显示,术后放疗显著降低了可切除非小细胞肺癌患者的总生存率,尽管亚组分析显示术后放疗只影响Ⅰ～Ⅱ期和 $N_{0\sim1}$ 期患者的生存,对Ⅲ期和 pN_2 期患者生存没有显著影响,但是其后在全世界范围内非小细胞肺癌的术后放疗应用比例明显下降。

术后放疗影响患者生存的主要原因是陈旧的放疗技术导致的严重的心肺毒性。近年来随着放疗设备的巨大进步,以三维适形放疗和调强放疗为代表的新的放疗技术逐渐普及,放疗副作用显著降低,因此ⅢA－N_2 期非小细胞肺癌术后放疗的价值再次引起学术界的关注。美国基于 SEER 1988—2000 年数据库的回顾性研究显示,术后放疗对 $N_{0\sim1}$ 期患者无益,但是可以显著改善 N_2 期患者的总生存率(HR＝0.855,P＝0.008)。ANITA 研究(IJROBP,2008)的亚组分析也显示,术后放疗能够显著改善 pN_2 期患者的中位生存期(50.2 个月 vs25.9 个月)和 5 年生存率(42.6%vs31.4%)。为了进一步确定可切除ⅢA－N_2 期非小细胞肺癌术后放疗的作用,美国 1998—2000 年开展了 CALGB 9734 随机分组研究,预期入组 480 例患者,但是实际上仅完成 37 例,放疗组和对照组患者 1 年生存率和无复发生存率均无显著性差异,研究因入组缓慢而终结。欧洲自 2007 年启动了大规模的随机对照Ⅲ期临床研究(Lung ART),研究采用三维适形放疗技术,预计样本量为 700 例,然而到目前为止尚未看到该研究的后续报道,充分说明这项随机分组研究的开展工作举步维艰。到目前为止,可切除ⅢA－N_2 期非小细胞肺癌术后放疗的作用仍不确定。

与国外相比,中国医学科学院肿瘤医院放疗科与胸外科密切协作,较早就对可切除非小细胞肺癌术后放疗进行了系统和深入的研究。汪楣教授 1994 年发表的随机分组研究显示,术后放疗不能改善可切除非小细胞肺癌患者的总生存率和无复发生存率,但研究采用的是包括[60]钴机在内的传统放疗技术。冯勤付等 2000 年发表的另外一组随机分组资料显示,术后放疗能够提高 $pN_{1\sim2}$ 期鳞癌患者的局部控制率,但是对总生存率没有影响。王绿化等 2011 年发表的回顾性研究包括该院 2003－2005 年 221 例手术完全切除的ⅢA－N_2 期非小细胞肺癌患者,其中 96 例接受术后放疗(41 例采用适形放疗)。结果显示术后放疗显著改善患者的总生存率(P＝0.046)和无病生存率(P＝0.009)，同时还能显著提高患者的局部区域无复发生存率(P＝0.025)和无远处转移生存率(P＝0.009)；单因素和多因素分析都证实术后放疗是改善患者预后的显著相关因素。当然，研究也发现可切除ⅢA－N_2期非小细胞肺癌是异质性较大的一组疾病，并非所有ⅢA－N_2期患者都能从术后放疗中获益。为了不断完善个体化治疗，下一步的工作将着重分析术后放疗对不同亚组患者的作用，分析和寻找可能从术后放疗中获益的临床预测因素，并以此为基础筛选出高危患者接受术后放疗，同时使低危患者避免过度治疗。更为重要的是，为了进一步明确术后放疗对可切除ⅢA－N_2期非小细胞肺癌的治疗价值，中国医学科学院肿瘤医院放疗科牵头组织和启动了大规模的全国多中心随机对照Ⅲ期临床研究，目前课题进展顺利。该随机研究结果将进一步丰富可切除ⅢA－N_2期非小细胞肺癌术后放疗的临床证据，促进和完善肺癌的个体化治疗。

四、非小细胞肺癌放射治疗技术

1. CT 模拟定位　患者一般采用仰卧位，双手交叉抱肘并上举置于额前，采用体罩或真空垫固定。建议采用四维CT或PET－CT定位。如果没有条件，CT模拟前行模拟机透视下测定病变区上下、前后、左右方向上的移动度，作为确定PTV的参考数据。建议采用增强CT扫描，范围包括锁骨上、肺及纵隔、上腹部到肾上腺水平。

2. 靶区勾画

(1)GTV：包括肺窗中所见的肺内肿瘤范围以及纵隔窗中所见的纵隔受累范围，病变的毛刺边缘应包括在GTV中；建议分为GTVp(原发肿瘤)和GTVnd(转移淋巴结)。

(2)CTV：GTVp外放鳞癌6mm、腺癌8mm，GTVnd区的外放应包括受累淋巴结引流区，不进行淋巴结引流区选择性预防照射；除非确有外侵存在，CTV不应超出解剖学边界。根治术后放疗CTV主要包括手术残端、同侧肺门、同侧纵隔和隆突下淋巴结区域。

(3)PTV：为CTV加上肿瘤的运动范围及摆位误差，一般5～10mm。

3. 放射治疗方案　照射技术及剂量：建议采用三维适形或调强放疗技术，根治性放疗或放化疗剂量为60～70Gy，术后放疗剂量为50～60Gy。

正常组织限量如表3－3所示。

表3－3　正常组织限量

	单纯放疗	同步放化疗
脊髓	最大剂量45Gy	最大剂量45Gy
肺	$V_{20}<30\%$	$V_{20}<28\%$
	$V_{30}<20\%$	$V_{30}<20\%$
	一叶切除术后 $V_{20}<20\%$	
心	$V_{40}<40\%$；$V_{30}<50\%$	$V_{40}<30\%$；$V_{30}<40\%$
食管	$V_{60}<50\%$	$V_{55}<50\%$
肾脏	$V_{20}<50\%$ 或者当一侧肾脏无功能时另一侧肾脏$<25\%$	未知
肝脏	$V_{30}<40\%$	

推荐同步化疗方案：

PE方案

顺铂 $50mg/m^2$，第1、8、29、36天；

依托泊苷 50mg/m²,第 1~5、29~33 天。

(赵立民)

第八节　小细胞癌的治疗

小细胞肺癌(small cell lung cancer,SCLC)占肺癌的 15%~20%,男性多于女性,多发生于肺中央部,生长迅速,转移较早。

SCLC 的临床表现既与非小细胞肺癌类似,又有自己的特点:异位内分泌、类癌综合征和上腔静脉综合征更多见。以神经、肌肉病变为特点的 Eaton－Lambert 综合征主要见于小细胞肺癌。

SCLC 治疗领域最常用的分期系统为美国退伍军人医院肺癌研究组制订的 SCLC 分期系统:肿瘤限于一侧胸腔内及其区域淋巴结,包括双侧肺门淋巴结、双侧纵隔淋巴结、双侧锁骨上淋巴结且能被纳入一个放射治疗野即为局限期(limited disease,LD,LD－SCLC),左侧喉返神经受累,上腔静脉综合征也列入局限期。肿瘤超出上述范围,不能被一个放射治疗野所包括即为广泛期(extensive disease,ED,ED－SCLC),心包、双侧肺间质受累属广泛期。其中前者约占 1/3,后者占 2/3。这种分期方法简单、易行,与疗效及预后相关。TNM 分期目前也用于 SCLC 的分期。

临床上,SCLC 以内科化疗和放疗为主,近年来同期放化疗对于局限期病变的作用得到越来越多的重视。传统认为外科治疗对于 SCLC 的价值是非常有限的,但是有大量的回顾性研究表明,对于高度选择的局限期 SCLC,尤其是期,手术切除可能明显提高远期生存率。

一、小细胞肺癌的内科治疗

SCLC 对化疗敏感,单药对 SCLC 有效的定义包括对化疗抗拒者有效率>10%、化疗敏感者有效率>20%、广泛期初治的有效率>30%,至今为止,超过 20 种药物在临床中证实对SCLC 有效(表 3－4)。

表 3－4　对 SCLC 有效的药物

单药一线有效率>30%	
环磷酰胺(CTX)	依托泊苷(VP－16)
异环磷酰胺(IFO)	替尼泊苷(VM－26)
氮芥(HN2)	卡铂(CBP)
多柔比星(ADM)	六甲蜜胺(HMM)
表柔比星(EPI)	拓扑替康(TPT)
甲氨蝶呤(MTX)	伊立替康(irinotecan,IRI)
长春新碱(VCR)	紫杉醇(PTX)
氨柔比星(amrubicin,AMR)	贝洛替康(belotecan)
多西他赛(DOC)	
一线有效率<30%或单药二线有效	
顺铂(DDP)(单药仅有二线治疗资料)	长春地辛(VDS)
洛莫司汀(CCNU)	长春瑞滨(NVB)
卡莫司汀(BCNU)	长春氟宁(vinflunine)
司莫司汀(Me－CCNU)	吉西他滨(GEM)
丙卡巴肼(PCB)	苯达莫司汀

（一）局限期 SCLC 的治疗

20 世纪 70 年代以后，化疗逐渐成为 SCLC 的主要治疗，局限期 SCLC 化疗后的中位生存期为 10～14 个月，但化疗后有 80%～90% 的病例出现胸内病变复发。化疗联合放疗能减少局部复发、增加局部控制率、提高总生存时间，化放联合也逐渐确立了作为局限期 SCLC 标准治疗的地位。

1992 年 Warde 等的一项对比化疗或化放疗联合治疗局限期 SCLC 的荟萃分析中，包括了 11 项随机临床试验，共 1911 例病例，结果显示与化疗相比，联合化放疗能绝对增加局部控制率 25.3%，绝对提高 2 年生存率 5.4%（P＜0.05）。1994 年关于化疗联合胸部放疗的荟萃分析显示，包括 13 项研究共 2140 例局限期病例，经中位 43 个月随访后，尽管各研究在放疗的剂量和开始时间上存在多种选择，化疗方案主要包括烷化剂和以 ADM 为基础的联合化疗方案而不是目前的 EP 方案，但结果仍显示化疗联合胸部放疗能明显降低相对死亡危险（HR0.86，P＝0.001），即减少 14% 的死亡危险，联合治疗组 3 年生存率为 14.3%，而化疗者为 8.9%，绝对增加 5.4%。这两项荟萃分析确定了化放疗联合作为局限期 SCLC 标准治疗的地位。Murray 和 Coldman 进行的荟萃分析中，选择 3 年无进展生存率替代 5 年生存率作为研究终点，研究认为选择烷化剂和以 ADM 为基础的化疗方案者，同期或序贯放疗对生存预后的影响不大；选择 EP 方案时，同期化放疗优于序贯化放疗（化疗后放疗）。

SWOG9713 研究中，89 例局限期 SCLC 接受 EP 方案 2 个周期同期化放疗后 PTX/CBP 方案巩固化疗 3 个周期。具体方案：DDP 50mg/m² d1、8、29、36，依托泊苷 50mg/m² d1～5、d29～33，第 1 天开始同期放疗（TD 60Gy），随后 CBP AUC6，PTX 200mg/m²，d1，每 3 周重复，3 个周期。结果 87 例可评价疗效和毒性，有效率为 86%（CR 33%），中位生存时间为 17 个月，1 年、2 年生存率分别为 61% 和 33%。中位 PFS 9 个月，1 年、2 年 PFS 率分别为 40% 和 21%。WJTOG9902 研究中，51 例 LD－SCLC 接受 EP 方案同期胸部放疗（TD 45Gy，1.5Gy，每日 2 次）后，IRI/DDP 方案化疗 3 个周期。结果 49 例可评价病例中，有效率为 88%、CR 率为 42%，中位生存时间为 23 个月，2 年生存率为 49%。希腊学者报道的一项多中心 II 期临床研究中，选择 EP 方案诱导化疗 1 个周期后，第 2 个周期 EP 方案同期放疗，随后 IRI/DDP 方案化疗 3 个周期，33 例 LD－SCLC 患者的有效率为 66%，中位生存时间为 19 个月，2 年生存率为 27.5%。以上三项研究均显示 EP 同期化放疗后选择第三代化疗方案巩固治疗的有效性、可耐受性，但是否优于单一 EP 方案有待 III 期研究确认。

韩国学者进行了两项 IP 同期化放疗治疗 LD－SCLC 的 II 期临床研究。一项 IP 方案同期放疗的 II 期临床研究中，IP 方案：IRI 40mg/m² d1，8，15，DDP 60mg/m² d1，每 4 周重复，最多用 6 个周期，放疗在第 1、2 个周期同期给予（TD 50.4/28F），20 例患者有效率为 85%、CR 率为 30%，中位生存时间为 20 个月，2 年生存率为 35%。Sohn 等报告的研究中，33 例患者接受 IP 方案化疗（IRI 60mg/m² d1、8、15，DDP 40mg/m² d1、8，每 4 周重复，最多用 6 个周期），放疗在第 2 个周期同步给予，有效率为 87.9%、CR 率为 45.5%，中位生存时间为 26.1 个月，2 年生存率为 54.9%。Han 等报道的一项 II 期临床研究中，选择 IP 方案（伊立替康 60mg/m²，DDP 40mg/m²，d1、8，每 3 周重复）诱导化疗 2 个周期后，第 3 个周期开始 EP 方案（DDP 60mg/m² d1，22，依托泊苷 100mg/m² d1～5，22～26）同期胸部放疗（TD 45Gy，1.5Gy，每日 2 次）治疗 LD－SCLC。共包括 35 例，IP 方案诱导化疗有效率为 97%（CR 3 例、PR 31 例），同期化放疗后有效率为 100%（CR 15 例、PR 20 例），中位生存时间为 25 个月，1 年、2 年生存率分别为 85.7% 和 53.9%，中位 PFS 为 12.9 个月，1 年、2 年 PFS 分别为 58.5% 和 36.1%。最常见的 3/4 度毒性为粒细胞减少，诱导化疗为 68%、同期化放疗为 100%，粒细胞减少性发热诱导化疗为 20%、同期化放疗为 60%。Ⅱ期临床试验显示，含 IP 方案的同期化放疗治疗 LD－SCLC 显示了较好的生存情况，值得在Ⅲ期临床试验中进一步研究。

总之，在局限期 SCLC 的治疗中，化放疗联合优于单独化疗，化放疗联合治疗是标准治疗，序贯和交替化放疗疗效相当，同期化放疗优于序贯或交替化放疗。荟萃分析显示 EP 方案同期化放疗优于序贯化放疗；同期化放疗中，超分割放疗技术早期优于后期同期化放疗，而选择常规放疗时放疗开始的时机则对生存无影响。Ontario 循证医学研究对局限期 SCLC 的临床指南建议，联合放疗时优先选择 EP 方案；EP 与 CAV 交替化疗方案可作为临床的一个选择，但胸部放疗期间不建议同期使用蒽环类药物；建议选择标准剂量方案，不推荐常规使用高剂量强度化疗；如果选择 EP 方案(bolus)，应先用依托泊苷，后用 DDP；依托泊苷的总剂量在 3～5 天给予；化疗的最佳持续时间尚未确定，没有证据显示维持化疗(对有效者超过 6 个周期化疗)能延长生存期，因此推荐一线化疗最多 6 个周期。虽然 CBP 经常替代 DDP 组成联合化疗方案，但目前支持 CBP/依托泊苷取代 EP 方案联合放疗的证据尚不充分。尽管紫杉醇、伊立替康等新药在Ⅱ期临床研究显示了有效性和安全性，但目前并未显示优于 EP 方案同期化放疗。

(二)广泛期 SCLC 的治疗

1. 一线治疗传统方案　2000 年发表的荟萃分析对含 DDP 方案和不含 DDP 方案治疗 SCLC 进行分析，包括 19 项随机研究，共 4054 例病例。结果显示，含 DDP 方案和不含 DDP 方案的有效率分别为 69% 和 62%(OR 1.35，P<0.0001)；含 DDP 方案能显著降低 6 个月死亡危险(OR 0.87，P=0.03)和 1 年死亡危险(OR 0.80，P=0.002)，相当于绝对提高 6 个月生存率 2.6%、1 年生存率 4.4%。Mascauxde 等进行的另外一项荟萃分析也得出相同的结论，研究包括 36 项随机临床试验(7173 例病例)，其中 9 项研究(共 1945 例病例)对选择 DDP/VP－16 方案和选择不含 DDP 或依托泊苷方案进行对照研究，结果显示 EP 方案明显减低死亡危险(HR0.57，P<0.001)；另外 9 项研究(共 1633 例病例)对选择 DDP/VP－16 方案和选择含依托泊苷或替尼泊苷但不含 DDP 方案进行对照研究，结果显示 EP 方案也明显占优势(HR 0.674，P<0.001)；17 项研究(共 3454 例病例)对选择含依托泊苷但不含 DDP 方案与选择不含 DDP 或依托泊苷方案进行对照研究，结果显示含依托泊苷方案能明显降低死亡危险(HR 0.72，P<0.001)。这两项荟萃分析奠定了 DDP/VP－16 方案作为广泛期 SCLC 的一线治疗的标准方案。

2. 伊立替康联合铂类方案　伊立替康为拓扑异构酶Ⅰ抑制剂，单药对 SCLC、NSCLC、结肠癌等有效。JCOG(Japan Clinical Oncology Group)9511 是一项比较 IP 方案(伊立替康 60mg/m² d1、8、15，DDP 60mg/m² d1，每 4 周重复)或 EP 方案(依托泊苷 100mg/m² d1～3，DDP 80mg/m² d1，每 3 周重复)化疗治疗广泛期 SCLC 的Ⅲ期临床试验，计划入组 230 例患者，但入组 154 例患者后中期分析显示两组的生存期存在显著性差别而终止研究。两组均有 70% 的患者完成 4 个周期化疗，IP 组和 EP 组的有效率分别为 84.4% 和 67.5%(P=0.02)。IP 组的中位生存期 390 天，1 年生存率为 58%，2 年生存率为 19.5%，而 EP 组分别为 287 天(P=0.002)、38% 和 5.2%，IP 方案能减少 40% 的死亡风险(HR 0.60)。IP 组和 EP 组的中位 PFS 分别为 6.9 个月和 4.8 个月(P=0.003)。不良反应方面，IP 组和 EP 组的 3/4 度粒细胞减少分别为 65.3% 和 92.2%(P<0.001)，3/4 度血小板减少分别为 5.3% 和 18.2%(P=0.02)，3/4 度腹泻分别为 16% 和 0%(P<0.001)，IP 组的血液毒性轻而腹泻反应较明显，其

他毒性反应两组未见明显差别。研究认为,IP方案的有效率和生存期均优于经典的EP方案,且毒性可耐受,可作为广泛期SCLC的一线治疗方案。随后在欧美进行了三项比较IP方案和EP方案治疗ED-SCLC的Ⅲ期临床试验。北美进行的一项对比IP方案(IRI 65mg/m^2、DDP 30mg/m^2,d1、8,每3周重复)或EP方案(DDP 60mg/m^2 d1,依托泊苷120mg/m^2 d1～3,每3周重复)治疗ED-SCLC的Ⅲ期研究中,336例ED-SCLC患者按2∶1比例随机接受IP方案或EP方案化疗。共322例可评价病例,IP组216例,EP组106例。主要3/4度毒性反应包括:腹泻,分别为21.3%和0%(P<0.01);粒细胞减少,分别为36.2%和86.5%(P<0.01);发热性粒细胞缺乏,分别为3.7%和10.4%(P=0.06);贫血,分别为4.8%和11.5%(P=0.02);血小板减少,分别为4.3%和19.2%(P<0.01)。与EP方案相比,IP方案的骨髓抑制较轻,但腹泻较明显。IP方案和EP方案的有效率分别为48%和43.6%,中位TTP分别为4.1个月和4.6个月,中位生存时间分别为9.3个月和10.2个月(P=0.74),1年生存率分别为35%和36.1%,两组的总生存期无明显差别。SWOG0124研究则选择与JCOG9511研究中相同的EP方案和IP方案,671例ED-SCLC患者随机接受IP方案或EP方案治疗,有效率分别为60%和57%(P=0.56),中位PFS分别为5.8个月和5.2个月(P=0.07),中位生存时间分别为9.9个月和9.1个月(P=0.71)。欧洲的国际多中心研究对比IP方案(IRI 65mg/m^2 d1、8,DDP 80mg/m^2 d1,每3周重复)和EP方案(依托泊苷100mg/m^2 d1～3,DDP 80mg/m^2 d1,每3周重复)治疗SCLC也得出相似的结论,IP方案(N=202)和EP方案(N=203)的有效率分别为39.1%和46.6%,中位生存时间分别为10.2个月和9.7个月(P=0.06)、1年生存率分别为41.9%和38.9%。

3项来自德国的随机临床试验对伊立替康联合卡铂(IC方案)治疗SCLC进行了研究。Schmittel等首先报道一项比较IC方案(IRI 50mg/m^2 d1、8,CBP AUC5d1)和CE方案(CBP AUC5d1,依托泊苷140mg/m^2,d1～3)治疗70例LD-SCLC的Ⅱ期临床研究,IC方案和CE方案的有效率分别为67%和59%(P=0.24),中位PFS分别为9个月和6个月(P=0.03)。随后基于这项Ⅱ期临床研究结果进行的Ⅲ期临床试验则未能显示IC方案优于CE方案,IC方案和CE方案的中位PFS分别为6.0个月和6.0个月(P=0.07)、中位生存时间分别为10.0个月和9.0个月(p=0.06)。德国进行的另一项Ⅲ期临床研究中,与前两项研究的化疗方案不同,IC方案:CBP AUC 4 d1,IRI 175mg/m^2 d1,每3周重复;CE方案:CBP AUC 4 d1,依托泊苷120mg/m^2 口服d1～5,每3周重复。研究共入组220例,35%的患者年龄≥70岁、47%的患者PS评分为2～4分,IC方案和CE方案的中位生存时间分别为8.5个月和7.1个月(P=0.02)、1年生存率分别为34%和24%。

尽管未能重复JCOG研究中IP方案明显占优的结果,欧美的验证临床研究显示IP方案与EP方案疗效相当、IC方案与CE方案疗效相当,故可支持IP/IC方案作为广泛期SCLC的一线治疗选择。

3.其他含新药的一线化疗方案　CALGB9732研究是一项比较EP方案或TEP方案(EP联合紫杉醇)治疗ED-SCLC的国际多中心Ⅲ期临床试验,587例患者随机接受EP方案或TEP方案化疗,中位生存期分别为9.8个月和10.8个月,1年生存率分别为35.7%和36.2%,两组无差别,但TEP组的化疗相关死亡率高于EP组(6.4%vs2.7%)。紫杉醇/顺铂(PTX/DDP)方案和EP方案治疗ED-SCLC的有效率分别为69.4%和70.9%,中位TTP分别为8个月和6个月(P=0.060),中位生存时间分别为12个月和13个月(P=0.354)。

0389研究中,784例广泛期SCLC随机接受对比TC方案(DDP/口服TPT,拓扑替康

$1.7mg/m^2d1\sim5$，DDP $60mg/m^2d5$，每 3 周重复）和静脉给药 EP 方案（依托泊苷 $100mg/m^2d1$ ~3，DDP $80mg/m^2d1$，每 3 周重复）治疗。TC 和 EP 方案的有效率分别为 63％和 69％，中位生存时间为 39.3 周和 40.3 周（P＝0.47）、中位 TTP 分别为 24.1 周和 25.1 周（P＝0.02）。研究显示，TC 方案和 EP 方案一线治疗 ED－SCLC 疗效相当。伦敦肺癌研究组（London Lung Cancer Group）进行的一项对比 EP 方案和 GEM/CBP 方案治疗 SCLC 的 Ⅲ 期临床试验中，共随机入选 241 例病例（包括 LD 和 ED），EP 方案和 GEM/CBP 方案的有效率分别为 58％和 62％，中位生存期分别为 8.1 个月和 8.0 个月，GEM/CBP 方案的骨髓抑制高于 EP 方案，而 EP 方案的脱发及消化道毒性明显。一项 Ⅲ 期临床试验对比 PC（PEM/CBP）方案和 CE （CBP/VP－16）方案治疗 ED－SCLC。入组 908 例后分析显示，PC 方案和 CE 方案的有效率为 31％和 52％（P＜0.001），中位 PFS 分别为 3.8 个月和 5.4 个月（P＜0.01），中位生存时间分别为 8.1 个月和 10.6 个月（P＜0.01）。PEM/CBP 方案的 3/4 度粒细胞缺乏、发热性粒细胞缺乏、白细胞减少的发生率低于 CE 方案，贫血则高于 CE 方案。研究认为，PC 方案治疗 SCLC 的疗效不及 CE 方案。

氨柔比星（amrubicin $45mg/m^2d1\sim3$，每 3 周重复）单药一线治疗 ED－SCLC 的有效率为 75.8％（25/33），中位生存时间为 11.7 个月，1 年、2 年生存率分别为 48.5％和 20.2％。最常见的 3/4 度不良反应为血液学毒性。JCOG0509 研究比较 IP 方案和 AP（ARM/DDP）方案一线治疗 284 例 ED－SCLC 患者，两组均化疗 4 个周期。IP 方案与 JCOG9511 研究相同，AP 初始方案为：ARM $40mg/m^2d1\sim3$，DDP $60mg/m^2d1$，每 3 周重复，后因发热性粒细胞缺乏 ARM 减量至 $35mg/m^2$。IP 组和 AP 组的有效率分别为 69.5％和 77.9％（P＝0.14），中位 PFS 分别为 5.7 个月和 5.1 个月（HR 1.43，95％CI 1.13～1.82），中位生存时间分别为 18.3 个月和 15 个月（HR 1.41，96.3％CI 1.03～1.93）。

贝洛替康（belotecan，BLT）为新的喜树碱类衍生物，一项 Ⅱ 期临床试验对单药一线治疗 ED－SCLC 进行研究：贝洛替康 $0.5mg/m^2d1\sim5$，每 3 周重复，共入组 62 例病例，有效率为 50.3％，中位生存时间为 10.4 个月，1 年生存率为 49.9％。最常见不良反应为血液学毒性，3/4 度粒细胞缺乏和血小板减少发生率分别为 74％和 12.9％。韩国两项 Ⅱ 期临床试验显示贝洛替康联合顺铂方案（贝洛替康 $0.5mg/m^2d1\sim4$，顺铂 $60mg/m^2d1$，每 3 周重复）治疗 ED －SCLC 的有效性和安全性。Lee 等报道贝洛替康联合顺铂方案治疗 30 例 ED－SCLC，有效率为 70％，中位 PFS 为 6.9 个月，中位生存时间为 19.2 个月。Hong 等的研究中，贝洛替康联合顺铂方案治疗 35 例 ED－SCLC 患者，有效率为 71.4％，中位 PFS 为 5.7 个月，中位生存时间为 10.2 个月。

苯达莫司汀联合卡铂方案（bendamustine $80mg/m^2d1$、2，CBP AUC 5d1，每 3 周重复）治疗 55 例 ED－SCLC 患者，有效率为 72.7％，中位 TTP 为 5.2 个月，中位生存时间为 8.3 个月。主要 3/4 度不良反应为骨髓抑制，包括粒细胞缺乏（46％）、血小板减少（26％）、贫血（15％）、感染（11％）。

总之，尽管新药含铂联合化疗方案在临床研究中显示了抗肿瘤活性，IRI/DDP 方案在日本早期的随机研究显示优于 EP 方案，在最近的北美验证研究中却仅显示与 EP 方案疗效相当，可作为临床的一线化疗选择。TPT/DDP 与 EP 的 Ⅲ 期临床研究显示两个方案疗效相当。其他含新药如吉西他滨/铂类、紫杉醇/铂类、培美曲塞/CBP 等方案并没有显示优于 EP/CE 方案，故尚不推荐临床常规使用。

4. 化疗联合分子靶向治疗 EP 方案成为标准治疗方案后，将近 30 年来，SCLC 的化疗并没有获得突破性进展。一些研究者对化疗联合分子靶向治疗 SCLC 进行了探索。化疗联合抗血管生成治疗能进一步提高转移性结直肠癌、NSCLC、卵巢癌等肿瘤的生存预后。贝伐珠单抗(bevacizumab,BEV)为抗 VEGF 单克隆抗体,多项研究选择化疗联合 BEV 方案治疗SCLC。ECOG 3501 研究中,EP 联合贝伐珠单抗治疗 63 例 ED－SCLC,有效率为 63.5%,中位 PFS 为 4.7 个月,中位生存时间为 10.9 个月。CALGB 30306 研究选择 IP 联合贝伐珠单抗治疗 68 例 SCLC,有效率为 75%,中位 PFS 为 7.0 个月,中位生存时间为 11.6 个月。一项IC(irinotecan/CBP)联合贝伐珠单抗的 Ⅱ 期临床研究中,51 例 ED－SCLC 患者的有效率为84%,中位 TTP 为 9.1 个月,中位生存时间为 12.1 个月,2 年生存率为 14%。在一项安慰剂对照的 Ⅱ 期随机临床研究中,52 例 ED－SCLC 患者随机接受化疗(CE 或 EP 方案)联合安慰剂方案或化疗联合贝伐珠单抗方案治疗,有效率分别为 48% 和 58%,中位缓解期分别为 3.2个月和 4.7 个月,中位 PFS 分别为 4.4 个月和 5.5 个月,中位生存时间分别为 10.9 个月和9.4个月。化疗联合贝伐珠单抗提高有效率、PFS,但两组的总生存时间无显著差异。

中国学者选择 EP 联合重组入血管内皮抑制素(恩度)方案治疗 33 例 ED－SCLC 患者,有效率为 69.7%,中位 PFS 为 5.0 个月,中位生存时间为 11.5 个月。韩国进行了一项大型的双盲安慰剂对照随机 Ⅲ 期临床研究,比较 CE 联合安慰剂方案或 CE 联合沙利度胺治疗SCLC,化疗最多用 6 个周期,沙利度胺 100~200mg/d 可服用至 2 年,研究同时入组局限期和广泛期患者。724 例 SCLC 患者接受随机分组,安慰剂和沙利度胺组的中位生存时间分别为10.5 个月和 10.1 个月(P＝0.28)。局限期患者接受安慰剂和沙利度胺治疗的生存时间无显著差异,但广泛期患者接受沙利度胺治疗的生存预后比安慰剂差(HR＝1.36)。沙利度胺治疗增加血栓性事件的危险,沙利度胺和安慰剂的肺栓塞/深静脉血栓发生率分别为 19% 和10%(HR＝2.13,P<0.001)。

多项研究选择抗血管生成药物联合化疗治疗 SCLC,化疗联合贝伐珠单抗、沙利度胺不能获益,Ⅱ 期研究显示恩度等药物在 SCLC 的有效性和安全性,但能否有生存的获益仍需进一步研究。未来的研究方向在于更深入的了解 SCLC 的分子病理特点,寻找更重要的靶点以及针对靶点的特异性治疗手段。

(三)二线治疗

SCLC 是对化疗及放疗敏感的肿瘤,但尽管有效率高,仅有一小部分患者能长期存活,绝大部分患者最终出现复发转移。在复发转移者中仍有一些 PS 好者需要二线化疗,但目前二线化疗的预后不佳,多数研究的中位生存期不超过 6 个月。对一线治疗有效的患者更可能从二线化疗中获益,根据一线疗效,接受二线化疗的 SCLC 可分为 3 类:①敏感性(sensitive):指一线治疗结束有效持续超过 90 天;②难治性(refractory):指一线治疗无效或治疗过程中出现肿瘤进展;③化疗耐药性(resistant):指一线治疗有效,但在结束治疗后 90 天内出现肿瘤进展]。二线治疗的缓解率和缓解期均逊于一线化疗,既往一线治疗有效者、缓解时间长者接受二线化疗更可能获益,一线治疗结束 3 个月内出现复发转移者有效率约为 10%,3 个月后复发转移者的有效率约为初治的一半。如果一线给予 CAV 化疗,化疗结束 6 个月后复发者选择 EP 方案的有效率为 45%~50%,而如果一线 EP 化疗后 CAV 的有效率仅为 11%。两项Ⅱ 期研究对一线治疗结束 3 个月后进展者重新使用一线方案化疗,也取得较好的疗效(有效率超过 60%)。异环磷酰胺(IFO)、长春瑞滨(VNB)、紫杉类、吉西他滨(GEM)、伊立替康(IRI)、拓扑替康(TPT)、氨柔比星(AMR)等药物也在二线治疗 SCLC 中显示了有效性。苯达莫司汀单药作为 SCLC 的二线治疗有效率为 21%(6/21),中位 PFS 为 4 个月,中位生存时间为 7 个月,1 年生存率为 16%。贝洛替康对伊立替康治疗后失败的 SCLC 的有效率为 22%,中位 PFS 为 4.7 个月,中位生存时间为 13.1 个月。Vinflunine 治疗复发或难治性 SCLC 的有效率分别为 22.2% 和 16.7%,中位生存时间分别为 4.9 个月和 4.0 个月。

拓扑替康在 II 期研究中显示对铂类敏感和抗拒的患者疗效不同,对铂类敏感者有效率为 38%,对铂类抗拒者有效率为 6%,中位生存期分别为 6.9 个月和 4.7 个月(P<0.002)。一项比较拓扑替康(TPT 1.5mg/m² d1~5 q21d 和 CAV(CTX 1000mg/m²,ADM 45mg/m²,VCR 2mg,d1,q21d 为 1 个周期)二线治疗 SCLC 的 III 期临床研究中,入组选择一线治疗结束 2 个月后复发转移的 SCLC 患者,共随机入选 211 例病例。结果 TPT 和 CAV 的有效率分别为 24.3% 和 18.3%(P=0.285),中位生存时间分别为 25 周和 24.7 周(P=0.795),中位 TTP 分别为 13.3 周和 12.3 周(P=0.552);TPT 和 CAV 方案的 3/4 度中性粒细胞减少分别为 70.2% 和 71.7%,但 3/4 度血小板减少分别为 57.6% 和 14.9%(P<0.001),3/4 度贫血分别为 42.3% 和 19.8%(P<0.001),TPT 发生率较高;TPT 组在呼吸困难、厌食、声嘶、疲乏等症状及日常活动等方面的改善明显优于 CAV 组。研究认为,TPT 单药在 SCLC 的二线治疗中与 CAV 方案相当。一项口服 TPT 联合最佳支持治疗(BSC)或 BSC 二线治疗 SCLC 的随机 III 期临床研究中,共入组 141 例病例。TPT 方案:2.3mg/m² d1~5,q21d 为 1 个周期。TPT/BSC 组与 BSC 组的中位生存期分别为 26 周和 14 周,6 个月生存率分别为 49% 和 26%(HR 0.64,P=0.01)。两项随机研究比较静脉注射和口服给药拓扑替康二线治疗 SCLC 的有效性。一项口服 TPT 或静脉 TPT 二线治疗 SCLC 的 II 期随机研究中,方案选择:TPT 2.3mg/m² 口服 d1~5 q21d 或 TPT 1.5mg/m² 静脉注射 d1~5 q21d。病例选择一线化疗结束 3 个月后复发转移者,共入组 106 例病例,两组的疗效无差别,口服组和静脉组的确认有效率分别为 23.1% 和 14.8%,中位生存时间分别为 32.5 周和 25.1 周,1 年生存率分别为 33% 和 29%;口服组和静脉组的 4 度中性粒细胞减少率分别为 35.3% 和 67.3%(P=0.001),而非血液学毒性中两组的恶心发生率分别为 36.5% 和 31.5%,呕吐发生率分别为 26.9% 和 40.7%。另一项比较静脉或口服拓扑替康作为既往一线治疗有效的 SCLC 患者的解救治疗的 III 期随机试验中,静脉和口服给药组的有效率分别为 21.9% 和 18.3%,中位生存时间分别为 35 周和 33 周,1 年生存率分别为 29.2% 和 32.6%,两组之间差异无统计学意义,两组主要不良反应相近,因此口服给药可作为替代给药方案。这些研究显示,TPT 优于安慰剂对照,口服给药和静脉给药均对复发 SCLC 有效,但口服使用方便,可作为替代选择。

日本胸部肿瘤研究组(TORGS)0301 试验选择 AMR 单药治疗复发或难治性 SCLC,研究入组 16 例难治性、44 例化疗敏感性 SCLC 患者,有效率分别为 50% 和 52%,中位 PFS 分别为 2.6 个月和 4.2 个月,中位生存时间分别为 10.3 个月和 11.6 个月,1 年生存率分别为 40% 和 46%。II 期随机研究显示,氨柔比星治疗一线化疗敏感性 SCLC 的疗效优于拓扑替康,有效率分别为 44% 和 15%(P=0.021),中位 PFS 分别为 4.5 个月和 3.3 个月,中位生存时间分别为 9.2 个月和 7.6 个月。最近在欧美进行的一项二线治疗 SCLC 的大型随机对照 III 期临床试验,637 例患者按 2:1 随机接受氨柔比星(AMR 40mg/m² d1~4,q21d)或拓扑替康(TPT 1.5mg/m² d1~4,q21d)单药治疗,有效率分别为 31% 和 17%(P=0.0002),中位 PFS 分别为 4.1 个月和 4.0 个月,中位生存时间分别为 7.5 个月和 7.8 个月(P=0.17),1 年生存率分别为 28% 和 25%。亚组分析显示两组对化疗敏感性 SCLC 的疗效相当,但对于难治性患者,AMR 优于 TPT,中位生存时间分别为 6.2 个月和 5.7 个月(P=0.047)。

总之,二线治疗的缓解率和缓解期均不如一线化疗,一线化疗有效者复发转移后接受治疗更可能获益。目前 SCLC 的二线治疗的疗效尚不理想,最佳的药物或方案尚未确定。拓扑替康在随机研究中证实其对肿瘤的客观有效率、症状缓解率,口服给药与静脉给药疗效相似。氨柔比星的疗效与拓扑替康相近。其他可选择的方案包括 CAV、含 IFO 方案、含第三代新药的方案,但总体预后均欠佳。

二、小细胞肺癌的放射治疗

(一)放射治疗在 LD－SCLC 治疗中的价值

在 20 世纪 60 年代,化疗成为 SCLC 的主要治疗方法,但是临床总结显示即便是化疗有效的患者,治疗后复发非常普遍,而且复发大多位于原发肿瘤的部位。自 20 世纪 70 年代后期,开始对放疗在局限期小细胞肺癌治疗中的价值进行大量的临床研究。研究结果显示,胸部照射能够提高局部控制率和生存率。Pignon 等应用荟萃分析方法对 13 个随机对照研究共 2140 例病例进行分析。得出结论,化疗合并放疗优于单纯化疗,3 年生存率分别为 15％和 9％;5 年生存率分别为 11％和 7％(P=0.001)。2 年局部复发率分别为 23％和 48％(P=0.0001)。此后,放疗加化疗的综合治疗成为局限期小细胞肺癌的临床治疗模式。

1. 照射剂量 LD－SCLC 放疗剂量的研究仅有一个Ⅲ期临床研究:NCIC(National Cancer Institute of Canada)把 3 个周期化疗后有效的病例随机分为 25Gy/10 次/2 周(SD)和 37.5Gy/15 次/3 周(HD)两组。可分析病例 168 例,完全缓解率 SD 组为 65％,HD 组为 69％。中位局部病变无进展时间两组分别为 38 周和 49 周(P=0.05)。2 年局部未控率分别为 80％和 69％,(P<0.05),总生存率两组无显著差别。MGH 回顾性分析 1974—1986 年收治的 154 例 LD－SCLC 患者,50Gy、45Gy、40Gy、35Gy、30Gy 组的 2.5 年局部和区域失败率分别为 37％,39％,49％,79％,84％。50Gy 组与 35Gy 组比较 50Gy 组与 40Gy 组比较差别无显著意义。结果显示局部控制率具有随剂量增加而提高的趋势。

虽然对最佳剂量临床上尚无有力的证据和明确的答案。在临床治疗和研究中,多数学者具有一定的共识,低于 40Gy 将导致局部控制率降低,而高于 54~56Gy 似乎无明显的益处。

2. 照射体积 SCLC 以化疗为主,而且对化疗敏感。在化疗后进行的放疗应该根据化疗前(pre－chemotherapy)肿瘤体积还是化疗后(post－chemotherapy)肿瘤体积设计照射野成为争议的问题。

1980—1990 年的临床研究证据显示,小的照射体积不影响肿瘤的局部控制率。Kies 等报道了 SWOG 对 SCLC 照射体积的随机对照研究结果,也是唯一的关于照射体积的随机对照研究。将诱导化疗后 PR 和 SD 的患者随机分为大野照射(wide－volume)和小野照射(reduced－volume),可分析病例 191 例。远期生存率和复发形式两组无明显差别,而并发症的发生率大野照射组高于小野照射组。

美国 Intergroup trial0096 的临床研究中所采用的照射野为:肿瘤边缘外放 1.5cm,同侧肺门,纵隔从胸廓入口至隆突下区。不做对侧肺门和双侧锁骨上区预防照射。这一设野原则已广泛被北美和欧洲的临床研究采纳。

3. 在综合治疗中放射治疗的顺序 放疗和化疗联合应用有 3 种方式:①序贯治疗;②交替治疗;③放疗、化疗同时进行。随着 PE 方案作为 SCLC 的标准化疗方案的应用,多数临床研究认为 PE 方案化疗同时合并放疗是可以耐受的,并被广泛接受。交替治疗方法可以降低治疗毒性和耐受性,由于需要间断放疗,被认为是不合理的放疗模式。目前有 8 个已发表的关于放疗时间和顺序的Ⅲ期临床研究,结论有一定的差异。2012 年韩国Ⅲ期研究

(NCT01125995,2012 ASCO Abstract 7004)包括 219 例患者,所有患者接受 4 个周期 EP 方案化疗,并在治疗中随机分入起始放疗组和延迟放疗组(放疗分别在化疗第 1 个周期和第 3 个周期开始,方案均为 2.1Gy/次,总剂量 52.5Gy)。结果起始组和延迟组的中位 OS 分别为 24.1 个月和 26.8 个月(P=0.60),PFS 分别为 12.2 个月和 12.1 个月(P=0.94),完全缓解率分别为 36.0% 和 38.0%(P=0.77)。研究者认为,在化疗第 3 个周期开始放疗与第 1 个周期开始放疗相比疗效(OS、CR)相仿。相比之下,近期有三组系统性(或荟萃)分析结果均显示尽早开始同步放化疗有利于改善局限期小细胞肺癌的疗效。Fried 等对 1985 年后开展的 7 个随机分组研究 1524 例患者的综合分析显示,较早开始放疗(化疗开始 9 周以内)显著提高局限期小细胞肺癌 2 年 OS(RRS=1.17,95%CI 1.02～1.35,P=0.03),亚组分析显示接受超分割放疗或含铂方案化疗的患者能从较早放疗中获益,而每天一次常规放疗或不含铂方案化疗的患者早放疗未能显著改善生存。De Ruysscher 等对 4 组随机分组研究 1056 例患者的荟萃分析显示,从治疗开始到放疗结束时间(SER)较短患者的 5 年生存率显著较高(RR=0.62,95%CI 0.49～0.80,P=0.0003),SER 每延长 1 周,5 年绝对生存率降低 1.83%。Pijls－Johannesma 等对 7 个随机分组研究的荟萃分析显示,早期(化疗开始 30 天内开始)放疗与晚放疗相比,2 年和 5 年生存率没有显著差异,但是对于接受顺铂方案化疗的患者,早放疗显著改善生存,其中 2 年生存 HR=0.73,95%CI 0.57～0.94,P=0.01;5 年生存 HR=0.65,95%CI 0.45～0.93,P=0.02。

综合现有临床研究证据,目前对 LD－SCLC 放化疗中放疗的开始时机还有一定的争议。尽管多数证据支持尽早开始放疗,但是在临床应用中不能一概而论。目前在中国医学科学院肿瘤医院,局限期小细胞肺癌放疗一般在化疗的第 1～3 个周期开始。对于采用含铂方案化疗,特别是拟采用超分割放疗的患者,建议尽早开始同步放化疗以改善疗效;而对于一般状况相对较差、对治疗毒副作用耐受低的患者,或一些特殊的临床情况,如肿瘤巨大、合并肺功能损害、阻塞性肺不张,2 个周期化疗后进行放疗是合理的。这样易于明确病变范围,缩小照射体积,使患者能够耐受和完成放疗。

4.放射治疗的剂量分割方案 Turrisi 等于 1988 年报道了每天 2 次照射,每次照射 1.5Gy,同时合并 EP 方案化疗的 Ⅱ 期临床研究结果,此后有多项类似的临床研究报道,显示了较好的前景:2 年生存率为 40% 左右,毒性反应主要为骨髓抑制和食管炎,但是可耐受的,3 级粒细胞减少为 70%～80%,3 级食管炎为 35%～40%。在上述 Ⅱ 期临床研究的基础上,美国(1989～1992 年)开展了多中心 Ⅲ 期临床研究(Intergroup 0096)。417 例局限期小细胞肺癌患者随机分为加速超分割治疗组(AHF－RT),每天 2 次照射,每次 1.5Gy,总量 45Gy,和常规分割治疗组(Standard－RT),每天照射 1 次,每次 1.8Gy,总量 45Gy。两组均在治疗的第 1 天同时应用 EP 方案化疗,化疗共 4 个周期。全部病例均随诊 5 年以上。AHF－RT 组明显优于常规治疗组,5 年生存率分别为 26% 和但是 3 级食管炎的发生率也显著增加(27%:11%,P<0.001)。

(二)胸部放疗在广泛期 SCLC 中的作用

化疗是广泛期患者的主要治疗手段,有效率高达 90%,但是患者的长期预后仍很差,5 年生存率仅为 1%。为了增加疗效,减少过度化疗导致的毒副作用,临床开展了广泛期 SCLC 患者进行 TRT 的随机分组研究,其中两组病例数较多的研究均显示 TRT 能够显著改善广泛期 SCLC 患者的总生存。Jeremic 等在其研究中选择 3 个周期化疗后达到 CR 或远处达到 CR、局部区域 PR 的患者随机进入 TRT＋同步 PE 化疗(4 个周期)组或单纯 PE 化疗(4 个周期)

对照组,放疗为54Gy/36次,每天2次,结果TRT显著提高了患者的中位生存时间(17个月vs11个月)和5年生存率(9.1%vs3.7%,P=0.041),TRT对局部控制的改善接近统计学意义(P=0.062)。总体来说,放疗组的严重急性毒副作用发生率低于单纯化疗组。因此对化疗后疗效较好的广泛期SCLC患者,应积极地进行TRT,以期达到更好的疗效。

(三)脑预防照射(PCI)

目前以化疗为主的综合治疗能够提高SCLC患者的生存率,但是随着患者长期生存率的提高,脑转移的发生也随之增加。文献报道,治疗后生存5年以上的病例中枢神经系统复发率高达80%。

脑转移后患者的中位生存期仅为4~5个月,由于血脑屏障的作用,化疗药物难以进入脑实质发挥作用,所以有关PCI的临床研究广泛开展。目前选择性PCI降低局限期SCLC脑转移率、提高总生存率的作用已先后被多组随机分组研究和荟萃分析证实。PCI综合分析协作组对SCLC完全缓解病例,PCI随机对照研究资料进行荟萃分析的结果显示,SCLC完全缓解病例脑预防照射能够提高生存率和无病生存率(DFS)。PCI组3年生存率提高了5.4%(20.7%vs15.3%)。3年脑转移率从58.6%降至33.3%(RR=0.46,95%CI 0.38~0.57,P<0.001)。亚组分析显示,对于治疗后获得CR的SCLC患者,PCI显著降低脑转移率的作用不受患者确诊时的年龄、病期、行为状态或前期是否接受过胸部放疗等因素的影响。PCI给予的时间早晚对脑转移的影响:PCI给予早,脑转移率有降低的趋势(P=0.01),但是时间间隔对生存率无影响。对不同照射剂量(8Gy/1次,24~25Gy/8~12次,30Gy/10次,36~40Gy/18~20次)的分析显示,脑转移率随剂量增加而降低(P=0.02),但是不同剂量组的总生存率无显著差异(P=0.89)。新近发表的比较标准剂量(共25Gy,每次2.5Gy)和高剂量(共36Gy,每次2Gy,或每次1.5Gy、每天2次)PCI的随机分组研究显示,两组2年的脑转移率无显著差异,分别为29%和23%(P=0.18),但标准剂量组总生存率显著提高(42%vs37%,P=0.05),两组副作用相似,结果支持采用25Gy/10次作为PCI的标准方案。

PCI在广泛期SCLC中的应用 EORTC开展了广泛期SCLC化疗后PCI的随机分组研究,在接受4~6个周期化疗后评价有效的286例患者随机分入PCI组和观察组,放疗剂量为20~30Gy/5~12次,在化疗后4~6周开始。结果PCI显著降低了症状性脑转移的发生率(16.8%vs41.3%,HR=0.27,P<0.001),两组患者1年的脑转移率分别为14.6%和40.4%;两组的中位无疾病进展生存期分别为14.7个月和12.0个月(P=0.02),1年总生存率分别为27.1%和13.3%(P=0.003);PCI的副作用能够较好耐受,而且对患者的生活质量没有显著不良影响。因此研究者认为,应该对所有化疗有效的广泛期SCLC患者进行PCI,但是治疗前应让患者了解PCI可能带来的不良影响。

三、小细胞肺癌的外科治疗

适合外科切除的小细胞肺癌主要指局限期小细胞肺癌(LD-SCLS)。对于外科手术在治疗LD-SCLS中的地位,最常被引用的是20世纪60年代的英国医学研究委员会(MRC)和1994年发表的肺癌研究组(LCSG)的随机临床试验。MRC研究是将144例气管镜活检确诊的SCLS患者随机分为手术组71例,根治放疗组73例,两组的4年和5年生存率分别为3%和7%,1%和4%,均有利于放疗组,而且手术组中唯一获得5年生存者为因气短,最后改行放疗。两组的中位生存时间分别为199天和284天(P=0.05)。但是批评者认为,该研究病例数量较少,最重要的是手术组中只有34例(48%)得到了完全切除。肺癌研究组(LCSG)的研究,共 328 例 LD—SCLS 进行 5 个周期化疗,对于治疗反应在 PR 以上的,术前病理为纯小细胞肺癌且适合手术的 146 例,随机分为手术加术后放疗组 70 例和根治放疗组 76 例。结果两组的生存无差异(P=0.78),2 年生存率均为 20%,再一次表明手术并不能带来生存获益。但是批评者认为,该研究病例数量较少,最重要的入组患者排除了 N_0 期患者,而从回顾资料分析,这部分患者是最可能通过手术获益的,而且手术组患者都进行了术后放疗,但是只有 32% 的术后病理 N_2 期或不完全切除病例。非小细胞肺癌的治疗经验表明,N_1 期放疗是不获益的。还有的批评意见指出,该研究是在目前广为接受的以顺铂为基础的化疗之前完成的。

表 3—5　局限期小细胞肺癌外科治疗报道结果

研究组	病例数(N)	随诊时间(月)	分期	治疗方法	中位生存期(月)	远期生存率
Wada H	39	—	临床分期 Ⅰ～Ⅲ	CT→S 或 S→CT	20.3	5-y 总:29.4% Ⅰ:46.4% Ⅱ:33.3% Ⅲ:7.7%
Fujimori K	21	59.8	临床分期 Ⅰ～Ⅲ	CT→S	61.9	3-y 总:66.7% Ⅰ～Ⅱ:73.3% ⅢA:42.9%
Karrer K	157	—	临床分期 $T_1N_0M_0$	S→CT	—	4—y Ⅰ:56% Ⅱ:29% Ⅲ:33%
Lucchi M	92	66	病理分期 Ⅰ～Ⅲ	S→CT	18	5-y Ⅰ:47.2% Ⅱ:14.8% Ⅲ:14.4%
Rea F	104	76	病理分期 Ⅰ～Ⅲ	S±辅助或诱导 CT/RT	28	5-y Ⅰ:52.2% Ⅱ:30% Ⅲ:15.3%
Eberhardt W	23	52	临床分期 ⅠB～ⅢB	CT→Sor CT→CRT→S	68	5-y 63%
Lewinski T	35	—	临床分期 Ⅰ～ⅢA	CT→S→CT	18.5	5-y 无病生存率 29%
Rostad H	29	—	临床分期 Ⅰ期	S→CT/RT/CRT	—	5-y Ⅰ:44.9%
Brock MV	81	31.2	病理分期 Ⅰ～Ⅲ	S±辅助或诱导 CT	24	5-y Ⅰ:58% Ⅱ:18% Ⅲ:23%
Tsuchiya R	62	65	病理分期 Ⅰ～ⅢA	S→CT	—	5-y Ⅰ:73% Ⅱ:38% Ⅲ:39%
Granetzny A	64	28.7	临床分期 Ⅰ～Ⅲ	S→CRT	31.3	5-y 43%
Bischof M	39	29	病理分期 Ⅰ～ⅡB	S→CT±RT	47	5-y 49%
Lim E	59	33.6	病理分期 Ⅰ～Ⅲ	S±CT/RT		5-y 52%
Sohreiher D	863	52	病理分期 Ⅰ～Ⅲ	S±CT/RT	28	5-y 总:34.6% $T_{1～2}N_{x～0}$:44.8% $T_{3～4}N_{x～0}$ 或 $T_{1～4}N_{1～2}$:26.3%

注:* S,手术;CT,化疗;RT,放疗;CRT,放化疗;3—y,3 年生存率;4—y,4 年生存率;5—y,5 年生存率

上述随机临床研究的结果支持放化疗成为局限期 SCLC 的标准治疗。但是近年来以放化疗为基础的 LD－SCLS 治疗效果遇到了平台期,中位生存期约为 23 个月,5 年生存率为 12%～17%。近年来多篇回顾性研究的结果提示,外科手术的介入可以提高远期生存率。表 3－5 是 1995 年以来 Pubmed 上可检索到的关于外科手术在 LD－SCLS 中作用的文献。

其中特别要提到的是 Schreiber 等人的研究。他们检索美国国家癌症中心的 SEER 数据库,从 1988—2002 年共有 14179 例无远处转移的 SCLC 患者,其中 836 例接受了手术治疗,手术组的中位生期和 5 年生存率分别为 28 个月和 34.6%,而非手术组为 13 个月和 9.9%(P<0.001)。进一步将淋巴结转移状态分层分析提示,对于 2251 例 N_0 期患者,435 例接受手术切除,1816 例未手术,两组的中位生存期分别为 40 个月和 15 个月(P<0.001);802 例 N_1 期病例,164 例接受手术切除,638 例未手术,两组的中位生存期分别为 29 个月和 14 个月(P<0.001);7974 例 N_2 期病例,187 例接受手术切除,7787 例未手术,两组的中位生存期分别为 19 个月和 12 个月(P<0.001)。所有的结果均有利于手术组。在分析手术方式时提示,肺叶切除、全肺切除、亚肺叶切除的中位生存期分别为 40 个月、20 个月、23 个月。多因素分析表明,肺叶切除在随访的各个时间段均有生存获益(P=0.002)。因为这还是非随机非前瞻性研究,所以 Schreiber 等人认为目前把外科手术作为选择性 LD－SCLS 的标准治疗还为时尚早,但是外科手术在 LD－SCLS 的治疗上有很好的前景,非常有必要通过前瞻性研究来重新评估。目前正在进行的有关 LD－SCLS 包括手术综合治疗的前瞻性多中心临床研究共有 3 项:①Essen 胸部肿瘤学临床研究;②日本胸部肿瘤学临床研究;③德国多中心临床研究。期待上述研究可以给出明确的回答。

Anraku 和 Waddell 在综述总结文献后给出 LD－SCLS 手术理由包括:①周围型结节有可能是类癌或不典型类癌误诊为小细胞肺癌;②病理小细胞肺癌有 11%～25% 同时有非小细胞肺癌成分;③对于 $T_{1\sim2}N_0M_0$ 的病例,手术切除较化疗有更好的局部控制率,同期放化疗加手术局部控制率接近 100%;④对于可手术病例补救手术比二线化疗更为有效;⑤在根治性放化疗后出现的肺部结节,有部分是第二原发癌。

中国医学科学院肿瘤医院胸外科 1996—2006 年间连续 96 例 LD－SCLS 手术加辅助治疗的结果显示,整体的 5 年生存率为 52%,Ⅰ期、Ⅱ期、ⅢA 期的 5 年生存率分别为 69%、54%、28%。这和 Lim 等报道的数据几乎一致。

所以,从上可以看出,对于 LD－SCLS 的外科治疗还没有Ⅰ类循证医学的证据,对于手术适应证、手术治疗的时机还有许多不同意见。NCCN 指南目前建议将 TNM 分期引入 LD－SCLS,推荐对于 $T_{1\sim2}N_0M_0$ 期 SCLC 的治疗方式为手术加术后辅助化疗。上面提到的正在进行中的 3 项临床试验的结果非常值得期待。

(赵立民)

第九节　肺部少见原发恶性肿瘤

少见的肺部原发恶性肿瘤不是一个严谨的肺部肿瘤的分类概念,其内涵和外延有多种不同的理解。主要是指有别于临床上常见的鳞癌、腺癌、大细胞癌、小细胞癌和肺腺鳞癌等类型的少见的肺部原发恶性肿瘤。过去通常把多形性癌、梭形细胞癌、巨细胞癌、癌肉瘤、肺母细胞瘤等归入罕见的肺部原发恶性肿瘤。但是由于其临床表现、治疗和预后与原发性肺癌相似，WHO 于 2004 年出版的《肺部、胸膜、胸腺和心脏肿瘤的病理和遗传学》一书把上述 5 类肿瘤归入肉瘤样癌，属于上皮来源的肺部恶性肿瘤。胸膜肺母细胞瘤则归入间叶来源的肿瘤。少见的肺部原发恶性肿瘤通常包括原发于肺的各种软组织肉瘤、淋巴瘤和黑色素瘤等。

一、肺癌肉瘤

肺癌肉瘤（carcinosarcoma of the lung）是同时包括非小细胞癌成分和肉瘤成分的高度恶性的肿瘤。癌的成分最常见的是鳞癌，占 45%～70%，其次是腺癌，占 20%～31%，然后是大细胞癌，约占 10%。恶性的间质成分通常位于肿瘤的基底部，有些病例癌的成分只表现为局限的一个小病灶。肉瘤成分一般为分化差的梭形细胞，仔细分辨才会有分化提示。最常见的是横纹肌肉瘤，其次是骨肉瘤或软骨肉瘤和同时有骨肉瘤和软骨肉瘤。转移病灶常常包括癌和肉瘤两种成分，有时也可只有一种成分。

肺癌肉瘤非常少见，文献报道占肺原发恶性肿瘤的 0.2%～0.3%。

多见于老年、男性、吸烟者，发病高峰年龄为 60～80 岁，50 岁以上的占 85%。男性多于女性；上叶多于下叶；中央型多于周围型，中央型多见于叶或段支气管，可引起支气管腔阻塞，出现症状较早。周围型病灶早期无症状，诊断时瘤体体积往往较大或累及邻近结构。主要的临床表现为咳嗽、胸痛、气短、痰中带血和阻塞性肺炎的症状等，与肺癌类似。

对于中央型病灶，纤维支气管镜是主要的诊断手段，能使多数患者得到诊断依据；对于周围型病灶影像片常显示边界清楚的病变，部分可以有分叶和毛刺。

肺癌肉瘤的治疗原则与肺癌相似，但是一般认为恶性度高于肺癌，中位生存期为 11～12 个月，2 年生存率为 10%～46%，5 年存活率为 19%。

二、肺母细胞瘤

肺母细胞瘤（pulmonary blastoma）是发生于成人肺内、具有双相分化特性的恶性肿瘤。它含有原始的上皮成分，类似于高分化胎儿性腺癌，同时含有原始的间叶基质成分，有时偶尔含有灶性的、分化成熟的骨肉瘤、软骨肉瘤或横纹肌肉瘤成分。表现为包裹在肉瘤样胚胎性间质内的在胎儿细支气管组织的恶性的管状腺体。对于肺母细胞瘤的组织来源还不清楚，有学者认为其来自中胚层或内胚层，也有学者认为其来自多能干细胞，组织形态类似于 3 个月的胎肺，细胞向上皮和间叶双相分化。上皮成分有时可去分化，类似胚胎肝和卵黄囊细胞，产生甲胎蛋白（AFP），有的含有神经内分泌颗粒，出现异位分泌的激素。临床上，肺母细胞瘤以女性多见，多数患者有吸烟史，平均发病年龄为 43 岁，40% 的肺母细胞瘤无症状，个别患者病程长达 6 年。周围型多于肺门型，临床症状与肺癌无明显差别。

肺母细胞瘤治疗手段是手术切除，但预后不如同期别的非小细胞肺癌。尽管诊断时有半数病变属于早期，但是肺母细胞瘤的 5 年生存率只有约 20%，辅助化疗或放疗目前认为并不能改善预后。

三、胸膜肺母细胞瘤

胸膜肺母细胞瘤（pleuropulmonary blastoma，PPB）是一种罕见的恶性肿瘤，以儿童多见，平均发病年龄约为 6 岁。有文献认为 10 岁以下的占 90%，最大发病年龄不超过 12 岁，但是也有成人发病的报道。过去有文献将本病归入肺母细胞瘤的儿童型。1999 年 WHO 在肺肿瘤分类中首次采用这一命名，2004 年 WHO 继续采用这一名称，将其归入肺间叶来源的肿瘤，而肺母细胞瘤则属于肉瘤样癌,为上皮来源的肿瘤。胸膜肺母细胞瘤可进一步分为 3 型:第一型为纯囊肿型,以多发囊肿为特点,内衬呼吸上皮,上皮下为小的原始的恶性细胞,伴或不伴横纹肌母细胞样分化。第二型为多囊伴有实性结节,可以表现为囊壁间隔基质间片状的小的没有明显分化的原始细胞或胚胎横纹肌肉瘤或灶状梭形细胞肉瘤的过度生长,进而形成半实性或实性结节;也可表现为大体上的实性肿物,合并显微镜下第一型的囊肿病灶。第三型为实性肿物。二型和三型的实性区域常常混有母细胞瘤样和肉瘤样病变的特征。恶性小结节可有软骨样形态,可有间变和多形细胞团,也可有类纤维肉瘤和横纹肌肉瘤样区域,还可见被疏松排列的短梭形细胞分割成岛状的母细胞瘤样病灶。肿瘤内所含的呼吸上皮不伴有肿瘤样变。

胸膜肺母细胞瘤临床上常表现为呼吸困难,可伴有气胸和发热,肿瘤可以为大块状。手术切除是本病的主要治疗手段,对于二型和三型通常需要术后辅助化疗。最近有资料提示,对于一型术后辅助化疗可以降低复发风险。一型切除后的 5 年生存率可达 80%～90%,而二型和三型则不到 50%。

四、肺原发性肉瘤

肺原发性肉瘤是一种来源于肺间叶组织的少见的恶性肿瘤,国外报道占肺原发恶性肿瘤的 0.1%～0.3%,国内报道占 0.7%～3.6%。临床上相对常见的是恶性纤维组织细胞瘤、滑膜肉瘤、纤维肉瘤和平滑肌肉瘤,横纹肌肉瘤、肺血管源性肉瘤或脂肪肉瘤则更为少见。过去把不能归类的间叶来源的肿瘤归入恶性纤维组织细胞瘤,但是随着认识的不断深入,许多被诊断为纤维肉瘤等,所以临床上恶性纤维组织细胞瘤的发病率有减少的趋势。肺滑膜肉瘤和其他部位的滑膜肉瘤一样,是一种可有不同程度上皮分化的间叶来源肿瘤,所以显微镜下通常可分为双相和单相两个亚型。肺的滑膜肉瘤以由单一梭形细胞成分组成的单相型占多数。由于肺部间叶来源的肉瘤更多见于身体其他部位,所以在诊断肺原发性肉瘤时要排除转移瘤的可能。

肺原发性肉瘤好发于 40～60 岁,以男性多见,各肺叶发生率无差异。一般为单发,周围型多见,有报道周围型占 77.8%,肿瘤呈膨胀性生长为主,早期症状隐匿,常可长成大块状,中央可有坏死和钙化。诊断上主要依靠病理诊断和免疫组合分型。

手术切除为肺原发性肉瘤的首选治疗,完全切除的生存率明显高于放疗和未治疗者,手术切除的完全性是影响预后最重要的因素。对于手术范围,多数主张肺叶切除,对于老人或低肺功能者,可以考虑肺段切除或局部切除。术前化疗和(或)放疗目前没有太多经验,对于无法切除或姑息切除者可考虑放疗和(或)化疗。

肺原发性肉瘤的预后多数认为较肺癌为差。预后与肿瘤的分期、大小、类型以及切除的完整性等因素有关。肿瘤大于 5cm 者预后明显不佳;恶性纤维组织细胞瘤预后相对较差。

五、肺原发性淋巴瘤

肺原发性淋巴瘤是非常少见的恶性肿瘤,约占肺部原发恶性肿瘤的 0.5%,占淋巴结外淋巴瘤的 3.6%,占全部淋巴瘤的 0.4%。70%～90% 的肺原发性淋巴瘤为黏膜相关的淋巴组织样肺边缘带 B 细胞淋巴瘤[Pulmonary marginal B—cell lymphoma of mucosa—associated lymphoid tissure(MALT)]。好发年龄为 50～70 岁,男性稍多见。支气管的 MALT 组织现认为并非正常的支气管组织,而是机体对炎症刺激或自身免疫反应产生的淋巴组织。显微镜下肿瘤有小 B 细胞、单核细胞样细胞,可以有小淋巴细胞,散在有免疫母细胞等,部分可以有浆细胞分化。浸润发生在反应性增生 B 细胞滤泡的边缘带。肿瘤细胞通常浸润细支气管黏膜。

弥漫大 B 细胞性非霍奇金淋巴瘤(DLBCL)占肺原发性淋巴瘤的 5%～20%,过去曾称为高度恶性的 MALT 淋巴瘤。好发年龄与边缘带 MALT 淋巴瘤相似,性别间无明显差异。显微镜下表现为弥漫增生的大的肿瘤性 B 淋巴细胞样细胞,细胞核大于或等于巨噬细胞的细胞核或大于正常淋巴细胞核的 2 倍。

临床上肺原发性淋巴瘤的诊断还以 Cordier 等的标准为依据:①有明确的病理组织学诊断;②病变局限于肺,可以伴有或不伴有肺门和纵隔的淋巴结受累;③确诊后 3 个月内未发现肺和支气管外组织或器官的淋巴瘤。

根据 Ferraro 等的淋巴结外淋巴瘤的分期,肺原发性淋巴瘤的分期为:① I E 期:病变累及单侧或双侧的肺或支气管;② II 1E 期:累及肺和肺门淋巴结;③ II 2E 期:累及肺和纵隔淋巴结;④ II 2E W 期:累及肺和邻近的胸壁或膈肌;⑤ III E 期:累及肺和胸廓外淋巴结;⑥ IV 期:广泛累及肺和其他组织或器官。

肺原发性淋巴瘤的临床表现通常与肺癌相似,起病较隐匿,病史较长。以刺激性咳嗽最常见,可以有发热、咯血、胸闷等。影像学表现为肺野中单发或多发的结节或团块影,部分表现为实变影,可以有通气支气管征,类似肺泡细胞癌或慢性肺炎改变。极少数病变可通过支气管镜观察到肿瘤,所以治疗前确诊较困难。

对于 MALT 淋巴瘤,手术切除可以获得较好的预后,对于双侧性或不能切除的单侧性病变,则按照通常淋巴瘤的治疗原则治疗,对于无症状的老年人可以选择观察随诊。通常本病预后良好,5 年生存率可达 84%～95%。有一小部分患者可进展为弥漫大 B 细胞性淋巴瘤。对于较局限的弥漫大 B 细胞性淋巴瘤,许多患者也做了手术切除,但是需要进行与治疗其他部位弥漫大 B 细胞性淋巴瘤相同的联合化疗,其 5 年生存率为 0%～60%。

(赵立民)

第十节　肺部良性肿瘤

肺部良性肿瘤相对少见,占肺部肿瘤的 8%～10%,文献报道最低为 1%,最高为 17%。有文献报道其占切除的肺部肿瘤的比例不足 1%。虽然发病率低,却包括了一大组起源复杂、分类方法各有不同的肿瘤。肺部良性肿瘤包括真性肿瘤和瘤样病变,可发生在支气管和肺实质的任何部位(表 3－6)。

表 3-6 肺部良性肿瘤与瘤样病变的分类

1. 上皮源性良性肿瘤
(1)支气管乳头状瘤
(2)支气管与肺内腺瘤：支气管腺瘤、肺多形性腺瘤、黏蛋白囊腺瘤、Clara 细胞
腺瘤(Ⅱ型肺泡乳头状腺瘤)、肺泡细胞腺瘤
2. 间叶源性良性肿瘤
(1)肺错构瘤
(2)肺炎症性肌纤维母细胞肿瘤
(3)肺硬化性血管瘤
(4)肺平滑肌瘤
(5)肺血管瘤
(6)肺脂肪瘤
(7)肺良性支气管内纤维组织细胞瘤
(8)肺内软骨瘤
(9)肺内纤维瘤
(10)淋巴管病变
3. 其他肿瘤
(1)肺颗粒细胞肌母细胞瘤
(2)肺透明细胞瘤(糖瘤)
(3)肺副神经节瘤(化学感受器瘤)
(4)肺畸胎瘤
(5)原发性肺胸腺瘤
(6)肺结节样淀粉样变性
(7)肺透明肉芽肿
(8)其他更为少见肿瘤
4. 多发性肿瘤
(1)肺内良性转移性平滑肌瘤
(2)肺淋巴管平滑肌瘤病
(3)血管网织细胞瘤
(4)囊性纤维组织细胞瘤(间充质囊性错构瘤)

肺部良性肿瘤虽然多样，但是有许多共同特点。多数肿瘤无临床症状，常常在胸部健康体检或因其他原因行胸部影像学检查时偶然发现。肿瘤通常为周围型孤立性病灶，边缘光滑，呈类圆形，结节状者可以有浅分叶。肺部良性肿瘤的确诊主要根据病理学检查。手术治疗是肺部良性肿瘤的主要治疗手段，术式上常常采用局部切除或肿瘤剔除术，以尽可能保留肺功能。胸腔镜微创外科是近年来的首选术式。肺部良性肿瘤手术完全切除术后一般预后良好，极少数肿瘤有复发甚至转移，显示了其潜在的恶性。临床常见的肺部良性肿瘤为肺错构瘤、肺炎症性肌纤维母细胞肿瘤、肺硬化性血管瘤。

一、肺错构瘤

(一)临床特点

肺错构瘤(pulmonary hamartoma)人群发病率为 0.25%，是最常见的肺部良性肿瘤，占肺内球形孤立性病灶的 4%~8%。肺错构瘤可以包括多种间叶成分，典型的病理表现为病灶中常包含呼吸上皮。间叶成分包括软骨、脂肪组织、结缔组织、平滑肌组织等。常见的是以软骨为主要成分。

肺错构瘤分为腔内型和肺内型，发生在支气管腔内的腔内型约占 10%。以孤立性病灶为主，偶见多发性。

临床上通常表现为无症状的单发的肺周边的结节，一般直径＜4cm。肿瘤多发生于 40 岁以上中年人，其中以 60～70 岁居多，男性较女性发病率高 2～4 倍。该瘤生长缓慢，Hansen（1992 年）等报告平均每年瘤体增大(3.2±2.6)mm。腔内型者可有相应的阻塞改变症状。

（二）病理学特点

肺错构瘤病理，肉眼呈分叶状，白色或灰白色肿块，质地硬，与周围的肺组织界限较明显。肺内型主要由呈岛状分布的成熟软骨组成。光镜下通常主要为成熟的软骨组织，周围被成带状的脂肪、平滑肌、血管和黏液样纤维结缔组织等间叶组织包绕，在间叶组织的不规则裂隙间可见呼吸上皮。软骨可发生钙化，有时可在成熟软骨细胞灶的中央见到骨化。腔内型的肺错构瘤脂肪组织可呈主要成分，包含的呼吸上皮通常变浅或缺如。位于呼吸道内的肿瘤基底较宽。

软骨瘤样错构瘤的病理诊断主要依据其间包含的间叶成分，而免疫组化或电镜分析帮助不大。

（三）诊断与鉴别诊断

结合影像和临床特点，肺错构瘤的诊断并不困难。通常表现为类圆形浅分叶状的边缘光滑的阴影，无毛刺或卫星病灶，大小 1～4cm。10%～30% 的病灶内可见钙化。"典型的为爆玉米花样"钙化。在 CT 扫描时发现瘤内脂肪密度对肺错构瘤的诊断具有更重要的价值。在病理上，肺错构瘤有别于软骨瘤等其他良性间叶来源肿瘤，在于其包含两种以上的间叶组织成分。

（四）治疗与预后

肺错构瘤应行手术治疗，肿瘤剜除术或肺楔形切除术是常用的手术方式，现多采用微创手术。腔内型错构瘤可切开支气管壁行肿瘤摘除术，但是更常用的是支气管袖状切除术和肺叶切除术。

肺错构瘤切除后大多可获治愈，复发或肉瘤样变极罕见。

二、炎症性肌纤维母细胞肿瘤

（一）临床特点

肺炎症性肌纤维母细胞肿瘤(IMT)是一种特殊类型的病变，由肌纤维母细胞性梭形细胞和浆细胞、淋巴细胞及嗜酸性粒细胞等炎症细胞构成。最初部分病理学家从形态认为其可能是一种恶性肿瘤。1954 年 Umiker 通过系列临床病理研究提出了肺部的这种梭形细胞病变是炎症后增生形成的肿瘤样改变。其后炎性假瘤的名称被临床广泛接受。但是随着病例数的不断积累，人们发现身体的其他部位均可发现类似的病变，而且肺外的炎症性肌纤维母细胞肿瘤约有 25% 的复发率，部分病灶呈浸润性生长。所以目前临床上较一致认为其是一种真性肿瘤。炎症性肌纤维母细胞肿瘤由 Pettinato 等于 1990 年命名。WHO 于 1994 年正式将炎症性肌纤维母细胞肿瘤作为真性纳入软组织肿瘤分类中。炎症性肌纤维母细胞肿瘤以往有许多不同的名称，包括炎性假瘤、浆细胞肉芽肿、炎症性肌纤维母细胞增生、纤维组织细胞瘤、纤维黄色瘤、假肉瘤性肌纤维母细胞肿瘤、气管支气管树的侵袭性纤维性肿瘤。

炎症性肌纤维母细胞肿瘤以儿童及青年多见，多数发生在小于 40 岁的个体，但患者年龄范围可为整个成人期，是儿童最常见的支气管内间叶性病变。性别分布均等。炎症性肌纤维母细胞肿瘤主要见于肺部，也见于肺外各处软组织、头颈、上呼吸道、内脏、泌尿生殖道、躯干及四肢等。

IMT 生长方式的差异决定了临床表现的多样性。总结起来大致可分为三类。第一类表现为周围性结节。此类患者通常无特异的症状，结节生长缓慢。胸片显示孤立的肿块，80%边界不清。CT 显示不同密度影像，提示不同组织类型混合存在。强化 CT 还显示不同类型的静脉造影剂增强，包括无增强、非单一性增强及外周性增强。较大病变常显示中心区坏死。还可出现钙化。第二类是中心型病灶，患者通常有咳嗽、咯血，如果有阻塞性肺炎和肺不张，还可以有发热、气短等相对明确的症状。通常纤维支气管镜可以直接观察到肿瘤。第三类是呈浸润性生长的肿物，可呈大块状，有文献报告快速进展，并有转移。临床症状通常包括肿瘤压迫和浸润相关的表现，容易误诊为恶性纵隔肿瘤或肺癌。

（二）病理学特点

1. 大体所见　单个圆形质韧肿块，有不等量的黄灰色区，反映了组织细胞成分的多少。大小 1～36cm，平均 3cm。病变无包膜，5%～10%的患者局部肺门软组织或胸壁有浸润。偶见砂粒样钙化，空洞罕见。

2. 镜下所见　主要由梭形肌纤维母细胞、成纤维细胞和炎症细胞构成。梭形细胞呈束状、席纹状排列，细胞异型性不明显，核分裂象不常见。淋巴细胞、浆细胞和组织细胞浸润，与梭形细胞混合并可遮盖肿瘤性细胞。浆细胞可能占主要成分，常伴有淋巴滤泡。

3. 免疫组化特点　梭形细胞表达 SMA 和 Vimentin。少数病例 Desmin 阳性。约 1/3 局灶性角蛋白阳性，ALK 约 40%阳性。myogenin、CD117、肌球蛋白和 S−100 阴性。

（三）诊断与鉴别诊断

由于周围型 IMT 在临床表现及影像学上缺乏特异性表现，诊断上要与肺癌相鉴别。Kakitsubata Y 等认为，周围型 IMT 从影像特点上很难和肺部的其他病变相鉴别，他认为穿刺活检是非常必要的。对于中心型 IMT，纤维支气管镜能够直接观察，活检诊断相对容易。对于浸润性生长型 IMT，临床上非常容易误诊，活检显得尤为重要。对于 IMT 的最终确诊，有赖于病理切片分析和免疫组化研究。肺 IMT 的诊断除根据前述组织学特点外，需要与多种梭形细胞肿瘤鉴别。炎症性恶性纤维组织细胞瘤：多发生于成人，最常累及四肢、腹膜后、躯干。核异型性明显，可有坏死和核分裂。平滑肌肉瘤：肺原发少见，多见于成人。瘤细胞呈长的束状排列，核常呈雪茄样。结外滤泡树突状细胞肉瘤：瘤细胞表达 CD21、CD23、CD35，actin 和 desmin 阴性。EBER 原位杂交多呈阳性。纤维瘤病：常多发，好发于皮肤，由分化好的成纤维细胞构成，增生细胞之间有数量不等的胶原纤维，细胞成分少，炎症细胞不明显。

（四）治疗与预后

手术切除是目前肺炎症性肌纤维母细胞肿瘤主要的治疗手段。大多数病例完全切除预后很好，部分病例可能显示肺外侵袭、复发或转移。复发通常发生在不完全切除的病例。局部浸润、血管侵犯、细胞成分增加、高的核分裂率（>3 个/50HPF）者可能具有更强的侵袭性和坏死可能，与预后有关。局部复发率多数报道约为 25%，复发间隔时间为数月至最长 9 年，复发一至数次。同时也有学者报道本病比较特殊的病程和治疗。Checrallah A 等报告 1 例 65 岁患者，双肺多发病灶，穿刺病理诊断 IMT，虽然病灶起初进展较快，但是很快未经治疗而自行完全缓解。Kim 等曾采用经气管镜摘除肿物，术后无复发。

三、肺硬化性血管瘤

（一）临床特点

肺硬化性血管瘤（plumonary sclerosing hemangioma，PSH）为一少见的肺部良性肿瘤。尽管已有很多 PSH 的形态描述，但迄今为止，它的组织发生起源仍存在争议，主要存在内皮、间皮、肺泡上皮、神经内分泌细胞等学说。目前研究表明，PSH 是来源于原始肺上皮的一种良性上皮性肿瘤，是一种可以发生转移的良性肿瘤，而不是非特异性炎症反应引起的瘤.样增生。组织学形态上分为 4 种类型，即实体型、乳头型、硬化型和血管瘤型。

肺硬化性血管瘤好发于女性，多数患者为中年女性。Katzenstein 报告的 51 例，84％的患者为女性。80％无症状，可发生咳嗽和胸痛，临床常见症状为咳嗽、痰中带血、胸痛，此外可有咳痰、低热等。少数患者可有反复肺部感染表现。

（二）病理特点

1.大体所见　包括：界限清楚的肺实质内肿物，无包膜或有假包膜，实性，质软或韧，灰黄色、灰褐色，有散在红棕色出血区，偶有囊性变和钙化。

2.镜下所见　光镜下肿瘤由两类细胞组成，包括圆形的间质细胞和表面细胞。圆形细胞小，细胞界限清楚，胞质嗜酸。胞核圆或椭圆，位于中心，无明显异型性。染色质细，核仁不突出，核分裂少（<1 个/10HPF）。表面细胞呈立方形，表现出细支气管肺泡上皮和活跃的 n 型肺泡细胞的形态，可有分叶核，或者透明、空泡和泡沫状胞质，以及核内包涵体。两型细胞局灶都可有明显异型核的细胞。瘤体主要成分为 4 种基本结构：乳头瘤样区、实性区、血管瘤样区和硬化区。瘤细胞之间伴有散在肥大细胞。瘤内某些区域小血管明显增生，管壁透明变性或硬化，呈大小蜂窝状空隙团块。某些区域呈局灶性纤维化区、大小不等、不同程度玻璃样变。瘤组织内很少有炎症细胞浸润，有局灶性出血区。见含铁血黄素沉着。

3.免疫组化染色　圆形细胞表达 TTF－1 和 EMA，但不表达广谱 CK。表面细胞表达 TTF－1、EMA、SP－A 和广谱 CK。

（三）诊断与鉴别诊断

影像检查为肺硬化性血管瘤的主要诊断依据，最终诊断需要病理证实。胸片表现为圆形、卵圆形、边界清楚的肿物或结节，如用笔勾画，大多数无分叶及毛刺。部分病变边缘不规则斑片影，胸部 CT 扫描提示密度不均的肿物，高密度区为瘤体内血凝块充填的海绵状血管瘤区，等密度为瘤体内的实体部分，低密度区为瘤体内充满黄色液体的囊性区，囊变的发生率≥20％。部分肿块有分叶状，内可见小钙化点，钙化约 41％。"空气新月形征"：薄层扫描的纵隔窗可见形态不规则的高、低两种密度区，彼此间界线清晰，称为"空气新月形征"。贴边血管征：边缘明显强化的点状血管断面。尾征：多位于靠近肺门一侧。肺动脉为主征：患侧肺动脉增粗。

典型的肺硬化性血管瘤在临床上与肺癌容易鉴别。还需要与肺错构瘤和巨大淋巴结增生等鉴别。

（四）治疗与预后

手术切除是目前治疗肺硬化性血管瘤的主要治疗方法。局部切除是首选的术式。对多发病灶存在微小病变者或瘤体靠近肺门或病灶深在者，也可行肺叶切除术。一般为良性，有淋巴结转移、胸膜转移或局部复发的报道，但目前认为并不影响预后，局部复发再次手术仍能取得良好的效果。

（赵立民）

第四章　食管肿瘤

第一节　食管癌的诊断与鉴别诊断

一、临床表现

早期食管癌的症状往往不明显,易被患者忽略,这也是早期食管癌较难发现的主要原因。早期症状主要有:胸骨后不适、吞咽时轻度哽噎感、异物感、闷胀感、烧灼感、食管腔内轻度疼痛、或进食后食物停滞感等。上述症状可间断或反复出现,也可持续长达数年。

进展期食管癌因肿瘤生长浸润造成管腔狭窄而出现食管癌的典型症状,可表现为:①进行性吞咽困难;②胸骨后疼痛;③呕吐;④贫血、体重下降。

晚期食管癌的症状与肿瘤压迫、浸润周围组织器官或远处转移有关。①压迫气管可引起刺激性咳嗽和呼吸困难,发生食管气管瘘时可出现进食呛咳、发热、脓臭痰等,产生肺炎或肺脓肿;②侵犯喉返神经可引起声音嘶哑;③侵犯膈神经可致膈神经麻痹,产生呼吸困难和膈肌反常运动;④肿瘤溃破或侵犯大血管可引起纵隔感染和致命性的大呕血;⑤肿瘤远处转移可引起肝肿大、黄疸、腹块、腹腔积液、骨骼疼痛、皮下结节等表现;⑥恶病质,表现为极度消瘦和衰竭。

二、诊断方法

(一)实验室检查

1. 血液生化检查　目前尚无针对食管癌的特异性血液生化检查。食管癌患者若出现血液碱性磷酸酶、谷草转氨酶、乳酸脱氢酶或胆红素升高需考虑肝转移;血液碱性磷酸酶或血钙升高需考虑骨转移。

2. 血清肿瘤标志物检查　血清癌胚抗原(carcinoembryonic antigen,CEA)、鳞癌相关抗原(squamous cell carcinoma related antigen,SCC)、组织多肽抗原(tissue polypeptide antigen,TPA)、细胞角质素片段19(cytokeratin fragment,cyfra21-1)等,可用于食管癌的辅助诊断、疗效检测,但尚不能用于食管癌的早期诊断。

(二)辅助检查

1. 影像学检查

(1)食管造影检查:食管、胃钡餐造影X线透视或摄片检查是诊断食管癌和胃食管交界部肿瘤最常用的方法,病变部位的黏膜改变是观察的重点,可以确定癌灶的部位和长度。早期食管癌常见的X线征象:①黏膜皱褶虚线状中断、迂曲、增粗或排列紊乱;②小溃疡龛影;③小充盈缺损;④局限性管壁僵硬或钡剂滞留。中晚期食管癌的X线表现较为典型:①管腔不规则改变伴充盈缺损,黏膜皱襞消失、中断、排列紊乱与破坏;②食管壁僵硬、管腔狭窄;③溃疡龛影;④病变段食管周围软组织块影;⑤巨大充盈缺损和管腔增宽;⑥病变段以上食管扩张。气钡双重造影对比检查对发现早期细小病变较为敏感(Ueyama等,1998),并有助于提高食管胃连接部腺癌的诊断准确率。当肿瘤浸润至食管外组织时,X线钡剂造影可见食管纵轴的改变。正常情况下食管仅在主动脉弓水平和左主支气管水平有 2 个主要的压迹,其他食管成光滑的直线。Akiyama(1994)发现若肿瘤侵犯食管外膜,74%可表现为食管扭曲、成角或其他异常,这一征象较以往单凭肿瘤长度判断能否切除更具临床价值。

(2)CT 检查:颈、胸、腹部增强 CT 应作为食管癌术前的常规检查,主要用于食管癌临床分期、可切除性评价、手术径路的选择和术后随诊。在评价肿瘤局部生长情况、显示肿瘤外侵范围及其与邻近结构的关系和纵隔或腹腔淋巴结转移上具有优越性,但对于病变局限于黏膜的早期食管癌诊断价值不高。CT 能提供的有意义的影像包括:①气管、支气管受侵:表现为气管或左主支气管与食管之间的脂肪层消失,支气管受挤移位,其后壁受压凸向管腔呈不规则状;②食管旁、贲门旁或胃左动脉腹腔动脉旁淋巴结转移:肿大淋巴结直径≥1cm 或短径/长径≥0.5;③心包或主动脉可疑受侵:食管病变与心包及主动脉间脂肪间隙消失,食管病变包绕主动脉圆周角度大于 90°;④肺内或肝转移:肺内出现结节影或肝内出现边缘强化的低密度区。CT 在判断肝、肺等远处转移方面较 B 超、胸部平片更为准确,准确率约为 63%,敏感度为 46%,特异性为 73%。其判断食管癌 T 分期的准确率较低,敏感度仅为 0~67%,特异性为 71%~100%,将近 40%的患者术前 T 分期被低估,俯卧位行 CT 检查可相对提高准确率。CT 判断 N 分期的准确率低于内镜超声,评判胸部淋巴结转移的敏感度仅 27%,特异性 74%,阳性预测值 15%;评判腹部淋巴结转移的敏感度 24%,特异性 94%,阳性预测为 71%。仅当管腔狭窄明显以至内镜无法通过时,CT 才能显示一定的优越性(Lowe 等,2005;Kato 等,2005;Sihvo 等,2004;Wakelin 等,2002)。

(3)超声检查:可用于发现腹部重要器官及腹腔淋巴结有无转移,也用于颈深部淋巴结的检查。必要时可结合超声定位下淋巴结穿刺获取细胞学或组织学诊断。

(4)MRI:可在冠状面和矢状面成像,因此在判断肿瘤长度方面有一定价值,可为放疗定位提供信息,还可用于明确肿瘤和气管隆突、左肺动脉及降主动脉的关系(Wu 等,2003)。由于心脏大血管搏动和呼吸运动容易产生伪影而影响对食管的观察,MRI 一般不作为食管病变的首选或常规检查。

(5)PET-CT:在评价食管癌远处转移、发现早期食管癌和评估放化疗的效果方面优于普通 CT。PET-CT 对于 N 分期的准确率可达 90%,敏感性 96%,特异性 81%;M 分期的准确率为 84%,敏感性 78%,特异性 93%(Kato 等,2002)。食管癌患者接受放化疗的 14 天内,18F-FDG 的摄取值减少 35%以上者往往提示治疗有效,其敏感性为 93%,特异性为 95%(Benz,2009)。当新辅助治疗后 SUV 值降低超过 60%时,2 年生存率可达 68%,否则 2 年生存率仅为 38%(Bidaut,2004)。在评价肿瘤可切除性方面,CT 的准确率为 65%,PET 为 88%,两者联合应用可达 92%。与超声内镜下的细针穿刺相比,PET-CT 对于新辅助治疗后的淋巴结的再次评估更为准确(Cerfolio 等,2009)。目前,关于 PET-CT 在食管癌诊断中的应用,多数数据来自西方国家以腺癌为主的病例报道,对以鳞癌为主的病例尚缺乏系统研究。因此,有条件的三级医院可开展 MRI 和 PET-CT 检查,并纳入相应的临床研究。

2.细胞、组织病理学检查

(1)食管拉网细胞学检查:可作为高发区大面积普查监测的首选方法,阳性病例仍需接受纤维食管镜检查进一步定性和定位。对食管癌出血或有出血倾向,或伴有食管静脉曲张者应禁忌此项检查;对食管癌有深溃疡、放射治疗后、全身状况衰弱、严重高血压或心脏病以及晚期妊娠者则应慎行。狭窄梗阻严重,不能通过脱落细胞采集器的患者不宜此项检查。该方法在我国应用至今已有 40 余年,但其敏感性较内镜筛查低 50%,且患者的依从性较差,故近年来已逐渐弃用,改用内镜筛查高危人群。

(2)纤维胃(食管)镜检查:是食管癌诊断中常规且必不可少的,现已逐渐成为具有吞咽困难症状患者的首选检查手段,其与 CT 检查相结合是诊断食管癌较为理想的方法,对于食管癌的定性定位诊断和手术方案的选择有重要作用。纤维胃镜可在直视下观察腔内肿瘤大小、解剖定位并获取必要的病理诊断,而且,术中需要代替食管的重要脏器—胃的可用性也需要内镜评估。早期食管癌镜下所见包括:①局限性黏膜糜烂;②黏膜粗糙呈小颗粒感;③边界不清的局部黏膜充血;④小结节;⑤小溃疡;⑥小斑块。90％的肿瘤可被胃镜发现,一些上消化道钡餐检查漏诊的微小病变也可被胃镜检出。通过胃镜下行局部 Lugol's 碘化液染色可进一步提高胃镜的阳性检出率。中晚期食管癌的内镜下所见比较明确且容易辨认,主要表现为结节状或菜花样肿物,黏膜充血水肿、糜烂或苍白僵硬,触之易出血,可见溃疡,部分有不同程度的管腔狭窄。活检时应该避开坏死组织,从肿瘤边缘提取活检组织,从而提高诊断率。目前建议通过内镜来早期诊断、治疗和随访食管癌,而不再只是建议对食管脱落细胞学检查阳性、X 线检查阴性或难于肯定诊断的早期食管癌病例作食管镜检查。

(3)食管内镜超声(endoscopic ultrasound,EUS):是评价食管癌临床分期最重要的检查手段,对 T 和 N 分期的准确性优于 CT 检查,有条件的医院应积极开展。EUS 将食管壁分为黏膜层、黏膜肌层、黏膜下层、肌层和外膜,在准确判断食管癌外侵程度方面有其优势(Choi,2010)。一项 Meta 分析综合了 49 项研究提示 EUS 判断 T 分期 T_1 的敏感性为 81.6％,特异性达 99.4％,T_4 的敏感性为 92.4％,特异性达 97.4％(Puli,2008);EUS 引导下细针穿刺(fine needle aspiration,FNA)淋巴结活检可进一步提高 N 分期的准确率,灵敏度为 92％,特异性为 93％(Vazquez 等,2004)。内镜超声在评估腹腔淋巴结是否转移方面也具有优势,准确率达 95％,敏感度为 83％,特异性为 98％,阳性预测值为 91％,阴性预测值为 97％(Catalano 等,1999)。此外,内镜超声在判断食管癌的化疗效果及吻合口或食管床复发方面亦有价值。

(4)色素内镜:主要用于高发区高危人群食管癌的筛查,可进一步提高食管镜的阳性检出率,有碘染色法、亚甲蓝染色法。碘染色内镜诊断早期食管癌和(或)食管不典型增生的敏感性为 89.8％～100％。有条件单位在常规食管镜检查时可以试行食管黏膜碘染色＋内镜活检以发现除明显中晚期病变之外的早期食管黏膜癌变灶,以减少术后复发概率。

(5)支气管镜检查:对于癌变位于隆突以上的食管癌拟手术病例,应行支气管镜检查以明确气管、支气管有无受侵。如未侵透膜部支气管镜检查可以表现为假阴性,食管超声内镜判断膜部是否受侵可能更准确。

(6)锁骨上淋巴结活检:如锁骨上或颈部淋巴结肿大,可行穿刺或切取活检,以确定有无转移。

(7)胸腔镜、腹腔镜和纵隔镜检查:目前许多学者认为胸腔镜、腹腔镜和纵隔镜是评估食管癌分期的有效方法,与无创伤性检查比较,可以更加准确的判断食管癌局部侵犯、淋巴结以及远处转移情况。腹腔镜检查是判断食管癌腹腔转移的有效方法,其敏感性可达 96％。除此之外,胸腔镜和腹腔镜还可以用来判断进展型食管癌患者新辅助治疗的效果。

3. 影像技术的联合

前述检查方法各有利弊,将两项甚至多项联合运用以期互补,有助于外科医生更全面的诊断,包括病理诊断,术前分期以及判断肿瘤的可切除性。EUS 联合 CT 可以对食管癌治疗前分期进行较完整评估,以利外科医师的判断,且 EUS 与 CT 的检查费用低于 PET,所以

EUS 联合 CT 检查不失为一个较经济且准确率高的综合互补检查方法(Noble 等和 Williams 等,2009)。EUS 联合 PET—CT 检查,综合了目前对局部病灶、区域淋巴结、远处转移诊断的解剖成像及分子影像最先进的方法,理论上是食管癌分期诊断最准确的。EUS 在临床 T 分期及对肿瘤局部淋巴结转移的判断上优于 PET—CT,PET—CT 在对食管癌的远处转移判断上有优势(Walker 等,2010)。然该联合检查费用昂贵,限制了临床的广泛运用。

三、食管分段和食管癌分类

(一)食管的分段

2009 年第 7 版食管癌 TNM 分期法将食管的分段定义如下:①颈段食管:上自下咽,下达胸廓入口即胸骨上切迹水平。周围毗邻气管、颈血管鞘和脊椎。内镜下测量距上切牙 15～20cm;②胸上段食管:上起胸廓入口,下至奇静脉弓下缘(即肺门水平之上)。其前面毗邻气管、主动脉弓的三个分支及头臂静脉,后面毗邻脊椎。内镜下测量距上切牙 20～25cm;③胸中段食管:上起奇静脉弓下缘,下至下肺静脉下缘(即肺门水平之间)。其前方夹在两肺门之间,左侧与胸降主动脉为邻,后方毗邻脊椎,右侧游离直接与胸膜相贴。内镜下测量距上切牙 25～30cm;④胸下段食管:上起下肺静脉下缘,下至食管交界处。内镜下测量距上切牙 30～40cm。

为了便于将起源于远端食管和贲门部的肿瘤进行分类,国际抗癌联盟(UICC)作出明确规定:凡肿瘤中心位于食管下段、食管胃交界处或胃近端 5cm 内但已侵犯食管下段或食管胃交界处,则分类为食管癌;胃近端 5cm 内发生的腺癌但未侵犯食管胃交界处者分类为胃癌。

(二)食管癌的大体分型和病理分类

食管癌的发展过程中,形态学有明显的改变,根据原发肿瘤大体标本的外观形态,可将食管癌分为早期和晚期两大类。早期食管癌:包括隐匿型、糜烂型、斑块型和乳头型。晚期食管癌:包括髓质型、蕈伞型、溃疡型、缩窄型和腔内型。

食管肿瘤的组织学分类:根据 2000 年 WHO 的组织学分类,食管恶性肿瘤包括:食管上皮来源的癌与非上皮组织来源的肉瘤两大类(详见下述)。食管癌高发区鳞癌最常见,我国和日本高达 95%以上;食管癌非高发区腺癌最常见,如北美洲和许多西欧国家,20 世纪 70 年代鳞癌占 70%左右,目前腺癌占 50%以上。

癌

鳞状细胞癌

疣状(鳞状细胞)癌

基底鳞状细胞癌

梭状细胞(鳞状细胞)癌

腺癌

腺鳞癌

黏液表皮样癌

腺样囊性癌

小细胞癌

未分化癌

类癌

非上皮性恶性肿瘤

平滑肌肉瘤

横纹肌肉瘤

恶性黑色素瘤

卡波济肉瘤

其他肿瘤

四、诊断和鉴别诊断

（一）低级别诊断

根据患者的临床症状和体征，影像学检查符合下列之一即可作为临床诊断：

1. 食管造影发现食管黏膜局限性增粗、局部管壁僵硬、充盈缺损或龛影等表现。

2. 胸部 CT 检查发现食管管壁的环形增厚或不规则增厚。

临床诊断食管癌病例必须经组织病理学检查确诊。仅有临床诊断而未经病理学检查确诊者不宜做放化疗，也不提倡进行试验性放化疗。

（二）高级别诊断

根据临床症状、体征及影像学检查，细胞学或组织病理学检查符合下列之一者可诊断为食管癌。

1. 纤维食管镜检查刷片细胞学或活检阳性。

2. 临床诊断为食管癌，食管外病变（锁骨上淋巴结、皮肤结节）经活检或细胞学检查明确诊断者。

（三）鉴别诊断

1. 食管良性狭窄　食管化学性烧伤、反流性食管炎或其他炎症性病变引起的食管瘢痕狭窄。化学性烧伤以儿童及年轻人较多，一般有误服强酸或强碱的历史。偶尔也见于自杀或精神异常患者主动口服化学性物质。反流性食管炎等原因引起的食管狭窄一般位于食管下段，常伴有食管裂孔疝或先天性短食管。鉴别主要靠食管镜及活检。

2. 食管功能障碍性疾病　最常见的为贲门失弛缓症。主要症状为反复、间歇发作的吞咽困难，病程长。病人平均年龄一般较轻，食管造影往往有典型表现。需要注意的是该类疾病有合并食管癌的可能，胃镜（食管镜）检查有助鉴别。

3. 食管憩室　食管中段的憩室常有吞咽障碍、胸骨后疼痛等症状，而吞咽困难较少。食管憩室有发生癌变的机会，因此在诊断食管憩室的时候应避免漏诊。

4. 食管结核　少见，可有吞咽困难，影像学表现为食管黏膜破坏，鉴别主要靠食管镜及活检。

5. 食管其他肿瘤　以平滑肌瘤常见，一般症状较轻，X 线检查表现为"涂抹征"，进一步鉴别主要依靠食管镜检查和超声内镜检查（EUS），一般不取活检。食管其他恶性肿瘤如食管肉瘤、食管黑色素瘤等，临床表现不易与食管癌鉴别，鉴别诊断依靠 X 线检查和食管镜检查。

（韩磊）

第二节　食管癌治疗前临床分期

美国癌症联合会（AJCC）与国际抗癌联盟（UICC）共同制定的恶性肿瘤 TNM 分期系统

是目前世界上最广泛运用的肿瘤分期标准,其目的在于了解疾病所处的病程、根据病程制定治疗计划、判断患者的预后、判断疗效,也是不同单位之间比较、交换信息的基础。其中,根据手术切除标本确定的病理分期 pTNM 是肿瘤分期的"金标准"。而临床分期 cTNM 是在治疗前通过有创或无创的方法获取的所有的临床信息进行的分期。对食管癌的术前分期主要是确定病变范围、有无远处脏器转移、淋巴结受累及周围组织局部侵犯,准确的术前分期将有助于选择合理的治疗方案,早期食管癌病人可接受根治性外科手术,晚期食管癌病人可进行姑息性外科手术或单纯放、化疗,同时可对不同治疗方案的疗效进行对比观察。

食管钡餐检查及食管镜检查,能对食管癌患者做出初步的大体形态学描述及准确的病理学诊断,被认为是食管癌最基本的检查诊断方法,但仅能对食管腔内病变情况作出良好的评价,而不能对食管腔外侵犯情况做出准确的评估。而要准确了解肿瘤的浸润深度、区域淋巴结的转移情况及可能的远处转移,就必须借助于计算机断层(CT),磁共振(MRI)、食管内镜超声(EUS)和正电子发射断层(PET)等非侵入性影像学手段以及支气管镜、胸腔镜、纵隔镜和腹腔镜等微创侵入性手段进行较为准确的 cTNM 分期。

新版国际食管癌 TNM 分期标准(2009 年第 7 版)。

TNM 分期标准,包含了 3 个关键指标:T 指原发肿瘤的大小,N 指区域淋巴结的受累情况,M 指远处转移的情况。而新的第 7 版 TNM 分期标准又增加了癌细胞分化程度(G)和癌细胞组织类型(H)两个分期因素,现介绍如下:

原发肿瘤(primary tumor,T)定义:

T_x:原发肿瘤不能确定。

T_0:无原发肿瘤证据。

T_{is}:重度不典型增生。

T_1:肿瘤侵犯黏膜固有层、黏膜肌层,或黏膜下层。

T_{1a}:肿瘤侵犯黏膜固有层或黏膜肌层。

T_{1b}:肿瘤侵犯黏膜下层。

T_2:肿瘤侵犯食管肌层。

T_3:肿瘤侵犯食管纤维膜。

T_4:肿瘤侵犯食管周围结构。

T_{4a}:肿瘤侵犯胸膜、心包或膈肌(可手术切除)。

T_{4b}:肿瘤侵犯其他邻近结构如主动脉、椎体、气管等(不能手术切除)。

区域淋巴结转移(regional lymph nodes,N)定义:

N_x:区域淋巴结转移不能确定。

N_0:无区域淋巴结转移。

N_1:1～2 枚区域淋巴结转移。

N_2:3～6 枚区域淋巴结转移。

N_3:≥7 枚区域淋巴结转移。

注:必须将转移淋巴结数目与清扫淋巴结总数一并记录

远处转移(distant metastasis,M)定义:

M_0:无远处转移。

M_1:有远处转移。

肿瘤分化程度(grade of differentiation,G)定义:

G_x:分化程度不能确定—按 G_1 分期。

G_1:高分化癌。

G_2:中分化癌。

G_3:低分化癌。

G_4:未分化癌—按 G_3 分期。

肿瘤细胞类型(histologic type,H)定义:

H_1:鳞状细胞癌。

H_2:腺癌。

新版食管癌分期标准根据细胞类型分为鳞癌和腺癌两个 TNM 系统(表 4-1,表 4-2):

表 4-1 第 7 版食管癌 TNM 分期:鳞状细胞癌(包括其他非腺癌类型)

分期	T	N	M	G	部位 *
0	is(HGD)	0	0	1,X	Any
I A	1	0	0	1,X	Any
I B	1	0	0	2~3	Any
	2~3	0	0	1,X	下段,X
II A	2~3	0	0	1,X	中、上段
	2~3	0	0	2~3	下段,X
II B	2~3	0	0	2~3	中、上段
	1~2	1	0	Any	Any
III A	1~2	2	0	Any	Any
	3	1	0	Any	Any
	4a	0	0	Any	Any
III B	3	2	0	Any	Any
III C	4a	1~2	0	Any	Any
	4b	Any	0	Any	Any
	Any	3	0	Any	Any
IV	Any	Any	1	Any	Any

* :肿瘤部位按肿瘤上缘在食管的位置界定,X 指未记载肿瘤部位。

表 4-2 第 7 版食管癌 TNM 分期:腺癌

分期	T	N	M	G
0	is(HGD)	0	0	1,X
I A	1	0	0	1~2,X
I B	1	0	0	3
	2	0	0	1~2,X
II A	2	0	0	3
II B	3	0	0	Any
	1~2	1	0	Any
III A	1~2	2	0	Any
	3	1	0	Any
	4a	0	0	Any
III B	3	2	0	Any
III C	4a	1~2	0	Any
	4b	Any	0	Any
	Any	3	0	Any
IV	Any	Any	1	Any

食管癌的区域淋巴结分组与编码:

新版 TNM 分期标准对食管癌的区域淋巴结进行了定义、分组（共 20 组）与统一编码，以避免记载误差，有利于分析比较及规范清扫范围。食管癌的区域淋巴结包括自颈部食管周围一直到腹腔干淋巴结，并且，在食管癌进行放疗时，射野可以不受这个区域限制（表 4-3）。

表 4-3 食管癌的区域淋巴结名称与编码

编码	名称	部位描述
1	锁骨上淋巴结	位于胸骨切迹上与锁骨上
2R	右上气管旁淋巴结	位于气管与无名动脉根部交角与肺尖之间
2L	左上气管旁淋巴结	位于主动脉弓顶与肺尖之间
3P	后纵隔淋巴结	位于气管分叉之上，也称上段食管旁淋巴结
4R	右下气管旁淋巴结	位于气管与无名动脉根部交角与奇静脉头端之间
4L	左下气管旁淋巴结	位于主动脉弓顶与隆突之间
5	主肺动脉窗淋巴结	位于主动脉弓下、主动脉旁及动脉导管侧面
6	前纵隔淋巴结	位于升主动脉和无名动脉前方
7	隆突下淋巴结	位于气管分叉的根部
8M	中段食管旁淋巴结	位于气管隆突至下肺静脉根部之间
8L	下段食管旁淋巴结	位于下肺静脉根部与食管胃交界之间
9	下肺韧带淋巴结	位于下肺韧带内
10R	右气管支气管淋巴结	位于奇静脉头端与右上叶支气管起始部之间
10L	左气管支气管淋巴结	位于隆突与左上叶支气管起始部之间
15	膈肌淋巴结	位于膈肌膨隆面与膈脚之间（膈上）
16	贲门周围淋巴结	位于胃食管交界周围的淋巴结（膈下）
17	胃左淋巴结	位于胃左动脉走行区
18	肝总淋巴结	位于肝总动脉走行区
19	脾淋巴结	位于脾动脉走行区
20	腹腔淋巴结	位于腹腔动脉周围

注：11—肺叶间淋巴结，12—肺叶淋巴结；13—肺段淋巴结；14—肺次段淋巴结不属于食管癌引流淋巴结，本表未列出。

关于食管癌交界癌的定义及 TNM 分期。

本次新版的食管癌 TNM 标准还有一个显著特点，就是对以往悬而未决的食管胃交界区的肿瘤进行定义及规定 TNM 分期，更值得注意的是，本期标准食管癌 TNM 分期与胃癌 TNM 分期均包含了食管胃交界癌的定义及分期且内容完全一致，简述如下：

食管胃交界区指食管胃解剖交界线（esophagogastric junction，EGJ）上方 5cm 的远端食管和 EGJ 下方 5cm 的近端胃的解剖区域（注：EGJ 不是鳞—柱状上皮的交界线即所谓的 Z 线，而是指食管与胃的解剖交界线）。这个区域发生的癌以往是根据接诊医生的专业不同有时按食管癌有时按胃癌治疗。本次分期规定：凡①肿瘤位于 EGJ 上方或②侵犯 EGJ 的肿瘤均按食管下段腺癌进行 TNM 分期，而肿瘤发生于 EGJ 下方 5cm 内的近端胃但未侵犯 EGJ 则称为贲门癌，需按胃癌进行 TNM 分期。既往对此部位肿瘤采用的 Siewert 分型（Ⅰ型、Ⅱ型、Ⅲ型）既不实用也无预后判断价值，本版 TNM 分期标准不再使用。

（韩磊）

第三节 食管癌术后辅助治疗

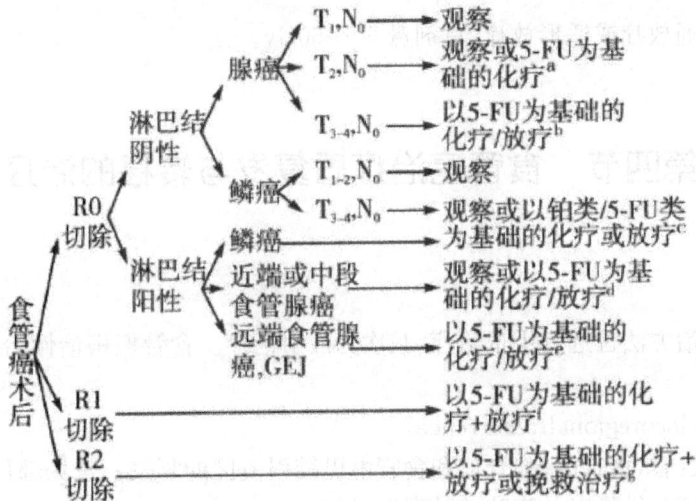

```
                                           T₁,N₀ ──→ 观察
                                腺癌 ──→   T₂,N₀ ──→ 观察或5-FU为基
                                                    础的化疗ᵃ
                        淋巴结                 T₃₋₄,N₀ ──→ 以5-FU为基础的
                        阴性 ──→                         化疗/放疗ᵇ
                                          T₁₋₂,N₀ ──→ 观察
                        ──→    鳞癌 ──→  T₃₋₄,N₀ ──→ 观察或以铂类/5-FU类
              R0                                     为基础的化疗或放疗ᶜ
              切除 ──→       鳞癌 ──────────────→ 观察或以铂类/5-FU类
                                                     为基础的化疗或放疗ᶜ
  食          淋巴结        近端或中段
  管          阳性 ──→     食管腺癌 ──────→ 观察或以5-FU为基
  癌                                          础的化疗/放疗ᵈ
  术                       远端食管腺
  后 ──→                   癌,GEJ ──────────→ 以5-FU为基础的
                                              化疗/放疗ᵉ
         R1
         切除 ──────────────────────→ 以5-FU为基础的化
                                          疗+放疗ᶠ
         R2
         切除 ──────────────────────→ 以5-FU为基础的化疗+
                                          放疗或挽救治疗ᵍ
```

标注：

a. 对于部分 $T_2N_0M_0$ 的食管腺癌患者,可以进行观察,若复发风险高者,可以考虑行以 5－FU 类为主的化疗或联合局部放疗,此类治疗可能降低复发。

b. 对于 $T_3N_0M_0$ 的食管腺癌患者建议术后行以 5－FU 类为主的化疗或联合局部放疗,降低复发的风险。

c. 对于食管鳞癌术后的患者,建议观察。目前的证据显示能降低复发风险,有一定的生存优势。一项 Meta 分析显示,术后辅助化疗与单纯手术相比,RRs 为 85%(P=0.009),死亡风险降低 17%。一项来自日本的Ⅲ期临床研究(JCOG9204)评价局部晚期食管鳞状细胞癌单纯手术与术后 PF 方案辅助化疗的疗效。共入组 242 例食管鳞癌患者,122 例单纯手术,120 例行术后辅助化疗,全组 5 年 DFS 分别为 45%及 55%(P=0.037),而在淋巴结阳性患者中,5 年 DFS 分别为 38%及 52%(P=0.041),5 年 OS 分别为 52%与 61%(P=0.13),虽然无显著性差异,但有一定的延长趋势。另一项来自韩国的回顾性研究表明,对于食管鳞癌淋巴结阳性的患者,术后给予 PF 方案辅助化疗与单纯手术相比,3 年 DFS 分别为 47.6%及 35.6%(P=0.049),5 年 OS 分别为 50.7%与 43.7%(P=0.228),对肿瘤复发进行多因素分析,发现淋巴结转移数目及术后是否给予辅助化疗为独立预后因素。

d. 对于远端食管腺癌,目前划分为胃－食管交界处腺癌(GEJ),参照胃癌的治疗。

e. R_1 切除的患者,考虑为姑息切除术后,联合放化疗降低复发及转移的风险。

f. R_2 切除的患者,则进行挽救治疗。化疗以铂类为基础的化疗方案(铂类＋5－FU/紫杉类/喜树碱类),根据 REAL－2 试验证明在胃癌及胃食管结合部腺癌中,L－OHP 效果不亚于顺铂,Xeloda 效果不亚于 5－FU。紫杉类、喜树碱类药物和一些分子靶向药物的正在探索应用中。

□如手术后病理残端镜下阳性或切除长度不足的需进行行术后放疗或放化疗。

□□食管中上段癌术后更倾向于进行放化疗,而下段癌更倾向于观察。

□□□NCCN 食管癌治疗指南中认为食管癌术后无须放、化疗,但其主要资料来源多为腺癌,另外食管癌的生物学特性与地域也有一定的关系,因此多数中国学者认为要根据术后病理的情况进行选择性的放、化疗。

放疗方法:

通常进行普通放疗或适形放疗,总剂量 50～60Gy。

(韩磊)

第四节　食管癌治疗后复发与转移的治疗

一、概念

食管癌的根治方法首选为手术治疗,其次为放射治疗。食管癌根治性治疗后均有一定的复发率。

1.局部复发(locoregional recurrence)

指发生于残食管、食管床、吻合口和食管淋巴结引流区的复发。常见部位包括食管床、吻合口、锁骨上－颈部、纵隔以及腹腔动脉旁淋巴结。

2.全身复发(systemic recurrence)

指肿瘤经过血行播散出现在全身其他脏器的复发。常见部位为肝、肺、骨等。

3.其他较少见的复发

包括胸膜腔播散以及手术切口或胸腔镜操作孔种植复发等。局部与全身复发兼有者占 12%。

二、术后随访

由于存在一定的复发率,食管癌患者术后应终生复查。90%的复发出现在术后 3 年内,因此,对于无症状者建议术后 2 年内每 3～4 个月复查 1 次,第 3～5 年每 6 个月复查 1 次,5年以后每年 1 次。对有症状者应及时予以相应的检查。常规复查项目包括详细的询问病史、体格检查、胸部 X 线片、血常规、肝肾功能全项、胸部＋腹部增强 CT、上消化道造影、食管癌相关血肿瘤标志物等。若患者有吞咽困难症状则应行胃镜检查以评估吻合口是否复发或狭窄。另外,还需评估营养状况,包括体重、蛋白状况、血红蛋白等。

三、治疗原则

延长生存,改善生活质量。包括针对局部复发的以治愈为目的的再根治手段;和针对不可治愈以减轻症状为目的的姑息治疗手段。具体方法有:手术治疗、放射治疗、内科治疗和最佳支持治疗。

1.外科治疗

(1)根治性放化疗后病变局部复发,首先要行手术的可行性评估,争取手术治疗。

(2)根治性手术后出现的残食管癌、残胃癌和吻合口复发的病人,应进行严格的评估,判断肿瘤学层面能否达到再根治;外科学层面技术是否可行;全身情况(内科学)是否安全。对肿瘤学上能达到再根治切除、外科学上切除－重建技术可行及全身状况良好能耐受手术的那部分患者则仍应积极行二次根治术。

（3）手术前更严格的多学科评估是手术成功地必要条件。胃镜、胸/腹部增强 CT、上消化道造影、纤维支气管镜检查及全身 PET/CT，其中 PET/CT 扫描有助于远处脏器转移的评估。

2. 放射治疗　对治疗过程中未接受过放疗的局部复发尤其是沿食管走行的食管引流淋巴结复发，应在营养支持治疗的前提下行根治性放疗、序贯性放化疗或同步放化疗。肿瘤总体积（GTV）应该包括原发肿瘤和经过 CT 扫描、钡餐、EUS 和 PET/CT 扫描鉴定的转移淋巴结。临床肿瘤体积（CTV）包括微转移的区域。计划肿瘤体积应该包括肿瘤加上距肿瘤两端 5cm 和放射范围的 1.5～2cm。推荐 50～50.4Gy 的剂量，每天 1.8～2Gy。必须尝试降低对重要器官的放射剂量，包括肝（60% 肝<30Gy），肾（至少 2/3 肾<20Gy），骨髓（<45Gy），心脏（1/3 心脏<50Gy，需保证左心室剂量最小）及肺。对病人进行密切观察和支持治疗。放疗期间，病人至少 1 次/周接受检查，包括了生命体征、体重和血细胞计数。适当情况下，可预防性给予止呕剂、止泻药和制酸药。如果病人摄入热量不足，小于 1500kcal/d，可考虑口服、肠内管饲或静脉给予高营养。必要时，行空肠造瘘进食，以保证足够的热量摄入。

3. 化学治疗　虽然，一直无Ⅲ期临床试验，对已有远处转移但全身情况良好，能够耐受化疗者应予以全身化疗。方案仍以顺铂＋5-FU（DF）方案及其变体为最常用，其中，紫杉类药物联合铂类取得了更好的效果。其他有效的药物包括表柔比星、伊立替康、卡培他滨。对 Karnofsky 评分<60 分或 ECOG>3 分的病人，应只给予最佳支持治疗而不建议化疗。若 2 个疗程后无改善，只能给予最佳支持治疗。鼓励病人参与正在开展的临床试验。须强调的是，对接受化疗的患者始终要做好以营养支持为主的支持治疗。

4. 最佳支持治疗　无论疾病的分期如何也无论采取什么治疗，对食管癌患者最佳支持治疗的目的均在于减轻患者痛苦、改善患者及家庭的生活质量，并提高患者对各种根治或姑息治疗的耐受程度。最佳支持治疗需要多学科协作支持。

（1）吞咽困难：吞咽困难是食管癌最最常见的症状，也是影响患者生活质量的最直接的症状。放置"鼻－空肠/胃"饲养管或空肠造瘘可提供足够的水分和营养，是最常用和实用有效的方法。其他有效方法包括：内镜下治疗（内镜疏通，放置长期或临时的固定人工支架，SEMS）、氩气刀治疗、内镜下注射乙醇、放疗、腔内近距离放疗、激光治疗、光动力疗、单独放疗或联合放射增敏剂等。尽管有多种方法可以选用治疗吞咽困难，但最佳治疗仍然存在争议。对于吞咽困难，单剂量的近距离放疗相对于放置固定人工支架有更低的并发症和更好的长期缓解率。光疗联合自展式（金属）支架对食管腺癌病人的吞咽困难也有较好的缓解。放置临时的 SEMS 联合放疗，相对于长期支架置入，可以提高生存率。尽管 SEMS 是气管食管瘘病人的推荐治疗方法，但它不是一个有效的内镜入路。总之，治疗吞咽困难的方法选择必须个体化。

（2）疼痛：病人经受肿瘤相关的疼痛应该给予评估和治疗，参见 NCCN 成人肿瘤疼痛治疗指南。其中，放置支架后的严重的不可控制的疼痛，支架必须取出。

（3）出血：食管癌病人的出血可继发于肿瘤相关的主动脉食管瘘。手术和/或内镜治疗是肿瘤出血危险的病人的治疗方法。发生于肿瘤表面的出血可以用内镜电凝技术如双极电凝或氩气刀处理。

（韩磊）

第五节　食管癌的化学治疗

一、局部晚期食管癌的术前新辅助化疗和术后辅助化疗

1. 术前新辅助化疗　临床研究结果表明术前给予 2～4 个周期的化疗或放化疗可使 60% 左右的病人获得临床疗效,手术难度及术后并发症或死亡发生率未见增高,而治疗有效者术后长期生存率却有明显提高。目前,食管癌的术前治疗的结果虽然不完全一致,但可使患者临床获益的结论,已越来越被多数临床专家肯定。

(1)新辅助化疗原则:新辅助化疗可降低肿瘤期别,缩小原发肿瘤体积,控制和消除微小或隐匿性远处转移灶。目的是提高手术切除率和提高术后长期生存率,故除 $T_{1\sim2}N_0$ 期患者可给予单纯手术治疗外,凡超过 T_2 期及有任何淋巴结阳性的局部晚期食管癌患者可以考虑行术前新辅助化疗。

(2)新辅助化疗方案:常用方案:DDP-5-FU、DDP-CF/5-FU、PTX-DDP、CPT11-DDP 等。用法如下:

1)NDP-Tegafur 或 DDP-5-FU 方案

NDP　15～20mg/m² 　静脉滴注(1h)　第 1～5 天

或 DDP　15～20mg/m² 　静脉滴注(1h)　第 1～5 天

Tegafur　500～600mg/m² 　静脉滴注(3h)　第 1～5 天

或 5-FU　750mg/m² 　持续静滴(24h)　第 1～5 天

每 3 周重复,共 4 周期

DDP-5-FU 方案国内外应用较多,方案中 DDP 消化道反应较重,病人耐受较差;5-FU 需每天持续静滴 24h,用 5 天需 120h,病人不易耐受。

DDP-Tegafur 方案的疗效等于或优于 DDP-5-FU 方案,国内外在综合治疗中应用较少,尚无共识的临床结果。方案中的 NDP 虽骨髓抑制作用大于 DDP,而低剂量分割应用,可能会减轻,或用 G-CSF 支持治疗,其消化道反应较轻,病人易耐受;Tegafur 每次静滴 3h 即可,使用方便。

NDP-Tegafur 或 DDP-5-FU 均有放射增敏作用。NDP-Tegafur 的售价高于 DDP-5-FU。因此,建议用 NDP-Tegafur 作为综合治疗的主要观察方案。

2)DDP(或 NDP)-CF/5-FU 方案

DDP　15～20mg/m² 　静脉滴注(1h)　第 1～5 天

或 NDP　15～20mg/m² 　静脉滴注(1h)　第 1～5 天

CF　70mg/m² 　静脉滴注(2h)　第 1～5 天

5-FU　350mg/m² 　持续静滴(2～3h)　第 1～5 天

每 3 周重复,共 4 周期

此方案用法简便,药价低廉,耐受性好,可供选用。

3)PTX-DDP 方案

PTX　150～160mg/m² 　静脉滴注(3h)　第 1 天

或 PTX　70～80mg/m² 　静脉滴注(2～3h)　第 1,8 天

DDP　$25mg/m^2$　静脉滴注$(1\sim2h)$　第$3\sim5$天

每3周重复,共4周期

4)CPT－11－DDP方案

CPT－11　$60\sim65mg/m^2$　静脉滴注$(>1.5h)$　第$1,8,15,22$天

DDP或NDP　$25\sim30mg/m^2$　静脉滴注$(1\sim2h)$　第$1,8,15,22$天

每6周重复,共$2\sim4$周期

若把PTX、CPT－11等新药组成的化疗方案,进行的术前化疗,可能会进一步提高术前化疗的作用。

(3)术前辅助同期放化疗:由于同期放化疗(CRT)的肿瘤控制作用高于单纯化疗或放疗,因此自1992年Nygaard等第一次食管癌术前放化疗的临床研究报道以来,术前CRT越来越多地被采用。但因病例选择、治疗方案、样本大小、随机分组等方面的差异,所以文献报道的结果很不一致。可多数临床研究倾向术前CRT加手术,对局部晚期食管癌患者有生存优势,并已列入NCCN临床指引。

术前化疗方案多为DDP－5－FU、DDP－PTX,其次是DDP－NVB、NDP－5－FU及DDP－CPT－11,放疗剂量为$40\sim45Gy$的常规分割$(4\sim5$周完成)。(据NCCN 2010指南,对于术前放化疗,DDP＋5－FU/CAP被推荐为2A类证据。其他方案包括CPT－11－DDP、PTX－DDP/CBP、DOC/PTX－5－FU/CAP、OXA－5－FU/CAP均为为2B类证据。)根据患者机体状态选一种方案,先诱导化疗2个周期后,再与放疗同时应用2个周期。放化疗后4~5周左右手术。

综合术前放化疗＋手术与单纯手术对比研究,认为术前CRT对于局部肿瘤的控制和降低分期的作用是比较肯定的。放化疗后RR(response rate)可达80％以上,pCR23％~43％。目前公认术前CRT(chemoradiation therapy)后病理分期下降者,术后DFS(disease free survival)和OS(overall survival)都明显提高,病理完全缓解者,预后更好。放化疗＋手术后3年OS可达88％,5年OS 26％~56％,最高可达67％~78.1％。虽同期放化疗毒性增加,但手术死亡率并不高。到目前为止,治疗食管癌尚无公认的标准治疗方案,但多数临床研究显示,局部晚期食管癌术前DDP－5－FU联合放疗及手术是一个可提高临床有效率和长期生存率较为现实可行的、有发展前景的、值得进一步研究的三联综合治疗模式,有可能会成为标准治疗方案。

2.术后辅助化疗

(1)辅助化疗原则:食管癌术后辅助化疗的目的主要是杀灭手术残留的肿瘤细胞及减瘤术后因副反馈作用而大量进入增殖周期的肿瘤细胞;消灭微小转移灶及主癌灶外的遗留癌灶和切缘阳性病灶,防止局部复发和远处转移,提高术后长期生存率。据NCCN 2010指南,手术后的治疗取决于手术切缘是否为阳性、淋巴结有无转移和组织学特点等。具体建议如下:

1)癌已侵及食管黏膜下层的T_1N_0病人,如食管切除长度不足,伴有低分化或未分化,年龄小于40岁者。

2)癌侵及食管肌层的T_2N_0病人,伴有淋巴管、血管及神经浸润或切缘阳性者。

3)外侵严重或淋巴结转移者:$T_{3\sim4}N_0$或$T_{1\sim4}N_{1\sim3}$病人。

4)发现或可疑有远处转移的任何T,任何N的M_1病人。

(2)辅助化疗方案:治疗对象一般是Ⅱ期以上有高危复发因素的食管癌患者,治疗时机宜在术后3周左右加用联合化疗。故对Ⅱ期以上高危病人,可参照辅助治疗适应证,于术后3~

4周开始术后辅助化疗。化疗方案多用DDP－5－FU、DDP－CF－5－FU、DDP－PTX(或TXT)，一般用4～6周期。据NCCN 2010指南，只要病人未接受术前放化疗，则推荐以氟尿嘧啶为基础的化疗用于T_3N_0和高危的T_2N_0病人(低分化肿瘤、年轻人、有淋巴血管或神经血管侵犯者)。如术前曾接受化疗或放化疗患者，术后根据癌残留程度判断术前化疗或放化疗的有效性，再决定是用原治疗方案或更换新方案进行术后辅助治疗应是一个合理的治疗模式。但目前尚缺乏多中心大样本的临床对比研究。

(3)辅助放化疗：对于外侵明显或伴有淋巴结转移者如$T_{1\sim4}N_1$病人，可考虑于术后3～4周开始同期放化疗。多数研究结果表明对于局部晚期食管癌病人行术后放化疗优于单一手术及术后化疗。治疗方案多用DDP－5－FU＋放疗，一般为同期放化疗后再化疗4周期。据NCCN 2010指南，推荐以氟尿嘧啶为基础的放化疗用于食管下段和胃食管连接处腺癌(Ⅰ类证据)。

二、晚期、复发转移食管癌的化疗或放化疗

1.化疗 对于晚期、复发、转移性的食管癌，应予以姑息性治疗，其目的是提高生活质量及/或延长生存期。在随机临床试验中，对于晚期病人，化疗与最佳支持治疗对比没有显示出生存优势。所以治疗的强度不宜过分，有效的病人维持治疗4～6个周期，无效或失效的病人可以考虑应用新的药物组成的方案治疗，亦可以考虑进行包括靶向治疗在内的临床试验或最佳支持治疗。

食管癌单药治疗有效药物主要有：BLM(30％)，PYM(21％)，PLM(20％)，MMC(26％)，DDP(21％，24％)，NDP(25％)，LBP(28％)，MGAG(23％)，5－FU(38％)，MTX(36％)，PTX(31％，33％)，TXT(18％，23％)，NVB(20％，25％)，VDS(23％)，CPT－11(14％，15％，22％)等，有效率(RR)多在20％～30％之间。多数药物对鳞癌的疗效高于腺癌，但缓解期较短。

现有的多数联合化疗方案都是由单药治疗食管癌有效的药物所组成。虽然目前尚无公认的标准化疗方案，可含铀的DDP－5－FU和DDP－CF/5－FU方案被认可为一线治疗食管癌的基本方案。一般对食管鳞癌有较好的疗效，而治疗食管腺癌也有效，但因病例数有限，疗效不及食管鳞癌。NCCN 2010指南推荐以下方案：DCF(DOC＋DDP＋5－FU)方案或其改良方案；ECF(EPI＋DDP＋5－FU)或其改良方案；CPT－11联合DDP或5－FU/CAP方案；OXA联合5－FU/CAP方案；PTX为基础方案。其中ECF或其改良方案和DCF方案为Ⅰ类证据。DCF改良方案和其他方案为2B类证据。因我国食管癌鳞癌占大多数，而西方大规模的临床试验主要为腺癌患者，所以指南仅供参考。

尽管在以铂为基础联合Taxanes、NVB、GEM、CPT－11等形成的新型联合化疗方案显示出较高的有效率和较长的缓解期，但除食管动脉灌注化疗外，全身化疗没有显著提高长期生存率。故仍主张化疗与放疗、手术联合应用。

治疗食管癌有一定疗效的化疗方案有多种，而临床上一线化疗多选择疗效较肯定、耐受性较好、药价低廉、应用简便的DDP－5－FU、DDP－CF/5－FU、DDP－PTX及CPT－11－DDP/NDP方案，4～6个周期一疗程，如应用得当，近期缓解率可达50％～60％，MST5～10个月。局部晚期食管癌若采用食管动脉灌注化疗，近期缓解率可达80％～90％，其中CR达30％～40％，1、2、3、5年OS可分别达86.5％～92.9％、38.8％～51.5％、20.2％～28.6％和19.6％。与全身化疗相比显著提高了缓解率和长期生存率。有限的临床经验和文献资料认

为晚期食管癌化疗疗效是肯定的,特别是食管动脉灌注化疗更显示了突出的疗效和生存优势,颇值得开展多中心、大样本、随机对照研究,进一步验证其疗效。

(1)铂类联合化疗:铂类是一大类研究最多、临床应用最广、疗效较好的抗实体肿瘤的骨干药物。治疗食管癌最早的是 DDP,RR 21%、24%,NDP 25%,LBP 28%。CBP 治疗食管癌疗效低于 5%,故在联合化疗中不推荐 CBP 替代 DDP,OXA 单药治疗食管癌的有效性正在观察中。

1)顺铂为主方案

DDP−5−FU 方案:利用 DDP 与 5−FU 的相互生化调节增效作用机制组成的 DDP 和持续静脉输注 5−FU 方案(NCCN 为 I 类证据)是治疗食管癌研究和应用最多的联合化疗方案,报道的有效率在 20%~50%之间。

DDP−CF/5−FU:DDP−CF/5−FU 方案为生化调节增效方案,系采用 CF 对 5−FU 的增效作用,避免 5−FU 24h 输注传统给药的复杂性,疗效高于 DDP−5−FU。经过多年的临床实践和验证,该方案疗效肯定、毒性较轻、价格低廉、用法简便、病人易接受,宜与手术、放疗联合,适合基层医院使用,已被认同为治疗食管癌的基本化疗方案。

其他含 DDP 方案:

a. DDP−IFO−MMC

b. DDP−5−FU−EPI

c. DDP−5−FU−MMC

2)奈达铂为主方案:奈达铂(捷佰舒,nedaplatin,NDP)是第二代铂类化合物,抗肿瘤作用优于 DDP,肾毒性、胃肠道毒性较低,与 5−FU 具有协同抗癌作用,也可作为放射增敏剂。单药治疗食管癌 RR 25%左右。联合化疗方案有 NDP−5−FU、NDP−Tegafur、NDP−CPT−11 等。

3)洛铂为主方案:洛铂(lobaplatin,LBP)是第三代的铂类抗癌药,与顺铂抗癌活性相似,但肾毒性和消化道反应较轻,且可能对部分顺铂耐药的肿瘤有效,对小细胞肺癌、乳腺癌、慢性粒细胞性白血病疗效突出。治疗食管癌单药 RR 为 28%。联合化疗方案有 LBP−CF/5−FU,主要不良反应为骨髓抑制。

4)奥沙利铂为主方案

奥沙利铂(草酸铂,乐沙定,艾恒,oxaliplatin,简称 OXA,L−OHP)为第三代铂类药物,与 DDP 无交叉耐药性,尚未查到单药治疗食管癌有效率的数据。在食管癌及食管—胃癌的联合化疗中以其毒性反应较轻,耐受性较好的特点而被越来越多的采用,并显示出疗效。联合化疗方案有 OXA−5−FU/CAP、OXA−5−FU−EPI、OXA−CF/5−FU、FOL−FOX4、OXA−5−FU−EPI、OXA−CAP−EPI 均显示奥沙利铂对晚期食管癌尤其腺癌疗效确切。但应注意 OXA 的累积性和迟发性神经毒性。

(2)紫杉类联合化疗

1)紫杉醇为主方案:紫杉醇(paditaxel,PTX;Taxol,TAX)是治疗食管癌最有效的药物之一,单药 RR 32%。含 PTX 的联合化疗 RR 可达 50%~60%。现有文献报道提示,PTX 联合 DDP 是目前治疗晚期食管癌有较好疗效的方案之一。

2)多西他赛为主方案:多西他赛(docetaxel,DOC;多西紫杉醇,Taxotere,TXT)的作用机制与 PTX 相同,稳定微管作用比 PTX 大 2 倍,与 5−FU、VP−16、CTX 合用有协同作用,而与 ADM、DDP 合用不显示协同作用。但与 PTX 相似,有放射增敏作用。

（3）长春瑞滨联合化疗：长春瑞滨（去甲长春花碱，vinorelbine；诺维本，navelbine，NVB）据 EORTC 报道，初治食管癌 RR 20%。NVB 联合 DDP 化疗方案初步显示出较好疗效和耐受性。因此，该类方案不失为治疗晚期食管癌的较好选择，值得扩大病例进一步临床研究。

（4）吉西他滨联合化疗：吉西他滨（gemcitabine，gemzar，GEM，健择）是一种新型抗代谢类抗癌药，是胞嘧啶类似物，具有抗瘤谱广、使用方便、毒性较小的特点，也是一种较强的辐射增敏药，与 DDP、5－FU 合用有协同作用，与放疗合用有增敏作用。虽尚无单药治疗食管癌公认的有效率，但在治疗实体瘤的联合化疗中已显示出了较好疗效在食管癌化疗中有小样本报道。联合方案有 GEM－DDP；GEM－CF/5－FU。

（5）伊立替康联合化疗：伊立替康（irinotecan，开普拓；camptosar，CPT－11，艾力）为半合成水溶性喜树碱衍生物，是 DNA 拓扑异构酶 I 抑制剂。单药 125mg/（m^2·w）治疗食管癌和食管－胃癌 RR 15%。联合方案有 CPT－11－MMC，CPT－11－MMC－DDP、CPT－11－CF/5－FU、CPT－11－DDP、CPT－11－TXT、CPT－11－TXT－DDP、CPT－11－PTX－DDP 等，尤其目前临床应用较多的 CPT－11－DDP/NDP6 周方案疗效较高，耐受性较好。

（6）卡培他滨联合化疗：卡培他滨（capecitabine，CAPE，希罗达，xeloda）是对肿瘤细胞具有选择性活性的口服细胞毒药物。由于 xeloda 本身在肝脏转化为 5'－DFCR 和 5'－DFUR 并无明显毒性，只有经在肿瘤组织中活性更高的胸腺嘧啶磷酸化酶（TP）催化为 5－FU 才起细胞毒作用，从而降低了正常细胞的损害。临床上可以 xeloda 代替 5－FU 或 CF/5－FU 组成的联合化疗方案，治疗胃和结直肠癌，来降低毒性，提高疗效。而在食管癌治疗中应用不多，但也初步取得了一定疗效。有研究表明 xeloda 与 OXA 在进展期胃食管癌患者治疗中并不亚于 5－FU 和 DDP 的结论。联合方案有 OXA－xeloda、EPI－DDP－xelo－da、DDP－xeloda、TXT－xeloda。

食管癌特别是食管鳞癌是化疗相对敏感的肿瘤。目前临床应用的 DDP－5－FU、DDP－CF/5－FU、NDP－5－FU 或 Tegafur 及 taxanes－platinum、NVB－platinum、GEM－platinum 和 CPT－11－platinum 等化疗方案治疗晚期或复发转移食管癌近期有效率（RR）可达 50%～60%。对鳞癌、腺癌均有效，远高于胃癌、结直肠癌、非小细胞肺癌等常见实体瘤的疗效，但 CR 仅 10% 左右，MST 仅 10 个月左右，长期生存率较低。

（7）食管癌临床常用联合化疗方案的组成和用法：

一线方案举例：

1）DDP－5－FU 方案

DDP　80～100mg/m^2　静脉滴注（1h）　第 1 天或分割为 2～5 天

5－FU　750～1000mg/m^2　持续静注（24h）　第 1～5 天

每 3 周重复，共 4～6 周期

2）DDP－CF/5－FU 方案

DDP　15～20mg/m^2　静脉滴注（1h）　第 1～5 天

CF　70～140mg/m^2　静脉滴注（2h）　第 1～5 天

5－FU　350～400mg/m^2　静脉滴注（2～3h）　第 1～5 天

每 3 周重复，共 4～6 周期

3）DDP－PTX 方案

DDP　80～100mg/m^2　静脉滴注（1～2h）　第 1 天或分割为 2～5 天

或 DDP　40mg/m^2　静脉滴注（1～2h）　第 2,3 天

PTX 140～170mg/m² 静脉滴注(3h) 第1天

或 PTX 70～85mg/m² 静脉滴注(2h) 第1,8天

每3周重复,共4～6周期

4)NDP－5－FU/Tegafur/CAP 方案

NDP 80～100mg/m² 静脉滴注(2h) 第1天或分割为2～5天

或 NDP 75～80mg/m² 静脉滴注(2h) 第1天

5－FU 500～750mg/m² 持续静滴(24h) 第1～5天

或 Tegafur 500mg/m² 静脉滴注(3h) 第1～5天

或 CAP 1000mg/m² 口服,2次/天 第1～14天

每3周重复,共4～6周期

5)DDP/NDP－CPT－11 方案

CPT－11 60～65mg/m² 静脉滴注(>1.5h) 第1,8,15,22天

DDP 25～30mg/m² 静脉滴注(1h) 第1,8,15,22天

或 NDP 30mg/m² 静脉滴注(1h) 第1,8,15,22天

每6周重复,共2～4周期二线方案组成原则:

1)一线用DDP者二线改为NDP或LBP或OXA。

2)一线用5－FU者二线改为CAP或S－1或Tegafur或加CF。

3)一线用PTX者二线改为GEM或NVB或CPT－11或TXT。

4)不宜用 Platinum 或 Taxanes 患者二线可用 GEM、NVB,CPT－11,PYM,BLM 等二药联合。

5)体弱或骨髓功能低下者可用 VCR－PYM(或 BLM)同步化序贯疗法或低剂量 DDP－5－FU 的生化调节疗法或单药节拍化疗。

可供选择的二线治疗方案举例:

1)TXT－NVB方案

TXT 75mg/m² 静脉滴注(2h) 第1天

或 TXT 30mg/m² 静脉滴注(1～2h) 第1,8天

NVB 25mg/m² 静脉滴注(6～10min)或深静脉输注 第1,8天

每3周重复,共4～6周期

2)NVB－DDP/NDP/OXA方案

NVB 25mg/m² 静脉滴注(6～10min)或深静脉输注 第1,8天

DDP 40mg/m² 静脉滴注(1h) 第1,8天

或 NDP 40mg/m² 静脉滴注(2h) 第1,8天

或 OXA 60mg/m² 静脉滴注(2h) 第1,8天

每3周重复,共4～6周期

3)GEM－DDP/NDP/OXA方案

GEM 1000mg/m² 静脉滴注(0.5h) 第1,8天

DDP 40mg/m² 静脉滴注(1h) 第2,9天

或 NDP 40mg/m² 静脉滴注(2h) 第2,9天或第2,5天

或 OXA 60mg/m² 静脉滴注(2h) 第2,9天或第2,5天

每3周重复,共4～6周期

4)CAP－OXA/NDP/DDP 方案

CAP　1000mg/m²　口服,2 次/天　第 1～14 天

OXA　120mg/m²　静脉滴注(2h)　第 1 天

或 OXA　60mg/m²　静脉滴注(1～2h)　第 1,8 天

或 NDP　80mg/m²　静脉滴注(2h)　第 1 天

或 NDP　40mg/m²　静脉滴注(1～2h)　第 1,8 天

或 DDP　30mg/m²　静脉滴注(1h)　第 1～3 天

每 3 周重复,共 4～6 周期

5)DDP－5－FU 生化修饰方案

DDP　3.5～7.5mg/m²　静脉推注　5 天/周,共 4 周

5－FU　160～320mg/m²　静滴 24h　6 天/周,共 4 周或第 1～28 天

每 6 周重复,共 2～4 周期

6)VCR－PYM 方案

VCR　0.5mg　静脉推注　8～9am,每周 1、3、5

PYM　8mg　肌内注射 3～4pm,每周 1、3、5

每 5～6 周为一周期

2.联合放化疗　过去的单一化疗或放疗,已被放化疗从理论到实践的科学结合所代替,以化学药物作为放疗的增敏剂,在提高射线加强对肿瘤局部控制的同时,杀灭靶体积之外的肿瘤细胞和全身微转移性瘤灶,放化疗结合得当,其疗效优于单一放疗或单一化疗。在 2006 年美国胃肠道肿瘤研讨会上一项研究证明,111 例接受食管完全切除的患者,5 年 OS 26%,实际上与非手术性放化疗治疗得到的生存率相同。因此,局部放疗和全身化疗科学合理的联合应用已被认为是治疗进展期食管癌的标准方法。对食管鳞癌和腺癌同样有效,代表了食管癌非手术治疗的一大进步。术前放化疗不增加手术并发症和死亡率。

放化疗在食管癌临床应用形式上有同时、序贯、交替和诱导化疗 2 个周期后再放化疗等。其选择原则为:①以远处脏器及淋巴结转移为主的应首选全身化疗,病灶局限后再序贯放疗;②以远处转移和局部梗阻并存的,以往未作过放疗者,先作 2 个周期诱导化疗后,再同期放化疗或放化疗交替;③以局部进展和梗阻为主的,以往未作过放疗者,可同期放化疗;④肿瘤压迫危及生命功能时,可先行放疗,解除压迫,再考虑进一步治疗;⑤完全梗阻不能进食者,先行支架/造瘘进行肠内营养或肠外营养支持等对症治疗,一般状态改善后放疗或化疗或放化疗。总原则是以同期放化疗为主或先化疗后放疗。

(1)同期放化疗:同期放化疗的理论依据为:①化疗的局部细胞减少效应和放射增敏效应有效结合,增加或协同提高局部控制,降低或消除远处转移;②放疗期间由于射线的打击 G_0 期细胞大量进入增殖周期,加速肿瘤细胞的增殖,GF 值增大,而化疗又对迅速分裂的肿瘤细胞特别有效的放射生物学原理,是放化疗同时应用的理论基础;③S 期细胞对放射抗拒,但对 5－FU 敏感;乏氧细胞对放射不敏感,但对 DDP、MMC 敏感;肿瘤细胞放射损伤的修复可被 DDP 所抑制;TAX 可使放射敏感时相细胞集聚;而对化疗抗药细胞又可被射线杀灭;④食管癌的常用化疗方案可有效减少放射区域内肿瘤细胞数目,改善局部血液供应,减少乏氧细胞,增加放射敏感性,并治疗全身微转移癌;⑤同期放化疗会毒性叠加,因此化疗和放疗各自剂量、时间的选择,十分重要。一项同期放化疗的研究评估结果显示,显著提高了 1 年和 2 年生存率,故同期放化疗已成为晚期食管癌非手术治疗的最常采用的标准治疗方法。

同期放化疗应用最多的化疗方案是 DDP－5－FU、DDP－CF/5－FU 以及以 PTX、CPT－11 等为基础的方案。目前多数学者认为在同期放化疗中 50.4Gy 是标准放疗剂量。

1)铂类为主方案＋放疗

DDP＋放疗

DDP－5－FU＋放疗

DDP－CF/5－FU＋放疗

DDP－S－1(替吉奥)＋放疗

NDP－5－FU＋放疗

OXA－5－FU＋放疗

2)紫杉类为主方案＋放疗

PTX－DDP－5－FU＋放疗

TXT＋放疗

3)CPT－11－DDP＋放疗

(2)序贯放化疗:对已有远处转移或相对晚期或不符合放疗适应证的病人,可采用先化疗后放疗的序贯疗法。①避免毒性相加,化疗、放疗均可全量应用;②先化疗可大量杀灭对化疗敏感的肿瘤细胞,使肿瘤体积缩小,降低肿瘤负荷,改善肿瘤细胞供氧,消除远处转移病灶为放疗创造条件,变不宜放疗为可放疗;③放疗后纤维化引起血管闭塞,使化疗药物很难进入肿瘤组织,一旦放疗失败或放疗后复发,再化疗就甚难奏效,失去了综合治疗中化疗的机会,故除非重要器官严重受压、颅内转移或骨转移,急需尽快缓解病情而先作放疗外,食管癌病人应用序贯放化疗时一般均应先化疗后放疗,才能提高生存率。

(3)交替放化疗:交替放化疗的方法(alternating therapy):即化疗－放疗－化疗。此疗法毒性较轻,病人耐受性较好,疗效较佳。

放化疗结合治疗局部晚期食管癌 OR 可达 80%,CR 40%～60%,5 年 OS 可达 20%～30%,疗效高于单一放疗和单一化疗。以 DDP－5－FU＋放疗及 PTX－DDP＋放疗同时应用较多,疗效较好。目前公认放化疗结合得当,疗效与手术切除相当。

(韩磊)

第六节 食管癌的放射治疗

一、食管癌放射治疗原则

1.食管癌放射治疗适应证及作用 放射治疗是食管癌的重要治疗手段。对于早期食管癌,手术仍是基本的治疗方法,放疗主要用于不愿手术或因严重的心肺等内科疾病不能耐受手术的患者;对于不适合手术的局部晚期食管癌或局限于区域淋巴结的转移性病变,放疗是主要的治疗手段;对于有广泛远地转移的食管癌,姑息性放疗能够减轻肿瘤相关症状,缓解进食困难,提高患者生活质量,并在一定程度上延长患者生存期。

2.食管癌放射治疗模式 放疗常常综合其他治疗手段治疗食管癌,常见的方式有同步放化疗、术前和术后放(化)疗等。目前多主张放化同步治疗以提高疗效。根治性的放疗或放化疗主要应用于一般情况较好,食管病变较短且无明显外侵、无显著食管梗阻患者;对于有锁骨上和腹腔淋巴结转移的患者,尽管通常仍采用根治性放化疗的手段,但大多只能达到姑息治疗的目的。

3.放射治疗注意事项

(1)在治疗前完成必要的辅助检查和全面的治疗计划。除胸(腹)部CT(或MRI)、食管造影外,食管腔内超声、PET-CT等检查均有助于制定合理的放疗计划。

(2)应在外科、放疗科、肿瘤内科共同研究和/或讨论后决定食管癌患者的治疗方案。

(3)放疗前应积极改善患者的营养状态,治疗期间也应予以细心的观察、积极的支持治疗和对症处理。

(4)术后放疗设计应参考患者手术病理报告和手术记录。

4.放射治疗效果评价 放射治疗的疗效评价参照 WHO 实体瘤疗效评价标准或RECIST疗效评价标准。

5.防护 采用常规的放疗技术,应注意对肺、肾、肺、心脏和脊髓的保护,以避免对它们的严重放射性损伤。急性放射性肺损伤及急性食管炎参照 RTOG 分级标准。

6.三维适形放疗技术(3DCRT) 是目前较先进的放疗技术。如条件允许可用于食管癌患者,并用 CT 机来进行放疗计划的设计,确认和实施。

二、放射治疗技术

1.单纯放疗

(1)二维放射治疗

1)工作流程:体位固定—患者吞钡剂—模拟机定位—二维 TPS 计划(推荐)—模拟机校位—放疗。

2)照射野设计

A.由胸部 CT 和食管造影检查共同决定靶区范围,不能仅仅依靠食管造影结果。

B.正式治疗前需拍摄正、侧位 X 线片进行体位验证。

C.食管照射长度通常为肿瘤上下界外放 3~5cm。

D.颈段和胸上段食管癌可采用两前斜野等中心照射,机架角±50~60°,射野宽度 4.5~5cm,采用 30°楔形板;对于原发肿瘤横径>5cm、T_3 病变、CT 显示锁骨上或上纵隔有肿大淋巴结时,可对纵隔和锁骨上区进行单前野或前后对穿野等中心照射,D_T 达 36~40Gy 后改为分野照射以保护脊髓。

E.胸中段和胸下段食管癌:采用一前野+两后斜野等中心照射,后斜野的机架角度约为±130°,射野宽度约 5cm,后界避开脊髓。对于原发肿瘤横径>5cm、T_3 病变、CT 显示纵隔有肿大淋巴结时,可前后对穿等中心照射,D_T 达 36~40Gy 后改为斜野(通常右前左后对穿野)等中心照射以保护脊髓。

3)剂量:单纯放疗的根治剂量为 60~70Gy/30~35f/6~7w,姑息放疗剂量为 50Gy/25f/5w。同步放化疗时放疗剂量国内一般采用 60Gy/30f/6W,但文献报道剂量>50Gy 未显著提高疗效。

(2)三维适形放疗(或调强放疗)

1)适形放射治疗计划的实施及工作流程:胸部 CT 扫描—勾画肿瘤靶体积(必须参照食管造影和/食管镜检的结果勾画靶区)—确认治疗靶区—由物理师设计三维适形放疗计划—医师确认治疗计划—CT 模拟校位—由医师/物理师加速器技术人员共同在加速器校对—三

维治疗计划实施。

2)较早期食管癌:临床Ⅰ～ⅡA期

A. 勾画靶区的标准

GTV:长度为影像学(如食管造影片、CT 等)和内镜(食管镜和/或腔内超声)检查确定的肿瘤长度。由 CT 片(纵隔窗和肺窗)显示原发肿瘤的(左右前后)大小确定 GTV 范围。

CTV1(原发肿瘤的 CTV 范围):在 GTV 左右前后方向均放 0.5～0.8cm(平面),外放后将解剖屏障包括做调整。

PTV1:CTV1+0.3cm。

CTV2:包括下列所述的预防照射的淋巴引流区。

上段食管癌:锁骨上淋巴引流区、食管旁、2 区、4 区、5 区、7 区;

中段食管癌:食管旁、2 区、4 区、5 区、7 区的淋巴引流区;

下段食管癌:食管旁、4 区、5 区、7 区和胃左、贲门周围的淋巴引流区。

病变上下(在 GTV 上下方向)各外放 3～5cm。

PTV2:在 CTV 基础上各外放 0.5～0.7cm。

B. 放疗剂量

95％ PTV2 60Gy/30 次(2Gy/次)+选择性腔内放疗或 95％ PTV2 50Gy/25 次/5 周+95％ PTV1 20Gy/10 次。

3)中晚期食管癌(Ⅱb～Ⅳ):原发肿瘤较大($\geqslant T_3$)和/或 CT 扫描片显示肿大淋巴结($\geqslant N_1$)。

A. 勾画靶区的标准

GTV:以影像学(如食管造影片、CT 等)和内镜(食管镜和/或腔内超声)可见的肿瘤长度、CT 片(纵隔窗和肺窗)显示原发肿瘤的(左右前后)大小为 GTV。

GTVnd:CT 片显示肿大淋巴结(如肿大淋巴结远离原发病灶和/或触诊可确定的转移淋巴结部位如锁骨上淋巴结,气管旁淋巴结等)。

CTV:包括 GTV 和 GTVnd+预防照射的淋巴引流区(勾画的标准与 CTV2 相同)。

PTV:在 CTV 基础上各外放 0.5cm。

B. 放疗剂量:

单一放疗剂量:95％ PTV 60～70Gy/30～35 次(2Gy/次)。

推荐中晚期食管癌进行同步放化疗。

同步放化疗时的放疗剂量:95％ PTV 60Gy/30 次(2Gy/次)。

2. 术后放射治疗

(1)完全切除手术后(根治性手术)Ⅱa($T_{2～3}N_0M_0$－淋巴结阴性组)患者:推荐进行术后预防性放射治疗。

1)勾画靶区的标准

A. CTV

(A)胸上段(CTV):上界:环甲膜水平;下界:隆突下 3cm。包括吻合口、食管旁、气管旁、下颈、锁骨上、2 区、4 区、5 区、7 区等相应淋巴引流区。

(B)胸中、下段(CTV):上界为胸 1 椎体的上缘包括锁骨头水平气管周围的淋巴结,包括相应纵隔的淋巴引流区(如食管旁、气管旁、下颈、锁骨上、2 区、4 区、5 区、7 区等相应淋巴引流区);下界为瘤床下缘 2～3cm。

B. PTV：在 CTV 基础上均放 0.5cm。

2）处方剂量：95% PTV D_T 54～60Gy/27～30 次/5.4～6 周。

（2）Ⅱb～Ⅲ期（该期患者推荐放疗－化疗同时进行）：

1）勾画靶区的标准

A. CTV

（A）上段食管癌：照射范围（CTV）与淋巴结阴性组相同：上界：环甲膜水平；下界：隆突下 3～4cm。包括吻合口、食管旁、气管旁、锁骨上、2 区、4 区、5 区、7 区等相应淋巴引流区。

（B）中下段食管癌（CTV）：CTV：原发病变的长度＋病变上下各外放 5cm＋吻合口＋相应淋巴引流区。（按此标准勾画靶区时，中段食管癌患者的上界建议设在 T_1 上缘，便于包括 2 区的淋巴引流区）

B. PTV：在 CTV 基础上均放 0.5cm。

2）处方剂量：95% PTV D_T 54～60Gy/27 次～30 次（2Gy/次）。靶体积内的剂量均匀度为 95%～105% 的等剂量线范围内，PTV：93%～107%。

（3）姑息手术：所有肉眼肿瘤残留或病理切缘阳性者（注：切缘为原位癌者除外）都应行术后放射治疗）。

放疗靶区及剂量同上。

3. 术前放（化）疗　目前术前单纯放疗应用较少。荟萃分析显示食管癌术前同步放化疗与单纯手术相比能够显著改善生存，故推荐对Ⅱb 期以上的可手术食管癌进行同步放化疗。

（1）靶区勾画标准

1）GTV 勾画标准同三维适形放疗 GTV 勾画标准。

2）CTV 勾画标准

A. 胸上段食管癌：上界：环甲膜水平；下界：隆突下 3cm。包括食管旁、气管旁、下颈、锁骨上、2 区、4 区、5 区、7 区等相应淋巴引流区。

B. 胸中段食管癌：上界为胸 1 椎体的上缘包括锁骨头水平气管周围的淋巴结，下界至贲门旁淋巴结区。包括相应纵隔的淋巴引流区（如食管旁、气管旁、锁骨上、2 区、4 区、5 区、7 区等）。

C. 胸下段食管癌：上界为胸 1 椎体的上缘包括锁骨头水平气管周围的淋巴结；下界至胃左淋巴结区。包括相应纵隔的淋巴引流区（如食管旁、气管旁、锁骨上、2 区、4 区、5 区、7 区等）。

3）PTV：在 CTV 基础上均放 0.5cm。

（2）处方剂量：95% PTV 40～50Gy/20～25 次/4～5 周

推荐在术前放化疗结束后 4～6 周行根治性手术。

4. 同步放化疗

（1）推荐对中晚期食管癌患者进行同步放化疗。

（2）建议化疗方案：PDD 25～30mg/m² ×3～5 天

5－FU 450～500mg/m² ×5 天（推荐静脉连续输注）

28 天为一周期×2 周期

1～3 月后巩固化疗 3～4 周期

（3）其他可选择的方案有：DDP＋PTX（顺铂加紫杉醇）；Oxaliplatin＋5－FU（奥沙利铂加氟尿嘧啶）等。

5.正常组织耐受剂量

(1)肺平均剂量:≤13Gy,两肺 V20≤30%,同步放化疗中两肺 V20≤28%。

(2)脊髓剂量:最大剂量≤45Gy/6 周。

(3)心脏:V40≤50%。

(4)术后胸胃:V40≤40%～50%,且不应该有剂量热点。

三、放射治疗并发症

1.放疗急性副作用包括乏力、食欲下降等全身反应和急性放射性食管炎、气管炎等。应在治疗过程中仔细观察相关症状发生,加强对症处理及营养支持治疗。

2.食管穿孔　特征是胸骨后疼痛、脉速、发热、出血等,如食管穿孔至气管则有进食进水明显呛咳发生。食管穿孔可经食管食管造影或胸透证实,一旦发生应停止放疗积极处理,在放置食管支架或置胃管后可试行恢复放疗。

3.放射性肺炎和肺部纤维化是潜在的严重并发症,应以预防为主,尽量降低肺的受照剂量。

4.放疗最常见的慢性并发症是食管狭窄。发生狭窄时应注意排除肿瘤复发可能。

(韩磊)

第五章 乳腺肿瘤

第一节 乳腺癌 TNM 分期系统

自 1958—1959 年 UICC 首次对乳腺癌进行 TNM 分期后，乳腺癌的 TNM 分期已走过 50 多年的历史。UICC 与 AJCC 密切合作，不断完善、修订乳腺癌 TNM 分期系统，于 2009 年发布了最新的乳腺癌 TNM 分期第 7 版，并于 2010 年 1 月起施行。作为女性高发肿瘤，乳腺癌临床病理研究进展迅速，如新辅助治疗、前哨淋巴结活检以及肿瘤标志物的运用等。第 7 版乳腺癌 TNM 分期以循证医学为基础，参考了近年来在临床和基础研究方面的新进展，分期较第 6 版有些变化，反映了目前乳腺癌临床诊断及治疗方面的广泛性共识，现将其简介如下。

一、乳腺癌 TNM 分期(第 7 版)概述

由于 AJCC 乳腺癌工作组一直注重保持 TNM 分期新旧版本的连续性，因此第 7 版乳腺癌分期在 TNM 的界定以及乳腺癌解剖分期/预后组别的划分上变动较小，而对新辅助治疗后的分期给予了加强。

1.ⅠA 期和ⅠB 期的设立　第 7 版分期将Ⅰ期肿瘤进一步划分为ⅠA 期和ⅠB 期肿瘤，具体变化是将 $T_1N_0M_0$ 肿瘤划为ⅠA 期，而将有淋巴结微转移(PN_{1mi})的 T_0 和 T_1 肿瘤由ⅡA 期变更为ⅠB 期。传统上 AJCC 将淋巴结微转移(即 PN_{1mi}，转移灶>0.20mm 但≤2mm)的预后价值等同于>2mm 的淋巴结转移。美国 SEER 国家癌症数据库近期的分析显示，$pT_0 \sim T_1N_{1mi}M_0$ 患者的 5 年和 10 年生存率较 $pT_1N_0M_0$ 患者仅低 1%，但优于 $pT_0 \sim T_1N_{1a}M_0$，因此做出上述调整以便进一步研究。

2.远处转移的分类　第 7 版分期在保留 M_0 和 M_1 的基础上增加了"$cM_0(i+)$"，取消了 MX。各 M 分期的定义更为细化。M_0 是指肿瘤患者缺乏远处转移的临床或影像学证据。如果缺乏远处转移的临床或影像学证据，但通过分子生物学方法或镜检在循环血液、骨髓或其他非区域淋巴结组织中发现不超过 0.2mm 的肿瘤细胞时即为 $cM_0(i+)$。$M_0(i+)$ 属于，肿瘤的解剖分期/预后组别不会因此发生变化。M_1 是指通过传统的临床和影像学方法发现的远处转移和(或)组织学证实超过 0.2mm 的远处转移。M 分期主要是基于临床和影像学检查，但推荐进行病理学确认，尽管后者可能因安全性等原因而无法获得。AJCC 声明没有"pM_0"的命名，M_0 只能是临床的概念。

3.原发肿瘤大小的测量　第 7 版中要求原发肿瘤(T)大小的测量应精确到毫米，用于分期的肿瘤最大径的单位随之由厘米改为毫米。T 分期添加"c"或"P"的修饰前缀(即"cT"或"PT")以显示其大小测量方法是基于临床(体格检查、乳腺摄片、超声或 MRI)或病理检查。一般而言，病理检查确定的原发肿瘤大小较临床测量准确。在确定"pT"分期时，如果浸润性癌可以用一个石蜡块全部包埋，镜下测量是最佳选择；如果浸润性癌需要多个石蜡块才能包

埋,标本的大体测量更为准确。

4.区域淋巴结转移的判定　第7版分期对于孤立肿瘤细胞簇(isolated tumor cell clusters,ITC)的定义更加严格。不超过0.2mm的小细胞簇,或在单张组织切片中不融合或接近不融合的细胞簇,其肿瘤细胞数量<200个属ITC范畴,仅含有ITC的淋巴结不计入N分期的阳性淋巴结数目中。第7版分期对于前哨淋巴结活检标志"sn"的使用进行了规范。如果前哨淋巴结大体检出的淋巴结数量≥6枚,不应再使用"sn"标记。

5.新辅助化疗后的分期　新辅助化疗、内分泌治疗甚至靶向治疗的应用促成乳腺癌工作组在第7版中增加(或增强)了新辅助治疗后的分期系统(postneoadjuvant systemic therapy staging system),用于评估该组患者的预后,该系统的表述方式是在TNM前添加"yc"或"yp"的前缀,即ycTNM或ypTNM。新辅助治疗后的T分期(yT)可依据临床或影像学检查得出(ycT)或依据病理学检查结果判定(ypT)。其中,ypT规定为测量浸润性肿瘤中最大的一个病灶(尚存争议),而添加下角标"m"表示多病灶(multiple foci)肿瘤。ypN的分期参照pN分期。新辅助化疗后淋巴结的转移灶不超过0.2mm者被归入$ypN_0(i+)$,但该患者不能被认为是获得了病理完全缓解(pathologic complete response,pCR)。新辅助化疗后的ypM取决于患者接受治疗前的临床M。如果患者在新辅助化疗前已经发现远处转移灶(M_1),无论其新辅助化疗的反应如何,仍被划分为M_1(Ⅳ期)。因而,新辅助化疗不改变患者治疗前的临床分期。如果患者治疗前为M_0,新辅助化疗开始后发现远处转移(ypM_1)则提示肿瘤进展。

另外,ypTNM应记录患者对新辅助治疗的反应程度(完全缓解、部分缓解、无缓解),而且需要说明判定反应程度的依据[体格检查、影像技术(乳腺摄片/B超/磁共振)、病理检查]。

二、乳腺癌 TNM 分期的内容

AJCC/UICC第7版TNM分期系统适用于乳腺浸润性癌或原位癌(伴有或不伴有微转移)。所有分期病例必须由病理组织学证实,同时应记录其组织学类型和组织学分级。TNM分期类型包括临床分期、病理分期以及治疗后分期,三类分期均会在本节的T、N、M分期中进行阐述。

(一)T分期

1.原发肿瘤的临床/病理分期(cT/pT)　原发肿瘤的临床与病理分期均采用相同的T分类标准,测量应准确至毫米。对于略微超过T分类临界值者(如1.1mm或2.01cm)可记录为1mm或2.0cm。与第6版分期手册相比,T分类标准没有变化。以"c"或"p"前缀(即cT或pT)表明T分期是基于临床(体检或影像学检查)还是病理学检查得出;一般而言,病理确定的原发肿瘤大小较临床测量准确(表5-1)。

表 5－1　乳腺癌 TNM 分期系统(第 7 版)

原发肿瘤(T) 临床/病理分期(cT/pT)	
T_x	原发肿瘤无法评估
T_0	无原发肿瘤证据
T_{is}	原位癌
T_{is}(DCIS)	导管原位癌
T_{is}(LCIS)	小叶原位癌
T_{is}(Paget's)	不伴实质内肿瘤(浸润性癌或原位癌)的乳头 Paget 病(伴有肿块时按肿瘤大小和特征进行分类,尽管仍需注明存在 Paget 病)
T_1	肿瘤最大直径≤20mm
T_{1mi}	微小浸润最大直径≤1mm
T_{1a}	肿瘤最大直径>1mm 而≤5mm
T_{1b}	肿瘤最大直径>5mm 而≤10mm
T_{1c}	肿瘤最大直径>10mm 而≤20mm
T_2	肿瘤最大直径>20mm 而≤50mm
T_3	肿瘤最大直径>50mm
T_4	不论肿瘤大小,直接侵犯胸壁和(或)皮肤(溃疡或皮肤结节);单纯侵犯真皮不作为 T_4
T_{4a}	侵犯胸壁[a],仅仅胸肌粘连/侵犯不包括在内
T_{4b}	乳房皮肤溃疡和(或)同侧乳房皮肤卫星结节和(或)皮肤水肿(包括橘皮样变),但不满足炎性乳癌的标准
T_{4c}	$T_{4a}+T_{4b}$
T_{4d}	炎性乳癌[b]

注　a"胸壁"概念详见本章节"补充说明";b 炎性乳癌的诊断要求典型的皮肤受累面积至少占据乳房皮肤面积的 1/3。组织学发现皮肤淋巴癌栓是支持诊断的证据,但并非必需,而且只有皮肤淋巴管受累的组织学证据而没有典型临床表现者也不足以诊断炎性乳腺癌。

2.原发肿瘤的治疗后分期　新辅助治疗后的 ypT 的测量标准尚存在争议,目前规定以测量浸润性肿瘤中最大的一个病灶为准,添加字母"m"以表示多病灶(multiple foci)肿瘤。另外应该注意,对新辅助治疗前诊断为炎性乳癌患者,即便治疗后炎症表现完全缓解,仍然划归为炎性乳癌。

(二)N 分期

1.区域淋巴结临床分期(cN)　在 N 分期中,第 7 版手册使用"clinically detected"替代了第 6 版中的"clinically apparent",并将其定义明确为:通过影像学检查(不包括淋巴闪烁造影术)或临床检查而发现高度怀疑有恶性肿瘤的特征,或者在针吸活检细胞学检查基础上推测有病理性宏转移。

经过针吸活检而非切除活检证实的转移淋巴结,需要添加后缀"f",如 $cN_{3a}(f)$;在缺乏"PT"时,淋巴结切除活检或前哨淋巴结活检的结果归入 cN,如 cN_1;确认淋巴结状态的方法需要加以注明,如临床检查、针吸活检、空芯针活检或前哨淋巴结活检;只有具有"pT"信息时,才将 PN 分期用于淋巴结切除活检或前哨淋巴结活检(表5-2)。

表5-2 乳腺癌 TNM 分期系统(第7版)

区域淋巴结 临床分期(cN)	
N_x	区域淋巴结无法评估(例如既往已切除)
N_0	无区域淋巴结转移
N_1	同侧Ⅰ、Ⅱ级腋窝淋巴结转移,可移动
N_2	同侧Ⅰ、Ⅱ级腋窝淋巴结转移,临床表现为固定或融合;或缺乏同侧腋窝淋巴结转移的临床证据,但临床上发现＊有同侧内乳淋巴结转移
N_{2a}	同侧Ⅰ、Ⅱ级腋窝淋巴结转移,互相融合或与其他组织固定
N_{2b}	仅临床上发现＊同侧内乳淋巴结转移的临床证据,而没有Ⅰ、Ⅱ级腋窝淋巴结转移的临床证据
N_3	同侧锁骨下淋巴结(Ⅲ级腋窝淋巴结)转移,伴或不伴Ⅰ、Ⅱ级腋窝淋巴结转移;或临床上发现＊同侧内乳淋巴结转移伴Ⅰ、Ⅱ级腋窝淋巴结转移;或同侧锁骨上淋巴结转移伴或不伴腋窝或内乳淋巴结转移
N_{3a}	同侧锁骨下淋巴结转移
N_{3b}	同侧内乳淋巴结转移伴腋窝淋巴结转移
N_{3c}	同侧锁骨上淋巴结转移

注 ＊"临床上发现"定义为:影像学检查(不包括淋巴闪烁造影术)或临床体检发现有高度怀疑为恶性转移的特征,或依据针吸活检细胞学检查推测有病理性宏转移。

2.区域淋巴结病理分期(pN) 在 pN 分期中,第7版对于孤立肿瘤细胞簇(isolated tumor cell clusters,ITC)的定义更加严格。其定义为:不超过 0.2mm 的小细胞簇,或散在单个肿瘤细胞,或在单张组织切片中<200 个细胞的细胞簇。ITC 可通过常规组织学或免疫组化法(IHC)检测。仅包含 ITCs 的淋巴结在 N 分期时不计入阳性淋巴结,但应包括在总的评估淋巴结数中(表5-3)。

表 5－3　乳腺癌 TNM 分期系统（第 7 版）

区域淋巴结病理分期（pN）[a]	
pN_X	区域淋巴结无法评估（例如淋巴结既往已切除或切除后未进行病理学检查）
pN_0	组织学检查无区域淋巴结转移
$pN_0(i-)$	组织学检查无区域淋巴结转移，IHC 阴性
$pN_0(i+)$	区域淋巴结中的恶性细胞转移灶≤0.2mm（HE 或 IHC 方法确定，包括 ITC）
$pN_0(mol-)$	组织学检查无区域淋巴结转移，分子生物学检测（RT－PCR[b]）阴性
$pN_0(mol+)$	分子生物学检测（RT－PCR）阳性，但组织学或 IHC 检测无区域淋巴结转移
pN_1	微转移；1～3 枚腋窝淋巴结转移；和（或）前哨淋巴结活检发现内乳淋巴结转移，但临床上未发现[c]
pN_{1mi}	微转移［＞0.2mm 和（或）单个淋巴结单张组织切片中肿瘤细胞数量＞200 个，但≤2mm］
pN_{1a}	1～3 枚腋窝淋巴结转移，至少一处转移灶＞2mm
pN_{1b}	前哨淋巴结活检发现内乳淋巴结微转移或宏转移，但临床上未发现
pN_{1c}	1～3 枚腋窝淋巴结转移，目前哨淋巴结活检发现内乳淋巴结微转移或宏转移，但临床上未发现
pN_2	4～9 枚腋窝淋巴结转移，或临床上发现[d] 内乳淋巴结转移，但不伴腋窝淋巴结转移
pN_{2a}	4～9 枚腋窝淋巴结转移（至少一处转移灶＞2mm）
pN_{2b}	临床上发现内乳淋巴结转移，但不伴腋窝淋巴结转移
pN_3	≥10 枚腋窝淋巴结转移；或锁骨下（Ⅲ级腋窝）淋巴结转移；或临床上发现同侧内乳淋巴结转移，并伴有 1 枚或多枚Ⅰ、Ⅱ级腋窝淋巴结转移；或＞3 枚腋窝淋巴结转移，并且前哨淋巴结活检发现内乳淋巴结宏转移或微转移（但临床上未发现）；或同侧锁骨上淋巴结转移
pN_{3a}	≥10 枚同侧腋窝淋巴结转移（至少一处转移灶＞2mm）；或锁骨下（Ⅲ级腋窝）淋巴结转移
pN_{3b}	临床上发现同侧内乳淋巴结转移，并且有 1 枚或多枚腋窝淋巴结阳性；或多于 3 枚腋窝淋巴结转移，同时前哨淋巴结活检发现内乳淋巴结微转移或宏转移，但临床上未发现
pN_{3c}	同侧锁骨上淋巴结转移

注：a 区域淋巴结病理分类（pN）：是基于腋窝淋巴结清扫（伴或不伴前哨淋巴结活检）。如分类仅依据前哨淋巴结活检，而其后无腋窝淋巴结清扫，那么分类结果应标记 sn（sentinel node），例如 $pN_0(sn)$。b RT－PCR（reverse transcription－polymerase chain reaction）：逆转录—聚合酶链反应。c "临床未发现"定义为：影像学检查（不包括淋巴闪烁造影术）或临床体检未发现。d "临床上发现"定义为：影像学检查（不包括淋巴闪烁造影术）或临床体检发现有高度怀疑为恶性转移的特征，或在针吸活检细胞学检查基础上推测有病理性宏转移。

2. 区域淋巴结治疗后分期（yN）　新辅助治疗后的 ypN 的分期方法参照 PN 分期。如果新辅助治疗后未行前哨淋巴结活检或腋窝淋巴结清扫术，可以归类为 ypN_X。如果新辅助治疗后进行了前哨淋巴结活检，那么治疗后分期应该标记"Sn"，没有标记"sn"者，默认为进行了腋窝淋巴结清扫术。

（三）M 分期

1. 远处转移临床/病理分期　M 分期主要是基于临床和影像学检查，但推荐进行病理学确认，尽管后者可能因方便性或安全性等原因而无法获得。第 7 版分期在保留 M_0 和 M_1 的基础上增加了"$cM_0(i+)$"，取消了 M_X。$M_0(i+)$ 属于 M_0，肿瘤的解剖分期/预后组别不会因此发生变化。另外，AJCC 声明没有"pM_0"的命名，M_0 只能是临床的概念（表 5－4）。

表 5-4 乳腺癌 TNM 分期系统(第 7 版)

远处转移(M)	
M_0 *	无远处转移的临床及影像学证据
$cM_0(i+)$	无远处转移的临床及影像学证据,但分子生物学或镜下检查在循环血液、骨髓,或其他非区域淋巴结组织中发现不超过 0.2mm 的肿瘤细胞,患者没有转移的症状和体征
M_1	通过传统临床及影像学方法发现的远处转移,和(或)组织学证实超过 0.2mm 的转移灶

注:* M_0 是临床概念,没有"pM_0"的命名。

2.远处转移的治疗后分期 新辅助治疗后的 yM 取决于患者接受治疗前的临床 M。新辅助化疗不会改变患者治疗前的临床分期。如果患者在新辅助化疗前已经发现远处转移(M_1),无论其新辅助化疗的反应如何,即使完全缓解也仍被划分为 M_1。如果患者治疗前为 M_0,新辅助化疗开始后发现远处转移(ypM_1)则提示肿瘤进展。

(四)解剖分期/预后组别

1.乳腺癌 TNM 解剖分期/预后组别(第 7 版) 将 T、N、M 分期按照进展程度和预后进一步划分成 0~Ⅳ期的病期分组,七版分期手册将其称为"解剖分期/预后组别"(anatomic stage/prognostic groups)(表 5-5)。

表 5-5 乳腺癌 TNM 解剖分期/预后组别(第 7 版)

期别	T	N	M
0 期	T_{is}	N_0	M_0
Ⅰ A 期	T_r	N_0	M_0
Ⅰ B 期	T_0	N_{1mi}	M_0
	T_r	N_{1mi}	M_0
Ⅱ A 期	T_0	N_1^b	M_0
	T_r	N_1^b	M_0
	T_2	N_0	M_0
Ⅱ B 期	T_2	N_1	M_0
	T_3	N_0	M_0
Ⅲ A 期	T_0	N_2	M_0
	T_r	N_2	M_0
	T_2	N_2	M_0
	T_3	N_1	M_0
	T_3	N_2	M_0
Ⅲ B 期	T_4	N_0	M_0
	T_4	N_1	M_0
	T_4	N_2	M_0
Ⅲ C 期	任何 T	N_3	M_0
Ⅳ 期	任何 T	任何 N	M_1

注:a. T_1 包括 T_{1mi}。b. 有淋巴结微转移的 T_0 和 T_1 肿瘤不归入Ⅱ A 期,而归入Ⅰ B 期,M_0 包括 $M_0(i+)$;不存在 pM_0 的命名,任何 M_0 均为临床的概念;如果手术后的影像学检查显示存在远处转移,分期可以改变,前提是检查在诊断后 4 个月内进行,患者无疾病进展且未接受新辅助治疗;新辅助治疗后进行分期应加上"yp"或"yc"的前缀。应注意:新辅助治疗后达到完全病理学缓解时没有相应的期别,如 $ypT_0 ypN_0 cM_0$。

2.第 7 版解剖分期/预后组别与第 6 版的比较 第 7 版分期在第 6 版基础上对乳腺癌的病期分组进行了调整,将Ⅰ期肿瘤进一步划分为Ⅰ A 期和Ⅰ B 期肿瘤,将有淋巴结微转移的 T_0 和 T_1 肿瘤(即 T_0~$T_1 N_{1mi} M_0$)由Ⅱ A 期归入Ⅰ B 期(表 5-6)。

表5-6　第7版与第6版乳腺癌 TNM 解剖分期/预后组别比较

期别	第7版	第6版
Ⅰ期	ⅠA 期：$T_1N_0M_0$	$T_1N_0M_0$
	ⅠB 期：$T_0N_{1mi}M_0$	
	$T_1N_{1mi}M_0$	
ⅡA 期	$T_1N_{1*}M_0$	$T_0N_1M_0$
	$T_1N_{1*}M_0$	$T_1N_1M_0$
	$T_2N_0M_0$	$T_2N_0M_0$

注：*将淋巴结微转移($pN1mi$)的 T_0 和 T_1 肿瘤分别归入ⅠB 期的 $T_0N_{1mi}M_0$ 期和 $T_1N_{1mi}M_0$ 期。

(五)组织学分级(G)

所有浸润性乳腺癌都应分级。推荐使用 Nottingham 联合组织学分级(Scarff－Bloom－Richardson 分级系统的 Elston－Ellis 修正版)。肿瘤的分级由形态学特点决定(包括腺管形成的程度、细胞核的多形性以及核分裂计数)。每项评分从 1 分(良好)至 2 分(差)，然后将 3 类分数相加，评出 3 个等级：3～5 分为 1 级，6～7 分为 2 级，8～9 分为 3 级(表5-7)。

表5-7　组织学分级(推荐使用 Nottingham 联合组织学分级)

G_X	不能判断分化程度
G_1	综合评分为低分数(预后好)
G_2	综合评分为中度分数(预后中等)
G_3	综合评分为高分数(预后差)

(六)补充说明

1. TNM 分期中涉及的相关解剖部位

(1)胸壁：胸壁的概念包括肋骨、肋间肌、前锯肌，但不包括胸肌。因而，胸肌浸润不属于胸壁侵犯。

(2)区域淋巴结(图5-1)：乳腺的淋巴引流路径包括 3 个主要途径，分别是经腋窝、穿胸肌和经内乳淋巴途径。乳腺内淋巴结位于乳腺组织内，用于 N 分期时计入"腋窝淋巴结"。用于分期时，锁骨上淋巴结也属于区域淋巴结。而除此外的淋巴结转移：包括颈淋巴结、对侧内乳或腋窝淋巴结均为远处转移(M_1)。

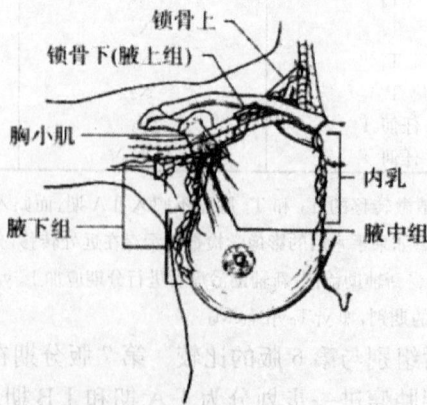

图5-1　乳腺及其区域淋巴结

乳腺的区域淋巴结分为下述 4 个部位：

A. 腋窝（同侧）：包括胸肌间（Rotter's）淋巴结以及沿腋静脉及其属支分布的淋巴结，根据引流方向分为 3 个水平：Ⅰ级（腋下组），位于胸小肌外缘外侧的淋巴结。Ⅱ级（腋中组）：位于胸小肌内外侧缘之间的淋巴结，胸肌间（Rotter's）淋巴结。Ⅲ级（腋上组）：位于胸小肌内缘之内至锁骨下缘的淋巴结，也称"尖淋巴结"或"锁骨下淋巴结"。这一水平的淋巴结转移意味预后不良，因而第 7 版分期系统以"锁骨下淋巴结"称谓这一水平的淋巴结以示区别。

B. 内乳（同侧）：沿胸内筋膜胸骨边缘分布，位于肋间的淋巴结。

C. 锁骨上：位于锁骨上窝内，即在由肩胛舌骨肌及腱（外侧界和上界）、颈内静脉（内侧界）、锁骨及锁骨下静脉（下界）界定的解剖三角内的淋巴结。位于该解剖三角以外的毗邻淋巴结属于颈淋巴结，其转移属 M_1。

D. 乳腺内：位于乳腺组织内的淋巴结，用于 N 分类分期时归为腋窝淋巴结。

2. TNM 分期相关的大样本预后研究　乳腺癌 TNM 分期系统以循证医学为基础，根据近年来临床和基础研究的新进展，不断进行修正、调整，以符合临床乳腺癌治疗的实际情况，更好地指导临床医疗实践。以下研究是 AJCC 手册中列出的与乳腺癌 TNM 分期相关的两个大样本人群预后研究（图 5-2、图 5-3）。

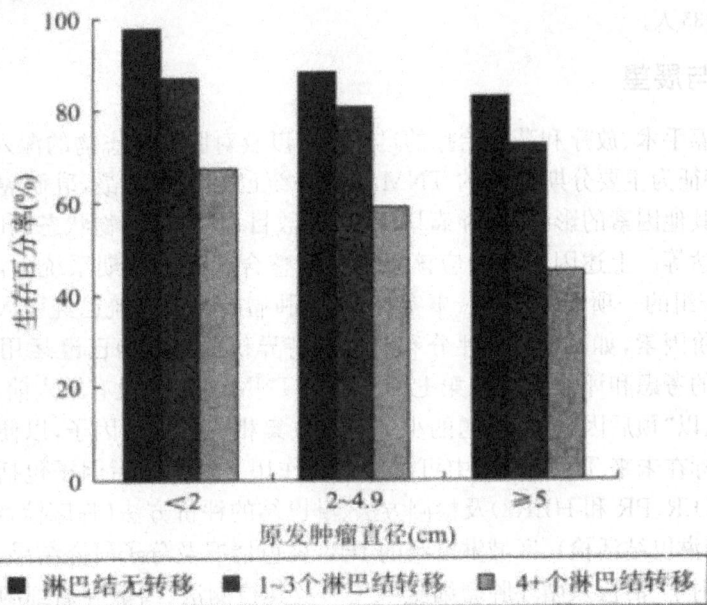

图 5-2　按原发肿瘤大小及淋巴结转移情况分组时，不同组别患者 5 年生存率的比较

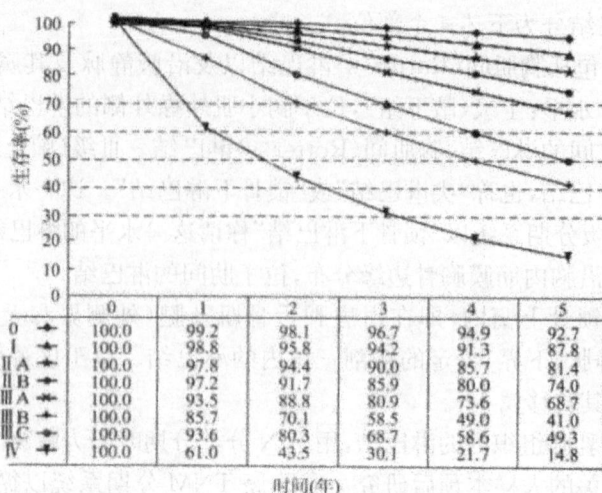

图 5-3 不同分期分组的乳腺癌患者 5 年生存曲线比较

注:对 211645 名确诊为不同期别(0～Ⅳ期)的乳腺肿瘤患者进行为期 5 年的生存曲线观察。数据来源于国家癌症数据库(美国外科医师协会癌症咨询委员会及美国癌症协会),诊断时间为 2001—2001 年。各组样本量:0 期 30263 人、Ⅰ期 85278 人、ⅡA 期 43047、ⅡB 期 17665 人、ⅢA 期 13983 人、ⅢB 期 4533 人、ⅢC 期 6741 人、Ⅳ期 10135 人。

三、问题与展望

随着乳腺癌手术、放疗和药物治疗的迅速进展以及对肿瘤标志物的深入研究,以肿瘤 T、N、M 的解剖特征为主要分期依据的 TNM 分期系统已经面临挑战,乳腺癌的治疗和预后可能更多地受到其他因素的影响,如肿瘤切缘、病灶数目、肿瘤标志物状态、乳腺癌组织学分级以及多基因表达等。上述因素是否应该以及如何整合到新的分期系统中,已经成为乳腺癌 TNM 分期工作组的一项重要任务。事实上,某些肿瘤的分期系统已经引入了一些预后因素作为分期的评价因素,如 Gleason 评分和前列腺特异抗原(PSA)已经运用于前列腺癌的分期。经过充分的考虑和评价,AJCC 第七版乳腺癌 TNM 分期尚没有纳入前述任何一项指标,而是以单列的、以"预后因子"为标题的小节建议收集相关的预后因子,以便预测患者预后以及评价这些指标在未来 TNM 分期中可能起到的作用。这些预后因子包括:组织学分级、肿瘤标志物状态(ER、PR 和 HER2)及检测方法、淋巴结的评价方法(临床检查、针吸细胞学、空芯针活检、前哨淋巴结活检)、区域淋巴结的 IHC 染色情况及分子研究结果、远处转移的评价方法(临床、放射学、活检)、循环肿瘤细胞(CTC)及其检测法、播散肿瘤细胞(DTC)及其检测法、多基因标志评分(multigene signature score)和患者对新辅助化疗的反应程度(完全、部分或无缓解)及其确认方式等。随着临床以及基础研究的不断深入和进展,乳腺癌的生物学特征对患者治疗及预后的影响会日渐明朗,也许在不久的将来有望见到新的乳腺癌 TNM 生物学分期系统。

(李晓琴)

第二节 乳腺癌的辅助化疗

Fisher 提出乳腺癌是一种全身性疾病,全身治疗可消灭亚临床的乳腺癌微小转移灶,提高乳腺癌的治疗效果。一系列临床试验证实,乳腺癌辅助化疗可以显著提高患者的无病生存率和总生存率。来自 EBCTCG 荟萃分析显示:经典的 CMF(环磷酰胺＋甲氨蝶呤＋氟尿嘧啶)化疗方案较不化疗可降低乳腺癌患者 4.3% 的 10 年绝对死亡率;同样,含蒽环类药物的方案[CAF(环磷酰胺＋多柔比星＋氟尿嘧啶)、CEF(环磷酰胺＋表柔比星十氟尿嘧啶)等],可在 CMF 治疗的基础上,进一步降低乳腺癌患者 4.3% 的 10 年绝对死亡率;随着紫杉类药物的出现,蒽环类药物联合或者序贯紫杉类药物,可比含蒽环类药物的化疗方案继续降低 5.1% 的 10 年绝对死亡率,从而确立了辅助化疗在乳腺癌综合治疗中的地位与作用。

一、乳腺癌辅助化疗的适宜人群

对于 0 期的乳腺癌,如乳腺导管或小叶原位癌、Paget 病患者,无需进行术后辅助化疗。而对于浸润性乳腺癌患者,术后是否需要辅助化疗除了根据患者身体情况、月经状况、血常规、重要器官功能、有无伴发其他疾病等因素外,还需要了解乳腺癌的生物学行为。随着乳腺癌分子生物学相关领域研究的不断开展,我们对乳腺癌术后辅助化疗的适宜人群的认识也发生了很大的变化。在 2005 年的 St. Gallen 专家共识中,根据乳腺癌患者的淋巴结状态、肿瘤大小、HER2 状态、组织学分级、脉管癌栓以及年龄这六大因素,将乳腺癌患者划分为低、中、高复发风险三组(表 5－8),对于中、高复发风险的患者,术后需考虑辅助化疗。之后的 2007 年 St. Gallen 专家共识,在原先复发风险分组的基础上,加上 ER/PR 这个复发风险因素(表 5－9),同样,对于中、高复发风险的患者,术后推荐行辅助化疗。

表 5－8　2005St. Gallen 专家共识:乳腺癌术后复发风险的分组

危险度	判别要点		
	转移淋巴结	其他	
低度	阴性	同时具备以下 5 条:	
		标本中病灶大小(pT)≤2cm	且
		分级 1 级	且
		瘤周脉管未见肿瘤侵犯	且
		HER2/neu 基因没有过度表达或扩增	且
		年龄≥35 岁	
中度		以下 5 条至少具备 1 条:	
		标本中病灶大小(pT)>2cm	或
		分级 2～3 级	或
		有瘤周脉管肿瘤侵犯	或
		HER2 基因过度表达或扩增	或
		年龄<35 岁	
高度	1～3 个阳性	未见 HER2 过度表达和扩增	
		HER2 过度表达或扩增	
	≥4 个阳性		

表 5－9　2007St. Gallen 专家共识:乳腺癌术后复发风险的分组

危险度	判别要点		
	转移淋巴结	其他	
低度	阴性	同时具备以下 6 条:	
		标本中病灶大小(pT)≤2cm	且
		分级 1 级	且
		瘤周脉管未见肿瘤侵犯	且
		HER2/neu 基因没有过度表达或扩增	且
		年龄≥35 岁	且
		ER/PR 阳性	
中度		以下 6 条至少具备 1 条:	
		标本中病灶大小(pT)>2cm	或
		分级 2~3 级	或
		有瘤周脉管肿瘤侵犯	或
		HER2 基因过度表达或扩增	或
		年龄<35 岁	或
		ER 阴性、PR 阴性	
高度	1~3 个阳性	未见 HER2 过度表达和扩增	且
		ER/PR 阳性	
		HER2 过度表达或扩增	或
		ER 阴性、PR 阴性	
	≥4 个阳性		

　　2009 年的 St. Gallen 专家共识开始提出乳腺癌辅助化疗需考虑肿瘤对化疗的反应性,要综合考虑乳腺癌的复发风险和化疗的获益情况,提出绝大多数三阴型乳腺癌以及 HER2 阳性乳腺癌患者,需接受术后辅助化疗。而对于激素受体(ER/PR)阳性且 HER2 阴性的患者,是否需要辅助化疗,专家共识提到需参考临床病理因素、患者的意愿,以及多基因阵列的检测结果:对于 ER/PR 强阳性、淋巴结阴性、肿瘤小于 2cm、增殖指数低、脉管癌栓阴性以及多基因阵列为低复发风险的患者,可考虑单用辅助内分泌治疗;对于肿瘤大于 5cm、淋巴结转移≥4 个、组织学 3 级、增殖指数高以及 ER/PR 低表达的患者,需考虑术后辅助化疗;而对于淋巴结转移 1~3 个、肿瘤大小为 2~5cm,以及组织学分级为 2 级等的患者,这些临床病理指标并不能帮助我们很好地选择辅助化疗的适宜人群(表 5－10)。

表 5－10　2009 年 St. Gallen 专家共识：HR＋/HER2－患者辅助化疗的选择

	化疗联合内分泌治疗的相对适应证	不影响治疗手段选择的因素	单独应用内分泌治疗的相对适应证
临床病理因素 ER 和 PR	ER 和 PR 低表达		ER 和 PR 高表达
组织学分级	3 级	2 级	1 级
增殖指数	高*	中*	低*
淋巴结	≥4 个淋巴结转移	1～3 个淋巴结转移	淋巴结阴性
脉管癌栓	脉管癌栓阳性		脉管癌栓阴性
肿瘤大小	＞5cm	2.1～5cm	≤2cm
患者意愿	积极应用各种治疗手段		避免化疗相关的不良反应
多基因检测基因阵列**	高分	中分	低分

注：＊传统的检测增殖的指标为 Ki－67(例如，低表达：≤15%；中度表达：16%～30%；高表达：＞30%)以及病理有关有丝分裂频率的描述。

＊＊如多基因检测是可行的，可用于帮助传统指标无法确定是否加用化疗时作决定。

2011 年 St. Gallen 专家共识首次引入乳腺癌分子分型这个概念，并用于指导术后辅助治疗，该共识根据乳腺癌激素受体状态、HER2 状态以及增殖指数，将乳腺癌分为下述四型：Luminal A 型(HR＋/HER2－，Ki－67 低表达)、Luminal B 型(HR＋/HER2－，Ki－67 高表达或 HR＋/HER2＋)、三阴型(HR－/HER2－)，以及 HER2 阳性型(HR－/HER2＋)。对于不同分子分型乳腺癌的辅助治疗共识推荐方案如下(表 5－11)：Luminal A 型乳腺癌患者从辅助化疗中的获益较少，除淋巴结转移较多等相关高危因素外，可考虑单独使用内分泌治疗；对于 HER2 阴性的 Luminal B 型乳腺癌患者，需考虑患者的具体复发风险、患者的意愿及激素受体的表达量，可考虑在内分泌治疗基础上联合辅助化疗，方案一般可选含蒽环类和紫杉类药物的方案；HER2 阳性的 Luminal B 型乳腺癌和 HER2 阳性型乳腺癌，可参考含曲妥珠单抗的辅助治疗方案；三阴型乳腺癌缺乏内分泌及靶向治疗等辅助治疗方式，绝大多数浸润性非特殊类型乳腺癌患者需要化疗，方案可考虑采用含蒽环类和紫杉类的化疗方案。同时，在 2011 年 St. Gallen 专家共识里也提到，对于部分三阴性、淋巴结阴性的特殊类型乳腺癌(髓样癌、腺样囊腺癌)患者，可考虑不使用辅助化疗。

表 5－11　2011 年 St. Gallen 专家共识：不同分子分型乳腺癌患者的辅助全身治疗

分子分型	治疗方案	备注
Luminal A	ET	很少需要 CT(如淋巴结转移较多或其他高危因素提示需要化疗等)
Luminal B(HER2－)	ET±CT	化疗及其方案的选择需根据患者的意愿、激素受体表达量以及复发风险
Luminal B(HER2＋)	CT＋抗 HER2＋ET	暂无不需化疗的数据
HER2 阳性(非 Luminal)	CT＋抗 HER2	极低危患者(pT$_{1a}$N$_0$)可能只需随访而无需全身治疗
三阴型(导管)	CT	
特殊组织学类型*		
A. 内分泌反应型	ET	
B. 内分泌不反应型	CT	髓样癌和腺样囊腺癌可能不需任何辅助化疗(如果淋巴结阴性)

注：ET：内分泌治疗；CT：化疗。

＊内分泌反应型(筛状癌、小管癌和黏液癌)；内分泌不反应型(大汗腺癌、髓样癌、腺样囊腺癌和化生性癌)。

另外，美国国立综合癌症网络(NCCN)治疗指南也对早期乳腺癌术后辅助化疗的适宜人

群作了相应的说明,具体如下:

(1)在 ER 阳性、HER2 阳性的普通组织学类型(导管癌、小叶癌、混合型癌和化生性癌)的浸润性乳腺癌患者中,肿瘤>1cm 或者淋巴结转移的患者,推荐使用辅助化疗;而对于淋巴结阴性、肿瘤≤5mm 的患者,不推荐辅助化疗;在 $T_{1b}N_0$ 患者中,可考虑使用辅助化疗。

(2)在 ER 阳性、HER2 阴性的浸润性乳腺癌患者中,如淋巴结阳性,需行术后辅助化疗。对于淋巴结阴性、T≤5mm 的患者,推荐使用单独内分泌治疗。在 T>5mm 且淋巴结阴性的患者中,首先推荐行 21 基因复发分数(RS)检测:如 RS>30 分,则推荐辅助化疗;RS<18 分,则可单独使用内分泌治疗;而对于 RS 在 18~30 分之间或未行 21 基因 RS 检测的患者,可考虑使用辅助化疗。

(3)在 ER 阴性、HER2 阳性的浸润性乳腺癌患者中,除了淋巴结阴性且 T≤5mm 外,都推荐行术后辅助化疗。

(4)在 ER 阴性、HER2 阴性的浸润性乳腺癌患者中,除了淋巴结阴性且 T≤5mm 外,都推荐行术后辅助化疗。

(5)对于小管癌、黏液癌等组织学类型良好的乳腺癌患者,如 ER 和 PR 均阴性,则参考上述普通组织学类型患者的治疗。而对于 ER/PR 阳性的患者,淋巴结阳性的患者可考虑使用辅助化疗;而在淋巴结阴性患者中,不推荐辅助化疗(T<1cm 可不进行辅助治疗)。

二、乳腺癌辅助化疗方案的选择

乳腺癌术后辅助化疗疗程多为 4~8 个疗程,选用多药联合的方案,常用的辅助化疗方案有如下几种。

1. 可选择的辅助化疗方案

(1)TA(E)C,q3w,d1,共 6 个疗程:

多西他赛 75mg/m²;

多柔比星 50mg/m² 或表柔比星 60~75mg/m²;

环磷酰胺 500mg/m²。

(2)剂量密集型:A(E)C→紫杉醇,共 8 个疗程:

多柔比星 60mg/m² 或表柔比星 90~100mg/m²;

环磷酰胺 600mg/m²,q2w×4。

序贯

紫杉醇 175mg/m²,q2w×4。

(3)A(E)C→紫杉醇:

多柔比星 60mg/m² 或表柔比星 90~100mg/m²;

环磷酰胺 600mg/m²,q3w×4。

序贯

紫杉醇 80mg/m²,qw×12。

(4)TC,q3w,d1,共 4 个疗程:

多西他赛 75mg/m²;

环磷酰胺 600mg/m²。

(5)A(E)C,q3w,d1,共 4 个疗程:

多柔比星 60mg/m² 或表柔比星 90~100mg/m²；环磷酰胺 600mg/m²。

2.其他辅助化疗方案

(1)CA(E)F,q3w,d1,共 6 个疗程：

多柔比星 50mg/m² 或表柔比星 60~100mg/m²；氟尿嘧啶 500mg/m²；

环磷酰胺 500mg/m²。

(2)A(E)C→多西他赛,共 8 个疗程：

多柔比星 60mg/m² 或表柔比星 90~100mg/m²；环磷酰胺 600mg/m²,q3w×4。

序贯

多西他赛 75~100mg/m²,q3w×4。

(3)CE$_{120}$F,q4w,共 6 个疗程：

环磷酰胺 75mg/m²,口服,d1~14；

表柔比星 60mg/m²,d1、d8；

氟尿嘧啶 500mg/m²,d1、d8。

(4)FEC→多西他赛,共 6 个疗程：

氟尿嘧啶 500mg/m²；

表柔比星 100mg/m²；

环磷酰胺 500mg/m²,q3w×3。

序贯

多西他赛 75~100mg/m²,q3w×3。

(5)FEC→紫杉醇周疗：

氟尿嘧啶 600mg/m²；

表柔比星 90mg/m²；

环磷酰胺 600mg/m²,q3w×4。

序贯

紫杉醇 100mg/m²,qw×8。

(6)剂量密集型:A(E)→紫杉醇→C,共 12 个疗程：

多柔比星 60mg/m² 或表柔比星 90~100mg/m²,q2w×4。

序贯

紫杉醇 175mg/m²,q2w×4。

序贯

环磷酰胺 600mg/m²,q2w×4。

(7)CMF 方案,q4w,d1、d8,共 6 个疗程：

环磷酰胺 500mg/m²；

甲氨蝶呤 40mg/m²；

氟尿嘧啶 500mg/m²。

根据 NCCN 乳腺癌治疗指南 2011 中文版的中国专家意见,其根据危险度推荐化疗方案的原则如下：建议根据患者情况和每个研究的背景合理选择乳腺癌术后化疗方案,如淋巴结阴性的激素依赖性患者化疗,可以选择 AC/CE[多柔比星(表柔比星)/环磷酰胺]或 TC(多西他赛/环磷酰胺)；淋巴结阴性的三阴性患者,可以选择 FAC(FEC)或 AC→T；HER2 阳性患者可以选择 AC→TH 或 TCH；HER2 阴性腋淋巴结阳性（St. Gallen 中、高危）患者，可以选择 AC→T（多西他赛 3 周疗）或 FEC×3→T×3 或 TAC（多西他赛/多柔比星/环磷酰胺），或者剂量密集化疗，密集 AC（多柔比星/环磷酰胺）→密集紫杉醇 2 周疗。

三、乳腺癌辅助化疗的进展

（一）紫杉类药物在淋巴结阴性患者中的应用

紫杉类药物包括紫杉醇和多西他赛，EBCTCG 荟萃分析显示，含紫杉类药物的方案疗效显著优于含蒽环类药物的方案。CALGB9344 及 BCIRG 001 临床试验的结果奠定了紫杉醇和多西他赛在淋巴结阳性乳腺癌辅助治疗中的地位，紫杉类药物可以显著提高淋巴结阳性乳腺癌患者的无病生存率和总生存率；并且来自 BCIRG 001 的 10 年随访数据提示，其辅助化疗的获益可一直持续到术后 10 年。

对于淋巴结阴性的患者，紫杉类药物的疗效如何呢？来自 GEICAM 9805 的临床试验显示：在高危淋巴结阴性乳腺癌患者中，辅助化疗 TAC 方案显著优于 FAC 方案，6 个疗程 TAC 治疗可以显著提高无病生存率，其 7 年无病生存率（DFS）分别为 89%（TAC 组）和 84%（FAC 组），HR=0.67，P=0.0181，从而直接证明了淋巴结阴性患者亦可从含紫杉类药物辅助化疗中获益。同样，来自 USO 9735 临床研究也提示，对于高危淋巴结阴性或者 1～3 个淋巴结转移的乳腺癌患者，含多西他赛的 4 个疗程 TC 方案优于经典的 4 个疗程 AC 方案，也提示淋巴结阴性患者可从含紫杉类药物的辅助化疗中获益。最新报道的 CALGB 40101 临床研究显示，在淋巴结 0～3 个转移的乳腺癌患者中，4 个疗程或 6 个疗程的每周紫杉醇方案与相同疗程的 AC 方案具有相似的疗效，并且 4 个疗程与 6 个疗程的 AC/紫杉醇辅助化疗的疗效相当，提示对于部分淋巴结阴性的患者，可考虑使用单药紫杉醇作为辅助化疗。目前对于淋巴结阴性的高危患者，特别是三阴型或 HER2 阳性型乳腺癌，推荐使用含紫杉类药物的辅助化疗方案。

（二）蒽环类与紫杉类药物的给药时序

蒽环类与紫杉类药物的给药方案包括联合（TAC）与序贯（AC→T）。在辅助化疗临床试验中，TAC 方案显著优于 FAC 方案；而 AC→T 也显著优于 4 个疗程 AC 或 6 个疗程 FAC 治疗。

那么，蒽环类与紫杉类药物以哪种给药时序更好呢？BCIRG 005 临床试验比较了在 HER2 阴性乳腺癌患者 6 个疗程 TAC 与 AC→T 方案，5 年的中位随访结果显示：联合组（TAC）与序贯组（AC→T）具有相同的无病生存率与总生存率，从而提示这两种给药方式是有效的，可用于临床实践中。

NSABP B-30 临床试验比较了 4 个疗程 TAC 与经典 AC→T 方案之间的疗效，结果显示：AC→T 疗效显著优于 4 个疗程 TAC，提示 4 个疗程的 TAC 不能作为联合方案的标准，如果考虑蒽环类与紫杉类药物联合，需考虑进行 6 个疗程的 TAC 治疗。

（三）紫杉醇或多西他赛的给药时间频度

紫杉类药物包括紫杉醇和多西他赛，两者在乳腺癌辅助化疗中都显示出非常好的效果，但哪种紫杉类药物效果更好呢？

ECOG 1199 临床试验比较了紫杉醇和多西他赛在乳腺癌辅助化疗中的疗效，将入组的患者在完成 4 个疗程 AC 方案后，随机分为四组：每周紫杉醇、每 3 周紫杉醇、每周多西他赛和每3周多西他赛。中位随访60个月的数据显示：紫杉醇治疗组与多西他赛治疗组具有相似的无病生存率与总生存率。但是，每周紫杉醇治疗组和每3周多西他赛治疗组的疗效显著优于每3周紫杉醇治疗组；而每周紫杉醇和每3周多西他赛治疗组间的疗效并没有显著差异，从而直接回答了哪种紫杉类药物效果更好的问题：两种紫杉类药物都是有效的乳腺癌辅助化疗药物，在使用紫杉醇时，应选择每周的给药方式；而使用多西他赛时，每3周方案是较为合理的给药方案。

（四）经典方案与剂量密集型方案的比较

CALGB 9741 临床研究首次证实了基于剂量密度和强度的密集型方案（密集型 AC→P）优于传统的 AC→P 每3周方案，但是与经典的 TAC 方案比较，哪个方案效果更佳呢？

2012年 ASCO 大会公布了 NSABP B-38 临床研究的结果，该临床试验入组了近5000例淋巴结阳性的乳腺癌患者，将其随机分为三组：TAC 治疗组、密集型 AC→P 治疗组，以及密集型 AC→P＋吉西他滨治疗组。中位5年的随访结果显示：TAC 治疗组与剂量密集型 AC→P 治疗组的疗效相似，发生的事件数分别为327/1610（TAC 组）和294/1618（剂量密集型 AC→P 治疗组），两者比较无显著统计学差异。从而提示这两个方案都是非常有效的乳腺癌辅助化疗方案，需根据医师的用药经验及患者的具体情况，选用合适的化疗方案。

（五）基因组学在乳腺癌辅助化疗中的应用

2011年 St. Gallen 专家共识首次将乳腺癌的分子分型作为辅助治疗的依据，利用 ER、PR、HER2 以及 Ki-67 等指标进行乳腺癌的分子分型，并根据不同乳腺癌分型选择不同的辅助治疗方案。而在2009年的 St. Gallen 专家共识中就提到，当常规的临床病理指标不能明确乳腺癌患者是否需要辅助化疗的时候，可以考虑选用多基因阵列来进一步明确该患者是否需要辅助化疗。目前较为成熟的多基因阵列包括21基因复发分数以及70基因预后分型。

基于21基因复发分数开发应用的 Oncotype DX 已被 FDA 批准用于乳腺癌术后辅助化疗的选择，尤其对于 ER 阳性、HER2 阴性的淋巴结阴性患者，NCCN 指南已推荐对于该类患者，如果 RS<18，可不考虑使用辅助化疗；而对于 RS>30 的患者，强烈推荐使用辅助化疗，目前正在进行前瞻性的Ⅲ期临床研究（TAILORx），科学性评估 RS 在辅助化疗中的应用价值。另外，来自 SWOG 8814 临床研究也显示，对于 ER 阳性、淋巴结阳性的乳腺癌患者，RS 也可预测辅助化疗的疗效，低 RS 组的患者从辅助 CAF 化疗中获益较少。而在欧洲进行的 MINDACT 临床研究，需要使用新鲜的临床组织标本，以评估70基因预后分型对于确定术后辅助化疗方案的价值，如70基因预后分型为预后好的患者，是否可考虑不使用辅助化疗；而对于70基因预后分型与 Adjuvantonline 预测有不一致时，进一步评估哪个模型的预测价值更高。

乳腺癌辅助化疗从最初的塞替派、CMF，到之后的蒽环类药物及紫杉类药物；治疗人群从最初的淋巴结阳性患者，到目前的淋巴结阴性的高危人群；给药时序包括联合给药和序贯给药；给药时间频度包括常规的3周方案、每2周的剂量密集型方案，以及目前正在进行研究的节拍化疗，都显著提高了乳腺癌患者的预后。随着对乳腺癌生物学行为以及基因组学的发展，我们需要针对不同分子分型的乳腺癌患者，选择合适的化疗方案，从而提高乳腺癌辅助化疗的疗效，降低其毒副作用，实现乳腺癌的个体化辅助化疗。

（胡海）

第三节　早期乳腺癌保乳术后放射治疗

保留乳房治疗(breast conservation therapy,BCT)是以保留乳房外形的局部扩大手术为主,放射治疗为基础,辅以化疗、内分泌、靶向治疗等的综合治疗。EORTC 10801、NSABP－06、NCI等大型研究,通过长达20年以上的随访,其结果显示Ⅰ、Ⅱ期乳腺癌患者行保乳治疗可获得与全乳切除术相同的疗效。目前,保乳治疗已是早期乳腺癌的标准治疗方法。

一、保乳治疗的患者选择

保乳治疗适用于有保乳意愿,乳腺肿瘤可以完整切除,达到阴性切缘,并可获得良好的美容效果的Ⅰ、Ⅱ期患者。一般要求肿瘤直径≤4cm,但更为重要的是肿瘤体积与乳房的比例,可允许肿瘤完整切除并且术后乳房外形无明显畸形。同时,需要排除治疗禁忌证。

保乳治疗的绝对禁忌证包括:既往曾接受乳腺或胸壁的放射治疗;正在妊娠且需在妊娠期放射治疗;乳腺X线片显示弥漫性可疑或恶性征象的微小钙化;病变广泛,不可能通过单一切口的局部切除就达到切缘阴性且不影响美观;切缘病理阳性。切缘病理阳性患者一般需进行再切除以获得阴性病理切缘;若切缘仍为阳性,则需要行全乳房切除术。

保乳治疗的相对禁忌证包括:累及皮肤的活动性结缔组织疾病(特别是硬皮病和狼疮)、肿瘤直径>5cm、切缘病理局灶阳性。另外,≤35岁的年轻患者有相对较高的复发和再发乳腺癌风险,存在BRCA－1/2突变的绝经前妇女保乳治疗后同侧乳腺癌复发或发生对侧乳腺癌的风险增高,因此在选择保乳治疗时应向患者充分交代可能存在的风险。

近年来随着技术的进步,保乳治疗的适应证在逐步扩大,主要体现在:①新辅助化疗的应用提高了保乳手术率。新辅助化疗能使相当一部分肿瘤较大的局部晚期乳腺癌原发肿瘤缩小,肿瘤分期降低,使更多的患者实施保乳手术。NSABP B－18研究显示术前化疗能提高保乳治疗的治疗率12.2%,随访6年保乳术前化疗和术后化疗同侧复发率分别为7.9%和5.8%,两者差异无统计学意义。②区段切除术用于乳晕下中心部位的乳腺癌和Paget病。过去对中央区的乳腺癌,因其术后复发率较高和美容效果差而很少行保乳治疗,然而,目前对于中央单发,无弥漫性微小钙化点以及切缘阴性的乳晕下乳腺癌和Paget病也可行乳腺中央区段切除术。该类患者全乳放射治疗后可根据个人愿望施以乳头乳晕修复。③乳房肿瘤切除术用于多发性乳腺癌已不是手术禁忌证。以往的研究发现,多发性乳腺癌患者行肿瘤切除术后复发率超过20%,因此认为多发性乳腺癌是保乳手术的相对禁忌证。然而,目前多项研究发现肿瘤切缘阴性的多发性乳腺癌施行保乳治疗效果显著。肿瘤切缘是该类乳腺癌手术方案最重要的参考指标。④对于乳腺癌合并广泛导管内癌成分的患者,切除范围宜适当扩大,若切缘阴性,仍可行保乳治疗。

二、放射治疗在保乳治疗中的作用

放射治疗是乳腺癌保乳治疗的重要组成部分。大量的临床随机研究显示,术后放射治疗可降低肿瘤局部复发率,提高患者生存率。EBCTCG进行的Meta分析,显示放射治疗使淋巴结阴性患者的10年局部复发风险从26%降至10%,淋巴结阳性患者从47%降至13%;15年乳腺癌死亡风险在淋巴结阴性患者从31%降至26%,在淋巴结阳性患者从55%降至

48%,15年总死亡风险从41%降至35%。并且,多数临床研究表明无论是否接受全身化疗,放射治疗降低局部复发风险的作用相似。

然而,是否所有的保乳手术患者均需要行术后放射治疗?是否存在一部分预后较好的特殊亚群患者可以免除术后放射治疗?迄今为止,已对此开展了大量临床研究,绝大部分研究都显示保乳手术后未行放射治疗的肿瘤局部复发率较高,因此术后放射治疗应被视为乳腺癌保乳手术后的标准治疗。但有一个特殊亚群患者可能无需行术后放疗,即激素受体阳性且在保乳手术后接受了辅助内分泌治疗的I期老年(70岁以上)患者。CALGB对具有以上临床特征患者进行了一项随机对照研究,肿块切除+放射治疗+他莫昔芬组的5年局部复发率为1%,肿块切除+他莫昔芬组为4%。两组患者在总生存率、无病生存率方面无明显差异。该研究中位随访10.5年时的分析再次验证了以上结果。另一项设计相似的研究也得到了相似的结果。因此,目前认为对≥70岁、临床淋巴结阴性、ER阳性、T_1期的乳腺癌患者可施行保乳手术(要求切缘病理学检查阴性)+他莫昔芬或芳香化酶抑制剂治疗,而不行术后放射治疗。

三、放射治疗的时序安排

(一)单纯术后放射治疗

对无需行术后辅助化疗患者,理论上应在保乳术后残余肿瘤细胞明显增殖之前进行放射治疗,能更有效地杀灭残余肿瘤细胞,从而取得更大获益。多项研究显示,保乳术后开始放射治疗时间大于8~12周的肿瘤局部复发率增加。近期一项对18050例早期乳腺癌保乳术后未行辅助化疗患者的研究,显示术后开始放疗时间大于6周患者的局部复发风险也有轻微增加(HR=1.19,P=0.033),提示对保乳术后不行辅助化疗患者应尽早接受放疗。

(二)术后放疗和化疗

放疗能降低局部复发率,而化疗虽然对降低局部复发的作用相对较弱,但同时可以降低远处转移率,从而提高生存率。目前认为,对于腋窝淋巴结阳性和其他高危患者,术后应先行辅助化疗,但放疗不应延迟到术后6~7个月以后。同步放化疗可以在不延迟放化疗的基础上保证疗效,但应选择有效低毒的化疗方案,以减少急性毒性和晚期并发症。如果手术切缘阳性或过近,放疗应尽早开始。

Benchalal等对来自法国辅助治疗组的1831例患者进行了回顾性分析,多因素分析结果显示手术—放疗间隔时间长短与局部复发率无关,未接受内分泌治疗的患者,其局部复发率显著增加,表明系统性的化疗和内分泌治疗也能够降低局部复发率。Recht等开展了一项随机临床研究,把244例患者随机分为先化疗后放疗和先放疗后化疗两组,随访5年结果发现,先化疗组和先放疗组的局部复发率分别为14%和5%(P=0.07),远处和区域淋巴结转移率分别为20%和32%(P=0.05)。因此研究者建议,对有远处转移高危因素的患者如腋窝淋巴结转移数≥4个、有脉管瘤栓等,可先给予化疗;对有局部复发高危因素的患者,如手术切缘阳性,可先给予放疗。但对这组患者随访时间延长到11年后,研究者发现上述差异消失,即放化疗顺序对局部复发、远处转移和生存均无显著影响。Wallgren等报告了国际乳腺癌研究组的一项随机研究结果,共纳入718例患者,结果显示,绝经前患者术后4个月和7个月开始放疗的4年局部复发率分别为8%和9%;绝经后患者术后2个月和4个月开始放疗的4年局部复发率分别为3%和6%。上述结果表明,延迟放疗至术后7个月,对腋窝淋巴结阳性的保乳手术者无明显不良影响。Freedman 等和 Smitt 等研究发现,手术切缘阳性患者,如果由于先开始化疗而使放疗延迟,会有较高的局部复发率。

为了兼顾放疗和化疗,研究者尝试对这些患者进行术后同步放化疗。一项法国研究将 638 例腋窝淋巴结阳性乳腺癌患者(其中 2/3 行保乳手术)随机分为同步放化疗组和先化疗后放疗组。为了减轻心脏毒性,同步放化疗组采用环磷酰胺、米托蒽醌和氟尿嘧啶(CNF)方案,序贯化放疗组用环磷酰胺、表阿霉素和氟尿嘧啶(CEF)方案。两组患者的手术—放疗中位间隔时间为 32d 和 114d,对于保乳术后患者,两种治疗顺序的无瘤生存率和总生存率无明显差异,但序贯化放疗组患者的局部区域复发率显著高于同步放化疗组,复发危险增加了 2.8 倍(P=0.01)。但同步放化疗组的毒性增加,表现为白细胞降低引起的发热、左心室射血分数降低、2 级放射性皮炎和晚期皮肤毛细血管扩张的发生率显著增加,但不影响放化疗的进行,未导致治疗相关性死亡。Toledano 等将 716 例患者随机分为同步放化疗组和先化疗后放疗组,化疗方案为 CMF。同步放化疗组患者的无局部区域复发生存率显著高于先化疗后放疗组(97% vs 91%,P=0.02),同步放化疗可以使局部区域复发率下降 39%,但两组患者的远处转移率和生存率无显著差异。其中有 214 例患者有晚期毒性的评估,同步放化疗组患者多 2 级晚期毒性(包括皮下组织纤维化、皮肤毛细血管扩张、皮肤色素沉着、乳腺缩小)比先化疗后放疗组显著增加。所以乳腺癌的术后辅助治疗中,在注重疗效的同时应该兼顾患者的美容效果和生存质量。因此,尽管有数据表明同步放化疗患者局部控制率较高,但保乳手术后的辅助治疗一般不推荐同步放化疗。已有证据表明同步使用 CMF 化疗和放疗是安全的,但目前乳腺癌治疗中最常用的化疗药物是蒽环类和紫杉类药物,已很少使用 CMF 方案。在使用含蒽环类和紫杉类药物方案的同时,同步放化疗的获益价值是否能超过毒性增加带来的风险是问题的关键所在。那些在传统的序贯放化疗后局部复发风险较高的患者,应是开展前瞻性临床试验评价同步放化疗获益的理想人群。

(三)放疗和内分泌治疗

体外试验显示他莫昔芬和放疗可能具有拮抗作用,但尚未得到临床研究的证实。多项回顾性研究显示放疗同步他莫昔芬和放疗后序贯他莫昔芬在局部/区域复发、远处转移和总生存率上均无差异,然而放疗同步他莫昔芬的皮肤和肺毒性发生率增加,这可能与转化生长因子-β(TGF-β)浓度上升有关。因此,目前虽然还缺乏足够证据,部分学者推荐放疗结束后序贯他莫昔芬治疗。NCCN 指南建议他莫昔芬可选择与放疗同步及序贯。

体外试验表明芳香化酶抑制剂对乳腺癌细胞有放疗增敏作用,但目前与放疗联合的临床研究很少。法国一项随机研究将绝经后早期乳腺癌患者随机分为两组:放疗同步来曲唑和放疗序贯来曲唑,中位随访 26 个月显示,两组患者的 2 级及以上急性和迟发性反应均无明显差异。作者认为来曲唑同步放疗是安全可行的,但对于肿瘤疗效及心脏不良反应等有必要进行长期随访。目前 NCCN 指南推荐芳香化酶抑制剂可同步或放疗后序贯给予。

(四)放疗和曲妥珠单抗治疗

体外试验提示曲妥珠单抗具有放射增敏作用。临床研究显示心功能正常患者采用曲妥珠单抗与放疗同时使用是安全可行的,但照射内乳区的患者,心脏毒性会有轻微增加。左侧乳腺癌结合赫赛汀靶向治疗的患者,应尽可能采用三维适形或调强放疗技术以降低心脏的照射体积,要更加注意心脏照射剂量的限制。

四、保乳术后的放射治疗方法

1. 照射靶区

(1)腋窝淋巴结清扫或前哨淋巴结活检阴性,照射靶区为患侧乳腺。

(2)腋窝淋巴结转移≥4个,照射靶区需包括患侧乳腺、锁骨上/下淋巴引流区。

(3)腋窝淋巴结转移1～3个,应强烈考虑进行患侧乳腺、锁骨上/下淋巴引流区放疗,特别是对含有高危复发因素患者,如年龄≤40岁,激素受体阴性,淋巴结清扫不彻底或转移比例>20%,Her-2/neu过表达等,照射靶区需包括患侧乳腺和(或)锁骨上/下淋巴引流区。

(4)腋窝未作解剖或前哨淋巴结阳性而未做腋窝淋巴结清扫者,照射靶区需包括患侧乳房、腋窝和锁骨上/下区域。

2. 常规放射治疗技术

(1)乳腺/胸壁野照射技术

1)照射野设计:采用内切野和外切野照射全乳腺。内界和外界需要各超过腺体1cm,上界一般在锁骨下缘,或者与锁骨上野衔接,下界在乳房皱褶下1～2cm。一般后界包括不超过2.5cm的肺组织,前界皮肤开放,留出1.5～2cm的空隙防止在照射过程中乳腺肿胀超过射野边界。同时各个边界需要根据临床上病灶的具体部位进行调整,以保证瘤床处剂量充分。

2)射线和剂量分割:原则上采用直线加速器6MVX线,个别身材较大的患者可以考虑选用8～10MVX线,但不宜使用更高能量的X线,因为皮肤剂量随着X线能量增高而降低。全乳照射剂量50Gy,2Gy/次,5次/周。在无淋巴引流区照射的情况下也可考虑"大分割"方案治疗,即2.66Gy×16次,总剂量42.6Gy,或其他等效生物剂量的分割方式。对于正常组织包括心脏和肺照射体积大或靶区内剂量分布梯度偏大的患者,不推荐采用大分割治疗。

3)瘤床加量:早期乳腺癌保乳术后和/或放疗后的复发大部分发生在原瘤床附近,文献报道约为44%～86%。EORTC进行的随机对照研究,显示早期乳腺癌保乳术后放疗行瘤床加量和未行瘤床加量组的10年同侧乳房内复发率分别为6.2%和10.2%,特别是绝经前年轻患者的局部复发风险下降了50%。瘤床加量放疗可选用合适能量的电子线,照射范围包括术腔金属夹或手术瘢痕周围外放2～3cm,在瘤床基底深度超过4cm时建议选择X线小切线野以保证充分的剂量覆盖瘤床,并避免高能电子线造成皮肤剂量过高。标准剂量为10～16Gy/5～8次。

(2)锁骨上/腋顶野

1)照射野设计:上界为环甲膜水平,下界与胸壁野上界相接,一般位于锁骨下1cm左右。内界为体中线至胸骨切迹水平沿胸锁乳突肌的内缘,外界与肱骨头相切。治疗时为头部偏向健侧以减少喉照射,机架角向健侧偏斜10°～15°以保护气管、食管和脊髓。必要时沿胸锁乳突肌走向作铅挡保护喉和脊髓。

2)射线和剂量分割:一般剂量为50Gy/5周,25次,可应用电子线和X线混合线照射,以减少肺尖的照射剂量。

(3)模拟定位:采用模拟机或CT模拟定位。良好的体位固定是实施乳腺癌准确放疗的重要保障。在长达数周的放疗过程中,保持患者体位良好的重复性尤为重要。乳腺特制托架是保持患者良好体位重复性的常用装置。个体化的体位固定真空垫,也是舒适性和重复性均良好的固定装置。对于巨大或下垂的乳房,可以采用俯卧位或侧卧位固定技术。巴黎居里研究所报道了一种巨大或下垂乳房采用侧卧位的全乳放疗固定方式，而 Merchant 等则提出了采用俯卧位的照射方式。对巨大和下垂乳房的放疗而言，这两种固定方式可以明显降低心脏、肺和对侧乳房的照射剂量，同时也提高了患者乳房照射的剂量均匀性，减少了照射体积。我国乳腺癌患者巨大或下垂的乳房较为少见。浙江省肿瘤医院收治的 1 例巨大而下垂的乳腺癌患者，保乳术后使用乳腺托架仰卧位、特制托架下俯卧位、真空垫辅助侧卧位 3 种不同固定方式进行了体位重复性和治疗计划比较，发现侧卧位和俯卧位降低了患侧心脏及肺、对侧乳腺的照射剂量，患侧乳房的剂量分布均匀性良好。

（4）乳腺癌适形调强放疗技术：常规全乳切线野照射时采用楔形板校正剂量分布，由于乳房外轮廓的不一致，很难在三维方向上使乳腺受到均匀剂量照射，而且常规切线野照射时不可避免地照射到部分肺脏和心脏。从剂量学角度看，调强放疗不但提高了乳腺内剂量分布的均匀性，而且降低了肺脏、心脏、对侧乳腺受照射剂量和体积，为降低保乳术后放疗的急性和晚期放射反应奠定了基础。乳腺癌的调强适形技术一般多应用于保乳术后放疗的患者，年轻、乳腺大的患者可能受益更大。

Pignol 等报道 358 例保乳术后调强放疗与常规放疗急性放射反应随机分组对照研究结果，两者的湿性脱皮发生率分别为 31.2% 和 47.8%，调强放疗组显著低于常规放疗组（P＝0.002）。急性放射反应发生率下降对减少晚期放射反应具有直接的影响，如湿性脱皮发生率下降可减少毛细血管扩张症的发生。Harsolia 等报道 172 例保乳术后全乳照射加瘤床补量照射患者，其中调强放疗者 93 例，常规放疗者 79 例，中位随访 4.7 年，调强放疗组≥2 级的急性放射反应发生率显著低于常规放疗组，而≥3 级放射性皮炎的发生率分别为 6% 和 1%（P＝0.09）；调强放疗组患者≥2 级慢性乳腺水肿的发生率也显著低于常规放疗，如在大乳腺患者中两者分别为 3% 和 30%（P＝0.007）。McDonald 等报道了 121 例保乳术后调强放疗和同时期保乳术后常规放疗 124 例患者对比分析结果，随访 7 年，两组患者同侧乳房内复发率、对侧乳腺癌发生率及生存率均无差异，但调强放疗组 2、3 级急性放射性皮炎发生率显著低于常规放疗组，分别为 39% 和 52%（P＝0.047）。

在 CT 图像上逐层勾划靶区和危及器官，CT 扫描前要用铅丝标记全乳腺和手术瘢痕，以辅助 CT 确定全乳腺照射和瘤床补量的靶区。采用正向或逆向设计适形调强放射治疗计划，可采用多子野的 IMRT 技术即野中野技术（简化调强放疗），即在切线野的基础上，再在内切和外切野方向上增加 6～8 个子野，来遮挡乳腺区高剂量区和心、肺。照射总剂量的 80% 仍由两个切线野给予，与二维技术一样，两个基本切线野在乳腺皮肤方向上向上向外开放 1～1.5cm，以保证乳腺在照射过程中始终在野内；其余 20% 剂量由子野给予，以降低高剂量区域，提高靶区剂量均匀。治疗过程中需要每周拍摄射野验证片以保证治疗的准确性。乳腺癌的 IMRT 放疗子野数一般不超过 10 个。

五、保乳术后复发的影响因素

1. 年龄　年轻被认为是保乳手术＋放疗后局部复发的主要危险因素。根据 JCRT 的报道，年轻与一些病理组织学特征相关，比如淋巴管浸润、组织学高分级、ER 阴性及广泛导管内癌成分（extensive intraductal component，EIC）。然而，当不同年龄组的这些病理特征经校正后，仍发现年龄与局部复发危险性相关。Jobsen 等研究了 1752 例保乳治疗病例，≤40 岁的患者 5 年原位复发率为 8.4%（切缘阴性者）和 36.9%（切缘阳性者），5 年无病生存率为

74.5%(切缘阴性者)和 27.4%(切缘阳性者),两指标均有显著性差异。>40 岁的患者原位复发率为 2.6%(切缘阴性者)和 2.2%(切缘阳性者),5 年无病生存率为 87.2%(切缘阴性者)和 84.3%(切缘阳性者),均无显著性差异。说明≤40 岁的患者是乳腺癌的特殊族群,在行保乳术时必须取得阴性切缘以保证手术成功。EORTC 研究提示术后放疗中瘤床局部加量对年轻患者最为有效。

2. BRCA-1/BRCA-2 基因突变　美国耶鲁大学的一项研究显示 BRCA 基因突变患者的同侧乳腺复发率(49% vs 21%,P=0.007)和对侧乳腺癌发生率(42% vs 9%,P=0.001)显著高于无 BRCA 基因突变患者。然而,BRCA 基因突变与乳腺癌遗传易感性相关,相当部分同侧乳腺复发可能是新的原发肿瘤。行双侧卵巢切除术可显著降低乳腺复发率。一项多中心回顾性研究结果,显示双侧卵巢切除术后有、无基因突变患者的 10 年肿瘤复发率无明显差异(12% vs 9%),但未行卵巢切除术的基因突变患者肿瘤复发率显著高于无基因突变患者(HR=1.99,P=0.04)。

3. 浸润性小叶癌和原位小叶癌　虽然大量回顾性和前瞻研究显示,浸润性小叶癌以及浸润性小叶癌与原位小叶癌共存的患者行保乳术治疗是成功的,但由于浸润性小叶癌具有显著多中心性特点,可能存在微小病变,而原位小叶癌分布广、具有双侧增殖活性,两者行保乳术后容易局部复发。Sasson 等 37 经过长时间的随访注意到这两类患者在保乳术后,新的乳腺癌病灶的发生率显著增加,用三苯氧胺辅助治疗后复发率降低。

4. 切缘状况　手术切缘是影响肿瘤复发的最重要因素之一。很多临床研究显示切缘阳性和接近的患者肿瘤局部复发率增加。因此,对于切缘阳性患者应再次手术切除以获得阴性切缘;对于切缘接近的患者也需谨慎、个体化处理。切缘小于 2mm 的年轻患者或三阴性乳腺癌患者应再次手术切除。而对于老年、激素受体阳性且接受内分泌治疗的切缘接近的患者,也可以进行术后乳腺＋瘤床放疗。

5. 广泛导管内癌成分(EIC)　EIC 被认为是导致术后原位复发的重要因素。Holland 等跟踪研究发现,EIC 是乳房内存在弥散微小癌变的标志,是获得阴性切缘的障碍,可降低术后放射治疗的成功率。但获得最佳切缘状况可以抵偿由 EIC 阳性引起的高复发率风险。Gage 等报道 181 例保乳术病例经过 86 个月随访的预后结果,发现 EIC 阳性患者 5 年复发率高达 20%,远高于 EIC 阴性患者的 7%。进一步分析 EIC 阳性病例发现,切缘阴性的病例均没有复发,而切缘阳性的 EIC 阳性病例复发率高达 50%。同样,在切缘处理得当的多变量分析中,Anscher 与 Smitt 等都发现,EIC 不是一个主要的原位复发因素。因此,通常认为只要切缘处理成功,EIC 阳性不会影响保乳术的安全性。

6. 肿瘤大小、分期、淋巴结、ER 及 PR 状态　很多研究显示保乳手术后局部复发与肿瘤大小、分期、淋巴结、ER 及 PR 状态等组织病理参数相关。Voogd 等对 1772 例乳腺癌病例进行了前瞻性研究,其中 879 例行保乳手术,其他行根治手术,结果显示保乳手术后局部复发 79 例,根治手术 80 例。肿瘤大小、淋巴结状态、高组织分级、血管浸润是保乳手术后发生远处转移的重要预测因素;≤35 岁、镜下切缘浸润是保乳手术后发生远处转移的独立预测因子;血管内癌栓是保乳手术后局部复发的高危因素。Mirza 等对 1153 例Ⅰ、Ⅱ期乳腺癌患者行保乳及放射治疗,临床观察指标有种族、肿瘤大小、分期、病理肿瘤切缘、腋窝淋巴结、ER 与 PR 状态、核分级、手术方式。结果显示肿瘤大小、阳性淋巴结状况是保乳手术后局部复发的独立预测指标。Ohsumi 等报告淋巴结状态、ER 状态为局部复发的独立预测指标。因此,临床实践中应根据肿瘤大小、分期、淋巴结、ER 及 PR 状态合理选择手术方式,术后进行规范的放疗、化疗和内分泌治疗以降低局部复发率。

六、腋窝淋巴结 1～3 个转移的放疗

腋窝淋巴结 1～3 个转移的保乳术后患者是否需接受放射治疗及照射范围是否需要包括区域淋巴结,一直是乳腺癌治疗中有争议的问题。部分回顾性研究认为无需接受术后放疗,部分研究则认为需要接受术后放疗。Livi 等报告了 1980—2001 年在意大利佛罗伦萨大学保乳术后仅行全乳放疗而未行区域淋巴引流区照射的 4185 例 T_1～T_2 期乳腺癌患者,中位随访 8 年结果显示 1～3 个淋巴结转移患者与区域淋巴结转移危险性的增加并不相关。Grills 等分析了 1980—2000 年接受保乳治疗的 1500 例 Ⅰ～Ⅱ 期患者,其中 94％患者接受低位腋淋巴结清扫,255 例术后病理显示腋淋巴结 1～3 个转移,80 例腋淋巴结≥4 个转移;1309 例(87％)仅接受乳房照射,191 例(13％)同时接受了乳房和区域淋巴引流区照射;中位随访 8.1 年,腋淋巴结≥4 个转移者区域淋巴引流区照射者和未照射者的 10 年区域淋巴结复发率分别为 11％和 2％($P=0.024$),而腋淋巴结 1～3 个转移者区域淋巴引流区照射并未影响腋窝或锁骨上区复发。Truong 等对比分析了 4433 例腋淋巴结阴性者和 1255 例腋淋巴结 1～3 个转移者的局部复发率、区域复发率和局部区域复发率(locoregional recurrence rate,LRR),以及腋淋巴结 1～3 个转移者中放疗和未放疗者 LRR 的差异。中位随访 8.6 年,腋淋巴结阴性组和 1～3 个转移组的 10 年局部复发率分别为 5.1％和 5.8％($P=0.04$),区域复发分别为 2.3％和 6.1％($P<0.001$),局部区域复发分别为 6.7％和 10.1％($P<0.001$);在淋巴结 1～3 个转移组患者中未行区域淋巴引流区放疗者(817 例)和接受区域淋巴引流区放疗者(438 例)的局部区域复发率分别为 11.2％和 7.5％($P=0.06$)。多因素分析结果显示淋巴结 1～3 个转移显著增加了局部区域复发率,而淋巴引流区放疗显著降低了其局部区域复发率。

2011 年 ASC0 年会报告的多中心随机研究 NCIC－CTG MA. 20 初步结果支持早期乳腺癌保乳术后进行区域淋巴引流区照射。该研究于 2000—2007 年间共入组 1832 例保乳术后的早期乳腺癌患者,腋窝淋巴结 1～3 个阳性或高危的腋窝淋巴结阴性(T≥5cm,或 T≥2cm、清扫淋巴结<10 个或 ER－、病理分级 3 级、淋巴管侵犯)患者,随机给予全乳照射或全乳照射加区域淋巴结照射(锁骨下、锁骨上、内乳)。全乳照射剂量为 50Gy/25 次,局部瘤床加量 10Gy/5 次;区域淋巴结照射 45Gy/25 次。中位随访 62 个月结果显示,5 年无病生存率、无区域复发生存率及无远处转移生存率在全乳加区域淋巴结照射组分别为 89.7％、96.8％和 92.4％,而全乳照射组分别为 84％、94.5％和 87％($P=0.003$、0.02 和 0.002);全乳加区域淋巴结照射组和全乳照射组的 5 年总生存率为 92.3％ vs 90.7％($P=0.07$)。然而,全乳加区域淋巴结照射组的不良反应发生率较高,如急性放射性皮炎、急性放射性肺炎和慢性淋巴水肿等。全乳加区域淋巴结照射组的 5 年美容满意率也低于全乳照射组。另外,EORTC 也进行了一项随机对照研究,4004 例保乳术后患者被随机分为乳腺照射和乳腺加区域淋巴引流区(锁骨下、锁骨上、内乳)照射,目前仍在随访中。

基于以上研究结果,NCCN 2012 版指南建议对于 1～3 个淋巴结转移的患者强烈考虑进行锁骨下区和锁骨上区的放疗(2B 类)。除此之外,还应考虑对内乳淋巴结进行放疗(3 类)。部分学者认为内乳淋巴结照射适应证为:有内乳淋巴结转移;肿瘤位于乳房内侧或中央且伴有腋窝淋巴结转移。

七、前哨淋巴结活检和腋窝放疗

乳腺癌前哨淋巴结活检(sentinel lymph node biopsy,SLMB)是一项腋窝准确分期的微创活检技术,已成为目前早期浸润性乳腺癌的标准治疗手段。研究表明,相对于腋淋巴结清扫术(axillary lymph node dissection,ALND),SLNB 可使患者手臂、肩部并发症(如疼痛、淋巴水肿和感觉丧失)的发生率显著降低,而在发现腋窝淋巴结转移灶方面与 Ⅰ/Ⅱ 级淋巴清扫术无显著性差异。近年来,随着乳腺癌 SLNB 研究的不断深入,越来越多的相对禁忌证已逐渐转化为适应证。目前认为除炎性乳腺癌以外的所有临床腋淋巴结阴性乳腺癌都可作为 SLNB 的适应证。

前哨淋巴结活检术后病理组织学诊断的金标准是逐层切片病理检测,推荐将淋巴结沿长轴切分成 2mm 厚的组织块,对每个组织块进行逐层或连续切片 HE 染色病理检测,联合或不联合免疫组化染色,3 层切片间距为 $200\sim500\mu m$。不具备开展连续切片病理检测条件的医疗单位仍可采用传统的淋巴结评估方法,至少沿长轴分为两个组织块,每个组织块切一个层面 HE 染色病理检测。按 AJCC 第 7 版乳腺癌 TNM 分期标准,前哨淋巴结转移可分为 3 个类型:①宏转移:淋巴结内存在 1 个以上 >2mm 肿瘤病灶、其他阳性的转移淋巴结至少微转移。②微转移:肿瘤病灶最大径 >0.2mm 但 ≤2.0mm,或单张组织切片不连续,或接近连续的细胞簇 >200 个细胞。③孤立肿瘤细胞(isolated tumor cells,ITC):单个细胞或最大径 ≤0.2mm 的小细胞簇;单张组织切片不连续或接近连续的细胞族 ≤200 个细胞,淋巴结不同纵/横切片或不同组织块不能累计计数。仅有 ITC 的淋巴结不作为 PN 分期阳性淋巴结,但应另外记录为 ITC。目前认为 ITC 对患者预后有不良影响,与微转移患者一样可从辅助全身治疗获益,但 ITC 患者无需接受腋窝治疗,因腋窝复发率并无显著升高。

对前哨淋巴结转移患者的标准治疗是 ALND。通过 ALND 进一步获得的预后资料可能改变治疗决策,研究显示约 50% 宏转移患者和 20% 微转移患者的腋窝非前哨淋巴结阳性。但如果预后资料不改变治疗决策或患者拒绝手术,则腋窝放疗可以作为替代治疗。文献报道对临床腋窝淋巴结阴性(cN₀)患者行腋窝放疗和 ALND 的局部复发率及长期生存率无显著性差异,腋窝放疗的治疗并发症如上肢水肿、活动功能障碍等较少。一项对临床腋窝淋巴结阴性患者进行保乳术后腋窝放疗和腋窝淋巴结清扫术的随机对照研究,显示腋窝放疗组的 15 年局部复发率、远处转移率和总生存率分别为 16.3%、24.9% 和 73.8%,ALND 组分别为 17.2%、25.8% 和 75.5%,均无显著性差异。2001 年 EORTC 对前哨淋巴结阳性患者开展了一项腋窝放疗和淋巴结清扫的Ⅲ期随机对照试验 AMAROS 研究。2013 年美国临床肿瘤学会(ASCO)年会上,来自荷兰的 Emiel J. Rutgers 公布了 AMAROS 试验的研究结果。该项研究共纳入了 4860 例直径 ≤5cm、临床淋巴结转移阴性的乳腺癌患者。前哨淋巴结活检阳性的患者,随机分成腋窝淋巴结清扫 ALND(744 例)和腋窝放射治疗 ART(681 例)两组,中位随访时间 6.1 年。两组 5 年内腋窝淋巴结的复发率均较低,ALND 和 ART 组分别为 0.54% 和 1.03%;5 年总体生存率(92.5%~93.3%)和 5 年无病生存率(82.6%~86.9%)均无显著性差异。两组患者的上肢淋巴水肿发生数量却有明显差距。在治疗后第 1 年内,ALND 组有 40% 的患者出现淋巴水肿,而 ART 组仅有 22%。在随后几年内,发生淋巴水肿的患者数量逐渐减少,但上述趋势仍然存在:在治疗后第 5 年时,两组患者淋巴水肿的发生率分别为 28% 和 10%。结果表明,对于需要对腋窝淋巴结进行处理的患者来说,ART 治疗是 ALND 较好的替代治疗方案,它可以降低淋巴水肿的发生率,但不会影响患者的生存率。

目前,对前哨淋巴结阳性患者进行腋窝放疗面临的一个挑战是靶区的确定。既往研究显示,腋淋巴结转移≥4 个患者需行第 3 组腋淋巴引流区及锁骨上区放疗。而对前哨淋巴结阳性患者,也需要区别哪些患者需要第 3 组腋淋巴引流区及锁骨上区放疗,哪些患者可仅接受第 1、2 组腋淋巴引流区放疗。一项对 402 例前哨淋巴结阳性而接受腋窝淋巴结清扫术的分析,显示原发肿瘤大小、淋巴血管浸润,以及前哨淋巴结外侵、前哨淋巴结转移个数、前哨淋巴结转移病灶大小与腋淋巴结转移≥4 个有显著相关性。与此相似,其他多项研究也显示对腋淋巴结转移状况有预测价值的指标有:前哨淋巴结转移数＞1 个、前哨淋巴结转移病灶＞2mm、淋巴结节外侵犯、乳腺原发灶的淋巴血管浸润以及大小等指标。因此,具有以上临床病理特征的保乳术后患者需要接受乳腺及全腋窝和锁骨上区放疗,而没有以上高危因素的患者可考虑仅接受乳腺和第 1、2 组腋淋巴引流区放疗。

八、局部晚期病变化疗降期后的保乳治疗

原发肿瘤直径＞4～5cm 或有其他晚期表现的患者不适合进行直接的保乳治疗。一般情况下,T_3、T_4 和较大腋窝淋巴结转移时为局部晚期乳腺癌(ABC),可给予新辅助化疗,80％肿瘤经含蒽环类和紫杉类方案化疗后能取得客观缓解。局部晚期乳腺癌经新辅助化疗后降期的患者能否行保乳治疗? 早期研究发现在排除了下列不利因素后保乳是可行的。这些因素包括:①持续的皮肤水肿;②残存肿瘤直径大于 5cm;③治疗前活检标本中发现广泛淋巴浸润;④乳腺钼靶片发现多发病灶或弥漫微钙化;上述因素往往预示其他象限有隐匿病灶。

对于早中期乳腺癌患者,手术治疗能提供详细的肿瘤特征和病理学资料作为辅助治疗的决策依据,但新辅助化疗可使上述信息丢失。对于不能切除的局部晚期乳腺癌,在新辅助化疗前应进行详细的影像学检查,以对原发肿瘤和区域淋巴结做出准确评估,化疗过程中每 6～8 周应定期复查以评价化疗的疗效和手术切除的可能性。即使化疗后肿瘤能降期并达到完整切除,随后的放疗仍具有一定的挑战性。新辅助化疗前的详细情况有助于放疗计划制定,放疗医生据此确定放疗照射范围。照射范围除了全乳外应参照术前肿瘤情况决定是否包括锁骨上腋顶区、内乳链、全腋窝。全乳和胸壁照射 50Gy 后对瘤床推量 10～16Gy,有残留的淋巴结病灶也应推量 10～16Gy。由于靶区需要包括乳腺和胸壁及淋巴引流区,需采用多野照射计划,要考虑照射野衔接引起的剂量热点和冷点问题。

(韩磊)

第四节　乳腺癌患者的护理

一、心理社会支持

乳腺癌的治疗和康复往往需要 6 个月甚至 1 年以上,患者的心理反应随着病情和治疗的变化会有不同的表现。

大多数患者是经过手术才确诊为乳腺癌的,因而术前通常存有侥幸心理,希望自己能幸免于患上癌症这一可怕的疾病。而那些在手术之前经病理诊断确诊的患者,她们一方面迫切地希望能够通过手术治疗来拯救自己的生命,另一方面又因为手术切除乳房使躯体功能的完

整性受损,使其作为女人的感觉和自尊心受到威胁,因而心理上处于极其矛盾的状态,产生激烈的心理反应。手术结束后,面对既成事实,患者通常会更关注手术后的治疗及治疗效果。由于多数患者需要化疗,而化疗的不良反应如呕吐、脱发等首当其冲地使患者对化疗产生了恐惧,与此同时患者还要担心自己的身体不能耐受连续 6 个疗程的化疗。由于部分患者尚需放疗,对疾病可能进展的恐惧再次使患者认定自己的生命受到了威胁。患者出院前除了对治疗的担心之外,开始对自己能否重新融入社会产生怀疑:乳房的缺失使得患者觉得自己失去女性的魅力;患肢功能障碍使患者觉得自己的自理能力受到限制;性生活也受到前所未有的挑战;家庭和社会是否能认同自己作为癌症患者的角色,婚姻是否能够延续等。有些患者出院后不愿外出,害怕见到熟人、朋友,害怕他人会以异样的眼光看待自己,甚至部分患者宁可搬离自己熟悉的住处,离开熟悉的群体。

在整个乳腺癌的手术治疗过程中,医护人员可应用健康教育、制定专科疾病知识的教育手册、请康复的病友介绍治疗和康复的经验及体会等方式,使患者正确了解疾病的性质,了解可选的治疗方法,治疗后可能带来的问题以及如何解决的方法等,从而取得患者积极地配合治疗和尽早康复。临床护理人员应该经常接触患者,与患者谈心,认真倾听患者的心声,让其不良心理得到发泄,耐心地解释其病情,并且鼓励术前患者去探望术后患者,鼓励她们相互交流,让她们认识到手术并不像自己所想的那么可怕。

患者出院后,家庭的支持尤其是配偶的支持对于患者恢复日常生活极其重要。患者手术后由于肢体活动受限,连续的化疗使得体力不支而性欲下降,导致性生活次数减少,甚至消失。部分患者由于失去了乳房,失去了有性生活意义的身体感官的一部分,感到自己作为女人的吸引力的价值的下降而回避配偶。有相当一部分患者由于不能肯定化疗期间能否进行性生活而干脆停止,或者担心性生活会加速自己癌症的转移或复发而拒绝性生活。作为家庭重要支持成员的配偶,应该鼓励患者吐露自己的心声,经常相互分享心中的感受,同时经常陪同患者进行后续治疗,与患者共同经历治疗过程,使得相互之间的感情更加融洽、亲密。而且,应该明确的是,性生活不会导致癌症的转移或复发,相反,和谐的性生活能使患者的心情压抑得到有效的缓解,从而能更积极地面对生活,提高其生活质量。

乳房切除术后较长的瘢痕、不对称的胸壁使很多患者在手术后一段时间内不敢直面自己已经愈合的手术切口,无法面对自己作为女性的一部分的永久丧失,心理上难以接受自己外形的改变,容易产生自我形象的紊乱,导致她们很难适应乳房切除后生活的变化,并把自己归入残疾人的行列之中。在此过程中,患者家庭及亲友的理解、支持对患者恢复自信心、重新接受自己的新形象起着重要的作用。配偶尤其应该给予患者心理支持,主动关心患者的心理变化,创造一个轻松愉快的家庭环境,使患者感到形体的改变并不会影响配偶和亲友对自己的关爱。而且,形体的改变可以通过假体的佩戴得到弥补,患者应该积极地使自己不良的心理状态得到调整,促进机体尽快康复。

多数乳腺癌患者经过了痛苦的历程后,会比以往更加热爱生命,更珍惜身边的一切。对于医生的建议更加容易遵从,能主动地进行之后的长期随访,对今后生活的信心也更加充足。

二、围手术期护理

1. 术前护理　　常规术前护理基本上与一般术前护理相近,此处不再赘述。

乳腺癌术前的专科指导有:①告知患者手术后伤口留置引流管的重要意义,以及手术后如何妥善保护，并保持其通畅，防止扭曲、脱落。②手术前教会患者做功能锻炼操以及如何循序渐进，强度不能超前和滞后，以防止过早活动影响伤口愈合，而滞后锻炼影响肩关节功能的恢复。③告诉患者患肢抬高的意义，加强患者对患肢的保护意识。

2.手术后护理

(1)术后患者的体位、生命体征、排尿及疼痛等情况的观察与一般术后护理要求相差无异，需要指出的是：①建议患侧上臂及背部垫特制的枕头，以尽早开始预防患肢的水肿。②高位硬膜外麻醉、手术后的加压包扎，均易引起对呼吸的压迫和影响，应加强对呼吸和氧饱和度的观察，必要时予以吸氧。

(2)负压引流管的护理是乳腺癌术后相对比较特殊的部分，包括：

1)乳腺癌根治术后因腋窝淋巴结清扫致大量淋巴管断离，淋巴液积聚于皮下，皮瓣剥离时的渗血亦可同时积聚在皮下，因此必须予以及时引流，即持续性的低负压吸引，压力为－80～－40mmHg，压力过大易引起出血，压力过小则不能及时吸出积液，而导致皮瓣飘浮、坏死、影响伤口愈合。应经常挤压引流管，保持引流管通畅。

2)24h内应每小时观察并记录一次引流液的色、质、量，同时观察引流管内有无血带形成，以便及早发现出血现象。通常手术后24h内引流量为300～400ml，如果每小时血性引流液大于100ml或呈鲜红色、质地黏稠伴有血带且大于50ml，则提示有活动性出血，应立即通知医生，并做好手术止血的准备工作。

3)应每日更换引流瓶，正确记录引流量。更换引流瓶时，必须用血管钳夹闭引流管，防止空气进入。更换后需重新观察压力表，保持压力的稳定。

4)引流管妥善固定，预留出一定的长度，利于患者翻身。告诉患者万一引流管脱出应立即反折引流管，并及时通知护士。

5)通常术后3日将引流瓶更换为负压吸引器，此时引流量一般小于50ml/d，应将负压吸引器固定在病衣下缘，告诉患者负压吸引器不能高于伤口，防止引流液倒流。

目前临床上已开始在手术后直接应用一次性负压吸引器或负压球连接引流管，方便了患者下床活动。

(3)乳腺癌根治手术后使用胸带加压包扎，加压包扎对皮瓣的愈合至关重要，应告诉患者及家属手术后不可随意解开胸带，避免皮瓣移动。

(4)手术后应鼓励患者进行早期活动，因肿瘤患者的高血凝状态使患者易于发生深静脉血栓。

(5)患肢的护理

1)手术后即给予抬高患侧上肢，并保持内收状态。通常用特制的枕头垫在患侧上臂，可有效预防术后早期水肿。

2)应循序渐进地进行患肢的功能锻炼：术后24h开始活动腕关节，卧床期间练习伸指、握拳、屈腕、屈肘运动；3～5日可练习手摸对侧肩和同侧耳；5～7日可练习肩关节抬高运动。引流管拔除后进行肩关节爬墙运动，逐日递增，14日后可指导进行器械锻炼运动。锻炼过程中要注意双肩高度需尽量保持一致，以免影响体形。

三、化疗的护理

作为全身性疾病的乳腺癌，化学治疗有着非常重要的意义。规范的操作对确保化学治疗的疗效、减轻副作用等方面起着非常重要的作用。

乳腺癌化疗的实施,其特殊性在于乳腺癌患者静脉的有限性。乳腺癌患者多为中老年患者,静脉条件本身就较差;术后患侧上肢不行静脉穿刺的护理常规亦减少了可供选择的静脉途径。因此,不管是手术前或是手术后的化疗,在进行首次化疗时,就应对患者的静脉条件、化疗方案及其预后进行评估,做出正确的抉择。

(1)对新辅助化疗(手术前化疗)的患者,应选择患乳腺癌一侧的手臂静脉进行化疗,保留健侧静脉,为后期的化疗做准备。

(2)对中晚期的乳腺癌的患者,预计常规化疗后有可能需要继续进行治疗的(即高危复发的病例),在其首次进行化疗时即应考虑予以中心静脉置管(如 PICC),为其保留长期的静脉通路。

(3)对于双侧乳腺癌的患者,其化疗方案应尽可能地减少输液量。在此前提下,选择手术范围小的一侧上臂静脉作为主要静脉途径,同时做好相应的保护:严格无菌操作以保护穿刺点、严格控制滴速并预防外渗。目前临床上应用的静脉输液港(PORT)也为双侧乳腺癌患者的后续化疗提供了一定的输液途径。

(4)转移性乳腺癌患者的再次治疗,如果外周静脉实在难以找到,而又确实需要化疗,可通过腹壁或腹股沟区静脉进行中心静脉置管。

(5)乳腺癌的化疗方案中大多数抗癌药为发疱剂,化学性静脉炎的发生率较高,静脉的保护较为重要。特别是高危复发的患者,应考虑在首次治疗时予以中心静脉置管,既保证了有效的静脉通路,避免了反复穿刺的痛苦,减少化学性静脉炎的发生和化疗药外渗所带来的危害,又保护了外周静脉,为再次治疗提供了静脉途径。目前 PICC 是简单易行而又可靠的方法。

四、放疗的护理

放疗是乳腺癌的治疗手段之一,在各期乳腺癌治疗中发挥着不同的作用。随着放疗技术的提高,乳腺癌的放疗反应亦有所下降。护理人员应根据乳腺癌患者的特点,做好放疗前准备,进行保护放射野皮肤的宣教,以及出现放疗皮肤反应后的护理和放疗期间的康复指导。

1. 放疗前准备

(1)简明扼要地向患者及家属介绍放疗的知识、治疗中可能出现的不良反应以及需要配合的事项,并提供通俗易懂的放疗宣教手册。

(2)除了做些常规检查以了解患者身体状况外,应妥善处理好照射野内的切口,以免影响放疗的进行。

(3)乳腺癌放疗时的体位需要上肢外展和上举,应告诉患者坚持进行患肢的功能锻炼是必需的。

2. 保护放射野皮肤的宣教 乳腺癌放疗所产生的皮肤反应重在预防,护理要点为清洁、干燥、避免损害。

3. 放疗皮肤反应的护理 乳腺癌放疗皮肤反应的程度与射线的种类、剂量以及手术范围有关,与患者自身的敏感性有关。放疗与化疗同期进行会增加皮肤反应,增加湿性脱皮的发生。

4. 放疗后的指导

(1)乳腺癌放疗后最常见的后期反应是放疗的皮肤反应,如纤维化、毛细血管扩张等,还可能出现心肌损害、肺部损害、上肢水肿等。因此需进行定期随访以观察治疗效果,了解放疗的后期反应。

(2)仍要保护好照射野皮肤,持续时间视皮肤的情况而定。

(3)患肢经过放疗更易出现水肿,故仍应继续进行患肢的功能锻炼和保护,必要时进行向心性按摩。

五、饮食指导

对乳腺癌患者而言,饮食和忌口是大多数患者非常关心的问题。根据中医辨证理论,饮食也可分为扶正和祛邪二类。

1.扶正食品

(1)肉类:建议以猪肉为主,少吃羊肉、牛肉。建议吃农家散养的鸡、鸭。

(2)人参:建议可以饮用西洋参、白参,不宜服用红参。

2.祛邪食品　分三大类。

(1)软坚散结:可选用芋艿、荸荠、橘核、橘络、橘皮、海参、海带、海蜇皮、海蜇头、紫菜、鲍鱼等。

值得说明的是:有许多偏见认为食用海鲜和鸡会导致疾病复发,其实不然。中医治疗药物中有10余味药为海产品,如海藻、昆布、海带等,都有很好的软坚散结作用。而海货不能吃的观点是没有依据的,其中海参有扶正(补元气、滋阴)、祛邪(软坚散结)的作用。

(2)活血化瘀:螃蟹、黄鱼鳔、鱼脑石(黄鱼脑部)、山楂、鱼等。民间有用螃蟹治疗乳腺癌的偏方,但螃蟹性寒不宜多吃,尤其胃病患者更需注意。

(3)清热解毒:豆腐、丝瓜、丝瓜藤汁、绿豆、各种瓜果(冬瓜、黄瓜、西瓜)。豆腐有很好的清热解毒作用,手术后有热象者、患肢水肿者可经常服用。绿豆忌与中药和人参同饮的说法也应纠正,因为绿豆本身就是一味中药。

另外,大豆及豆制品含有植物雌激素与乳腺癌之间并无直接关系,在饮食方面没有禁忌。大蒜、菌菇类食物有抗癌作用,乳腺癌患者可多选用。

需要忌口的是:一忌食油腻,二忌食含致癌物质的食品,三忌食含有雌激素、生长激素的食物,例如蜂皇浆、哈士膜等雌激素含量高的食品。

六、康复支持

残障是癌症治疗过程中的重要问题,癌症患者的康复服务已经成为综合医疗的重要组成部分。康复工作是一个动态过程,不应该等待临床治疗结束之后再进行,而是要在预示会有功能障碍时就应该积极进行,即应在确诊后尽早开始。康复工作开始越早,效果也越好。乳腺癌治疗后常见的康复问题有患肢功能障碍、淋巴水肿及乳房缺失等。

1.患肢功能障碍　作为人体内最灵活的肩关节的功能在整个上肢中占有重要地位,其功能丧失将导致大部分上肢功能的丧失。乳腺癌手术后患肢功能障碍的原因是多方面的。

(1)乳腺癌改良根治术手术范围较大,需切除胸大肌和(或)胸小肌及相应神经,术后皮瓣粘连愈合于胸壁,且运动肩关节的其他肌肉短期内无法代偿胸大、小肌的功能,使得术后上肢抬起有困难。

(2)手术后患肢内侧感觉障碍,放置的引流管可能引起疼痛,以及加压包扎,使得患者不敢活动,也造成了一定程度的上肢活动障碍。

(3)愈合过程中肌肉和关节周围的疏松结缔组织变成致密结缔组织易致关节挛缩,加上关节囊、韧带及通过该关节的肌肉、肌腱废用性萎缩,皮肤愈合后的瘢痕挛缩等均可造成肩关节不同程度的活动受限。

(4)手术清除腋窝淋巴组织致使上肢淋巴回流障碍,易造成淋巴水肿;若胸部伤口愈合不良,会导致皮下积液、皮瓣坏死等术后并发症,亦影响患肢功能的康复。

功能锻炼对于恢复患者肩关节功能和消除水肿至关重要。术后第 1 日就应该开始肩关节的被动运动,如果在术后 1 周内不进行肩关节活动,就可能产生严重的关节功能障碍。虽然强调宜尽早开始锻炼,但必须严格遵守循序渐进的顺序,不可随意提前,以免影响伤口的愈合。皮下积液较多及进行重建术的患者应适当推迟锻炼时间。需要指出的是,功能锻炼必须持之以恒,建议持续时间在半年以上。

2.淋巴水肿　乳腺癌手术清扫了腋窝淋巴结,淋巴管被切开,使淋巴回流受阻,术后患肢易出现水肿,若处理不当,易引起淋巴管炎,使上肢肿胀加剧,不仅影响了患肢功能,也容易使患者出现情绪紧张、低落,严重影响其生活质量。而目前医护人员更关注于围手术期的治疗和护理以及术后的疗效,容易忽视淋巴水肿对患者身心损害的影响。再者,多数的淋巴水肿出现在术后 3 个月至 3 年内,患者已经出院,致使医护人员不容易评估淋巴水肿情况。而当患者因患肢肿胀明显而就医时,水肿状况已经比较严重,治疗通常比较棘手。故淋巴水肿重在预防。只要医护人员及患者从手术后就对淋巴水肿予以高度重视,多数患者的水肿是能够得到有效预防的。另外,术后早期发生的水肿往往可以自行消退,但术后数周至数月发生的水肿则往往为持续性或进行性发展。临床护理人员应在患者手术结束后就告知患者应经常进行向心性按摩,促进淋巴回流,降低淋巴水肿发生的可能性,而且淋巴水肿的预防宜长期坚持。预防方法如下所述:

(1)避免予患肢任何外界压力:如穿紧身衣或紧袖衣、患肢佩戴首饰、背较重的包、提重物、测量血压等。

(2)避免患肢长时间下垂,应给予患肢支持。长期静态工作时应将患肢适度抬高,以增加淋巴液的回流。睡觉时尽量避免患肢受压。

(3)避免患肢受伤及患肢的任何皮肤破损,包括各种注射、抽血、烫伤、蚊虫叮咬等,清洗玻璃器皿、碗盘时应戴手套,避免割伤。告诫患者一旦患肢受伤,应及时用肥皂及清水清洗干净并覆盖好,立即寻求医务人员的帮助。

(4)已发生患肢水肿者,在排除肿瘤复发、感染的情况下,可以佩戴弹力手臂套以促进淋巴液的回流。参加运动如打网球、乒乓球或乘飞机的患者,也最好使用弹力手臂套,以预防水肿的发生。

3.乳房缺失　乳房缺失是乳腺癌改良根治术所不可避免的,也是手术后患者最不愿意面对的残酷现实。切除乳房,丧失了女性的第二性征之一,患者往往会认为自己作为女性的魅力的丧失,同时也丧失了性爱的能力。部分患者可能术后无法面对自己残缺的躯体,会尽量避免看到自己胸部较长的伤痕,甚至有的配偶也无法面对爱人术后的躯体,最终可能导致家庭破裂。患者首先应该学会慢慢地接受自己,同时也要帮助丈夫及家庭来接受这一事实。要认识到并不是失去了乳房以后就成了残废,或者是失去了女性魅力,要对自己的身体继续抱欣赏的态度。因为只有先自我认同了，才能获得他人的认同。要与配偶敞开心扉，互相了解各自的想法，一起寻求解决困难的途径，共同度过这一段艰难时期，从而建立真正坚实的婚姻关系。

乳房的切除不仅使患者自我形象受损，也容易导致患者躯体出现不平衡，而且因患侧对外力冲击的缓冲作用减弱甚至消失，其胸部更容易受到伤害。建议患者术后佩戴假体来弥补形体缺陷和保持躯体的平衡，并且注意保护胸壁不受外力的直接碰撞，天冷时要注意胸部的保暖。

4.心理状态的调整

(1)心理状况的评定：不良情绪主要集中在自尊、身体影像、焦虑和抑郁。可选用以下评定量表评估患者的心理状况：①自尊：Rosenberg 自尊量表、自尊评定量表（Body Esteem Scale）。②身体影像：身体影像量表（Body Image Scale）。③焦虑：状态—特质焦虑问卷（STAI）、焦虑自评量表（SAS）、医院焦虑抑郁量表（HAD）。④抑郁：Beck 抑郁自评量表、CES－D 抑郁自评量表、自评抑郁量表（SDS）、情绪状态量表（POMS）。

(2)心理状态调整的过程：能帮助个体面对应激事件并顺利度过的个性特征称之为"坚强"。坚强可以缓解应激对于身体的效应，可以影响个体对于应激的反应和适应能力。它作为一个自我调整的过程，可以帮助个体免于应激事件的损害，包括认知、信念和行为三个方面的调整：①认知调整：患者面对癌症诊断，通过自我归因、关注疾病的诊断、治疗和康复知识，从而理性的接受患病事实。②信念调整：以强烈的理想为中心，在强烈的责任感的影响下，形成自信乐观的态度。它以认知调整为基础，又可促进认知调整。③行为调整：患者为了战胜癌症，以自我承担和自我控制作为行为表现。它必须以认知调整和信念调整为基础。

(3)康复期心理干预：医护人员需要了解患者心理变化特点及心理状态调整的过程，以提供必要的心理干预。医护人员可以在认知、决策、应对技能等方面提升患者的自我控制能力，指导患者合理的运用暗示、宣泄等应对技巧，以增加对于困境的忍耐力。避免给予患者过多的同情与怜悯，向患者强调常态的重要性，帮助患者尽快摆脱患者角色，积极面对生活。主要方法包括：①提供充分信息，帮助患者理性接受患病事实：医护人员可参与患者的认知矫正，帮助她们进行适当的反思，减少错误的想法，减轻患者的恐惧。②帮助患者寻找积极的生存目的，建立生活的信息：医护人员必须及时且正确地评估患者当前的期望，包括患者与其家属之间的依赖关系。帮助患者意识到自身的价值，对家庭其他成员的重要性，以增加与疾病抗争的信心。③激发患者的承担意识，协助其有效的控制自我：实施以患者为中心的医疗护理模式，帮助患者充分发挥她们的决策权，激发她们的自我承担意识。

5.康复期重建和谐的家庭关系 大多数乳腺癌患者在医院的治疗仅限于围手术期，术后的后续治疗及康复都在家中进行。患者回归家庭后，由于缺少医院、社会的支持和关爱，会出现恐惧、茫然等心理。国内外各大医院已经开始关注到了这一问题，并且依托于医院的专业资源成立了各种康复中心或沙龙，通过信访、电子邮件等方式对出院后患者进行调查，了解术后患者不同时期的需求，从而定期开展各种活动或举办各类讲座，使患者有机会与专家面对面，直接解决自身对疾病的各种疑惑，并且给予患者之间、家属之间互相交流的机会，为医患、患患之间的交流提供了平台。

家庭是组成社会的单位，一个家庭的建立和维系需要每一个家庭成员的努力。乳腺癌患者出院后首先面对其家庭角色的变化。部分患者短期内可能会出现患者角色的强化，此时家庭成员宜对其倾注较多的关注,多倾听患者的各种感受,以使其尽快恢复其部分的家庭角色。有些患者家属认为乳腺癌患者应尽可能卧床休息,不让患者进行日常的家务处理,使得患者认为其原有的家庭角色受到威胁,产生一些不必要的家庭矛盾。乳腺癌患者家属应该鼓励患者进行力所能及的家务或其他活动,能像往常一样与患者一起分担生活中的点点滴滴,帮助患者更容易找到自己在家庭中的地位。配偶在陪伴患者就诊的过程中也会出现一些心理变化,此时也应该与患者或其他亲友分享自己的感受,使自己的一些压抑、沮丧的心理得到一定程度的缓解,更好地与患者一起共度难关。已经长大成人的子女作为家庭的重要成员,应该理解父母的一些感受,尊重父母的一些选择,体贴、关心父母,常与父母进行交流,让父母也了解自己的一些心理变化,一家人同心协力战胜病魔。一个家庭的和谐才是社会和谐的关键所在。

6. 长期随访过程中的康复问题

(1)营养和运动:康复期适宜的体重、合理的饮食和积极运动的生活方式是促进整体康复、提高生活质量、延长寿命的重要因素。乳腺癌本身疾病的进展或治疗期间的不良反应有可能会导致营养不良,或饮食过剩造成超重,也是乳腺癌患者康复期所面临的问题之一。癌症患者同时也是第二原发癌症、心血管疾病、糖尿病、骨质疏松的高危人群,合理的营养、健康的生活方式在乳腺癌患者康复期显得尤为重要。

1)饮食营养:目前为止尚没有证据证明某一类食品与乳腺癌的复发或转移有关。①可选用易消化的、高蛋白质、高维生素、低脂肪的饮食。②需要禁忌的饮食有:蜂皇浆及其制品;胎盘及其制品;花粉及其制品;未知成分的保健品。

2)运动:康复期应选择一项适合自己并能终生坚持的有氧运动。可向患者推荐的运动有快走、骑车、游泳、打太极拳以及有氧舞蹈等。均衡饮食及有氧运动可增强人体免疫系统、有效减轻精神压力、改善睡眠、缓解由癌症及治疗引起的疲劳症状,增加人体的抗病能力。

3)建立健康的生活方式:保持正常的体重;坚持日常锻炼;减少乙醇的摄入,不要抽烟;慎用保健品。

(2)性生活:乳腺癌患者和健康女性相比,对性生活的兴趣更少,在放松和享受性生活、性欲激起和达到高潮的过程中存在更多困难。这些问题的发生率分别是健康女性的 2.7～3.1 倍。乳腺癌患者常见的性功能问题有对性生活缺乏兴趣、次数减少,性交疼痛,难以达到高潮等。

1)引起女性性欲望和性反应的根源:帮助女性产生性欲的性激素是雄激素。女性约一半的雄激素是由位于肾脏上方的肾上腺产生的,而卵巢产生另一半的雄激素。女性只需要很少量的雄激素就能维持性欲所需要的正常水平。

2)如何保持良好的性生活:①了解乳腺癌及其治疗对性生活可能产生影响的全部信息,解除顾虑。②无论将采用何种治疗手段,经爱抚获得愉悦的能力不会改变。③试着享受其他感觉性愉悦的方式,伴侣间应该互相帮助,通过触摸和爱抚来达到性高潮。④与伴侣进行关于性问题的交流。沉默是性健康最大的敌人,如果永远不敢开口咨询,那么将永远不会解脱。

相关建议:改善与伴侣有关性生活方面的沟通;尝试感性的按摩;读一本性知识的好书,增加对性的知识和技巧;增加性幻想;与伴侣分享自己的性幻想;鼓励伴侣在性活动中更积极主动;告诉伴侣以自己喜欢的方法来刺激。

患者半年左右的治疗结束之后,直接面对重返工作岗位、重返社会的问题。部分患者由于自己身患癌症，生怕身边的朋友、同事歧视自己，再加上自己形体的改变，对自己重返社会丧失信心。尽管大多数乳腺癌患者会在术后佩戴假体，而且他人也并不容易从外形上看出其为癌症患者，但是患者仍然会从内心认为自己有异于常人而害怕面对他人。乳腺癌患者的心理调适是一个长期的过程。患者可以通过参加医院组织的活动或沙龙获取自己所需的信息，并且多与病友联系，互相倾吐心声，交流自己对抗疾病的过程和心理变化过程，使自己能够在相互学习、交流过程中自然过渡到正常的心态中来。乳腺癌患者经历了常人所不曾经历的生命历程后，对事物、对社会的看法有了很大的改变，变得比以往豁达、更容易接受新鲜的事物，能比常人更深切地体会到生命的价值和意义。

（王霞）

第六章 胃癌

第一节 胃癌临床表现及诊断

一、胃癌临床表现

（一）症状

胃癌的早期常无特异的症状，甚至毫无症状，随着肿瘤的扩展，影响胃的功能时才出现较明显的症状。但此种症状也并非胃癌所特有，常与胃炎、溃疡病等胃慢性疾患相似，有时往往直至出现明显的梗阻，腹部扪及肿块或出现转移淋巴结时始被诊断。少数患者也可出现恶心、呕吐、呕血、黑便等症状。因此，临床医师应在症状不明显时给予重视，警惕有胃癌的可能。

进展期胃癌上述症状比较明显，上腹部不适和疼痛是最早出现的症状。初起时为上腹胀满，以后出现隐痛。无一定规律，但进食后能加重。服用制酸解痉药物可能得到暂时缓解，但疗效不能持久。随着病情的加重，上腹痛转为持续性，并逐渐加重。

梗阻好发于增生型及浸润型胃癌。肿瘤位于贲门附近者，可能引起进食不畅和吞咽困难，靠近幽门的胃癌则可因幽门梗阻而引起恶心、呕吐等症状，呕吐物多是腐败发酵气味的残留宿食。

上消化道出血的发生率约为30%，表现为黑便或呕血，多数为小量出血。当肿瘤侵及较大血管时，可发生大量呕血或黑便，大出血的发生率为7%～9%。有大出血者不一定意味肿瘤已属晚期，因胃壁的黏膜下层具有丰富的血供，侵及黏膜下层的早期胃癌，如病灶范围较大，黏膜下层血供受到广泛浸润破坏时亦可发生大出血。

进展期胃癌常伴有胃酸低下或缺乏。约有10%的患者出现腹泻，多为稀便，每日2～4次。当肿瘤侵及胰腺或后腹壁腹腔神经丛时，上腹部呈持续性剧痛，并放射至腰背部。

全身性症状如疲乏无力、食欲减退、消瘦等症状渐次出现和加重，晚期患者还可有发热、贫血、营养不良、下肢水肿和恶病质等表现。

各种主要症状的发生比例为上腹痛或不适（84.8%），其次为消瘦（73.8%）及食欲减退（58.5%）。而400例早期胃癌的症状也为上腹不适或疼痛（83.8%）、食欲减退（39.5%）及消瘦（35.8%）。

（二）体征

胃癌早期一般无明显体征，部分患者有上腹部轻度压痛，有时伴有轻度肌抵抗感，常是唯一值得注意的体征。肿瘤增大后位于幽门窦或胃体的进展期胃癌有时可扪及肿块，肿块常成结节状，质地较硬，稍可移动。当肿瘤向邻近脏器或组织浸润时，肿块常固定而不能推动，提示手术切除之可能性较小。在女性患者中于中下腹扪及可推动的肿块时，常提示为卵巢转移瘤（Krukenberg瘤）的可能。当胃癌发生肝转移时，有时能在肿大的肝脏中触及结节块状物。当肝十二指肠韧带、胰十二指肠后淋巴结转移或原发灶直接浸润压迫胆总管时，可发生梗阻性黄疸。有幽门梗阻者上腹部可见扩张之胃型，并可闻及震水声。胃癌通过圆韧带转移至脐部时在脐孔处可扪及质硬之结节；通过胸导管转移时可出现左锁骨上淋巴结肿大。晚期胃癌有盆腔种植时，直肠指检于膀胱（子宫）直肠窝内可扪及结节。有腹膜转移时可出现腹水。小肠或系膜转移使肠腔缩窄可导致部分或完全性肠梗阻。癌肿穿孔导致弥漫性腹膜炎时出现腹肌板样僵硬、腹部压痛等腹膜刺激症状，亦可浸润邻近腔道脏器而形成内瘘。如胃结肠瘘者食后即排出不消化食物。凡此症状和体征，大多提示肿瘤已届晚期，往往已丧失了治愈的机会。

二、胃癌症状学临床意义

（一）上腹痛

上腹痛是胃癌最常见的症状，超过 80％ 的患者可以出现。这也是最无特异性而易被忽视的症状。初起时仅感上腹部不适或有膨胀、沉重感，有时心窝部隐隐作痛，常被认为是胃炎、溃疡病等，而予以相应的治疗，症状也可暂时缓解。尤其是胃窦部胃癌也常可引起十二指肠的功能改变，而出现节律性疼痛，类似溃疡病的症状，易被忽视。所以必须重视胃部疼痛这一常见而又不特异的症状，尤其是当经过治疗症状缓解后，短期内又有发作者，就要予以注意，不要一味等待出现所谓"疼痛无节律性"、"进食不能缓解"等典型症状，才考虑胃癌的可能，此时往往已丧失了最佳治疗时机。如出现疼痛持续加重且向腰背部放射则常是胰腺受侵犯的晚期症状。有人认为腹痛也与胃癌发生的位置有关，肿瘤发生于胃小弯时较易出现疼痛，而发生于胃体、胃大弯的癌肿，有时虽已出现远处转移，如左锁骨上淋巴结转移，亦无明显消化道症状。

（二）食欲缺乏、消瘦、乏力

这是另一组常见而又不特异的胃癌症状，出现率约 40％，可作为胃癌的首发症状，且可不伴有胃部痛症状，当与胃痛症状同时出现又能排除肝炎时，尤应予以重视。开始时患者常因饱食后出现饱胀、嗳气而自动限制饮食，以后出现厌食，尤其是肉类食物，以致出现体重下降。在晚期胃癌，80％ 以上的患者体重下降超过 10％，体重下降者生存期明显低于无体重下降者。

（三）恶心、呕吐

早期可能仅有食后饱胀及轻度恶心感，此症状常可因肿瘤引起梗阻或胃功能紊乱所致。尽管临床上早期饱胀感的主诉作为胃癌的症状并不常见，但它却可能是弥漫浸润性肿瘤而已导致胃失去顺应性。贲门部肿瘤开始时可出现进食不顺利感，以后随着病情进展而发生吞咽困难及食物反流，当胃癌在黏膜下浸润到食管时，出现与贲门失迟缓完全相同的临床表现。胃窦部癌引起幽门梗阻时可呕吐有腐败臭味的隔宿饮食。

（四）出血和黑便

此症状也可在早期出现，不论肿瘤生于何处，当生长到一定程度发生破溃、糜烂时，就有消化道出血。小量出血时可仅有大便隐血阳性，当出血量较大时可以有呕血及黑便。凡无胃病史的老年患者一旦出现黑便时必须警惕有发生胃癌的可能。

（五）其他症状

患者有时可因胃酸缺乏胃排空加快而出现腹泻，有的可有便秘及下腹部不适，也可有发热。某些病例甚至可以先出现转移灶的症状，如卵巢肿块、脐部肿块等。有些患者可因肝脏或腹膜转移出现腹水而感到腹胀，因贫血或转移性腹腔积液而出现呼吸短促。30％ 左右的进展期病例可以触及上腹部肿块，肿块多在剑突下，较硬，呈结节性，有轻度压痛，可随呼吸移动。如肿块固定,多表示肿瘤已侵及邻近器官。但贲门胃底部的癌肿,虽已生长至相当程度,亦很难触及肿块。幽门梗阻时,上腹部可见蠕动波,并可闻及震水声。

胃癌发生远处转移的证据包括魏尔啸淋巴结(锁骨上淋巴结,尤其是在左边)、左腋窝前淋巴结(Irish 淋巴结)、直肠膀胱或直肠子宫窝的肿块(直肠指诊时可触及),或仅表现为脐部淋巴结(Sister Joseph 淋巴结)浸润。盆腔检查可发现有增大的卵巢转移瘤,并且常为双侧性。胃癌皮肤表现不常见。如果怀疑患者患有胃癌,这些部位应仔细检查,因为这些体征可以帮助确定肿瘤是否能够通过手术切除而治愈。

三、胃癌诊断

(一)实验室常规检查

早期胃癌患者血象检查结果多为正常,中、晚期胃癌可有不同程度的贫血。胃液分析常呈酸性过低,但亦有部分患者胃酸分泌正常。胃液中脱落细胞检查可查见癌细胞。粪便隐血试验在早期胃癌可达 20%,中、晚期者达 80% 以上。

(二)X 线检查

X 线诊断始终是诊断胃癌的重要方法之一。X 线诊断能确定肿瘤的位置、大小、周围的侵犯程度,对肿瘤性质的分析、估计手术切除的可能性及预后等均有重要的意义。

1. 胃钡餐造影法 现已逐渐为胃双重对比造影所取代,但由于此法应用广泛、技术简便,仍为许多医院选用。胃钡剂造影胃癌的 X 线征象主要有龛影、充盈缺损、黏膜皱襞的改变、蠕动异常及梗阻性改变等。

龛影是由于钡剂充填在溃疡内而形成不透光的阴影,一般说来癌性龛影的龛影大而浅,边缘不规则,龛影周围环堤也不规则,切线位时龛影常在胃轮廓之内。

充盈缺损是由于胃癌肿块凸出腔内使造影剂在局部不能布满而形成透亮的充盈缺损区,其表面不规则,基底较宽,切线位检查时可见胃轮廓不连续,说明充盈缺损突出在胃腔内。

胃癌病例尚有黏膜改变,可见黏膜破坏,皱襞消失,常在肿瘤充盈缺损或龛影周围见到突然中断的黏膜,由于有肿瘤浸润,有的黏膜呈紊乱或黏膜消失。

蠕动的变化:胃癌时由于肿瘤的局部浸润致使胃壁僵硬而蠕动消失,其范围较充盈缺损或龛影的范围大,这对手术范围及预后的估计均有一定的帮助。

梗阻性改变常因胃癌发生在贲门、幽门或其附近而不同,贲门处产生阻塞致上方食管扩张,钡剂通过贲门困难;若肿瘤在胃窦部造成幽门梗阻可见胃内有多量滞留液,上部蠕动增强,有时还可见逆蠕动。

2. 不同部位的胃癌 X 线所见略有不同

(1)贲门癌:吞钡检查时可见到钡剂受阻,常可见食管壁有黏膜破坏,轮廓不整,由于肿瘤侵犯食管壁弹性消失,因此不仅有滞留,也有少部分钡剂因贲门闭锁不全而流入胃部。贲门癌向胃底蔓延时,直立位透视下可在含气的胃泡内见到软组织肿块影,胃底边缘不规则,有充盈缺损,贲门癌向胃小弯侧蔓延则可见胃体上部胃小弯边缘不整,胃壁僵硬,蠕动消失。

(2)胃体癌:常可见胃体部充盈缺损,边缘不规则,常可在充盈缺损的中心见龛影、周围黏膜破坏、中断等。蠕动在病变周围消失,有时充盈缺损不明显而以龛影为主,环形浸润的胃癌使胃呈葫芦状,狭窄部分边缘不整齐,压迫像可见黏膜破坏。

(3)胃窦癌:常呈环形生长形成局部狭窄,胃窦可呈漏斗状或管状狭窄,或呈锥形;胃壁僵硬,分界尚清,当病变近端有强胃蠕动波通过时可引起"肩胛征"或称"袖口征",如同袖套样套入狭窄段。局部可见钡剂充盈缺损边缘不整,蠕动消失有钡剂滞留,狭窄严重者常造成胃扩张。

(4)幽门癌:肿瘤沿幽门管生长,钡餐可见局部胃壁僵硬,蠕动消失,早期常不造成钡剂滞留,因为癌组织浸润而使幽门闭锁不全,癌瘤很大时产生幽门梗阻。

(5)全胃癌:胃癌广泛浸润,胃壁丧失弹性,胃体缩小,但常保留胃的形态,边缘有时很整齐但僵直,黏膜消失,压迫检查困难,最突出的征象是钡剂依靠其重力而通过,蠕动消失,如革袋状。当病变累及幽门时,则胃迅速排空,使胃腔不能充满。

(6)胃溃疡癌变:当良性溃疡的口部有结节状增生,个别黏膜皱襞到达溃疡边缘呈杵状、中断;有小段环堤形成,溃疡变浅、变大时,应考虑有良性溃疡恶变的可能,需及时做进一步检查或手术探查。

(三)早期胃癌的 X 线表现

早期胃癌系指肿瘤局限于黏膜或黏膜下层,而不论其范围大小或有无淋巴结转移。胃低张双重对比造影的 X 线检查结合纤维胃镜检查对发现早期胃癌具有很大的价值。

早期胃癌按病理形态和 X 线类型可分 4 型:

1.隆起型(Ⅰ型) 肿瘤呈圆形或椭圆形隆起,向胃腔内突出,隆起高度超过 0.5cm,基底一般较宽,很少带蒂,边界较明确,但稍不规则。在双重造影时,有适当钡剂涂布后加压检查,可见到环形充盈缺损,轮廓可呈分叶状,有时表面凹凸不平,使病灶呈斑片状,切线位可显示病灶向胃腔内凸出,广基和界限清楚的小充盈缺损。

2.浅表型(Ⅱ型)可分 3 个亚型

(1)浅表隆起型(Ⅱa型):隆起高度不超过 0.5cm,以压迫法显示较佳,病灶表现为颗粒状突起。此型需要与息肉样腺瘤、小平滑肌瘤、迷走胰腺等鉴别。

(2)浅表平坦型(Ⅱb型):无明显隆起或凹陷,双重造影检查表现为病变区胃黏膜失去其正常均匀影像,胃小区和胃小沟破坏与消失,但有一定的边界可见。此型最难与局限性胃炎或良性溃疡愈合之瘢痕相鉴别,必须做胃镜活检以获得病理诊断。

(3)浅表凹陷型(Ⅱc型):其凹陷深度不超过 0.5cm,呈浅在性龛影,其周围黏膜纠集或中断,或呈杵状增生,龛影边缘可见指状压迹,病灶周围胃小区和胃小沟破坏、消失,不达溃疡边缘;有时也可见到胃轮廓的局限性僵硬感。

3.凹陷型(Ⅲ型) 其凹陷深度在 0.5cm 以上,边缘呈锯齿状,形态不一,大多为稍不规则形。在双重对比和适当加压后可见到较浅的存钡区。由于病灶糜烂区尚有残留零星的正常黏膜,使钡剂涂布不均匀,呈"沼泽地"样改变。切线位显示在胃轮廓上出现小的突起,但与良性溃疡不同。在接近龛影处的黏膜皱襞表现为突然中断、杵状、变尖或呈融合状等恶性溃疡的 X 线特征。Ⅱ型在早期胃癌中最多见,也较易发现。当鉴别困难时,应及早做纤维胃镜检查。

4.混合型 具有上述 3 型中两型以上的特征,以Ⅱc+Ⅲ型较多见,其次为Ⅱa+Ⅱc型。

5.微小胃癌的 X 线表现 手术切除预后极好,但亦有少数癌肿已侵及黏膜肌层,可引起转移。微小胃癌的 X 线征象大致有以下几种:

(1)星芒状或不规则形的钡斑影。

(2)在Ⅱc型微小凹陷性病灶中可见到 5mm 以下的小颗粒状隆起。

（3）网状凹陷性改变。

（4）小的息肉样病灶。

（5）浅小的三角形龛影，此与良性溃疡愈合的瘢痕性改变难以区别。

（四）进展期胃癌的 X 线表现

不同类型的进展期胃癌 X 线变形亦各有特征：在息肉样及蕈伞样胃癌可在充钡的胃腔内有充盈缺损，外形不规则，伴有黏膜皱襞中断，病变部位边界清楚。在溃疡型胃癌胃腔内出现龛影，龛影口部可有指压征，周围有不规则的环堤，其外黏膜皱襞不规则，并有中断现象。浸润型胃癌在钡餐透视检查时可查见胃腔狭窄，蠕动消失，黏膜不规则，胃壁僵硬等现象。进展期胃癌的 X 线表现与大体病理分型有密切关系，大致亦可分为 4 种类型：

1. 增生型　又名蕈伞型、息肉型、肿块型，在大体形态上，肿瘤向胃腔内生长为主，表面高低不平，与正常胃之间有明确的分界，故 X 线以充盈缺损表现为主，即在充钡的胃腔内出现不规则缺损区，黏膜破坏、中断，病灶边界较清楚。

2. 浸润型　肿瘤沿胃壁生长为主，常侵犯胃壁各层，使胃壁僵硬，黏膜表面平坦而粗糙，病变区与正常胃之间分界不清。X 线表现为黏膜破坏、胃腔狭窄、蠕动消失，病变广泛时呈典型的"革袋胃"。

3. 溃疡型　肿瘤向胃壁生长为主，深达肌层形成大而浅的盘状溃疡，其边缘有一圈隆起。X 线表现为不规则龛影，主要位于腔内，周围有不规则环堤，边缘常伴有指状压迹和裂隙征；在胃小弯角切迹部的溃疡型胃癌，可出现典型的"半月征"及周围黏膜皱襞不规则纠集，双重对比下还可见到"双边征"。在鉴别良恶性溃疡时应注意以下几点：

（1）龛影的形态：恶性溃疡形态不规则，扁平状，有多个尖角；良性溃疡多呈圆形或椭圆形，边缘光滑整齐。

（2）龛影的位置：恶性溃疡为腔内溃疡或部分腔内溃疡，即龛影位于胃轮廓之内；良性溃疡为腔外溃疡，即龛影突出于胃轮廓外。

（3）溃疡口部及周围改变：恶性溃疡口部不规则，有指压迹征、裂隙征及息肉样充盈缺损，溃疡周围的黏膜纹突然中断、破坏，近口部处有杵状增生，无口部黏膜线征、狭颈征及项圈征，溃疡边缘有环堤征。良性溃疡则相反，其口部光整，无指压迹征及裂隙征象，而有口部黏膜线征、狭颈征、项圈征，周围无环堤征，黏膜皱襞呈纠集状，较规则，越近口部处越细，无杵状增生表现。

（4）附近胃壁情况：恶性溃疡可见胃壁局限性僵硬；陡直，正常胃壁的蠕动至病变区突然消失，引起"肩胛征"、"袖口征"等；良性溃疡者则胃壁柔软，有蠕动波通过。

4. 混合型　常以溃疡型为主，伴增生、浸润型的改变；也有以广泛浸润为主，伴有浅表溃疡或颗粒状增生改变。

（五）胃双重对比造影

过去由于技术性原因，胃癌的诊断准确率仅为 76％左右。采用双重对比造影等项改进技术后，诊断准确率已提高到 90％以上，直径 0.5～1mm 的早期胃癌也能发现。胃双重造影剂法是以低稠度高浓度的硫酸钡和气体（空气或 CO_2）两种不同性质的造影剂同时注入胃内进行透视摄片的一种检查法。由于它能清楚地显示胃黏膜的细微结构即胃小区的情况，对于胃癌的诊断，特别是早期胃癌的诊断有独特的效果。用于双重造影的硫酸钡必须是细颗粒，一般在 $1\mu m$（微米）左右，浓度在 $100\sim250w/v\%$。利用空气作为阴性造影剂现已不太使用，现常用发气药(发泡剂)来代替,发气药主要成分为碳酸氢钠(小苏打)、枸橼酸、酒石酸,需用少量水送入,否则对钡剂的浓度有一定的影响。它不但用于诊断,也可用作胃癌的普查。

良好的胃双重对比造影使观察胃小区、胃小沟成为可能。根据国内资料,正常胃小区大小1～2mm者占77%,2～3mm者占23%,较均匀一致,一般有圆形、椭圆形、长条形和多角形4种,大多混合存在。窦部以多角形者最多,体部及底部以圆形、椭圆形者居多。正常胃小沟呈网状,宽0.4～0.7mm,一般不超过1mm,较浅淡而均匀。胃体小沟较胃窦部者宽,深度(造影表现为影像浓度)不均,清晰度差,可呈粗斑点状或镶嵌状,各沟间距离(小区大小)较大。胃底小沟介于窦部与体部两者之间,窦部小凹常较体部者深。

由于胃癌起源于胃黏膜,癌发生后,作为黏膜状态主要标志的胃小区最早出现异常。当胃小沟破坏,胃小区不易辨别时,提示糜烂,黏膜破坏则需考虑恶性病变可能。此时应做进一步检查,如内镜检查,以获得明确诊断。

三、肿瘤标记物检测

CEA在约1/3的原发性胃癌患者增高。CEA的敏感性低,但如果升高,则测定值确实同分期相关。CEA同其他标记物结合,如CA19－9或CA50等,敏感性超过单一的CEA。大量的研究评价了血清CEA、AFP、人绒毛膜促性腺激素(HCG)、CA19－9和CA125水平的预后意义,在一份多因素分析中表明,只有血清β－HCG≥4IU/L和CA125≥350IU/ml有预后价值。化疗前血清β－HCG和CA125的升高不仅反映肿瘤负荷大小,还反映其生物学活性,当然,这个发现还必须同其他的术前肿瘤分期方法如超声内镜检查的T和N分期相比较。

有人报道,在可切除的胃癌患者中只有15%病例的血清CEA水平＞5.0μg/ml,而在不能被切除的胃癌患者中则有48%CEA水平＞5.0μg/ml。大部分有肝脏转移的患者都有CEA明显升高,而早期胃癌患者却很少有CEA水平升高(约占4.5%)。因此,血清CEA水平在诊断胃癌,尤其是早期胃癌方面价值不高。但连续测定对疗效及预后判断有一定价值。如胃癌术后随访发现CEA升高到术前水平则有重要的临床意义。

四、胃镜检查

上消化道内镜检查对胃癌的诊断具有很重要的意义。可以发现早期胃癌,对良恶性溃疡进行鉴别,确定胃癌的类型和病灶浸润的范围,并可对癌前期病变进行随访检查。现已常规地用于胃癌的初步诊断及分期和任何胃内局部病变而准备手术的患者。大量的报道证明进展性病变在多块活检后的诊断准确性超过95%。肿瘤的大小、部位和形态,包括近端和远端扩展的范围,以及其他的黏膜异常,都可仔细地评估。胃扩张性的下降、不正常的蠕动和幽门功能失常都意味着癌肿黏膜下的广泛浸润和壁外迷走神经的累及,对于黏膜的可疑病变,内镜下某种染料的喷洒,对早期癌肿的诊断起到帮助作用。以下分别就早期胃癌和进展期胃癌的胃镜下表现做简要叙述。

(一)早期胃癌的分型

早期胃癌为癌组织浸润深度仅限于黏膜或黏膜下层,而不论有无淋巴结转移,也不论癌灶面积大小,如符合以上条件癌灶面积为5～10mm² 者为小胃癌,＜5mm² 者为微小胃癌。原位癌系指癌灶仅限于腺管内,未突破腺管基底膜者。"一点癌"即胃黏膜活检时诊断为癌,而手术切除的胃标本连续切片却找不到癌组织,内镜下主要表现为局部黏膜色泽的改变,呈结节或点状的增生隆起以及浅表的点状糜烂等改变,仅凭肉眼很难诊断为癌,主要由病理活检诊断发现。

1.Ⅰ型(隆起型)　此型临床较少见,内镜下表现为息肉样隆起,表面结节状或凹凸不平,隆起的顶部可有浅表溃疡坏死组织覆盖。隆起的形状可呈坡度缓而界限不清楚的丘状隆起,或呈坡度陡峭界限明显的半球状隆起,也可为亚蒂状或带蒂隆起。病变表面呈结节状或颗粒状,边缘不整齐,隆起程度明显(高于5mm)。

2.Ⅱ型(浅表型)　此型可分为3个亚型。

(1)Ⅱa型早期胃癌(浅表隆起型):内镜下通常病灶稍高于正常黏膜,一般不超出正常黏膜的2倍(低于5mm)。表面粗糙或凹凸不平,被覆有浅表糜烂或溃疡,边缘不规则。

(2)Ⅱb型(浅表平坦型):局部黏膜粗糙,呈颗粒状,颜色较正常稍深或稍淡,边界不清,与周围黏膜比较,无明显的隆起或凹陷。

(3)Ⅱc型(浅表凹陷型):此型在内镜下主要表现为浅表的凹陷,表面有浅表的糜烂或溃疡,病灶的边缘不规则,呈锯齿状或虫咬状改变。

上述的3种亚型有时交叉混合为混合型,临床最常见的是Ⅱa+Ⅱc型。内镜下主要表现为病灶稍高出胃黏膜面而病灶中央呈浅表凹陷,表面有浅表糜烂或溃疡坏死物覆盖。

(二)进展期胃癌的分型

进展期胃癌指癌组织已侵入胃壁肌层、浆膜层或浆膜外,不论癌灶大小或有无转移,进展期胃癌一般外观改变明显,胃镜下容易识别。

1.隆起型胃癌(Borrmann Ⅰ型)　呈息肉状、蕈伞样或不规则隆起,内镜下表现为半球状或草莓样肿块突入胃腔,表面呈结节或分叶状,有浅表糜烂、溃疡或有污秽的苔覆盖。

2.溃疡局限型胃癌(Borrmann Ⅱ型)　内镜下主要表现为局限性溃疡,溃疡边缘有不规则堤岸状增生隆起,与正常黏膜分界清楚,周围黏膜无明显的浸润感。此型与良性巨大型溃疡较难鉴别,尤其是在真菌感染后良性巨大溃疡酷似溃疡型癌,有时要取决于病理活检的诊断。

3.溃疡浸润型癌(Borrmann Ⅲ型)　内镜下主要表现为溃疡比较弥漫,病灶常占据胃的两个分区。溃疡的一方边缘通常有不规则堤岸状增生隆起,而另一方边缘没有明显的边界。周围黏膜僵硬有浸润感。皱襞不规则。溃疡表面有岛状增生凸起。

4.局限或弥漫浸润型癌(Borrmann Ⅳ型)　内镜下主要表现为胃腔扩张差,胃壁黏膜消失,呈粗糙和僵硬的改变,有浸润感,黏膜表面明显水肿或浅表糜烂;如位于胃一个分区为局限浸润型癌。如胃壁弥漫性增厚和僵硬,胃体腔狭小或扩张差,蠕动减少,则为弥漫浸润型癌。典型病例似皮革制成的囊袋,故有"革袋胃"之称。

(三)内镜下病理活检的方法

早期胃癌,尤其是微小胃癌、Ⅱa或Ⅱb型早期胃癌,在内镜下单凭肉眼很难确诊为癌。

要重视胃黏膜微小的非正常的变异,如点状增生、糜烂、凹陷或溃疡等病变,不能主观臆断而忽视胃黏膜的活组织检查。

1.重视首块的活检　早期胃癌病变范围较小,第1次钳取选点最为重要,首块活检如未准确咬取病变部位,活检后引起的局部出血将掩盖病变部位,影响再次活检的准确性。如果怀疑有深层病变,第1次钳取不能达到病变部位,可在原处进行第2次钳取。

2.取活检的部位和方法　内镜下活检咬取的部位,应根据病变形态的不同有所区别。黏膜粗糙增生改变,应取增生隆起部位;如为凹陷性病变伴点状增生,应取点状增生处;如为凹陷性病变伴有浅表糜烂,应取正常与糜烂交界处而且应偏糜烂处;如为溃疡性病变,应取坏死与增生交界处偏溃疡处组织。如所取坏死组织太多则无法制片诊断。浸润性病变,应在同一部位连续向下取 3～4 块,有利于取到黏膜下浸润的癌组织。取材应多个方向,每一块活检物应制成一张病理切片。

五、CT 检查表现

CT 检查前先口服一定量的 1‰泛影葡胺,使胃扩张,CT 检查可显示胃癌累及胃壁向腔内和腔外生长的范围、邻近的解剖关系以及有无转移等如肝、胰、脾脏、胆囊、结肠、卵巢、肾上腺,可以判断胃癌浸润转移的范围。当胃适当扩张,其内充以气体或阳性造影剂,CT 可测量胃壁的厚度,正常为 2～5mm。胃癌 CT 表现大多为局限性胃壁增厚(>1cm)。增生型胃癌可显示胃壁广基的分叶状软组织肿块;浸润型胃癌则为胃壁广泛侵犯,造影 CT 上常有增强表现;溃疡型胃癌在 CT 上可见到溃疡形成。各型胃癌在 CT 上均可见胃内外缘轮廓不规则,胃和邻近器官之间脂肪层面消失。观察 CT 片时,尚需注意腹部淋巴结肿大,如小网膜、大网膜、脾门、幽门下区,尤其是肠系膜根部、腹腔动脉周围及肝十二指肠韧带处。一般说来,淋巴结越大,则转移的可能性越大。

胃癌通过血道转移亦较常见,如肝、肺、肾上腺、肾、卵巢等,均可在 CT 上清楚地显示。

1981 年,美国胃肠道协会对胃癌 CT 分期如下:

Ⅰ期:腔内肿块,没有胃壁增厚,胃壁厚度<1cm,肿瘤未超出胃本身,无转移。

Ⅱ期:胃壁厚度>1cm,肿瘤无直接扩散和转移。

Ⅲ期:胃壁增厚,伴有直接侵犯至邻近器官,但无远处转移。

Ⅳ期:胃壁增厚伴远处转移,不论有无肿瘤对邻近器官的直接侵犯。

六、正电子发射 X 线断层显像检查

[18]FDG([18]F－脱氧葡萄糖)全身正电子发射断层显像(positron emission tomography,PET)在诊断胃肠道恶性疾病中的应用正在不断增加。[18]FDG 是正电子放射性核素[18]F 标记的 2－脱氧葡萄糖类似物,它可迅速被细胞表面的 Ⅰ 型或 Ⅱ 型己糖转运体转移到细胞内。

一旦进入细胞内,该葡萄糖类似物即经磷酸化降解为 6－磷酸－FDG,后者不能被肿瘤组织细胞进一步降解。肿瘤细胞大量积聚 FDG 已被成功地应用于人体肿瘤显像。多项研究证明其在发现结直肠癌复发和肝脏肿瘤(原发和转移)部位方面是有效的,敏感性 92%～100%,准确率 90%～96%。一项对食管癌的研究表明 PET 可以发现 CT 漏诊的转移病灶中的 20%病例。FDG－PET 有效地用于胃癌诊断方面的资料不多。Sloan－Kettering 纪念医院的资料是肯定的,初步的结果显示,FDG－PET 敏感性是 60%,特异性是 100%,在鉴别胃癌时,准确率达到 94%。在原发性肿瘤治疗中,PET 对疗效的判断和肿瘤分期方面显示出一定作用。

七、超声内镜检查

超声内镜检查(endoscopic ultrasonography,EUS)是在内镜顶端安装一个高频(7.5 或 12MHz)转换器,在内镜下观察胃肠道黏膜表层病变的同时,进行超声扫描,广泛地被用于了解可切除病灶者的浸润深度和可能的周围淋巴结扩散情况。这样可以扩大胃镜检查的范围,更全面地了解胃癌形态大小、浸润深度和转移范围。对原发病灶的深度精确地判断(T 期),

较 CT 对 T 期和 N 期状况判断更精确。它能较清晰地显示胃壁的 5 个层次,因此可以区分早期或进展期癌。黏膜内的早期胃癌(T_{im})可见限于胃壁第 1 层及第 2 层的低回声图像。如低回声图像达第 3 层则是黏膜下早期胃癌(T_{ism}),T_2 胃癌低回声图像延伸至肌肉层或浆膜下。T_3 期胃癌可见肿瘤的低回声图像穿透肌层直达浆膜。如果图像穿透胃壁全层至邻近组织或器官,则为 T_4 期胃癌。尽管它在发现胃周淋巴结转移方面似乎比 CT 检查更有用,但其判定的准确性仍不能令人十分满意。因为 CT 检查可以分辨远处的转移如肝脏、卵巢和腹膜,CT 和 EUS 最好相互作为补充检查。EUS 检查在确定早癌患者而为做内镜下黏膜切除术的候选人选择方面有很高的价值。尽管超声内镜对判断临床分期有一定帮助,但它不能区别肿瘤周围的炎性浸润及肿瘤浸润,也不能区分淋巴结转移及其他异常。

八、腹腔镜检查

20 世纪 80 年代早期光学纤维和电视显像辅助的腹腔镜检查直接用于腹腔,而避免了剖腹手术所造成的损伤。CT 和腹腔镜检查的比较研究明确地显示腹腔镜检查可以提供更多而在术前 CT 成像中未能提供的信息。在一份连续 103 例胃癌腹腔镜检查的研究报告中,经手术探查证实,准确率达 94%。CT 检查漏诊的病例主要是腹膜转移灶。而用腹腔镜检查的方法发现病变 13%～37% 不等。由于患者尚未出现明显的出血或梗阻就发现了无法治愈的转移病灶,这样就可以从更切合实际的治疗方案中得到益处。由于 CT 检查可以鉴别远处(肝、肾上腺和卵巢)转移,从而避免了手术,因此,CT、EUS 和腹腔镜是互为补充的检查。腹腔镜超声探头提供了三维的腹腔镜检查,带有腹腔镜超声探头的腹腔镜尽管较 EUS 检查带有创伤性,但在发现尚未被怀疑的肝脏和淋巴结转移方面更优越。由于对无法切除的病例避免了剖腹手术,并发症更少、住院期更短。

(韩磊)

第二节　胃癌的化学治疗

胃癌首选手术治疗。早期胃癌不伴任何转移灶时单纯手术切除可获治愈。但目前仍不易对胃癌早期发现、早期诊断。对有转移的早期胃癌和进展期胃癌,化疗与免疫治疗仍有重要作用。晚期胃癌以化疗为主,以期获得缓解症状、改善生存质量、延长生存期的姑息治疗。

一、胃癌化学治疗适应证及禁忌证

(一)适应证

1. 早期胃癌　早期胃癌根治术后原则上不辅助化疗,如有下列情况可酌情辅助化疗:

(1)病理类型恶性程度高。

(2)术后标本病理检查发现有脉管内癌栓或有淋巴结转移($T_1N_1M_0$)。

(3)浅表广泛型早期胃癌面积大于 $5cm^2$。

(4)多发孤立病灶。

2. 进展期胃癌　术前或术后辅助化疗。

3. 晚期胃癌　不能手术切除、原发性肿瘤姑息性切除、有肉眼观察到残瘤病灶或切缘阳性,手术切除后局部复发和(或)远处转移的患者均可施行姑息性化疗。

（二）禁忌证

1. 骨髓抑制。白细胞总数$<4\times10^9$/L、血小板计数$<80\times10^9$/L、血红蛋白<80g/L。

2. 肝肾功能异常。肝转移患者血清转氨酶等高于正常值 1.5 倍，可酌情调整化疗药物剂量。

3. 肠梗阻，包括不完全性肠梗阻。

4. 身体一般状况差，卡洛夫斯基行为表现状态（KPS）<60，恶病质。

5. 合并严重感未控制。

6. 其他　①心功能不全不宜选用蒽环类药物。②过敏体质患者慎用化疗药物。

二、胃癌化疗的种类与方法

（一）化疗药物

胃癌常用的化疗药物有胸苷酸合成酶抑制剂，抗癌抗生素及铂类、蒽环类、紫杉醇类、喜树碱类等药物，分述如下：

1. 氟尿嘧啶（5－fluarouracil，5FU）　5－FU 是胸苷酸合成酶抑制剂。5－FU 进入体内后活化成氟尿嘧啶脱氧核苷酸（Fdump），抑制胸腺嘧啶核苷酸合成酶，阻止脱氧尿嘧啶核苷酸转变成脱氧胸腺嘧啶核苷酸，从而抑制 DNA 合成。此外，5－FU 在体内可转化成三磷酸氟尿苷（FUTP），以伪代谢产物掺入 RNA 干扰 RNA 合成。5－FU 口服吸收不完全。静脉注射 5－FU 15mg/kg，一次给药后血浓度达 0.1～1mmol/L，以后迅速廓清，$t_{1/2}$ 为 20min 左右。5－FU 主要经肝脏分解代谢，大部分分解成二氧化碳经呼吸道排出，11％～15％从尿排出，连续 24h 静脉用药时尿中排泄仅 4％。5－FU 的不良反应有骨髓抑制，主要表现为白细胞和血小板计数下降，一般发生于用药后 7～10d，2 周以后逐渐恢复。消化道反应为食欲缺乏、恶心、呕吐，一般剂量对此不良反应多不严重。偶有腹泻、口腔溃疡。5－FU 与亚叶酸联合应用时腹泻发生率增高。腹泻每日 3～5 次，伴口腔溃疡时应立即停药。色素沉着常见。急性可逆性小脑综合征发生率为 3％～7％，症状有嗜睡、共济失调等。5－FU 可引起急性或慢性结合膜炎，造成泪管狭窄。5－FU 会引起心肌坏死，极其罕见。

2. 卡莫氟（carmofur、HCFU、Mifurol、嘧福禄）　HCFU 是氟尿嘧啶的潜型衍生物，口服后经肠道迅速吸收，在体内缓慢释出氟尿嘧啶。HCFU 及中间代谢产物对培养的肿瘤细胞显示抑制作用，表明其无须肝脏代谢成 5－FU。肿瘤患者口服 HCFU 100mg 后 1～2h 达血浆峰浓度，$t_{1/2}$ 1h。HCFU 组织分布以胃、膀胱、肾、肝、肺及小肠中浓度高。HCFU 48h 内尿排泄约 80％，粪中排泄约 1％。HCFU 骨髓抑制较轻。消化道反应有食欲缺乏、恶心、呕吐等。偶可引起精神、神经症状，如言语、行走、定向障碍及记忆力下降，需严密观察。部分患者有尿频尿急，尿频是药物中间代谢产物刺激脑干的排尿反射中枢所致。少数患者可有明显热感。偶见药疹。

3. 替加氟呋喃氟尿嘧啶（futorarur、tegafur、FT－207）　FT－207 是 5－FU 衍生物，进入体内经肝脏活化后转变成 5－FU，抗肿瘤谱与 5－FU 一致。FT－207 口服吸收较好，口服 400mg 后 30～80min 可吸收 85％～92％。吸收后 FT－207 均匀分布于肝、小肠、脾、肺、肾和脑组织。肝、肾中浓度最高，维持时间最长达 12h。FT－207 的不良反应低，常见的是消化道反应与骨髓抑制，严重程度及发生率与 5－FU 相似，偶见皮疹、头晕。

4. 优福定（UFT）　UFT 是 FT－207 和尿嘧啶以 1：4 比例组成的复方制剂。尿嘧啶能延迟 5－FU 的降解,使肿瘤组织中 5－FU 浓度提高,其抗肿瘤机制与 FT－207 相同。口服 UFT 后 4～5h 施行手术,并测定血、正常胃壁与胃癌组织中 5－FU 的浓度,其浓度分别为 (0.011 ± 0.0011)g/ml、(0.026 ± 0.023)g/g、(0.090 ± 0.061)g/g。UFT 骨髓抑制较轻,消化道反应有食欲缺乏、恶心、呕吐、口干、腹部不适等。偶有头晕、头痛等不适。

5. 去氧氟尿苷(doxifluridine、氟铁龙、furtution、5－DFUR) 5－DFUR 进入体内后由嘧啶磷酸化酶活化后转变成 5－FU 起作用,与肝脏药物代谢酶无关。嘧啶核苷磷酸化酶在肿瘤组织中活性高,能选择性地将 5－DFUR 转换为 5－FU,致肿瘤细胞内 5－FU 高浓度。临床研究发现,术前口服 5－DFUR,术后标本测定组织中 5－FU 浓度,肿瘤组织中 5－FU 浓度较正常组织中高 4～10 倍。5－DFUR 的不良反应有恶心、呕吐、腹泻、口腔炎、食欲缺乏、腹痛、腹胀。骨髓抑制发生率<5%。偶有定向、听力、感觉障碍。肝肾功能损害、心电图异常、皮肤色素沉着、皮疹、乏力等反应均不严重。

6. 卡培他滨(capecitabine、xelod) 卡培他滨为口服 5－FU 前体药物,吸收后首先在肝内经羧酸脂酶水解,生成 5'－DFCR(脱氧氟胞苷),再通过肝脏和肿瘤组织中的胞苷脱氨酶生成 5'－DFUR(脱氧氟尿苷),最后由 5'－DFUR 经胸苷酸磷酸化酶(TP)催化成 5－FU,从而具有细胞毒性。由于胃癌细胞内 TP 酶的活性明显高于正常组织,催化成 5－FU 的水平高于正常组织,因此卡培他滨具有抗肿瘤靶向性,且针对正常组织的毒性小。卡培他滨不良反应与脱氧氟尿苷相似外,有手足综合征,10%的患者发生Ⅲ度以上手足综合征。

7. 替吉澳(S－1) 替吉澳(S－1)是以 5－FU 口服前药替加氟(tegafu,FT－207)为主体的复方胶囊。替加氟通过抑制胸苷酸合成酶,阻止脱氧尿苷酸转变为脱氧胸苷酸,从而干扰 DNA 的合成,其中的吉莫斯特(CDHP)通过抑制胃肠道的氟尿嘧啶降解酶,达到延长药物的作用时间;而其中的氧嗪酸钾(OXO)是胃黏膜保护剂起到减毒作用。比例为 FT1:CDHP0.4:OXO1,口服剂量以 FT－207 每胶囊含量计,CDHP 及 OXO 量不计在内。

8. 丝裂霉素(mitomycin,MMC) MMC 的化学结构中有 3 个潜在的活性基因,它们是苯醌、氨甲酰基因及乙烯亚胺。MMC 的主要作用部位为 DNA,分子中的氨甲酰基和乙烯亚胺可与 DNA 链中鸟嘌呤 N_7 结合,形成链间交叉连接,抑制 DNA 的复制。除了交联作用外,MMC 还可引起 DNA 单链断裂。高于抑制 DNA 浓度时(30～100 倍),MMC 才抑制 RNA 的合成。MMC 对肿瘤细胞的 G_1 期,特别是 G_1 及早期 S 期最敏感。MMC 静脉给药 10～20mg/m² 的血浆半衰期为 2～7min 及 30～45min。药物吸收后迅速分布于各组织,以心、肺、肾、肌肉、腹水等组织浓度较高,尿及胆汁中含量亦高,脑组织中含量很低。MMC 主要由肾小球滤过,肾、肝、脾等组织参与 MMC 的失活。MMC 的主要不良反应是延迟性骨髓抑制,其骨髓抑制常见且严重,发生率>60%,可引起白细胞及血小板计数下降,白细胞计数最低时间为用药后 28～42d,第 42～56 天恢复。MMC 偶可引起微血管溶血性贫血,多与 MMC 累积剂量有关。胃肠道反应较轻,少数患者有食欲缺乏、恶心、呕吐。其他少见的不良反应为肺毒性,表现为间质性肺炎或纤维化。长期应用 MMC 可引起肾毒性,主要损伤肾小球,表现为肌酐升高,并产生血尿及蛋白尿等。

9. 顺氯胺铂(cisplatin,DDP) DDP 在化学上是顺二氯二氨铂,是一无机络合物。DDP 分子中的中心铂原子对其抗癌作用有重要意义,而且只有顺式才有作用,反式则无效。DDP 作用于细胞内,其分子中氯原子配体位是不稳定部分,在循环血中氯离子浓度较高,DDP 仍保持其中心电荷,因而能透过细胞膜。在细胞内氯离子浓度低,DDP 中的氯离子为水所取代,电荷呈阳性,具有类似于烷化剂双功能基因的作用。DDP 抑制 DNA 的合成主要是由于鸟嘌呤、腺嘌呤及胞嘧啶的碱基结合,形成交叉连接,影响 DNA 复制。DDP 影响 DNA 合成的作用是特异性的,对 G_1 期比 S 中期敏感。DDP 于 $1\mu g/ml$ 浓度时即可明显抑制多种肿瘤细胞株的生长,临床应用的常规剂量即可达此浓度。DDP 静脉注射后 90% 以上的药物与血浆蛋白结合,游离铂是有效的成分。代谢呈双相,为 $29\sim49min$,表示游离铂的血浆清除率,$t_{1/2}\beta$ 为 $58\sim73h$,表示结合铂的排泄率。给药后迅速吸收,3h 肾及头部含量较多,40h 后肾、肝及小肠含有高浓度。DDP 腹腔给药时腹腔器官药物浓度较静脉给药高 $2.5\sim8$ 倍。DDP 的主要不良反应是肾毒性及呕吐。肾毒性是 DDP 的剂量限制性毒性,主要损伤肾小管,肾小球的病变较轻。肾毒性的发生率及严重程度与剂量有关,一次静脉注射 DDP $50mg/m^2$ 后,$20\%\sim30\%$ 的病例出现氮质血症,但程度轻且可逆,高剂量或多疗程后毒性更严重,甚至引起肾衰竭。尿素氮及肌酐升高常见于给药后 2 周内,肌酐清除率对监测早期肾损伤更敏感。同时使用对肾功能有影响的药物,如氨基糖苷类抗生素可增加肾衰竭的危险。为预防肾毒性,在 DDP 化疗前后采用大量输液水化疗法,以降低 DDP 血浆浓度,增加肾脏清除率,也可应用甘露醇等利尿药,加速肾排泄功能。用药期间尿量维持在 $100\sim150ml/h$。用 DDP 后第 1 天 β_2 微球蛋白及尿酶升高提示早期肾小管损伤。DDP 的胃肠道反应比较严重,恶心、呕吐的发生率为 $17\%\sim100\%$,一般发生在用药后 $1\sim6h$,$24\sim48h$ 后缓解。目前采用的 5—羟色胺拮抗剂可获得较好的止吐效果。骨髓抑制程度较轻,白细胞计数下降的发生率为 25%,血小板计数下降发生率为 $9\%\sim27\%$,标准剂量的 DDP 产生贫血的有 29%。DDP 的耳毒性表现为耳鸣和高频区耳聋,多为可逆性。偶见过敏反应,在给药后数分钟后发生,表现为颜面水肿、心动过速等,应及时给予抗组胺药、肾上腺皮质激素或肾上腺素。神经毒性多见于总量大于 $300mg/m^2$ 的患者,表现为感觉异常、运动失调、肌痛等周围神经损伤。

10. 奥沙利铂(oxaliplatin,草酸铂,L—OHP) L—OHP 是水溶性的铂类化合物,其细胞毒作用与 DDP 一样,是由于铂化合物与 DNA 鸟嘌呤碱基结合,形成 DNA 链间和链内连接,致 DNA 合成抑制。由于 L—OHP 的 DACH—铂复合体较顺式二氨基—铂复合体体积大,疏水性更强,因此能更有效地抑制 DNA 合成,有更强的细胞毒作用。体外研究发现 L—OHP 对许多 DDP 耐药的细胞株极少或无交叉耐药,与 5—FU 合用有极好的相加作用,与 DDP 合用也有相加作用。L—OHP $130mg/m^2$ 2h 滴注后,50% 的铂蓄积于红细胞,50% 仍停留于血浆中(约 67% 与血浆蛋白结合,33% 处于超滤状态)。L—OHP 表现为分布容积大(582L),$t_{1/2}\alpha$ 0.28h,$t_{1/2}\beta$ 16.3h,$t_{1/2}\gamma$ 273h。5d 内 53.8% 铂在尿中回收,约 2.1% 在粪中回收。L—OHP 不良反应主要是外周神经毒性。急性表现为暂时性肢端感觉减退或感觉异常,遇冷加重。偶见可逆性急性咽喉感觉异常。蓄积性感觉神经病变随累积药物剂量的增加感觉异常或减退的程度会加重,个别患者会发生精细动作困难(如书写、扣纽扣),停止治疗会逐渐缓解,平均恢复时间为 $12\sim13$ 周。用药时应注意不接触冷物、不吃冷食。L—OHP 的胃肠道反应,骨髓抑制一直均为轻、中度。L—OHP 无耳毒性、肾毒性,可用于有肾功能损害的患者。

11. 阿霉素或多柔比星(adriamycin、doxorubicin、ADM) ADM 是由 Streptomyces peucetius caesins 菌株中提出的抗生素,其结构类似于柔红霉素,仅在后者的第 14 碳位上的氢原子被羟基所取代。ADM 插入 DNA 双螺旋链,改变 DNA 的模板性质,抑制及干扰 DNA 聚合酶,从而抑制 DNA 及 DNA 依赖性 RNA 合成。此外,ADM 也具有形成超氧自由基的功能,有破坏细胞膜结构和功能的作用。主要作用于 S 期,对 G_2—M 期也有抑制作用,对其他

各期包括 G_0 期细胞也有损伤。因此，ADM 是细胞周期非特异性的药物。ADM 进入人体后通过主动运转透过细胞膜进入细胞内，其在细胞内浓度较血浆可高出数倍。药物最高浓度在心、肝、脾、肺、肾中，不能透过血－脑屏障。静脉用 ADM 后呈三相血浆衰减曲线，半衰期分别为 0.5h、3h 及 30h，主要在肝内代谢，经胆汁排泄，50％以原型排出，23％以有活性的多柔比星醇排除，当有胆道梗阻或肝功损伤时应减量。ADM 与柔红霉素、长春新碱、长春花碱有交叉耐药，但与环磷酰胺、甲氨蝶呤、5－FU、MMC、亚硝脲类无交叉耐药。骨髓抑制是 ADM 最常见的不良反应，白细胞计数减少比贫血、血小板计数减少更常见，给药后 10～14d 为最低点，3 周后恢复。90％的患者有不同程度的脱发，停药后头发生长恢复正常。消化道反应有恶心、呕吐、口腔溃疡。注射时药物溢出静脉外可引起红肿疼痛、局部坏死。放射回忆反映是严重的局部毒性，应用 ADM 后原放射野内皮肤出现放射时的皮肤反应，此种现象也可呈现于心、肺、食管及肠黏膜中。本品具有心脏毒性，急性表现为暂时性心电图异常，心肌病及充血性心力衰竭是心脏毒性最严重的表现，心肌病的发生与药物累积量密切有关。肢导联 QRS 波在治疗过程中减少 30％提示发生心力衰竭的危险，应立即停药。左室射血指数（LVEF）下降也提示心脏毒性发生。ADM 总量一般为 $550mg/m^2$，但纵隔曾经放疗或曾用大剂量环磷酰胺患者 ADM 总量应减少至 $450mg/m^2$。

12. 表阿霉素（epirubicin、表柔比星、4^1－epidoxorubicin，EPI） EPI 是 ADM 的差向异构体，与 ADM 的区别仅在于氨基糖第 4 位碳原子的羟基由顺式变为反式。这种立体结构的细微变化导致 ADM 心脏毒性及骨髓毒性明显下降。EPI 与 ADM 抗肿瘤作用机制相仿。EPI 较 ADM 在体内代谢快。排泄快、血浆半衰期为 30h（ADM 43h）。EPI 的剂量限制性毒性是骨髓抑制，表现为白细胞计数下降和血小板轻度下降，一般在用药后第 10 天为最低点，第 21 天恢复。消化道反应、脱发和心脏毒性都明显低于 ADM。

13. 依托泊苷（etoposide、足叶乙苷、VP－16－213、VP－16） VP－16 是鬼臼毒的半合成衍生物，其作用于 DNA 拓扑异构酶Ⅱ（TopoⅡ），间接诱导 DNA 断裂，使细胞分裂停止于 S 期末及 G_2 期。VP－16 呈二室模型代谢 $t_{1/2}\alpha$ 1.4h，$t_{1/2}\beta$ 5.7h。VP－16 进入体内 74％～90％与血浆蛋白结合，用药后 72h 后 45％从尿排泄，其中 2/3 以原型排出，其余从胆道排出。VP－16 口服胶囊的生物利用度为 50％（15％～75％）。VP－16 与 DDP 有协同作用，被广泛应用于实体瘤的治疗。VP－16 的不良反应主要是骨髓抑制，约 80％患者接受 VP－16 后出现程度不同的白细胞计数下降，长期用药后可见血小板计数下降和贫血。VP－16 的消化道反应有食欲缺乏、恶心、呕吐、口腔炎等，多为中轻度。约 75％的患者用 VP－16 后出现脱发。快速静脉滴注可致变态反应、喉痉挛、直立性低血压等，故稀释液体须＞250ml，缓慢静滴。VP－16 药液漏出血管外可致局部肿胀，甚至溃疡。

14. 伊立替康（irinotecan，别名 CPT－11） 抗肿瘤药 CPT－11 是半合成水溶性喜树碱衍生物，拓扑异构酶Ⅰ（TopoⅠ）抑制剂。CPT－11 与 TopoⅠ－DNA 形成复合物，使断裂的 DNA 单链不能连接，从而抑制 DNA 复制、抑制 RNA 合成。体外研究发现 CPT－11 与 DDP、FU、TopoⅡ抑制剂、阿糖胞苷等有协同或相加作用，动物研究发现 CPT－11 很少被表达多药耐药基因的肿瘤识别。CPT－11 代谢呈三室模型，$t_{1/2}\alpha$ 6min，$t_{1/2}\beta$ 2.5h，$t_{1/2}\gamma$ 16.5h。其分布容积 $150L/m^2$，胃肠道、肝、肾及分泌腺中浓度较高。CPT－11 主要从胆道排泄，粪便排出＞60％，尿中约 20％以原型排出。CPT－11 的剂量限制性毒性是延迟性腹泻，其中Ⅲ°～Ⅳ°腹泻达 20％左右，发生腹泻的中位时间是 6d。延迟性腹泻经及时服用大剂量洛哌丁胺可控制。慢性结肠炎、盆腔曾接受过放疗、不全性肠梗阻、中性粒细胞增高的患者不宜使用 CPT－11。用 CPT－11 之后患者出现大便变软、次数增多、肠蠕动增快即应服用洛哌丁胺，首剂 2 片，以后每 2h 1 片，用至腹泻停止后 12h 为止。腹泻时间大于 48h 应及时补液、服用喹诺酮类药物，必要时加用生长抑素。CPT－11 另一不良反应是乙酰胆碱能综合征，其发生于用药后的 24h 内，用阿托品即能缓解症状。CPT－11 治疗后发生Ⅲ°～Ⅳ°骨髓抑制约 30%，白细胞计数下降最低点在用药后 8d，2 周后逐渐恢复。

15. 紫杉醇(paclitaxel)　紫杉醇是一抗微管药物，其促使微管蛋白装配成微管并抑制微管的解聚，导致微管束排列异常，形成星状体，使纺锤体失去正常功能。本药代谢呈三室模型，血浆蛋白结合率 89%～90%，主要从肝脏代谢，仅 5% 从肾脏排出。紫杉醇的不良反应有骨髓抑制，Ⅲ°～Ⅳ°中性粒细胞下降 19%～47% 不等，血小板计数减少少见。紫杉醇用药后过敏反应表现为低血压、血管神经性水肿、呼吸困难，严重过敏反应发生率 2%。用紫杉醇前必须用地塞米松、抗组胺等药物预防性用药。肠胃道反应一般为中轻度的恶心呕吐。脱发发生于 80% 以上的患者。高剂量时可出现感觉异常和运动障碍、腱反射减弱。紫杉醇与 DDP 联合化疗时，先用 DDP 会减少紫杉醇的清除率 33%，故会使骨髓抑制更严重。

16. 多西紫杉醇(docetaxel)　本药作用机制与紫杉醇相仿。多西紫杉醇代谢呈三室模型 $t_{1/2}\alpha$ 4min，$t_{1/2}\beta$ 36min，$t_{1/2}\gamma$ 11.1h。血浆蛋白结合率＞95%。多西紫杉醇主要在肝脏代谢，仅 6% 从肾脏排出。多西紫杉醇骨髓抑制多发生于用药后第 8 天左右，粒细胞下降 5%～75% 不等，贫血与血小板降低少见。过敏反应多发生于首次或第 2 次用药，表现为低血压、支气管痉挛、皮疹等。体液滞留体重增加与累积剂量有关，服用地塞米松可减轻此反应。用多西紫杉醇前一天始应连续 5d 用地塞米松 8mg，每日 2 次。

(二)化疗方法

1. 口服用药　胸苷酸合成酶抑制剂(5－FU 类药物)是治疗胃癌的主要药物，其中不少药物可口服给药，但由于部分患者胃肠吸收不规则，致药物血药浓度难以到达有效治疗水平，其疗效得不到保证。故对有必要口服给药的患者，可先检测药物口服后的血浓度，以便对口服吸收较好，能达到有效血浓度的患者予以口服用药。亚硝脲类药物既往也是胃癌化疗中较常用的口服药物，但前瞻性随机临床试验发现此类药物对胃癌患者的疗效、生存期均无益处。目前许多辅助化疗或新辅助化疗中都不含亚硝脲类药物。

2. 静脉给药　静脉给药是临床实践中应用最多的给药途径。对于胃癌的治疗，5－FU 类药物的静脉注射和缓慢静脉滴注疗效和不良反应均不同，缓慢静脉滴注对造血系统毒性较低。5－FU 是时相特异性药物，静脉注射一次给药后 5－FU $t_{1/2}$ 仅 20～30min，药物有效血浓度维持时间过短，会使药物对尚未处于敏感时相的肿瘤细胞无法产生疗效。实验研究也证明延长 5－FU 暴露时间可增强其对癌细胞的杀伤力，支持 5－FU 疗效的高低与用药时间长短相关。

3. 动脉灌注　动脉给药特别适合于不能手术、比较局限的肿瘤。动脉灌注的目的是使药物很快直接作用于肿瘤和邻近组织，提高局部药物浓度，以期望增加疗效，减少全身反应。在肝转移患者中，经肝动脉插管灌注化疗较全身化疗效果好。

4. 腹腔内化疗　腹腔转移是胃癌治疗失败最常见的原因之一，尸检和二期剖腹探查手术报道，大于 50% 胃癌患者有腹腔转移。腹腔内化疗的药代理论是腹腔内药物浓度较口服或静脉给药高 5～500 倍，腹腔内药物清除率远低于体循环，而使腹腔内化疗后腹腔肿瘤局部的药物浓度和持续时间明显超过全身静脉给药。与腹腔内化疗疗效有关的相关因素有：①肿瘤大小：肿瘤小者疗效较好。Howell 等发现以腹腔内肿瘤直径为 2cm 和大于 2cm 做比较,中位生存期分别为＞49 个月和 8 个月;②腹腔化疗的容量:腹腔内化疗要求药物能均匀分布于整个腹膜表面。Dunnick 应用放射性技术估测腹腔的液体动力学,需要 1800～2000ml 液体才能克服腹腔内液体自由流动的阻力,使液体在腹腔内平均分布;③腹腔内环境:腹腔内肿瘤本身以及腹部手术常常可导致腹腔粘连,可影响化疗药物的腹腔内分布。故腹腔内化疗应在术后几天内即进行;④抗肿瘤药物对肿瘤组织的渗透能力:实验研究表明,抗肿瘤药物渗透肿瘤组织的能力各不相同且有限,如 ADM 可渗透 4～6 细胞层,DDP 可渗透 50 个细胞层(3mm)。

（三）单一药物化疗

胃癌对化疗中等度敏感。目前认为比较有效的药物有 5－FU 类、MMC、蒽环类、铂类、足叶乙苷、紫杉醇、多西紫杉醇、伊立替康等单药有效率如表 6－1 所示。

表 6－1 胃癌单一药物化疗有效率

药物	有效率(%)	药物	有效率(%)
氟尿嘧啶(5－FU)(静脉)	3～46(19)	EPI	21
氟尿嘧啶(连续静滴)	31	CDDP	19
优福定(UFT)	25.4～30.6(28)	MECCNU	8
卡莫氟(HCFU)	20～27.5(27)	VP－16	12
呋喃氟尿嘧啶(FT－207)	19	CPT－11	18.4(14～43)
卡培他滨(CAPE)	24～28	PCT	20～23
S－1	24～54	DCT	17～24
MTX	18	CPT	40
MMC	30	HCPT	46.9
ADM	17		

5－FU 是应用最广的单一药物,推注或短时间滴注的客观有效率为 19%。5－FU 是细胞周期特异性药物,而肿瘤细胞仅 3% 处于增值期,故对其持续静脉滴注进行了研究。5－FU 持续静脉滴注疗效优于推注,有效率可达 31% 左右,并未明显增加不良反应。另一提高疗效的方法是生物调节剂应用。最广泛应用的是亚叶酸(CF)。CF 能稳定胸腺嘧啶核苷酸合成酶(TS)、细胞内活性型叶酸(CH$_2$THF)、5－FU 活性型脱氧氟尿苷单磷酸盐(FDUMP)三重复合物,从而延长了对 TS 的抑制时间,抑制了 DNA 的合成。CF 与 5－FU 联合应用使口腔炎、腹泻的不良反应增加。氨甲蝶呤作为 5－FU 生物调节剂,疗效为 18%。MMC 也曾广泛应用于胃癌尤其是在日本应用广泛,总的客观有效率近 30%。主要毒性是延迟性、累积性骨髓抑制。常每 4～8 周间隔给药。ADM 为另一类用于胃癌的药物,总有效率为 17%,主要毒性为累积剂量有关的心肌病变。DDP 的研究受到关注,单药治疗有效率达 19%,其中包括复治的患者。一些新的抗肿瘤药物在晚期胃癌中证实有活性。紫杉类药物的Ⅱ期临床试验显示紫杉醇 3h 或 24h 滴注每 3 周重复的客观有效率 20%,但 2 种输注方法间的疗效差别不清楚。在复治患者中亦见到紫杉醇同样的效果。多西紫杉醇在胃癌治疗中大多采用了 3 周重复的方法,疗效达 17%～24%。CPT－11 是治疗结、直肠癌的新药,在胃癌的治疗中也看到肯定的疗效。除了新药之外,氟尿嘧啶类口服药物日益受到关注,其特点是给药方便,又能达到模拟缓慢静脉持续滴注的效果,UFT、CAPE、S－1 是其中之一,有效率 20%～30%。

单一药物化疗现主要用于研究目的，以便证实一些新药的确切活性后，将其结合入有效的联合化疗方案之中。

（四）联合化疗

1. 两药联合治疗胃癌（AGC）　ML17032 国际多中心Ⅲ期随机临床研究中，认为 XP 方案治疗 AGC 是 FP 方案有效的替代方案。2008 年，Ridwelski 等多中心Ⅲ期随机临床研究认为 DC 方案和 FLC 方案治疗 AGC 均有效。但 DC 方案的Ⅲ、Ⅳ度中性粒细胞减少发生率明显高于 FLC 方案（41.1% vs 12.2%），其中 5.5% 患者出现了粒细胞减少性发热，FLC 方案组Ⅲ、Ⅳ度恶心、呕吐的发生率高于 DC 方案组。2006 年，Al－Batran 德国 AIO 的Ⅲ期随机临床研究，采用 FLO 和 FLP 方案治疗 AGC，中位疾病进展时间和中位生存期两组均无统计学差异。总有效率 FLO 组高于 FLP 组，分别为 34% 和 25%（P＝0.0072）。亚组分析发现年龄大于 65 岁患者采用 FLO 组的 RR、MTTP 和 MST 等方面均优于 FLP 组[分别为 41.3% vs 16.7%（P＝0.012）、6.0 个月 vs 3.1 个月（P＝0.029）、13.9 个月 vs 7.2 个月（P＜0.01）]，FLO 非血液学毒性和血液学毒性均低于 FLP，认为 FLO 方案治疗 AGC 比 FLP 更有效，且毒性反应轻，尤其是对老年患者更有生存获益。Wasaburo Koizumi 等 SPIRITS 研究显示 S－1＋CDDP 组比 S－1 组，RR 有效率为 54.0% vs 31.1%（P＝0.001），MPFS 6.0 个月 vs 4.0 个月（P＜0.01），OS 13.0 个月 vs 11.0 个月（P＝0.036），但合并疗法的Ⅲ～Ⅳ度血液学和食欲缺乏和恶心毒性较单用 S－1 组显著增大。最后认为 S－1＋顺铂治疗进展期胃癌具有可接受的益处风险比，可作为一线治疗 AGC 方案。

中国学者 Jin M 等 RCT（Ⅲ）SC－101 多中心 S－1＋CDDP 和 FP 的研究表明，S－1＋DDP 组与 FP 组，RR 为 37.8% vs 19.2%（P＝0.021），MTTP（月）：5.3 vs 2.8（P＜0.01），MST（月）：12.9 vs 9.2（P＝0.060），S－1＋DDP 组的疗效优于 FP 组。FLAGS 是一项在日本以外的西方国家进行的Ⅲ期临床实验 S－1＋CDDP（CS）和 5－FU＋CDDP 的（CF）优效性检验。结果两组生存情况相似，OS 分别为 8.6 个月 vs 7.9 个月（P＝0.1983，HR＝0.92），PFS 为 4.8 个月 vs 5.5 个月（P＝0.9518，HR＝0.99），两组 RR 未见显著差异，但 CS 组不良反应明显低于 CF 组，Ⅲ～Ⅳ度中性粒细胞减少（18.6% vs 40.0%）；发热性中性粒细胞减少（1.7% vs 6.9%），口腔炎发生率低（1.3% vs 13.8%）。但 CS 组治疗相关病死率为 2.5%，CF 组为 4.9%（P＝0.05）。亚组分析显示 CS 组弥漫型胃癌患者的 OS 期显著长于 CF 组（9.0 个月 vs7.1 个月，P＝0.0413）。但 CS 组增加了肝脏相关毒性，可能是 S－1 中的替加氟主要在肝脏内活化形成 5－FU，而吉美嘧啶为二氢嘧啶脱氧氢酶的抑制剂，可减少 5－FU 灭活导致其在肝脏中蓄积引起，但确切机制尚待进一步研究。N. Boku 等 JCOG9912Ⅲ期临床研究结果显示 5－FU 组、S－1 组和 CPT－11＋CDDP 组，RR 分别为 9%、28% 和 38%，MTTP 分别为 2.9 个月、4.2 个月和 4.8 个月（P＜0.05），MST 分别为 10.8 个月、11.4 个月和 12.3 个月，认为 S－1 在疗效方面优于 5－FU，虽然 CP 方案在总的方面并不优于 5－FU 类，但在可测量转移灶的患者可能获益。Chin 等 GC0300/TOP－002 试验将 S－1 和 IRI 联合治疗晚期胃癌并与 S－1 单药对照。结果 RR 为 41.5% vs 26.9%（P＝0.035），MTTP 4.5 个月 vs 3.6 个月（P＝0.1565），MST 4.5 个月 vs 3.6 个月，1 年生存率 52.0% vs 44.9%。在中位生存期和 1 年生存率，两组无统计学差异。虽然 IRIS 组较 S－1 客观反应率高，但 IRIS 组中性粒细胞降低、腹泻和食欲缺乏较为常见。随访工作目前仍在进行，有待得出最终结论。Al－Batran 等多中心 RCT（Ⅲ）临床试验比较 5－FU civ＋OXA 与 5－FU civ＋CDDP 方案的疗效,两组 RR 为 34% vs 27%,MTTP 为 5.7 个月 vs 3.8 个月(P=0.019)。Ⅲ/Ⅳ度不良反应为 8.9% 和 18.6%(P=0.046),显示 OXA+5-FU 治疗 AGC 有明显优势。Kim 等采用 S-1 和 OXA 联合方案治疗 33 例胃癌,有效率为 64%(无 CR 患者),MST 7.9 个月,MTTP 为 5.7 个月。不良反应较轻。Ⅲ度中性粒细胞减少 2.4%,贫血 3.6%。Lee 采用 S-1+OXA 方案治疗有效率为 61%,MST 12.2 个月,MTTP 为 6.5 个月,但Ⅲ/Ⅳ度不良反应增多,血小板减少 39%,中性粒细胞减少 28%,贫血 17%,可能与 S-1 剂量相对较大(50mg/m^2)有关。但疗效并未增加。熊建萍等采用 FOLFOX 方案治疗 46 例老年胃癌的Ⅱ期临床试验中,RR 为 45.6%(95%CI:31-1)。其中 CR 2 例,PR 19 例,MTTP 为 6.2 个月(95%CI:4.6~7.8),MST 为 9.8 个月(95%CI:8.2~1.4),Ⅲ度中性粒细胞减少 8.7%、恶心 4.3%、呕吐 4.3%、腹泻 2.2%,未发生Ⅳ度毒性反应,Ⅰ/Ⅱ度外周神经毒性发生率为 43.5%。认为采用 FOLFOX 方案治疗 AGC 疗效确切,毒性反应轻,尤其是老年体弱的患者。Park 等采用 XELOX 方案治疗 54 例晚期胃癌,RR 为 63%(95%CI:50~70);MTTP 为 5.8 个月(95%CI:4.4~7.2),MST 为 11.9 个月(95%CI:8.8~15.1)。最常见为贫血 70%,Ⅲ/Ⅳ度中性粒细胞减少为 7.4%,仅 1 例出现粒细胞减少性发热。发生神经毒性为 70%,呕吐 50%,腹泻 33%,手足综合征 39%,其中绝大多数为Ⅰ/Ⅱ度。认为 XELOX 方案一线治疗 AGC 疗效好,毒性可以耐受。GCMSG 报道以 OXA 联合 5-FU 类化疗治疗 AGC 有效率 42.5%,初治 50%,CR10%,PR32.5%。有 AGC 化疗中替代 CDDP 趋势,将构成以 5-FU+OXA 联合用药为基础的发展态势。Jenny 等采用 DS 方案与 DC 方案治疗胃癌进行对照,结果在 RR 和 MTTP 方面 DS 组均优于 DC 组,不良反应方面两组均可耐受。DS 方案具有前景的胃癌化疗方案值得开展Ⅲ期研究。

2. 三药联合、治疗胃癌(AGC) FAM 方案治疗 AGC 由 5-FU、ADM、MMC 组成,MacDOnald(1980)首报,以后各国验证,至 1997 年共治疗 AGC 755 例 RR 28%(25%~31%),其中 CR 2%(1%~3%),生存期(6~10 个月)。国内验证 RR 33%(12%~61%)。主要毒性为中度骨髓抑制,Ⅲ~Ⅳ级不良反应在 5%~10%,脱发可达 20% 以上。由于 RR 较低,2000 年以后很少有治疗 AGC 报道。EAP 方案治疗 AGC 由 VP-16、ADM、CDDP 组成,由德国 Preusser(1987)首次报道,10 年中各国验证 Preusser 综合 582 例,RR 42%(38%~46%),CR 8%(6%~10%),田口(1990)报道 RR 33%,中国 1999 汇总 171 例 RR 59%。ESMO(2000)RR 31%,ASCO(2001 年)RR 39%。虽然 DDP 与 VP-16 有协同作用,有助于克服多药耐药,但 VP-16 成为用量大、次数多的主药,单药 RR(20%),不及 5-FU、CDDP、EPI 等药,而且血液毒性大,与 ADM 组合更重,化疗相关死亡 3%,生存期不及毒性低的其他方案,近年来国际上已放弃这种方案治疗 AGC。FAMTX 由 5-FU、ADM、MTX 及 LV 组成,1986 年由 Klein 设计,1992 年 Kelsen 验证,RR 59%,CR 12%。以后 1996 年 Shipper 综合 637 例,RR 32%。国内金懋林统计 7 篇:RR 29.0%(5%~47%),均未达到原报道水平,本方案已被众多新方案所取代。ECF 方案由 EPI、CDDP、5-FU 组成,近年来验证 RR 稳定在 57.0%(45%~71%)之间,总生存期(OS)达 7~10 个月,生活质量(QOL)改善,被称为当前较好治疗 AGC 的方案。PELF 由 EPI、CDDP、5-FU、LV 组成,治疗 AGC 疗效 54.0%(43%~66%),由于采用每周给药需用 G-CSF 预防血液毒性。ELFP 方案由 LV、5-FU、依托泊苷(VP-16)、CDDP 组成。CDDP 无论一次大剂量 80mg/m^2 或多次小剂量 20~30mg/m^2×3~5d,治疗 117 例,RR 54%、CR 11%、中位生存期(MDS)9~11 个月。ELFP 方案成为治疗

胃癌常用方案之一。卡莫氟（HCFU）＋AM 方案由 HCFU、MMC、ADM 组成，HCFU 胃肠道吸收迅速，体内不经肝脏直接缓慢释放 5－FU，由于 5－FU 释放缓慢，血液、淋巴液、腹水及肿瘤组织的药物高浓度长时间维持。国内外报道 HCFU 单药 RR 在 20%～27.5%之间，联合化疗国内采用 HCFU 口服替代 5－FU 的 FAM 方案，所以疗效与 FAM 方案相同或稍高。但 HCFU 的代谢物 CPEFU 刺激湿热中枢出现过一时性腹部、肛门部、颜面潮红及热感，可用抗过敏药减轻反应。刺激脑干排尿反射中枢引起尿频，两者发生率 10%～20%。该方案可用于对 5－FU 及 FT－207 耐药者和肝损害者的胃癌患者。LV,5－FU 与 LV/5－FU 均由 LV、5－FU 组成。LV,5－FU 主要给药方法采用 LV 200mg/m² 静脉 2h 后推注 5－FU 400mg/m²，接着 5－FU 600mg/m² 持续静脉滴注（civ），22h 连续滴注。LV5FU 给药为 LV 200mg/m² 静滴 d1－5 先入，5－FU 375mg/m² d1－5 q4 周。随机对照 RR 43.5% vs 20%，CR 8.7% vs 5%。本方案可与 CDDP 或 OXA 联合用药提高疗效。

PFC 方案由 PCT、LV、5－FU、DDP 组成，有效率在 58%～69%，Kim 等 41 例晚期 AGC RR 53%，MTTP 为 4.25 个月，MST 为 6.5 个月。Junyl Hwang 等 54 例晚期 AGC，RR 为 51.2%，MTTP 和 MST 分别为 6.9 个月和 12.7 个月。鄢俊等采用紫杉醇脂质体联合 CDDP 和 5－FU 治疗晚期 AGC，RR 为 54.8%，MTTP 和 MST 分别为 6.5 个月和 13.9 个月。以上 3 个临床研究Ⅲ/Ⅳ度中性粒细胞下降发生率为 34%、54%和 23.8%，收集 1999—2001 年综合治疗结果，RR 58%～69%，Ⅲ/Ⅳ度中性粒细胞下降发生率 15%～35%，发生心脏毒性 20%～30%。PFC 方案晚期 AGC 和胃食管结合部癌，与 CF 方案进行对比，共有 457 例患者入组，随机分 TCF 组和 CF 组。TCF 方案（DCT 75mg/m² d1、DDP 75mg/m² d1，5－FU 750mg/(m²・d)，d1－5，q3 周），CF 方案（DDP 100mg/m² d1，5－FU 1000mg/(m²・d)civ,d1－5，q4 周）。研究结果显示 TCF 方案在 RR、MTTP、MST 均优于 CF 组（RR 37% vs 25%，P＝0.0106，MTTP 5.6 个月 vs 3.7 个月，P＜0.0004；MST 9.2 个月 vs 8.6 个月，P＝0.0201）。TCF 组严重不良反应明显高于 CF 组，尤其是Ⅲ/Ⅳ度的粒细胞减少率高达 82%（CF 组 57%）。粒细胞减少性发热发生率 30%（CF 组 15%）。但生活质量改善能维持更长时间。TC 方案由 DCT、DDP 组成，收集 TC 方案治疗 AGC 238 例，RR40%（30%～56%），PR37.8%。但Ⅲ/Ⅳ度血液毒性较高（白细胞数下降 51%、中性粒细胞计数下降 81%、贫血 32%、血小板计数下降 4%）。TCF 方案治疗 AGC 疗效好于 TC 方案，不良反应相近。LV、5－FU OXA 方案由 OXA、LV、5－FU 组成。DDP 在胃癌化疗中占重要地位，由于肾毒性与消化道不良反应（恶心呕吐等）影响临床应用。OXA 其结构不同于 DDP，以 DACH 基团取代 DDP 的 NH₄，DACH－pt 比 NH₄－pt 抑制 DNA 作用更强，与 DNA 结合速度快 10 倍以上，结合更牢固；细胞毒作用大，与 DDP 无交叉耐药，与 5－FU 有协同作用。国外报道 151 例，RR46%～63%。中国 CACAGCMSG 多中心报道一线治疗 AGC RR50%、CR 14.3%，已达到三联方案最新水平，Ⅲ/Ⅳ度不良反应＜10%，周围神经感觉异常为 OXA 特有，当累积量＞800mg/m² 时，重度反应发生率为 15%，持续长达 1 年。加用维生素 B 族可减轻周围神经感觉异常症状。近年来，OXA 在 AGC 化疗中有替代 DDP 趋势，将构成以 5－FU＋OXA 联合用药基础的发展态势。HLFP 方案由 HCPT、LV、5－FU、DDP 组成，GCMSG 报道 198 例，RR 49%（30.8%～70.0%）；CR 4.5%，PR 44.4%。HCPT 增加至 15mg/次 iv×5d/q3 周，结果 RR 反而低于 10mg/次 iv×5d/q3 周，但不良反应增大。Cunningham 等设计了 2×2 的Ⅲ期临床研究，比较了 ECF 标准方案与卡培他滨（CAP）替代 5－FU 和奥沙利铂（OXA）代替顺铂(DDP)的 3 种变体方案之间疗效,结果不仅再次验证了 ECF 的有效性,而且证明了 4 种方案的疗效相似,EOX 方案稍具优势,CAP 与 5－FU 的风险比为 0.86,OXA 与 DDP 的风险比为 0.92,毒性方面 5－FU 与 CAP 相似,与 DDP 相比,使用 OXA 的患者 III/IV 度中性粒细胞减少、脱发、肾毒性及血栓发生率更低,但 III/IV 度腹泻、神经毒性发生率较高。认为 CAP 可以替代 5－FU,OXA 可以替代 DDP。

(五)化疗应用方式

1.姑息性化疗　当前胃癌尚不易早期发现和早期诊断。胃癌患者可行手术者仅 2/3 左右,其中 70%～80% 可切除癌肿,其中仍有半数不能治愈。不能进行手术治疗,或手术不能切除局部病变,或原发肿瘤姑息切除而尚有肉眼残留或切缘阳性,以及切除后局部复发和(或)远处转移的患者均为姑息化疗对象。姑息化疗的目的是控制原发或转移病灶,缓解症状,改善生存质量,延长生存时间。对于一般状况尚可,KPS 评分 $\geqslant 60$ 分或 ECOG 评分 $\leqslant 2$ 分者应考虑接受化疗。

2.辅助化疗　胃癌的预后很大程度上取决于诊断时疾病分期,早期胃癌或(T_{is},$T_1N_0M_0$ 或 $T_2N_0M_0$)预后好,单用手术治疗治愈率达 70%～80%。但局部晚期无淋巴结转移($T_3N_0M_0$)即使施行根治术后,5 年内 50% 患者死亡。淋巴结有转移提示预后更差。故除了早期患者之外,应及早应用系统、合理的综合治疗。

辅助化疗是综合治疗的一部分,其目的是防止根治手术后微小残余肿瘤的复发转移,或减少肿瘤负荷,提高手术切除率。按治疗的顺序有术前、术中和术后辅助化疗,按用药的途径可分全身给药或局部给药。

(1)胃癌术前化疗:术前化疗,即新辅助化疗(neoadjuvant chemotherapy,preoperative or primary chemotherapy)用于估计根治手术切除局部病灶有困难或不可能、且有远处转移倾向的局部晚期肿瘤。目的是使肿瘤病灶局限,以利于手术彻底切除;抑制肿瘤细胞活性,以利于减少术中播散;消灭亚临床病灶,以利于减少术后复发。

2006 年,MAGIC 试验纳入 503 例胃癌,分别于术前和术后给予 3 个疗程 ECF 方案化疗,其 R_0 切除率明显提高,还明显延长进展期胃癌患者的总生存期。FFCD－9703 研究纳入 224 胃癌,采用 5－FU＋DDP 方案,5 年生存率提高明显(38%vs24%),但这两个研究包括胃癌、食管胃交界处癌和下段食管癌。YK Kang 1996 年报道 III 期随机对照研究共纳入 107 例胃癌,采用 PEF 方案(5－FU、DDP、VP－16),结果提示新辅助治疗组患者降期效果明显(P＝0.006),新辅助治疗组中位生存期 3.85 年对照组 2.48 年(P＝0.11),长期生存率获益未达到统计学差异。如,亚组分析 49 例分期较晚患者。R_0 切除率和长期生存率均有明显提高(P＜0.05)。2004 年,Hartgrink 报道 FAMTX 方案治疗 59 例胃癌试验结果,新辅助化疗组中位生存期 18 个月,对照组 30 个月。2009 年,Schahmacher 报道 EORTC 40954 研究 72 例采用 5－FU＋DDP 术前化疗,对照组 72 例,结果 T 分期和 N 分期均有下降,但生存期无明显差异(P＝0.466)。日本 JCOG0001 II 期研究采用伊立替康(IRi)＋顺铂(DPP)方案临床缓解率 55%;肿瘤缩小＞1/3 15%;R_0 切除率 65%;III/IV 度不良反应 54.5%。JCOG0002－D1 II 期研究采用 S－1 方案,临床缓解率 NA。肿瘤缩小＞1/3 33%;R_0 切除率为 60%;III/IV 度不良反应为 5.5%。JCOG 0210 和 JCOG0405 II 期研究均采用 S－1＋DDP 方案,临床缓解率分别为 NA 和 65%;肿瘤缩小＞1/3 45% 和 56;R_0 切除率为 67% 和 70%;III/IV 度不良反应为 14.3% 和 19.2%。以上 4 个研究均获得 60% 以上的 R_0 切除率,从疗效上看,含有 S－1 的方案更好。Ⅲ/Ⅳ度不良反应低于伊立替康＋顺铂。因而 JCOG 正在开展 S－1＋顺铂新辅助治疗联合 S－1 术后辅助治疗 1 年的Ⅲ期临床研究。国内北京肿瘤医院采用 SOX 方案(OXA＋S－1)对局部进展期胃癌进行新辅助治疗研究,RR 达 54.9％。疾病控制率(DCR)96.3％。最终 82 例患者中 74 例接受 D₂ 手术,Ⅲ度不良反应较少见。

胃癌术前动脉介入化疗是根据胃癌所在部位选择供血的动脉注入抗癌药物进行化疗。胃癌术前动脉介入化疗比单纯手术不但手术切除率高而且能提高术后生存期。

胃癌术前动脉的介入化疗比静脉全身化疗的疗效好。药代动力学研究表明,静脉化疗时,药物进入人体后其分布是由局部血流量决定的,器官供血量大时局部药物分布就多,药物经静脉注入后经漫长的循环达靶器官时,已有相当数量的药物与血浆蛋白结合,具有生物活性的游离药量减少而达不到有效药物浓度。动脉内给药,经供血动脉给药,药物首先达到靶器官,瞬间的药物浓度可提高数倍或数十倍。数分钟至数小时药物还可以再分布至全身。与蛋白结合的药物也较静脉给药低得多。药物效价提高 2～22 倍,疗效可提高 4～10 倍。动脉灌注化疗以周期非特异性药物与周期特异性药物相互配合,可以避免药物之间相互拮抗,相互耐药达到增加疗效减低毒性的目的。临床实践提示胃癌术前动脉介入化疗,在组织学改变、手术切除率和生存期优于静脉化疗,毒副反应比静脉化疗轻(见表 6－2)。

表 6－2　动脉介入与静脉化疗毒副反应比较

组别	例数	骨髓抑制	消化道反应	脱发	肝脏损害	其他
动脉介入	40	5(12.50)	7(17.50)	6(15.00)	5(12.50)	6(15.00)
静脉组	42	14(33.33)	16(38.10)	8(19.05)	6(14.29)	2(4.75)
X^2		4.995	4.306	0.237	0.056	2.439
P		0.025	0.038	0.626	0.813	0.118

(2)胃癌术中化疗:进展期胃癌术中常发现癌灶已浸出浆膜面,有淋巴结转移及腹膜播散,术中局部用药可使高浓度的化疗药物直接杀伤残留癌细胞,防止术中肿瘤扩散。

术中化疗主要是局部治疗,在关腹前腹腔内或经动脉给药。近年开展的腹腔内温热化疗能明显减少腹膜复发率。

(3)胃癌术后化疗:胃癌手术后的化疗通常是为防止超越外科手术范围的显微水平的腹膜种植和远处转移等,其实施对象是已行肿瘤彻底切除但术后复发可能性较大的病例,如进展期胃癌。

术后辅助化疗以下列肿瘤化疗原理为基础:①经手术时麻醉和手术创伤,机体免疫防御功能暂趋低下,而出现不利肿瘤控制的条件;②由于手术减负,可促使残存体内的癌细胞分裂及增殖速度相应加快,但同时对化疗药物的敏感性也增加;③化疗对游离散在的癌细胞及微小癌灶因药物较易进入,肿瘤细胞产生耐药较少,而杀伤作用较肿瘤体积大时为强。术后早期应用辅助化疗既可弥补机体防御功能暂时性薄弱,又可对残留癌细胞及亚临床远处转移较好地发挥细胞毒作用。如果过于延迟开始化疗,届时肿瘤负荷增加,瘤体增大,生长比率减低,化疗敏感度下降,肿瘤耐药率上升,化疗疗效也会降低。术后的辅助化疗一般不必早于 1周,但亦不宜迟于 3周才开始。需反复施行,为期 1年左右。

术后辅助化疗多以静脉全身化疗为主,也可同时进行术后早期腹腔内化疗;也可采用腹腔动脉、肠系膜上、下动脉介入化疗。

10 年前有关胃癌术后辅助化疗作用仍存在争议,2007 年日本学者进行的 ACTS－GC 研究接受 D₂ 手术的 Ⅱ、Ⅲ期胃癌包括 8% Ⅳ 期患者,术后接受 S−1 辅助治疗 1 年与单纯手术相比,在 3 年时 S−1 辅助治疗比单纯手术 OS 方面已经获得了显著的获益,并且延续至 5 年,5 年总生存率提高了 10%(71.1% vs 61.1%),而且不良反应较轻。全球晚期胃癌国际协作组(GASTRIC)研究共纳入 2004—2010 年 3838 例患者,比较手术联合术后辅助化疗与单纯手术比随机对照研究,证实与单纯手术相比,以氟尿嘧啶为基础的术后辅助化疗可提高患者 5 年生存率。2011 年 CLASSIC 研究比较了 Ⅲ、Ⅳ 期胃癌 D₂ 手术后接受 EXLOX 方案(卡培他滨＋奥沙利铂)和单纯手术结果,术后辅助化疗可以显著延长患者无病生存期(DFS)。3 年 DFS 率为 74% vs 60%,HR＝0.56,P<0.0001。在 OS 和 PFS 也显示出显著改善,能够延缓患者复发,但 XELOX 的方案不良反应大于 S1 方案。

三、常用胃癌化疗方案

(一)单一用药

1. 5'−DFUR

5'−DFUR 400mg/次 po 3 次/d,d1～21 休息 7d,再服 21d,为一个疗程。

2. capecitabine(CAPE、卡培他滨、Xeloda、希罗达)

CAPE 2500mg/(m² · d)po 分 2 次餐后 30min 服,连服 14d,休息 7d 为一个周期。

3. S−1(TS−1)

S−1 75～100mg/d,po 分 2 次服,连服 4 周,休息 2 周为一个周期。

(二)联合化疗方案

1. LV/UFT

UFT 360mg/(m² · d)po 分 3 次服。

LV 25mg/(m² · d)po 分 3 次与 UFT 同服。

2. UFTM

UFT 300～350mg/(m² · d)po 分 3 次服×6 周。

MMC 6～12mg/m²,iv 每 3 周重复。

6 周为一个疗程。

3. UFTP

UFT 400mg/d,po 分 3 次服 d1～28。   q4 周×3 次

CDDP 30mg/m²,iv. d1～3。

4. LV/5−FU

LV 200mg/m² 冲击,d1～5 先入。

5−FU 375mg/m² 冲击,d1～5。

每 28d 为一个周期。

5. FP(LD)

5−FU 250mg/m² civ,24h×5d/周×3 周   q4 周

DDP 6mg/m² iv,2h×5d/周×3 周

6. XP

CAPE 1000mg/m² bid. d1～14   q3 周

CDDP 80mg/m² d1

7. LV,5—FU2

LV 200mg/m² iv. 2h

5—FU 400mg/m² 冲击　　　　　　　　　　　　q14d×3 次

5—FU 600mg/m² civ,22h,在 LV iv 2h/5—FU 冲击之后开始 d1,2

8. XELOX

OXA 130mg/m² d1　　　　　　　　　　　q3 周

CAPE 1000mg/m² bid,d1～14

9. HCFU+AM

HCFU 200mg/次,3 次/d. po,d1～14

MMC 6mg/m² iv,d1　　　　　　　　　　q3～4 周

ADM 30mg/m² iv,d1

10. ELF

LV 200mg/m² iv,10min,d1～3

5—FU 500mg/m² iv. 10min,d1～3　　　　　　q3～4 周重复

VP—16 120mg/m² iv. 50min,d1～3

q3～4 周,如出现 WHOⅢ/Ⅳ不良反应,5—FU 量减少 10%

11. LV/FP

LV 20mg/m² iv,d1～5

5—FU 500～750mg/m² · d civ,12h d1～5　　　q4 周

CDDP 20mg/m² iv,d1～5

12. LV,5—FUOXA

OXA 100mg/m²＋5%GGS 500ml iv,2h d1

LV 200mg/m² iv,2h d1,2　　　　　　　q2 周×4 次

5—FU 400mg/m² iv,冲击 d1,2

5—FU 600mg/m² civ,22h d1,2

13. ECF

EPI 50mg/m²/d1 iv,q3 周×6 次

CDDP 60mg/m²/d1 iv,q3 周×6 次

5—FU 200mg/(m² · d),civ×3 周×6 次(深静脉微型输入泵人)

14. EOX

EPI 50mg/m² d1

OXA 130mg/m² d1　　　　　　　　　　q3 周

CAPE 625mg/m² bid,d1～21

15. OELF

OXA 130mg/m²＋5%Glucose 500ml iv,2h d1

5—FU 600～750mg/m² civ,24hd1～5q3 周×3 次

EPI5 0mg/m² iv,d1

16. LFEP

DDP 40mg/m²＋NS 200ml　　iv,130min,q1 周(应水化)

EPI 35mg/m² iv,冲击,q1 周

LV 250mg/m²＋NS 250ml iv,4h,q1 周

5－FU 500mg/m²＋NS 100ml iv,15min,q1 周

4 药同日用×8 周

以上用药次日给 G－CSFSC 5μg/kg,共 5d(下周化疗前一日停药)

若:每 3 周 3 天给药(LV/5－FU×3d,DDP×3d,EPI/d1),免去了用 G－CSF,RR 45％。

17. EAP

ADM 20mg/m² iv,d1,7

VP－16 120mg/m² iv,d4,5,6　　　　　q4 周×3 次

CDDP 40mg/m² iv,d2,8 应水化

60 岁以上 VP－16 改为 100mg/m²

18. FAM

5－FU 600mg/m² iv,d1,8,29,36

ADM 30mg/m² iv,d1,29　　　　　q6 周

MMC 10mg/m² iv,d1

19. FAMTX

5－FU 1500mg/m² iv,d1(MTX iv,1h 后)

ADM 30mg/m² iv,d14

MTX 1500mg/m² iv,d1　　　　　q4 周

LV 15mg/m² po,q6h×48h,于给 MTX 24h 后开始

20. PFC

PCT 175mg/m² iv,3h,d1

LV 200mg/m² iv,2h,d1～3q　　　　　3 周×3 次

5－FU 500mg/m² civ,24h,d1～3

DDP 20mg/m² iv,4h,d1～3

21. TCF

DCT 75mg/m² iv,1h d1

CDDP 75mg/m² iv,4h d1 水化　　　　　q3 周

5－FU 750mg/m² iv,d1～5

22. HLFP

HCPT 7mg/m² iv,4h d1～5

LV 200mg/m² iv,2h d1～3　　　　　q3 周×3 次

5－FU 500mg/m² civ,24h d1～3(深静脉微型输注泵入)

CDDP 20mg/m² iv,4h d1～3(与 5－FU 同时用时,浅静脉滴注)

23. Irip

CPT－11 60mg/m² iv,d1,15　　　　　q4 周×3 次

CDDP 30mg/m² iv,d1,15

(韩磊)

第三节　胃癌的放射治疗

一、概述

胃癌单纯手术后,临床及尸检的研究结果显示,术后局部区域复发、肝和腹膜种植转移是最主要的治疗失败形式。局部复发的部位主要是瘤床、吻合口和区域淋巴结,以单一复发部位而计,区域淋巴结出现复发的比率为29%,瘤床复发占55%,提示在高危复发的胃癌患者,术后局部区域复发为治疗失败的主要原因,成为放射治疗在胃癌术后治疗中具有必要性的有力证据。

放射治疗胃癌已有多年的历史,但是由于当时放射技术或临床治疗方式的限制,放射治疗在胃癌治疗中并没有显示出明显的优势,从而使放射治疗在胃癌的治疗中一般只用于姑息性的止血、止痛,而未被推荐作为胃癌常规的辅助治疗。20世纪90年代后由于放射技术的发展,包括三维影像为基础的靶区勾画、放射治,疗计划系统和影像导引放射治疗设备及技术的临床应用,三维适形放疗(three dimensional conformal radiotherapy,3D-CRT)和适形调强放疗(intensity modulated radiation therapy,IMRT)等精确放疗技术的问世,照射靶区定位的精确性和靶区照射剂量分布均匀性、合理性均得到明显的提高;放射生物学的发展,治疗方法的改进,放射治疗在胃癌治疗中的效果越来越被肯定,开展术前、术中及术后放射治疗的综合治疗模式越来越受到重视。胃癌根治术后的放疗作为独立辅助治疗的评估已经进入Ⅲ期随机研究。

二、术前放疗

1. 术前辅助放疗　俄罗斯和中国进行的术前放疗随机研究报告均显示术前辅助放疗能使患者生存获益。俄罗斯对具有切除手术指征的胃癌进行了3个前瞻性随机研究,第1个研究入组293例,分别采用单纯手术、放疗后手术(20Gy/4F)和放疗+热疗后手术,结果显示:与单纯手术相比,放疗后手术(20Gy/4F)和放疗+热疗后手术3年和5年生存率均得到改善,其中放疗+热疗组3年和5年生存率提高更为显著。第2个研究比较了单纯手术与术前放疗20Gy的279例胃癌患者,结果显示:后者手术死亡率没有增加,3年和5年生存均提高。第3个研究采用单纯手术与术前放疗32Gy+氧气吸入,结果显示:后者有生存获益,同时切除率提高了17%。但3个研究方法学均有不确定因素,而且由于地域不同,也不能确定是否适用于其他国家胃癌患者。

张志贤教授在1978—1999年对胃癌进行了随机双盲研究,对照单纯手术199例和术前放疗40Gy/20F/4W的胃癌171例,结果切除率为79.4%、vs 89.5%(P<0.01),生存及局部控制均较单纯手术提高,5年和10年生存率分别为20.3% vs 30.1%和13.3% vs 19.8%(P=0.0094),生存曲线分离出现在随访第1年,并持续到第9年。局部复发和区域淋巴结复发率分别为39% vs 52%(P<0.025)和39% vs 54%(P<0.005)。两组远处转移率相似,分别为24% vs 25%,此外辅助治疗造成的并发症和死亡率没有明显增高,分别为0.6% vs 2.5%,胸内漏发生率是1.8% vs 4.2%。

2. 术前新辅助放疗+同期化疗　美国MD. Anderson癌症中心对局部晚期胃癌新辅助化

疗±同期放疗,以及同期化疗药物的选择进行了有益的尝试,于 2001 年首次报告了Ⅱ期临床研究结果,入组的 24 名局部晚期胃癌患者经过常规局部外照射 45Gy/25F<5W,同期化疗 5－Fu 300mg/m² 连续 5 天持续静脉滴注后,83%的患者进行了 D₂ 手术(术中给予 10Gy 照射胃瘤床和腹主动脉旁淋巴结)。在这些患者中,病理缓解率(pCR+pPR)为 73%,其中 11%为完全病理缓解(pCR),患者表现出良好的耐受性,96%完成了全部治疗,而 INT 0116 中患者完成治疗比率仅为 66%。该癌症中心还进行了诱导化疗后的同期放疗、化疗研究,Ajani 等将 34 例患者纳入研究,先进行 2 个周期的诱导化疗(5－Fu+LV+DDP),再接受放疗 45Gy/25F/5W+5－Fu 的同期化疗,85%的患者在新辅助治疗后进行了胃癌切除术,R₀ 切除率70%,病理完全缓解率为 30%,达到部分及完全病理缓解率的患者评价生存期明显长于病理未达缓解的,患者(63.9 月 vs 12.6 月,P＝0.03)。同一作者于 2005 年和 2006 年分别报告 2项Ⅱ期临床研究,前者入组 41 名患者,诱导化疗方案改为 2 个周期的 5－Fu+Taxol+DDP,同期化疗改为 5－FU+Taxol,结果 98%的患者进行了手术,R₀ 切除率 78%,病理完全缓解率为 20%。预后因素分析提示,病理完全缓解率(P＝0.02)和病理缓解率(P＝0.006)以及术后 T 分期(P＝0.01)、N 分期(P<0.001)为独立预后因素。2006 年的报告则将诱导化疗变为5－Fu+LV+DDP,同期放疗、化疗方案不变,其结果与前者相似。

RTOG99－04 研究,采用两周期 5－Fu+CF+DDP 新辅助化疗后,放疗+同期化疗(5－Fu+紫杉醇),结果显示病例完全缓解率为 27%,R₀ 切除率达 70%。Ajani 报道的术前化疗+放疗的多中心研究,术前化疗为 5－Fu/CF/顺铂,放疗剂量为 45Gy,同时联合 5－Fu,300mg/m² 持续滴注,33/34 例可评价。28/33(85%)患者随后接受了手术,R₀ 切除率70%,病理完全缓解率为 30%,部分缓解为 24%(8/33 例),新辅助治疗有反应的患者中位生存时间明显长于无反应者,分别为 63.9 个月与 12.6 月(P＝0.03),且接受新辅助放疗、化疗患者的手术切除率也提高。上述研究结果显示胃癌术前同期放疗、化疗可以降低肿瘤分期,提高 R₀ 手术切除率,并降低局部及区域复发率,延长生存期,尤其是术后病理达到缓解的患者(PCR+PPR),其生存期得到明显延长。但术前同步放疗、化疗尚缺乏大样本的Ⅲ期前瞻性随机对照研究,在局部进展期胃癌的研究中,术前同期放疗、化疗研究尚在刚刚起步阶段,因此还没有被推荐为标准治疗方案。

三、术中放疗

由于术中设备和放射防护等因素,目前临床上单纯进行手术加术中放射治疗的研究不多。70 年代日本东京大学首先将术中放疗(IORT)应用于胃癌的治疗,IORT 可以在术中直视状态下照射姑息性切除的切缘、残留肿瘤、淋巴结转移及其周围浸润的肿瘤,期望可以增加局部和区域控制,进而提高生存率。欧美术中放疗多采用术前外照射+术中照射的方案,其术中照射剂量明显低于东京大学的方案,以防止严重副作用的发生,术前外照射剂量为 45~50Gy,每次照射 1.8~2Gy,术中照射 10~20Gy。

1. 单纯术中放疗 日本高知医科大学 Ogata 等报告 178 例 JRS 分期Ⅱ~Ⅳ期胃癌患者的诊治资料,其中 58 例接受了外科切除+术中放疗,其余对照组 120 例仅行外科切除。研究结果显示接受 IORT 的患者疗效令人失望,Ⅱ期患者的生存优势虽然明显优于对照组,但统计学没有差异,Ⅲ期和Ⅳ期的数据则与对照组基本相同。Takahashi 与 Abe 报告日本大样本的 IORT 研究结果,211 例随机进入手术组与术后+IORT 组(术中放疗 28~35Gy),Ⅱ~Ⅳ

期患者 5 年生存提高了 15%～25%,其中 Ⅱ 期为 84% vs 62%,Ⅲ 期为 62% vs 37%,Ⅳ 期为 15% vs 0。进一步分析显示,研究组患者生存率的明显提高,缘于其中约 20% 的根治术后仅有局部区域复发的患者。但是该研究治疗选择的随机性存在明显缺陷,同时无法做进一步分层研究。我国Ⅲ期(浆膜层受累或淋巴结阳性)和Ⅳ期(无法切除的转移病灶或邻近器官受侵)胃癌 200 例,随机进入外科手术和外科手术＋IOPR(单次照射 25～40Gy)研究,研究组Ⅲ期的患者显示出生存优势,5 年 OS 为 65% vs 30%,8 年 OS 为 52% vs 22%(P<0.01)。

2. 术中照射与外照射 美国国家癌症研究所 Sinderla 等进行了一组小样本的随机研究,结果显示胃癌完全切除术后 IORT 较术后放疗改善了局部控制,但是没有生存获益。IORT 组瘤床复发率为 31%,而对照组为 80%(P<0.01)。Ⅲ期和Ⅳ期根治性胃癌切除＋IORT 的 15 例患者中位生存时间为 25 个月,5 年生存率为 10%;研究同时显示术后＋外照射对照组的 25 例患者,中位生存期为 21 个月,5 年生存率为 20%。虽然两组研究结果统计学没有差异,但对照组Ⅲ期和Ⅳ期的研究病例均在 7 年内死亡,而 IORT 组 15 例中有 3 例(20%)在研究终止时仍在无疾病证据状态下存活(P=0.06)。

西班牙 Calvo 48 例 IORT＋术后外照射的研究,其中 AJCC 分期Ⅰ期、Ⅱ期 16 例患者中吻合口或淋巴结复发 8 例(浆膜和淋巴结受累分别为 70% 和 56%),5 年生存率为 39%,局部失败为 10.4%。Martinez－Monge 等继续上述研究,报告了 28 例浆膜(89%)或淋巴结受累(63%)患者,行 IORT 照射剂量 15Gy,外照射 40～46Gy(1.8～2.0Gy/F),结果总体 10 年生存率达 38%,局部失败率 11%。另一组研究 27 例,其中 70% 为 AJCC 分期 T 的Ⅲ期和Ⅳ期,手术＋IORT(照射剂量 12.5～16.6Gy),部分给予外照射 45Gy,2 年 OS 为 47%,DFS 为 27%,中位生存 19.3 个月。Gilly 等报告 45 例患者外科切除＋IORT(15Gy)＋外照射(45Gy),N_1/N_2 阳性者 5 年生存率为 51%。采用上述方案的进一步研究,入组 82 例患者中 pT_3 或 PN+的有 49 例采用手术＋IORT＋外照射,8 年生存率为 50% vs 28%,明显高于同期单纯手术的对照研究。文献报道术中放疗策略及疗效见表 6—3。

表 6—3 术中放疗策略及结果

研究系列	患者数目	术中放疗照射剂量(Gy)	外照射放疗照射剂量(Gy)	局部区域复发率(%)	生存率
Ogata	58	28～30	None	—	Stage Ⅱ,100% Stage Ⅲ,55% Stage Ⅳ,12%
Sindelar	15	20	None	31	10%,5y
KramLing	54	28	None	12	55mo,mean
Galvo	48	15	40～46 *	11	39%,5y
Avizonis	27	12.5～16.5	45 *	37	47%,2y
Coquard	30	12～15	46	25	44%,5y
Chambert	21	15～20	28～46	33	32%,5y

四、术后放疗

1. 术后单独辅助放疗 英国胃癌研究组(BSCG)已经完成前瞻性随机研究,对照单纯手术和 FAM 方案化疗或术后外照射放疗(EBRT)(45Gy/25F±局部加量 5Gy),随访 436 例患者 12 个月,显示两组生存期没有差异,但辅助治疗组局部控制率明显提高,分别为放疗组 15/

153(10%)、化疗组 26/138(19%)和单纯手术组 39/145(27%)。虽然这个研究包含有 98 例肉眼可见肿瘤残留和 78 例镜下阳性切缘的病例,使结果的解释有些复杂,但仍然提示术前或术后放疗可以提高局部控制率,但必须结合同期化疗,否则可能对生存获益没有帮助。因此胃癌根治术后的辅助治疗中;并不推荐单纯术后辅助放疗,单纯放疗多应用于以姑息性治疗为目(如止血,缓解疼痛等)的治疗。

2. 术后同期放疗、化疗 国外已经在进行胃癌术后辅助放疗、化疗的 II 期试验研究。Gunderson 等报告对 14 例肿瘤侵犯超出胃壁和(或)淋巴结阳性患者,均给予术后外照射 45～52Gy(1.8Gy/F),加 5-Fu 为基础的同期化疗,得到了中位生存期 24 个月和 4 年生存率 43%的结果,随访显示局部复发率为 2/14(14%),而仅行外科切除的同样高危患者局部复发率达 42%。Thomas Jefferson 大学医院将 120 例外科切除后发现肿瘤外侵超出胃壁、有淋巴结转移或切缘阳性的高危胃癌患者,分为外科手术组(70 例)和术后辅助治疗组(50 例),结果发现无论是局部控制率,还是中位生存期及 5 年生存率,后者均明显高于单纯切除组。切缘阴性的患者单纯手术组局部控制率为 55%,术后辅助放疗组(部分同期合并化疗)为 93%(P＝0.03),其中 T_3、T_4 合并淋巴结转移的患者,两组的中位生存期分别为 9 个月和 13 个月,5 年生存率为 4%和 22%(P=0.03)。该医院另外一组对 55 例胃-食管交界部位肿瘤的研究显示,局部复发率在单手术组为 74%,而术后放疗±化疗组则为 36%(p=0.001),生存趋势也显示后组为优,5 年生存率分别为 0% vs 15%(P＞0.01)。美国宾夕法尼亚大学的、研究分析,提示化治疗可以改善局部控制与生存,对照单手术、手术＋放疗和手术后同期放疗、化疗 3 组,局部复发率分别为 75%(31/40)、24%(4/17),和 15%(4/27),5 年生存趋势术后辅助化疗也优于单纯手术,分别为 55% vs 31%。美国 Mayo 医学中心报告了 63 例胃癌或胃-食管交界部位肿瘤术后放疗±5-Fu 化疗的研究,63 例患者接受了术后放疗±5-Fu 化疗,其中 25 例虽然行根治性肿瘤切除,但由于肿瘤外侵超出胃壁或(和)淋巴结转移而复发可能较大,这些病例中 84%给予外照射放疗＋5-Fu±甲酰四氢叶酸治疗,20%尚接受维持化疗,中位生存期达 19 个月,局部控制率为 80%(20/25),虽然这组患者预后因素不良,但生存率仍达到 31%。

美国 Mayo 医学中心的研究包含了 62 例已行根治性切除,但预后因素差的胃癌患者,随机分入单纯手术组和术后放疗(照射剂量 37.5Gy/24F/4-5W)＋同期 5-Fu 化疗(15mg/kg,1～3 天,静脉推注)。采用非分层随机前方案,按 2:3 比例进入研究,39 例给予随机研究前的告知,其中 10 例拒绝进一步治疗而继续随访观察,研究显示进入术后辅助治疗组患者无复发生存率与总生存率均得到显著改善,术后辅助治疗组总体 5 年生存率达 23%,明显高于单纯手术组的 4%(P<0.05)。将这些病例研究结果与临床在治患者(26 例术 1 后辅助治疗,33 例单纯手术)合并后,辅助治疗组 5 年生存率为 20%,单纯手术组为 12%,两组局部复发率结果也证实前者明显优于后者,分别为 39%和 54%。

由于初期的小样本 III 期试验得到了相互矛盾结果,因此 2000 年美国西南肿瘤协作组进行了大样本、多协作组、随机的 III 期临床 INT-0116 号研究:选择有复发高危因素的胃癌根治术后患者,采用 5-Fu 为基础的化疗加瘤床及区域淋巴结区照射,与单纯手术进行对比。入组标准为胃癌或胃-食管交界处肿瘤根治术后,肿瘤浸润整个肌层($T_{2～4}N_0$)或有淋巴结受侵($T_{1～4}N_{1～3}$),入组患者淋巴结转移率为 85%。进入研究的 556 例患者肿瘤切除后随机分入单纯手术组或术后放疗、化疗联合治疗组,治疗方案包括:5-Fu＋甲酰四氢叶酸 5 天方案化疗一周期,然后同期放疗 45Gy/25F,在第 1、第 3、第 5 周联合 5－Fu＋甲酰四氢叶酸 4 天方案化疗,最后间隔 1 个月后重复 5－Fu＋甲酰四氢叶酸 5 天方案化疗二周期。中位随访 5 年,结果术后联合治疗组和单纯手术后观察组 3 年无复发生存率分别为 48% vs 31%（P＝0.001）,3年总生存率为 50% vs 41%（P＝01005）,中位总生存时间为 36 个月 vs 27 个月,中位无复发生存时间为 30 个月 vs 19 个月。

根据首发的复发部位,将其分为局部、区域复发和远处转移。研究结果显示复发情况两组也有较大差异:单纯手术组局部复发为 29%,术后放疗、化疗组为 19%;区域复发被定义为腹腔内肿瘤扩散,研究报告前组为 72%,后组为 65%;腹腔外的远处转移后组发生率为 33%,明显高于前组的 18%。该研究显示患者耐受较好,治疗相关死亡发生 3 例（1%）,3 度毒性反应发生率为 41%,4 度反应为 32%,主要毒性反应为白细胞降低和恶心、呕吐及腹泻等消化道反应。

INT－0116 号研究结果显示术后同期放疗、化疗给肿瘤切除后的复发高危患者带来生存获益,成为支持对尚有可能治愈的高危胃癌或胃－食管交界处肿瘤患者根治术后,同期放疗、化疗作为术后常规治疗手段参与的有力证据。2004 年该研究根据中位随访 7 年的结果更新了资料,无复发生存率和总生存率在术后放疗、化疗组为 30 个月和 35 个月,单纯手术组则为19 个月和 26 个月,术后放疗、化疗组未发现有长期毒性反应表现。提示术后放疗、化疗在较长随访期后也使患者得到生存获益。

INT－0116 号研究目前的结论认为,局部晚期胃癌患者接受 D_0 和 D_1 手术后的同步放疗、化疗具有明显的生存优势,可以提高无复发生存率和远期生存率。2001 年该研究结果正式发表后,同步放疗、化疗已成为北美胃癌根治术后（≥D_0 淋巴结清扫范围的手术）具有高危因素患者术后必需的辅助治疗手段。有权威调查显示,美国胃癌术后同步放疗、化疗患者比例由 6.5% 提高至 13.3%（P＜0.0001）,Ⅲ～Ⅳ 期（M_0）患者 3 年总生存率由 32.2% 提高至34.5%（P＝0.004）。

东西方学者报告的胃癌治疗效果存在明显差异,日本、韩国和中国等东方国家的研究显示胃癌 5 年生存率可达 40%～60%,而同期欧美国家的结果则仅有 20% 左右。产生这种差异的主要原因被认为由于东西方人种发生的胃癌的生物学行为和诊疗策略不同所致。而INT－0116 号研究实验组与对照组白色人种分别占 75% 和 73%,亚裔患者比例仅为 5% 和7%,因此其结果主要针对高加索裔的胃癌患者,亚裔人群采用综合治疗方案是否有效,尚不能肯定可以参照该研究的结果。

区域淋巴结转移被认为是的独立预后因素,欧美一般认为淋巴结是肿瘤发生远处转移的征兆,预示肿瘤全身播散,因此主要采用标准的胃切除＋胃周淋巴结抽检的术式,而我国及韩国、日本等东方国家则多采用根治性胃切除＋区域淋巴结清扫,既期望可以获得准确病理分期,又达到降低局部复发和最终治愈。因此亚洲多采用 D_2 切除术作为标准胃癌治疗方式。

INT－0116 号研究中入组的绝大部分患者仅接受了小于 D_2 的手术（$D_0$54%,$D_1$36%）,只有 10% 为 D_2 手术,这说明接受 D_0 和 D_1 淋巴结清扫的患者可能更得益于术后同步放疗、化疗。如果患者行 D_2 手术,是否还需要进行术后同步放疗、化疗尚是一个疑问。

韩国于 2005 年发表了一项大宗病例的回顾性研究,在 3447 名胃癌患者中,入组条件和同步放疗、化疗方案与 INT－0116 号研究基本相同的 990 例胃癌患者均进行了 D_2 手术（但未包括 1 期患者）,其中 544 例仅行单纯 D_2 手术,446 例在 D_2 术后进行同期放疗、化疗。结果显示同期放疗、化疗组较单纯手术降低20％的死亡风险,中位生存期分别为95.3个月和62.6个月(P=0.02),5年无复发生存率和总生存率分别为54.4％ vs 47.9％(P=0.0161),57.1％ vs 51％(P=0.0198),而且这种生存获益见于Ⅱ期、ⅢA期、ⅢB期和Ⅳ期的各期患者。这是正式报告同步放疗、化疗可明显改善D₂术后亚裔胃癌患者预后的第一篇文章,虽然并非随机对照研究,但对胃癌术后特别是亚裔人群胃癌的术后辅助治疗具有较大的提示作用。

ARTIST研究(ARTIST trial)是在上述研究基础上,继续进行的D₂术后化疗对比同期放疗、化疗的多中心、随机分组的Ⅲ期临床研究,将胃癌术后患者随机分入化疗组(XP方案:卡培他滨+顺铂,21天为1周期,共6周期)和放疗、化疗组(XP方案2周期+45Gy/25F/5W,同期卡培他滨单药+XP4周期),目前报告上述两组已有75％和82％的患者完成了治疗,组间急性毒性反应无明显差异,DES和OS的数据尚未报告。文献报道可切除的胃癌或胃底—食管癌外科手术±辅助治疗的Ⅱ期研究结果见表6-4。

表6-4 可切除的胃癌或胃底贲门癌外科手术±辅助治疗的Ⅱ期研究

Institution/Disease Site/Treatment	SURVIVAL Patient No.	SURVIVAL Median (mo)	LOCAL－REGIONAL RELAPSE Long－term* (％)	P value	No.	(％)	P value	Ref. No.
1. U Penn(胃癌或胃底—贲门癌)*								165
a. 单纯外科手术	40	16	31(2yr)	—	31	75	—	
b. 术后放疗	17	15	50(2yr)	—	4	24	—	
c. 术后放疗+化疗	27	21	55(2yr)	—	4	15	—	
2. Mayo Clinic(胃癌、胃底—贲门癌)术后放疗±化疗 T₃,T₄ or N+	25	19	31(4yr)	—	5	20	—	166
3. TJUH(胃底—贲门癌)+	S EBRT		S EBRT					164
外科+放疗+化疗	37 18	12vs20	—			74vs36	.0014	
T₃,T₄	— —	11	14	—		87vs47	.0016	
LN(－)	— —	42	100	—				
LN(+)	— —	0	15 .001	—		97vs14	.0001	

注:*长期生存,除个例外均为5年的资料;CT,化疗(chemotherapy);EBRT,外照射放疗(external beam radiation);IORT,术中放疗(intraoperative radiation);N+,淋巴结阳性(node positive);postop,术后残留(postoperative);S,外科(surgery),adjuv,辅助治疗(adjuvant therapy.)

五、局部晚期胃癌的姑息放射治疗

局部晚期病变是外科医生根据术中所或术前CT、超声内镜及腹腔镜等检查,认为无法实现彻底切除的病例或肿块可以被完全切除,但是由于淋巴结受侵或肿瘤外侵超出胃壁而导致局部和远处复发风险较大的病例。对于失去手术机会的患者,放疗的减症作用是不可替代的。Myint提出,目前的放疗技术已有很大提高,对于因为原发灶本身进展或出现远处转移而不能手术的胃癌患者,能通过高剂量短程适形放疗缓解症状,而且放疗的副作用可耐受,适形放疗可单独使用或用于外照射加量。

1. 单纯放疗 近年研究证实胃底—贲门病变适合于接受放疗,Wieland研究结果显示,胃癌患者接受60Gy的照射剂量(1.5~2.0Gy/d),3年及5年生存率分别为11％及7％。

Takahashi 比较了在肿瘤无法切除或姑息切除后放疗得到的局部控制情况回顾性研究,放疗者平均生存 9～10 个月,1 年生存率为 74%(32/43),2.5 年生存率为 27%(12/43)。Abe 等报告了 27 例Ⅳ期患者,肿瘤切除后单次术中照射 28～33Gy,5 年生存率为 15%,其中长期存活的 4 例中,3 例证实有肿瘤残留。而同一研究中人组行单纯手术的 18 例Ⅳ期患者没有 1 例获得 5 年生存。

2. 放疗＋化疗 文献报告绝大多数接受胃癌同期放疗、化疗的患者均为有肿瘤残留或无法切除的病例,同期放疗、化疗的Ⅲ期实验也基本都得到了优于单一治疗模式的结果。Mayo 医学中心的随机系列研究中,50%的患者在接受外照射放疗(35～37.5Gy/4～5W)的第 1～3 天同期应用 5－Fu(15mg/kg),同期治疗组的平均及总生存均得到改善,中位生存为 13 vs 5.9 个月;5 年生存率为 12% s 0。

胃肠肿瘤研究组(GITSG)的随机研究结果显示,同期外照射＋5－Fu 治疗后,5－Fu＋MeCCNU 维持治疗,明显优于单纯 5－Fu＋MeCCNU 治疗,3 年和 4 年生存为 18% vs 6%～7%(P<0.05)。

非随机的独立研究报告的数据也显示同期放疗、化疗可以提高疾病控制和患者的生存。美国 Mayo 医学中心和麻省总医院(MGH)发表的研究结果,外科次全切除后肿瘤残留或无法切除接受同期放疗、化疗的患者,获得长期存活的比例超过 10%。宾夕法尼亚大学分析了食管胃底交界处无法切除病例 3 种模式治疗后局部控制的情况,单纯放疗为 1/23(4%),单纯化疗为 0/8,同期放疗、化疗为 11/21(52%);单纯放疗组中位生存期 5 个月,而同期放疗、化疗组为 10 个月。Mayo 医学中心和北美中心癌症治疗组(NCCTG)的扩大试验采用外照射放疗,同期 5－Fu(400mg/m^2)＋低剂量甲酰四氢叶酸(20mg/m^2),分 3～4d 静脉滴注,局部晚期胃癌患者 6 例中有 2 例 3 年后仍存活,且无疾病复发征象。

美国胃肠肿瘤研究组(GITSG)和 MGH 发表的分析研究证实对仅行肿瘤部分切除、大体肿瘤残留或大体肿瘤切除后镜下肿瘤残留的胃癌患者,放疗、化疗联合治疗获得生存的改善。GITSG 的研究报告部分切除和无法切除患者 3 年生存分别为 25% 和 10%,MGH 研究报告肿瘤镜下残留、大体残留和无法切除病例经同期放疗、化疗后中位生存分别为 24 个月、15 个月和 14 个月。无法切除者没有 4 年生存,而基本切除＋综合治疗后 4 年生存达 10%。

Mayo 医学中心的研究证实,肿瘤姑息切除后有镜下残留的胃癌或胃－食管交界患者放疗±化疗组与高危亚群对比可以改善中位生存。1980—1996 年共有 67 例胃底贲门癌患者进入研究,均为原发或复发的晚期肿瘤患者,其中 28 例系无法切除,39 例为切除后肿瘤残留(镜下残留 28 例,大体残留 11 例),其中 21%尚有局部或区域复发,但未能证实有腹腔或腹腔外的转移。镜下残留组有 75%、其他亚组有 92%的病例在放疗同期或放疗后接受 5－Fu±甲酰四氢叶酸治疗。镜下残留患者、次全切除和大体残留患者中位生存分别为 16.7 个月、9.6 个月和 12 个月,局部或区域复发者中位生存为 10 个月。

六、放射治疗胃周正常组织耐受性

胃癌姑息性切除术后,最佳的肿瘤靶区应根据外科及病理显示原发肿瘤的位置及病变侵犯的范围来确定,原发肿瘤的位置、胃壁受侵范围与深度决定淋巴结转移发生的特定位置及转移发生的概率;发生在胃任何位置的肿瘤除容易转移到肿瘤附近的淋巴外,均有向胃大、小弯处转移的倾向。胃底及胃－食管交界处肿瘤多见纵隔及贲门旁淋巴结转移,但胃窦、十二指肠旁区域、肝门淋巴结转移少见;发生在胃体的肿瘤,淋巴结转移可以发生在各个区域,但在胃大、小弯及肿瘤附近淋巴结转移率最高;胃窦等远端发生的肿瘤,易见十二指肠旁、胰腺旁和肝门淋巴结转移,但向上区域的淋巴结,如贲门、食管旁及纵隔淋巴结以及脾门淋巴结转移发生较少。

Tepper 和 Gundersons 提出了胃癌术后放射治疗的临床靶体积勾画原则,主要依据为原发肿瘤的位置及范围(T 分期)和已经确定的淋巴结受累区域及范围(N 分期)(图 6—1、图 6—2)。一般情况下,淋巴结阳性的患者照射野覆盖的范围较广,包括瘤床、残胃、手术切缘和淋巴结引流区;手术切除彻底并淋巴结阴性(淋巴结检出不少于 10～15 个以上)的患者其照射野在肿瘤切缘外扩 5cm,淋巴引流区是否照射可以根据病变复发危险,正常组织耐受情况综合判断来决定。

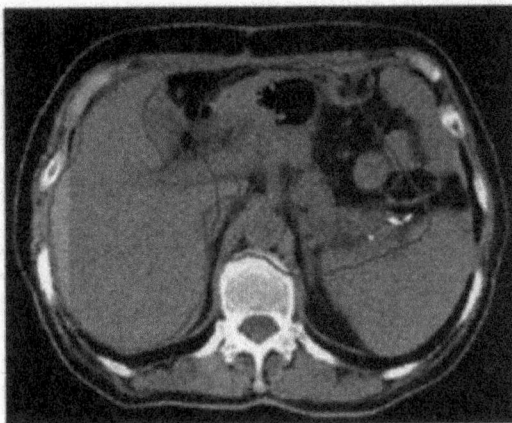

图 6—1　T_3N_1 期胃底癌 IMRT 照射靶区

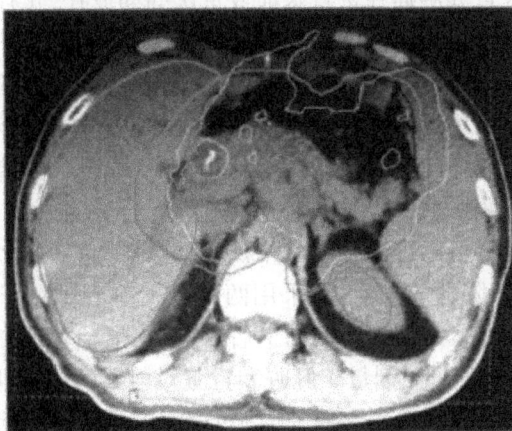

图 6—2　T_4N_3 期胃窦癌 IMRT 照射靶区(胃窦部银夹)

胃癌放疗存在靶区范围大,放疗、化疗联合治疗而造成毒性反应大;肝脏、肾脏、脊髓等重要器官位于胃癌放疗的靶区周围,由于其放射耐受量低,限制了靶区的照射剂量;腹腔器官随呼吸运动移动,在此种情况下为保证靶区没有漏照射而必须扩大放射治疗的安全边界,造成治疗的毒性反应大;医生在靶区勾画上的差异,也是影响术后放疗疗效不确定的因素。

对于理想的照射野设计需要根据外科及病理确定的病变范围进行个体化的修正,同时必须考虑到肿瘤临近器官或结构的耐受情况。术前、术后的影像学图像的重建及术中放置的标志有助瘤床及淋巴结的确定。上腹部多数的器官与结构为放射剂量受限器官（如胃；小肠、肝脏、肾脏和脊髓），采用适当形状的照射野可以在胃受照剂量 45～50.4Gy/1.8～2.0Gy/F 情况下，小肠严重毒性的危险控制在 5％或之下。绝大多数情况下，部分肾脏位于前后位治疗的照射野中，但是务必保证至少 2/3 或 3/4 的肾脏在照射野外（必要时可以给予全肾受照，但剂量要低于 20Gy）。通过术前、术后的影像学图像的重建及术中置放的标志，精确勾画可以使食管－胃交界处肿瘤或胃中远段肿瘤接受放疗时左肾的 1/2 或 2/3 免受照射。通过认真设计，在照射胰十二指肠淋巴结时，右肾的 75％～90％可以得到保护。但是如果伴有幽门狭窄的胃窦癌或十二指肠切缘阳性，十二二指肠裨被包括在靶区内时，可能有一半体积或胃多的右肾无法避开照射野内，此时左肾 2/3～3/4 的体积必须被保护。采用上述技术后，明显降低了肾脏损伤的发生（图 6－3）。

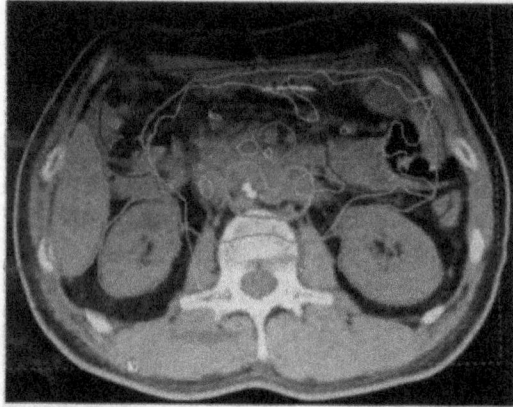

图 6－3　T_4N_3 胃癌（胃窦部肿瘤）脊髓及双肾仅接受较低照射剂量

食管－胃交界肿瘤或胃底肿瘤在进行术前或首次同期放疗、化疗时，食管远端的 3～5cm 应包括在照射野内；如果胃底肿瘤侵犯超出胃壁，左半膈肌的大部分均在照射野内。以上两种情况在采用二维技术照射时，均要使用低熔点铅挡块或多叶准直器保护，降低心脏及周围正常结构的受照体积。在应用含有阿霉素的化疗方案时，更应注意采用多种技术保护心脏。食管－胃交界肿瘤在术后放疗时，照射野通常要包括胃上部分、部分甚至全部残胃，除选择性的 T_3N_0 患者接受累及野照射外，术后放疗照射范围均大于术前放疗。

如果术前的影像学资料可以重建肿瘤靶体积，应更多考虑采用多野照射技术。有研究资料显示，采用多野技术可以降低放疗毒性，采用两侧野＋前后对穿野照射的技术的术前放疗剂量均匀度得到了改善。在胃底偏后区域的术后二维放、射治疗时，通过侧野或斜野给量 10～20Gy，可以降低脊髓及右肾受照剂量。肝脏和肾脏对射线的耐受性使胃癌术后放疗时侧野给量限制在不能超过 20Gy，食管－胃交界肿瘤照射也因为肺组织受照剂量的限制，侧野给量规定限制在 10～15Gy。随着三维适形放疗技术（3D－CRT）在临床的广泛应用，高危靶体积位置精确度明显得到提高，适形凋强放疗技术（IMRT）的应用，则使靶区剂量的分布更优。IMRT 是近几年兴起的一种新的先进的放疗技术，它具有靶区高剂量三维适形，周围高危器官受量少的优点。

采用精确放疗技术（3D－CRT 或 IMRT）勾画的临床靶区（clinical target volume，CTV）应包括：①瘤床，其范围包括肿瘤、残胃、已切除的胃原所在区及一部分横结肠、十二指肠、胰腺和门静脉，还应包括空肠胃或空肠食管吻合口。②腹膜，要根据局部浸润和远处转移的程度来考虑。由于 T_3 和 T_4 期胃癌患者的病灶在微观上持续延伸,局部照射剂量为 45～50Gy 是合理的,CTV 应包括胃所在的腹膜区。对于广泛腹膜转移的胃癌患者,全身或腔内化疗更合适。③淋巴区域,包括 1～16 组淋巴结区(日本分组),还必须包括肝门淋巴结和脾门淋巴结。在切除近端的肿瘤后,根据淋巴结的转移情况应尽量避免使大肠和肾脏受到照射;位于近端或远端的肿瘤,由于可切除的安全范围较小,应加用术后放疗;位于贲门部的肿瘤,CTV 应包括下胸段食管及相应的淋巴结转移区;肿瘤侵犯末端食管时,照射范围还应包括一个更完整的淋巴引流区,对于一般情况较好的患者尤应如此;位于胃底的肿瘤,CTV 应包括大部分左横膈和脾及脾门;发生在近端曲度平缓部位的肿瘤,没必要术后照射全肝门,而发生在远端的肿瘤,术后 CTV 应包括肝门和十二指肠,脾则置于照射野外。虽然对于高危的胃癌患者行术后放疗是有益的,但对这些患者应当进行再分组,对不同亚组的患者照射的范围也应不完全一样,以免患者受到过分的照射。

(韩磊)

第四节 胃癌的介入治疗

胃癌是我国最常见的恶性肿瘤之一,2010 年卫生统计年鉴显示,2005 年胃癌死亡率占我国恶性肿瘤死亡率的第 3 位。目前,以手术为主的综合治疗仍然是胃癌的主要治疗方法,但由于我国胃癌患者多数就诊时已属进展期,手术切除率低,尤其获得根治性切除的比例更少,剖腹探查后往往不是因肿瘤侵及邻近器官,就是发生广泛浸润转移而失去手术切除机会或仅能行姑息性切除手术,治疗效果差。国内资料,进展期胃癌的 5 年生存率仅 15% 左右,国外资料也仅有 5%～40%。近 20 多年来,随着介入放射学的发展,介入治疗对进展期胃癌的术前、术后、复发和姑息治疗均取得了很好疗效。

一、胃癌介入治疗路径

胃癌应当采取综合治疗的原则,即根据肿瘤病理学类型及临床分期,结合患者一般状况和器官功能状态,采取多学科综合治疗(multidisciplinary team,MDT)模式,有计划、合理地应用手术、化疗、放疗和生物靶向等治疗手段,达到根治或最大幅度地控制肿瘤,延长患者生存期,改善生活质量的目的。

1. 早期胃癌且无淋巴结转移证据,可根据肿瘤侵犯深度,考虑内镜下治疗或手术治疗,术后无需辅助放疗或化疗。

2. 局部进展期胃癌或伴有淋巴结转移的早期胃癌,应当采取以手术为主的综合治疗。根据肿瘤侵犯深度及是否伴有淋巴结转移,可考虑直接行根治性手术或术前先行新辅助化疗,或术前经供血动脉内灌注化疗栓塞,再考虑根治性手术。成功实施根治性手术的局部进展期胃癌,需根据术后病理分期决定辅助治疗方案(辅助化疗或动脉内灌注化疗,必要时考虑辅助化放疗)。

3. 复发/转移性胃癌应当采取以药物治疗为主的综合治疗手段,在恰当的时机给予姑息性手术、放射治疗、介入治疗等局部治疗,同时也应当积极给予止痛、支架置入、营养支持等最佳支持治疗。

参照卫生部发布的《胃癌诊疗规范(2011 年版)》,建议胃癌治疗流程如图 6—4。

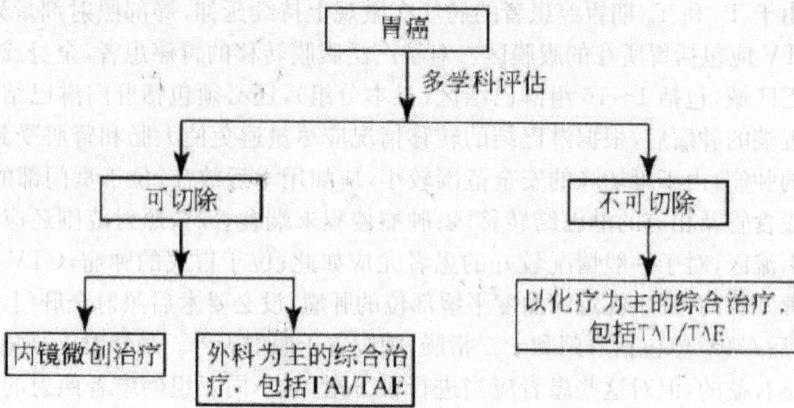

图 6-4　胃癌治疗流程

二、胃癌供血动脉灌注化疗及栓塞治疗

经动脉灌注化疗及栓塞治疗(transarterial infusion and emblization,TAI/TAE)是不可切除胃癌的重要姑息治疗方法。选择性胃癌的靶向动脉灌注化疗及必要的栓塞治疗,可控制肿瘤进展、缩小肿瘤、甚至治愈。对不可切除胃癌可使肿瘤降期,获得良好的新辅助治疗作用。

(一)适应证

1. 进展期胃癌手术切除前的介入治疗　包括可根治胃癌和不可根治胃癌的术前治疗,前者为术前的局部 TAI/TAE,既可减少术中出血,又可减少和预防术后局部复发和转移;后者在介入治疗后病灶缩小,利于行Ⅱ期外科切除。

2. 进展期胃癌手术切除后的介入治疗　包括术后预防性 TAI、减少局部复发与远处转移的治疗和术后残胃复发癌或发生转移的治疗。

3. 不可根治胃癌的介入治疗　包括胃癌虽经影像学综合检查能够手术切除,但有手术禁忌证或拒绝手术者和晚期胃癌即胃癌检出时已发生其他部位转移而不能手术的姑息治疗。

4. 胃癌造成消化道狭窄或梗阻的介入治疗　包括贲门癌、胃窦癌、浸润性胃癌或胃癌因转移、术后吻合口狭窄、复发等造成胃肠道梗阻,可行介入性球囊扩张、支架置入、营养管放置、胃造瘘等治疗。

(二)禁忌证

1. 对比剂过敏者。

2. 恶病质或有心、肺、肝及肾功能严重障碍者。

3. 有高热、感染及白细胞计数低于 $3 \times 10^9 / L$ 者。

4. 发生严重腹腔及全身多脏器转移者。

5. 严重凝血机制障碍者。

6. 巨大癌性溃疡,易出血者,为相对禁忌证。

(三)术前准备

1. 术前诊断与肿瘤分期

(1)术前明确诊断,依靠胃镜做出病理诊断。

(2)选择应用 CT、MR1、E-US 及 PET 等一种或多种影像学检查方法对肿瘤做出分期。

2. 患者准备

(1)向患者及家属做好解释工作,并签署知情同意书。

(2)术前检测血、尿及粪便常规,出、凝血时间和凝血酶原时间,以及血液生化检查。

(3)术前进行胸片、心电图、血压、脉搏等检查,对于年老体弱,尤其是心功能不良、高血压患者,应对症治疗,待病情稳定后择期手术,以确保患者安全。

(4)术前 1 日做好碘过敏试验并做好穿刺部位备皮。

(5)术前 6h 禁食。

(6)手术日晨排空膀胱。

(7)术前 1h 口服甲氧氯普胺 10mg,以减少胃肠道反应,并应用镇静剂;常规使用山莨菪碱,以减少药物对胃壁和血管壁的刺激。

3. 器械准备 常用器具可概括为:

(1)穿刺针:一般选用 7cm 长,18G 薄壁穿刺针。

(2)导管鞘、导管、导丝:一般选用 5～6F 导管鞘,配以 4～5F 的导管和 0.035in 或 0.038in 超滑导丝、交换导丝。其中导管准备,需备有多种型号,以便术中选择使用,如盘曲导管、胃左动脉导管、肝动脉导管、眼镜蛇导管、猎人头导管、同轴微导管等。

(3)拟行经皮经动脉药盒植入术(PCS)者还需准备植入式药盒导管系统,手术缝合器械。

4. 确定治疗方案

(1)治疗方法:目前,介入治疗进展期胃癌的方法主要有经导管动脉药物灌注术(TAI)、经导管动脉栓塞术(TAE)和经皮经动脉药盒植入术(PCS)。术中根据肿瘤染色多少,判断肿瘤血供情况,血供丰富的进展期胃癌、残胃复发癌或转移癌,可选用 TAI 和(或)TAE 治疗;血供不丰富的进展期胃癌、残胃复发癌或转移癌,如印戒细胞癌、未分化细胞癌和病理分型为 Borramann 4 型胃癌,应选择 PCS 治疗;胃癌术后预防性化疗应选择 TAI 或 PCS 治疗。

(2)确定化疗栓塞方案

1)TAI 经典化疗方案:目前方案尚不统一,如 FCM(5-FU+CDDP+MMC)、FAM(5-FU+ADM+MMC)、FAMD(5-FU+ADM+MMC+DDP)、FAMTX(5-FU+ADM+MTX)或 EAP(Vp-16+ADM+DDP),近来也有用 EADM、THP、羟基喜树碱等,目前较为常用方案为 FCM、FAM。制定用药量时应首先测量患者身高、体重,以此计算出体表面积作为参考较为准确,一般选择剂量范围为 5-FU 500～1500mg、MMC 10～30mg、ADM 30～120mg、CDDP 或 DDP 20～100mg、Vp-16 100～300mg、MTX 1000～2000mg。选择化疗方案时,应注意交替应用,既可克服肿瘤耐药性,又达到更为有效的效果。此外,术后化疗方案的选择应参考标本病理结果,如病理提示术前介入治疗有效可沿用原方案,如病理提示无效或变化不大应更换方案。

2)TAI 化疗方案新进展:近年来,包括靶向治疗在内的一些新的化疗方案已有临床报道,以下列出部分方案,仅供大家参考:DCF(Docetaxel+CDDP+5-FU)、PCF(Paclitaxel+CDDP+5-FU)、EOX(EPI+L-OHP,同时 Xeloda 口服)、DOX(Docetaxel+L-OHP,同时 Xeloda 口服)、FOLFIRI(CPT-11+CF+5-FU)、FOLFOX(L-OHP+CF+5-FU)、FOLFOXIRI(CPT-11+L-OHP+CF+5-FU),此外还有 Alimta+L-OHP、Avastin+FOLFIRI/FOLFOX 和 Erbitux+FOLFIRI/FOLFOX 等方案的应用报道。

3)TAE 方案:目前常选择国产的 40% 碘化油或进口的超液化碘油与 MMC、ADM、

CDDP 其中之一混合配置,行肿瘤周围栓塞。混悬剂剂量应根据肿瘤大小、血供多少、染色程度等情况来确定,以尽量保护正常胃组织、患者术中及术后无疼痛、胃肠反应较轻为原则。一般选择碘油 $5\sim20$ml、MMC $10\sim30$mg、ADM $30\sim120$mg 或 CDDP $20\sim100$mg。栓塞肿瘤主要血供时常选择明胶海绵,使用前将其剪成 $1\sim2$mm^2 大小的颗粒,与对比剂混合注入。

4)PCS方案:常用方案为 NS 10ml 或碘化油 $5\sim10$ml＋MMC 10mg/m^2(d_1);NS 50ml＋ADM 50mg/m^2(d_1);NS 100ml＋DDP 30mg/m^2(1h、$d_{1,3,5}$);NS 500ml＋5－FU 750mg/m^2(5h、$d_{1\sim5}$)。

（四）操作程序

1.动脉穿刺插管　一般选择股动脉(下入路),如果下入路不宜穿刺或插管困难者,可选择腋动脉或锁骨下动脉(上入路)。股动脉穿刺点一般选择腹股沟韧带下 $1.0\sim1.5$cm,股动脉搏动明显处。穿刺点消毒、铺巾、麻醉,采用 Seldinger 穿刺技术,穿刺成功后,经导丝引入动脉鞘和导管,电视监视下,行选择性腹腔动脉干插管。

2.选择性腹腔动脉造影　插管成功后,常规行腹腔动脉造影,根据肿瘤染色情况,了解肿瘤的供血特点,以期寻觅到肿瘤的所有供血来源,并确认靶血管 1 支或 2 支以上(多支主要供血动脉存在或合并转移者);如遇染色不明显的患者,应综合术前胃肠造影和(或)胃镜检查结果、血管造影表现,判断病变部位,确认靶血管。

3.造影见肿瘤染色明显的患者,将导管超选到达靶血管后,用生理盐水稀释化疗药,经导管缓慢注入(如有多支靶血管,应根据其供血情况,按比例灌注)行 TAI 治疗。灌注完毕后,如患者出现胃肠道反应,可经导管注入地塞米松 10mg,昂丹司琼 8mg。如同时拟行拂化油混悬剂栓塞(TAE)治疗时,应在化疗药物灌注完毕后,在透视密切监视下,缓慢注入碘油混悬剂,注药速率控制在 1ml/s,并注意碘油的流向和肿块内碘油聚集情况,避免栓塞正常胃供血动脉。注药完毕后,可联合明胶海绵细条栓塞动脉主干。

4.造影证实为乏血供型胃癌以及病理证实为印戒细胞癌、未分化细胞癌、病理分型为 Borramann 4 型胃癌,应行 PCS 治疗。

（五）TAI 和(或)TAE 术中注意事项

1.所有穿刺、插管、灌注、栓塞等技术操作均应轻柔,切忌粗暴。

2.患有心功能不全者,应在心电监护下进行化疗栓塞。

3.插管前经导管鞘注入适量肝素盐水,并在操作过程中经导管间歇注入适量生理盐水,以防导管鞘和导管堵塞。

4.熟悉胃正常血供。但在胃大部切除术后,由于手术方式不同,不一定结扎或阻断何支血管,残胃还有可能建立新的供血机制,因此,对残胃可能的供血血管需进行详细的 DSA 检查,以便找到残胃的供血动脉。此外,术后复发性胃癌多伴有周围组织浸润及淋巴结转移,灌注化疗时一般保留 1/3 的化疗药物注入腹腔动脉或肠系膜上动脉。

5.胃左动脉开口、走行变异较大,而且多开口于腹腔动脉干的前缘,因此如遇插管困难,应注意选择胃左动脉导管、肝动脉导管、眼镜蛇导管,必要时可用同轴微导管。胃右动脉血管较细,起源部位不恒定,一般使用肝动脉导管插至肝总动脉造影,了解其起源部位后,使用超滑导丝引导进行超选择插管。胃网膜右动脉起源于胃十二指肠动脉,较易插管。胃网膜左动脉和胃短动脉均起源于脾动脉,在脾动脉超选择插管的基础上使用导丝引导进行插管。如遇供血血管不易插入者,选择腹腔动脉插管行 TAI 或 PCS 治疗。

6.化疗、栓塞过程中,应密切注意患者反应,如患者述疼痛明显,可经导管注入少量2%利多卡因,再行灌注、栓塞治疗,如患者反应比较重或感觉难以忍受,应立即停止操作。

7.每个疗程经 PCS 化疗灌注或栓塞前,都要经 PCS 造影观察留置管头的位置,如发生移位滑脱,应切开皮肤,将留置管与药盒分离后重新置管。

(六)术后处理

1.拔管后应注意局部加压止血包扎、检查穿刺肢体末端动脉搏动等情况。

2.患者下肢制动 8h,平卧 24h。

3.术后注意患者的生命体征的变化,对症处理灌注栓塞后综合征。

4.对化疗者,术后适当输液、止吐治疗;对实行栓塞者术后禁食 48～72h,1 周内予以流质饮食,静脉内补充脂肪乳、氨基酸等高营养物质。

5.术后常规应用抑酸剂预防应激性溃疡。

6.术后注意肝、肾功能的变化,积极保肝、支持治疗;水化、利尿,预防肾功能衰竭。

7.可考虑应用中西医疗法,提高机体免疫功能和内在抗癌能力。

8.行 PCS 者每 15 天用肝素盐水冲洗导管药盒一次,防止导管阻塞。

9.提倡 TAI 和(或)TAE 次数应以 3～5 次为宜;间隔时间:3 次以内以 1～2 个月为宜,3 次以上可根据胃肠造影、胃镜和 CT 随访病灶改变情况决定具体重复治疗时间;PCS 首次化疗灌注和(或)化疗栓塞后,每 4～6 周重复 1 次,每次 5 日,连续 4～6 个疗程。

10.手术时间选择在灌注或栓塞后 7～10 天进行,最迟不超过 1 个月。在此期间,肿瘤周围组织疏松水肿,浸润、粘连少,并可出现不同程度的纤维化,此时手术便于肿瘤组织剥离、清扫淋巴结出血少、操作方便。

(七)并发症及其防治

除一般血管造影操作与对比剂所致并发症以及栓塞后综合征外,可见:

1.消化道出血 少见,可通过止血对症处理。胃动脉内化疗灌注与栓塞对胃黏膜有一定的损伤,是可以恢复的,一般不会出现消化道出血和胃穿孔等严重并发症。对于灌注后有消化道出血的患者是否再进行下一次灌注应持慎重态度。

2.化学性胃炎 介入化疗对胃组织有一定损伤,主要局限于黏膜和黏膜下层,表现为水肿和局灶性细胞脱落糜烂等,但术后 30～45 天可以恢复正常。故在临床应用时,首先导管应尽可能超选择性插管,注入化疗药物应缓慢,避免药物反流,并服用保护胃黏膜药物减轻损伤,必要时实行静脉高营养支持疗法,使胃黏膜避免刺激,并得以修复。

3.皮肤损害 贲门癌行胃左动脉灌注后,罕见皮肤色素沉着改变,一般无需处理。

(八)疗效评价

1.判定方法 常用的方法有上消化道造影、胃镜、CT、MRI、E—US 和核素显像等。运用快速螺旋 CT 加服水充盈胃及小肠,行连续动态强化扫描的可靠性和敏感性在检测胃癌化疗后改变要优于其他检查方法。具体监测计划可选择:

(1)灌注栓塞后 1～2 个月内行上消化道造影和(或)胃镜检查。

(2)每 3～6 个月进行螺旋 CT 加服水充盈胃及小肠跟踪检查,可更为直接、准确了解病灶内部结构的改变。

(3)其他检查方法可作为了解患者是否有其他部位转移的手段。

2.判定标准

(1)肿瘤大小的改变:常用的是全国胃癌协作组制定的进展期胃癌全身化疗疗效判定标准。①完全缓解(CR):主要病变缩小 50% 以上,症状显著减轻或接近消失;②部分缓解(PR):主要病变缩小或强化病灶减少 25%～50%,症状明显减轻;③稳定(SD):主要病变缩小或强化病灶减少 0%～25%,症状减轻;④无效(PD):治疗后影像学表现和症状无明显好转。由于胃为空腔脏器,除肿块型外,还有溃疡型、浸润型、混合型,单纯以肿块大小的改变来判定疗效欠准确,故还应当强调观察胃壁厚度、肿瘤边界的清晰度、胃浆膜层脂肪线等改变。

(2)肿瘤内部结构的改变:观察肿瘤坏死和碘化油沉积的程度,对于除肿块型外的其他类型的胃癌疗效判定有重要意义。评定标准为碘化油沉积超过 50% 为良好,不足 10% 或无碘化油沉积者为欠佳,两者之间为尚可。

(3)观察局部淋巴结及其他部位转移灶的改变:缩小率可采用(治疗前长径×宽径-治疗后长径×宽径)/(治疗前长径×宽径)来评定。

(胡海)

第五节 胃癌的外科治疗

一、胃癌手术适应证和禁忌证

胃癌患者经全面检查无远处转移,各重要脏器无严重器质性病变,全身情况许可,均应采用手术为主综合治疗。有时即使有远处转移,如锁骨上淋巴结、肝、肺等之一转移者,经术前化疗等综合治疗后病灶缩小,患者全身情况尚能耐受手术时,应争取进行姑息性切除。尤其是伴有贲门、幽门梗阻,癌出血、穿孔等并发症时。术后再给予综合治疗达到缓解症状、减轻痛苦、延长生存期。如有重要脏器疾病,应先进行积极治疗,控制病情后,再进行手术治疗。

有下列情况时不宜采用手术治疗:①全身广泛转移的晚期胃癌。②胃癌侵犯肝、胰、结肠、周围大血管形成冰冻状块。③胃癌已有腹腔广泛种植转移、腹水。④重要脏器有严重病变,经积极治疗无法控制,如近期患过心肌梗死;高血压心脏病、冠心病并发心衰;严重老慢支、肺结核引起毁损肺造成重度肺功能减退;重度肝、肾功能障碍。

二、胃癌手术的基本要求和准则

1. 要有足够大皮肤切口,保证有开阔的手术野,便于施行合理胃和淋巴结的切除。常用为上腹正中切口,从剑突始绕过脐达脐下 3～4cm。如剑突较大,切除剑突,用腹壁扩开器扩开腹腔,操作方便。胃上部癌,特别是贲门癌,侵犯食管,采用左胸腹联合切口或胸骨纵切开径路,也可采用上腹部横切口(倒 V),加悬吊拉钩,切开膈肌裂孔充分暴露食管。如术前判断胃癌侵润深达 S_1 以上者;伴胃周淋巴结较多转移;腹主动脉周围淋巴结有转移,拟行 D_4 手术时,除上腹正中切口外,也可采用上腹部横切口(倒 V),也可采用左侧胸腹联合切口。

2. 开腹后应进行全面探查,了解胃癌生长部位、大小、侵犯深度;尤其是观察浆腹面是否受浸润和浸润程度;淋巴结转移程度;胃癌与周围脏器关系:十二指肠、食管侵犯情况。腹腔内有无腹水、腹水颜色、量。了解腹腔内有无种植转移结节。探查顺序由直肠窝开始,行下腹腔、中腹腔、上腹腔探查。同时了解肝、胰、横结肠及系膜、脾、卵巢等有无转移,如探查过程中遇到转移灶,立即冲洗手套后,再继续探查。

3. 手术操作要轻柔,避免对病灶的机械性刺激,防止癌细胞流入淋巴管和血管内。癌病灶侵及浆膜层者,采用 TH 胶封闭或用 4 层纱布遮盖缝合保护,防止术中癌细胞脱落种植腹腔。

4. 切除前先缝扎胃网膜左、右血管和胃右、胃左血管,防止术中操作引起血行转移和淋巴结转移。

5. 根据胃癌肿瘤大小、侵犯深度、病理组织学和生物学特性进行合理的胃和淋巴结切除。胃窦癌尤其是近幽门区,行远侧胃大部切除时,远侧端的十二指肠切除一般不能少于 3cm,原则上切除越长越好。近侧端的胃切除线距癌上缘越长越好,浸润型胃癌>6cm,局部型>3cm。胃体癌除局限型癌上缘离贲门>7cm 时,行近全胃切除,否则应行全胃切除术。胃贲门癌除局限型行近侧胃大部切除外,原则上应行全胃切除术,局限型癌食管切除离癌上缘>3cm,浸润型癌食管切除离癌上缘>5cm。行近侧胃大部切除术时,食管切除线同全胃切除术,远侧胃切除线局限性胃癌>3cm;浸润型胃癌>6cm。淋巴结清除是根治手术的重要组成部分,一般Ⅰ、Ⅱ期胃癌,术中探查无明显淋巴结转移时,行 D_2 根治术,Ⅲ、Ⅳ期胃癌发现有淋巴结转者,应行选择性 D_3 或 D_3 根治术。如 N_2、N_3 站有淋巴结转移或 16 组淋巴结有转移(但无远处转移);Borrmann Ⅳ型胃癌;年龄<70 岁;全身情况良好者,应考虑行 D_4 根治术。如已出现的转移灶无法用手术切除干净时,尽可能切除胃原发灶和转移灶,减少癌负荷量,为术后综合治疗创造条件。

6. 侵犯浆膜层和有淋巴结转移胃癌患者,手术时用塑料腹腔隔离器保护伤口。术毕用 43℃消毒蒸馏水 4000ml,加抗癌药物[顺铂、卡铂或丝裂霉素(MMC)]冲洗腹腔 15min,术后腹腔化疗。关腹前更换手套和手术器械,防止医源性种植转移。

7. 除 D_1 术式外,其余手术根据具体情况在合适位置放置若干引流管,保证创面渗出及时引流出体外,对减少腹腔感染至关重要。

8. 胃癌患者年龄偏大,营养状态差,手术创伤大,伤口愈合能力差,术中必须放置张力缝线,术后营养支持,防止伤口裂开。

三、胃癌根治切除术

(一)胃癌根治Ⅰ式切除术(D_1 术式)

1. 术式特点　远端胃切除术清除 1、3、4sb、4d、5、6、7 组淋巴结,近端胃切除 1、2、3a、4sa、4sb、7 组淋巴结。手术简易、创伤小。

2. 手术操作步骤和要点

(1)切除前后工作见胃癌手术基本要求和准则。

(2)助手将大网膜提起,横结肠向下牵引,使大网膜呈紧张状态,术者用电刀在横结肠无血管区切除大网膜,从结肠中部开始向左、右两侧切除大网膜直至脾曲、肝曲处。分离横结肠系膜前叶直至胰腺上缘(见图 6-5),消瘦患者横结肠系膜前后叶之间有疏松结缔组织间隙,容易分离。肥胖患者脂肪肥厚有时炎性粘连,分离较困难,易引起横结肠系膜分支血管撕裂,特别是胃结肠静脉断裂造成大量出血,此时应用纱布垫压迫,待暂时不出血时,用细缝针缝合止血。

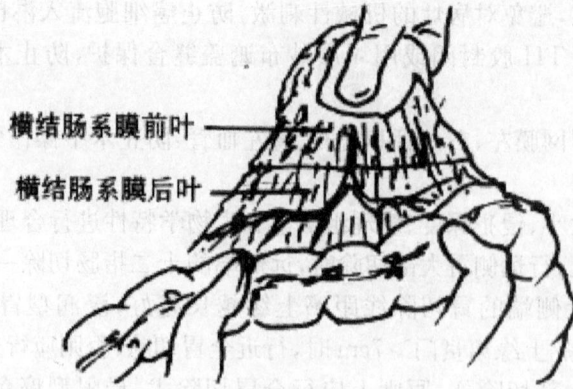

图 6—5　分离横结肠系膜

(3)沿胰头下缘向右上方分离,在胃网膜右静脉根部(胃网膜右静脉与前下胰十二指肠静脉吻合处)切断并缝扎。胃网膜右动脉也在根部切断缝扎,此时第⑥组淋巴结已完全切除(见图 6—6)。

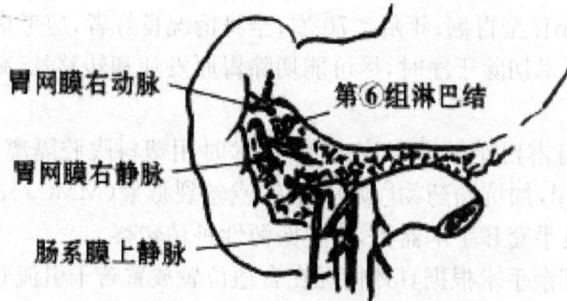

图 6—6　清扫第⑥组淋巴结

(4)将胃拉向下方,沿肝下缘切除小网膜,胃右动脉在根部切断缝扎,切除第⑤组淋巴结(见图 6—7)。

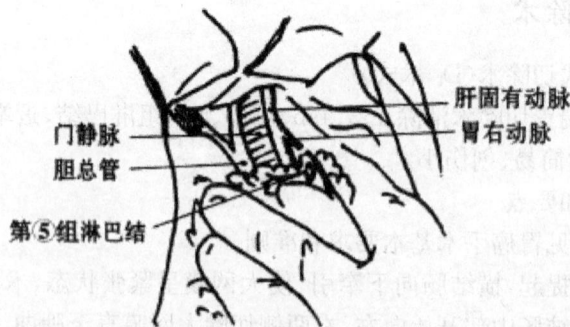

图 6—7　清扫第⑤组淋巴结

(5)切断十二指肠,胃向左侧翻转,在胃左动脉根部切开被膜,清除胃左动脉根部周围淋巴结暴露胃冠状静脉和胃左动脉根部切断并缝扎(见图 6—8)。

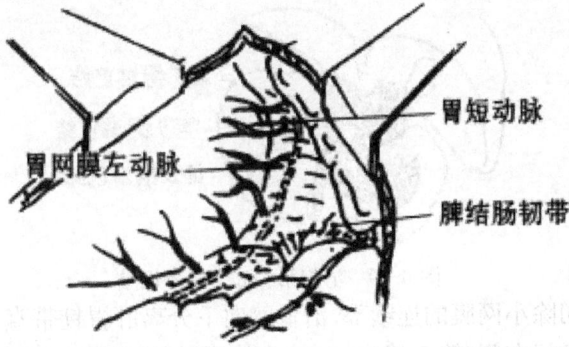

图 6-8 切断胃短动脉、离断脾结肠韧带

(6)在网膜左动脉起始部切断结扎并清除 4sb 淋巴结。离断腺结肠韧带,切断胃短动脉 1~2 支(见图 6-8)。

(7)在食管右侧切除和网膜连续部,沿胃壁向下分离肝胃韧带直至胃切除线止。

(8)胃切除的近侧和远侧切断线根据胃癌手术的基本要求和准则进行。此时胃周 1、3、4d、4sb、5、6、7 组淋巴结和周围结缔组织连同胃整块切除。切除足够胃和十二指肠后,游离十二指肠后,胃与十二指肠吻合无张力,可采用 Billroth Ⅰ式吻合术,否则应采用 Billroth Ⅱ式吻合术。近端胃切除术清除 1、2、3a、4sa、4sb、7 组淋巴结,采用倒 Billroth Ⅰ式重建+幽门成形术。

3.手术适应证 适用于 T_{1a} 肿瘤不适合做 EMR/ESD 时,且 $cT_{1b}N_0$ 期肿瘤组织学分化良好、直径≤1.5cm 早期胃癌。

(二)胃癌根治扩大Ⅰ式手术(扩大 D_1 术式)

1.术式特点 远端胃切除术,清除 1、3、4d、4sb、5、6、7、8a、9 组淋巴结。近端胃切除术切除 1、2、3a、4sa、4sb、7、8a、9、11p 组淋巴结。手术创伤小。

2.手术操作步骤和要点

(1)切除前后工作见胃癌手术基本要求和准则。

(2)助手将大网膜提起,横结肠向下牵引,使大网膜呈紧张状态,术者用电刀在横结肠无血管区切除大网膜,从结肠中部开始向左、右两侧切除大网膜直至脾曲、肝曲处。分离横结肠系膜前叶直至胰腺上缘。

(3)沿胰头下缘向右上方分离,在胃网膜右静脉根部切断并缝扎。胃网膜右动脉也在根部切断缝扎,此时第⑥组淋巴结已完全切除。

(4)将胃拉向下方,沿肝下缘切除小网膜,胃右动脉在根部切断缝扎,切除第⑤组淋巴结。

(5)切断十二指肠,胃向左侧翻转,由右向左切开胰腺上缘,肝总动脉前皱襞,分离肝总动脉的前上

淋巴结、脂肪结缔组织直至肝总动脉根部,保护胃十二指肠动脉支,其余小支切断结扎,胃冠状静脉切断结扎。在胰腺上缘继续向左切开胰上缘皱襞则可看到脾动脉根部。继续向上方剪开腹腔动脉被膜,清除腹腔动脉周围淋巴结、脂肪结缔组织。在其左前方即可见到胃左动干根部。至此,腹腔动脉分出肝总动脉干、胃左动脉、脾动脉已完全暴露在眼底下。切断胃左动脉并缝扎。此时已完全清除第⑦⑧组和第⑨组淋巴结(见图 6-9)。向左侧清除脾动脉近端 11p 淋巴结。

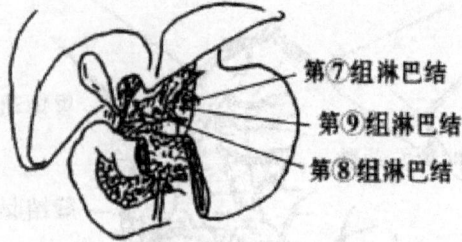

图 6-9 清扫第⑦⑧⑨组淋巴结

(6)在食管右侧切除小网膜的连续部,沿胃壁向下分离肝胃韧带直至胃近侧胃切除线止,一般 3~4cm。此时贲门右侧(第 1 组)淋巴结及其周围的结缔组织已切除,而附着于切除的胃壁上。此时第①③⑦⑧⑨组淋巴结及周围脂肪结缔组织已整块切除。

(7)在已切除大网膜的基础上,切断胃脾韧带和脾结肠韧带,在胃网膜左动静脉根部切断缝扎,切断胃短血管第 1 支和第 2 支。

(8)近侧胃切除线见胃癌手术基本要求和准则,如切除足够的胃和十二指肠,进行吻合无张力,早、中期胃癌采用 Billroth Ⅰ 式吻合。其余进展期胃癌采用 Billroth Ⅱ 式吻合,以结肠前为首选(如癌肿复发,再手术较为容易)。近端胃切除术,清除 1、2、3a、4sa、4sb、7、8a、9、11 组淋巴结,采用倒 Billroth Ⅰ 重建术＋幽门成形术。如肿瘤侵犯食管时,应清除 110 组淋巴结。

3.手术适应证 适用于除 D_1 术式适应证以外的 T_1N_0 期胃癌。

(三)胃癌根治Ⅱ式手术(D_2 术式)

1.术式特点 清除 1、3、4d、4sb、5、6、7、8a、9、11p、11d、12a 组淋巴结,10、13、14v 组淋巴结消除根据肿瘤侵犯情况而定。

2.手术操作步骤和要点

(1)切除前后工作见胃癌手术基本要求和准则。

(2)助手将大网膜提起,横结肠向下牵引,使大网膜呈紧张状态,术者用电刀在横结肠无血管区切除大网膜,从结肠中部开始向左、右两侧切除大网膜直至脾区、肝区处。分离横结肠系膜前叶直至胰腺。

(3)沿胰头下缘向右上方分离,在胃网膜右静脉根部切断并缝扎。胃网膜右动脉也在根部切断缝扎,此时第⑥组淋巴结已完全切除。如第⑥组明显转移时,应同时清除第 14v 淋巴结。肿瘤侵犯十二指肠时,应同时切除第⑬组淋巴结。

(4)助手将胃拉向下方,在肝下缘切除小网膜,向右切开肝十二指肠韧带前面被膜和疏松结缔组织,钝性向十二指肠方向剥离,此时可清楚地暴露胃右动、静脉根部,在根部切断结扎。清除 12a 淋巴结。

(5)游离十二指肠第 1 段,近幽门癌应尽可能多切除十二指肠,至少>3cm。关闭十二指肠。做 Billroth Ⅱ 式吻合。

(6)将胃翻向左侧,由右向左切开胰腺上缘的肝总动脉皱襞(即胰皱襞),分离肝动脉前淋巴结、脂肪结缔组织直至肝总动脉根部整块切除 8a 淋巴结。

(7)继续剪开肝总动脉根部被膜,在胰腺上缘向左继续剪开胰上腺皱襞,则可见到脾动脉根部。再向上方剪开腹腔动脉干被膜,清除第 9 组淋巴结,在左前方即可见到胃左动脉干根部。此时腹腔动脉干分出肝总动脉、脾动脉、胃左动脉已完全暴露在眼前。根部切断胃左动脉,结扎加缝扎。此时已完全清除第⑦组和第⑨组淋巴结。在脾动脉根部胰腺上缘继续向脾门清除脾动脉干淋巴结直至脾门,此时 11p 和 11d 组淋巴结已清除。

(8)T_2~T_4 期肿瘤侵犯近端胃大弯,如需要清除第⑩组淋巴结时,切断脾结肠韧带,在脾外后侧切开脾肾韧带。脾膈韧带直至胃底贲门左侧,钝性分离脾、胰体尾部后面疏松结缔组织,将脾胰体尾部托至切口外在胰尾上缘切断脾动、静脉,分离缝扎。分离胰尾和脾脏之间相连组织,在胰尾下缘清除第⑱组淋巴结和结缔组织。此时脾门第⑩组淋巴结和脾与胃连在一起整块切除。也可采用保留脾脏的脾门第⑩组淋巴结切除方法。

(9)在食管右侧切除小网膜连续部,沿胃壁向下分离肝胃韧带直至胃切除线止。

(10)胃切除的近侧和远侧切断线根据胃癌手术的基本要求和准则进行。此时 1、3、4d、4sb、5、6、7、8a、9、10、11、12a、18 组淋巴结和周围结缔组织连同胃整块切除。重建采用 Billroth Ⅱ 式吻合术。

3.手术适应证　适用于胃癌 T_1 淋巴结转移,可治愈性 T_2~T_4 期胃癌。

(四)胃癌根治Ⅲ式手术(D$_3$ 术式)

1.术式特点　清除 1、2、3、4、5、6、7、8、9、10、11、12、13、14、15、18、19、20 组肿瘤侵犯食管加扫 110,111,112 组淋巴结。

2.手术操作步骤和要点

(1)切除前后工作见胃癌手术基本要求和准则。

(2)助手将大网膜提起,横结肠向下牵引,使大网膜呈紧张状态,术者用电刀在横结肠无血管区切除大网膜,从结肠中部开始向左、右两侧切除大网膜直至脾曲、肝曲处。分离横结肠系膜前叶直至胰腺上缘),消瘦患者横结肠系膜前后叶之间有疏松结缔组织间隙,容易分离。肥胖患者脂肪肥厚有时有炎性粘连,分离较困难,易引起横结肠系膜分支血管撕裂,特别是胃结肠静脉断裂造成大量出血,此时不应盲目止血,采用纱布垫压迫 5min,多数患者出血停止,此时再用血管钳夹住结扎止血。接着清除结肠中动静脉进出肠系膜上动静脉周围的第⑭组淋巴结。同时清除横结肠系膜血管旁的第⑮组淋巴结,在清除过程中要防止损伤肠系膜血管分支(见图 6-10)。

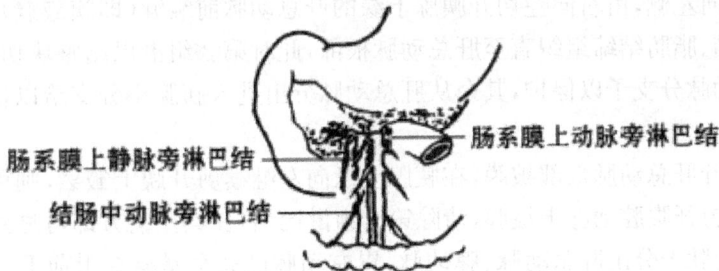

图 6-10　清扫第⑭⑮组淋巴结

(3)在胰头下方向右上方分离第⑥组淋巴结和周围脂肪结缔组织,在胃网膜右动、静脉根部切断结扎,此时第⑥组淋巴结和周围脂肪结缔组织与胃壁连在一起整块切除。

(4)助手将胃拉向下方,在肝下缘切除小网膜,向右切开肝十二指肠韧带前面被膜和疏松结缔组织,钝性向十二指肠方向剥离,此时可清楚地暴露出胃右动静脉根部,在根部切断结扎。清除韧带内⑫组 h 淋巴结,切开十二指肠外侧腹膜,充分游离胰头十二指肠后,并向左翻转在胰头融合筋膜下胰十二指肠后动脉弓旁可见到胰后上、下淋巴结(⑫组 a、b),先在胰十二指肠后动脉弓外侧游离淋巴结,后游离胆总管下段进入胰腺的外缘淋巴结,并切除(见图 6-

11）。接着直视下清除胆总管旁和肝固有动脉旁的两侧⑫组 a、b 组淋巴结,同时清除门静脉后⑫组 P 淋巴结(见图 6—12)。如无肿大淋巴结,可以不予以清除。

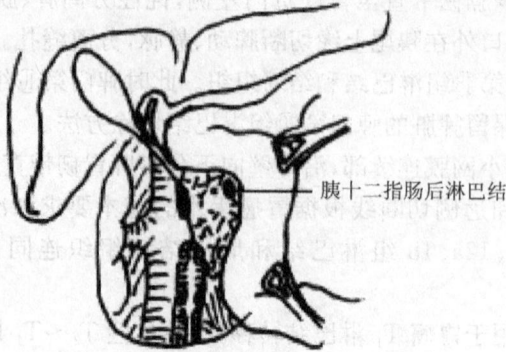

胰十二指肠后淋巴结

图 6—11 清扫第⑫组淋巴结

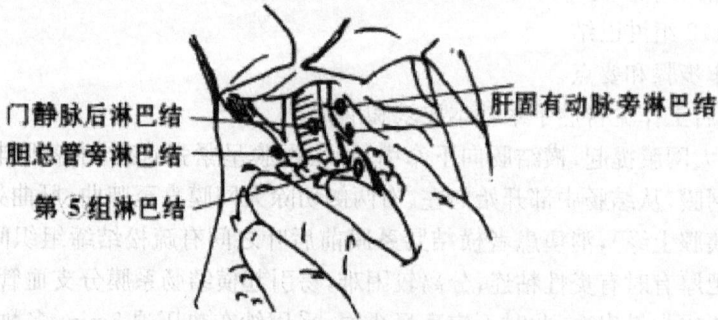

门静脉后淋巴结
胆总管旁淋巴结
第 5 组淋巴结
肝固有动脉旁淋巴结

图 6—12 清扫第⑫组淋巴结

（5）游离十二指肠第 1 段,近幽门癌应尽可能多切除十二指肠,至少＞3cm。如做 Billroth Ⅱ式吻合,关闭十二指肠。

（6）将胃翻向左侧,由右向左切开胰腺上缘的肝总动脉前皱襞(即胰皱襞),分离肝总动脉上、前、后淋巴结、脂肪结缔组织直至肝总动脉根部,此时第⑧组淋巴结整块切除,分离过程中除胃十二指肠动脉分支予以保护,其余从肝总动脉分出进入胰腺小分支给以切断结扎。胃冠状静脉切断结扎。

（7）继续剪开肝总动脉根部被膜,在胰腺上缘向左继续剪开胰上皱襞,则可见到脾动脉干根部,再向上方剪开腹腔动脉干被膜,清除第⑨组淋巴结,在其左前方即可见到胃左动脉干根部。此时腹腔动脉干分出肝总动脉、脾动脉、胃左动脉已完全暴露在眼前下。根部切断胃左动脉,结扎加缝扎。此时已完全清除第⑦组和第⑨组淋巴结。在脾动脉根部胰腺上缘继续向脾门清除脾动脉干淋巴结直至脾门。

（8）在已切除大网膜的基础上,切断胃脾韧带,脾结肠韧带,沿脾下极切开脾肾韧带、脾膈韧带直至胃底及贲门左侧,切断结扎膈下动脉贲门支,钝性分离脾和胰体尾部后面疏松间隙,将脾胰尾部托至切口外,在胰尾上缘切断脾动静脉,分别缝扎,分离胰尾与脾脏间相连组织,脾和脾门第⑩组淋巴结与胃连在一起整块切除。在胰腺下缘清除第组淋巴结和周围结缔组织。

（9）切开食管前面被膜,游离食管,切断左右迷走神经干,清除贲门周围①②组淋巴结、膈肌下⑳组和食管裂孔周围⑳组淋巴结。离癌上缘 3～6cm 切断食管。此时①②③④⑤⑥⑦⑧⑨⑩⑪⑫⑬⑭⑮⑯⑰⑱⑲组淋巴结和全胃连脾已切除完毕。全胃切除术后消化道重建见消化道重建节。

3.手术适应证　适应于进展期胃癌Ⅲ期和部分Ⅳ期患者。

（五）选择性Ⅲ式胃癌根治术（选择性 D_3 术式）

1.术式特点　清除胃周相应第 1 站、第 2 站淋巴结,同时清除第 3 站转移率高的几组淋巴结,避免了部分不必要全胃切除,创伤较以术式小。胃远侧大部切除清扫 1、3、4d、4sb、5、6、7、8a、8p、9、11p、11d、12a、12b、12p、13、14v 淋巴结,如 T_2～T_4 肿瘤侵犯胃大弯,同时清扫 10 组淋巴结（切脾或保脾均可以）。近端胃大部切除清扫 1、2、3a、4sa、4sb、7、8a、8p、9、10、11p、11d、18、19、20 淋巴结,如肿瘤侵犯食管时,应同时清除 110、111、112 淋巴结。

2.手术操作步骤和要点

（1）切除前后工作见胃癌手术基本要求和准则。

（2）助手将大网膜提起,横结肠向下牵引,使大网膜呈紧张状态,术者用电刀在横结肠无血管区切除大网膜,从结肠中部开始向左、右两侧切除大网膜直至脾曲、肝曲处。分离横结肠系膜前叶直至胰腺上缘。消瘦患者横结肠系膜前后叶之间有疏松结缔组织间隙,容易分离。肥胖患者脂肪肥厚有炎性粘连,分离较困难,易引起横结肠系膜分支血管撕裂,特别是胃结肠静脉断裂造成大量出血,此时不应盲目止血,采用纱布垫压迫 5min,多数患者出血停止,此时再用血管钳夹住结扎止血。接着清除结肠中动静脉进出肠系膜上动静脉周围的第组淋巴结。同时清除横结肠系膜血管旁的第⑮组淋巴结,在清除过程中要防止损伤肠系膜血管分支。

（3）在胰头下方向右上方分离第⑥组淋巴结和周围脂肪结缔组织,在胃网膜右动、静脉根部切断结扎,此时第⑥组淋巴结和周围脂肪结缔组织与胃壁连在一起整块切除。

（4）助手将胃拉向下方,在肝下缘切除小网膜,向右切开肝十二指肠韧带前面被膜和疏松结缔组织,钝性向十二指肠方向剥离,此时可清楚地暴露胃右动静脉根部,在根部切断结扎。清除韧带内⑫组 h 和⑫组 a、b 淋巴结,切开十二指肠外侧腹膜,充分游离胰头十二指肠后,并向左翻转,在胰头融合筋膜下胰十二指肠后动脉弓旁可见到胰后上、下淋巴结（⑬组 a、b）,先在胰十二指肠后动脉弓外侧游离淋巴结,后游离胆总管下段进入胰腺的外缘淋巴结,并切除。接着直视下清除胆总管旁和肝固有动脉旁的两侧⑫组 a、b 组淋巴结,同时清除门静脉后⑫组 p 淋巴结。如无肿大淋巴结,可以不予以清除。

（5）游离十二指肠第 1 段,近幽门癌应尽可能多切除十二指肠,至少＞3cm。如做 BillrothⅡ式吻合,关闭十二指肠。

（6）将胃翻向左侧,由右向左切开胰腺上缘的肝总动脉皱襞（即胰皱襞）,分离肝总动脉上、前、后淋巴结、脂肪结缔组织直至肝总动脉根部,此时第⑧组淋巴结整块切除,分离过程中除胃十二指肠动脉予以保护,其余从肝总动脉分出进入胰腺小分支给予切断结扎。胃冠状静脉切断结扎。

（7）继续剪开肝总动脉根部被膜,在胰腺上缘向左继续剪开胰上缘皱襞,则可见到脾动脉干根部,再向上方剪开腹腔动脉干被膜,清除第⑨组淋巴结,在其左前方即可见到胃左动脉干根部。此时腹腔动脉干分出肝总动脉、脾动脉、胃左动脉已完全暴露在眼前。根部切断胃左动脉,结扎加缝扎。此时已完全清除第⑦组和第⑨组淋巴结。在脾动脉根部胰腺上缘继续向脾门清除脾动脉干淋巴结直至脾门。

(8)在食管右侧切除小网膜连续部,沿胃壁向下分离肝胃韧带直至胃近侧胃切除线止,一般3~4cm,此时贲门右侧淋巴结(第①组)及其周围结缔组织附着于切除的胃壁上。此时第①③⑦⑧⑨组淋巴结及周围结缔组织已整块切除。

(9)在已切除大网膜的基础上,切断胃脾韧带,在胃网膜左动静脉根部切断缝扎,分离切断胃短动静脉第1分支和第2分支。

(10)胃窦癌的近侧胃切除线按胃癌手术基本要求和准则进行。进展期胃癌采用Billroth Ⅱ式吻合,以结肠前为首选。

(11)胃体癌在清除腹腔动脉周围淋巴结后,在脾动脉根部沿胰上缘继续向左侧清除脾动脉干周围的第⑪组淋巴结直至脾门,切断胃后动脉结扎。切断脾结肠韧带沿脾下极,在脾外后侧切开脾肾韧带、脾膈韧带直至胃底和贲门左侧,切断结扎膈下动脉的贲门分支。钝性分离脾、胰体尾部后面疏松结缔组织,将脾胰体尾部托至切口外,在胰尾上缘切断脾动静脉分别缝扎。分离胰尾与脾脏之间相连组织,在胰尾下缘清除第⑱组淋巴结和结缔组织。此时脾门第⑩组淋巴结和脾与胃连在一起整块切除。如为局限型胃体癌上缘离贲门>7cm,可行次全切除(但需保留膈下动脉贲门分支)Billroth Ⅱ式吻合术。浸润型胃体癌,切开食管前面被膜,游离食管,切断左右迷走神经干,清除贲门周围①②组淋巴结;隔肌下组和食管裂孔周围组淋巴结(见图6-13)。离癌上缘>5cm切断食管。如肿瘤侵及食管时,应同时清扫110、111、112淋巴结。此时①②③④⑤⑥⑦⑧⑨⑩⑪⑫⑬⑭⑮⑯⑰⑱⑲⑳组淋巴结连脾全胃全部切除。这时改做D₃术式。

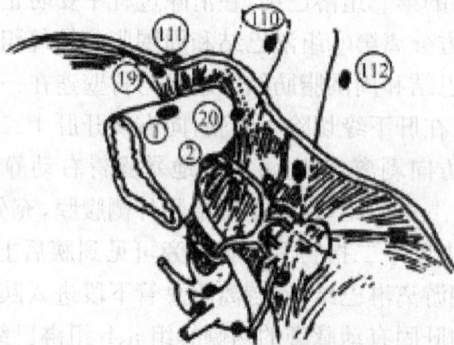

图6-13 清扫第⑲组淋巴结

(12)局限型胃贲门胃底癌,可以行近侧胃大部切除术。先切除大网膜和横结肠系膜前叶和胰被膜,①②、3a、4sa、4sb、⑦⑧⑨⑩⑪⑫组淋巴结清除同上述。食管切断线:局限型癌>3cm;浸润型癌>5cm。胃切除线局限型胃癌下缘>3cm;浸润型癌下缘>5cm。重建方法可采用食管残胃吻合加幽门成型术,情况许可时带血管蒂空肠间置于食管和残胃之间加做幽门成型术。

3.适应证 进展期Ⅲ期和部分Ⅳ期胃癌。

(六)保留胰腺清除脾动脉干淋巴结胃癌根治术(保胰法)

1.术式特点 保留胰实质清除胰被膜和脾动脉干周围淋巴结、脂肪和结缔组织。

2.手术操作步骤和要点

(1)切除前后工作见胃癌手术基本要求和准则。

(2)助手将大网膜提起,横结肠向下牵引,使大网膜呈紧张状态,术者用电刀在横结肠无血管区切除大网膜，从结肠中部开始向左、右两侧切除大网膜直至脾曲、肝曲处。分离横结肠系膜前叶直至胰腺上缘，从胰腺下缘向上缘剥离胰腺前面被膜时，可见从胰腺实质分出 4～5 支小动脉进入横结肠系膜前叶，分别给予电灼或切断结扎。

（3）清除结肠中动静脉进出肠系膜上动静脉区域的第⑭组淋巴结。

（4）在胰头下方向右上分离，胃网膜右动静脉在根部切断缝扎。此时第⑥组淋巴结和周围脂肪结缔组织已与胃壁连在一起切除。

（5）将胃向下拉，在肝下缘切除小网膜，向右切开肝十二指肠韧带前面被膜和疏松结缔组织，钝性向十二指肠方向分离，此时可清楚地暴露出胃右动脉根部，并在根部切断和缝扎。清除韧带内⑫组 h 和⑫组 a、b 淋巴结，切开十二指肠外侧腹膜，充分游离胰头十二指肠后，并向左翻转，在胰头融合筋膜下胰十二指肠后动脉弓旁可见到胰后上下淋巴结（⑬组 a、b），先在胰十二指肠后动脉弓外侧游离淋巴结，后游离胆总管下段进入胰腺的外缘淋巴结，并切除。接着清除胆总管旁和肝固有动脉旁的两侧（⑫组 a，b）淋巴结。同时清除门静脉后⑫组 P 淋巴结。如无肿大淋巴结可不予清除。

（6）游离十二指肠第 1 段，离癌肿下缘＞3cm 处切断十二指肠。

（7）将胃翻向左侧，由右向左切开胰腺上缘的肝总动脉前皱襞，分离肝总动脉上、前、后淋巴结和脂肪结缔组织，直至肝总动脉根部，此时第⑧组淋巴结已整块切除。分离过程中肝动脉进入胰腺小分支予以结扎或电灼，胃十二指肠动脉予以保护，胃冠状静脉切断缝扎。

（8）继续剪开肝总动脉根部周围被膜，在胰腺上缘向左继续切开胰腺上缘皱襞，则可见到脾动脉根部，继续向上方剪开腹腔动脉干被膜，清除第⑨组淋巴结，在其左前方则可见到胃左动脉干根部，切断结扎加缝扎。至此，腹腔动脉、肝总动脉、胃左动脉、脾动脉根部已完全暴露在眼前。

（9）在食管右侧切除小网膜连续部，沿胃壁向下分离肝胃韧带，直至胃近侧切除线，一般 3～4cm。此时贲门右侧第①组淋巴结及其周围结缔组织附着于切除的胃壁上。

（10）在已切除大网膜的基础上，切断胃脾韧带和脾结肠韧带，在胃网膜左动静脉根部给予切断结扎，分离胃短动脉第 1、2 分支。

（11）切开脾肾韧带并向上延伸至胃底及贲门左侧，如做远侧胃大部切除，保留最上端一支胃短血管和从左膈下动脉分出到贲门的贲门食管支和从肾上腺右上方分出到后腹膜的细小分支。做全胃切除或近侧胃大部切除时应结扎这些血管。提起脾脏，沿腹膜后间隙完全游离胰体尾部（此操作是在胚胎期胃肾侧系膜形成愈着间隙内进行，因而不损伤任何血管和组织），在胰尾切断脾动脉和脾静脉，双重结扎，切除脾脏；如癌肿未侵入胰腺，即可采用保胰法清除脾动脉干淋巴结。为了保证胰体尾的良好血运，必须保留胰背动脉，如胰背动脉从脾动脉第 1 部分分出，此时应在胰背动脉左侧结扎脾动脉，否则可在脾动脉根部结扎（见图 6－14）。术者换位于患者左侧，随后助手将胰体尾部托出切口，并向右侧翻转，仔细清除胰腺后面结缔组织。胰腺后面结缔组织甚薄，一般无淋巴结。将脾静脉被膜切开，暴露出脾静脉，在肠系膜下静脉汇入脾静脉处的左侧切断脾静脉。轻轻牵引脾动、静脉断端，向远侧边分离边切断从脾动脉发出进入胰实质的分支，其中胰大动脉和胰尾动脉须结扎。同时切断从胰实质汇入脾静脉的多个分支，直至脾动、静脉，胰被膜和周围淋巴、脂肪、神经、结缔组织从胰体尾游离出来（见图 6－15）。在实践过程中，笔者发现若从胰腺远侧开始向近侧边分离边切断脾动脉进入胰实质的分支和胰实质汇入脾静脉的分支，直至脾动、静脉，胰被膜和周围淋巴、脂肪、结缔组织从胰体尾游离出来（见图6—16），这样不但节省手术时间，而且又不易损伤胰背动脉和肠系膜下静脉。注意不要损伤胰实质，如损伤胰实质，细针缝合数针。同时发现脾静脉与胰腺之间无淋巴结，只须将脾静脉上的结缔组织完全切除，保留较长脾静脉，有利于胰腺的静脉反流。

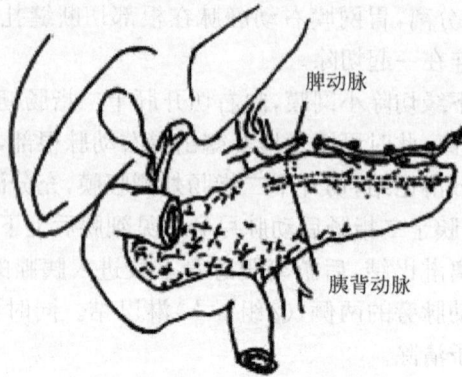

图6—14　在胰背动脉左侧切断脾动脉

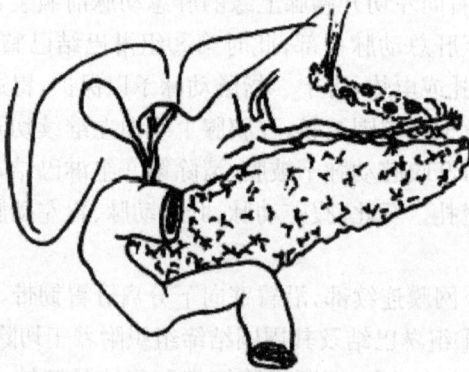

图6—15　从近端向远端清扫第⑪组淋巴结

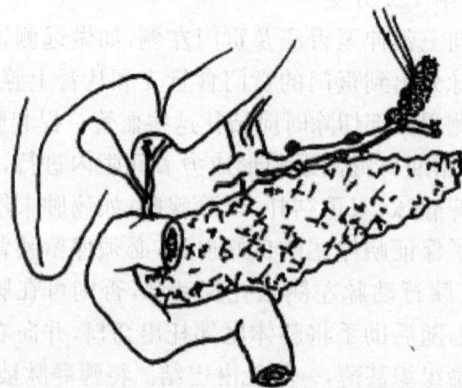

图6—16　从远端向近端清扫第⑪组淋巴结

（12）胃近侧切除线按胃癌手术基本要求进行操作，采用Billroth式Ⅱ吻合，以结肠前为首选。如为全胃切除，切开食管被膜，游离食管下段，切断左右侧迷走神经，清除贲门左侧第②组淋巴结和周围结缔组织、膈肌下⑲组和食管裂孔⑳组淋巴结。食管切除长度按胃癌手术基本要求进行。此时，①②③④⑤⑥⑦⑧⑨⑩⑪⑫⑬⑭⑮⑯⑰⑱⑲⑳组淋巴结连同全胃整块切除,全胃切除消化道重建见消化道重建节。如为近侧胃大部切除,则⑤⑥组近幽门侧③(4d)组淋巴结予以保留,食管切除线和远侧胃切除线按胃癌手术基本要求进行操作,采用食管残胃端侧吻合或空肠间置于食管与远侧残胃之间。

3.手术适应证　需要清除脾动脉干淋巴结的胃贲门、胃体癌和一部分浸润型胃窦大弯癌,癌肿未侵及胰腺者;脾动脉干周围转移淋巴未穿出包膜;特别是术前有糖尿病或糖尿病倾向者,更是本手术的绝对适应证。当癌或转移淋巴结已侵及胰腺,转移淋巴结已穿出被膜;或BorrmannⅣ型胃癌,应行胰脾联合切除术。

(七)保留脾胰清除脾门和脾动脉干淋巴结的胃癌切除术(保脾胰法)

1.术式特点　保留脾、胰实质清除脾门和脾动脉干淋巴结和脂肪结缔组织。

2.手术操作步骤和要点

(1)切除前后工作见胃癌手术基本要求和准则。

(2)将大网膜提起,横结肠向下牵引,使大网膜呈紧张状态,术者用电刀在横结肠无血管区切除大网膜,从结肠中部开始向左、右两侧切除大网膜直至脾曲、肝曲处。分离横结肠系膜前叶直至胰腺上缘,从胰腺下缘向上缘剥离胰腺前面被膜时,可见从胰腺实质分出4～5支小动脉进入横结肠系膜前叶,分别给予电灼或切断结扎。

(3)清除结肠中动、静脉进出肠系膜上动、静脉区域周围的第⑭组淋巴结和结肠系膜血管旁的第⑮组淋巴结,在清除过程中要防止损伤肠系膜血管分支。

(4)在胰头下方向右上分离,胃网膜右动静脉在根部切断缝扎。此时第⑥组淋巴结和周围脂肪结缔组织已与胃壁连在一块切除。

(5)将胃向下拉,在肝下缘切除小网膜,向右切开肝十二指肠韧带前面被膜和疏松结缔组织,钝性向十二指肠方向分离,此时可清楚地暴露出胃右动脉根部和胃右静脉,并在根部切断和缝扎。如为浸润性胃窦癌需清除⑫⑬组淋巴结同保胰法。

(6)游离十二指肠第1段,离癌肿下缘>3cm处切断。

(7)将胃翻向左侧,由右向左切开胰腺上缘的肝总动脉前皱襞,分离肝总动脉上、前、后淋巴结和脂肪结缔组织,直至肝总动脉根部,此时第⑧组淋巴结已整块切除。分离过程中肝动脉进入胰腺小分支予以结扎或电灼、胃十二指肠动脉予以保护,胃冠状静脉切断缝扎。

(8)继续剪开肝总动脉根部周围被膜,在胰腺上缘向左继续切开胰腺上缘皱襞,则可见到脾动脉根部,继续向上方剪开腹腔动脉干被膜,清除第⑨组淋巴结,在其左前方则可见到胃左动脉干根部,切断结扎加缝扎。至此,腹腔动脉、肝总动脉、胃左动脉、脾动脉根部已完全暴露在眼前。

(9)在食管右侧切除小网膜连续部,沿胃壁向下分离肝胃韧带,直至胃近侧切除线,一般3～4cm。此时贲门右侧第①组淋巴结及其周围结缔组织附着于切除的胃壁上。

(10)在已切除大网膜的基础上,切除胃脾韧带和脾结肠韧带,在胃网膜左动静脉根部给予切断结扎,分离胃短动脉第1、2分支。

(11)切开脾肾韧带、脾膈韧带,向上延伸至胃底及贲门左侧,如做远侧胃大部切除,保留最上端一支胃短血管和从左膈下动脉分出到贲门的食管贲门支和从肾上腺右上方分出到后腹膜的细小分支,做全胃切除或近侧胃大部切除时应结扎这些血管。如癌肿未侵入胰脾时;脾门转移淋巴结不多,脾门和脾动脉干转移淋巴结未侵出包膜时,又非BorrmannⅣ期胃癌,可以做保留脾胰清除脾门和脾动脉干淋巴结的胃癌切除术。提起脾脏,沿腹膜后间隙完全游离胰体尾部，将脾胰体尾托出切口外，先清除胰体尾部下缘组淋巴结和脂肪结缔组织，贴近脾脏切开脾门前面被膜，暴露出脾动静脉进出脾脏分支，切开血管鞘膜，由脾门的脾动静脉分支逐步向脾动静脉主干清除血管前面和周围淋巴、脂肪、结缔组织，直至脾动、静脉根部（见图6－17），胃后动、静脉切断结扎。接着清除脾门和胰尾后面淋巴、脂肪结缔组织。把切开脾肾韧带间断缝合3针，重新将脾脏固定于原来位置。

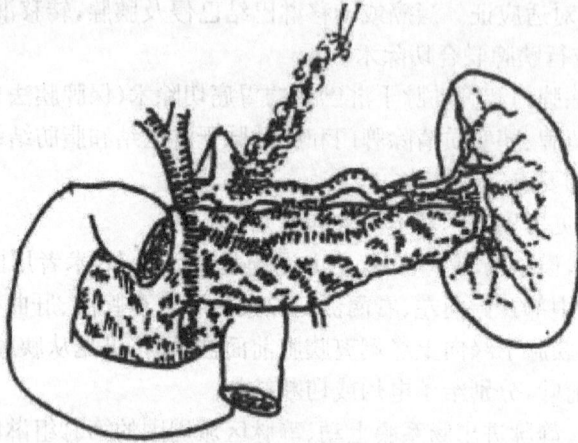

图6－17　保留脾、胰清扫第⑩⑪组

（12）做近全胃切除时，采用 Billroth Ⅱ式吻合，以结肠前为首选。做全胃切除时，切开食管被膜，游离食管，切断左右迷走神经，清除贲门周围①②淋巴结、隔肌下组和食管裂孔周围组淋巴结。离癌上缘3～6cm处切断食管。消化道重建见消化道重建节。做近侧胃大部切除；则⑤⑥组和胃窦部3a和（4d）组淋巴结予以保留，食管切除线和远侧胃切除线见胃癌手术基本要求和准则。采用食管残胃吻合或空肠间置于食管和远侧残胃之间。

3. 手术适应证　需要清除脾门和脾动脉干淋巴结的贲门癌、胃体癌和一部分浸润型胃窦大弯癌，癌肿未侵及脾脏和胰腺者，脾门转移淋巴结不多，脾门和脾动脉干转移的淋巴结未穿出被膜。特别是有糖尿病和糖尿病倾向者，更是本手术的绝对适应证。当癌肿或转移淋巴结侵及脾胰时，或转移淋巴结穿出被膜，BorrmannⅣ期胃癌，应行胰脾联合切除术。

（八）胃癌合并脏器联合切除术

1. 术式特点　施行胃癌根治切除同时切除被侵犯周围脏器，如横结肠系膜及结肠、胰、十二指肠，胰体尾部，脾脏，部分肝脏等。或 BorrmonnⅣ型胃癌往往需同时行胰脾联合切除或左上腹内脏全切除术。

2. 常见几种脏器联合切除术

（1）胃癌合并胰脾联合切除术：①本手术适用于胃癌侵及胰或脾脏时，脾门、脾动脉干淋巴结有较多转移或转移淋巴结已侵出被膜，BorrmannⅣ型胃癌应采用胃癌合并脾胰联合切除术。②切除前后工作见胃癌手术基本要求。③根据胃癌分期选用 D_2、选择性 D_3、D_3、D_4 术式进行根治术，不再赘述。做近侧胃大部切除术时，⑤⑥组淋巴结不需要清除。④组切断脾胃韧带、脾结肠韧带，从脾下极剪开侧腹膜切断脾肾韧带，脾膈韧带直至胃底和贲门左侧，行远侧胃大部切除时，保留胃短血管最上支和从左膈下动脉分出到贲门食管支和从肾上腺右上方分出到后腹膜的细小分支。做全胃切除或近侧胃大部切除术时，应结扎这些血管。提起脾脏，沿腹膜后间隙完全游离胰体尾部，将脾胰体尾部托至切口外，先在脾动脉根部切断、缝扎，随后在肠系膜下静脉左侧切断脾静脉、缝扎。在胰腺切断线上下缘各缝一针，结扎止血和牵引用，胰腺楔形切断，结扎胰管、胰腺断面间断缝合。切断肝左叶三角韧带，把切断的胰体尾、脾连同胃向下牵引，切开食管前面被膜，游离食管 5～8cm，切断左右迷走神经，清除贲门周围①②组淋巴结，膈肌下组和食管裂孔周围组淋巴结。食管切除方式和消化道重建见 D_3 术式。如做近侧胃大部切除，食管切除线同 D_3 术式，行食管残胃吻合加幽门成形术或空肠间置于食管和残胃之间加做幽门成形术。

（2）胃癌合并胰十二指肠切除术：①本手术适用于胃窦癌直接侵入胰头部实质内，淋巴结转移局限于 1、2 站内，无远处转移，患者全身情况良好者。②切除前、后工作见胃癌手术基本要求。③根据胃癌分期选用 D_2、选择性 D_3、D_3 术式进行根治术，不再赘述。④切断胃结肠韧带和肝结肠韧带，游离结肠肝曲，将结肠压向下方，暴露十二指肠第 2 段和胰头部。在胰腺下缘剪断横结肠系膜与胰头间疏松组织，切断结扎肠系膜上静脉走向胰头部的分支，沿结肠中静脉寻找暴露肠系膜上静脉，切开肠系膜上静脉血管鞘膜，纯性分离胰腺后面肠系膜上静脉，直至胰腺上缘。沿十二指肠降部外侧切开侧腹膜，向下延至十二指肠第 3 段，向上延至肝十二指肠韧带及肝肾韧带右侧（Kocher 切口），纯性分离十二指肠和胰头后方的疏松结缔组织，暴露出下腔静脉、右肾静脉和腹主动脉。下腔静脉与腹主动脉周围和之间有淋巴结转移，给予切除。在肝下缘切开肝十二指肠韧带前叶，向下剥离至十二指肠上缘，清除前面淋巴结，暴露出胆总管和肝固有动脉，在清除肝总动脉旁淋巴结时，暴露出胃右动脉和胃十二指肠动脉，在根部切断缝扎。清除胆总管和肝固有动脉侧面淋巴结，暴露出门静脉，在门静脉后面有淋巴结时应予以清除，结扎切断胆囊动脉和胆囊管，切除胆囊，缝合胆囊床，游离胆总管，切断远端胆总管缝扎，近端待用。清除⑧⑦⑨组淋巴结和胃切除线见 D_2 或选择性 D_3 术式。离癌肿侵犯胰腺的左侧 3～4cm 处胰腺上、下缘各缝合一针结扎止血和牵引用，楔形切断胰腺，胰管离断面 0.5cm 结扎切断。游离十二指肠空肠曲，距屈氏（Treitz）韧带 10cm 切断空肠，缝扎空肠近侧端，空肠远侧端留作备用，继续游离近端空肠和十二指肠第 3 段、第 4 段，将切断空肠近侧端在肠系膜上动、静脉后面拉向右上方。接着分离、切断，结扎从肠系膜上动、静脉分出至胰腺钩状突的血管，将肠系膜上静脉轻轻拉向左侧，分次切断钩状突处胰腺并缝扎，同时清除肠系膜上动、静脉周围淋巴结。此时胃、胰十二指肠已完全切除。消化道重建最常用为 Child 法（胰腺、胆管、胃肠）。胰肠吻合多采用胰空肠套入法吻合，也可采用胰管空肠植入法等吻合。⑤关腹前在肝下缘胰空肠、胆总管空肠吻合口附近放置引流管。

（3）胃癌合并横结肠系膜或横结肠切除术：①本手术适用于胃癌侵及横结肠系膜或横结肠时。②切除前后工作见胃癌手术基本要求。③根据胃癌分期选用以、选择性 D_3、D_3、D_4 术式进行根治切除术，不再赘述。④术中发现癌肿侵及横结肠系膜根部，离癌肿浸润区 2～3cm 处切除系膜，如横结肠系膜血管等无法保留，连同横结肠同时切除（横结肠及系膜连同整块切除），横结肠行端端吻合术，其他切除步骤同胃癌切除术。

（4）胃癌合并部分肝切除术：①胃癌直接侵入肝脏或肝孤立转移灶，如胃癌能根治切除时，应同时切除转移的肝脏。②切除前后工作见胃癌手术基本要求。③根据胃癌分期选用 D_2、选择性 D_3、D_3 术式进行根治切除术，不再赘述。④肝转移灶靠近肝脏边缘时，行肝楔形切除。如转移灶位于肝左叶外侧段行肝左叶外侧段切除。位于肝左叶行肝左叶切除。肝右叶表面孤立性转移也可行局部肝切除。如肝表面散在小转移灶，可用电凝固。肝段、叶切除多采用肝门暂时阻断法进行。⑤肝段、叶切除断面需放置引流管引流。

（九）胸骨纵劈开，经纵隔入路近侧胃大部切除或全胃切除术

1.本术式特点　不需进胸，则可游离切除足够长食管，一般可达 8～10cm，能切除足够长食管（＞6cm），因而能防止食管切端癌残留。

2.手术步骤及要点

（1）切除前后工作见胃癌手术的基本要求。

（2）取仰卧位，先做上腹正中切口进腹探查。如胃癌能根治切除时，行全胃切除，先切除大网膜和横结肠系膜前叶，淋巴结清除范围见选择性 D₃ 术式，如行近胃大部切除。切断十二指肠，在肝下缘切除小网膜，胃向左翻转。切断胃脾韧带和脾结肠韧带，从脾下极剪开侧腹膜、脾肾韧带、脾膈韧带直至贲门左侧，切断肝左叶三角韧带，肝左外侧段向右翻转，切开食管被膜，游离食管，如癌肿侵犯食管长度＞3cm，则改为经胸骨纵形切开经纵隔入路手术。切口向上延长，沿胸骨左缘弧形切至第 2 肋软骨处，在第 3 肋间或第 4 肋间用电刀将胸骨骨膜向右横形切开，再沿胸骨正中纵形切开骨膜，用电锯沿此线将胸骨切开，骨髓出血用骨蜡止血。用胸骨张开器将胸骨拉开，分离心包与膈肌中心腱部结缔组织粘连，继续分离食管下段与心包后结缔组织，清除膈肌下组淋巴结、贲门旁①组和②组淋巴结、膈肌食管裂孔周围⑳组淋巴结、膈肌上 111 组淋巴结，后纵隔 112 组淋巴结和胸下部食管旁 110 组淋巴结，从贲门向上游离食管 8～10cm，浸润型胃癌离癌上缘＞5cm 和局限型胃癌离癌上缘＞3cm 切断食管。如 BorrmannⅣ型胃，癌侵及胰腺时或脾门和脾动脉干淋巴结较多转移时，应采用胰脾联合切除，否则可采用保留胰脾清除脾门和脾动脉干淋巴结的胃癌切除术或保留胰腺清除脾动脉干淋巴结的胃癌切除术。胸骨后心包下，左膈下、右肝下放置引流管引流。

3.手术适应证　贲门癌或全胃癌侵犯食管＞3cm，患有陈旧性重度肺结核、老慢支、严重胸膜粘连等引起呼吸功能减退。本术式已基本被腹部切口经膈肌切开所代替。

（十）左侧上腹部内脏全切除术

1.术式特点　将胃及引流淋巴区，大小网膜、横结肠及其系膜、脾、胰体尾等所构成的网膜囊呈包裹样切除，必要时将肝、肾、肾上腺、部分食管、膈肌合并切除。

2.手术步骤和要点

（1）切除前后工作见胃癌手术基本要求。

（2）在脾外侧剪开后腹膜，切断脾肾韧带和脾膈韧带，向上直至贲门左侧，游离胰体尾部直到肠系膜下静脉脾静脉入口处，接着游离横结肠脾曲和肝曲，提起横结肠，在横结肠系膜根部将结肠中动、静脉在根部切断结扎，在肠系膜上静脉与脾静脉汇合处的左侧切断结扎脾静脉，脾动脉也在根部切断缝扎，在横结肠系膜根部切断结肠右动脉和系膜，清除幽门下⑥组淋巴结。在肝下缘切断小网膜向左延至食管贲门处，向右至肝十二指肠韧带，游离肝十二指肠韧带前叶，清除⑫组 h 和⑫组 a、b 淋巴结，切开十二指肠外侧腹膜，充分游离胰头十二指肠后侧，并向左翻转，清除胰头后⑬组 a、b 淋巴结，再清除胆总管和肝固有动脉旁⑫组 a、b 淋巴结，同时清除门静脉后⑫组 p 淋巴结，离幽门 3cm 处切断十二指肠并关闭，接着清除⑧⑨⑦组淋巴结，切断胃冠状静脉并结扎。在脾动脉根部水平，切断胰腺，胰管结扎，胰残端缝合。膈下切开食管前被膜，游离食管，清除贲门旁①②组淋巴结、膈肌下组和食管裂孔旁组淋巴结。离癌上缘 3～6cm 处切断食管至此左上腹内脏切除已完成。消化道重建术式见消化道重建节。

3.手术适应证

（1）Borrmann Ⅳ型胃癌或胃后壁浸润转移局限于大小网囊内。本术式疗效存在争议。

（2）胃癌伴有胃周围播散种植转移。

（十一）Appleby手术

1.术式特点 腹腔动脉在根部切断，同时行远侧2/3胰、脾、全胃以及所属淋巴结与原发灶"整块"切除。

2.手术步骤及要点

（1）术前应做腹腔动脉和肠系膜上动脉造影，了解腹腔动脉与肠系膜上动脉有无变异。患者有无糖尿病。

（2）切除前后工作见胃癌手术基本要求。

（3）切除大网膜和横结肠系膜前叶，清除⑭组⑮组⑥组组淋巴结，切除小网膜，游离肝十二指肠韧带前叶，切断胃右动脉，清除组和⑤组淋巴结，上述方法同D_3式式。但在清除胆总管淋巴结时不要损伤胰十二指肠上、下动脉弓向肝走行分支，同时应切除胆囊。

（4）充分暴露肝总动脉和胃十二指肠动脉，肝固有动脉，在胃十二指肠动脉分支左侧1～2cm处用动脉钳夹住肝总动脉，用手指触摸肝固有动脉和胃十二指肠动脉有无搏动，有搏动者说明肠系膜上动脉通过胰十二指肠上、下动脉侧支与胃十二指肠动脉相交通，代替了肝总动脉的血液供应。此时，肝总动脉在胃十二指肠动脉分支前（左侧）0.5cm处切断、缝扎。

（5）分离十二指肠时，不要损伤胃十二指肠动脉与胰十二指肠上、下动脉弓的交通支，切断十二指肠将胃向左侧翻转。在胰上缘暴露门静脉前面和左侧面，胃冠状静脉进入门静脉处切断结扎，在胰下缘暴露肠系膜上静脉，在胰腺后面纯性分离肠系膜上静脉直至胰腺上缘门静脉处，在肠系膜上静脉水平处切断胰腺，胰管结扎，缝合胰断端。在胰腺后侧背面分离脾静脉，切开腹腔动脉被膜，切开周围坚韧的神经组织向上游离，暴露出腹腔动脉分出左、右膈下动脉。在腹腔动脉根部用钳子钳夹，再次触摸肝固有动脉有搏动时，离腹腔动脉1～2cm先结扎后，再用血管缝合线进行缝合。在肠系膜上静脉左侧切断脾静脉并缝扎。将腹腔动脉、肝总动脉、脾动脉根部和周围淋巴、脂肪结缔组织整块切除。

（6）分离胃脾韧带和脾结肠韧带，沿脾外侧剪开侧腹膜，切断脾肾韧带和脾膈韧带，直至贲门左侧，结扎左膈下动脉分出的贲门左支和左肾上腺支，游离脾和胰体尾部。

（7）切断肝左叶三角韧带，将肝左外侧段翻向右侧，切开食管前面被膜，游离食管，切断左右迷走神经干，清除贲门旁①②组淋巴结膈肌下组和食管裂孔旁组淋巴结，离癌上缘3～6cm处切断食管，至此Appleby手术全部完成。

（8）左膈下、右肝下、胰腺断端各放置引流管一根。

3.手术适应证 胃癌腹腔动脉周围较多淋巴结转移且已融合。本术式的疗效存在争议。

（十二）腹主动脉周围淋巴结清除术（D_4术式）

1.术式特点 清除从膈肌下至髂动脉分叉之间的腹主动脉周围的a_1、a_2、b_1、b_2各区域淋巴结。手术创伤大于D_3术式，但淋巴结清除较彻底，能提高Ⅲ、Ⅳ期胃癌的5年生存率。

2.手术步骤和要点

（1）采用上腹正中切口绕过脐向下腹延长，若术前疑有浆膜面侵出明显即PS（＋）时，也可采用上腹横切口，疑有食管受侵犯行左胸腹联合切口，无论采用何种切口，均应使手术野充分暴露，以利于腹主动脉周围淋巴结的彻底清除。

（2）切除前、后工作见胃癌手术基本要求。

（3）切除大小网膜、横结肠系膜前叶，清除⑥⑤组淋巴结，切断十二指肠，清除⑧⑦⑨组淋巴结，如保留胰腺清除⑪组淋巴结至脾脏旁。

（4）右后腹膜径路：切开升结肠、十二指肠外侧腹膜，再切开盲肠到十二指肠空肠曲的后腹膜，游离十二指肠，胰头后面、升结肠到腹主动脉左缘，将其翻向左前方，清除组淋巴结。纵形切开下腔静脉与腹主动脉前面组织，从下腔静脉右侧1～2cm外游离下腔静脉，用血管带牵引，同时游离腹主动脉，也用血管带牵引，注意勿损伤右输尿管、腰动脉和右侧精索（卵巢）动、静脉。游离右肾静脉，用血管带牵引。从肠系膜下动脉向上，将下腔静脉右侧的脂肪组织和淋巴结通过其后方向左侧剥离，达腹主动脉左侧缘，整块切除（见图6－18）。游离左肾静脉和右肾动脉同时清除周围淋巴结。在清除⑦⑧⑨⑪组淋巴结后沿腹主动脉向上清扫腹主动脉周围淋巴结至膈肌下。也可以在食管切断后胃向下翻转时清扫组 a_1 淋巴结。在胰腺下缘，结扎肠系膜上静脉分支，清除右侧周围淋巴结和脂肪组织，在结肠中动静脉根部切断缝扎，暴露肠系膜上动脉左侧，清除周围淋巴结和脂肪组织，此时组淋巴结已完全切除，并清扫组淋巴结。不做胰体尾切除时，将胰颈体与后腹壁分离，用吊带将胰腺向上方吊起，清除组 a_2 淋巴结。做次全胃切除时，在胃网膜左动、静脉根部结扎、切断，切断结扎第1、2胃短血管，离癌上缘3～5cm处切断胃，完成胃肠道重建术。如做全胃切除时，在食管裂孔处，游离食管、清除贲门①②组、膈肌下组和食管裂孔旁组淋巴结，离癌上缘3～6cm处切断食管，胃向下翻转，暴露下腔静脉和腹主动脉，清扫腹腔动脉以上组 a_1 淋巴结。剪开脾下极侧腹膜、脾肾韧带，在胰腺后面游离脾、胰体尾部，做胰体尾联合切除时，在肠系膜上静脉左侧切断胰腺，近侧胰断面胰管结扎，断面缝合。远端胰体尾、脾连同全胃整块切除。此时将胰颈后面与后腹壁分离，清扫组 a_2 淋巴结。完成消化道重建后，从小肠系膜根部开始缝合后腹膜直至盲肠下缘。术毕左膈下右肝下胰腺断面旁、盆腔各放置引流管一根，术后充分引流十分重要。

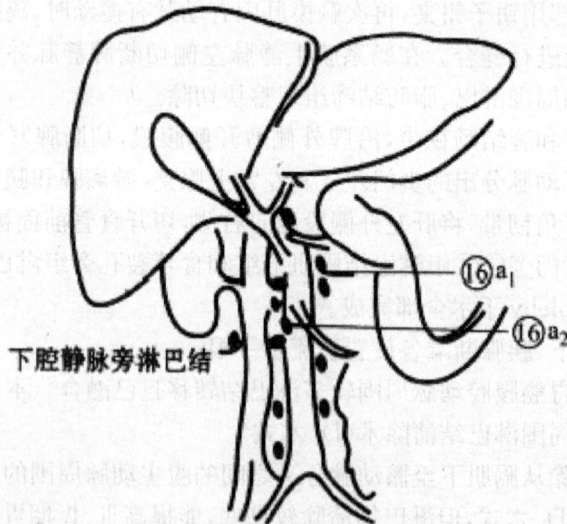

下腔静脉旁淋巴结

⑯a_1

⑯a_2

图6－18　清扫第⑯组淋巴结

（5）左后腹膜径路：切开左肾、脾的后侧腹膜，游离左肾后面、脾、胰体尾达腹主动脉及肠系膜上动脉根部左侧。暴露腰方肌，清除组侧方后区，从膈肌左脚下后下方清扫脂肪和淋巴组织，达左肾动脉，左肾外缘纵形切开肾周围脂肪组织，向肾门剥离，暴露左肾静脉尾侧缘，将左精索静脉（卵巢）切断结扎，继续向下清除左肾门周围脂肪组织和淋巴结，接着清除组侧面、前面、左侧以及⑭组左侧淋巴结,同时结扎切断左肾上腺静脉做左肾上腺尾侧及内侧区域清扫。如需行胰体尾部切除时,在肠系膜上静脉水平切断胰腺,根部切断脾动、静脉缝扎,切断胃冠状静脉结扎,此时可见到胰钩状突、肠系膜上动脉、腹腔动脉间坚韧组织(胰头神经丛),切断胰头神经丛,清除腹腔动脉、肠系膜上动脉和腹主动脉周围淋巴结和脂肪组织(组 a_2 淋巴结)。如不需切除胰体尾时,将胰颈体与后腹壁分离,将胰腺向上方吊起清除组和淋巴结。游离腹主动脉用血管带牵引,清除腹主动脉左侧、后面,与下腔静脉之间以及下腔静脉后侧和右侧脂肪组织和淋巴结,直达肠系膜下动脉部位。做全胃切除的其他步骤与右后腹膜径路同。如做近侧胃大部切除,⑥⑤⑪⑫组淋巴结不需要切除,其余同全胃切除,胃远侧切除线离癌下缘 3~5cm 处切断,重建消化道。如做远侧胃大部切除,切断十二指肠,离癌上缘 5~6cm 切断胃。完成消化道重建后,修补后腹膜缺损处,术后充分引流十分重要。

3.手术适应证　手术适应证如下:①胃癌侵出浆膜者;②第 2 站、第 3 站淋巴结转移者;③浸润型贲门胃底癌;④年龄<70 岁,全身情况良好者。(备注:预防性主动脉旁淋巴结清扫术的获益已被日本随机对照试验 JCOG9501 否决。存在治愈性因素的主动脉旁淋巴结转移虽有可能获得 R_0 切除,但是这组患者的预后差。)

四、全胃切除术后消化道重建

全胃切除丧失了胃的储存、搅拌食物及分泌消化液的功能,加上反流性食管炎、倾倒综合征、进食困难等后遗症,影响了食物的摄入及消化吸收,导致术后营养不良,丧失工作和生活能力,严重者可危及生命。因此,百余年来各国外科学家研究设计各种消化道重建术,多达 50 余种。

(一)全胃切除术后消化道重建的基本原则

引起全胃切除术后营养不良主要是食物储器的丧失、进食困难和反流性食管炎等后遗症引起食物摄取不足。其次是胃消化酶丧失、原发性或继发性胰腺外分泌功能不全、胆胰失同步化、上段小肠排空过快和细菌过度繁殖等原因所致消化道吸收不良。因而全胃切除术后消化道重建须考虑以下几点:①建造一个有充分储存功能的代胃储袋,减慢食糜进入小肠速度,为短期内恢复和增加体重创造条件;②防止十二指肠内胆、胰碱性分泌液反流入食管;③保持摄入食物通过十二指肠,刺激十二指肠分泌促胰酶素(secretin)和胆囊收缩素－促胰酶素(CCK－P2),促使胆囊收缩、胆汁排入肠道,以及胰液胰酶分泌,并使之与食糜充分混合,有利于消化和胰岛分泌,促进碳水化合物吸收。④手术操作简便,减少手术创伤,减少手术并发症和手术危险性。

(二)全胃切除术后消化道重建术式的演变

1897 年,Schlatter 首次为一女性胃癌患者行全胃切除,并行结肠前食管与空肠襻端侧吻合术。1898 年,Brigham 施行全胃切除术后,并用食管与十二指肠端端吻合,由于无胃综合征和反流性食管炎等后遗症,1947 年,Orr 将输入肠襻中的碱性消化液转流至输出肠襻的 Roux－en－Y 肠襻食管空肠吻合术,减少刺激性碱性液体流入食管。1956 年,Scott 和 Weidner 通过实验认为 Roux－en－Y 式中输出空肠襻长度必须超过 40~45cm 时,碱性消化液转流更趋完善。1951 年,Lee 等用结肠间置于食管与十二指肠之间,因回盲瓣可以防止碱性液反流,但因并发症多,当时很难得到推广。1952 年,Longmire 和 Beal 采用一段空肠间置于食管和十二指肠之间,此术式保持食物经过十二指肠,可能对食物的消化吸收更合乎生理。同年,

Hunt 将 Roux－en－Y 术式的远侧空肠支折叠做成囊袋。1956 年,Lima－Basto 采用钡餐检查,观察到空肠输出襻处有"类幽门"作用,证实 Hunt 空肠袋有储存功能,1973 年,Paulino 在距食管空肠吻合口下方 25cm 处,空肠输出襻与近侧空肠之间行侧侧吻合做成肠袋。1979年,Kigota ou－uti(大内清太)以 Roux－en－Y 的长臂 15cm 空肠做成希腊 P 形袋,其顶点与食管行侧端吻合术,屈氏韧带下空肠切断端与离食管空肠吻合口 40cm 处与长臂空肠行端侧吻合。1981 年,Lygidakis 用 40cm 长输出襻空肠对折,做两个长 4cm 侧吻合口,5cm 长空肠近端与食管行侧端吻合,两个侧侧吻合口距离长 5cm,使储器成"8"字形,离食管空肠吻合口40cm 输出空肠襻与近端空肠行侧端吻合。随后林言箴改良 Lygidakis 方法,将空肠输出襻肠段断端与十二指肠断端行端端吻合,屈氏韧带下空肠与空肠行端端吻合,使食物经过十二指肠。1987 年,Herfath 采用空肠折叠术改良 Hunt－lawrence 食袋,使吻合口夹在空肠输入和输出肠襻中。

(三)全胃切除术消化道重建的常用术式

1. Roux－en－Y 吻合术(RY)　全胃切除后,关闭十二指肠近端,在屈氏韧带下 20cm 处切断空肠,将远端空肠经结肠后或结肠前提起,与食管下端吻合(端端或侧端),近段空肠在距食管空肠吻合口下 40cm 处与远段空肠行端侧吻合。优点是手术简便,减少碱性肠液的反流,缺点是代胃的单腔空肠容量小,食后易饱胀且排空较快,且食物不经过十二指肠。

2. Roux－en－Y 加袋术(RYP)　全胃切除后,关闭十二指肠切断,在屈氏韧带下 20cm切断空肠,远段空肠断端关闭,经结肠后或结肠前提起,距断端 20cm 处将空肠对折,行侧侧吻合,由此形成 Hunt－lawrence 袋。食管切端与空肠袋顶部吻合。离吻合口下方 40cm 处将近段空肠与远端空肠行端侧吻合,此术式稍复杂。优点是增加食物储器容量,延缓食物的排空时间,缺点是食物不经过十二指肠。

3. 空置间置术(JI)　全胃切除后,在屈氏韧带下 20cm 起,取一段带血管蒂长 40cm 空肠,穿过横结肠系膜孔按顺蠕动方向间置于食管和十二指肠之间,再将近段空肠与远段空肠行端端吻合。优点是食糜流经十二指肠,使食糜与胆汁、胰液充分混合,缺点是食物储器容量较少。

4. 空肠间置加袋术(JIP)　全胃切除后,在屈氏韧带下 20cm 起,取一段带血管蒂长 60cm空肠,穿过横结肠系膜孔,将带蒂空肠近端关闭,距近端 20cm 处对折,行侧侧吻合,远侧断端与十二指肠行端端吻合,食管与近侧空肠袋顶点吻合,再将近段空肠与远端空肠行端端吻合。优点是食物储器容量大,保持食物经过十二指肠。缺点是术式较为复杂。

5. 回结肠代胃术　全胃切除术后,游离一段带血管蒂回盲升结肠,距回盲瓣 7cm 处切段回肠,离回盲瓣 15cm 处切断升结肠,提上回肠与食管行端端吻合(也可行侧端吻合),升结肠与十二指肠行端端吻合(也可行侧端吻合)。再将切断的回肠断端与结肠断端行端端吻合(也可行端侧吻合)。优点是食物储器容量大,保持食物经过十二指肠,而且利用回盲瓣阻止胆汁、胰液反流入食管。缺点是术式较为复杂。

6. 襻式空肠代胃改良Ⅰ式　全胃切除术后,在屈氏韧带下 40cm 处空肠提上与食管行侧端吻合,离吻合口下 35cm 处将空肠与空肠行侧侧吻合,在其上方空肠升支近食管空肠吻合口处用粗丝线结扎阻断。优点是手术简便省时,不需切断肠管,减少污染,能阻止胆汁胰液反流。缺点是食物储器容量小,食物不经过十二指肠。

7. 襻式空肠代胃改良Ⅱ式　全胃切除术后,在屈氏韧带下 80cm 处空肠提上与食管行侧端吻合,离吻合口下 15cm 处行近段空肠与远段空肠侧侧吻合。吻合口 4cm 在其吻合口下方 15cm 处再做一个近段空肠与远段空肠侧侧吻合,吻合口长 4cm,在两吻合口之间升支空肠用粗丝线结扎阻断。优点是增加食物储器容量和功能,延缓了排空时间,防止胆汁胰液反流。缺点是食物不经过十二指肠。

8.襻式空肠代胃改良Ⅲ式 全胃切除术后,在改良Ⅱ式基础上,在第一个空肠空肠侧侧吻合口下方 10cm 输出襻用粗丝线结扎阻断,其上方与十二指肠断端行侧端吻合。优点除上述改良Ⅰ、Ⅱ式优点外,还有食物经过十二指肠。

9.连续空肠代胃术 全胃切除术后,在屈氏韧带下 40cm 处空肠提上与食管行侧端吻合,输出襻离吻合口 35cm 处与十二指肠行侧端吻合,在该吻合口下方 5cm 处与屈氏韧带下 20cm 处空肠行侧侧吻合,分别在食管空肠吻合口下方 5~7cm 的输入襻肠管和空肠十二指肠吻合口下方 2cm 输出襻肠管用粗丝线予以结扎阻断,其优点是建成一个一定容量的食物储器,保持食物经过十二指肠,有效地阻止胆汁、胰液反流入食管,不需切断肠管,因此术中污染少,肠管血供良好。

10.改良 Lygidakis 代胃术 全胃切除后,在屈氏韧带下取一段 60cm 空肠,两端切断,提起对折,其顶端空肠与食管行侧端吻合,在吻合口下方 5cm 处再做输入襻与输出襻肠段侧侧吻合,吻合口长 4cm,在吻合口下方 5cm 处再做输入肠段与输出襻肠段端侧吻合,输出襻肠段断端与十二指肠断端行端端吻合,屈氏韧带下空肠与空肠行端端吻合。优点是食物储器呈"8"字形,容量大,有效地延缓食物排空时间,且食物经过十二指肠,有效地阻止胆汁、胰液反流入食管;缺点是手术较复杂费时。

11.P 形空肠襻代胃术 全胃切除后,以 Roux—en—Y 的长臂空肠襻做成希腊字母 P 形(长 15cm 空肠弯曲,行空肠端侧吻合而成 P 形),食管与 P 形空肠襻顶点行端侧吻合,屈氏韧带下近段空肠与食管空肠吻合口下 40cm 处空肠行端侧吻合。优点是手术简单,延缓食物排空时间(30~90min),减少胆汁胰液反流;缺点是食物储器容量较小,不经过十二指肠。

(四)全胃切除术后消化重建术式的选择

全胃切除术后消化道重建术式的选择必须考虑以下几个因素:①胃癌病期的早、晚;②手术切除的彻底性(根治或姑息);③患者年龄、全身情况和对手术的忍受情况;④代胃器官解剖条件,则空肠、结肠系膜的长度、脂肪厚薄、血管解剖情况;⑤手术者手术熟练程度等。因此,笔者认为Ⅰ、Ⅱ、Ⅲ期胃癌;手术切除比较彻底;患者全身情况佳;空肠或结肠系膜长,血管解剖条件好,应将选择建立一个有充分储存功能的代胃袋,防止十二指肠液反流入食管,保持摄入食物通过十二指肠的回盲结肠代胃术、空肠间置加袋术(JIP)。如空肠回盲结肠系膜短,肥厚应选择襻式空肠代胃的改Ⅲ式或连续性空肠代胃术。Ⅳ期胃癌、姑息性切除患者全身情况差,或高龄患者,应选择简便的襻式空肠代胃改良Ⅱ式或襻式空肠代胃的改良Ⅰ式术式。

五、胃癌姑息性手术

近年来,胃癌治疗取得显著成绩,手术切除率、根治切除率以及 5 年生存率均有显著提高。然而仍有一部分晚期胃癌无法行根治性切除,只能做姑息性手术。胃癌姑息性手术包括:姑息性胃切除、改道手术和解除梗阻等手术。

(一)姑息性胃切除术

1.适应证

（1）胃癌伴有肝散在转移（H_2以上）或腹膜广泛种植转移（P_2、P_3）者。

（2）胃癌伴有腹腔以外远处转移者。

（3）全身情况许可。

（4）胃原发灶切除不甚困难。

2.切除范围　根据胃癌生长部位行胃远侧或近侧胃大部切除，甚至行近全胃切除。全胃切除需持慎重态度。淋巴结转移，切除不困难的应尽量切除。使肿瘤负荷量减至最少程度，为以后综合治疗创造条件。

（二）改道术

1.适应证　晚期胃癌合并幽门或贲门梗阻，无法进行切除者。为了解除梗阻，解决进食和营养问题。

2.胃空肠吻合术　适用于胃癌合并幽门梗阻，无法进行切除患者。上腹正中切口，一般行结肠前胃空肠吻合。将屈氏韧带下 $40\sim50cm$ 处空肠提起，在离病灶 $5cm$ 的胃大弯侧壁，空肠输入襻对贲门、输出襻对幽门与胃大弯平行行顺蠕动吻合，吻合口 $8\sim10cm$，另在吻合口下方 $15cm$ 行输入襻空肠与输出襻空肠行侧侧吻合，防止输入襻及十二指肠内容物淤滞。

3.食管空肠吻合术　适用于晚期贲门癌引起贲门梗阻无法切除患者。上腹正中切口，如侵犯食管下段，可行左胸腹联合切口。切开食管被膜游离食管 $7\sim8cm$，按 Roux-en-Y 法行结肠前食管空肠侧端吻合，输入襻空肠切断端与吻合下 $40cm$ 处输出襻空肠行端侧吻合。由于手术较复杂，创伤大，已为食管贲门插管术或经内镜下行食管贲门腔内置管术所取代。

（三）食管贲门插管术

适用于晚期贲门癌引起梗阻患者，经鼻腔插入 Levin 管或胃管到达胃内，上腹正中切口，在胃体前壁切开 $5cm$ 长切口，找到 Levin 管或胃管前端，用粗丝线缝合其前端后，将 Levin 管或胃管从鼻腔拉出，丝线跟着拉到鼻腔外，丝线的另一端留在胃内用血管银夹住，防止缩入食管内，再将丝线从 Levin 或胃管前端取下，由口腔内拉出，用缝针与备好漏斗状食管内留置管末端缝合两针固定，接着把留在胃内丝线用力缓慢向下牵拉，留置管随着进入食管，并通过癌肿狭窄部，当在胃内见到留置管下段，而且无法再往下拉时，此时留置管上段膨部分已到达狭窄上缘。剪去过长留置管下段，用丝线缝合留置管下缘管壁一针固定于胃前壁，胃切口缝合。笔者曾在 1963 年开始采用此法治疗晚期食管癌或贲门癌 50 例，取得较好解除梗阻效果，但有 3 例因留置通过癌灶引起出血，经保守治疗出血停止，近年来采用经内镜下放置钛合金弹簧管解除梗阻法，代替了食管贲门插管术。

六、胃癌手术方法和综合治疗的选择

外科手术切除至今仍是胃癌治疗的主要手段，彻底切除肿瘤原发灶和转移灶后，消除了肿瘤抑制因子，机体免疫功能逐渐恢复，有利于消灭亚临床转移灶，必要时配合化疗、放疗、包括中医中药等治疗，使患者达到根治目的。若切除范围不够，必然造成癌残留。若病期太晚伴广泛转移，机体免疫功能低下，勉强做超负荷的大手术，仍无法达到彻底切除时，必然进一步损害机体本身应激能力，结果适得其反。同样应用化疗、放疗时也要考虑患者的耐受能力。在用什么药、用药剂量、同药时间、用药途径等的不当会影响患者治疗效果。因此，胃癌的治疗，应根据肿瘤生长部位、病期早晚、病理类型、生物学行为、患者全身情况以及医疗条件等，选用最佳治疗方案。

Ⅰ期胃癌,局限于黏膜层的Ⅰ、Ⅱ型隆起病灶直径<2cm,包陷病灶<1cm,分化好,无溃疡,可在内镜下进行电切,局限于胃黏膜癌,隆起型直径<2.5cm,凹陷直径<1.5cm可考虑在腹腔镜下行胃部分切除,或经胃腔下胃黏膜切除术。其他局限于胃黏膜层早期胃癌,采用保留迷走神经肝支和腹腔支的D_1、D_1^+胃大部切除。侵犯到胃黏膜下层早期胃癌采用D_2胃大部切除。多发性早期癌必要时采用D_2全胃切除术。有淋巴结转移或血管内癌栓时,应配合适当化疗。

Ⅱ期胃癌,采用D_2胃大部切除术,有条件者行术中放疗,化疗,免疫治疗,中医中药等治疗。

Ⅲ期胃癌多侵出胃周围组织和淋巴结广泛转移,一部分患者采用选择性D_3手术,一部分采用D_3手术,一部分采用D_4手术,术中合并放疗、化疗,术后再辅以化疗、免疫和中医中药等治疗。若肿瘤较大、细胞分化差,有浆膜严重外侵时,也可采用术前化疗(全身或区域性动脉介入)、放疗、术中放、化疗和术后化疗、免疫和中医中药治疗。

Ⅳ期胃癌为晚期胃癌,其中一部分患者肿瘤侵及周围脏器或有⑫⑬⑭⑮⑯组某些组的淋巴结转移,无远处转移的Ⅳ期胃癌,采用选择性D_3、D_3或D_4手术,或合并受侵周围脏器切除术,术前、术中和术后合并化疗、放疗、免疫治疗和中医中药治疗,一部分患者能生存5年以上。其余有广泛转移Ⅳ期胃癌,一般采用非手术综合疗法,其中有并发梗阻、出血、穿孔等才考虑施行适当姑息性手术。

七、胃癌的腹腔镜手术治疗

目前,腹腔镜技术正越来越多地应用于胃肠道肿瘤患者的治疗当中,也逐渐形成了胃肠道肿瘤外科手术的一种新的发展趋势。腹腔镜手术用于胃良性肿瘤的切除完全可以达到剖腹手术相同的要求,而又具有腔镜手术的许多优点,已为大家所接受。然而,对于胃肠道恶性肿瘤病例是否能够施行腹腔镜手术,以及腹腔镜手术能否达到与剖腹手术同样的疗效曾经存有一定分歧,其关键在于胃肠道腹腔镜手术的根治性问题。人们担忧微创外科手术虽然创伤小,是外科的发展趋势,但是,如果应用不当可能会影响胃肠道恶性肿瘤患者的预后。然而,随着腹腔镜技术的不断进步及胃癌治疗理念的不断进展,腹腔镜手术正越来越多地应用在胃癌的外科治疗中,并取得了良好的效果。

腹腔镜在胃癌的诊断和治疗中,主要可以用于以下三个方面:①进行肿瘤的分期。②进行肿瘤的根治性手术。③作为姑息性治疗手段,对已不能根治的病例进行姑息性治疗。事实上,尽管争论仍存在,但不可否认的是,腹腔镜手术在胃癌的诊治方面已经取得了十分巨大的成就。

腹腔镜手术能否达到根治取决于诸多因素,如肿瘤的因素、设备条件以及术者技术条件等。目前为大多数医师所肯定的腹腔镜手术适应证就肿瘤自身情况来讲有:①肿瘤不超过T_2期;②未穿透浆膜层;③无远处转移;④细胞分化程度呈高度或中度分化;⑤癌外表现少。理论上讲,腹腔镜手术与传统手术在胃癌的切除方法和淋巴结清扫范围方面没有太大的差异,所以不应影响患者的固有生存率。如果有差异,差异则归结于设备条件和手术技术上。

随着腹腔镜技术的不断进步及腹腔镜外科医生技术的逐步提高,如今腹腔镜手术不仅应用于早期胃癌的根治性手术,而且也逐步应用于进展期胃癌的手术治疗(在有良好设备和熟练技术的腹腔镜中心)。甚至对于晚期胃癌患者,腹腔镜的胃引流术以及胃肠造瘘术等也使患者大大受益。

胃癌腹腔镜手术器械系统要求：

①全套的腹腔镜设备：包括30°腹腔镜、摄像机、冷光源、气腹机和监视器等。

②能源：可以选用超声刀及钩状电凝器（电钩）。

③器械配置：除了常规的气腹针、穿刺套管、腹腔镜分离钳、腹腔镜剪刀、施夹器等外，还要有Babcock钳、无损伤抓钳、持针器、三爪或五爪拉钩等。

④直线切割闭合器：拟用切割闭合器直接进行胃肠切除、吻合者，需备腹腔镜下直线切割闭合器（如强生的"爱惜龙"、美外的"Endo－GIA"）。

（一）腹腔镜远端胃次全切除的胃癌根治术

1.麻醉　采用气管插管全身麻醉。

2.患者体位、术者站位、穿刺孔位置　一般是患者仰卧，取头高脚低分腿位，术者立于患者两腿之间，于肚脐置入10mm Trocar作为观察孔，左右上腹部各置入一枚10mm Trocar作为主操作孔，剑突下置入一枚10mm Trocar留给五爪拉钩拨开肝脏以辅助暴露。穿刺孔的位置可根据主刀医师的操作习惯、助手的熟练程度及患者的自身情况进行适当调整。如主刀及助手各站在患者左右两侧协同操作，而扶镜医师站在患者两腿之间等。

3.手术操作　用电刀或超声刀自横结肠中部开始沿横结肠上缘无血管区游离大网膜，向右至结肠肝曲，向左至结肠脾曲，结扎切断胃网膜左动静脉，游离胃大弯至胃短动脉第2支。紧贴胰头表面分离暴露胃网膜右动静脉，在根部结扎切断，清扫第6组淋巴结。剥离胰腺被膜至胰腺上缘。在肝固有动脉的起始部双重结扎或用钛夹夹闭切断胃右动脉，清扫第5组淋巴结。打开肝十二指肠韧带，暴露肝固有动脉，清扫12a组淋巴结。在小网膜无血管区靠近肝切开小网膜直至贲门右侧，再向下沿胃小弯游离至肿瘤上方3～5cm，清扫1、3组淋巴结。游离十二指肠球部至幽门下2～3cm，用内镜下直线切割闭合器离断十二指肠。在胰腺上缘切开后腹膜，暴露肝总动脉，沿肝总动脉鞘分离，清扫第8组淋巴结。继续向左切开胰上缘皱襞，暴露冠状静脉，在基底部结扎离断，继续向左切开胰上缘皱襞，则可见到脾动脉干根部，再向上方剪开腹腔动脉干被膜，在其左前方可见到胃左动脉干根部。在根部结扎切断胃左动脉，清扫7、9、11p组淋巴结。分离靠近胃大、小弯中部的网膜组织和血管，将胃用直线切割闭合器切断。在上腹部正中做一长约5cm的纵切口，安放切口保护圈后，先将胃拉出，采用常规手术使用管状吻合器的方法完成胃十二指肠或胃空肠吻合，然后切除胃。若是全腹腔镜下的手术，可利用直线切割闭合器行腔镜下胃十二指肠或胃空肠的侧侧吻合，再将切除的标本装入标本袋中，待后取出。临床上通常采用有辅助切口的手术方法，一是可以减少直线切割闭合器的使用，大大节约了手术费用，二是缩短了手术时间。况且，即使是全腹腔镜下手术时，为取出标本也必须要做一个差不多大小的切口。

（二）腹腔镜全胃切除和近端胃次全切除的胃癌根治术

1.麻醉　亦采用气管插管全身麻醉。

2.切口　腹腔镜下全胃切除和近端胃次全切除术需要辅助切口，或者采用手助的腹腔镜手术。切口一般选择在上腹部正中，长4～5cm左右。

3.患者体位、术者站位、穿刺孔位置　患者体位、术者站位、穿刺孔位置等参见腹腔镜远端胃次全切除的胃癌根治术。

4.手术操作　近横结肠的大网膜游离和小网膜离断同远端胃次全切除的胃癌根治术。

但在做近端胃次全切除的胃癌根治术时，分离至胃十二指肠交界处后不离断胃网膜右血管，而是在血管弓外切除大网膜直至胃大弯的中部，继续向上离断所有的胃短血管及胃膈韧带，清扫4sa淋巴结，将胃底拉向右下方，暴露左膈肌脚，清扫第2组淋巴结。再向左切开隔食管膜，并与小网膜的分离部位会合。游离末端食管，切断迷走神经前后两干。同法完成胃左和胃冠状静脉的离断。清扫1、3a、7、8、9淋巴结方法同远端胃次全切除的胃癌根治术。沿脾动脉向左清扫11p、11d淋巴结。将胃向上抬起，分离胃底和贲门部后方的粘连。通过辅助切口，用荷包钳和荷包线在食管下端做一个荷包缝合。在荷包钳下方切断食管，移去荷包钳，将管状吻合器的抵钉座放入食管，荷包线结扎牢固。将胃从保护的辅助切口提出腹壁外。近端胃次全切除者在体外做一个"香蕉胃"，塞入吻合器，还纳腹腔后与抵钉座对接，击发吻合。

辅助切口腹腔镜近端胃次全切除的胃癌根治术的具体过程如下：①紧贴横结肠用超声刀游离大网膜。②大网膜游离的范围向左超过结肠脾曲后，向上继续分离脾胃韧带。③较小的胃短血管可以直接用超声刀凝固切断，较粗者则在其近脾脏一侧双重夹闭，近胃侧也夹闭，再用超声刀凝固切断。④大网膜向右分离的范围应超过幽门静脉，达胃网膜右血管后则于网膜血管弓外分离。⑤在胃网膜血管弓外分离大网膜，胃网膜血管弓的右半部分得以完整地保留。⑥剪开食管前方的隔食管膜，游离食管。⑦经食管后方穿过一根牵引带，以方便进一步的游离以及以后的操作。⑧迷走神经的前后干均较粗，分别分离后切断。⑨小网膜的分离紧贴肝脏完成，然后在胃的中部穿过一根牵引带将胃向上牵开。⑩牵开胃后，在器械的辅助下可以明确地看到胃左血管皱襞。⑪用腔镜下分离钳仔细分离胃左静脉及胃左动脉，一般先看到静脉，然后是动脉。⑫在血管的根部，将胃左动脉和胃左静脉分别分离，胃左静脉可以于近端上一枚铁夹，远侧直接用超声刀凝固切断。⑬胃左动脉的近侧用钛夹双重夹闭，远侧用钛夹夹闭后剪断。⑭在上腹部正中做一长4~5cm的纵切口，经该切口置入荷包钳于食管下端将其夹闭。⑮经过荷包钳的针孔穿入荷包线。⑯将荷包针旋转拉出，完成荷包缝合。⑰在食管末端上一把直角钳，在荷包钳的下方将食管剪断。⑱将圆形吻合器的抵钉座经食管断端置入，收紧荷包缝线并结扎固定。⑲将近端胃自切口提出，用直线切割闭合器切除胃的近端，稍多保留胃的大弯侧。在残胃上用电刀做一长1~2cm的操作孔，自操作孔置入管状吻合器，中心杆自残胃断端穿出后，伸入腹腔后与抵钉座对接。⑳击发吻合完成后将吻合器退出。㉑残胃上操作孔的关闭可以采用手工缝合或直接使用切割闭合器。冲洗检查后于吻合口旁放置引流管。

腹腔镜全胃切除胃癌根治术，大网膜切除右侧至结肠肝曲，左侧至结肠脾曲，清除①、③、④、⑤、⑥、⑦、⑧、⑨、⑫a组淋巴结方法同远侧胃次全切除的胃癌根治术，清扫2、11组淋巴结方法同近端胃次全切除的胃癌根治术。

全胃切除时要做食管—空肠Roux—en—Y重建。此时自腹腔提出近端空肠，选择合适血管弓后用直线切割闭合器离断空肠。先用直线切割闭合器完成空肠近侧断端与离断处下方40cm处空肠的侧侧吻合，体外手法缝合关闭系膜裂孔。将肠管送入腹腔，仅留空肠的远侧断端在体外。经该处空肠断端塞入吻合器，还纳腹腔后与食管处的抵钉座对接，击发吻合。空肠断端用直线切割闭合器关闭。

食管残胃吻合或食管空肠Roux—en—Y吻合需要在位置较高的食管上行荷包缝合，并将抵钉座置入食管。由于位置深、视野差，无论采用全腹腔镜还是腹腔镜辅助的方式，有时完成手术非常困难，甚至需要大切口的辅助。故在这里介绍一种用经口腔放置倾斜的圆形抵钉座(OrVil™装置)进行腹腔镜胃切除后食管残胃或食管空肠吻合的方法。

OrVil™系统包含 2 个部件,一个是连接有特殊抵钉座的胃管,即 OrVil™装置;另一个是圆形加长吻合器(EEA25 或 EEA21),用于食管残胃和食管空肠吻合。建立气腹后,首先在腹腔镜下完成根治性全胃切除或近端胃次全切除＋淋巴结清扫术:将胃大弯侧游离并清扫第②、④、⑥、⑩组淋巴结,然后将胃体向头侧掀起并清扫第⑭组淋巴结,再沿着胃十二指肠上动脉向上游离并清扫第⑤、⑧组淋巴结,将胃体放平后再沿胃小弯清扫第③、⑦、⑨、⑪、①组淋巴结,同时清扫肝十二指肠韧带内第 12a 组及 12p 组淋巴结。显露膈肌脚,然后分别切断左、右迷走神经干,再进一步游离食管下段>5cm。用头部可旋转的线型切割缝合器从右往左置入腹腔,于贲门或肿瘤上方 3～4cm 处切断食管。然后,从纵隔内牵出食管断端,在腹腔镜监视下于食管断端的中间或一侧切开直径为 3～4mm 的小口。同时,麻醉师将含 OrVil™装置的胃管经口腔插入,使其头端正好从此小口穿出,随用抓钳缓慢牵引胃管,直到胃管末端的抵钉座出现在视野中,略微抽紧胃管使抵钉座卡牢就位后,剪断胃管和抵钉座之间的连接丝线,将抵钉座前半部分的胃管拔出与抵钉座分离,并露出抵钉座的柄,至此完成了抵钉座的放置。纵向延长剑突下穿刺孔,长 4～5cm,将切口保护圈套在腹壁辅助切口中。行近端胃次全切除＋食管残胃吻合术时,从辅助切口取出全胃标本,修剪残胃。同时,将吻合器穿过手套中指,并用丝线将吻合器与手套固定;然后,切开残胃前壁,置入吻合器,用丝线将残胃与手套固定,再将残胃与吻合器通过辅助切口进入腹腔,手套边翻转套在切口保护圈上,重新建立气腹。行全胃切除＋食管空肠 Roux－en－Y 吻合术时,首先横断十二指肠球部,移除全胃标本。然后在屈氏韧带下方 15cm 处切断空肠,并将近端空肠与远端空肠于远端空肠断端下方约 60cm 处行端侧吻合。同样,先将吻合器穿过手套中指,并用丝线将吻合器与手套固定;然后,自远端空肠断端处置入吻合器,用丝线将空肠与手套固定;再将空肠与吻合器通过辅助切口进入腹腔,手套边翻转套在切口保护圈上,重新建立气腹。先用丝线将吻合器与手套固定,再用丝线将残胃或空肠与手套固定,使吻合器－手套－残胃或空肠襻连成一体。气腹建立后,重新开始在腹腔镜监视下,完成抵钉座与吻合器的对接。检查两侧膈肌脚没有被嵌入吻合器中后,激发并松开吻合器。剪断残胃或空肠与手套的固定丝线,然后退出吻合器。用一只新的手套套在切口保护圈上,重新建立气腹。再次开始在腹腔镜下完成放置胃管、关闭残胃切口或空肠断端以及放置腹腔引流管等操作。

由于整个过程不需要进行任何荷包缝合,而且抵钉座是通过胃管引导置入的,因此该方法明显降低了腹腔镜下操作难度;从而也间接缩短了手术时间。更重要的是,如果肿瘤位置较高,采用这种方式并使用头端可旋转式内镜下切割吻合器还可以获得比荷包缝合更高的切缘,从而避免开胸手术。

(三)围术期处理

术后予以禁食、胃肠减压,监测血压、脉搏。根据患者的情况决定补液的种类和液体量,预防性使用抗生素。注意同时使用抑制胃酸的药物。

患者一般在术后 48～72h 恢复胃肠蠕动功能,出现肛门排气,即可拔除胃管,开始进流质饮食。进食 2d 后,观察引流管引流液的量和性质无异常后,可逐步拔除腹腔引流管。嘱患者注意饮食控制,逐步缓慢增加进食量,避免进大块或是较硬的食物。

(四)常见并发症及预防

1.腹腔内出血　腹腔内出血是腹腔镜胃癌手术最严重及最常见的并发症之一,最常见原因是在清扫淋巴时误伤相关血管。另外,造成术中出血的常见原因还有是在离断脾胃韧带时撕裂损伤脾脏包膜或胃短血管。此外,术中较小血管超声刀或是电凝止血时已凝血,而在后续的操作中可能碰到这些组织,导致继发出血,因出血量小,术毕探查时未发现。有时则可能是钛夹所夹的组织较少而滑脱导致血管出血。提高手术技巧,谨慎、确切地处理血管,以及术毕的仔细探查可以减少相关情况的发生。同时,使用超声刀解剖分离组织时,应给予超声刀充足的作用时间,切忌暴力撕扯导致组织出血。对于手术中发现的明确出血点,在可能的情况下应尽量予以钛夹钳夹止血,这较为确切。对于脾脏包膜或胰腺实质表面的渗血,可予以纱布按压或用电凝棒止血,效果较好。对于网膜组织的渗血,可用分离钳接电电灼处理。

2.吻合口并发症　与开腹手术类似,吻合口出血、吻合口瘘和吻合口狭窄也是腹腔镜胃癌手术后最常见的并发症。近年来随着胃肠吻合器及腹腔镜下直线切割闭合器的不断改进,越来越多的吻合都是通过器械来完成的,这更加稳定而可靠,故这些并发症的发生率略有降低。当然,正确应用吻合器及切割闭合器是防止吻合口并发症发生的最重要环节。对于吻合口吻合不满意者,应果断行腔镜下或辅助口下手工加强缝合。确保吻合口充足的血供和没有张力也是预防吻合口并发症发生的重要措施。

3.十二指肠残端瘘　十二指肠残端瘘是全胃手术后的常见并发症。由于大量消化液从残端漏出,腐蚀周围重要血管及组织,较为危险。手术中在游离十二指肠球部时避免误伤肠壁,应用切割吻合器关闭十二指肠残端时避免张力过高,必要时行残端加强缝合,是避免此类并发症的重要措施。

4.胰漏　腹腔镜胃癌手术后胰漏的发生与手术中损伤胰腺组织直接有关。在分离胃胰间隙时超声刀误伤胰腺,分离暴露胃十二指肠动脉时误伤胰腺实质,器械按压胰腺辅助暴露时不慎误伤,均是可能的原因。胰漏虽然少见,但是其可以造成严重感染和腹腔大出血,非常危险。细致、仔细的操作仍然是避免其发生的最重要方法。

此外,腹腔镜下胃癌手术亦有其他一些容易发生的并发症,如小肠梗阻、残胃动力障碍等,值得注意。

总之,腹腔镜胃癌手术仍然是一项技术要求较高的微创手术。手术者不断积累胃癌手术的经验、不断提高腹腔镜手术的技巧,对于提高腹腔镜手术疗效和降低腹腔镜手术并发症发生率仍是最大的关键。此外,腹腔镜下器械的不断创新和改进也有效提高了腹腔镜外科手术的安全性,并大大降低了手术并发症的发生率。

(达热拜·热达提)

临床常见
肿瘤疾病诊断与治疗

（下）

韩　磊等◎主编

吉林科学技术出版社

第七章　肝脏肿瘤

第七章　肝脏肿瘤

第一节　肝脏肿瘤病理学

一、肝肿瘤的组织学分类

随着肝脏外科的快速发展,经手术切除的肝及肝内胆管系统肿瘤的数量和病理类型都明显增加。2000 年,世界卫生组织(WHO)提出了《肝和肝内胆管系统肿瘤组织学分类》,该分类按上皮性、非上皮性、杂类肿瘤、血管和淋巴肿瘤、杂类病变 5 个类别提出约 30 种占位性病变(不包括转移性肝癌和细胞非典型增生)(表 7-1)。

表 7-1　肝和肝内胆管系统肿瘤组织学分类(WHO)

上皮性肿瘤	杂类肿瘤
良性	孤立性纤维性肿瘤
肝细胞腺瘤	畸胎瘤
局灶性结节性增生	卵黄囊瘤(内胚窦瘤)
肝内胆管腺瘤	癌肉瘤
肝内胆管囊腺瘤	Kaposi 肉瘤
胆道乳头状瘤病	横纹肌样瘤
恶性	其他
肝细胞性癌	造血和淋巴性肿瘤
肝内胆管性肝癌(外周性胆管癌)	转移性肿瘤
胆管囊腺癌	上皮性异常
肝细胞癌-胆管细胞癌混合型	肝细胞异型增生
肝母细胞瘤	大细胞型
未分化癌	小细胞型
非上皮性肿瘤	异型增生结节(腺瘤样增生)
良性	低级别
血管平滑肌脂肪瘤	高级别(非典型腺瘤样增生)
淋巴管瘤与淋巴管瘤病	胆管异常
血管瘤	增生
婴儿血管内皮瘤	异型增生
恶性	上皮内癌(原位癌)
上皮样血管内皮瘤	杂类病变
血管肉瘤	间叶性错构瘤
胚胎性肉瘤(未分化肉瘤)	结节性转化(结节再生性增生)
横纹肌肉瘤	炎性假瘤
其他	

第二军医大学东方肝胆外科医院(Eastern Hepatobiliary Surgery Hospital,EHBH)于 1982 年 1 月 1 日至 2006 年 12 月 31 日的 25 年期间里,经手术切除并有明确病理诊断的肝脏各类占位性病变共计 21057 例。在此基础上,结合文献资料分析,根据病变的性质和组织起源将肝及肝内胆管系统的原发性占位性病变分为三大型、六亚型。三大型为瘤样病变(表 7-

2)、良性肿瘤(表7-3)和恶性肿瘤(表7-4);六亚型为肝细胞性,胆管上皮性,血管和淋巴性,肌、纤维和脂肪性,神经与内分泌性以及杂类,组织学类型约100种。重视对肝及肝内胆管系统肿瘤的组织学分类以及病理生物学特性的了解和实际应用,应会十分有助于临床诊治水平的不断提高。

表7-2　肝和肝内胆管系统瘤样病变组织学分类(EHBH)

1.肝细胞性结节	3.杂类结节
1.1局灶性结节性增生	3.1间叶性错构瘤
1.2结节再生性增生	3.2炎性假瘤
1.3部分结节性变	3.3假脂肪瘤
1.4腺瘤样增生(非典型增生结节)	3.4假性淋巴瘤(反应性淋巴组织增生)
1.5代偿性肝叶或段增生	3.5孤立性坏死结节
1.6局灶性脂肪变	3.6肝紫癜
1.7肝副叶	3.7遗传性出血性毛细血管扩张症
2.胆管结节和囊肿	3.8结节病
2.1胆管错构瘤	3.9结节性髓外造血
2.2肝囊肿(多囊肝)	3.10结核瘤
2.3纤毛前肠囊肿	3.11脓肿
2.4表皮样囊肿	3.12葡萄状菌病
2.5子宫内膜性囊肿	3.13软斑病
2.6胆管周围腺体囊肿	3.14异位组织(肾上腺残余瘤、胰腺残余瘤等)
2.7副肝囊肿	
2.8肝包虫病	

表7-3　肝和肝内胆管系统良性肿瘤的组织学分类(EHBH)

1.肝细胞性肿瘤	5.神经与内分泌性肿瘤
1.1肝细胞腺瘤(肝腺瘤病)	5.1神经鞘瘤
2.胆管上皮性肿瘤	5.2神经纤维瘤
2.1胆管腺瘤	5.3丛状神经纤维瘤
2.2胆管囊腺瘤	5.4神经纤维瘤病
2.3胆管乳头状瘤病	5.5嗜铬细胞瘤
2.4胆管腺纤维瘤	5.6胃泌素瘤
3.血管和淋巴管性肿瘤	5.7血管活性肽瘤
3.1海绵状血管瘤	6.杂类肿瘤
3.2血管平滑肌脂肪瘤	6.1畸胎瘤
3.3血管周上皮样细胞肿瘤	6.2间皮瘤
3.4血管母细胞瘤	6.3黏液瘤
3.5婴儿血管内皮瘤	6.4软骨瘤
3.6淋巴管瘤(淋巴管瘤病)	6.5Langerhans细胞组织细胞增生症
4.肌、纤维和脂肪性肿瘤	6.6促结缔组织增生性巢状梭形细胞瘤
4.1平滑肌瘤	6.7窦状隙周(围)细胞肿瘤
4.2孤立性纤维性肿瘤	
4.3脂肪瘤	
4.4髓脂肪瘤	

表7-4　肝和肝内胆管系统恶性肿瘤组织学分类(EHBH)

1.肝细胞性肿瘤	5.神经和内分泌性肿瘤
1.1肝细胞癌	5.1神经内分泌癌(类癌)
1.2肝母细胞瘤	5.2恶性神经鞘瘤
1.3肝细胞癌-胆管癌混合型	6.杂类肿瘤
2.胆管上皮性肿瘤	6.1未分化(胚胎性)肉瘤
2.1肝内胆管癌	6.2未分化癌
2.2胆管囊腺癌	6.3癌肉瘤(恶性混合瘤)
2.3胆管横纹肌肉瘤	6.4黏液表皮样癌
2.4胆管实性假乳头状瘤	6.5鳞状细胞癌(腺鳞癌)
3.血管、淋巴和造血系统肿瘤	6.6卵黄囊瘤
3.1血管肉瘤	6.7绒毛膜上皮癌
3.2恶性血管外皮细胞瘤	6.8上皮肌上皮癌
3.3上皮样血管内皮瘤	6.9淋巴上皮瘤样癌
3.4恶性血管平滑肌脂肪瘤	6.10恶性畸胎瘤
3.5Kaposi肉瘤	6.11恶性横纹肌样瘤
3.6淋巴瘤	6.12滑膜肉瘤
3.7滤泡性树突状细胞瘤	6.13恶性胃肠道间质瘤
3.8髓外浆细胞瘤	6.14恶性间皮瘤
4.肌、纤维和脂肪性肿瘤	6.15骨肉瘤
4.1平滑肌肉瘤	6.16促结缔组织增生性小圆细胞肿瘤
4.2横纹肌肉瘤瘤	6.17骨化性巢状间质-上皮肿瘤
4.3纤维肉瘤	
4.4脂肪肉瘤	
4.5恶性纤维组织细胞	

二、肝脏良性肿瘤的临床病理学特点

目前已报道的肝及肝内胆管系统的良性肿瘤至少有29种(见表2-3)。我院肝良性肿瘤占全部肝肿瘤的12%(2526/21057),病例数居前三位的分别是肝海绵状血管瘤(88%)、肝细胞腺瘤(3.2%)和肝血管平滑肌脂肪瘤(2.7%)。这里介绍几个较为常见的肝良性肿瘤。

(一)肝细胞腺瘤

1.临床特点　肝细胞腺瘤(hepatocellular adenoma,HCA)是最常见的肝细胞性良性肿瘤。与西方国家多见于年轻女性不同,我国HCA患者男女比例相近,平均年龄35岁,病因不明,可能与口服避孕药或糖原代谢病等有关。HCA患者无HBV或HCV感染,多在体检时发现肝占位,少数因HCA瘤体较大发生破裂出血。CT平扫检查示均质低密度肿块。

2.大体特点　多发生于肝右叶,为单个类圆形结节,周围有部分包膜,边界清楚,质地略软于周围肝组织,颜色或呈灰白色伴黄褐色斑块(有脂肪变),或淡绿色(胆汁淤积),或多彩色(出血坏死),周围肝组织无肝硬化。HCA瘤体直径多在5cm以上,当HCA结节数量多于10个时诊断为肝腺瘤病。

3.镜下特点　肝细胞分化良好,核无异型性,核/质比正常,无核分裂,细胞体积略大于正常肝细胞,呈1~2层细胞板排列,汇管区和小胆管缺如,有散在分布的薄壁小血管,或血管有紫癜样扩张。肝细胞可有水肿变性和脂肪变性,偶见毛细胆管胆栓。我们也见到HCA组织内可以出现灶性肝细胞非典型增生以及少量假腺管结构。HCA 边缘无或有部分包膜,对周围肝组织无侵犯,边缘常见厚壁动脉血管。免疫组化:CD34 显示微血管稀疏、灶性分布。

4. 鉴别诊断　需要与高分化肝细胞癌和肝局灶性结节性增生相鉴别,特别是周围肝组织有慢性肝炎或肝硬化时诊断更要谨慎,可采用 CD34 免疫组化辅助诊断。高分化肝细胞癌微血管呈弥漫性分布,磷脂酰肌醇蛋白聚糖(glypican-3)标记仅对肝细胞癌阳性,良性肝细胞阴性;肝局灶性结节性增生显示微血管主要围绕纤维瘢痕两侧分布。

5. 预后　有报道 β-连环蛋白(β-catenin)激活型 HCA 发生癌变的危险性会明显增加。东方肝胆外科医院手术切除的 81 例 HCA 至今无一例发生癌变或术后复发,与肝癌对比也未发现特殊的基因变异。即使如此,原则上应对 HCA 进行完整手术切除治疗。

(二)胆管囊腺瘤

1. 临床特点　胆管囊腺瘤(bile duct cystadenoma,BDC)的发生可能与胚胎期胆管分化迷路有关,一般发生在邻近肝门部的较大胆管。95%以上发生于 50～60 岁中老年女性,表现为腹痛或腹块,血清 CA19-9 可有升高,影像学检查提示为肝内巨大多房性囊性占位。

2. 大体特点　BDC 以肝左叶多见,呈单个巨大多房性囊性肿块,平均瘤体直径在 10cm 以上,内壁光滑,囊腔内含稀薄透明黏液。当囊腔内有实性凸出的肿块,内壁粗糙增厚,含有乳色蛋白状黏液,则提示有恶变可能。

3. 镜下特点

(1)黏液型:多见,以女性为主。囊壁有多层结构,基底膜的上方衬覆单层立方、扁平或无纤毛的柱状上皮,胞质嗜酸性或含有黏液,基底膜的下方为梭形细胞成分的间叶性间质,类似卵巢样间质,表达波形蛋白(vimentin)和 SMA,最外层为疏松的纤维结缔组织。

(2)浆液型:少见,以男性为主,无卵巢样间质。此外,当上皮层出现乳头状增生时可诊断为乳头状囊腺瘤。免疫组化示上皮细胞 CK19 阳性。

(四)鉴别诊断

需注意上皮以及间叶性成分有无异型性或癌变,当细胞排列密集,或有腺管状结构时需要与高分化腺癌相鉴别。此外,还需要与胆管错构瘤及畸胎瘤等肝囊性肿瘤相鉴别,最主要的组织学差异在于这些病变没有 BDC 的卵巢样间质成分。

(五)预后

BDC 被认为是胆管囊腺癌最重要的癌前病变。东方肝胆外科医院 17 例胆管囊腺癌男女比例为 1:3.25,女性多见。应手术切除,预后良好。

(三)肝海绵状血管瘤

1. 临床特点　该病的发生可能与胚胎发育过程中血管发育迷路有关,形成管壁无平滑肌成分的蜂窝状错构血管瘤,但多次妊娠及长期口服避孕药有可能会加快血管瘤生长。大多数肝海绵状血管瘤为缓慢生长的无痛性肿块,即使瘤体积较大也很少出现明显症状和体征,多见于高龄女性。B超检查显示为强回声肿块,CT 平扫显示为均匀低密度肿块,动脉血管造影诊断的敏感性和特异性分别达到 96%和 100%。

2. 大体特点　90%以上为单个病灶,肿瘤呈膨胀性生长,表面分叶状,因瘤组织内含有大量血液而呈紫红色或暗红色。切面呈富含血液的海绵状或蜂窝状腔隙,瘤体中央可见灰白色纤维硬化结节。

3. 镜下特点　肿瘤由管腔明显扩张并相互交通的小血管组成,薄壁血管衬以单层扁平内皮细胞,无异型性,管腔内富含红细胞,有时周围肝组织亦可见微小血管瘤,邻近肝窦呈紫癜样扩张;当血管壁纤维化明显增厚,管腔狭窄或闭塞,血管腔不明显,可诊断为硬化性血管瘤。免疫组化示 CD34 和波形蛋白阳性。

4.鉴别诊断　诊断通常并不困难,但需要注意不要与分化良好或不典型的血管肉瘤以及婴儿血管内皮瘤相混淆。

5.预后　肿瘤不恶变,对于瘤体积较大并引起明显症状的肝血管瘤可采取手术切除,预后良好。

(四)婴儿肝血管内皮瘤

1.临床特点　婴儿肝血管内皮瘤(infantile hemangioendothelioma,IHHE)多见于 2 岁以下女性婴幼儿或新生儿,占所有婴幼儿原发性肝肿瘤的 12%,成人偶可发生。病因不明,部分患儿伴有皮肤血管瘤、半身肥大和 Cornelia de Lange 综合征。患儿以肝肿大和腹部包块为主要体征。CT 显示边缘清楚的低密度灶。

2.大体特点　肿瘤呈紫红色海绵状结节,纤维化区域呈灰白色,发生坏死时可呈黄白色。肿瘤体积大小差异很大,从直径 0.5~15cm 不等,以单结节多见,多发时病灶可弥漫分布累及全肝。

3.镜下特点　可分为两种类型。Ⅰ型:常见,也称良性血管内皮瘤,肿瘤由薄壁毛细血管构成,管腔衬覆成熟的单层扁平或肥胖内皮细胞,细胞形态一致,核无异型性。肿瘤中央局部可见海绵状血管瘤样管腔,间质内常见小胆管结构,肿瘤边界清楚。Ⅱ型:也称血管肉瘤,内皮细胞明显多形性,细胞核形状不规则,染色深,可见核分裂,瘤细胞呈簇状或乳头状向血管腔内突起,周边肝窦有侵犯,此型患儿可伴皮肤多发性血管瘤。免疫组化示瘤细胞 CD34 和波形蛋白阳性。

4.鉴别诊断　应注意Ⅰ型 IHHE 与Ⅱ型 IHHE 肿瘤之间的鉴别,肝穿刺活检诊断难度很大。此外,当瘤组织有血管瘤样扩张时不要与海绵状血管瘤混淆。

5.预后　Ⅰ型 IHHE 生物学行为良性,严重并发症包括充血性心力衰竭等,若病变局限采用手术切除治疗可获得较好疗效。少数Ⅰ型 IHHE 在治疗期间可恶变为Ⅱ型 IHHE,具有高侵袭性。

(五)肝血管平滑肌脂肪瘤

1.临床特点　以往认为肝血管平滑肌脂肪瘤(angiomyolipoma,AML)具有间叶性错构瘤性质,近来认为来自血管周上皮样细胞(PEC)。病因不明,国外少数患者有结节硬化症。我们于 1992 年报道肝 AML,当时为罕见病例,但从 2004 年 1 月至 2006 年 12 月的 3 年期间里,我们诊断的 HCA 和 AML 分别为 48 例和 65 例,表明肝 AML 其实并不少见。患者年龄在 26~60 岁之间,平均年龄 41.8 岁,女性略多。一般无特殊症状和体征,或有腹块和腹部不适。B 超示高回声肿块,CT 呈圆形低密度分叶状肿块。

2.大体特点　肿瘤多为单结节,肝右叶多见,平均直径 6cm,切面呈灰白色、淡黄色或灰褐色,周边无明显包膜,但分界较清楚。

3.镜下特点　肿瘤由厚壁血管、平滑肌以及脂肪组织以不同比例混杂构成,其中平滑肌细胞的形态变异最大,呈梭形或肥胖的上皮样形态,胞质嗜酸性或富含糖原,残留胞质成分在细胞中央浓聚成嗜酸性团块,与细胞核重叠,少数情况下部分平滑肌细胞可以有多形性。上皮样平滑肌细胞排列成细梁索状结构,肿瘤周边通常无包膜。我们观察到 AML 常出现"浸润性"边界,与肝组织呈锯齿状分界,甚至有小灶性生长,血管内可有 HMB45 阳性染色细胞团。另外,单纯由平滑肌细胞构成的肝 AML 也不少见,该型的生物学行为还值得进一步探讨。免疫组化:平滑肌细胞 HMB45 阳性为重要诊断依据。

4. 鉴别诊断 当 AML 组织以平滑肌成分为主排列成梁索状时,特别需要与高分化肝细胞癌相鉴别。此时免疫组化可以提供很大帮助,HMB45 在 AML 呈特征性阳性,而在肝细胞癌为阴性;Hep Par1 在肝细胞癌呈特征性阳性,在 AML 为阴性。此外,当 AML 以脂肪成分为主时,还需与脂肪瘤相鉴别。

5. 预后 手术切除预后良好,偶有恶性 AML 的报道,但我院手术切除的 80 余例 AML 至今未出现恶变、术后复发和转移的情况。

三、肝脏恶性肿瘤的临床病理学特点

目前已报道的肝和肝内胆管系统的恶性肿瘤至少有 39 种。东方肝胆外科医院收治的恶性肿瘤占全部肝肿瘤的 84.34%(17760/21057),病例数居前三位的分别是肝细胞癌(92.3%)、肝内胆管癌(6.7%)和肝母细胞瘤(0.1%),其中肝细胞癌是肝肿瘤诊断和鉴别诊断的核心。

(一)肝细胞癌

1. 临床特点 肝细胞癌(hepatocellular carcinoma, HCC)是与慢性肝炎病毒(HBV/HCV)感染密切相关的恶性肿瘤,其发生率和死亡率分别占全球恶性肿瘤的第 5 位和第 3 位,占我国恶性肿瘤的第 3 位和第 2 位。由于我国目前约有 9300 万乙型肝炎病毒(HBV)携带者,其中患者 98 万余人,约有 4000 万丙型肝炎病毒(HCV)感染者,其中患者 7 万余人,这一基本现状是造成我国 HCC 发生率在今后一个较长的时期内仍处于较高趋势的重要原因。大多数 HCC 患者有慢性 HBV/HCV 感染史、血清 AFP 含量升高和影像学检查示肝占位性病变等基本特点。少数无 HBV 感染 HCC 的发生可能存在其他途径。

2. 大体特点 肿瘤质地较软,切面呈灰白色鱼肉样,有出血坏死时呈暗红色或多彩色;纤维组织成分多时质地较硬,呈灰白色分叶状;有胆汁淤积时呈墨绿色。大体观察的内容应包括肿瘤大小、数量、卫星灶和癌栓形成、包膜是否完整以及癌旁肝组织肝硬化情况等。

HCC 有多个病理分型版本,目前仍沿用 Eggel 分型,即①结节型(<10cm);②巨块型(>10cm);③弥漫型(全肝弥漫性分布)。我国肝癌病理研究协作组于 1979 年制定了的 HCC 病理分型,分为①弥漫型;②块状型(5~10cm);③巨块型(>10cm);④结节型(3~5cm);⑤小癌型(<3cm)。其中块状型和结节型又分为单块(结节)型、多块(结节)和融合块状(结节)型。此外,在临床分期中比较注重 HCC 瘤体大小和血管癌栓等参数。

3. 镜下特点

(1)组织学类型:HCC 排列方式与生物学行为和分化程度有关,也具有较大的鉴别诊断意义,常见的组织学类型有以下几种。

1)细梁型:是高分化 HCC 最常见的组织学类型。癌细胞排列成 1~3 层细胞厚度的梁索状,梁索之间衬覆血窦,癌细胞大小及形态与正常肝细胞相似,偶见核分裂。

2)粗梁型:是 HCC 最常见的组织学类型。癌细胞梁索的厚度在 4 层细胞以上,癌细胞核/质比增大,核异型明显,可见较多核分裂。

3)假腺管型:由 HCC 细胞围绕成腺管样,癌细胞呈立方形,腔内含胆栓或嗜酸性蛋白渗

出物,可类似肝内胆管癌和转移性腺癌,但仍呈肝细胞性标志物 Hep Par1 染色阳性,多克隆性癌胚抗原(pCEA)染色可见毛细胆管结构。

4)团片型:癌细胞呈密集实体性生长,血窦因受压而不明显。

5)硬化型:肿瘤具有丰富的纤维性间质,将癌组织分割包绕成大小不一的细胞巢,可类似于肝内胆管癌或转移性肿瘤,可见于介入治疗后肿瘤的局部组织反应,提示患者的机体免疫反应较强。

6)自发坏死型:患者术前非治疗状态下血清 AFP 含量自行转阴,手术切除标本严重凝固性坏死,反复取材除找不到残留癌细胞,提示患者机体免疫功能较强,预后较好。

7)淋巴上皮样癌:以癌组织内出现丰富致密的淋巴细胞/浆细胞浸润为特征,淋巴细胞数量明显多于肿瘤细胞,需注意排除来自鼻咽部淋巴上皮样癌转移。预后相对较好。

(2)细胞学类型:HCC 的细胞学形态除以肝细胞为主外,还可有多种形态变异,常见的细胞学类型主要有以下几种。

1)肝细胞型:是 HCC 最常见的细胞学类型。分化好的癌细胞大小与正常肝细胞相似,癌细胞呈多边形,胞质呈嗜酸性细颗粒状,核圆形;分化差的癌细胞体积增大,胞质嗜碱性,核/质比增大,核形状不规则或呈怪状核,染色加深,核分裂多见。

2)透明细胞型:超过 50% 以上的癌细胞因糖代谢紊乱,胞质富含糖原而透亮或空泡状,癌细胞体积明显增大,核居中或偏位。当肿瘤以透明细胞成分为主时,应注意与来自肾上腺、肾和卵巢的转移性透明细胞癌相鉴别,后者呈 Hep Par1 染色阴性,pCEA 染色无毛细胆管结构。

3)梭形细胞型:癌细胞以梭形为主,编织状排列,类似肉瘤样结构,是分化差或肉瘤样变的表现,梭形细胞同时表达 Hep Par1、AFP、CK、波形蛋白或 S-100,也可诊断为肉瘤样癌,但不要与原发性或转移性肉瘤相混淆。

4)富脂型:超过 50% 以上的癌细胞因脂肪代谢紊乱,胞质内出现大小不一的脂滴。当肿瘤以脂肪变细胞成分为主时,应注意与 AML 相鉴别。免疫组化染色仍呈 Hep Par1 阳性。

(3)HCC 的分化分级:可将分化程度分为好、中、差三级,或使用以下经典的 Edmondson-Steiner 四级分级法。

Ⅰ级:癌细胞类似正常肝细胞,细梁型排列为主。

Ⅱ级:癌细胞形态接近正常肝细胞,核/质比略增大,核染色加深,胞质嗜酸性增加,细梁型排列为主,可出现假腺管型结构。

Ⅲ型:癌细胞分化中度~较差,核异型性超过Ⅱ级,核分裂易见,粗梁型排列为主,组织结构异型性增大。

Ⅳ级:癌细胞分化最差,多核巨细胞和怪状核细胞易见,核异型性超过Ⅲ级,粗梁型或团片型结构为主。

4.HCC 浸润生长方式　HCC 的生物学行为特点与临床治疗方式的选择和预后有密切的关系,归纳起来主要有以下几种形式。

(1)包膜侵犯:癌周纤维包膜的形成是局限和阻挡 HCC 扩散的重要屏障。当肿瘤突破包膜进入邻近肝组织,或在包膜外形成子灶,则提示肿瘤生长活跃,侵袭性强,需要在癌旁保留一定的切除范围以做到根治性切除。

(2)癌栓形成:HCC 组织内血管网丰富,特别是门静脉及其分支最易受到肿瘤侵犯形成癌栓进而造成肝内外转移,总体发生率可达80%以上。此外,HCC也可以侵犯肝内胆管,形成胆管内癌栓。对于在远癌旁肝组织内有癌栓形成的病例,应特别重视术后预防复发和转移的综合性治疗。

(3)子灶生长:有明栓形成的HCC也常伴有子灶生长,对于近癌旁肝组织生长的子灶仍可完整切除,但在远癌旁肝组织内出现散在的子灶生长将会严重影响手术切除效果。

(4)移行过渡:癌细胞的梁索与正常肝细胞的梁索移行过渡,两者之间并无明显分界,是HCC较为缓和的一种浸润性生长方式。

5.影响HCC预后的病理学因素　HCC术后5年复发率高达60%,肝外转移以血行转移为主,尤以肺部多见。影响HCC预后的主要病理学因素见表7-5。

表7-5　影响HCC预后的病理学因素

大体特点	镜下特点
1.多结节型肿瘤	1.多处血管癌栓形成
2.有肉眼门静脉癌栓	2.包膜突破,散在子灶生长
3.瘤体>3cm切除范围不足	3.癌周肝硬化组织内有癌前病变
4.瘤体质软破碎,切缘肿瘤裸露	4.癌细胞增殖活性高,DNA多倍体/异倍体

此外,目前越来越重视寻找与HCC侵袭转移、复发预后等生物学特性有关的分子标志物,以为临床制订合理的诊治方案提供指导依据。目前对HCC标志物的研究主要集中在以下两个方面,一是在病理诊断时确定肿瘤的组织来源,例如Hep Par1、pCEA和CK18是肝细胞的特异性标志物,缺点是不能区分肝细胞性肿瘤的良、恶性。但HCC组织CD34染色显示微血管呈特征性弥漫分布,此与肝细胞良性肿瘤(如HCA)和肝转移性肿瘤都明显不同,而Glypican-3仅在HCC中表达,正常肝细胞阴性,可以互相补充提高病理诊断的准确性;二是明确组织起源、评估侵袭和转移能力以及判断预后,此类标志物较多,如何组成有效的常规诊断标志物检测谱还需要进一步探讨(表7-6)。

表7-6　与HCC起源和预后相关的标志物

	组织/细胞起源相关	侵袭、转移、预后相关
HCC	Hep Par1,pCEA	Integrin,E-selectin,VEGF
	CK8/18,CD34,	EGFR,MMP-2,CD34,p53
	Glypican-3	KIAA0101,OPN,HKII,TATI
		NDRG1,HSPA9,IMP3,ASPM

Integrin:整合素;E-selectin:E-选择素;VEGF:血管内皮生长因子;EGFR:表皮生长因子受体;MMP-2:基质金属蛋白酶-2

6.小肝癌　了解早期小肝癌生物学特性对于临床提高HCC远期疗效具有实际的指导意义。我国肝癌病理研究协作组于1979年首次提出了<3cm小肝癌分类。随后研究进一步发现,人体HCC在瘤体直径近3cm大小时,是DNA倍体开始从生物学行为开始从早期相对良性状态向演进期明显恶性状态转变的重要时期。<3cm小肝癌的基本病理生物学特点包括:①以单结节性生长为主,多有完整纤维包膜,与周围肝组织分界清楚;②癌细胞分化程度高(Ⅰ～Ⅱ级为主),以DNA含量二倍体为主,生长相对缓慢;③病灶局限,少有卫星灶和癌栓形成;④癌旁少有大于0.5cm的侵犯,局部根治性切除后极少残留复发;⑤手术切除后5年生存率超过70%,明显好于大肝癌。

需要注意的是,HCC 瘤体积并不绝对反映肿瘤的生物学行为和恶性程度。约 30% 的小肝癌可以出现 DNA 含量异倍体,发生血管侵犯和浸润性生长等恶性生物学行为,表明这部分小肝癌较早地转入到恶性演进阶段,已不属于生物学意义上的早期小肝癌范畴。因此即使是手术切除小肝癌,也应该注意保留一定的切除范围,防止癌细胞残留。

(二)纤维板层型肝细胞癌

1.临床特点　纤维板层型肝细胞癌(fibrolamellar hepatocellular carcinoma,FLC)为 HCC 的一种特殊类型,西方国家报道较多,在我国并不多见。患者以 35 岁以下青年人多见,平均 25 岁,男女比例相近。与慢性病毒性肝炎和肝硬化的关系并不密切,多数患者血清 AFP 阴性。CT 显示低密度肿块中央有更低密度的星状瘢痕,可见较多钙化点。

2.大体特点　肝左叶多见,瘤体积较大,平均 13cm,肿瘤中央因纤维瘢痕收缩而凹陷。切面呈多结节分叶状。约 70% 的病例癌周肝组织无肝硬化表现。

3.镜下特点　以癌巢被致密的平行板层状纤维组织围绕为特征,癌细胞质内含有丰富的粗大嗜酸性颗粒,淀粉酶消化后 PAS 染色阳性,胞质内还常见苍白小体或毛玻璃小体。免疫组化表达 Hep Par1 等肝细胞标志物。

4.鉴别诊断　要注意严格掌握诊断标准,不要与硬化型 HCC 相混淆。对于分化较好的 FLC 需与肝局灶性结节性增生和 HCA 相鉴别,后两者无明显异型性。

5.预后　一般认为 FLC 切除率高,预后要好于普通型 HCC。

(三)肝内胆管癌

1.临床特点　肝内胆管癌(intrahepatic cholangiocarcinoma,ICC)是发生于肝内二级分支以下胆管的恶性肿瘤,也称为外周型胆管癌,是仅次于 HCC 的第二常见肝恶性肿瘤。与 ICC 的发生有关的因素包括肝内胆管结石、肝血吸虫病、HBV 感染以及原发性硬化性胆管炎等。研究显示,ICC 具有与 HCC 不同的肿瘤抑制基因杂合性缺失谱,提示两者发生的分子路径及分子机制并不相同。ICC 患者的一般临床表现可与 HCC 相似,但常有胆管结石与胆管炎症或阻塞性黄疸等胆道系统病变。血清 AFP 多阴性,血清 CA19－9 明显升高。CT 显示为边缘不清的低密度肿块。

2.大体特点　肿瘤因含丰富的纤维间质成分而质地硬韧,切面灰白色。按生长方式可分为 4 型,①结节型:侵犯肝内小胆管分支,形成边界清楚的肿块;②胆管周围浸润型:肿瘤包裹较大胆管并沿胆管走向浸润性生长,管壁明显增厚;③结节浸润型:肿块以胆管为中心,呈树根样向四周放射状生长,形成边界不清的肿块,常侵犯血管;④胆管内生长型:肿瘤呈颗粒状质脆乳头,局限于胆管腔内生长,病变胆管囊性扩张,肿瘤对胆管周围肝组织无侵犯。伴有慢性 HBV 感染者癌旁肝组织可有肝硬化改变。

3.镜下特点　ICC 常见的组织学类型为腺癌,癌细胞有胆管上皮细胞的特点,呈立方形或低柱状,胞质淡染或嗜碱性,腺腔内含有黏液而非胆汁,纤维间质丰富,周边通常无包膜,肿瘤呈浸润性生长,管内生长型以乳头状腺癌为主。根据癌细胞的分化程度可分为好、中、差。ICC 少见的组织学类型包括印戒细胞型、梭形细胞型、透明细胞型、类癌、淋巴上皮样癌以及未分化癌等。细胆管癌特指起源于细胆管或 Hering 管的腺癌,癌细胞呈小立方形,排列成无明显腔隙的实性细梁状,常侵犯神经组织。ICC 的一线免疫组化诊断抗体有 MUC－1 和 CK19,二线诊断抗体有 AQP－1 和 CA19－9。

4.鉴别诊断　ICC 的腺管结构需要与假腺管型 HCC 相鉴别;ICC 的梁索状结构需要与

粗梁型 HCC 相鉴别;ICC 的纤维间质需要与硬化型 HCC 相鉴别。可采用 ICC 和 HCC 的免疫组化标志物谱互为对照加以区别。

5.预后　ICC 最常见淋巴结转移,也易于侵犯血管和神经,形成多通道转移,尤以肺和骨转移多见。一般而言,结节浸润型预后差,胆管内生长型预后较好。

(四)HCC－ICC 混合型肝癌

1.临床特点　HCC － ICC 混合型肝癌(combined hepatocellular carcinoma and cholangiocarcinoma,cHCC－ICC)为 HCC 和 ICC 两种肿瘤成分以不同比例共同存在于一个肝肿瘤结节内,可能与肿瘤干细胞向 HCC 和 ICC 两个方向分化有关。临床上更多地类似于 HCC 患者的特点,如有 HBV/HCV 感染史,有慢性肝炎或肝硬化,血清 AFP 明显升高,但血清 CA19－9 多阴性。

2.大体特点　与 HCC 大体形态相似。

3.镜下特点　以 HCC 成分占优势者多见,可看到 HCC 和 ICC 两种成分,或相邻,或混杂存在。此外,我们还注意到一些特殊形式的混合性肝癌。如 HCC 和 ICC 分别存在于两个癌结节中,表现为双结节型混合性肝癌,具有双原发癌性质;而某些组织学上典型的 HCC,在表达肝细胞特异性标志物的同时,又强烈表达胆管上皮标志物,但并不具有 ICC 的组织学特征,提示癌细胞同时存在 HCC 和 ICC 双向分化的表型特征。但后两种情况不属于传统定义上的混合细胞型肝癌。

4.鉴别诊断　对于血清 AFP 水平很高,但癌组织呈 ICC 特点,或血清 CA19－9 水平高,但癌组织呈 HCC 特点,应增加取材数量以确定是否为 cHCC－ICC。

5.预后　有对照研究显示,cHCC－ICC 组在淋巴结转移、瘤体大小以及术后 5 年生存期(62.3%)等方面与单纯 ICC 组并无明显差别。

(五)肝母细胞瘤

1.临床特点　肝母细胞瘤(hepatoblastoma,HB)是儿童第一常见的肝恶性肿瘤,占所有儿童肝恶性肿瘤的 50%～79%,其中 2 岁以下患儿占 70%,平均年龄 16 个月,男性多见。病因不明,可能的危险因素包括母亲怀孕时吸烟、接受不孕或避孕治疗等,少数患儿同时有肾母细胞瘤,或因 HB 产生绒毛膜促性腺激素(HCG)而有性早熟表现。多数患儿以无意中被发现腹部隆起或腹块首诊,几无 HBV 感染,90%的患儿血清 AFP 含量明显升高。CT 显示低密度或等密度巨大肿块,钙化多见。

2.大体特点　肿瘤多位于肝右叶,80%为巨大单结节实性肿块。切面为实性分叶状,常有出血、坏死和囊性变。半数肿瘤有纤维包膜,常有边界侵犯,周围肝组织无肝硬化。

3.镜下特点　常见有以下几种组织学类型。

(1)胎儿型:最为常见,约占 30%,瘤细胞小圆形或立方形,细胞膜清楚,类似 6～8 周的胚胎肝细胞,核圆形或卵圆形,核仁明显,排列成 1～2 层的细梁索。较具特征性的改变为一些瘤细胞的胞质丰富嗜酸性,另一些瘤细胞的胞质富含糖原而透亮,显示交错排列的亮区和暗区结构。此型 HB 生长相对缓慢。

(2)胚胎型:约占 19%,瘤细胞分化更幼稚,常排列成菊花团状或腺泡状。瘤细胞边界不清,胞质稀少嗜碱性,核/质比增大,核染色质深染,核分裂多见。胚胎型和胎儿型常混合出现,相互间有移行。

(3)粗梁型:约占 3%,瘤细胞排列成 10 余层细胞厚的粗梁索结构,细胞形态可为胎儿型或胚胎型。

（4）未分化型：约占 3％，是 HB 分化最差的一种细胞学类型。瘤细胞体积小，少胞质，瘤细胞圆形或卵圆形，核染色质深染，核分裂多见，因连接差而呈松散片状或巢状分布。免疫组化：瘤细胞波形蛋白阳性，CD34 显示血管网丰富。

（5）上皮间叶混合型：约占 10％～20％，胎儿型或胚胎型与三个胚层的间叶成分混合出现，包括骨样组织、角化的鳞状上皮、呼吸道或肠上皮、横纹肌、成熟的软骨、神经外胚层、黑色素细胞、毛发、脂肪及其他成熟组织。

4. 鉴别诊断　HB 分化幼稚，既表达肝细胞性标志物如 Hep Par1 和 pCEA，也可表达波形蛋白、S－100、NSE 等非肝细胞性标志物。特别要注意与儿童 HCC 相鉴别，后者年龄偏大，多在 5 岁以上，常有 HBV 感染史，HBsAg 染色阳性。

5. 预后　HB 生长迅速，易于转移，复发多在术后 1 年以内。完整切除手术可望获得较好预后，胎儿型和混合型分化程度较高，预后相对较好，而胚胎型、粗梁型和未分化型分化程度低，预后较差。若 HB 在化疗过程中发生组织学类型的转变，如胚胎型转化为胎儿型，或在上皮型中出现软骨或骨样组织而转化成为混合型，可能提示化疗有效。东方肝胆外科医院手术切除 HB 病例中生存时间最长者达 16 年。

（六）肝上皮样血管内皮瘤

1. 临床特点　肝上皮样血管内皮瘤（epithelioid hemangioendothelioma，EHE）为血管内皮来源的低度恶性肿瘤，具有生长缓慢和发生隐匿的特点。60％～75％为 40～50 岁中青年女性，约 40％的患者为偶然发现。病因不明，少数患者有口服避孕药和 HBV/HCV 感染史。常见的临床表现包括腹痛、乏力、间歇性呕吐、体重下降和肝大等，2/3 患者可有血清碱性磷酸酶升高。我们曾诊断 1 例合并 HBV 感染的 EHE 患者，术前血清 AFP 含量＞$1000\mu g/L$。CT 显示肝内多发类圆形低密度灶。

2. 大体特点　EHE 为多发性肿瘤，病灶直径从数毫米至数厘米不等，可累及全肝，少数为单结节。切面瘤组织灰白色，质地致密坚韧，伴有钙化时呈沙砾状，病灶边缘有充血带。

3. 镜下特点　瘤细胞有两种形态：①上皮样细胞，圆形或卵圆形细胞，有丰富嗜酸性细胞质，体积肥胖，核染色质增多，核仁明显，可见核分裂；②树突状细胞，细胞质含星状/指突状突起，埋藏于丰富的黏液基质中。瘤细胞胞质呈空泡状，类似细胞内管腔，腔内含有单个红细胞，为 EHE 的特征性表现。通常在肿瘤中央区为纤维黏液基质区，瘤细胞呈细条索状或散在分布，肿瘤周边为富细胞区，瘤细胞弥漫分布，常浸润肝窦，瘤细胞呈花蕾样突入扩张的肝窦和门静脉分支形成瘤栓。免疫组化示瘤细胞 CD34 染色阳性。

4. 鉴别诊断　EHE 纤维性间质丰富，加之有出血坏死，不要误认为炎性假瘤或错构瘤；本病为无慢性肝炎背景下的多发性病灶，需要与来自胃肠道的转移性肿瘤相鉴别。此外，还要与血管肉瘤相鉴别，后者瘤细胞的异型性更加明显，但没有上皮样细胞和树突状细胞以及黏液基质成分。

5. 预后　EHE 对放疗和化疗有一定抵抗性，早期手术切除预后要好于肝血管肉瘤和 HCC，有报道一组 EHE 患者术后生存期平均达到 10 年。肝移植治疗 EHE 的复发率为 36％，5 年生存率达到 82％。

（七）肝血管肉瘤

1. 临床特点　也称恶性血管内皮瘤或 Kupffer 细胞肉瘤，为血管内皮来源的高度恶性肿瘤。多数患者无明确病因,少数患者有氯乙烯、二氧化钍及无机砷等有毒物质接触史,或肿瘤照射治疗及服用避孕药史等。85%以上的患者为50~60岁的男性,男女之比为3:1~5:1,半数以上患者有右上腹痛、乏力、恶心、食欲缺乏、消瘦、贫血、腹水及肝肿大为主要表现。CT检查显示为低密度病灶,增强后显示不规则强化。

2.大体特点 肿瘤通常为单个出血性巨大肿块,或为多结节出血性病灶累及全肝。切面肿瘤组织呈灰白色,常因出血坏死出现多囊性变。

3.镜下特点 瘤细胞呈梭形、卵圆形或多形性,多层排列,胞质略嗜酸性,核大小不一、染色质深染,可见多核瘤巨细胞,核分裂易见。瘤细胞衬覆于扩张的血窦表层,沿血窦浸润性生长,并可侵犯终末肝静脉和门静脉分支,形成瘤栓导致血管腔闭塞,造成局部组织出血和坏死;瘤细胞也可以密集生长形成实性团片状区域,血管腔结构不明显,瘤细胞可围绕成毛细血管样结构。免疫组化示瘤细胞 CD34 和Ⅷ因子染色阳性。

4.鉴别诊断

(1)非血管性梭形细胞肿瘤:实性生长型血管肉瘤因血管腔不典型,可类似于未分化胚胎性肉瘤、纤维肉瘤和平滑肌肉瘤,做 CD34 和Ⅷ因子免疫组化有助于诊断。

(2)EHE:需注意寻找有无上皮样细胞和树突状细胞以及黏液基质成分。

(3)血管外皮瘤:肿瘤细胞围绕鹿角状扩张血管呈放射状排列,网织纤维染色显示瘤细胞位于网织纤维外侧。

5.预后 该瘤为高侵袭性恶性肿瘤,可发生肺、骨、淋巴结等远处转移,早期手术切除配以化疗可望提高患者的生存期。有报道 44 例不同部位的血管肉瘤切除后中位生存期 20个月。

(八)肝未分化胚胎性肉瘤

1.临床特点 肝未分化胚胎性肉瘤(undifferentiated embryonal sarcoma,UES)是儿童第三常见肝恶性肿瘤,患者年龄分布 2 个月~86 岁,但主要发生于 5~10 岁儿童,病因不明。我们诊断的 18 例 UES 中,5~12 岁 10 例,22~63 岁 8 例,男女之比为 2:1。主要症状为右上腹肿块、腹痛、发热、体重减轻等。CT 显示肝巨大低密度囊实性肿块。

2.大体特点 肿瘤多累及肝右叶,呈巨大球形瘤体,质软,直径多在 10cm 以上,平均17cm。切面肿瘤呈灰白或灰黄色,因出血坏死呈多彩色,常发生囊性变,囊腔内含棕色凝胶样坏死物质,周边肝组织无肝硬化。

3.镜下特点 瘤细胞呈星状、梭形或为间变大细胞,细胞质淡染,核染色深、核仁不清,可见较多瘤巨细胞或怪状核细胞,核分裂多见。瘤细胞松散排列于黏液样基质内,部分区域瘤细胞丰富密集,或呈编织状排列而类似于恶性纤维组织细胞瘤,瘤组织内散布嗜酸性折光小体为特征。肿瘤组织可见残存的肝组织岛和小胆管。免疫组化示瘤细胞呈上皮和间叶广谱多向表达,波形蛋白、α_1－AT、结蛋白(desmin)和 SMA 阳性,CK 灶性表达。

4.鉴别诊断 注意与其他小儿肝肿瘤的鉴别。

(1)肝母细胞瘤:血清 AFP 含量高浓度阳性,肿瘤由分化幼稚的肝细胞构成,梁索间衬覆血窦,Hep Par1 染色阳性。

(2)胚胎性横纹肌肉瘤:瘤细胞多形性更为明显,或可看到横纹,无嗜酸性小体,肌红蛋白(myoglobin)、结蛋白和 NSE 阳性。

(3)肝间叶性错构瘤:以 1 岁以下婴幼儿更多见,多为带蒂的囊性肿块,组织中也有黏液样基质,内有星形或梭形细胞,但细胞无明显异型性,无嗜酸性小体,波形蛋白阳性,α_1—AT阴性。

5.预后　UES生长迅速,恶性程度高,易发生转移,死亡率较高。部分患者早期完整手术切除结合术后化疗可提高5年生存期。

(九)肝淋巴瘤

1.临床特点　为肝内淋巴组织发生的恶性肿瘤,至今文献报道的100余例肝原发性淋巴瘤均为非霍奇金淋巴瘤,包括Burkitt型淋巴瘤。在我们诊断的12例肝淋巴瘤中,男性10例,女性2例,年龄分布28～69岁,平均51.7岁,半数以上患者有HBV感染史,其中2例合并HCC。肝移植术后发生的淋巴组织增生症与EBV感染有关,可演变为B细胞淋巴瘤。患者常有发热、消瘦和夜间盗汗,即所谓淋巴瘤B症状。

2.大体特点　肿瘤以单结节型为主,瘤体直径多大于5cm,灰白色,无包膜,边界清晰。CT显示为均匀低密度病灶。

3.镜下特点　至今为止,在淋巴结内发生的大部分淋巴瘤的组织学类型在肝原发性淋巴瘤中都有报道,其形态特点基本相同,周边无包膜,侵犯汇管区和肝窦。在我们诊断的12例肝淋巴瘤中,以弥漫性大细胞淋巴瘤最为常见,经免疫组化分型,T细胞性和B细胞性淋巴瘤各占50%。肝黏膜相关淋巴组织(MALT)淋巴瘤属低度恶性B细胞性淋巴瘤,可能与HCV和原发性胆汁性肝硬化等有关,表现为生长惰性和临床进展缓慢,组织学上瘤细胞以弥漫分布的单核样B细胞和中间淋巴细胞为主,侵犯胆管上皮,形成淋巴上皮病。免疫组化示CD20和CD79a阳性,CD45RO阴性。

4.鉴别诊断　首先要排除转移性淋巴瘤,注意检查肝外是否存在淋巴瘤病灶。

(1)肝假性淋巴瘤:淋巴细胞为多克隆性,T：B细胞比例相似,细胞无异型性。

(2)肝炎性假瘤:细胞成分杂,包括淋巴细胞、浆细胞和嗜酸性细胞等多种炎细胞,淋巴细胞无异型性。

5.预后　手术为首选治疗,尤以MALT型肝淋巴瘤预后较好。有报道三代药物化疗的完全缓解率达到75%～88%,2年无病生存率达到50%～65%。

四、肝脏瘤样病变的临床病理学特点

为一类发生于肝实质内的非肿瘤性质的结节性病变,发病以先天性因素或感染因素居多,与肝炎无关,病史中主要的临床病理学意义在于与真性肿瘤相鉴别。目前已报道的肝及肝内胆管系统的瘤样病变至少有29种。我们的瘤样病变占全部肝肿瘤的3.66%(771/21057),除了易于诊断的肝囊肿外,病例数居前三位的分别是肝局灶性结节性增生(58.8%)、肝孤立性坏死结节(22.2%)和肝炎性假瘤(11.7%)。

(一)肝局灶性结节性增生

1.临床特点　一般认为肝局灶性结节性增生(focal nodular hyperplasia,FNH)系肝局部动脉血流过度灌注,引起该区域肝细胞异常增生所致,并非真性肿瘤,各种药物性肝损伤也可引起FNH。我们的FNH患者男女之比为2.3:1,平均35.2岁。患者多数在体检时发现,或有腹部不适及腹部肿块,偶有发生肿块破裂出血。CT以低密度影,中央瘢痕强化为特征。

2.大体特点　通常为单个,结节多位于肝右叶较表浅位置。切面结节呈灰白色分叶状,以出现中央性星状纤维瘢痕为特征,周边有或无包膜,但分界清楚。

3. 镜下特点　病灶由增生的肝细胞结节构成,细胞无异型性,呈1～2层肝细胞板排列,结节之间为受压萎缩的肝细胞,并可见纤维分隔,由增生的纤维组织、小胆管、小静脉以及淋巴细胞构成,病灶边缘肝组织常有厚壁动脉血管存在。免疫组化示CD34染色在纤维瘢痕两端出现微血管具有诊断意义,谷氨酰胺合成酶(GS)染色显示肝静脉周围肝细胞呈区域性阳性为特点。

4. 鉴别诊断

(1)FNH最重要的病理学意义是与分化好的HCC相鉴别,当纤维瘢痕不典型时,应特别注意寻找有无核分裂以及对周边局部侵犯现象,CD34染色与HCC明显不同,在有HBV感染相关肝硬化背景时诊断FNH更需慎重。

(2)肝细胞腺瘤:无结节性肝细胞增生和纤维分隔。CD34染色显示灶性或稀疏微血管。

5. 预后　FNH不恶变,手术切除预后良好。

(二)肝炎性假瘤

1. 临床特点　肝炎性假瘤(inflammatory pseudotumor,IPT)又称为炎性肌成纤维细胞瘤,病因不明,推测与免疫变态反应或细菌/病毒感染有关。我们的IPT病例男女之比为2.5:1,平均年龄45.7岁。76.5%的患者可有右上腹隐痛不适、不规则低热甚至体重减轻,因肝实质损伤而偶有血清AFP或CA19-9升高。CT显示动态增强,轻度强化,MRI显示延迟后无明显强化,但不易与HCC区别。

2. 大体特点　多数为肝右叶单个结节,平均直径3cm,切面呈小结节状隆起,附黄色斑块,质较硬,边界有充血出血带。

3. 镜下特点　病灶由多种炎细胞与肌成纤维细胞和成纤维细胞混杂构成,炎细胞成分包括浆细胞、淋巴细胞、嗜酸性粒细胞、中性粒细胞以及多核组织细胞等,间或有小血管和胆管散布其中,周围无纤维包膜。免疫组化示肌成纤维细胞呈波形蛋白、SMA和ALK-11阳性。

4. 鉴别诊断

(1)肿瘤组织(如ICC)炎性坏死:对于有肝炎病史或血清肿瘤标志物阳性的病例应多取材寻找肿瘤细胞,肝穿刺诊断尤应慎重。

(2)肝脓肿:由液化坏死组织及大量变性坏死的中性粒细胞构成。

5. 预后　IPT在随访期间可自发消退,也有IPT术后复发演变为淋巴瘤或肉瘤的报道。当不能明确病灶性质或有明显症状时可手术切除,预后良好。

(三)肝孤立性坏死结节

1. 临床特点　肝孤立性坏死结节(solitary necrotic nodule,SNN)较为常见,我院近2年手术切除118例。病因不明,可能与寄生虫感染或血栓形成导致局部肝组织坏死所致。我们的病例以中、老年男性为主,男女比例为2.36:1。临床上无明显症状和体征,多在体检时发现。CT显示边界清楚的低密度圆形结节。

2. 大体特点　大体上结节多为单个,常呈椭圆形,平均直径2.4cm。切面呈淡黄色或灰黄色,质均匀,无出血坏死,有小液化腔,病灶边界清楚。

3. 镜下特点　病变简单,病灶可以多个,中央呈均质凝固性坏死,无实质细胞成分存在,外层围绕由胶原纤维组织、淋巴细胞以及增生的小胆管构成的纤维带,分界清楚。

4. 鉴别诊断

(1)肝脓肿:液化坏死组织中有大量变性坏死的中性粒细胞。

（2）坏死性 HCC：残留有坏死的梁索状癌组织轮廓，常有 HBV 感染。

5. 预后　无需特殊治疗，因不能明确病变性质而手术切除者预后良好。

（四）肝异型增生结节

1. 临床特点　肝异型增生结节（dysplastic nodules，DN）也称腺瘤样增生，为肝硬化背景下发生的结节性增生性病变，是 HCC 重要的癌前病变。临床表现类似于肝硬化或早期小肝癌，血清 AFP 阴性或低浓度阳性。CT 检查为低密度影，动脉期病灶强化。

2. 大体特点　直径大于周围肝硬化结节，平均直径 2.5cm，偶可达 5cm 以上，分界清楚，有完整的纤维分隔包绕，周围肝组织肝硬化。

3. 镜下特点　根据 DN 的异型程度，又分为低度异型增生结节（LGDN），由轻度异型增生肝细胞构成，周边有纤细纤维包膜包裹，类似于肝硬化大再生结节；高度异型增生结节（HGDN），由异型性较明显的肝细胞非典型增生构成，有癌变时形成"结节内结节"，呈膨胀性生长或以出芽方式突向邻近肝组织。现有研究采用高通量基因谱分析进行 HCC 癌前病变的分子分期和分子诊断。

4. 鉴别诊断　高分化 HCC：小梁间隙增宽，细胞密度，核/质比增大，对周围肝组织有挤压或移行过渡，CD34 染色显示密集微血管。

5. 预后　我们遇到 2 例 DN 切除后随访期间血清 AFP 含量逐渐升高，再次手术切除小肝癌，提示肿瘤多中心性发生，早期诊断和早期治疗可提高生存期。

（五）肝间叶性错构瘤

1. 临床特点　一般认为肝间叶性错构瘤（mesenchymal hamartoma，MH）发生与胚胎期胆管板发育异常有关，有与 UES 合并发生的报道。80% 发生于 2 岁以下的新生儿或婴幼儿，表现为腹部膨胀、腹块、恶心和呕吐等，可有血清 AFP 升高，成年人亦可发生。

2. 大体特点　多为肝右叶巨大单个囊实性肿块，平均直径 10cm。切面肿瘤为多房性，囊壁光滑，囊腔内含有清亮或胶样液体，边界清楚。

3. 镜下特点　由间叶组织、胆管、血管和肝细胞索混合构成，幼稚的小胆管排列成环状弯曲的条索状，疏松的黏液基质内有散在的星状间叶细胞，无异型性，对波形蛋白、结蛋白和肌动蛋白（α—actin）染色阳性。

4. 鉴别诊断　注意与有黏液基质成分和星状细胞的肿瘤相鉴别，如 EHE 和 UES。此外，有血清 AFP 升高者需与 HB 鉴别。

5. 预后　少有 MH 恶变的报道，手术切除预后良好。

（李晓琴）

第二节　肝癌的放射治疗

一、肝癌适形放疗的适应证与禁忌证及放疗流程

（一）肝癌适形放疗的适应证与禁忌证

1. 适应证

（1）病理组织学或细胞学证实的，或符合临床诊断标准的肝癌；

（2）单个病灶；

(3)肝功能分级为 Child-Pugh A；

(4)患者一般情况好,卡氏评分(KPS)≥70；

(5)骨髓和肾功能正常。

上述适应证中提到的"单个病灶",一般而言,应该进行手术治疗,包括手术切除和肝脏移植。因医学原因不能手术(心肺功能差或不能耐受麻醉等),或病人拒绝手术或技术上无法手术切除(病灶跨叶,门静脉、主要的肝静脉、下腔静脉肿瘤侵犯,阻塞性黄疸等)的患者,在放疗后,能获得相对较好的结果,3 年生存率达 25%～30%。对其他一些更晚期的肝癌患者,因为肿瘤的压迫等产生了严重的临床症状,如肝门淋巴结转移性压迫造成的梗阻性黄疸,门静脉和下腔静脉的癌栓,骨、肾上腺和其他软组织的转移等,也有姑息性放疗的适应证。

2.禁忌证

(1)已经发生肝外转移和(或)远处转移；

(2)肝功能 Child-Pugh 分级为 B 和 C；

(3)肿瘤边界在影像学上无法确认；

(4)继往有肝脏放疗史；

(5)合并严重的内科疾病；

(6)骨髓和肾功能严重损坏。

(二)肝癌放疗的流程

1.体位固定 患者用真空垫固定后,双上肢上举抱肘置于额头,使远离射入的放射野。

2.减少呼吸运动造成的靶区运动

(1)呼吸的训练:训练患者平静呼吸,潮气量尽量小,建议使用腹带来限制病人的呼吸幅度。

(2)使用呼吸门控技术(respiratory gating system,RGS)或主动呼吸控制技术(active breath control,ABC)。研究证实,ABC 技术应用于肝癌患者的适形放疗是可行的,它提供了一个减少呼吸运动的简便方法,又没有增加 CT 模拟和加速器照射的操作负担。

3.定位 CT 扫描 口服 2%泛影葡胺 300ml 胃肠造影剂后用模拟机定位 CT 扫描。扫描范围自膈顶上 3～4cm 至右肾下极,层厚层距均为 5mm。扫描的 CT 图像经网络传输到 TPS 系统。

4.放疗计划的设计

(1)肝癌的靶区定位:肝癌在平扫 CT 的边界并不很清楚,因此在确定大体肿瘤体积 GTV 时,应综合增强 CT、MRI 和碘油沉积(TACE 治疗后)的图像,可以采用 CT 和 MRI 图像融合的技术来确定 GTV。再外扩至少 5mm 为临床靶区体积(CTV)。从 CTV 扩大到计划照射靶区(PTV)外加的距离,是根据摆位的误差来确定。使用呼吸控制技术,如 ABC 的条件下,PTV 边界要依据模拟机下透视的膈相对于脊柱的重复性,在三维上的外扩最少为 10mm；平静呼吸下的 PTV 边界确定要依据透视下膈和沉积碘油三维的运动幅度,外扩 15～35mm 再分别勾画关键脏器包括肝脏、双侧肾脏、脊髓、胃和十二指肠。

(2)TPS 计划设计:放射野的设计以共面放射野为主,或加非共面野,共设置 2～6 个放射野。放射野设计的原则是:射野通过肝脏的路径要短,并尽可能保护一部分正常肝脏不受任何放射剂量或较低剂量的照射。要求 95%的处方剂量包绕至少 99%的 PTV,100%的处方剂量包绕至少 95%的 PTV。上述放疗计划设计原则的基本考虑是要保护正常肝脏,尽可能减少肝脏的放射剂量,避免 RILD 的产生,同时使正常肝脏有再生和增殖的机会,维持肝脏的正常功能。上述原则的提出是基于大鼠半肝照射后正常未受照肝脏再生和增殖的动物实验,该研究表明:正常肝脏在放射损伤的刺激下能够再生以代偿肝功能。

(3)关键器官剂量限制

1)肝脏:根据复旦大学附属肿瘤医院先前发表的我国原发性肝癌患者肝脏放射耐受剂量学参数和文献资料表明:对肝功能分级为 Child-Pugh A 的患者,正常肝脏(总肝脏体积减去 PTV)的剂量:全肝平均剂量(mean dose to normal liver,MDTNL)$\leqslant$23Gy,并且正常肝脏的剂量体积直方图(dose volume histogram,DVH)的要求是:V5<86%、V10<68%、V15<59%、V20<49%,V25<35%,V30<28%,V35<25%,V40<20%(图 5-1)。如果一个肝脏的放疗计划,其肝脏 DVH 曲线在图 7-1 曲线的上方,则该放疗计划可能是不能耐受的,产生 RILD 的概率较大,如果在图 7-1 的 DVH 曲线以下,则该放疗计划是安全的。

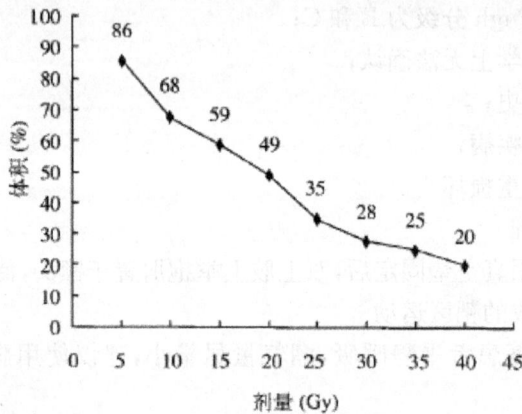

图 7-1　肝脏功能为 Child-Pugh A 的患者能耐受的放射剂量(以 DVH 来表示)

2)脊髓的最大点剂量<45Gy。

3)双侧肾脏>20Gy 的部分小于双侧肾脏体积和的 50%(V20<50%),或者至少一侧肾脏 2/3 的体积接受的剂量要<20Gy(V20<66%)。

4)胃和十二指肠>50Gy 的体积小于 10%(V50<10%)。

5)升结肠>45Gy 的体积小于 10%(V45<10%)。

(4)放疗分割方法和照射总剂量:肝癌放疗有剂量效应关系,大于 50Gy 的肿瘤剂量能够显著提高肿瘤缓解率。目前在我国有两种放疗的分割方法应用于肝癌放疗:大分割放疗和常规分割放疗。

1)大分割放疗:每次照射 4~5Gy,每周照射 3 次(隔天 1 次),总剂量 50Gy 左右。

2)常规分割放疗:即每次照射 2Gy,每天照射 1 次,每周照射 5 次。根据复旦大学附属肿瘤医院的剂量递增试验结果,对肿瘤直径小于 10cm 的肝癌,能耐受的放射剂量为 62Gy。对肿瘤直径大于 10cm 的肝癌,能耐受的放射剂量为 52Gy。

二、肝癌适形放疗的不良反应及疗效

(一)肝癌适形放疗的不良反应与放射性肝损伤

1.放疗期间的急性不良反应　主要包括:①厌食、恶心、呕吐,较严重的有上消化道出血,特别是放射野累及较大体积的十二指肠、空肠和胃的患者;②急性肝功能损害:表现为胆红素上升，血清 ALT 上升；③骨髓抑制，特别是对于大体积的肝脏受照的患者，或伴脾功能亢进的患者。

2. 放射的后期损伤　放射肝脏的主要后期放射损伤是放射性肝损伤(RILD)。

(1)临床表现、诊断和治疗

1)临床表现：有 2 种：①典型的 RILD：发病快，患者在短期内迅速出现大量腹水和肝大，伴 ALP 升高到＞正常值的 2 倍，或 ALT 上升至＞正常值的 5 倍；②非典型 RILD：仅有肝脏功能的损伤：ALP＞正常值 2 倍，或 ALT 上升至＞正常值的 5 倍。没有肝大和腹水。

2)诊断：诊断标准：①继往有高剂量肝脏放疗史；②在放疗结束后发生；③临床表现；④能排除肝脏肿瘤发展造成的临床症状和肝功能损害。

3)治疗：RILD 的治疗没有特效的治疗方法和药物，常使用对症治疗，包括肾上腺皮质激素和利尿剂的应用，同时给予积极的保护肝脏的药物和支持处理。RILD 是一种严重的放射并发症，一旦发生，预后很差，70％以上的患者将在短期内死于肝功能衰竭。

(2)发生 RILD 的危险因子：根据国内肝脏放射的经验，以下是发生 RILD 的危险因子：患者的原有肝脏功能差，如肝脏功能为 Child－Pugh B 和 C；正常肝脏的受照体积大，剂量高，超过了肝脏的耐受剂量；患者同时伴发脉管的癌栓，如门静脉和下腔静脉的癌栓；如果同时使用 TACE，而 TACE 和肝脏放疗的间隔时间短于 1 个月。另外，在放疗期间出现急性肝脏功能损坏的患者，如＞RTOG Ⅱ级肝损伤，如果对这些患者继续进行放疗，则以后发生 RILD 的几率很大，可高达 60％。因此对这类患者应该停止放疗，以避免 RILD 的发生。

(3)我国肝癌患者肝脏的放射耐受剂量：我国肝癌发生的原因主要是乙型肝炎和黄曲霉毒素 B1 的毒害。所以，我国肝癌患者的肿瘤手术标本中，大约 90％都伴发乙型肝炎后的肝硬化。由于硬化肝脏修复放射性损伤的能力受到明显影响，同时在放射损伤后肝脏增殖的能力也受到损坏，因此使有肝硬化的肝脏对放射损伤的耐受能力受到显著的损伤，放射的耐受剂量可能低于正常没有肝硬化的肝脏。根据复旦大学附属肿瘤医院和广西医科大学附属肿瘤医院的资料，我国肝癌患者肝脏的耐受剂量是：Chlild－Pugh A 患者，MDTNL 23Gy，Chlild－Pugh B 患者，MDTNL 6Gy。另外，获得了能耐受的 DVH。同时他们还发现，肝脏的放射耐受剂量与该患者正常肝脏的体积大小有关，即除去肿瘤(PTV)后正常肝脏的体积越大，则患者的耐受剂量越大，反之肝脏的耐受剂量越低。可以用以下的公式来估计：

$$MDTNL(Gy)=-1.686+0.023 \times NLV(cm^3)（获得公式 NLV 的范围：557～2115cm^3）$$

在上述公式中，MDTNL 为该患者的肝脏能耐受的全肝平均剂量，NLV 为全肝脏的体积减去 PTV。如某个患者的 NLV＝600cm³，则其能耐受的 MDTNL 是 12.1Gy；另一个患者的 NLV＝1200cm³，则 MDTNL＝25.9Gy。

上述我国患者肝脏的放射耐受剂量的获得是基于大分割放射的资料，即每次照射 4～6Gy，隔天照射，每周照射 3 次的分割方法。这些放射耐受剂量阈值还需要前瞻性的临床试验来证实。

(4)RILD 的预测模型：这是在放疗领域常用的对某种正常组织放射并发症的预测的数学模型。复旦大学附属肿瘤医院用 Lyman 的 NTCP 模型对 RILD 的发生几率进行预测。Lyman 模型，公式为：

In NTCP model：

$$NTCR=1/\sqrt{2}\pi \int_{-\infty}^{t} \exp(-t^2/2)dt$$

$$t = (D - TD_{50}(v))/(mTD_{50}(v))$$

$$v = V_v/V_{ret}$$

$$TD_{50}(1) = TD_{50}(v) * v^n$$

复旦大学附属肿瘤医院用我国肝癌患者放疗的资料来分析和进行数学回归,获得的 Lyman 模式的参数为:Child－Pugh A 患者:$n=1.1$,$m=0.28$,$TD_{50}=40.5Gy$;Child－Pugh B 患者的参数为:$n=0.70$,$m=0.43$,$TD_{50}=23.0Gy$。

(二)肝癌放疗的疗效

文献报道的肝癌 3D CRT 放疗一般和介入化疗等联合使用,也有使用放疗作为局部复发肝癌的挽救性放疗。尽管在肝癌放疗参与的时间和合并治疗技术上有差异,绝大多数研究提示,对局部晚期肝癌,放疗的部分缓解率为 25%～78%,完全缓解率有的高达 13%。2 年和 5 年的总存活率分别为 10.2%～53.8%和 9%～19%。复旦大学附属肿瘤医院和广西医科大学附属肿瘤医院的一项联合研究也显示,大分割放疗联合 TACE 治疗原发性肝癌的近期缓解率为 55%,1、2 和 3 年的总生存率分别为 65%、43%和 33%。复旦大学附属肿瘤医院一项常规分割放射治疗肝癌的研究,结果显示病人的中位生存期 16 个月,1 年生存率 60%,2 年生存率 38%,3 年生存率 28%。

三、肝癌的调强放疗现状及质子和碳离子放疗

(一)肝癌的调强放疗现状

有关肝癌的 IMRT 的临床应用报道,Fuss M 等用常规分割的 IMRT 从 2000 年 11 月到 2004 年 4 月治疗了 10 例患者,用调强的立体适形放射治疗(intensity－modulated SBRT)治疗了 2 例患者。平均 CTV(临床靶体积)为 456cm³(范围 61.7～947cm³;SBRT 治疗的范围是 7～24cm³),平均 PTV 为 72cm³(范围 221～1857cm³;SBRT 治疗的范围是 36～76cm³)。要求肝脏的 D30 和 D50 分别小于 25Gy 和 35Gy(平均的 D30 为 16.1Gy;平均的 D50 为 26.1Gy)。肝脏的平均剂量为 29.8Gy(范围 25.3～35.7Gy),比肝脏的 D50 要高,这是因为 PTV 包括了有发生并发症危险的正常肝组织,并且接受了相对高达 54～76Gy 的处方剂量(中位剂量 62Gy)。对这个小样本病例的有限随访中,没有观察到 1 例发生 RILD。作者认为这些初步的结果令人鼓舞,对这一技术的应用有进一步研究的必要。

临床资料支持 IMRT 治疗原发性肝癌优越性的资料目前仍尚属缺乏。中国台湾的 Cheng 等于 2003 年研究了 12 名 3D CRT 放疗后出现 RILD 的原发性肝细胞性肝癌的患者。对 3D CRT 和 IMRT 的剂量学参数进行了比较。IMRT 用的是 5 野步进调强技术,使用的是共面 5 野,机架角分别为 0°、72°、144°、216°和 288°。结果是 IMRT 显著降低了肝脏的 NTCP(23.7% vs 36.6%),但是同时也显著增加了肝的平均剂量(29.2Gy vs 25.0Gy)。作者对此的解释是因为他们选择了 Lyman 模型参数 $n=0.32$,这一值可能偏小,才得出了这样一个矛盾的结果。IMRT 计划中对肿瘤靶区的剂量覆盖是可以接受的,更好地或至少维持 3D CRT 避开危险器官(不包括肝脏)的水平。另外在这个剂量比较实验中,3D CRT 应用的是个体化优化的共面和非共面野,射野数最多达到了 8 个,然而 IMRT 计划使用的是标准的共面等距的 5 野。还有该实验输入的是典型的非 IMRT 技术的剂量限定(尤其是规定了相对较低的最大剂量为 105%),作为 IMRT 逆向剂量优化的基础。因此该试验没有证实 IMRT 对比 3D CRT 潜在的优势。复旦大学附属肿瘤医院进行的一项剂量参数比较用 IMRT 复制的 3D

CRT 的射野方向,在保持肿瘤等效均一剂量相似的情况下,调强计划减少了正常肝脏的受量,减小了发生 RILD 的概率,同时降低或者至少维持了其他关键脏器的照射受量。Thomas E 等研究了 15 例肝内肿瘤(有肝转移瘤、胆管细胞癌和肝细胞性肝癌等)的调强放疗,其中 8 例是肿瘤 PTV 与胃和十二指肠毗邻,7 例非毗邻。需要指出的是在该研究中对于非毗邻组,调强的肿瘤剂量均匀性使用的与 3D CRT 相同(±7%),而对于肿瘤与胃、十二指肠毗邻的情况,调强的肿瘤剂量均匀性则降低了限制适当的放宽,仅要求最大剂量要小于平均剂量的 110%。由于 IMRT 靶区剂量的均匀性较差,该实验用等效均一剂量(EUD)作为指标来对 IMRT 与 3D CRT 的肿瘤剂量进行比较。在维持了 IMRT 与 3D CRT 相同正常组织的损伤 (肝、胃和十二指肠,以 NTCP 表示)时,计算肝内肿瘤的 EUD。结果表明 IMRT 具有提高肝 肿瘤剂量(以 EUD 表示)的能力。

(二)肝癌的质子和碳离子放疗

粒子射线用于临床治疗癌症已有 60 余年的历史,肝癌放疗使用的质子和碳离子比电子重。它们带有正电荷并有独特的剂量分布曲线,这使之非常适合治疗体内深部的被正常组织包绕的肿瘤。它们在临床上的应用各具特点,质子的剂量分布具有 Bragg 峰的明显放射物理学特点;碳离子的生物学剂量分布优于光子和电子。

Kato 等报道了用碳离子治疗一组 25 名 I / II 期肝癌患者剂量递增试验的结果,患者每次分割剂量按 10% 递增。总剂量为 49.5~79.5(钴等效剂量)Gy/15 次,放疗时间在 5 周以上。1 年和 5 年的局部控制率分别为 92% 和 81%,5 年的生存率是 25%。观察到的唯一 III 级不良反应是高剂量照射区域出现的脱皮。Kawashima 等用同样的分割方案治疗了 30 名肝癌患者。有 24 例(80%)患者的肿瘤完全缓解,2 年的局部无进展率为 96%,1 年和 3 年的生存率分别是 77% 和 62%。放疗后 1~4 个月有 8 例患者出现了肝功能不全,表现为无黄疸性腹腔积液、转氨酶升高和(或)扑翼样震颤。其他的研究者也报道了用质子和重离子治疗肝癌取得了很好的结果。Bush 等提供的证据更能支持质子放疗的作用。他们评估了 6 例接受质子放疗(63Gy/15FX)6~18 个月后,进行肝移植的患者,2 例患者病理没有找到肿瘤细胞,这证实了高剂量放疗有根治肝癌的潜能。

肝癌的质子和碳离子放疗初步疗效令人满意。然而,质子和碳离子放射治疗只局限于世界的少数几个中心内,且价格非常昂贵,短时间内广泛应用是不现实的。然而这些研究的阳性结果显示:如果能够给予肿瘤足够高的剂量,大多数患者的肝癌病灶可以得到有效控制。

(韩磊)

第三节　肝癌的系统性化疗

原发性肝癌(primary liver cancer,PLC)是临床上最常见的恶性肿瘤之一,其中 90% 为肝细胞性肝癌(hepatocellular carcinoma,HCC)。就全球而言,PLC 的发病率依然呈现上升趋势,近年来这一趋势在西方国家尤为明显,已经是美国近十年来增长量最高的恶性肿瘤。与其他国家相比,我国可以说是一个"肝癌大国",肝癌的发病数达到全球总数的 55%,而死亡人数占 45%,在国内占据恶性肿瘤死亡率位次的第 2 位。

由于起病隐匿,侵袭生长迅速,治疗后易复发,保守治疗效果差,病死率高,因此 PLC 被公认是一种难治的恶性肿瘤。经过长期不懈的努力,我国在 PLC 的治疗上取得了明显进步。

手术治疗仍然是 PLC 获得根治的首选和最有效手段。当今的肝脏外科,已经不存在"手术禁区",也不认为巨大肿瘤不能切除。与此同时,一些新的治疗技术相继出现,不断在临床上推广应用,并取得良好的效果,包括肝动脉介入治疗(栓塞化疗,TACE)、精确放射治疗、物理消融(射频治疗、冷冻治疗、微波治疗和高强度超声聚焦治疗)、放射性粒子植入技术以及化学消融(无水乙醇或者乙酸瘤体注射)等。但是,近半个世纪以来 PLC 的远期疗效(生存受益)和预后并未取得显著改善。

一般认为,目前 PLC 的治疗有两项基本原则,一是根治性切除是提高长期生存率的最有效手段;二是单一的治疗方法难以达到最佳效果,需进行规范化综合治疗。尽管外科切除术水平和肝移植技术进步巨大,但在临床工作实践中,80%以上的 PLC 在确诊时已经是晚期,存在肝内播散、门静脉瘤栓、远处转移、术后广泛复发,或者因为伴有严重的肝硬化肝功能失代偿,不能进行手术治疗,甚至是 TACE 治疗也明显受到限制,此时,包括系统性化疗在内的非手术疗法不失为提高生活质量、可能延长生存的重要方法。

自从 20 世纪 50 年代起系统性化疗就用于治疗肝癌,可是多年来停滞不前或进展缓慢。系统性化疗中单药有效率往往比较低,一般<10%,且不良反应明显,可重复性差。迄今为止,PLC 的系统性化疗还没有所谓的标准药物或公认的方案可言。近十年来,新一代化疗药物相继问世,作用机制独特,使得对消化系统恶性肿瘤的内科治疗有了长足的进步,胃癌和大肠癌的预后显著改善,受到这些研究的鼓舞和启发,推动了系统性化疗治疗 PLC(主要是HCC)的研究,具有新的苗头,值得重视。

一、系统性化疗的限制因素和适应证

(一)限制因素

系统性化疗主要是指通过口服或静脉途径给药,达到全身分布的化疗方式。一般认为,影响 HCC 系统性化疗疗效的因素主要有两方面,一是肝癌细胞通常存在着原发性耐药,其机制包括多药耐药基因的高表达、P-糖蛋白、谷胱甘肽-S-转移酶、拓扑异构酶Ⅱ、热休克蛋白、p53 突变和凋亡相关基因 bcl-2、bcl-xL 等异常表达;二是大多数的肝癌发生在已存在的肝脏疾病的基础上,如乙型病毒性肝炎、丙型病毒性肝炎和(或)酒精性肝硬化,肝功能已有明显损害,使得药物的代谢存在障碍,肝硬化还可以并发腹腔积液、门静脉高压和胃肠道淤血,也往往影响药物的吸收,造成药物的疗效很差。

(二)适应证

如前所述,在过去的 30 年里,肝癌的手术治疗取得了显著成就,根治性切除后 5 年生存率可以达到 50%左右,但是在确诊时仅有不到 20%的患者可以行手术治疗,即使能够进行根治性切除,5 年复发率在 40%~60%左右;而肝动脉介入治疗不能阻止,甚至可能促进远处转移,复发和转移是原发性肝癌患者长期生存的主要障碍。因此,系统性化疗还得以保存。对于无明显化疗禁忌证的患者,系统性化疗的主要适应证:①合并肝外转移的晚期患者;②虽表现为局部病变,但不适合手术治疗和肝动脉介入栓塞化疗者;③合并门静脉主干癌栓者。

对于可切除的 PLC,现有的临床研究结果未显示包括肝动脉介入化疗和系统性化疗在内的新辅助化疗具有任何优势;而辅助化疗上,也未观察到在无病生存期(DFS)和总生存期(OS)上较对照组有显著延长,故目前一般不推荐在临床上常规应用。至于肝移植术后进行辅助化疗的安全性已经多个中心验证,但是对于长期生存和无病生存的作用尚有争议。

（三）系统性化疗与最佳支持治疗比较

国外有两项随机对照的Ⅱ期临床研究比较了系统性化疗与最佳支持治疗（BSC）的优劣。1988年，Lai等应用多柔比星（ADM）单药60mg/m²（60例）与BSC（46例）相比较，中位生存期（MST）分别为10.6周比7.5周（P＝0.036），ADM组中8.3％的患者肿瘤缩小超过25％，但部分缓解（PR）仅为3.3％，且不良反应明显，25％的患者死于化疗并发症，主要是心脏毒性和感染；故作者认为阿霉素治疗晚期肝癌仅有微弱优势。当然，随着对化疗药物不良反应的进一步掌握和辅助治疗的进步，对化疗毒性的有效防治，化疗的优势可能会更为明显。

2001年，Ishikawa等报道了使用优福定（UFT）或支持对症治疗晚期HCC的随机临床研究，结果显示MST、1年和2年生存率在化疗组分别为12.1个月、55.3％和36.9％，而对照组仅仅为6.2个月和5.5％（1年生存率），化疗组在统计学上有显著优势。这一结果令人兴奋，但缺点是病例数太少，治疗组仅28例，且为单中心研究。

二、系统性化疗的有效药物

大多数化疗药物都曾试用于治疗HCC，但单药有效率都比较低，迄今美国食品药品管理局（FDA）尚未批准任何一个化疗药物用于临床上治疗HCC。我们还应该看到在20世纪90年代之前化疗药物的真实有效率可能要比文献报道的要低一些，因为许多研究是在CT和MRI成像问世以前进行的，当时也未采用严格统一的客观疗效评价标准，更缺乏可靠的多中心协作研究数据。

（一）蒽环类

自20世纪70年代以来，ADM一直是HCC化疗研究的"标准对照用药"。Vogel等报告Ⅱ期临床试验中，ADM 75mg/m²，每3周重复，单药有效率可达25％，MST为8个月，但不良反应和化疗相关性死亡率高，难以推广应用。脂质体阿霉素（Caelyx）具有在肿瘤组织中高聚集，不良作用相对较小的优势，有学者在Ⅱ期临床试验中使用30～45mg/m²，q3w，治疗40例晚期肝癌，获得PR 4例，缓解率（RR）为10％，稳定（SD）33％，中位疾病进展时间（mTTP）2个月。一般认为，由于ADM治疗HCC的疗效可重复性差，不良反应较大，除了在一些临床研究中还常使用该药作为对照，临床上作为系统化疗已很少使用。

Jurgen等使用表柔比星（E－ADM）20mg/m²，d1、8、15，每4周重复治疗晚期或多灶性HCC，入组52例，可评价疗效者有44例，结果获得完全缓解（CR）1例，PR 3例，SD 16例，RR为9.1％，疾病控制率（DCR）45.5％，治疗有效者（CR＋PR＋SD）的MST达到16.2个月，而无效者MST仅为6.1个月。因此，认为在较低剂量水平应用E－ADM治疗HCC有明确疗效，可以延长患者生存，且不良反应较小。

伊达比星胶囊（去甲氧柔红霉素）是一种口服的蒽环类药物，Tumolo等报告单药治疗不能手术的HCC 40例，结果CR 1例，PR 6例，SD 22例，RR 17.5％，mTTP 4个月，安全性好，认为值得进一步研究。

米托蒽醌（Mx）属于蒽醌类抗瘤抗生素，与蒽环类相比，心脏毒性较低。曾一度被认为是对HCC较为有效的药物，单药有效率介于3％～26％，但有关该药的临床研究主要集中在日本和韩国，缺乏大规模的临床验证。

（二）氟尿嘧啶类

氟尿嘧啶类药物是治疗消化系统恶性肿瘤的基本药物，5－氟尿嘧啶（5－FU）也是第一个用于 HCC 系统性化疗的药物，但早年采用 5-FU 单药治疗的疗效比较差。加用亚叶酸钙 (CF)可增加胞内四氢叶酸水平，后者与 5-FU 活性代谢产物 FUdRP 和胸苷酸合成酶形成的三联复合物更多且稳定，可以增强 5-FU 的疗效。

Tetef 等使用 5-FU $250\sim450mg/m^2$ 联合 CF $500mg/m^2$，连用 5 天，每 4 周重复，治疗 15 例晚期肝癌患者，结果 1 例获得 PR(7%)，缓解持续了 2.4 个月，8 例 SD(53%)，6 例 PD (40%)，mTTP 2.7 个月，MST 3.8 个月。Porta 等使用 5-FU $370mg/m^2$ 联合 CF $200mg/m^2$，连用 5 天，每 4 周重复，治疗 25 例不能手术的肝癌患者，获得 1 例 CR(4%)，6 例 PR (24%)，5 例 SD(20%)，13 例 PD(52%)。

作为一个细胞周期特异性的抗代谢药物，持续给药的方式更符合药理学和病理生理学特点，因此，一系列口服的氟尿嘧啶类药物相继上市。日本学者 Shiraishi 应用卡莫氟 600mg/d，连续用药 4 周以上，治疗 18 例晚期肝癌，3 例有效(16.7%)。意大利的 Lencioni 等应用去氧氟尿苷治疗晚期肝癌患者，24 例可评价患者中取得 CR1 例，PR3 例，RR17%。Yehuda 和 VonDelius115161 均报道了口服卡培他滨(Xeloda)治疗 HCC，37 例晚期肝癌，2000mg/(m² · d)，连用 14 天，第 3 周重复，结果 RR 11%，MST 10.1 个月。新一代氟尿嘧啶类药物 S-1 在胃癌上已显示较高疗效，甚至可以与联合方案相媲美，在 HCC 的小样本研究中也显示疗效喜人，且与 5-FU 不完全交叉耐药。

（三）铂类

铂类属广谱有效的抗肿瘤药物，单药应用治疗 HCC 具有一定的疗效。

Okada 等报告顺铂(PDD)治疗肝癌的 Ⅱ 期临床试验中，对于 26 例初治的晚期患者，应用 PDD $80mg/m^2$，每 4 周重复，获得 PR 4 例(15.4%)，且疗效维持 >3 个月，27.3% 的患者血清甲胎蛋白(AFP)值较基线水平下降 >50%。

奥沙利铂(L-OHP)是第三代铂类，已在胃癌和大肠癌治疗中显示较 PDD 具有更好的疗效，且不良反应较少。2004 年的 ASCO 会议上，Yen 等报道了采用 L-OHP 单药治疗不能手术或转移复发 HCC 的 Ⅱ 期临床试验，14 例复治患者中，应用 L-OHP $100mg/m^2$，d1、15，每 4 周重复，结果 1 例 PR，且维持疗效达 9 个月，6 例 SD，mTTP 2.7 个月，MST 10 个月。

（四）丝裂霉素

丝裂霉素(mitomycin，MMC)，属于抗生素类化疗药，药理作用及用途：由链霉菌提取，化学结构具有苯醌、乙酰亚胺基及氨甲酰三个活性基团，作用与烷化剂相似，与 DNA 链形成交联，抑制 DNA 复制，对 RNA 也有抑制作用。属细胞周期非特异性药物。静注后迅速进入细胞内，肌肉、心、肺、肾脏中浓度较高。主要在肝脏代谢，由尿排出，24 小时尿排出约 35%。可以用于治疗胃癌、结肠癌、肝癌、胰腺癌、非小细胞肺癌、乳腺癌和癌性胸腔积液、腹水等。剂量限制性毒性为骨髓抑制：白细胞、血小板减少，最低值出现在用药后 3~4 周。

早年也曾经常应用于肝癌，但是由于 MMC 主要在肝脏内进行生物转化，加重了肝脏负担；血管刺激性强，对局部也有刺激作用，切不可漏至血管外；对肾脏、肺亦有明显毒性；延迟性和长时间的骨髓抑制，程度严重；化疗指数低；与 ADM 联合，可以增加心脏毒性。目前已经较少应用。

（五）喜树碱类

喜树碱类是消化系统恶性肿瘤的常用药物，属于拓扑异构酶 Ⅰ 抑制剂。我国学者对于拓扑异构酶 Ⅰ 抑制剂的研究早于国外。从 20 世纪 70 年代起，我国学者就对喜树碱和羟喜树碱

(HCPT)进行了大量的实验和临床研究,实践经验表明 HCPT 对于肝癌等实体肿瘤具有一定的疗效。但是,由于历史原因和既往的临床研究很不规范,尚无高级别的循证医学证据,难以对其确切的临床价值作出客观评价。

2001 年,Reilly 等最早报道了伊立替康(CPT-11)单药治疗晚期肝癌的 II 期临床研究,CPT-11 用量 125mg/m²,每周 1 次,连用 4 周,休 2 周为一周期,14 例患者中有 1 例取得 PR,疗效持续 7 个月,RR 为 7%,不良反应较轻微。2002 年 ASCO 会议上,Yehuda 等又报告了一种喜树碱类衍生物依喜替康(DX-8951f,exatecan)治疗 HCC,采用 0.5mg/m²,连续 5 天,每 3 周重复,43 例患者中获得 PR 2 例,MR 6 例,SD 14 例,mTTP 3.3 个月,MST 7 4 个月。

（六）吉西他滨

吉西他滨(GEM)是一种抑制 DNA 合成的抗代谢类药物,治疗多种实体肿瘤有效。20 世纪 90 年代早期,澳大利亚学者 Gradiadei 等研究发现,吉西他滨在体外有抑制人肝癌细胞的活性;后来的实验证实,吉西他滨对于人的 HepG2 细胞均有很强的抗肿瘤活性。这些实验提示吉西他滨在肝癌的治疗中有很好的前景。

我国台湾学者 Yang 等进行了 II 期临床研究,GEM 1250mg/m²,qw,连用 3 周,休 1 周,共治疗 28 例肝癌患者,获得 5 例 PR(17.8%),7 例 SD(25.0%),16 例 PD,mTTP 12 周,MST 达到 18.7 周。3~4 级毒性:中性粒细胞减少 10.7%,贫血 14.3%,血小板减少 10.7%,肝毒性 14.3%,因此认为吉西他滨是治疗晚期 HCC 有前途的一种新药,剂量限制性毒性是血小板下降。

（七）其他药物

Strumberg 等曾报告应用紫杉醇单药 70mg/m²,每周 1 次,若无明显不良反应,下一周较前剂量递增 10mg/m²,连用 6 周,50 天为一周期,结果在 16 例不能切除的 HCC 患者中,获得 PR 1 例,SD 9 例,不良反应轻。但其他学者的研究多不支持在 HCC 中使用紫杉类药物,如 Chao 等应用 175mg/m²,每 3 周重复,治疗不能切除的 20 例 HCC 患者,未见有 CR 或 PR 者,仅有 SD 5 例,作者认为紫杉醇对 HCC 无效。

与紫杉类药物类似的作用于癌细胞微管的药物 T138067,可以与 β-微管蛋白不可逆结合,引起细胞骨架的破坏,在 II 期临床试验中,对于 34 例可评价的 HCC 患者,取得 RR 9%,另有 SD 13 例,19% 的患者 AFP 较治疗前基线下降 50% 以上;但在 2005 年 ASCO 会议上的最终报告显示,与对照药物 ADM 相比,平均生存期均为 6 个月,统计学上无差异。

诺拉曲塞(nolatrexed dihydrochloride,Thymitaq)属于胸苷酸合成酶抑制剂,后者在 DNA 的复制和细胞生长中起关键作用。作为可能用于治疗 HCC 的新药,曾经备受关注。早期的 II 期临床研究中,诺拉曲塞的单药有效率为 8%,疾病控制率达 41%,MST 较 ADM 组延长了 34%。虽然该药的客观有效率不高,但对稳定病灶,延长生存有一定疗效,值得关注。该药随即进入 III 期临床研究。然而,2005 年 8 月 4 日生产厂家 Eximias 制药公司宣布:诺拉曲塞治疗肝癌的随机、双盲的全球多中心 III 期临床研究,在 2005 年 4 月已完成入组,但是没有达到其主要研究终点,即未获得满意的结果;同时,公司表明将对试验结果做进一步的分析,以了解对于患者的生存益处和确定未来的研究方向;迄今尚无下文。

台湾学者 Cheng 等曾报道采用依托泊苷软胶囊(VP-16)和他莫昔芬(TAM)联合治疗晚期 HCC 患者,VP-16 50mg/m²,TAM 40mg,均为口服,1 次/日,连用 3 周,休 2 周为一周期,结果 33 例患者中 8 例 PR(24.2%),MST 8 个月,作者认为以 VP-16 软胶囊为主,联合非化疗药 TAM 对于晚期 HCC 具有一定的疗效。但最新的 meta 分析表明:在 HCC 的治疗中,TAM 无论是在客观有效率或生存期延长方面均无明显作用,对于以往采用化疗药物联合 TAM 中 TAM 的有效性需要重新评估。

亚砷酸即三氧化二砷(As_2O_3)注射液,单药对中晚期原发性肝癌的有效率为 13.8%,中位缓解时间 5 个月,对部分肝区疼痛的患者具有显著的镇痛作用,主要不良反应为骨髓抑制和肝功改变;实验研究显示其抗癌作用机制复杂,主要是对肝癌细胞的原浆毒作用和诱导凋亡作用,此外,还可抑制癌细胞端粒酶、抗血管形成、调控细胞周期和部分癌基因、抑癌基因表达等。

三、联合化疗方案的探索

一般认为,联合化疗的客观疗效应优于单药化疗。联合化疗被推荐于一般情况良好,肝功能处于代偿期的 HCC 患者。传统的方案多以蒽环类药物和(或)PDD 为基础,客观疗效已较单药有了明显提高,一般在 15%~35%,MST≥6 个月,缺点是不良反应相对较大。新一代的方案多以 L-OHP、GEM 或者 CPT-11 为主,联合 5-FU 或卡培他滨,比传统方案疗效提高,毒性降低,患者耐受性良好。

（一）以 ADM(E-ADM)和(或)PDD 为基础的联合方案

Lee 等以 ADM 和 PDD 组成的 AP 方案治疗转移性 HCC,其中 ADM 60mg/m^2 d1,PDD 60mg/m^2 d1,每 4 周重复,37 例可评价疗效,结果 CR 1 例,PR 6 例,SD 6 例,PD 24 例,RR 18.9%,mTTP 6.6 个月,MST 7.3 个月;同时,有 32.4%的患者 AFP 较治疗前基线下降超过 50%;Ⅲ~Ⅳ的毒性反应主要是中性粒细胞下降(14.3%)、血小板下降(11.9%)和腹泻(9.5%)。

日本学者 Tanioka 等采用低剂量的 5-FU 和 PDD 组成的 LD-FP 方案,即 5-FU 170mg/(m^2·d)civ 连续 7 周,PDD 3mg/(m^2·d)连续 5 周,休 1 周为一周期,治疗了 38 例晚期 HCC 患者,结果获得 PR 18 例(47.4%),SD 10 例,PD 9 例,mTTP 达到 211 天,患者耐受性良好,仅 1 例患者未能完成疗程。但是这仅为单中心报告,并且需要长期住院用药,不符合欧美国家的治疗习惯。

Boucher 等以 E-ADM、PDD 和 5-FU 组成的 ECF 方案治疗 21 例 HCC,RR 14.5%,mTTP 5.9 个月,半年、1 年和 2 年生存率分别为 90.2%、70.3%和 24.6%。日本 Ikeda 等在 5-FU 和 PDD 的基础上加上米托蒽醌(Mx)组成 FMP 方案,5-FU 450mg/m^2 civ d1~5,Mx 6mg/m^2 d1,PDD 80mg/m^2 d1,每 4 周重复,在入组的 51 例转移性 HCC 患者中,1 例出现早期死亡,获得 PR 14 例,SD 27 例,PD 9 例,RR 为 27.5%,MST 11.6 个月,mTTP 4.0 个月,中位疾病缓解时间 7.6 个月,1 年生存率 44.3%,作者认为该方案对 HCC 有效,毒性反应可以耐受。我国台湾学者 Yuan 等曾经使用 EAPFL 双周方案治疗 66 例晚期 HCC,其中 VP-16 40mg/m^2 d1~3,ADM 30mg/m^2 d1,PDD 60mg/m^2 d1,CF 120mg/m^2 d1,5-FU 1200mg/m^2 civ 72h,每 2 周重复,结果获得 1 例 CR(1%),13 例 PR(20%),RR 21%(95%CI 11~31),mTTP 3.3 个月,中位总生存期(mOS)8.9 个月。3/4 度毒性包括中性粒细胞减少(28%),贫血(11%),血小板减少(7%),肝毒性(5%),呕吐(2%)和腹泻(2%);没有化疗相关性死亡。作者认为可以通过增加剂量密度来提高疗效,值得进一步研究。

2007 年，Lee 等报告采用 EE 方案，即 E—ADM 40mg/m² d1，VP—16 120mg/m² d1、3、5，第 3 周重复，治疗 35 例晚期 HCC 患者，其中 28 例（80％）原患 HBV 肝炎，26 例（74％）曾经进行过含 PDD 的 TACE 治疗。结果 2 例 PR，9 例 SD，DCR 为 32％（95％CI 17～48），中位无进展生存时间（mPFS）2.1 个月，mOS 为 6.4 个月（95％CI 4.4～8.5）。在没有 HBV 肝炎背景和 CLIP 评分 0～1 的患者，总的生存比较好（P 值分别为 0.024 和 0.033）。主要毒性为血液学事件，包括 3/4 度中性粒细胞减少（29％）和发热性中性粒细胞减少（11％）。作者认为 EE 方案对于具有 HBV 肝炎背景的晚期 HCC 患者有一定疗效，尤其是已经进行过含 PDD 的 TACE 治疗失败的患者。

对于采用 α—干扰素治疗 HCC 的疗效尚存在争议，由于亚洲人群合并病毒性肝炎的比例高，似乎 α—干扰素治疗有效。我国香港学者 Leung 等曾经多次报告采用含 α—干扰素的 PIAF 四药方案治疗 149 例不能手术的 HCC 患者，取得 CR 2 例，PR 22 例，RR 为 16.1％，MST 30.9 周（95％CI 22.1～40）。有意义的独立预测疗效因素包括没有肝硬化（P=0.006），胆红素水平低（P=0.006），血清学 HCV 阳性（P=0.025）。而下列因素与生存时间短有关：高 Okuda 分期（P=0.001），血管侵犯（vascular involvement）（P=0.018），存在肝硬化（P=0.008）。危险性低的患者（good risk patients，没有肝硬化和总胆红素≤0.6mg/dl）的客观有效率达到 50％。作者认为没有肝硬化和总胆红素比正常低的晚期 HCC 患者，PIAF 四药方案系统化疗疗效比较好，生存期有所延长。

（二）以 L—OHP、GEM 或卡培他滨为基础的新一代方案

2005 年，Shin 等报告在 AP 方案的基础上加用卡培他滨治疗晚期 HCC 患者，即 ADM 50mg/m² d1，PDD 60mg/m² d1，卡培他滨 2000mg/m² d1～14，每 3 周重复，疗效较 AP 方案有所增加，在 27 例患者中取得 RR 26％，mTTP 3.7 个月，MST 11.6 个月，33％的患者 AFP 较治疗前基线下降超过 50％，不良反应可以耐受。2006 年，Park 等的研究也重复出了类似的结果。29 例已经发生转移的 HCC 患者，用药同上，结果 RR 24％（95％CI 9～40），还有 6 例 SD；总体耐受性良好，但是有 1 例化疗相关性死亡。

Yang 等采用 GEM 与 ADM 或 PDD 分别组成 GA 方案和 GP 方案，GA 方案（GEM 1250mg/m² d1、8，ADM 30mg/m² d1，q3w）在 34 例患者中取得 PR 4 例，MR 6 例，SD 9 例，PD 15 例；GP 方案（GEM 1250mg/m² d1、8，PDD 35mg/m² d1、8，q3w）在 43 例患者中取得 CR 1 例，PR 9 例，MR 8 例，SD 8 例，PD 17 例。两方案的 RR 率、mTTP、MST 和 AFP 下降＞50％者分别为 11.8％比 21.3％、2.5 个月比 3.2 个月、4.6 个月比 6.4 个月和 16％比 32％，似以 GP 方案疗效较佳，且毒性反应较小。国内学者盛立军、陈樟树和练祖平等也分别报告应用 GP 方案治疗 HCC，近期有效率在 25％～29％，mTTP 为 4～5 个月，提示 GP 方案有效，并且疗效似乎较国外研究略高。

采用 L—OHP 为主的联合方案是近年 HCC 化疗领域的热点。秦叔逵等首先报告采用 FOLFOX—4 方案治疗晚期 HCC 的单中心研究，8 例 HCC 中获得 1 例 PR，RR 为 12.5％，中位 TTP 2.4 个月，同时，疾病控制率（DCR）达到 62.5％。随后，秦叔逵等在国内进行的一项多中心 Ⅱ 期临床研究中，使用 FOLFOX—4 方案治疗了 27 例 PLC 患者，其中 25 例为 HCC，2 例为胆管细胞癌，25 例可以评价，结果获得 CR 1 例，PR 4 例，NC 8 例，PD 12 例，RR 为 20.0％，DCR 为 54.2％（13/25），稳定患者的 mTTP 达 5.5 个月；常见的不良反应为 Ⅰ～Ⅱ 度白细胞减少和轻度周围神经毒性。观察期间，共出现 NCI 3/4 级毒性反应 11 例次，包括中性粒

细胞减少 5 例次,白细胞减少 3 例次,血小板减少 1 例次,感染 1 例次和肝功能异常 1 例次;其中感染事件被研究者判断为与化疗药物无关;2 例轻度,3 例中度神经毒性。这一研究显示 FOLFOX—4 方案对于晚期 HCC 具有明显的客观疗效,可延长患者的生存期,而且安全性和耐受性均较好。Frustaci 等也曾经报告一项 L—OHP 联合低剂量 5—FU 持续静推方案治疗晚期 HCC 患者,L—OHP 100mg/m^2 d1,5—FU 200mg/(m^2 · d)civ d1~14,q2w,在 31 例中取得 9 例 PR,8 例 SD,13 例 PD,1 例失访,RR 为 29%,中位缓解时间 4.5 个月。这两项国内、外研究具有一致性,都提示以 L—OHP 为主的联合方案值得深入研究。目前,秦叔逵等正在牵头组织一项 FOLFOX—4 方案与 ADM 对照治疗晚期 HCC 的大规模Ⅲ期亚太区多国多中心的临床研究(EACH 研究),进展顺利,结果可期。

Boige 等还报告了 L—OHP 联合卡培他滨组成的 XELOX 方案治疗晚期 HCC,L—OHP 130mg/m^2 d1,卡培他滨 2000mg/m^2 d1~14,q2w,在 40 例可评价的患者中,3 例 PR,29 例 SD,DCR 达 72%,PFS 4.1 个月,MST 9.3 个月。国内学者王芳等也有一组小宗病例报道,结果类似。另外,Taieb 等报告 L—OHP 和 GEM 组成的 GEMOX 方案,GEM 1000mg/m^2 d1,L—OHP 100mg/m^2 d2,q2w,治疗 26 例晚期 HCC 患者,结果 4 例 PR,14 例 SD,DCR 达 69%。法国 Louafi 的一项Ⅱ期临床研究治疗 32 例 HCC,疗效与之相近,RR 18%,DCR 76%,PFS 6.3 个月,MST 11.5 个月。在这两个方案中,GEMOX 方案的 DCR 均较高,值得进一步扩大病例观察。GEMOX 方案联合分子靶向药物,如西妥昔单抗的Ⅱ、Ⅲ期临床研究也在进行之中。

喜树碱类药物是 HCC 介入治疗中常用的有效药物,但联合方案用于 HCC 的系统性化疗报道较少。新近,大连医科大学第二临床医学院的刘芳等报道采用 CPT—11 联合 PDD 和 5—FU 治疗 HCC,10 例患者 PR 10%,SD 50%,AFP 下降者 20%,mTTP 为 5 个月。白冰等尝试使用 HCPT 联合 As_2O_3 注射液治疗晚期 HCC,初步结果显示有效,并可能有协同作用,但是需要对照研究。

四、其他系统性治疗药物

(一)分子靶向治疗

所谓分子靶向治疗(molecular targeted therapy)是指利用瘤细胞与正常细胞之间分子生物学上的差异,包括基因、酶、信号转导、细胞周期、细胞融合、吞饮及代谢上的不同特性,将抗癌药物定位到靶细胞的生物大分子或小分子上,抑制肿瘤细胞的生长增殖,或使其死亡。分子靶向治疗具有分子靶向性、高度特异性、非细胞毒性(细胞稳定)、作用机制相对明确的特点,是个体化治疗的一大进步。目前已成为肿瘤研究的热点,并逐渐成为一种重要的治疗手段,开创了恶性肿瘤诊断和治疗的一个新时代。

目前已试用于肝癌临床的分子靶向药物主要有表皮生长因子受体抑制剂、抗血管形成药物、特异性单克隆抗体、信号转导抑制剂、泛素—蛋白酶体抑制剂和基因治疗药物等。多靶点药物索拉非尼更成为第一个被欧洲 EMEA、美国 FDA 和中国 SFDA 先后批准的原发性肝癌的系统性治疗药物,抗血管形成药物单药或与化疗药物联合应用也是苗头可喜。

(二)内分泌治疗

PLC 的发病率在性别比例上有较大差异,提示与性激素可能相关。实验研究提示雌激素可以刺激肝细胞增生,口服的雌激素制剂可导致肝腺瘤的发病率升高,在 HCC 的细胞表面也检测出有雌激素受体(ER)的表达。所以自20世纪90年代以来,陆续有学者应用雌激素受体拮抗剂他莫昔芬来治疗PLC,报道有客观缓解的病例,或可延长患者生存期。但最新的meta分析显示他莫昔芬在HCC的治疗中,无论是客观有效率或生存期延长均无作用亚组分析中,对一般状况较好的患者似略有优势,故对以往含他莫昔芬方案的有效性尚需重新评估。

也有应用孕酮类药物来治疗PLC,有报道显示可延长晚期患者的生存期,且不良反应少,耐受性好。Villa等选取有ER表达的HCC,应用甲地孕酮与安慰剂对照,中位生存期18个月对7个月,P=0.009。但多数学者认为,孕酮类药物延长PLC的作用主要在于该药可以治疗晚期肿瘤患者的恶病质状态,对肝癌细胞本身并无治疗作用。

也有作者尝试应用雄激素受体拮抗剂氟他胺和促黄体激素释放激素(LHRH)来治疗HCC,均未见有客观疗效或延长生存期的作用。

总之,虽然内分泌治疗药物在PLC的系统性治疗中有实验研究的基础支持,临床上也有小样本的有效报道,但目前meta分析的结果尚不支持在PLC的系统性治疗中作为有效药物常规应用。

(三)生长抑素

生长抑素是一种环状多肽类激素,主要表现为抑制内、外分泌腺的分泌,减少肠道对水、氨基酸的吸收,近年来其在肿瘤中的治疗作用已引起重视,如对垂体瘤、消化道类癌、内分泌系肿瘤的治疗作用和化疗相关性腹泻、肠梗阻、消化道出血等肿瘤相关并发症的防治。生长抑素通过与肿瘤细胞表面的生长抑素受体(SSTR)结合而发挥作用。Reubi等采用放射自显影的方法检测了54例HCC患者的组织标本,发现41%的标本存在SSTR的过度表达。Kouroumalis等开展了一项随机、前瞻性研究,采用生长抑素类似物奥曲肽治疗HCC,与支持治疗相比较,mOS显著延长(13个月比4个月),1年生存率显著增加(56%比13%);而Yuen等应用长效奥曲肽制剂治疗HCC,70例患者中位生存期为(治疗组比对照组)1.93个月比1.97个月。Slijkhuis等应用长效奥曲肽制剂治疗24例HCC患者,取得mTTP为3.6个月,mOS 5.1个月,作者认为该治疗受益有限。综上,对生长抑素制剂是否可以改善患者的生活质量、延长生存期尚存在不同的意见。由于生长抑素药物本身的不良反应轻微,同时对于PLC常见并发症具有一定的治疗作用,可以考虑作为一种姑息性治疗的选择。

(四)干扰素

干扰素具有抗病毒、抗肝细胞增殖、免疫调节和抑制新生血管的作用。早期国内的报道提示α-干扰素可以延长PLC的生存期,应用5MU/次,每周3次,与对照组相比,MST为14.5周比7.5周;但欧洲的研究认为α-干扰素在客观疗效和延长生存上均无益处故对α-干扰素治疗HCC的疗效尚存在争议。有人认为由于亚洲人群合并病毒性肝炎的比例高,倾向有效;α-干扰素联合细胞毒药物化疗可能起到协同增效作用。

(五)沙利度胺

沙利度胺(Thalidomide,反应停)是一种右手螺旋、具有一个手性中心的谷氨酸衍生物。20世纪50年代由德国研究成功,因其具有止吐、镇静作用曾广泛应用于早孕反应。之后,由于发现该药的严重致畸作用和周围神经疾病而被禁用。近年来,由于沙利度胺独特的抗炎、免疫调节和抗血管形成作用,在多种疾病的治疗中再次得到广泛应用,在恶性肿瘤的治疗中有逐渐增多趋势。

Patt等在应用沙利度胺治疗HCC的临床研究中,入组了37例患者,可评价疗效32例,初始应用400mg/d,分两次口服,耐受性良好者逐渐增量至1000mg/d,结果取得1例PR,1例MR,10例SD,mOS 6.8个月,作者认为该药对HCC有微效,在800mg/d以下的剂量水平多耐受性良好。

该药停用数十年后又重新应用于临床,虽然作用机制复杂,尚未完全阐明,但已证实该药具有一定的抗肿瘤血管形成与调节免疫的作用,在PLC的临床治疗中尽管疗效尚不够理想,但方便安全,对于其最佳给药剂量、方法和联合治疗方案有待进一步研究。2006年ASCO会议上,Jeong等报告联合沙利度胺(400mg,每晚1次)和卡培他滨(750mg/m²,每天2次,d1～14)治疗不能手术的HCC,19例可评价疗效的患者中取得1例CR,4例PR,4例SD持续3个月以上,疗效可喜,同时患者耐受性良好;Zhu也曾联合使用周剂量的E-ADM[20mg/(m²·w)]和沙利度胺(200mg/d),17例可评价的HCC患者中取得DCR 41%,mTTP达6个月,为生物靶向药物与化疗联合提供了有益的借鉴。

(许刚)

第四节　肝癌的介入治疗

一、肝癌介入治疗路径

原发性肝细胞癌(hepatoccelular carcinoma,HCC,以下简称肝癌)是起源于肝细胞的恶性肿瘤。在中国,85%～90%是在肝炎后肝硬化的基础上发生。

(一)巴塞罗那临床肝癌分期(BCLC分期)

将肝癌病变(HCC的大小和血管侵犯)与患者肝功能分级、体力状态评分等因素综合评估进行分期,是目前国际上认可程度较高的HCC分期(表7-7)。

表7-7　HCC的BCLC分期

期别	PS评分	肿瘤状态		肝功能状态
		肿瘤数目	肿瘤大小	
0期:极早期	0	单个	<2cm	没有门静脉高压
A期:早期	0	单个 3个以内	任何 <3cm	Child-Pugh A-B Child-Pugh A-B
B期:中期	0	多结节肿瘤	任何	Child-Pugh A-B
C期:进展期	1～2	门静脉侵犯或N₁、M₁	任何	Child-Pugh A-B
D期:终末期	3～4	任何	任何	Child-Pugh C

注:A期和B期,符合所有标准;C期,至少符合一项标准;PS:1～2或血管侵犯或肝外转移;D期,至少符合一项标准;PS:3～4或Child-Pugh C。

(二)肝功能分级

通常用Child-Pugh分级(表7-8)。

表7-8 肝功能 Child-Pugh 分级

	评分		
	1	2	3
总胆红素(μmol/L)	<34	34~51	>51
血清白蛋白(g/L)	>35	28~35	<28
凝血酶原时间延长	<4s	4~6s	>6s
腹水	无	轻度、可控	中度、顽固
肝性脑病(级)	无	1~2	3~4

注:按积分法,5~6分为 A 级,7~9分 B 级,10~15分 C 级。

(三)临床治疗路径

我国原发性肝癌诊疗规范(2011年版)给出了 HCC 多学科综合治疗模式建议(图7-2)。

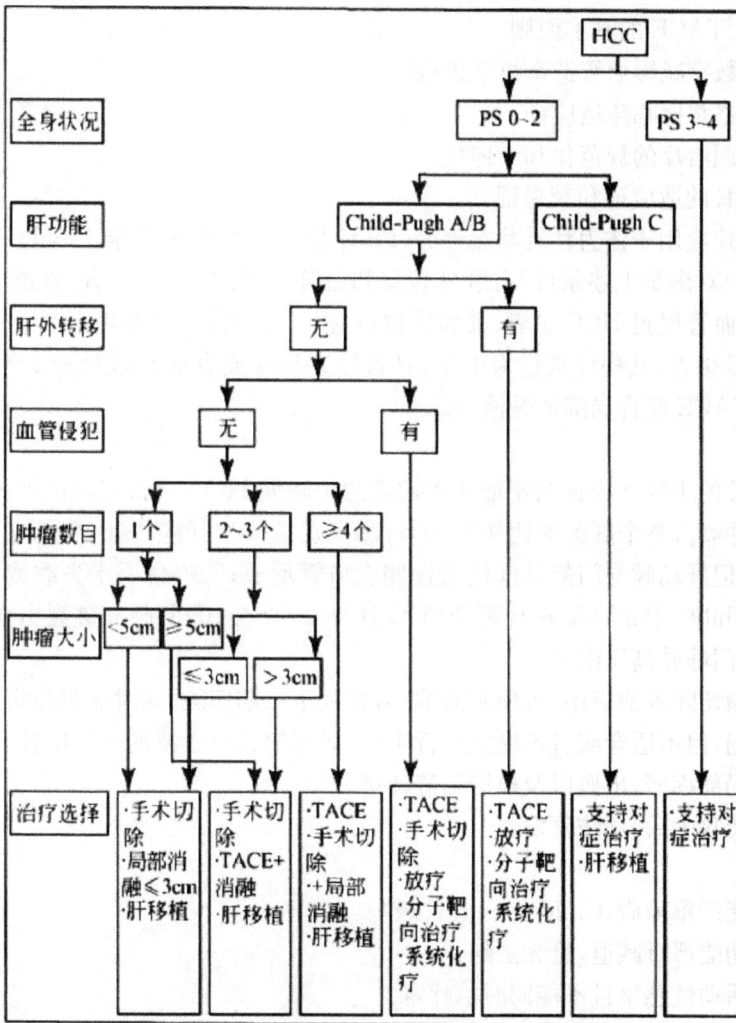

图7-2 中国原发性肝癌诊疗规范(2011年版)
肝癌多学科综合治疗模式建议

二、肝癌供血动脉内化疗栓塞

肝细胞肝癌(hepatocellular carcinoma,HCC)是一种富血供肿瘤,90%以上的血供来源于肝动脉。用加入化疗药物的栓塞剂栓塞肿瘤供血动脉,称经导管的肝动脉化疗性栓塞(transcatheter arterial chemoembolization,TACE)。这种治疗方法一方面阻断肿瘤血供,同时在肿瘤局部聚集高浓度的化疗药物,对肿瘤细胞发挥最大程度的杀伤作用。TACE 的操作方法有:①动脉内灌注化疗药物后再进行动脉栓塞(栓塞剂中加或不加化疗药物);②动脉栓塞前后分别进行化疗药物灌注("三明治"疗法);③化疗药物与颗粒性栓塞剂混合在一起进行栓塞;④单纯用碘油化疗药物乳剂进行动脉栓塞和(或)加用颗粒性栓塞剂。根据国内外文献的荟萃分析,TACE 是 HCC 患者能够受益的介入治疗方法。其特点为适应证较广、创伤较小、可重复性强、疗效较好。对于不能手术切除的中晚期 HCC 患者,TACE 应为非手术治疗的首选方法。

(一)HCC TACE 的基本原则

1.要求在数字减影血管造影机下进行。

2.必须严格掌握临床适应证。

3.必须强调治疗的规范化和个体化。

(二)TACE 的适应证和禁忌证

TACE 治疗应用于体力活动状态评分(PS 评分)0~2 分、肝功能 Child—Pugh 分级 A/B 的 HCC 患者。对满足上述条件,有肝外转移和血管侵犯的 HCC 患者,首选 TACE 治疗;对无肝外转移和血管侵犯 HCC 患者,其病灶数目≥4 个,亦首选 TACE 治疗;对无肝外转移和血管侵犯 HCC 患者,其病灶数目为 1 个,且直径>5cm 或者病灶数目为 2~3 个,且病灶>3cm,可采用 TACE 联合局部消融治疗。

1.适应证

(1)TACE 的主要适应证为不能手术切除的中晚期 HCC,无肝肾功能严重障碍;包括:①巨块型肝癌,肿瘤占整个肝脏的比例<70%;②多发结节型肝癌;③门静脉主干未完全阻塞,或虽完全阻塞但肝动脉与门静脉间代偿性侧支血管形成;④外科手术失败或术后复发者;⑤肝功能分级(Child—Pugh)A 或 B 级,ECOG 评分 0~2 分;⑥肝肿瘤破裂出血及肝动脉—门静脉分流造成门静脉高压出血。

(2)肝肿瘤切除术前应用,可使肿瘤缩小,有利于二期切除,同时能明确病灶数目。

(3)小肝癌,但不适合或者不愿意进行手术、局部射频或微波消融治疗者。

(4)控制局部疼痛、出血以及栓堵动静脉瘘。

(5)肝癌切除术后,预防复发。

2.禁忌证

(1)肝功能严重障碍(Child—Pugh C 级)。

(2)凝血功能严重减退,且无法纠正。

(3)合并活动性感染且不能同时治疗者。

(4)肿瘤远处广泛转移,估计生存期<3 个月者,但为缓解局部症状者除外。

(5)恶病质或多器官功能衰竭者。

(6)肿瘤占全肝比例≥70%癌灶;如果肝功能基本正常,可考虑采用适量碘油乳剂分次栓塞。

（7）外周血白细胞和血小板显著减少，白细胞＜3.0×10^9/L，血小板＜60×10^9/L（脾功能亢进所致者除外）。

TACE 治疗应用于体力活动状态评分（PS 评分）0～2 分、肝功能 Child－Pugh 分级 A/B 的 HCC 患者。对满足上述条件，有肝外转移和血管侵犯的 HCC 患者，首选 TACE 治疗；对无肝外转移和血管侵犯 HCC 患者，其病灶数目≥4 个，亦首选 TACE 治疗；对无肝外转移和血管侵犯 HCC 患者，其病灶数目为 1 个，且直径＞5cm 或者病灶数 B 为 2～3 个，且病灶直径＞3cm，可采用 TACE 联合局部消融治疗。

（三）介入术前准备

1.影像学检查　目前超声、CT、MR 动态增强检查是明确肝癌诊断的主要手段。对于 AFP＞400μg/L，又无肝炎活动者，当超声、CT、MR 检查未发现肝癌病灶时，可酌情选择 DSA 肝动脉造影检查。

2.实验室检查

（1）肝功能、肾功能和凝血功能检查。

（2）血常规、尿常规和大便常规检查。

（3）肿瘤标志物检查：通常检测 AFP、CEA、CA199 和 CA125 等指标。

（4）乙型肝炎病毒和丙型肝炎病毒标志物检查，包括测定血清乙型肝炎病毒表面抗原（HBsAg）、表面抗体（anti－HBs）、e 抗原（HBeAg）、e 抗体（anti－HBe）、核心抗体（anti－HBc），乙肝病毒的脱氧核糖核酸（HBV－DNA）等。

（5）血糖水平测定。

（6）心电图检查，必要时行心、肺功能检查。

3.治疗设备及药物准备

（1）常用血管造影器械：包括穿刺针、导管鞘、导管、导丝以及 3F 及以下微导管等。

（2）药物：①血管造影对比剂，常用非离子型对比剂；②肿瘤化疗药物，常用蒽环类、铂类、丝裂霉素、氟尿嘧啶类等；③止吐药，5－HT$_3$ 受体拮抗剂，如格雷司琼、昂丹司琼、托烷司琼等；④镇痛药，如盐酸曲马多缓释片、盐酸羟考酮缓释片、硫酸吗啡缓释片、芬太尼透皮贴剂、盐酸吗啡注射液、盐酸哌替啶注射液等；⑤其他药物，如地塞米松、罂粟碱、利多卡因、阿托品、硝苯地平、硝酸甘油、肾上腺素、多巴胺等。

（3）栓塞材料：碘油（常用 38％超液化碘油）、明胶海绵、聚乙烯醇（polyvinyl alcohol，PVA）、微球、弹簧圈等。

4.签署知情同意书　与患者和（或）患者家属谈话，介绍肝癌 TACE 治疗的必要性、疗效、手术操作过程中和术后可能发生的并发症和风险，签署介入治疗的知情同意书。

5.术前 4h 禁饮食。

（四）TACE 手术操作程序

1.肝动脉造影　患者仰卧，消毒、铺巾，局部麻醉。采用 Seldinger 方法，经皮穿刺股动脉，置放导管鞘，插入导管置于腹腔动脉或肝总动脉造影。造影图像采集应包括动脉期、实质期及静脉期。如发现肝脏某区域血管稀少或缺乏、疑可能存在其他肿瘤供养动脉，则还需探查相应的动脉血管（如选择性肠系膜上动脉、胃左动脉、膈下动脉等血管造影），以发现异位起源的肝动脉或侧支供养血管。对于严重肝硬化、门静脉主干及一级分支癌栓者，推荐经脾动脉或肠系膜上动脉造影行间接性门静脉造影,了解门静脉血流情况。

2.灌注化疗　根据肝动脉 DSA 造影图像,明确肿瘤的部位、大小、数目及供血动脉后,超选择插管至肿瘤供血动脉内灌注化疗。主要用药为蒽环类、铂类。每种药物一般需用生理盐水或 5％葡萄糖液 50～200ml 稀释,缓慢注入靶血管,灌注药物的时间应≥20min。

3.肝动脉化疗栓塞　根据肿瘤具体情况选择合适的栓塞剂。栓塞时必须超选择插管,尽量至肿瘤供血动脉内。一般用超液化碘油与化疗药物充分混合成乳剂,经导管缓慢注入。透视下依据肿瘤区碘油沉积情况,瘤周是否出现门静脉小分支影为界限,碘油如滞留在血管内或有反流,应停止注射。碘油用量应根据肿瘤的大小、肿瘤动脉血供情况而定,通常为 5～20ml,一般≤30ml。对于供血动脉明显增粗的肝癌患者,推荐加用颗粒性栓塞剂(如明胶海绵或微球)。栓塞时应尽量栓塞肿瘤的所有供养血管,以使肿瘤去血管化。如有肝动脉-门静脉分流和(或)肝动脉-肝静脉分流,可酌情选用 PVA、微球、无水乙醇、明胶海绵、弹簧圈等栓塞,再注入碘油,或将适量明胶海绵颗粒与碘化油混合,然后缓慢注入。

4.再次肝动脉造影　肝动脉化疗栓塞后再次行肝动脉造影,了解肝内血供及肿瘤病灶的栓塞情况。

5.拔除导管及导管鞘　栓塞完毕,拔除导管及导管鞘,压迫穿刺部位止血,包扎伤口。患者仰卧,穿刺侧下肢伸直、制动 6～12h。若采用缝合器或其他止血器成功止血后,右下肢制动时间缩短至 2h。

(五)TACE 操作注意事项

1.医师资质　TACE 属于三级介入手术,术者必须是具有主治医师以上职称的有资质的专业人员。

2.设备和手术条件　介入手术室必须配备具有数字减影功能的 X 线成像设备;介入手术时对患者应有心电监护、保留静脉输液通道。

3.根据术前患者情况评估酌情处理

(1)若无肝动脉栓塞禁忌证,一般不做单纯的肝动脉灌注化疗。

(2)化疗药物应根据患者情况,选择 1～3 种药物联合使用。提倡使用细胞周期非特异性化疗药物,如蒽环类和丝裂霉素,铂类抗肿瘤药物;可考虑给予细胞周期特异性药物,如氟尿嘧啶类药物,需连续使用 3～4 天。

(3)在实施 TACE 治疗之前,需检测乙型肝炎病毒和丙型肝炎病毒标志物及 HBV-DNA 和 HCV-DNA 滴度度。由于化疗药物可以激活病毒,最好给予抗病毒治疗。即使是仅有乙肝表面抗原阳性,目前亦建议抗病毒治疗。

4.肝组织、肝功能及周围正常组织的保护　TACE 栓塞时导管应尽可能超选择插管至肿瘤供血动脉,最大程度地发挥杀灭肿瘤的作用。栓塞时应尽量避免非靶器官的栓塞,采用合理措施减少肝脏非靶组织的栓塞。但鉴于 TACE 术后碘油-CT 对微小病灶高检出率,对于有怀疑的部分肝脏也可注入少量碘油乳剂。

5.栓塞剂选用原则　肝癌 TACE 治疗常用栓塞剂有碘化油化疗乳剂、明胶海绵、各种栓塞微粒/微球及不常使用的弹簧圈和无水乙醇等。碘化油化疗乳剂是由化疗药物和碘化油配制而成,可加入适量的碘对比剂以获得黏稠度满意的乳剂。碘油一次用量以不超过 20ml 为宜。选择微粒、微球时,颗粒的直径应以可达到肿瘤血管床或小动脉为准。对于 TACE 不常使用的栓塞材料临床上应慎用,例如弹簧圈虽然可栓塞肝固有动脉主干,但栓塞后可能影响后续治疗;无水乙醇和鱼肝油酸钠的作用强烈,可能引起严重并发症。

6.栓塞注意事项 肝动脉栓塞时先用末梢类栓塞剂行周围性栓塞(如碘化油),再行中央性栓塞(如明胶海绵)。在患者病情允许的情况下,栓塞剂用量应充足,尤其是在首次栓塞时。尽量避免栓塞剂进入非靶器官。一般末梢性栓塞的效果优于小动脉和肝动脉主干栓塞;完全性栓塞效果优于部分性栓塞。栓塞时应尽量栓塞肿瘤的所有供养血管,以使肿瘤去血管化。注意不要将肝固有动脉完全闭塞,以利于再次 TACE。

7.拔管时注意事项 拔除导管和导管鞘之前,应关注患者的血压。若血压高,需将血压降至正常后方可拔管,拔管后对穿刺部位压迫止血。若患者凝血功能障碍,应予以纠正。

(六)介入术后处理

介入术后给予患者保肝、支持、止吐、镇痛等对症治疗 3~5 天;酌情使用抗生素,静脉应用制酸药 3 天;对于介入治疗后肿瘤坏死所致发热,可用酚咖片或吲哚美辛等解热药物退热。若体温高于 38.5℃且伴寒战,应与感染性发热相鉴别,行血细菌培养,若考虑感染性发热应及时使用抗生素。

(七)肝癌 TACE 反应及常见相关并发症及其处理

1.化疗栓塞后综合征 化疗栓塞后患者可出现恶心、呕吐、肝区闷痛、腹胀、厌食等症状,可给予支持疗法、止吐、吸氧、镇痛等处理。镇痛可按照癌症疼痛三阶梯止痛疗法,使用非阿片类、弱阿片类、强阿片类药物,尽量让患者无痛苦或减少痛苦。

2.术中胆心反射 这是由于化疗栓塞导致患者肝区缺氧、疼痛,刺激胆道血管丛的迷走神经所引起的一种严重不良反应,患者表现为严重胸闷、心率减慢、心律不齐、血压下降,严重者可导致死亡。如术中患者出现迷走神经反射症状,可给予吸氧、静脉推注阿托品 1mg,用多巴胺升血压等措施治疗。

3.肝脓肿、胆汁瘤 术后患者出现肝脓肿,应给予抗生素,或经皮穿刺引流等措施;对有易出现肝脓肿因素的患者(如有胆道手术史等)应在术前及术后给予抗生素。对于胆汁瘤可经皮穿刺引流。

4.上消化道出血 可能系应急性胃黏膜糜烂、溃疡出血或门静脉高压性出血,前者按溃疡出血处理;后者除给予止血药及制酸药外,还需使用降低门静脉压力的药物(如醋酸奥曲肽)。若系大量出血,需用三腔管压迫止血,或急诊内镜下注射硬化剂和(或)结扎曲张静脉团。仍不能止血时,可急诊给予经皮穿刺行肝胃冠状静脉及胃底静脉栓塞术,或脾栓塞,必要时行急诊 TIPS 手术。

5.急性肝功能损害 表现为血清胆红素及丙氨酸转氨酶(ALT)、天冬氨酸转氨酶(AST)等指标异常升高。这种情况应在原有保肝药物的基础上,调整和加强用药。

6.血细胞减少 表现为白细胞、血小板,或全血细胞减少。原因为化疗药物,或脾功能亢进所致。可用升白细胞和血小板药物,必要时给予输血,或在 TACE 前或同时给予脾动脉栓塞术治疗脾功能亢进。

(八)疗效评价

1.技术成功标准 导管超选择插管至肿瘤供血动脉内,化疗栓塞后肿瘤供养血管被闭塞,肿瘤染色减少或消失。

2.疗效 长期疗效:评价指标为患者总生存时间(OS);短期疗效:评价指标为手术至疾病进展时间(TTP)。根据实体瘤治疗疗效评价标准(RECIST)的修订标准评估肝癌疗效,

TTP 作为短期内的生存时间替代指标。完全缓解(CR):所有目标病灶动脉期的增强显影均消失;部分缓解(PR):目标病灶(动脉期增强显影)的直径总和缩小≥30%;稳定(SD):目标病灶(动脉期增强显影)的直径总和缩小未达 PR 或增加未到 PD;进展(PD):目标病灶(动脉期增强显影)的直径总和增加≥20%,或出现新病灶。

(九)随访及介入间隔期间治疗

1.随访　一般建议第一次肝动脉介入治疗后 4～6 周时进行影像学[CT 和(或)MRI]、肿瘤相关标志物、肝肾功能和血常规复查;至于后续复查则视患者的具体情况,可间隔 1～3 个月。介入治疗的频率应依随访结果而定,推荐介入治疗间隔时间为患者从介入术后恢复算起,至少 3 周以上。根据检查结果为患者制定优化的个体化治疗方案,总的原则是在控制肿瘤和患者带瘤生存的情况下,尽可能减少介入治疗次数和延长介入手术间隔。在治疗间隔期,可利用 CT 和(或)MRI 动态增强扫描评价肝脏肿瘤的存活情况,以决定是否需要再次进行介入治疗。如经过数次介入治疗后,肿瘤仍继续进展,成考虑换用或联合其他治疗方法,如外科手术、局部消融和系统治疗等。

2.介入手术间隔期间的综合治疗　推荐使用生物免疫制剂、分子靶向药物(如多吉美)、抗病毒治疗及保肝、中医扶正固本治疗,以提高患者的免疫力,抑制肿瘤细胞的生长。

(十)TACE 为主的"个体化"治疗方案

1.肝肿瘤术后的预防性灌注化疗　肝癌切除术后 40 天左右行首次肝动脉造影,若未发现复发灶,先行灌注化疗,再酌情注入 3～5ml 碘油,术后 1 月左右行碘油 CT 检查,以期达到早期发现和治疗小的复发灶。若无复发灶,则推荐分别间隔 3 个月和 6 个月行第 2 次和第 3 次肝动脉预防性灌注化疗。

2.肝癌合并梗阻性黄疸治疗　肝癌合并梗阻性黄疸,可先行经皮穿刺肝脏胆汁引流术(percutaneous transhepatic biliary drainage,PTBD),或于梗阻部位置放胆道内支架,使黄疸降低或消退。待患者肝功能恢复后,再行选择性肝动脉灌注化疗和栓塞,称之为"双介入"治疗。少数情况下单个结节型肿瘤压迫所致胆红素升高,亦可直接给予 TACE 术,随着肿瘤缩小,胆红素会降低。

3.肝癌合并门静脉癌栓的治疗

(1)根据门静脉主干阻塞程度、血流方向,以及肝门区侧支血管形成多少酌定 TACE 方案。

(2)置放门静脉支架,多用经皮穿刺肝门静脉途径。

(3)放射治疗:对门静脉癌栓给予适形放疗或 7 刀治疗,或于门静脉内置入^{125}I 粒子条内放射治疗。

4.肝癌合并肝动脉-门静脉分流的治疗　肝癌合并肝动脉-门静脉分流(A-P shunts)的发生率 18.9%～63.2%。这可造成或加重门静脉高压、促进肿瘤肝内播散。栓塞治疗的目的是控制肿瘤生长,缓解门静脉高压。肝动脉-门静脉分流的 DSA 表现为门静脉分支或主干提前显影、出现双轨征,可合并癌栓。可根据分流动脉的粗细选择合适直径的微粒或微球进行栓塞,对于部分分流不甚明显者可试用黏稠度较大的乳剂栓塞,若乳剂在病灶中沉积良好可继续注入,然后使用颗粒性栓塞剂栓塞。亦可酌情使用胶状或短条状明胶海绵。

5.肝癌合并肝静脉癌栓的治疗　肝癌合并肝静脉癌栓的发生率达 3.6%～23.0%。其特点为癌栓可自行脱落或栓塞后脱落,造成致死性肺动脉梗死;癌栓也可向右心房和下腔静脉延伸影响回心血流,患者可能发生猝死。若能有效栓塞癌栓供血动脉,可使癌栓缩小甚至消失。除栓塞治疗外,对部分患者还可以酌情置放肝静脉支架,或加^{125}I粒子条内放射治疗,或适形放射治疗。

6. 肝癌伴下腔静脉癌栓的治疗 肝癌合并下腔静脉癌栓的发生率达 0.7%～10.0%。癌栓可来自副肝静脉或肝静脉,可造成下腔静脉阻塞综合征群,脱落的癌栓可引起致死性肺动脉梗死。若患者无临床症状,下腔静脉狭窄<50%,对肝内肿瘤按常规化疗栓塞;若下腔静脉狭窄>50%,并伴有下腔静脉梗阻表现时,则于狭窄部位置放金属内支架以开通下腔静脉和压迫癌栓以防脱落。

7. 肝肿瘤破裂出血的治疗 肝肿瘤破裂出血属紧急情况,需输液、补充血容量、止血、维持血压等生命体征的内科治疗;根据患者情况可积极地进行选择性肝动脉造影和栓塞治疗。必要时在肠系膜上动脉和(或)脾动脉推注血管加压素,减少门静脉回流量。

8. 肝癌伴肺转移的治疗 根据患者一般状况和转移瘤的情况,可采用支气管动脉灌注化疗或化疗栓塞、肺动脉灌注、肺动脉化疗药盒系统植入术等治疗手段。对于肺转移瘤直径≤3cm,数目 3 个以内,可经皮肺穿刺病灶内注射无水乙醇、热消融或其他治疗。

9. TACE 联合消融和放射治疗

(1)TACE 联合消融(射频、微波、冷冻)治疗:主要包括小肝癌,大肝癌 TACE 后补充治疗。

(2)TACE 联合放射治疗:主要包括局限性大肝癌,门静脉主干和下腔静脉癌栓的治疗。

10. TACE 联合分子靶向药物治疗 分子靶向药物如多吉美,是国际上公认的、目前唯一有效的不能手术切除的或远处转移的原发性肝癌的全身系统用药。TACE 联合分子靶向药物治疗可以提高抗肿瘤疗效,应成为肝癌治疗的主要手段。

11. TACE 联合三氧化二砷治疗。

三、肝癌无水乙醇注射治疗

(一)前言

经皮穿刺瘤内注射无水乙醇(PEI)治疗肿瘤最早由日本学者从治疗肝癌开始的,因为方便、安全、价廉而疗效确切,得到了广泛的应用,目前仍是肝癌介入治疗的重要组成部分。虽然循证医学的证据表明射频消融、微波消融及氩氦刀冷冻消融治疗肝癌的疗效比无水乙醇消融好,但是因其安全方便,有些特殊部位的病变可能无水乙醇注射更具优势,并且它可以作为其他治疗方法的有益补充,因此目前在临床肝癌治疗上仍然是一种重要的介入治疗方法。

(二)适应证

1. 小肝癌,包括原发性肝细胞癌、胆管细胞癌及混合细胞型肝癌、转移性肝癌,肝癌手术后复发,TACE 治疗有困难的乏血供病灶。一般以直径<4cm,病灶数少于(含)3 个为宜,尤其是病灶靠近血管、胆囊、膈顶等部位而行射频消融、微波治疗及冷冻治疗比较困难的病例,无水乙醇消融可以作为首选的方法之一;肿瘤数量较多,也可以作为减轻瘤负荷的姑息性治疗手段。

2. 已做过其他局部治疗(TACE、射频消融、微波治疗及冷冻治疗等)的肝癌,不论大小,作为加强疗效或针对残留活性灶,可以选用无水乙醇消融。

3. 肝癌手术、破裂后腹腔内种植转移灶。

4.肝癌肝门部、腹膜后或其他部位(如肾上腺)转移灶。

(三)禁忌证

无水乙醇消融术安全性较高,一般来说并没有绝对的禁忌证,相对禁忌证包括:

1.肝癌伴中、重度腹水(少量腹水不是禁忌)。

2.肝癌伴有明显的肝动、静脉交通或虽无交通但肝静脉回流速度过快(CT 或 MRI 增强时肝静脉及下腔静脉在动脉早期显影,此时无水乙醇注射速度快或者量多可引起心搏骤停)。

3.明显的高流量动、门静脉瘘。

4.严重心、肺、肝、肾功能障碍。

5.凝血功能明显下降,凝血酶原时间延长 1 倍以上,血小板$<20\times10^9$/L。

6.肝癌肺转移。

7.对乙醇过敏。

(四)术前准备

1.辅助检查　必需的实验室检查包括血常规、肝功能、生化及凝血酶原时间等,其他辅助检查包括血压、心电图、X 线胸片等,肝脏 CT 或 MRI 检查。

2.谈话、签字　需将病情、治疗情况及可能出现的问题向患者家属讲清,根据患者的心理承受能力向其适当介绍治疗过程中可能出现的一些反应(疼痛、醉酒感等)以取得配合,因为无水乙醇消融往往需要多次治疗,并且小的病灶也不能确保完全消融,故需要讲清楚并签署知情同意书或委托书。

3.病人准备　不需备皮,焦虑者可于术前半小时肌内注射 10mg 地西泮。一般不需禁食,若病灶较大需要用较多的乙醇或者患者较为敏感,术中有可能呕吐,则需要禁食 4 小时。

4.器械、药物准备　根据肿瘤所在的部位选择相应的穿刺针,较表浅者只需腰穿针即可,其他可用专用的 21～22G 无水乙醇注射针,对于较小的病灶尤其是位于膈顶或者较为深在(如尾状叶)的病灶,在 CT 引导下操作时,最好准备 COOK 公司的弧形穿刺针。2%利多卡因、无水乙醇适量,必要时准备超声检查对比剂,腹膜后转移灶消融时需要准备多巴胺并开通静脉通路,治疗肾上腺转移灶时需要准备酚妥拉明并开通静脉通路。

(五)操作程序

常规消毒、铺单后麻醉,在超声或 CT 引导下,将穿刺针穿入肿瘤内,较小的病灶应将针尖置于病灶中心,较大的病灶可以多点穿刺、注射,根据病灶大小、乙醇弥散情况及病人耐受情况决定乙醇用量,一般 1 次治疗总量不宜超过 30ml,无水乙醇内可以加入少量利多卡因,以80%(V/V)以上乙醇浓度即可,既不降低疗效,也可以减轻疼痛。对于已经作过其他局部治疗的病灶,若在超声定位下再行无水乙醇消融,可以先行增强超声检查明确残存活性灶的部位,然后针对性地穿刺活性部位注射乙醇。

(六)术后处理

绝大多数病例属于门诊病例,疼痛也系一过性,一般无需特殊处理或仅需对症处理。

(七)并发症及其防治

除了发热、疼痛外,其他并发症少见,具体有:

1.肝功能损伤,少数病例可以出现黄疸、转氨酶升高,只需保肝、降黄、降酶治疗即可。

2.醉酒感,轻者可平卧 1～2 小时即可,严重者可给予静脉输注葡萄糖液甚至肌内注射纳洛酮。

3.腹膜后转移灶在行无水乙醇消融时,可能会出现低血压,术中要用多巴胺维持血压,必要时停止治疗;肾上腺转移灶消融时,可能会出现高血压,术中需要静脉推注酚妥拉明并静脉维持。

4.在CT引导下经背侧途径穿刺腹膜后病灶时,有时需要穿过下腔静脉,这时注射无水乙醇要密切观察,注射速度及用量要适当,以防针尖退入下腔静脉造成无水乙醇直接进入心血管。

5.针道种植,关键是要避免注射乙醇前反复穿刺病灶。

(八)疗效评价

肝癌无水乙醇消融治疗后的疗效评价,以CT、MRI(平扫加增强扫描)为主要依据,增强扫描无强化、MRI的T_2WI表现为低信号表示肿瘤无活性,其他指标及检查方法作为参考或补充。3cm以下小肝癌可以完全坏死,但对于大部分患者来说,PEI只是一种减少肿瘤负荷的姑息性治疗。

四、肝癌射频消融治疗

肝癌是最常见的恶性肿瘤之一,肝癌切除术是根治性治疗的最有效手段。但肝癌发病初期无特殊表现,早期诊断困难。因受肿瘤的部位、大小、数量、肝外转移、肝功能、身体衰竭等因素的影响,大部分患者不能进行手术治疗。近年来射频消融治疗发展迅速,为这类患者提供了新的治疗方法。

以射频消融为代表的局部消融治疗是借助影像技术的引导对肿瘤靶向定位,用物理或化学的方法杀死肿瘤组织。影像引导技术包括超声、CT和MRI。治疗途径有经皮、经腹腔镜手术和经开腹手术三种。射频消融治疗的特点:一是直接作用于肿瘤,具有高效快速的优势;二是治疗范围局限于肿瘤及其周围组织,对机体影响小,可以反复应用。局部消融治疗在过去的20年左右发展迅猛,已经成为继手术切除、TACE后的第三大肝癌治疗手段,而且由于其疗效确切,特别是在小肝癌的治疗方面,射频消融疗效与手术切除相近,因此被认为是小肝癌的根治性治疗手段之一。

(一)适应证

1.通常适用于单发肿瘤,最大径≤5cm;或肿瘤数目≤3个,且最大直径≤3cm。

2.手术后复发者或TACE治疗后残留肿瘤。

3.无血管、胆管和邻近器官侵犯以及远处转移。

4.肝功能分级为Child—Pngh A或B级,或经护肝治疗达到该标准。

5.对于不能手术切除及不愿手术者,局部消融可以作为姑息性综合治疗的一部分,但是需要严格掌握。

(二)禁忌证

1.肿瘤巨大或弥漫型肝癌。

2.合并门静脉主干至二级分支癌栓或肝静脉癌栓、邻近器官侵犯或远处转移。

3.位于肝脏表面,其中1/3以上外裸的肿瘤。

4.肝功能分级为Child—Pugh C级,经护肝治疗无法改善者。

5.治疗前1个月内有食管胃底静脉曲张破裂出血。

6.不可纠正的凝血功能障碍和明显的血象异常,具有明显出血倾向者。

7.顽固性大量腹水,恶病质。

8.合并急性感染,尤其是胆管系统炎症等。

9.肝、肾、心、肺等重要脏器功能衰竭。

10.意识障碍或不能配合治疗的患者。

同时,第一肝门区肿瘤应为相对禁忌证;肿瘤紧贴胆囊、胃肠、膈肌或突出于肝包膜为经皮穿刺路径的相对禁忌证;伴有肝外转移的肝内病灶不应视为绝对禁忌,有时仍可考虑采用局部消融治疗控制局部病灶发展。

(三)术前准备

1.治疗前完善检查　血常规、生化常规、凝血功能、肿瘤标志物、心电图、胸片、超声检查,必要时进行心肺功能检查。

2.超声(有条件者尽量选择超声造影检查)、肝三期 CT/MRI 等评价肿瘤情况,选择合理的引导方式和消融治疗仪器。

3.明确诊断,必要时行穿刺活检。

4.签署手术知情同意书　手术治疗前每位患者签署知情同意书,告知手术过程、风险及预后。

(四)操作程序

肝癌射频消融治疗可以经皮、经腹腔镜或开腹术中进行。这里阐述在超声或 CT 引导下经皮穿刺射频消融治疗肝癌。

1.术前禁食 8h,详细超声检查(或阅读 CT 片),明确肝脏病灶情况,制定合理的进针路径和布针方案。

2.麻醉方案应视情况选择穿刺点局部麻醉、静脉镇痛、静脉麻醉、硬膜外麻醉和气管麻醉等镇痛麻醉方式。

3.手术区域常规消毒、铺巾。

4.再次全面超声或 CT 扫描,确定进针点、进针角度和布针方案。尽量选择先经过部分正常肝脏,再进入肿瘤。

5.尽量选择肋间进针,超声/CT 引导下,穿刺应准确定位,避免反复多次穿刺,导致肿瘤种植、损伤邻近组织或肿瘤破裂出血等;如果进针过深,不应直接将电极针退回,而是应该在原位消融后,再退针重新定位,避免肿瘤种植;一般情况下,应先消融较深部位肿瘤/再消融较浅部位肿瘤。

6.参照各消融治疗仪的说明,进行消融治疗,逐点进行。为确保消融治疗的效果,消融范围应该力求达到超过肿瘤边缘 0.5cm 的安全边界,边界不清、形态不规则的肿瘤至少超过肿瘤边缘 1cm。并以一针多点的重叠消融方式消融,保证完整消融,减少漏空的发生。消融完成后,争取在拔针时进行针道消融,防止术后出血和肿瘤沿针道种植。

7.治疗结束前再次超声/CT 全面扫描肝脏,确定消融范围已经完全覆盖肿瘤,力求有0.5~1.0cm 的安全消融边界,排除肿瘤破裂、出血、(血)气胸等并发症可能。

(五)术后处理

1.穿刺点用无菌纱布覆盖。

2.术后常规禁食,监测生命体征 4h,卧床 6h 以上。

3.注意监测血常规、尿常规、肝功能、肾功能等。

4.给予保肝、预防感染、镇痛、止血等治疗。

5.发生并发症应积极处理。

(六)并发症的预防和处理

并发症的分类及分级:可以分为轻度并发症和重度并发症。

轻度并发症(minor complication):

A级:无需治疗,无不良后果。

B级:需少许治疗,无不良后果,包括仅需一夜的观察。

重度并发症(major complication):

C级:需要治疗、住院时间延长<48h。

D级:需要大量治疗、增加了医护级别、住院时间延长>48h。

E级:导致了长久的后遗症。

F级:死亡。

　　射频消融具有很高的安全性,死亡率为0%～1%,并发症发生率为0%～12%。轻度并发症发生率约为4.7%,主要有发热、疼痛、皮肤浅Ⅱ度烧伤、少量胸腔积液、少量气胸等;重度并发症发生率约为2.2%,主要有感染、消化道出血、腹腔内出血、肿瘤种植、肝功能衰竭、肠穿孔等。充分术前准备、严格操作规范、准确定位和减少消融次数是减少并发症发生率的重要方法。

　　常见的不良反应与并发症及处理:

1.射频消融后综合征　主要表现为发热、疼痛等,少见的有血尿、寒战等,具体原因不明。处理主要是术后加强监护,输液,止痛,对症处理,定期检测肝肾功能等。

2.感染　主要有肝脓肿、穿刺点感染等。预防:严格无菌操作,应用抗生素预防感染。

3.消化道出血　主要原因是:食管下段静脉曲张出血或者应激性溃疡出血。预防性处理:伴有严重门静脉高压的患者,术前先行处理门静脉高压;术后常规使用制酸剂,预防应激性溃疡出血。出血后治疗:检测生命体征,禁食,积极扩容、输液、止血、输血、制酸、升压等,必要时内镜下止血。

4.腹腔内出血　临床表现取决于出血量。少量出血无明显症状。出血量大时,常有腹胀、腹痛,严重时有冷汗,血压下降及休克症状。原因主要是肿瘤较为表浅,穿刺后肿瘤破裂;或者患者凝血功能差,肝脏穿刺点出血。预防:严格掌握适应证,对于肝硬化凝血功能差的患者,纠正后再治疗;对于表浅病灶,最好采用腹腔镜下或者开腹直视下进行,经皮射频消融治疗时,尽量减少穿刺次数,消融结束前进行针道消融,消融结束后应再次超声或者CT扫描,排除有无肿瘤破裂、出血等表现。治疗:检测生命体征,积极扩容、输液、止血、输血、升压等,必要时手术探查止血。

5.肿瘤种植　主要为反复多次穿刺造成。预防:穿刺应准确定位,避免反复多次穿刺;如果进针过深,不应直接将电极针退回,而是应该在原位消融后,再退针重新穿刺。

6.肝功能衰竭　主要原因是治疗前肝硬化程度重,肝功能差;或者发生严重并发症(如感染、出血等)。预防和治疗:严格掌握适应证,肝功能Child－Pugh C级、大量腹水、严重黄疸等病例均为禁忌证;术后注意预防其他并发症的发生,预防感染,积极保肝治疗。

7.邻近脏器损伤　肿瘤邻近胆囊、胃肠、胆管、膈肌等或位于第一肝门区、肝包膜下等部位时,进行经皮穿刺路径下消融治疗容易热损伤邻近脏器或脉管。对于这些部位的肿瘤,应该尽可能采用腹腔镜下或者开腹手术直视下射频消融治疗,对邻近的脏器进行隔离保护。

（七）疗效评价

评估局部疗效的规范方法是在消融治疗后 1 个月,复查肝脏 CT/MRI 扫描,或者超声造影,以评价消融疗效。疗效可分为:①完全消融(complete response,CR),经肝脏三期 CT/MRI 扫描或者超声造影随访,肿瘤所在区域为低密度(超声表现为高回声),动脉期未见强化;②不完全消融(incomplete response,ICR),经肝脏三期 CT/MRI 扫描或者超声造影随访,肿瘤病灶内局部动脉期有强化,提示有肿瘤残留。对治疗后有肿瘤残留者,可以进行再次消融治疗;若 2 次消融后仍有肿瘤残留,视为消融治疗失败,应放弃消融疗法,改用其他疗法。

（八）随访

术后前 2 个月每月复查肝三期 CT/MRI,或者超声造影,以及肝功能、肿瘤标记物等,观察病灶坏死情况和肿瘤标记物的变化。之后每 2～3 个月复查肿瘤标记物,超声造影,或者肝三期 CT/MRI(超声造影和 CT/MRI 相间隔)。两年后每 3～6 个月复查肿瘤标记物,彩超造影,或者肝三期 CT/MRI(超声造影和 CT/MRI 相间隔)。根据随访结果判断肿瘤复发和进展情况如下:

1. 局部肿瘤进展(local tumor progression)　肿瘤完全消融后,在消融灶的边缘出现新的病灶,新病灶与消融灶相连。

2. 新病灶(new lesion)　肝内其他部位新发生的病灶。

3. 远处转移(distant recurrence)　出现肝外的转移灶。

（九）注意事项

1. 高风险部位肿瘤的射频消融　肿瘤邻近胆囊、胃肠、胆管、膈肌等或位于第一肝门区、肝包膜下等部位,均为危险部位。这些部位的肿瘤进行射频消融治疗存在热损伤邻近脏器或脉管、肿瘤破裂、出血等风险,因此要特别小心。对于高风险部位的肿瘤,应该尽可能采用腹腔镜下或者开腹手术直视下进行消融治疗,以便对邻近的脏器进行隔离保护。也有报道在人工胸水、人工腹水、或者特殊的手法(如提拉法)下行射频消融治疗的报道。尽管如此,危险部位的肿瘤射频消融治疗的疗效与其他部位的肿瘤治疗效果没有明显的差异。

2. 肿瘤距肝门部肝总管、左右肝管的距离应至少为 5mm。不推荐对>5cm 的病灶单纯施行消融治疗。对于多个病灶或更大的肿瘤,根据患者肝功能状况,采取治疗前肝动脉化疗栓塞(TACE 或 TAE)＋射频消融联合治疗明显优于单纯的射频消融治疗。

3. 消融范围应力求包括 5mm 的癌旁组织,以获得"安全边缘",彻底杀灭肿瘤。对于边界不清晰、形状不规则的浸润型癌或转移癌灶,在邻近肝组织及结构条件许可的情况下,建议适当扩大消融范围。对于血供丰富的肿瘤,可以考虑先凝固阻断主要滋养血供再消融肿瘤以提高灭活效果。

4. 对于 2～3 个癌灶位于不同区域、肝功能差不能进行切除手术者,包括肝功能 Child－Pugh B 级或经保肝治疗后可达 B 级者,可以考虑局部消融治疗。对于肝脏深部或中央型≤3cm 的肝癌,局部消融可以达到手术切除疗效,获得微创下根治性消融,可以优先选择;对于 3～5cm 的肝癌,通过选择适宜的仪器针具、掌握合理的消融技术和积累一定的治疗经验等,可以提高治疗效果。一般认为,局部消融后多数患者还需要采用综合性辅助治疗。目前还缺乏局部消融治疗与肝移植、解剖性肝切除术相比较的研究数据。对于体积较大的肝癌(>5cm),是否可以多位点或分次消融或开腹或腹腔镜下消融,也缺乏充分的循证医学证据可供参考,不作推荐。

5. 要有适宜的综合治疗方案和科学合理的随访计划　治疗后应定期随访复查,以及时发现可能的局部复发病灶和肝内新病灶,利用经皮消融微创安全和简便易于反复施行的优点,有效地控制肿瘤进展。

6. 射频消融联合其他治疗方法　射频消融联合肝动脉栓塞化疗(TACE)、瘤内无水乙醇注射(PEI)等,可以提高疗效;特别是对于肿瘤大于 3cm 或者多个肿瘤,联合治疗是最合理的选择。对于射频消融治疗失败者,应选择其他治疗方式,如手术切除、肝动脉栓塞化疗、分子靶向药物如索拉非尼等;伴发远处转移者,应考虑联合应用有效的全身性药物治疗。

五、肝癌经皮微波凝固治疗

微波凝固治疗以其热效率高、热场较均匀、凝固坏死彻底、作用时间短、经济方便等优点在肿瘤的热消融中发挥着重要作用。成为肝癌非血管内介入治疗的主要方法之一。

(一)适应证

微波消融对于原发性肝癌、肝癌术后复发及转移性肝癌均可适用。基于病情,根据治疗目的不同,适应证可分为:根治性治疗、亚根治性治疗、姑息性治疗。

1. 根治性治疗采用微波治疗,一次达到肿瘤完全坏死。

(1)单发肿瘤,肿瘤最大直径小于 4cm。

(2)多发肿瘤,肿瘤数目小于 3 枚,肿瘤最大直径小于 3cm。

(3)无血管、胆管癌栓及肝外转移。

(4)肿瘤距肝门部总胆管、左右肝管或胃肠道的距离大于 5cm。

(5)肝功能 Child 分级 A 或 B 级,无腹水或少量腹水。

2. 亚根治性治疗

(1)单发肿瘤大于 4cm,小于 8cm。可先行肝动脉插管化疗栓塞,阻断肿瘤供血血管,再行微波治疗。

(2)多发肿瘤,肿瘤数目小于 5 枚,肿瘤最大直径小于 5cm。

(3)有门静脉癌栓,但门静脉癌栓局限于门静脉三级分支以下,通过微波可以直接阻断该段血流,先凝固癌栓,再凝固病灶。

(4)肝转移性肿瘤,无论单发或多发,需与化疗或内分泌治疗等联合治疗。

(5)肿瘤靠近肝门部胆管、胃肠道时,为预防微波高温区造成上述结构的损伤,或肿瘤靠近大血管时,形成局部冷区,留有残癌,采用乙醇注射、肝动脉化疗栓塞、粒子植入等与微波治疗结合使用。

3. 姑息性治疗　主要针对肿瘤较大,既无法手术治疗,采用肝动脉化疗栓塞又无明显效果的病人。治疗的目的是降低肿瘤负荷,减缓病情发展,减轻痛苦并延长生存时间。

(二)禁忌证

1. 有严重的凝血功能障碍,血小板$<40\times10^9/L$,凝血酶原时间$>30s$,凝血酶活动度$<40\%$,经输血、给予止血药等治疗仍无改善。

2. 大量腹水,经保肝、利尿等治疗后拟定的肝穿刺通道周围仍有较多腹水。

3. 肝性脑病较重,神志恍惚者。

4. 肿瘤体积过大如超过肝脏体积的 2/3,或弥漫性肝癌。

5.有全身任何部位的急性或活动性的感染病变,待感染控制后方可治疗。

6.肿瘤距离肝门部、胆总管、左右肝管、胆囊不足 0.5cm 者慎用。

(三)术前准备

1.相关检查　包括肿瘤的相关影像学检查包括超声及 CT、MRI 增强检察、血常规、凝血常规、肝肾功能、肿瘤相关血清学标记物及心电图等,必要时行组织病理学检查。

2.器械准备　引导设备如 CT 扫描仪、超声仪或开放式磁共振扫描仪;微波治疗仪及不同规格微波刀头;心电监护仪;相关的抢救药品如多巴胺及镇痛药等。

3.签订手术协议书。

4.建立静脉通路,术前肌内注射地西泮 10mg、盐酸哌替啶 50~100mg。

5.患者呼吸训练,以有利于穿刺配合。

(四)操作程序

先经肝脏超声检查或 CT、MRI 扫描定位,确定凝固范围,明确皮肤穿刺点和穿刺路径。穿刺路径应该无大血管、大胆管,穿刺点与瘤体间的距离尽可能的短。凝固治疗需进行麻醉,通常采用局部麻醉或局部麻醉＋基础麻醉,也有应用硬膜外麻醉或静脉麻醉。穿刺局部常规消毒铺单,然后将皮切一小口,在超声和(或)CT 扫描引导下插入穿刺引导针。患者屏气,将 14G 引导针插至肿瘤深部边缘,对≤3cm 的肿块可将其置于中心,再退出针芯,送入微波天线,再将天线与电缆线相连。根据仪器的性能和相应的病灶大小确定微波功率和凝固时间,根据病灶的情况适当追加穿刺次数、延长凝固时间或插入多根微波天线。为防止皮肤烫伤,在穿刺皮肤处敷以湿盐水纱布,并保持其湿润状态。术中严密监测患者的生命体征和疼痛情况,一旦出现生命体征变化,立即停止治疗。治疗结束退出天线,用腹带将胸腹部加压包扎,预防穿刺局部出血。

(五)术后处理及观察内容

1.术后继续止痛和酌情使用抗生素。

2.靠近胃肠道病变术后禁食 1~2 天。肝脏病变术后加用保肝治疗。

3.术后 24 小时严密监测生命体征变化。

4.肝肾病变术后 3 天、7 天、观察肝肾功能变化。

5.术后 2 周、1 个月及随后的每月检测血清肿瘤标记物。

6.术后即刻、2 周、1 个月、3 个月、6 个月以后每 4~6 个月行 CT 或 MRI 检查,观察肿瘤坏死和大小的变化及有无复发和转移,必要行穿刺活检已明确病变复发、残留情况。

(六)不良反应和并发症

一般并发症以短期肝区疼痛、持续时间少于 3 周的低热(＜39℃)最为常见,多数情况无需特殊处理可自行缓解,其他包括:恶心、皮肤烫伤、胸腔积液、呼吸困难、肝包膜下血肿、小胆管狭窄等。有学者将患者最常出现的低热和不适及伴有寒战、疼痛和恶心等症状称为消融后综合征。严重并发症较为少见,包括:需治疗的腹腔内出血、针道种植转移、肝脓肿、胃肠道穿孔和血胸等。可能造成死亡的原因有:多器官衰竭、败血症休克、肿瘤破裂、胆道严重损伤和肝衰竭等。

(七)临床疗效的影像学评价

微波治疗肝癌的疗效一般采用综合指标来评价,包括治疗过程中温度的监测、治疗后影像学检查、病灶的组织病理学检查、临床肿瘤标记检验及患者症状、体征的改善等。其中穿刺活检是评价的金标准,但因其为有创检查,难以重复进行,因此影像学评价通常被认为是最重要的评价方法。

六、肝癌氩氦刀冷冻治疗

CT 或超声引导下经皮穿刺肝癌冷冻治疗早在 20 世纪 80 年代,Omik 首先报道超声引导经皮治疗肝癌。1999 年 10 月,我国南方医科大学珠江医院张积仁教授在国内首先用氩氦刀经皮治疗肝癌。近年来,冷冻治疗作为诸多微创治疗的一种,已被较多应用于无法手术切除肝癌的治疗,并有令人鼓舞的效果。随着冷冻设备及影像设备的改进,影像引导下经波穿刺肝癌冷冻治疗得到迅速的发展。

(一)适应证

1. 原发性小肝癌不愿意外科手术者。

2. 肝内病灶不超过 4 枚,肝外无转移病灶。

3. 大肝癌具备以下一项以上条件者　①病人全身情况较好,无明显恶病质,超声、CT 等影像学检查排除肝内大血管有明显癌栓存在以及肝外存在多处转移癌者;②病灶局限的直径<10cm;③与其他肝癌非手术疗法如肝动脉插管栓塞,肝动脉或门静脉化疗、放射治疗等联合使用,以进一步提高疗效;④因受肿瘤部位或病人病情所限,不宜进行其他方法治疗者;⑤合并肝硬化的原发性肝癌,无顽固性腹水,肝功能为 Child A 级或 B 级。

(二)禁忌证

1. 病人一般情况差,具有明显恶病质或肝脏萎缩,重度黄疸、中等量以上腹水,特别是肝前腹水,提示有肝功能衰竭倾向者,凝血机制差,凝血酶原时间明显延长者(即使是肿瘤直径在 5cm 左右的肝癌)。

2. 肝癌肿瘤巨大,占据肝脏面积超过 70%,且经影像学检查提示肿瘤无包膜,呈浸润性方式生长,或肿瘤虽小,但是肿瘤数目众多(发现的肿瘤数已超过 5 个以上)。

3. 肝癌病灶位于某些特殊部位,如肝右叶膈顶部,细针穿刺将难以击中靶标,可能损伤肺组织引起气胸等。

4. 肝内、外大血管如门静脉、肝静脉、下腔静脉等处存有癌栓充填或者全身多处存有转移瘤证据者。伴有门静脉癌栓者不作为绝对禁忌证,但需同时对门静脉癌栓进行治疗。

(三)术前准备

1. 术前全面检查　应详细询问病史、仔细体检,常规检查胸片、腹部 B 超、CT 或 MR 等,检查肝功能、凝血功能、甲胎蛋白(AFP)等。以利对患者伴发疾病有一个全面的了解,完善诊断,并做出相应的评估和处理,以确保手术的安全。术前最好取得病理诊断。

2. 术前常规给予支链氨基酸,维生素 K 静脉滴注。如有低蛋白血症或贫血应予以纠正,保肝、改善凝血功能,使肝功能分级达到 Child A 或 B 级。

3. 术前常规手术讨论,严格掌握手术适应证,设计冷冻治疗方案,评估术中困难和可能出现的各种并发症的预防和处理。

4. 全身状况较差,伴有严重贫血、水电解质紊乱、酸碱失衡及营养不良者,应予相应纠正后再手术。

5. 手术前 12h 禁食。术前半小时肌内注射阿托品 0.5mg、苯巴比妥 0.1g。

(四)操作程序(以超声引导下经皮穿刺肝癌冷冻消融为例)

根据病灶所在部位,可采取仰卧位,取右前斜位时,可在病员侧背部垫一枕头或塑型真空床垫,以利操作。参考肝脏 CT 或 MRI,先用常规探头探测并核对病变所在。穿刺点的选择除应选取最短途径外,应使穿刺针经过一小段正常肝组织;在确定肋间穿刺进针点时,还应避免穿过肺组织、胸膜腔和胆囊;在肋缘下进针时,则应避开胆囊和消化道;如病变较深时,应注意避开大血管。对于靠近横膈的病变,有时从肿瘤下缘穿刺所取角度过小,距离过长,不易使穿刺准确进入病变部位,以取肋间进针为佳。如有多发性病变,则应选取距穿刺点较近的病灶进行穿刺。穿刺针无大量血液涌出方可引入扩张管和氩氦刀。冷冻模式条用 2 次冻融模式:冷冻 15min,复温 3min,重复冷冻一次。术中 B 超检测冰球大小以及与皮肤胆囊等重要器官的距离,控制冷冻靶区。冷冻结束退出冷冻刀,针道内充填明胶海绵条或止血棱。穿刺部位压迫少血 5min 后,腹带加压包扎。

(五)术后处理

术后第一天至少平卧 6h,持续吸氧,床边心电监护 8～24h,一级护理,测血压脉搏,严密监测生命体征变化及有无出血。观察伤口有无渗血,观察尿量和颜色,禁食 6～12h 后改进半流质饮食。

1. 止血剂的应用　术后常规预防性使用止血剂 1～3 日。

2. 根据预防感染使用抗生素原则酌情使用抗生素,不宜选用对肝功能有害的药物。

3. 术后常规复查尿常规、肾功能、电解质等改变并做出适当调整处理。

(六)并发症预防及处理

肝癌在氩氦刀治疗后,并发症发生率是 10％～30％,精确穿刺、适形布针,实时监测可以避免并发症的发生。

1. 发热　冷冻治疗后常出现发热症状,发生率为 25％～30％。体温多在 37.5～38.5℃,最高可达 39℃,可持续 3～5 天。术后发热的原因多为组织坏死、周边组织水肿渗出刺激机制而产生,无需使用抗生素治疗,用解热镇痛类药物即可得到良好控制。

2. 肝破裂及腹腔出血　发生率在 1％左右,系冰球在迅速解冻过程中产生压力,冰球邻近肝表面发生破裂所致。肝破裂后血液胆汁溢入腹腔,故腹痛腹膜刺激症状较为明显。可通过影像监测,了解出血情况。超声引导下操作时,拔针通过超声监测血流信号,观察邻近血供情况。较少的出血,应用止血药物后,严密观察病情。如出现以下情况:①患者收缩压稳定在 90mmHg,脉率低于 100 次/分;②患者无明显腹痛及腹膜炎体征;③经输液或输血 300～500ml 后,血压脉率很快恢复正常,并保持稳定;④反复 B 超检查,肝损伤情况稳定,腹腔内积血量未增加或逐步减少。可继续观察,行保守治疗。反之,可在输血、抗休克处理同时,做好开腹手术止血或经皮穿刺肝动脉造影及出血动脉栓塞治疗准备。

3. 胸腔积液　发生率为 4％～5％。胸腔积液多发生在右侧膈顶附近病灶患者,多为少量或中等量,无症状,不需治疗,原因可能为膈下刺激所致,必要时可行胸腔引流。

4. 冷休克　常表现为寒战,肢体温度低,脉搏细速,血压下降,呼吸困难等,与冷冻范围较大有关。采取以下方法可减少发生:术前在足背建立静脉通道,以保障组织灌流;术中注意保暖,持续低流量吸氧,心电监护,严密监测生命体征,观察四肢末梢循环;适量给予地塞米松 5～10mg;对于较大瘤体可采取分次冷冻。

5. 肠梗阻　多为不全性肠梗阻。在术后 48h 出现,可能原因有:术前肠道清洁不够充分;因为疼痛及 24h 卧床影响肠蠕动;吗啡类止痛药物及术中阿托品的使用减慢肠蠕动。一般经胃肠减压,禁食处理后可缓解。

6.皮肤冻伤　多表现为Ⅰ度和Ⅱ度冻伤。Ⅰ度冻伤表现为局部皮肤暗红、水肿、有渗出,应保持局部干燥并局部消毒,无菌纱布包扎,1周后皮肤会干燥、红肿吸收痊愈,常不出现感染;Ⅱ度冻伤表现为局部水疱,除保持创口干燥皮肤局部消毒外,必要时应予5～6L氧气局部喷射,5～10分/次,5～10天后水疱可干燥、形成黑痂脱落后痊愈。预防皮肤冻伤的关键在于术中观察皮肤的颜色、局部活动度等,适当给予温盐水外敷。

(七)疗效评价

对于肝癌氩氦刀冷冻治疗疗效的评价应该是影像学与临床相结合,进行综合性评价,不能单纯从形态学的大小评价是完全缓解(CR)、部分缓解(PR)、稳定(SD)还是进展(PD)。更重要的是要了解肿瘤细胞的坏死程度,残留组织的代谢活动,这方面PET的价值更高。MRI的弥散、灌注以及波谱分析对疗效评价具有广阔前景,值得深入研究。

七、肝癌组织间近距离放射治疗

我国是世界肝癌高发国家,肝癌患者数占全球发病总人数的50%以上。肝癌的治疗方法繁多,外科手术切除仍然是肝癌最重要的治疗方法,但由于多数肝癌确诊时病情已属晚期,初次就诊者仅15%～30%适宜手术,放化疗效果差,患者生存状况较差,平均生存期从确诊起不到6个月。放射性粒子植入是20世纪80年代兴起的治疗肿瘤的新技术,在对肝癌的治疗中显示了独特的优势。对传统肝癌治疗方法难以控制的晚期肝癌、肝外转移灶及肝内播散灶,^{125}I放射性粒子局部植入也有满意的疗效。

相对于外放疗,粒子植入的治疗优势在于肿瘤治疗体积丢失率低。传统的外放疗设备虽然发展很快,现已发展到立体定向适形治疗阶段。但即便是最精确的适形计划,对受呼吸影响而上下移动的肝脏肿瘤的治疗,仍存在着放射剂量不均匀的缺陷,而放射性粒子种植治疗是在影像引导下或在术中直视下进行,剂量分布达到高度适形,照射过程中又不受体位和呼吸运动的影响,肿瘤治疗体积的丢失几率大大减少。

(一)适应证

1.原发性肝癌

(1)术中残留或切缘距肿瘤太近者、术后复发者。

(2)晚期无法手术切除、不愿手术者。

(3)TACE术后残余者、复发者;难以再次作TACE者。

(4)少血供型肝癌。

(5)肿瘤直径<7cm。

(6)没有侵犯大血管。

2.转移性肝癌

(1)肿瘤数目<3个。

(2)单个病灶直径<5cm。

(3)没有肝外转移。

(4)术中肉眼或镜下残留肿瘤。

(二)禁忌证

1.一般状况差,预计生存时间<3个月。

2.病变性质不明确或侵犯大血管。

3.弥漫型肝癌。

4.合并严重肝硬化、凝血机制障碍或大量腹腔积液者。

5.已有广泛肝外转移者。

(三)术前准备

1.遵循患者知情同意原则,签订相关手术知情同意书。

2.实验室检查 术前1周心肺、肝肾功能、凝血功能、AFP等检查。

3.TPS计划 将术前近期(2周以内)CT图片输入TPS,计算出^{125}I放射性粒子植入数目、粒子的空间分布、平均吸收剂量、剂量曲线等参数。

4.术前禁食禁水2～4小时。

(四)操作过程

1.CT引导

(1)CT引导定位方法:根据肿瘤部位选取合适体位。行病灶CT扫描,结合术前CT图像(主要为增强CT)详细了解穿刺区域局部解剖结构,避开心脏、大血管、肠道、胰管、脊髓等重要结构,寻找最安全穿刺通路,体表穿刺点定位后消毒,铺无菌巾,局麻。

(2)植入过程:在CT引导下,采用单针或多针行病灶穿刺,按照巴黎原则(放射源呈直线排列相互平行且距离相等),分次植入粒子,粒子之间间距0.5～1.0cm。术后即刻扫描观察,观察的重点是有无肝包膜下出血、籽源的位置,若图像显示粒子分布不均要及时补种,直到符合TPS预定的布源计划为止。

2.超声引导

(1)超声引导定位方法:患者常规取左侧卧位并于后背部垫一枕头固定体位,左叶病灶患者取平卧位。超声引导下确定最佳穿刺进针部位、进针方向及进计深度。常规消毒、铺巾,1%利多卡因局部浸润麻醉。

(2)植入过程:将18G专用粒子植入导针插入固定于彩超探头上的穿刺导槽内,自选定穿刺点经皮肤进入肝内,直至针头进入距靶肿瘤边缘1.0～1.5cm处,取出针芯,用导针芯将粒子推入靶肿瘤内设置的位置。然后自远而近逐步退针,根据治疗计划植入下一粒粒子,直至完成全部过程。在实际手术操作中,纵横间距均按1.0～1.5cm布源;对残存厚度≤1.0cm的肿瘤平面植入。整个过程均在超声引导下进行。操作完成后再次超声探查,了解粒子分布情况及有无出血等并发症发生。

(五)术后处理

术后卧床8小时,根据抗生素应用原则酌情使用抗生素,止血及保肝治疗3～5天。

(六)并发症的预防和处理

1.肝脏和胆道出血 粒子植入治疗后出现胆道出血,使用一般止血药物静脉滴注即可,必要时可以经股动脉至肝动脉选择性插管行栓塞治疗。

2.术后感染 肝癌患者一般营养状况较差,机体防御屏障又遭到破坏,经皮穿刺和粒子植入术中都有引起术后感染的可能,一旦发生术后感染应及时应用抗生素。

3.免疫功能降低 部分患者术后有不同程度的免疫功能降低,免疫指标测定低于正常,可用干扰素、白介素-2等提高免疫功能。粒子植入后约12%的患者术后1周内WBC可降至$3×10^9$/L,经应用升白细胞药后WBC可间升至正常水平。

4. 放射性损伤 为了避免放射性损伤,重要脏器如肠道、重要大血管等,与植入的粒子间最好大于 1cm。对放射性肝损伤患者,应让其卧床休息,减少肝糖原的分解,减少体力及热量的消耗,进食高能、高蛋白、高维生素、低脂食物,服用多酶片等助消化药物。

5. 胃肠吻合口漏和肠穿孔 ^{125}I 放射性粒子虽然射线能量低,有效作用半径短,但由于消化道平滑肌属于放射敏感组织,因而如果粒子植入位置不当、移位或脱落可造成胃肠吻合口漏和肠穿孔。

6. 粒子的丢失 粒子迁移可引起血管栓塞甚至急性心脏梗死,手术后1周应摄常规 X 线片,如条件允许应做 CT 检查,了解放射性粒子的分布情况及是否丢失,以便及时补救。

(七)疗效评价

采用国内外常用的判断肝脏肿瘤疗效的基本指标,包括肿瘤缩小率、血清 AFP 水平测定及患者临床症状改善情况综合评价。肿瘤缩小率判断:采用 WHO 制定的实体瘤疗效评估标准,术后2个月左右,对患者行超声、增强 CT 或 MRI 检查,根据肿瘤大小变化进行分级。①完全缓解(CR):肿瘤缩小 75% 以上,并持续2个月症状缓解;②部分缓解(PR):肿瘤缩小 25%~75%,并持续2个月症状部分缓解;③无变化(NC):肿瘤缩小 25% 以下或无变化;④进展(PD):肿瘤体积增大或出现新病灶,临床症状加重。

(刘渤娜)

第八章　胰腺肿瘤

第一节　胰腺癌的病理学

一、概述

(一)胰腺癌的一般特征

胰腺癌多数来自导管上皮,少数来自腺泡上皮,是胰腺恶性肿瘤中最常见的一种。

近年来的研究成果极大地推动了胰腺病理学的发展:①已经明确胰腺癌有家族聚集现象,某些有关的基因相继被发现。②一些癌前病变已经被确认,如胰腺上皮内肿瘤。③早期发现无症状的胰腺肿瘤有望获得成功。④描述了大量的胰腺癌亚型,这些亚型具有不同的遗传学和临床特征。⑤对胰腺囊性病变的亚型和生物学有了较深入的了解,包括导管内乳头状黏液性肿瘤和黏液性囊性肿瘤。胰腺囊性肿瘤非常重要,因为它们将可能为浸润性癌发生前治愈胰腺肿瘤提供了机会。⑥对胰腺癌特征性的遗传学改变和基因表达有了较深入的了解。

(二)胰腺上皮性肿瘤的分类

本节采用世界卫生组织(WHO)2010年提出的胰腺肿瘤的分类和命名并稍加修改。胰腺上皮性肿瘤的大体和组织学形态变化较大,其分类主要根据大体特征(实性、囊性和导管内)及细胞分化方向(导管、腺泡和内分泌),见表8-1。其中,有的类型非常少见,而有的类型由于治疗和预后与其他类型相似,被确认为是某种亚型。因此,从实用的角度出发,将常见肿瘤列入表8-2,该表包括了98%以上的胰腺肿瘤,其中最常见的是导管腺癌及其亚型。

表8-1　胰腺上皮性肿瘤的分类

外分泌肿瘤	伴有浸润性癌
浆液性囊腺瘤	导管内肿瘤
微囊性浆液性囊腺瘤	导管内乳头状黏液性肿瘤
巨囊性浆液性囊腺瘤	具有低级别或中级别异型性
实性浆液性腺瘤	具有高级别异型性(原位癌)
VHL(von hippel-lindau)相关性浆液性囊腺瘤	伴有浸润性癌
浆液性囊腺癌	导管内嗜酸细胞乳头状肿瘤
黏液性囊性肿瘤	导管内管状乳头状肿瘤
具有低级别或中级别异型性	具有低级别或中级别异型性
具有高级别异型性(原位癌)	具有高级别异型性(原位癌)
伴有浸润性癌	腺泡细胞囊腺瘤
胰腺上皮内肿瘤,3级(PanIN-3)	神经内分泌肿瘤
浸润性导管腺癌	神经内分泌微腺瘤(<0.5mm)
管状腺癌	高分化神经内分泌肿瘤(G_1,G_2)
腺鳞癌	神经内分泌癌
胶样(黏液性非囊性)腺癌	小细胞神经内分泌癌
肝样癌	大细胞神经内分泌癌
髓样癌	具有多向分化的上皮性肿瘤
印戒细胞癌	混合性腺泡-神经内分泌癌
未分化癌	混合性腺泡-神经导管癌

外分泌肿瘤	伴有浸润性癌
间变性癌	混合性导管－神经内分泌癌
肉瘤样癌	混合性腺泡－神经内分泌－导管癌
癌肉瘤	胰母细胞瘤
伴有破骨细胞样巨细胞的未分化癌	分化方向不确定的上皮性肿瘤
腺泡细胞肿瘤	实性－假乳头状肿瘤
腺泡细胞囊腺瘤	其他上皮性肿瘤
腺泡细胞癌	畸胎瘤
	淋巴上皮囊肿
	胰腺内异位脾的皮样囊肿

表8－2　胰腺上皮性肿瘤的简要分类

类型	发生率（%）	预后
导管腺癌及亚型	85～90	不良
腺泡细胞癌	1～2	不良[1]
胰母细胞瘤	<1	不良[1]
神经内分泌肿瘤	2～4	中等[2]
导管内乳头状黏液性肿瘤	2～5	好
黏液性囊性肿瘤	1～2	好
浆液性囊腺瘤	1～2	好
实性假乳头状肿瘤	1～2	好

(1)治疗(手术、化疗)和在儿童病人预后可有改善；(2)取决于亚型

(三)胰腺上皮性肿瘤的形态学特征

1.大体特征　大多数胰腺肿瘤表现为实性肿块，囊性病变也可以见到(表8－3)。随着影像技术的发展和应用，囊性肿瘤也越来越多被发现。

表8－3　胰腺上皮性肿瘤的大体特征

大体特征	肿瘤
实性	导管腺癌，腺泡细胞癌，胰母细胞瘤，内分泌肿瘤(实性－假乳头状肿瘤
囊性	
真囊性	浆液性囊性肿瘤，黏液性囊性肿瘤
导管内	导管内乳头状黏液性肿瘤
变性	实性－假乳头状肿瘤(导管腺癌，腺泡细胞癌，内分泌肿瘤)[1]

(1)括号内者偶尔具有这种大体特征

肿瘤囊性改变的发生机制：①有些是真囊性肿瘤，每个囊腔均被覆连续的肿瘤上皮细胞。②有些肿瘤的囊性改变是继发于变性或坏死。这种变化特征性地发生于某些肿瘤，尤其是实性－假乳头状肿瘤，但偶尔也见于实性肿瘤。导管腺癌或胰腺内分泌肿瘤变性形成的囊腔通常是孤立的，周围绕以肿瘤组织。导管腺癌囊性变也可能是被癌组织阻塞的导管扩张形成的(继发性潴留囊肿形成)，甚至是由于少见肿瘤性腺体巨大囊性扩张所致(浸润性导管癌的大导管型)。③导管内肿瘤由于固有胰管扩张，可以呈囊性外观。

由于组织学上有些囊性肿瘤衬覆上皮的形态相似，因此区别真囊性肿瘤和导管内肿瘤非常重要。磁共振胰胆管造影术的影像学检查有助于确定囊性病变是否与某个较大的胰腺导

管有关。对手术切除的标本必须进行仔细检查,可将探针放入主胰管内,再沿探针将胰腺分成两半,判断导管系统和肿瘤性囊肿的关系。但是,对于某些导管内肿瘤,如分支导管型导管内乳头状黏液性肿瘤,很难判断囊性病变和胰管的关系。

2.组织学和免疫组织化学特征 根据组织学特征,胰腺肿瘤的分化通常容易判断,尤其是涉及导管分化者,但有时亦需要借助免疫组织化学等方法(表8-4)。

表8-4 胰腺上皮性肿瘤的分化方向

分化方向	功能特征	免疫表型	特征性的肿瘤
导管分化	产生黏蛋白	CK19,CA19-9,CEA,B72.3,MUC1	导管腺癌,浆液性囊性肿瘤,黏液性囊性肿瘤 导管内乳头状黏液性肿瘤
腺泡分化	产生酶	胰蛋白酶,糜蛋白酶脂酶	腺泡细胞癌,胰母细胞瘤
内分泌分化	产生肽类激素	嗜铬素,突触素,CD56	胰腺内分泌肿瘤

(1)导管分化:是指肿瘤细胞重演正常导管的特点,即形成腺体或小管状结构,以及产生黏蛋白。是胰腺肿瘤最常见的分化方向。黏蛋白可以用组织化学方法如 PAS 染色、黏蛋白卡红染色或高铁二胺和奥新蓝染色等证实,并被认为是导管分化的标志。导管分化的免疫组织化学标志物多数是黏蛋白相关抗原或肿瘤蛋白,包括 CA19-9、CEA、B72.3、DU-PAN-2 和 MUC1 等。尽管 CK19 在某些内分泌肿瘤中有表达,但其表达是最典型的导管分化。

(2)内分泌分化:是指肿瘤细胞产生肽类激素或生物胺。根据肿瘤细胞的生长方式,如形成巢和小梁状结构及细胞核特征,一般容易识别内分泌分化。嗜铬素(CgA)和突触素(Syn)免疫标记也可以确定内分泌分化。其他标志物包括 NSE、Leu(CD57)和 CD56,但特异性强。检测肿瘤细胞产生的肽类激素或生物胺并非诊断所必需,其预后意义也有限。

(3)腺泡分化:肿瘤细胞的生长方式(形成腺泡)和细胞核特征(单个明显的核仁)可以提示腺泡分化。采用免疫组织化学方法检测胰蛋白酶、脂酶和糜蛋白酶对确定腺泡分化特征具有较高的敏感性和特异性。

并不是所有的胰腺肿瘤都显示单一的分化方向,例如,在导管肿瘤和腺泡肿瘤中常见散在的内分泌细胞。然而,多数肿瘤具有一个明显的分化方向,并以此作为分类的基础。具有两种或两种以上明显细胞类型的混合型癌非常少见。

二、胰腺癌的病理学特征

(一)胰腺导管腺癌

胰腺导管腺癌的发病高峰在 50~70 岁,40 岁以前极为少见。其占胰腺恶性肿瘤的 85%~90%,可能来自胰腺导管上皮,并且在表型上与之类似,可产生黏液,并表达特征性细胞角蛋白。其中约 10% 的病例有家族聚集倾向,显示一定的遗传易感性。约 85% 的病例诊断时肿瘤已经扩散到胰外。尸检时偶尔可以见到微小癌或显微镜下癌,常发现已有浸润和神经周围播散。

1.大体特征 多数导管腺癌为实质性肿块,质地较硬,与周围组织界限不清,切面呈黄白色或灰白色(图8-1)。少见出血和坏死,可见一些微小囊腔,偶尔肿瘤可广泛性的囊性变。在手术标本中,胰头部癌体积一般较小,可完全埋在胰腺组织内,仅使胰头轻度或中度肿大,多数胰头癌的大小在 1.5~5cm,直径为 2.5~3.5cm。较小的肿瘤有时外观不明显,扪之仅感觉质地稍硬和不规则结节感。胰体/尾部的肿瘤在诊断明确时通常要比胰头肿瘤更大一些,形成硬而不规则的肿块,有时累及整个胰体尾部。偶尔,导管腺癌可发生于异位胰腺组织。

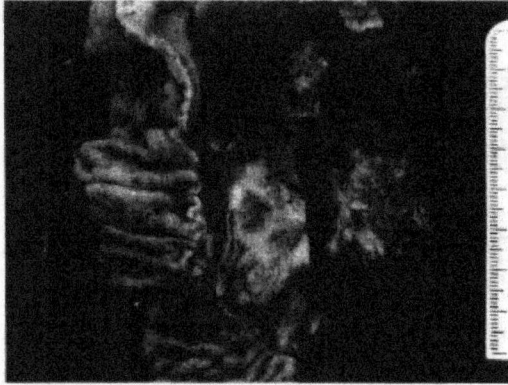

图8-1　胰头导管腺癌。肿瘤界限不清,黄白色

由于肿瘤的位置与肝外胆管关系密切,胰头癌早期通常可侵犯胰内胆总管并导致狭窄。癌组织侵犯胰管可导致胰管狭窄或阻塞,造成狭窄前的导管极度扩张以及胰腺组织的萎缩和纤维化,出现阻塞性慢性胰腺炎,导致胰腺弯曲变形变硬。胰头癌侵及 Vater 壶腹和(或)十二指肠壁时,常造成导管和壶腹部的正常结构模糊不清,但十二指肠黏膜表面一般尚完整,少数病例在肠腔内形成菜花样肿物或不规则形溃疡。胰体/尾癌会阻塞主胰管,一般不累及胆总管,但常侵及周围组织如门静脉、肠系膜血管或腹腔神经丛,在临床上出现腹痛和手术时难以完整切除肿瘤。胰腺癌时出现的脂肪坏死主要限于胰腺本身,偶尔累及腹膜,多为局灶性的脂肪坏死灶。

2.组织学特征　胰腺导管腺癌的分化程度分为低分化癌、中分化癌和高分化癌,后两者由分泌黏液的柱状细胞形成管状或导管样结构,与正常胰管有不同程度的相似,间质通常伴有显著的纤维组织增生性反应。在同一肿瘤中分化程度常有差异,但在高分化肿瘤中出现低分化灶是很少见的。

(1)高分化癌:由大导管样结构和中等大小的肿瘤性腺体构成。其典型的表现为腺管样和筛状结构(图8-2)。也可以观察到不规则的小乳头状突起,其中无明确的纤维血管轴心,尤其在大导管样的结构中多见(图8-3),核分裂象少见。由于肿瘤性腺体浸润胰腺实质,可见非肿瘤性导管、腺泡和胰岛分布在癌性结构之间。

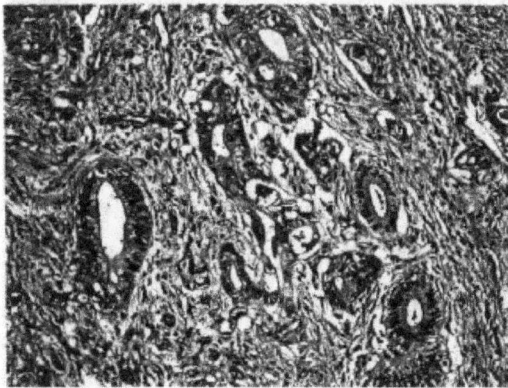

图8-2　高分化癌。肿瘤细胞排列成腺管状

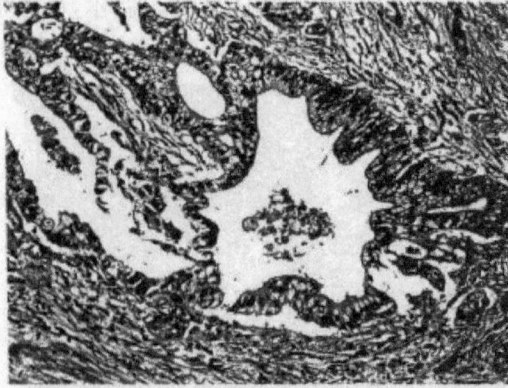

图 8-3　高分化癌。肿瘤细胞形成大导管样结构

　　有时,肿瘤性导管样腺体分化良好,难以和非肿瘤性的导管相鉴别区分。但是在含有黏液的肿瘤腺体结构中会出现破裂或结构不完整,该特征不会见于正常的导管。产生黏液的肿瘤细胞多为柱状,胞质呈嗜酸性,偶有淡染,甚至透明,其比非肿瘤性导管的细胞更大,胞核大小不等,呈圆形或椭圆形;其核膜清楚及核仁清晰,不会见于正常的导管细胞。尽管肿瘤细胞核多定位于细胞的基底,但是它们通常显示不同程度的极性丧失。

　　(2)中分化癌:以中等大小、形状各异的导管样结构及腺管样结构为主(图 8-4),其结构不完整的腺体很常见。与高分化癌相比,无论是核的大小、染色质的结构和核仁的明显程度方面有更大的变异性,核分裂象更为常见。细胞质通常为轻度嗜酸性,少数情况下透明细胞非常丰富。与高分化癌相比,黏液产生偏少,导管内原位癌成分也更为少见。肿瘤的边缘,特别是在侵犯胰周组织处,常见局灶腺体分化不良或不规则。

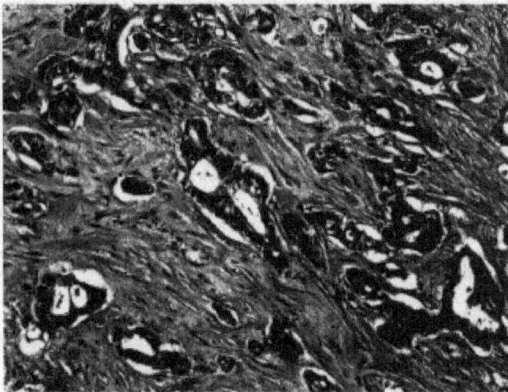

图 8-4　中分化癌。由大小和形状不甚规则的肿瘤性腺体构成

　　(3)低分化癌:由密集排列的、形状不规则的小腺体以及实性癌细胞巢或条索混合构成(图 8-5)。典型的大导管样结构以及导管内肿瘤成分消失。可见小灶性的鳞化,梭形细胞,或见有不超过 20%的分化不良的区域肿瘤组织。可见一些散在的炎症细胞,并可发生局灶的坏死和出血。肿瘤细胞多形性明显,黏液减少或消失,核分裂象多见。在肿瘤的边缘,可见小簇的肿瘤细胞浸润腺体和胰周组织(图 8-6)。

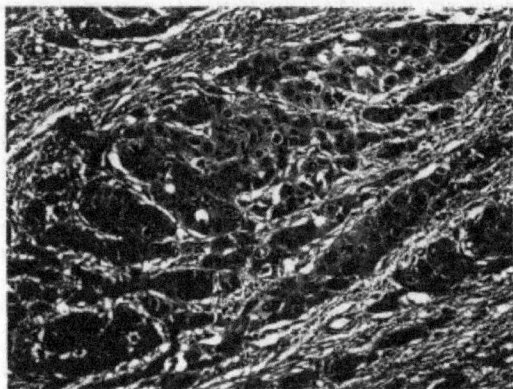

图 8-5　低分化癌。由实性癌细胞巢或条索构成组织

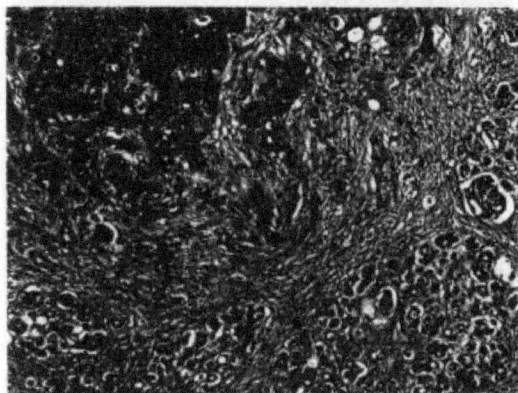

图 8-6　低分化癌。肿瘤细胞浸润胰腺

(4)癌旁非肿瘤性胰腺组织的变化:在癌组织周围的导管上皮内 20%～30%的病例中可以发现原位癌,可见于远离肿瘤的部位甚至手术残端。50%的癌症病例可见导管上皮的乳头状增生和非典型增生,而非癌病例中极少见到。目前,导管上皮原位癌和非典型增生统称为胰腺上皮内肿瘤(PIN,图 8-7),并被认为是浸润性导管癌的癌前病变。分子遗传学证据显示这些病变和浸润性癌具有多种相同的遗传学改变。

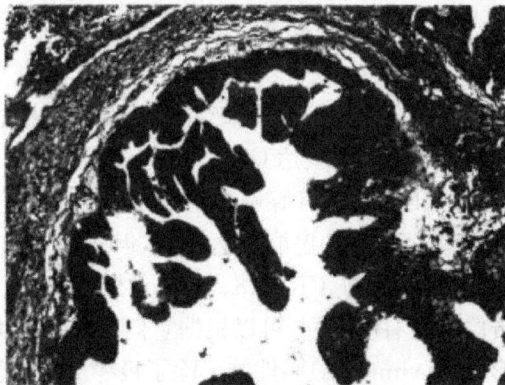

图 8-7　癌旁胰腺导管上皮非典型增生(PIN)

在导管腺癌中,由于癌性的导管阻塞(阻塞性慢性胰腺炎),癌旁非肿瘤性胰腺组织可伴有不同程度的纤维化和炎性改变(图 8-8)。如果主胰管完全阻塞,导管的近端会明显扩张,

引起胰腺实质的纤维化和萎缩。约10%的胰腺癌病例有明显的胰腺炎,胰腺炎的发生可能导致胰腺癌漏诊延误诊断。

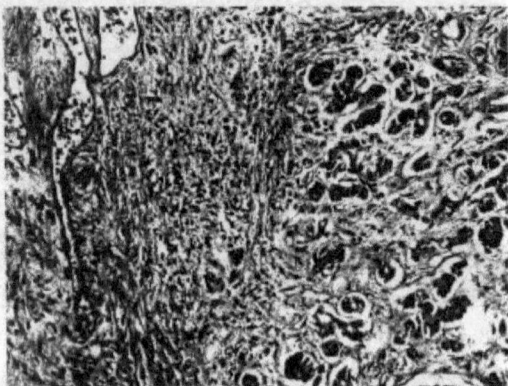

图8-8 癌旁胰腺组织纤维化和炎症反应

低分化癌通常破坏胰岛。然而,在高分化和中分化癌中,小叶组织可能完全破坏,而胰岛组织通常保存良好,这种现象被称为胰岛胰腺。胰岛可以发生萎缩和增生两种改变,最常见的是胰岛有不同程度的破坏,并导致亚临床或显性糖尿病。罕见情况下,远离导管腺癌的胰岛组织增生,并导致患者出现低血糖。

3.组织化学和免疫组织化学特征

(1)组织化学特征:在组织化学的检查中显示大部分胰腺导管腺癌的黏液染色呈现阳性,少部分导管腺癌的黏液染色呈阴性。这些黏液属于胃型或小肠型。

(2)免疫组织化学特征:免疫组织化学的标志物不能明确地鉴别胰腺和胰腺外的腺癌,但是有些标志物对于胰腺导管腺癌和非导管型的肿瘤或其他胃肠道癌的鉴别有意义。

1)黏蛋白:大多数导管腺癌表达MUC1、MUC3和MUC5/6、CA19-9、CA125、Du-Pan-2、Span-1及TAG72。这些标志物会不同程度地对正常胰腺导管上皮细胞进行标记,特别是在慢性胰腺炎的标本中。某些浆液性囊腺瘤和腺泡细胞癌的肿瘤细胞表达明显,因此,大大限制了它们在鉴别诊断中的应用。

2)癌胚抗原(CEA):抗CEA的单克隆抗体不识别CEA家族的其他成员,因此可以用于分辨非肿瘤性的导管改变,比如导管乳头样增生,以及各种肿瘤。在浆液性囊腺瘤中CEA是阴性的。

3)细胞角蛋白、波形蛋白、内分泌标记以及酶:正常的胰管及胆管细胞和胰腺中央腺泡细胞表达CK7、CK8、CK18和CK19,偶有表达CK4。腺泡细胞仅表达CK8和CK18,胰岛细胞表达CK8和CK18,偶尔还有CK19。导管腺癌与正常导管上皮表达的细胞角蛋白组合相同,即CK7、CK8、CK18和CK19。>50%的癌能表达CK4,但通常CK20是阴性的。既然非导管类型的胰腺肿瘤(腺泡癌和内分泌肿瘤,CK8、18、19)以及肠道癌(CK8、18、19和20)的常见角蛋白类型与导管癌的角蛋白类型有所不同,可以根据它们的角蛋白类型进行鉴别诊断。

导管腺癌通常是波形蛋白(vimentin)阴性的。除了极少的例外情况(参见"混合导管内分泌癌"),诸如突触素(Syn)和嗜铬素(CgA)之类的内分泌标志物的标记结果也是阴性的,但它们也可能含有一些散在的、紧邻肿瘤细胞的内分泌细胞,尤其是在分化非常好的癌中。它们的胰酶标记结果,如胰蛋白酶、糜蛋白酶和脂肪酶一般都是阴性的。

4)生长因子和黏附分子:胰腺癌过度表达表皮生长因子(EGF)及其受体(SGFR)、c—erbB—2、c—erbB—3、转化生长因子α(TGF—α)、金属硫蛋白、CD44v6以及膜E—钙黏蛋白。

4.电镜特征　导管腺癌细胞的电镜特点是顶浆中的黏液颗粒,腔面见有不规则的微绒毛及大小各异的胞核程度不同的失极性排列。0.4~2.0μm黏液颗粒可以显示为实性或是丝状和点状的电子密度;通常其中有一个致密的偏心核心。有些细胞具有胃小凹细胞的特征,其颗粒具有点状—脑质样结构。肿瘤分化特征的丧失是细胞极性丧失,基底膜消失,出现不规则的腔隙及丧失黏液颗粒。

5.分子遗传学特征　胰腺导管腺癌中常见1p、3p、6p、8p和17p的基因结构重排或缺失。超过90%的病例有K—ras癌基因突变,但是没有浸润癌和PIN的慢性胰腺炎患者也常常显示K—ras突变,大大限制了其在组织学和细胞学的诊断价值。95%以上病例伴有p16的失活,约50%的病例有c—erbB—2癌基因高表达。50%左右的导管腺癌有DPC4抑癌基因失活,而良性病变中没有DPC4基因失活。约半数病例检测到p53基因突变和(或)蛋白聚积,且p53蛋白积聚也见于部分PIN组织中,提示它是胰腺癌发生过程中的早期基因事件。DNA倍体分析发现,约半数病例存在DNA的非整倍体,在分化差的肿瘤中发生率较高。

6.鉴别诊断　主要是高分化导管腺癌与慢性胰腺炎之间的鉴别。这两种病变在大体上表现极为相似。然而,在胰腺导管中见到结石,最可能诊断为晚期慢性胰腺炎。镜下大块组织和活检标本所采用的诊断标准相同(表8—5)。低倍镜下,导管腺癌腺体结构紊乱,出现杂乱排列的浸润性管状及导管样结构,缺乏分叶状排列。有些肿瘤性导管可有破裂,出现乳头状上皮结构,并被增生性纤维组织间质包绕。而在慢性胰腺炎中,可见单个腺泡和胰岛,残留的小导管及保留的小叶状排列,有些导管可出现扩张并含有结石。高倍镜下,导管腺癌出现不同程度的上皮非典型增生,常见核分裂象。另外,至少有局灶性细胞核极向紊乱,并可见明显的核仁。慢性胰腺炎的导管上皮可有萎缩或偶见增生,但一般无非典型性增生和核分裂象。导管腺癌出现神经周围和血管浸润,脂肪组织中出现孤立的导管,周围围绕薄层纤维肌性组织及肿瘤性腺体邻近肌性动脉,而在慢性胰腺炎中未能见到这些病理改变。有关导管腺癌与其他胰腺肿瘤,如导管内乳头状黏液性肿瘤、腺泡细胞癌或神经内分泌肿瘤的鉴别诊断参阅表8—6。

表8—5　导管腺癌与慢性胰腺炎鉴别诊断的组织学标准

项目	导管腺癌	慢性胰腺炎
导管特征		
分布	不规则,杂乱	排列规则,分叶状
部位	神经周围,血管内,胰腺外	胰腺内
形状	破裂	导管完整
内容物	中性粒细胞,坏死碎片	结石,分泌物栓子
细胞学特征		
细胞核	多形性	一致,圆形或卵圆形
	可见核分裂象	无核分裂象
	核仁明显	无核仁或较小
核极性	常常丧失	保留

表 8-6　胰腺肿瘤的免疫组织化学鉴别专诊断

肿瘤类型	CK7,19	CK8,18	Vim	MUC1	MUC2	TRYP	Syn	CgA	NSE	CEA	AFP
导管腺癌	+	+	-	+	-	-	-	-	-	+	-
导管内乳头状黏液性肿瘤	+	+	-	+(1)	+(2)	-	(+)	(+)	-	+	-
黏液性囊性肿瘤	+	+	-	(+)	-	-	(+)	(+)	-	+	-
浆液性囊腺瘤	+	+	-	-	-	-	-	-	+	-	-
腺泡细胞癌	(+)/-	+	-	-	-	+	(+)	(+)	(+)	-	-
胰母细胞瘤	+	+	-	-	-	-	(+)	(+)	-	-	(+)
实性-假乳头状肿瘤	-	-	+	-	-	-	-	-	-	-	-
内分泌肿瘤	(+)/-	+	-	-	-	-	+	+	+	-	-

(1)胰胆管型,(2)肠型,+:多数细胞,(+):少数细胞

7.导管腺癌的亚型　与导管腺癌密切相关的胰腺癌为腺鳞癌、未分化癌(包括破骨细胞样巨细胞癌)、印戒细胞癌;这些被认为是导管腺癌的亚型。这些癌在分化很差的情况下,也包含一些小灶状的具有导管分化的肿瘤性腺体。黏液性非囊性癌也曾被认为是导管腺癌的亚型,近年被证实为是一种与导管内乳头状黏液性肿瘤有关的特殊肿瘤类型。

(1)腺鳞癌:腺鳞癌相对发生频率为3%~4%,是一种少见肿瘤;其性别分布、所处胰腺部位及大体表现均与导管腺癌类似。其特征是产生黏液的肿瘤性腺体成分与鳞状成分以不同比例混合。鳞状成分至少占肿瘤的30%。有时鳞状成分非常明显,甚至掩盖腺体成分,这种病理改变可能被诊断为"鳞状细胞癌"。但是广泛组织取材常能发现腺体成分。腺鳞癌中可以存在灶状分化不良的细胞和梭形细胞。在转移癌中,常以腺癌成分为主,甚或仅出现腺癌成分。

(2)未分化癌:未分化癌又称为多形性巨细胞癌、多形性大细胞癌及肉瘤样癌,占胰腺外分泌癌的2%~7%。其发病年龄与一般导管腺癌相似,但生物学行为更具有侵袭性。

肿瘤常较大,质软,有明显的出血、坏死和(或)囊性变。在镜下,肿瘤见大的单核嗜酸性多形细胞和(或)卵圆形细胞构成,多见核分裂象,偶尔出现奇异性多核巨细胞或梭形细胞。细胞黏附性差,呈松散的片块状或肉瘤样排列,有少量疏松的纤维间质。广泛组织取材通常可以发现普通的导管腺癌病灶。主要由梭形细胞构成的癌也会含有鳞状分化的区域。有时梭形细胞成分呈现异源性分化,伴有软骨样、骨骼肌或骨样成分,可能诊断为癌肉瘤。未分化癌常出现血管、淋巴管及神经周围侵犯。在免疫组化方面,大多数肿瘤细胞表达细胞角蛋白,通常 vim-entin 阳性。在电镜下,某些病例可见微绒毛和黏液颗粒。出现 K-ras 突变为导管起源提供了证据。

(3)伴有破骨细胞样巨细胞的未分化癌:在该肿瘤的早期报道中,有人认为它比通常的导管腺癌预后好,但近年的报道否认这一观点,多数患者在一年内死亡。该肿瘤的特征是由单核多形性梭形或多角形细胞以及散在的非肿瘤性破骨细胞样巨细胞构成。破骨细胞样巨细胞通常聚集在出血区,并可能有含铁血黄素,偶尔可见被吞噬的单核细胞,也可见骨样基质形成。巨细胞通常有20个以上均一的小细胞核。在许多病例中,都并存相关的原位或浸润性腺癌。

在免疫组化方面,有些单核多形性肿瘤细胞表达细胞角蛋白、vimentin 以及 p53。而破骨细胞样巨细胞是细胞角蛋白和 p53 阴性的,但其 vimentin、白细胞共同抗原(CD45、CD56)及

CD68 等组织细胞标志物呈阳性。单核多形性肿瘤细胞中可以检测到 K—ras 突变,而破骨细胞样巨细胞缺乏 K—raS 突变。

(4)印戒细胞癌:印戒细胞癌是一种极为罕见的腺癌。肿瘤大部分(至少超过 50%)由单个排列的印戒样细胞构成,胞质内充满黏液。肿瘤细胞呈弥漫性浸润。肿瘤细胞在免疫组织化学染色见 CEA 强阳性。在做出该诊断之前必须排除胃原发性肿瘤或乳腺小叶癌的转移。印戒细胞癌预后极差。

(5)混合性导管－神经内分泌癌:混合性导管－神经内分泌癌,又称混合性类癌－腺癌、黏液性类癌,或是混合性外分泌－内分泌肿瘤。该肿瘤的特征是在原发肿瘤及其转移灶中可见导管细胞和内分泌细胞混合存在。根据定义,内分泌细胞必须占肿瘤组织至少 30%。导管样分化的定义是可以产生黏液并且导管类标志物。内分泌细胞的特征是神经内分泌标志物阳性和(或)有激素产物。

混合性导管－神经内分泌癌在胰腺中非常罕见,其生物学行为与通常的导管腺癌相似。混合性导管－神经内分泌癌应与伴有散在内分泌细胞的导管腺癌相鉴别,因为在 40%～80% 的导管腺癌中可见散在的内分泌细胞;在高分化癌中尤其常见,这些内分泌细胞可以沿着肿瘤性导管样结构的基底呈线性排列或是间插在肿瘤柱状细胞之间。

(6)其他罕见导管腺癌:其他具有导管样表现的非常罕见的癌包括透明细胞癌及纤毛细胞癌。最近报道了带有"髓样"组织学特征的癌。所谓的微腺样癌或微腺癌的特征是具有微腺管样到实性筛状结构。它们大多数情况下不单独存在,而是属于导管、内分泌或是腺泡癌的一部分。

8.分级和分期 目前,胰腺导管腺癌的分级方案均采用三级系统(表 8-7)。分级标准是根据组织学(腺体结构)、细胞学(以胞核为主)特征及核分裂状态进行综合评估。如果肿瘤内存在异质性,即分化程度与核分裂活性的级别有差异,可按较高级别与核分裂活性进行划分。资料显示,最具相关性的生物学差异在于 G_1/G_2 和 G_3 之间的差异。肿瘤分级可能比增殖活性更有预后意义。

导管腺癌的病理学分期依据 WHO 标准。分期的标准是根据原发性肿瘤的大小和浸润范围、有无区域淋巴结转移以及远处转移。

表 8-7 胰腺导管腺癌的分级方案

分级	腺体特征	核分裂象[1]	细胞核特征
Ⅰ	导管状、管状	≤5	轻度多形性,核仁小
Ⅱ	导管状、管状和微小腺体混合	6～10	明显多形性,核仁明显
Ⅲ	腺样到未分化	>10	突出的多形性,伴有核增大和突出的核仁

(1)随机选择 10 个高倍视野(×40)的核分裂计数

9.肿瘤的侵袭和转移 当手术切除时,胰腺癌仍局限于胰腺内的少见。在胰头癌中,肿瘤可通过神经鞘侵犯至胰周,其主要累及腹膜后脂肪组织。再侵及腹膜后静脉和神经。在大部分晚期病例中,可见肿瘤直接蔓延到邻近的器官和(或)腹膜。在胰体尾癌中,由于肿瘤发现得更晚,局部的蔓延通常更为广泛,可累及脾、胃、左侧肾上腺、结肠以及腹膜等部位。胰头癌的淋巴扩散,分别为十二指肠后(胰十二指肠后)和胰头上淋巴结组、胰十二指肠前和胰体下淋巴结组。更远的淋巴结转移见于肝十二指肠韧带、腹腔干、肠系膜上动脉根部及肾动脉水平的主动脉周围淋巴结。胰尾癌首先转移到胰尾上下淋巴结组和脾门淋巴结。它们也会通过淋巴管扩散到胸膜和肺。有时,远处淋巴结转移是胰腺癌首发的临床表现。胰腺体尾部癌较胰头癌更易发生血行转移。

血行转移可以转移到任何器官,依转移频率的大致次序,分别为肝、肺、肾上腺、肾、骨、脑和皮肤。大部分的胰腺癌在胰腺切除时已经发生了隐匿性的肝转移。即使小胰腺癌也会伴发转移,提示在胰腺癌发生和进展过程中迅速获得了转移倾向。分子生物学研究发现,可手术切除的胰腺癌患者的腹腔和骨髓中经常可以出现微小转移灶。

(二)胰腺浆液性囊腺瘤

1.一般特征　胰腺浆液性囊腺瘤是一种囊性上皮性肿瘤,由富含糖原的导管型上皮细胞构成,并且产生类似于血清样的液体,多数病例为良性。常出现腹部膨大性肿物引起的症状和体征。极少有黄疸。有时在影像学检查或剖腹手术时偶然发现。

浆液性肿瘤包括微囊性浆液性囊腺瘤(浆液性微囊性腺瘤)、实性浆液性腺瘤、巨囊性浆液性囊腺瘤(浆液性巨囊性腺瘤)、VHL(von Hippel—Lindau)相关性浆液性囊腺瘤和浆液性囊腺癌。有的学者将实性浆液性腺瘤视为浆液性囊腺瘤的实性亚型。所有胰腺浆液性囊腺瘤具有相同的细胞组成。细胞扁平或立方形,核圆形而规则,胞质透明,内含糖原及 PAS 反应阳性。免疫组织化学染色表达导管标志物。上皮细胞形态呈良性表现,可形成微乳头状。尽管细胞形态相似,但浆液性囊腺瘤在胰腺内的分布、大体表现、性别分布和遗传学改变等方面均有差异,提示它们是不同的疾病。

2.浆液性微囊性腺瘤　浆液性微囊性腺瘤是最常见的,约占所有浆液性囊腺瘤的 60％。以胰体或胰尾部居多,几乎均发生于女性。浆液性微囊性腺瘤表现为单个、圆形略有凸起的肿物、边界清楚,最大直径约 1～25cm。切面呈海绵状或蜂窝状,可见许多小囊,内含浆液性(透明水样)液体。囊腔直径 0.01～0.5cm 大小,少数直径＞2cm。这些囊腔通常排列在中央星状瘢痕周围,其中可有钙化灶,并可见纤细的纤维间隔向周边呈放射状分布。囊腔之间可见纤维组织,常呈玻璃样变性,也可能含有胰岛。组织学上,囊内衬有形态一致,富含糖原的立方形或扁平上皮细胞。细胞无异型性,缺乏核分裂象。偶见肿瘤细胞形成囊内乳头状突起,但是没有纤维血管轴心。

3.浆液性巨囊性腺瘤　又称巨囊性浆液性囊腺瘤或浆液性少囊和边界不清的腺瘤,约占浆液性囊腺瘤的 30％,多数位于胰头和胰体部,无性别差异。位于胰头部的肿瘤可能引起胆总管壶腹部的梗阻。典型的肿瘤为直径 4～10cm 的囊性肿物。切面可见 1 个或数个充满透明或棕色水样液体的囊腔,其囊腔直径 1～2cm,但亦有报道囊腔直径达 8cm 的病例。囊腔排列不规则,没有中央星状瘢痕,有时可见宽的分隔纤维。肿瘤边界不清,囊可以延伸至周围胰腺组织深部。浆液性巨囊性腺瘤与浆液性微囊性腺瘤组织形态相似。但有时衬覆的上皮更倾向于立方形而非扁平上皮,核较大。肿瘤边界不清,小囊可以延伸到周围胰腺组织。

4.浆液性囊腺癌　是由富含糖原的细胞组成的恶性囊性上皮性肿瘤。大体及组织形态与浆液性微囊性腺瘤非常相似,但可出现邻近结构和血管的浸润或者转移。

5.实性浆液性腺瘤　这种病变由透明细胞小管构成,组织学上与发生于浆液性囊性肿瘤的病变难以区别。

(三)胰腺黏液性囊性肿瘤

1.一般特征　几乎全部发生于女性,多数为中年妇女。绝大多数病例位于胰腺体—尾部。胰头部很少累及,且多为黏液性囊腺癌。胰腺黏液性囊性肿瘤是由不同生物学行为的一系列病变组成的。根据上皮内肿瘤的分级(不典型增生),肿瘤分为腺瘤、交界性(低度恶性)及非浸润性或浸润性癌。

最常见的表现是缓慢增大的腹部肿物。缺少浸润成分的黏液性囊性肿瘤完整切除后多数可以治愈。浸润癌的预后取决于浸润的范围,癌播散到囊壁外的病例预后差。值得注意的是,明显良性的黏液性囊性肿瘤如果仅仅引流的话,可以复发,并伴有明显恶性特征,因此,即使肿瘤是良性也应当完全切除。

2. 大体特征　典型的黏液性囊性肿瘤为一圆形肿物,表面光滑,外有包膜,包膜厚度不等,但常见有钙化。肿物最大直径 2~35cm,平均 6~10cm。切面见有单房或多房性肿瘤,囊腔直径从几毫米到数厘米,内容物为黏液性,偶尔可见出血。单房性肿瘤的内壁光滑,而多房性肿瘤内壁常有乳头状突起及附壁结节。恶性肿瘤容易出现乳头状突起和(或)附壁结节并呈多房性。原则上肿瘤与胰腺导管系统不相通,但也有例外病例报道。

3. 组织学特征　黏液性囊性肿瘤含有两种明显的成分:囊肿内衬的上皮细胞和上皮下致密的富于细胞的卵巢型间质(图 8—9)。囊肿内衬上皮为分泌黏液的柱状细胞,偶尔亦可见 Paneth 细胞、杯状细胞、鳞状细胞及散在的内分泌细胞。也可显示其他复杂的结构,如形成乳头状或息肉状突起,假复层结构及隐窝样凹陷,并在较大程度上表现有非典型性。肿瘤中常见上皮剥脱,伴随的出血和炎症可类似假性囊肿,因此需要广泛取材以显示上皮成分。黏液性囊性肿瘤根据上皮细胞的结构复杂程度,可以分为黏液性囊腺瘤、交界性(低度恶性)黏液性囊性肿瘤,以及非浸润性或浸润性黏液性囊腺癌。

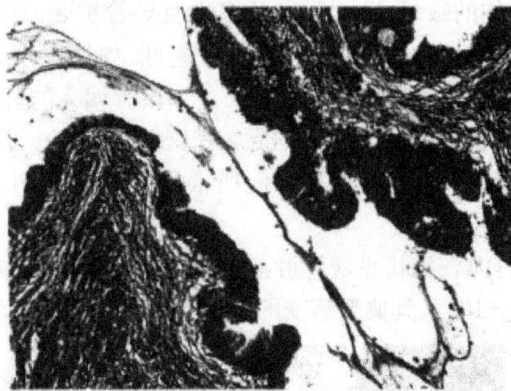

图 8—9　黏液性囊性肿瘤。显示离分化单层柱状黏液上皮,其下方为富于细胞的卵巢样间质

黏液性囊腺瘤细胞核位于基底部,核轻度增大,无核分裂象。交界性黏液性囊性肿瘤有乳头突起及隐窝样凹陷形成,细胞排列成假复层,核拥挤,轻度增大,可见核分裂象。黏液性囊腺癌可以是浸润性或非浸润性。它们显示高级别上皮内肿瘤改变,这些改变常为局灶性,可通过从不同区域多处取材才能发现。上皮多形成乳头伴不规则的分支及出芽,核复层,有重度不典型增生,且常见核分裂象。浸润性黏液性囊腺癌的特征是恶性上皮成分浸润至间质。浸润的成分通常与普通的导管腺癌相似,但黏液性囊腺癌也可以出现浸润性腺鳞癌,破骨细胞样巨细胞瘤或绒癌。浸润灶可能很局限,因此需要仔细检查。肿瘤的卵巢样间质由紧密排列的梭形细胞组成,细胞核圆形或卵圆形,胞质少。常有不同程度的黄素化;从腺瘤到癌,间质黄素化呈减少趋势。体积大的肿瘤间质可能纤维化,细胞不丰富。罕见情况下可以出现肉瘤样间质或肉瘤样的附壁结节。

4.免疫组织化学特征 多数肿瘤上皮标志物阳性,包括:CEA、EMA、CK7、CK8、CK18 和 CK19。随着上皮不典型增生程度的增加,分泌的黏液由硫酸性黏液变为唾液酸或中性黏液。肿瘤细胞可表达胃型黏液标记 M1 和 PGⅡ、肠型黏液标记 CAR−5 和 M3SI、胰腺型黏液标记 DUPAN−2 和 CA19−9。有些肿瘤内分泌标志物免疫染色局灶阳性,特别是 5−羟色胺。p53 是与黏液性囊腺癌显著相关的标记。出现假肉瘤样或明显肉瘤性区域时,后者间叶性标志物(vimentin、α−SMA、desmin)免疫染色可有不同程度的表达。

5.鉴别诊断 黏液性囊性肿瘤需与导管内乳头状黏液性肿瘤鉴别,后者与导管系统相通,无卵巢样间质。另外,鉴别诊断还包括浆液性囊腺瘤、实腺泡细胞囊腺癌、性−假乳头状肿瘤和淋巴上皮囊肿囊性内分泌肿瘤等在内的其他囊性肿瘤以及假性囊肿相鉴别。

(四)胰腺导管内乳头状黏液性肿瘤

1.一般特征 导管内乳头状黏液性肿瘤起源于主胰管或其主要分支,并分泌黏液的一种乳头状肿瘤。占胰腺外分泌肿瘤的 3%～5%,占胰腺囊性肿瘤的 24%,属最常见的一种囊性肿瘤。男性多见,平均年龄 60 岁。多数肿瘤常发生在胰头部,多为单个囊性肿块或节段性侵犯导管,亦有弥漫浸润的报道。由于手术后残余组织可见复发,提示该肿瘤起源可能是多中心性。该肿瘤可以累及 Vater 壶腹。

2.大体特征 整个导管系统(包括 Vater 壶腹)可发生弥漫性受累。导管内乳头状黏液性肿瘤通常分为大导管型和分支导管型。大导管型多在胰头部,常含有黏稠的黏液。分支导管型肿瘤偏小,多半不含有浸润癌,与大导管型相比,其主要累及胰腺局部区域。在每个病例之间,该肿瘤在乳头状结构的数量、分泌黏液的多少及导管扩张或囊肿形成的程度上可有很大差异。导管内乳头状黏液性肿瘤通常 1～8cm;呈囊性,如果有分支受累可以呈多灶性。囊腔内壁光滑、颗粒样或绒状,后者提示乳头状生长。如果有偏大的乳头时,扩张的导管内见有疣状赘生物或充满软乳头状肿块。该肿瘤的黏液呈黏性或胶样。有浸润时在纤维组织内可以见到胶冻样区域。肿瘤周围及退化的胰腺间质常呈灰白色,实性,表现为慢性阻塞性胰腺炎的改变。

3.组织学特征 导管内乳头状黏液性肿瘤瘤细胞呈高柱状,含有黏液,衬有扩张的导管或导管分支的囊腔(图 8−10)。其典型病变的上皮形成乳头状或假乳头状结构。

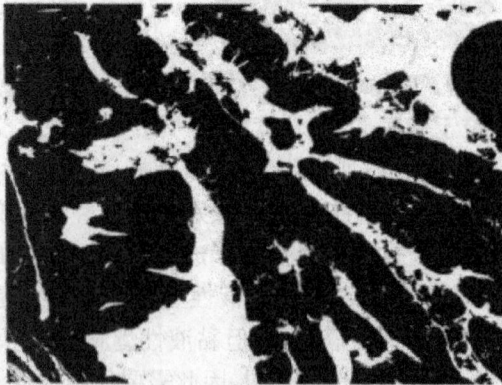

图 8−10 导管内乳头状黏液性肿瘤,胰胆管型。可见分支状乳头和柱状上皮

现确认有 4 种不同形态学类型的乳头结构:分别是肠型、胰胆管型、嗜酸细胞型和胃型。①肠型:肿瘤上皮中多见杯状细胞和潘氏细胞,亦可见一些神经内分泌细胞。呈绒毛状结构,

类似肠绒毛性腺瘤,可产生 MUC2 和 CDX2,但无 MUC1 产生。伴随的浸润癌多为胶样(黏液性非囊性)亚型,至少 80% 是由细胞外黏液湖构成,可见其中漂浮的肿瘤性腺上皮细胞团或条索,甚或有少量印戒细胞成分可被证实。②胰胆管型:表现交织复杂的分支乳头,无 MUC2 和 CDX2 表达,但有 MUC1 阳性。③嗜酸细胞型:又称导管内嗜酸细胞乳头状肿瘤 (intraductal oncocytic papillary neoplasm)。可见大量的乳头,被覆细胞偏大,胞质见嗜酸性颗粒状,MUC1 或 MUC2 的表达程度不同。④胃型:与其他类型共存,呈乳头状突起,被覆类似于胃小凹细胞的黏液性细胞,MUC5 染色阳性,无 MUC1、MUC2 和 CDX2 表达。

所有类型的导管内乳头状黏液性肿瘤均可累及萎缩性胰腺炎区域较小的导管,但这种生长方式很难与浸润癌鉴别。肠型导管内乳头状黏液性肿瘤通常出现导管中的黏液漏出,聚集形成无细胞的间质内黏液湖,与胶样癌相类似。

4. 分类和分级　由于同一肿瘤内不同区域的差异较大,因此取材十分重要,应特别注意乳头区域,因为这通常是重度上皮内肿瘤(不典型增生)发生的区域;另外要注意硬化区域,常是浸润的表现。根据 WHO 分类,分别命名为导管内乳头状黏液性腺瘤、交界性导管内乳头状黏液性肿瘤、导管内乳头状黏液性癌伴有或不伴有浸润。

(1)导管内乳头状黏液性腺瘤:可见相对单一的乳头,上皮由含有黏液的高柱状细胞组成,没有或有轻度不典型增生。

(2)交界性导管内乳头状黏液性肿瘤:出现较为复杂的乳头,被覆细胞的细胞核呈假复层分布。上皮见有中度不典型增生。

(3)导管内乳头状黏液性癌:在伴有重度不典型增生的导管内乳头状黏液性肿瘤中,即使没有浸润也称为导管内乳头状黏液性癌。癌呈现复杂的乳头状或微乳头状结构。筛状及小片状上皮以出芽方式向腔内生长。重度不典型增生的细胞失去极性、黏液成分减少、细胞及核呈多形性、核增大、出现核分裂象,其重度不典型增生时,细胞可以无黏液。非浸润性病变称为非浸润性导管内乳头状黏液性癌。如果见浸润,该肿瘤不仅是导管内病变,这时可称为乳头状黏液性癌。当导管内乳头状黏液性肿瘤为浸润性病变时,浸润成分可以类似于管状导管腺癌或黏液性非囊性癌。如果以浸润成分为主,就可以诊断为导管癌或黏液性非囊性癌。

5. 鉴别诊断　在组织学上,导管内乳头状黏液性肿瘤与黏液性囊性肿瘤很难鉴别,因为两者均有囊状结构,且具有相似的上皮成分。然而,该两种肿瘤是完全不同的两种病变。伴有胃型乳头的小分支导管的导管内乳头状黏液性肿瘤可能类似于导管潴留囊肿,但缺少明确的黏液性上皮或乳头状结构。区别小的胃型导管内乳头状黏液性肿瘤与大的胰腺上皮内肿瘤(PIN)灶几乎是不可能的,尤其是 0.5～1.0cm 的病变。黏液性囊性肿瘤多见于女性,平均发病年龄约在 50 岁,几乎所有病变多位于胰体和胰尾部,它具有特征性的富于细胞的卵巢样间质,并与胰腺导管无关。

6. 预后　其预后取决于是否出现浸润癌、范围及组织学类型。完整切除的导管内乳头状黏液性肿瘤通常可治愈,但少数病例局部亦有复发。浸润癌的发生多与胰胆管型肿瘤有关,其次为肠型。如果普通导管腺癌见有较广范围的浸润性成分的,则预后较差。但是胶样癌侵袭性稍低,切除后 5 年生存率约为 55%。

(五)腺泡细胞癌

1. 一般特征　腺泡细胞癌是伴有腺泡状结构和实性结构的恶性上皮性肿瘤,可以产生胰酶,占胰腺外分泌肿瘤的 1%～2%。多见于成年人,男性多于女性,偶见于儿童和青少年。多数病例表现为腹部肿块,伴有或不伴有黄疸。由于部分肿瘤分泌脂肪酶,可发生广泛的皮下脂肪坏死及关节疼痛。约有一半的肿瘤在诊断时已经发生转移,另有 1/4 随后发生转移。转移通常局限于淋巴结和肝。

2.大体特征 腺泡细胞癌可发生于胰腺的每个部位,以胰头部最为常见。大体结构上表现为界线清楚的鱼肉样肿物,体积大,最大直径 2~15cm,呈多结节状;结节质地软,呈黄色或棕色。亦见出血、坏死或囊性变的区域。偶见肿瘤附于胰腺表面。该肿瘤可侵犯邻近组织,如十二指肠、脾或大血管。

3.组织学特征 它是一种富含细胞的肿瘤,肿瘤细胞被纤维条索分割成大结节状,但缺乏导管腺癌中特征性的纤维间质反应。肿瘤细胞团中含有丰富的微血管。并见有坏死且多呈梗死样形态。肿瘤细胞大小基本一致,可有多种排列结构,最典型的排列是形成小的腺泡状结构,有时类似正常胰腺。细胞团中见有很多小囊腔,呈筛状结构。一些病例囊腔更为扩张,呈腺样结构,但缺乏分隔的间质。实性的肿瘤细胞巢被小血管分隔,无囊腔形成。在细胞巢中细胞极性多不明显,但在肿瘤与血管交界的区域极性较为明显,肿瘤细胞核多位于基底部沿微血管呈假栅栏状排列。在一些少见病例中,肿瘤细胞亦可呈小梁状或脑回状排列。目前将一部分具有微腺体结构的肿瘤(曾经报道为“微腺癌”)归为腺泡细胞癌(见其他胰腺癌部分)。肿瘤细胞多呈锥形,胞质少至中等量,腔面衬附的细胞胞质较多。肿瘤细胞胞质呈双嗜性或嗜酸性,颗粒状。细胞核为圆形或卵圆形,较为一致,只有轻度多形性。其特征性表现见单个、居中的明显核仁,但不是所有肿瘤细胞均出现。核分裂数目多少不等,可从 0 个至>50 个/10HPF。

4.组织化学、免疫组织化学和分子遗传学特征 经淀粉酶消化后的胞质内的酶原颗粒呈 PAS 染色弱阳性。脂肪酶活性的检测显示丁酸盐脂酶染色多为阳性。黏液卡红或阿辛蓝染色阴性或仅在腺泡腔面胞膜处阳性。由于肿瘤细胞中酶原颗粒含量很少,因此用组织化学染色证实肿瘤向腺泡分化方法不十分敏感。通过免疫组织化学染色发现肿瘤细胞中胰酶的产生对腺泡细胞癌的诊断有益。可选用抗胰蛋白酶、弹性蛋白酶、脂酶及糜蛋白酶等抗体进行检测。95%的病例表达胰蛋白酶和糜蛋白酶,而脂酶阳性率偏低(约 70%)。在实性区域肿瘤细胞做免疫组化染色发现胞质弥漫阳性,而在腺泡区域仅胞质顶端阳性。在腺泡细胞癌中,在少部分肿瘤细胞的内分泌及导管分化的标志物可阳性。1/3~1/2 的病例可见有散在的 CgA 或 Syn 阳性肿瘤细胞。半数以上病例有 CEA 和 B72.3 局灶阳性。血清 AFP 升高的病例偶见。在分子遗传学水平,腺泡细胞癌显示 11p 等位基因可发生高频率丢失和 APC/β—连接素通路的突变,该改变与胰母细胞瘤相似,而与导管腺癌明显不同。

5.电镜特征 在电镜下观察,肿瘤细胞有外分泌的特征:丰富的粗面内质网及相对丰富的线粒体。细胞极性明显,管腔侧有分化良好的微绒毛,邻近的细胞间有紧密连接。大多数腺泡细胞癌均带有电子致密的酶原颗粒,颗粒的直径为 125~1000nm。尽管其在细胞中的分布不尽相同,但在具有极性的细胞中,它们多位于胞质顶部,在颗粒与顶部细胞膜融合处的腔隙内可见其分泌性内容物。在许多病例中,除了典型的酶原颗粒,在超微结构中可见另一种类型的颗粒—不规则纤丝颗粒,可能是异常的酶原颗粒。

6.组织学亚型

(1)腺泡细胞囊腺癌:腺泡细胞囊腺癌罕见。大体结构表现为囊性肿瘤,镜下具有腺泡细胞癌的特征。尽管单个囊肿可衬以分化好的腺泡上皮,但也见有实性区域,并且肿瘤浸润胰腺周围组织。而腺泡细胞囊腺癌的侵袭性与实性腺泡细胞癌相同。

（2）混合性腺泡-神经内分泌癌：具有两种或两种以上细胞类型。根据细胞类型的不同，这些"混合性癌"可命名为"混合性腺泡-神经内分泌癌""混合性腺泡-导管癌"或"混合性腺泡-神经内分泌-导管癌"，其中最具特征的是混合性腺泡-神经内分泌癌。在大多数混合性腺泡-神经内分泌癌仅通过免疫组化证实肿瘤的多向分化。虽然在形态学上肿瘤的不同区域可显示腺泡或内分泌分化，但大多数区域具有介于两者之间的特征，并在免疫组化染色证实腺泡标记或内分泌标记阳性（或两者均为阳性）的细胞混合存在。依据免疫组化染色肿瘤细胞的比例来看，多数混合性腺泡-神经内分泌癌主要是由腺泡成分构成。

（六）胰母细胞瘤

1. 一般特征　胰母细胞瘤是极为少见的一种恶性上皮性肿瘤，其由边界清楚的实性细胞巢构成，混有腺泡及鳞状小体，并有纤维间质分隔。肿瘤以腺泡分化为主导，可见少量的内分泌分化或导管分化。主要见于婴幼儿和 10 岁以内的儿童。男性多于女性。如果肿瘤为局灶性，完整切除后在儿童患者预后常很好，伴有转移并导致死亡的病例常见于成年人。

2. 大体特征　约 50％的肿瘤位于胰头部，其余分布于胰体或胰尾。肿瘤直径通常 1.5～20cm。多数为单发实性肿瘤，质地软，边界清楚，包膜完整或部分有包膜。切面呈分叶状，呈褐色，可见纤维分隔，伴有出血及坏死。合并 Beckwith-Wiedeman 综合征的患者，肿瘤大体上呈囊性。

3. 组织学特征　胰母细胞瘤主要由上皮成分组成，极少数病例中亦有间叶成分。肿瘤细胞丰富，排列成岛状，由纤维间质分隔，低倍镜下呈"地图样"外观。上皮成分是单一的多角形细胞，胞质或腺腔内可见 PAS 阳性染色，常见核分裂象，这些细胞巢构成的实性区域与明显腺泡分化的区域交替出现。胰母细胞瘤形态学特征之一是鳞状细胞巢或"小体"，但不能作为确诊的依据。这些结构可以是上皮样细胞岛，也可以是旋涡状梭形细胞巢，或是角化的鳞状细胞岛。鳞状小体与周围细胞相比，核更大，倾向于卵圆形。在不同的病例及不同的肿瘤区域，鳞状小体的数目及构成是不同的。

4. 组织化学和免疫组织化学特征　90％以上胰母细胞瘤有腺泡分化。经淀粉酶消化后，PAS 及胰酶免疫染色阳性，包括胰蛋白酶、糜蛋白酶及脂酶。瘤的阳性区域可能为局灶性，通常限于腺泡分化区域的肿瘤细胞质内。2/3 以上的病例可见局灶性内分泌分化的标志物（CgA 或 Syn）阳性，半数以上的病例有导管分化的标志物 CEA、DU-PAN-2 或 B72.3 表达。在多数情况下，表达腺泡标志物的肿瘤细胞的比例高于表达内分泌或导管标志物的肿瘤细胞。

5. 电镜特征　电镜下，胰母细胞瘤显示腺泡分化的特征，富含粗面内质网、线粒体及位于顶浆的致密的酶原颗粒。另外，还可见类似于腺泡细胞癌的不规则纤丝颗粒。极少数病例亦可见致密核神经分泌型颗粒及黏蛋白原颗粒。在鳞状小体中可见张力丝。

6. 与腺泡细胞癌的关系　胰母细胞瘤及腺泡细胞癌均显示腺泡分化，均见少量内分泌及导管分化。在组织学上，腺泡的形成是胰母细胞瘤的特征，其实性区类似于腺泡细胞癌实性排列的区域。儿童预后比成人好。因此有人认为，胰母细胞瘤可以看作发生于儿童的腺泡细胞癌。由于胰母细胞瘤仍然具有特征性的组织学、免疫组化及临床特点，因此还是将其归为独立的肿瘤。

（七）实性-假乳头状肿瘤

1. 一般及大体特征　实性－假乳头状肿瘤是形态一致的瘤细胞构成实性及假乳头状结构的肿瘤，常有出血和(或)囊性变，且不同程度地表达上皮、间质及内分泌标志物。好发于青春期和年轻女性，平均年龄 26 岁。大约 10% 的病例发生于男性。肿瘤见于胰腺的任何部位，为圆形、实性肿物，常有波动感，多有包膜且与周围胰腺组织分界清楚(图 8－11A)。直径大小 2～18cm。多发性肿瘤少见。肿瘤切面呈分叶状，可见出血、坏死和充满坏死物的囊性区域(图 8－11B)。有时整个病变几乎全为出血－囊性变，肿瘤被误认为假囊。肿瘤壁可以有钙化。少数肿瘤仅与胰腺相连甚至位于胰腺外。侵及邻近器官及门静脉者罕见。

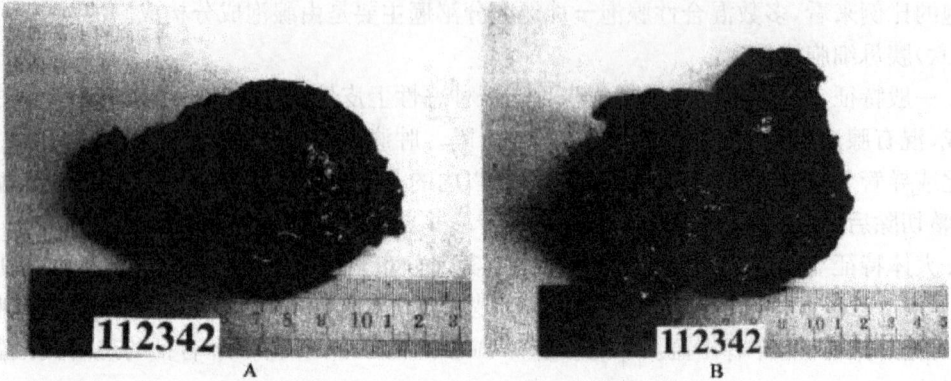

图 8－11　实性－假乳头状肿瘤
A:肿瘤界限清楚;B:切面可见明显出血坏死和囊性变

2. 组织学特征　肿瘤实性区可见均匀一致的小圆形细胞，呈片块状、索条状或小梁状排列，类似于内分泌肿瘤(图 8－12A)。肿瘤细胞胞质嗜酸性或透明，有时可见大小不等的淀粉酶消化后 PAS 染色阳性的嗜酸性小球，缺乏糖原及黏蛋白，可见 Grimelius 阳性的细胞。肿瘤细胞染色质细腻，核呈圆形或卵圆形，核仁不明显;核分裂象极少见。实性区可见丰富而纤细的特征性血管网。围绕血管的细胞保留下来形成假乳头状或类似于"室管膜样"菊形团(图8－12B)，远离血管的许多细胞出现变性。囊性区是广泛变性的结果，可有出血，伴有胆固醇肉芽肿和泡沫细胞聚集(图 8－12C)。透明变的纤维结缔组织内见灶性钙化或骨化。肿瘤组织通常与周围正常胰腺组织分界清楚，但浸润性生长也很常见，可以向周围的胰腺、胰周组织甚至血管内浸润。

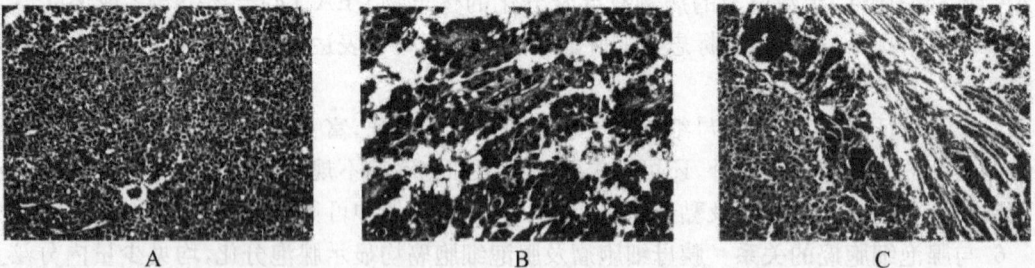

图 8－12　实性－假乳头状肿瘤
A:实性区形态一致的小圆细胞和丰富的血管网;B:假乳头状结构;C:囊性区可见明显出血、胆固醇结晶和泡沫细胞

3. 组织化学及免疫组织化学特征　免疫组织化学显示实性－假乳头状肿瘤的出现与肿瘤细胞表型不一致，因此，其细胞系分化存有争议。肿瘤免疫染色可有 α_1－抗胰蛋白酶、

CD56、CD10、神经元特异性烯醇化酶、孕激素受体和波形蛋白阳性,部分病例表达突触素。而嗜铬素和胰酶染色阴性。通常认为β-连环蛋白基因异常,尤其是细胞核定位见β-连环蛋白也异常有助于此肿瘤诊断。

4.电镜特征　肿瘤细胞见圆形或锯齿状的核,可有一个小核仁及边聚的异染色质,其胞质丰富,富含线粒体。有大小不等的可能代表抗胰蛋白酶的沉积的酶原样颗粒。这些颗粒的成分一般不完整,形成多层囊泡状或脂滴状。少数肿瘤见神经分泌样颗粒。罕有细胞连接并缺乏微绒毛,通常可见小的细胞间间隙。

5.生物学行为和预后　该肿瘤完全切除后,多数病人可无瘤生存多年。通常在最初诊断时,约15%的病例伴有转移,基本局限于肝和腹膜,并且转移病例也有长期存活的报道。虽然没有明确建立恶性肿瘤的诊断标准,但是明确的神经周围浸润、血管浸润或对周围组织的浸润较深表示恶性生物学行为,这类病变应该归于实性-假乳头状癌。

(八)其他胰腺癌

嗜酸细胞癌可见于胰头或胰尾部口显微镜下见肿瘤细胞体积大,富含颗粒状嗜酸性胞质,核大及核仁明显。超微结构显示细胞有丰富的线粒体,并缺乏酶原及神经内分泌颗粒。可发生局部浸润,淋巴结及肺转移。

非黏液性、糖原缺乏的囊腺癌可见有大的包膜的肿物,囊性区衬以浆液性腺瘤样成分及恶性柱状上皮。该肿瘤细胞黏液染色阴性,电镜下显示嗜酸性肿瘤细胞特征。绒癌是一种侵袭性肿瘤,可伴有血清HCG水平升高,其由细胞滋养细胞及合体滋养细胞构成,免疫组化显示HCG阳性。绒癌可为"单纯性"或与黏液性囊腺癌伴发。透明细胞癌是由透明细胞组成的癌,其可出现胞质空泡,含有糖原和数量不等的黏液。可见腺癌样或导管内乳头状成分。免疫组化染色见细胞角蛋白阳性,无vimentin表达,但有K-ras基因突变,提示为该肿瘤的导管表型。胰腺透明细胞癌应与转移性肾细胞癌或肾上腺皮质癌鉴别。纤毛细胞癌这类病变属于导管腺癌,但在超微结构上具有很多纤毛细胞。微腺体癌,又称为微腺癌,其特征是肿瘤细胞呈筛状或微腺体状的生长方式,通过免疫组织化学染色可以重新归类为腺癌,腺泡细胞癌和内分泌癌。髓样癌这种新近描述的癌具有合体细胞生长方式,推挤样的边界,以及淋巴-上皮样特征。

(九)胰腺转移性肿瘤

胰腺转移癌并不常见,占胰腺恶性肿瘤的3%~16%,男女比例相等。转移癌可累及胰腺的任何部位,病变可呈单发性、多发性或弥漫性。胰腺的转移性肿瘤可以是上皮性,也可以是非上皮性肿瘤。胰腺可通过直接扩散受累亦可能通过远处淋巴或血供转移受累。

三、婴儿、儿童和年轻人胰腺肿瘤

发生于婴儿和儿童的胰腺外分泌肿瘤极少见。除了胰母细胞瘤以外,也可以发生腺泡细胞癌、实性-假乳头状肿瘤以及内分泌肿瘤,几乎不发生导管腺癌。胰母细胞瘤是婴儿和较小儿童最常见的肿瘤,实性-假乳头状肿瘤、内分泌肿瘤以及腺泡细胞癌多见于较大儿童。原始神经外胚层肿瘤(PNET)也可发生于儿童和年轻人。

40岁以下的年轻人胰腺导管腺癌罕见,占全部导管腺癌的比例<0.3%,而≤20岁患者的导管腺癌仅占0.1%。年轻人导管腺癌中,约33%的病例与遗传性肿瘤综合征有关。年轻人导管腺癌的大体所见、组织学特征以及分化与40岁以上患者相同,但是有更多的亚型,尤其是黏液性癌。

四、家族性胰腺癌

(一)概述

胰腺癌中有3%～10%是家族性的,有些病例发生于有明确遗传综合征的患者。胰腺癌的家族聚集现象提示其具有一定的遗传性,类似于常染色体显性遗传的模式。目前已经认识了一些与家族性胰腺癌相关的基因,并且有的基因改变与胰腺癌某种特征性的表现相关,但在多数病例还找不到胰腺癌家族聚集的遗传基础,多数遗传性基因改变与胰腺癌的关系还不明确。进一步阐明遗传基础更有助于了解家族性和散发性胰腺癌的组织学特征以及癌前病变,这反过来也有助于提高早期监测的效果。

(二)胰腺癌相关的遗传综合征

胰腺癌家族聚集的遗传学基础多数还不清楚,但少部分家族性胰腺癌的相关基因已经确定。BRCA2、p16/CDKN2A、STK11和PRSS1基因种系突变均增加胰腺癌发生的风险。虽然散发和家族性胰腺癌多数是导管腺癌,但有些遗传性综合征与特定的组织学类型相关(表8-8),提示遗传学因素可能与组织学有关。这些表型与基因型的关系非常重要,肿瘤的表型可用于发现高风险家族。与胰腺癌相关的遗传综合征至少有以下几种。

表8-8 与胰腺癌相关的遗传综合征

遗传综合征	基因	患癌风险	组织学特征
遗传性乳腺癌和卵巢癌综合征	BRCA2	3.5～10	导管腺癌
	BRCA1	2	
Peutz-Jeghers综合征	STK11/LKB1	132	导管内乳头状黏液性肿瘤
遗传性胰腺炎	PRSS1 SPINK1	53	导管腺癌
遗传性非息肉性结肠癌综合征	错配修复基因	增加	髓样癌
家族性非典型多发性痣黑色素瘤	CDKN2A	13～22	导管腺癌
家族性腺瘤性息肉病	APC	0～4	导管腺癌,胰母细胞瘤,导管内乳头状黏液性肿瘤
家族性胰腺癌	不清	9～32	

1.遗传性乳腺癌和卵巢癌综合征 是一种常染色体显性遗传疾病,特征是早发的乳腺癌和(或)卵巢癌。BRCA1和BRCA2基因突变是病因。主要发生点突变,但也发生基因缺失。研究发现,BRCA2突变者早期发生乳腺癌和卵巢癌的风险是未突变者的3.5倍。在一些有BRCA2突变和家族性乳腺癌的家系中曾报道发现胰腺癌,且胰腺癌的患者中大约有7%发现BRAC2遗传性突变。引人注目的是,带有这类突变的大多数胰腺导管腺癌患者都没有明显的乳腺癌或是胰腺癌的家族史,但其中一些人有Ashkenazi犹太血统。目前BRCA2基因突

变被认为是最常见的与胰腺癌相关的基因突变。虽然大多数 BRCA2 突变者发生导管癌,但是 BRCA2 突变并非与某些特定类型的胰腺癌相关。

研究发现,BRCA1 突变家系中 BRCA1 突变者患胰腺癌的风险升高 2 倍。实际上,不发生乳腺癌的家族性胰腺癌患者中 BRCA1 突变并不常见。所以,BRCA1 突变者发生胰腺癌是偶发事件的可能性并不能排除。

2. Peutz－Jeghers 综合征　80％的 Peutz－Jeghers 综合征患者存在 LKB1/STK11 基因遗传性突变,该综合征患胰腺癌的风险增加,其发生胰腺癌的风险较一般人群增加 132 倍。而且最近发现 1 例患胰腺癌的 Peutz－Jeghers 综合征患者的 LKB1/STK11 基因上有双等位基因失活。Peutz－Jeghers 综合征相关胰腺癌可能经由导管内乳头状肿瘤(IPMNs)发展而来,与导管腺癌相比,LKB1/STK11 基因失活多见于散发的 IPMNs。提示监测发生于 Peutz－Jeghers 患者的早期、可治愈的胰腺肿瘤是可行的。

3. 遗传性胰腺炎　阳离子胰蛋白酶原基因(PRSS1)突变与常染色体显性遗传的遗传性胰腺炎相关,丝氨酸蛋白酶抑制剂基因(SPZNK1)与其常染色体隐性遗传相关,两者的突变均会导致慢性胰腺炎。该综合征的特点是早发的重度急性胰腺炎反复发作。遗传性胰腺炎发病起始于导管上皮细胞和导管周围组织坏死,进而导管扩张,导管周围纤维化,中晚期出现小叶内纤维化。组织学改变,早期受累导管上皮受损和(或)坏死,炎细胞浸润,导管周围纤维化要比小叶内纤维化更明显,而且胰腺实质保存较好。中晚期,广泛的导管周围和小叶内纤维化,最终小叶实质完全被硬化的组织(包含化生的腺泡和聚集的 Langerhans 小岛)所替代。导管扩张,形状不规则,一些导管内可有蛋白栓子和结石。与普通人群相比,遗传性胰腺炎患者 50 岁以后患胰腺癌的风险高 53 倍,70 岁以上的遗传性胰腺癌患者胰腺癌发病率达 30％～40％,患者一生中有 40％的概率患胰腺癌。吸烟、糖尿病、发病早是此类患者发生胰腺癌的危险因素。吸烟者比不吸烟者可以早发病 20 年。遗传性胰腺炎并不与特定的胰腺癌病理学类型相关,大多数患者发生侵袭性导管腺癌。

4. 遗传性非息肉性结肠癌综合征(hereditary nonpolyposis colorectal cancer syndrome, HNPCC)　该综合征与结肠、子宫内膜、胃和卵巢发生癌变的风险增加相关。它可以由数个 DNA 错配修复基因中的任何一个发生的遗传性突变所导致,其中包括 2p 上的 MSH2 和 3p 上的 MLH1。Lynch 等报道了一些患 HNPCC 的家系中发生的胰腺癌病例,而 Goggins 等最近报道,在大约 4％的胰腺癌病例中发现了微卫星不稳定性,这是一种与 DNA 错配修复基因缺陷相关的遗传学改变。发生于 HNPCC 患者的胰腺癌为髓样癌,是胰腺癌的少见亚型,与发生于结肠的髓样癌一样,胰腺髓样癌预后比导管腺癌好。

5. 家族性非典型多发性痣黑色素瘤(familial atypical multiple mole melanoma, FAMMM)　是一种外显率不完全的常染色体显性遗传综合征,与 9p 上的 p16 抑癌基因遗传性突变有关。其特征是产生多量的黑色素细胞痣,多量的非典型的黑色素细胞痣,并易患侵犯表皮的黑色素瘤。除黑色素瘤以外,与 FAMMM 相关的癌还有肺癌、胰腺癌、乳腺癌和肉瘤。FAMMM 的一个亚型与胰腺癌相关,患者患黑色素瘤和胰腺癌的风险同时增加。一生中患胰腺癌风险约为 10％。其胰腺癌发生率是普通人群的 13～22 倍。Lynch 报道,p16/

CDKN2A 基因突变家族成员，到 75 岁时，胰腺癌累及发病率为 17%。可见 FAMMM 相关胰腺癌与 P16/CDKNA 基因突变关系密切，并且不与单独某一种胰腺癌亚型相关。

6.家族性腺瘤性息肉病(familial adenomatous polyposis，FAP) 是一种常染色体显性遗传失调性疾病，其特征是在早年即发生上百个结肠腺瘤性息肉，其中一些腺瘤可以发展成为侵袭性腺癌。如果不经治疗，几乎所有患者 40 岁之前都会发生侵袭性腺癌。肿瘤抑制基因—腺瘤性结肠息肉病基因(APC)突变与该病发生有关。FAP 患者也易患其他肿瘤，如甲状腺癌、胃癌、十二指肠癌和壶腹腺癌。虽然胰腺癌与 FAP 的相关性不如与其他肿瘤类型那么明显，但有些证据仍然提示 FAP 患者发生胰腺癌的风险升高：①胰腺癌可以发生 APC 基因突变。②FAP 患者胰腺癌发生率升高 4 倍。③文献报道 1 例 FAP 患者同时发生伴有原位癌的导管内乳头状黏液性肿瘤(IPMN)，其中 IPMN 发生 APC 基因失活，这一事实支持 APC 基因与 FAP 及 IPMN 相关。此外，Abraham 报道了 1 例发生于 FAP 患者的胰母细胞瘤。散发的和 FAP 相关的胰母细胞瘤均存在 K-ras2 基因缺失和 p53 基因突变。大多数病例包含 APC/β-catenin 路径的变异。Abraham 研究发现 FAP 相关胰母细胞瘤发生了 APC 基因突变。

(三)筛查高危人群以发现早期胰腺肿瘤

胰腺癌在一般人群中发病率很低，即使采用高敏感性、高特异性的检测方法，也只有较低的阳性预测价值，所以监测一般人群早期胰腺癌的发生并不可行。而监测高风险人群，如有胰腺癌或者遗传综合征的人群可能更有效。

研究发现家族性胰腺肿瘤与散发的胰腺癌相比有 3 个显著特征：①多数胰腺发生多灶性癌前病变，包括导管增生，这些病变经基因分析证实，存在 K-ras 基因突变。②一些病例中此类病变数量很多，在大体标本中就可以观察到，表现为扩张的囊腔充满浓稠的黏液(导管内乳头状黏液性肿瘤)以及多个增厚的小导管周围围绕薄层白色质硬区域(胰腺导管上皮内瘤变，PIN，伴小叶中央性萎缩和纤维化)。③癌前病变常与小叶中央性萎缩相关。小叶中央性萎缩，即小叶结构中腺泡实质消失，纤维化，腺泡和导管化生。上述特征性的表现可以帮助识别发生于遗传综合征患者的可疑病变，使得在肿瘤具有侵袭性之前，早期诊断，早期治疗，提高治愈率。

五、胰腺肿瘤的病理学诊断模式

Hruban 等(2007 年)提出了一个简便的胰腺肿瘤病理诊断模式(图 8-13)。该模式将肿瘤的大体和影像学特征与组织学和免疫组织化学特征相结合，可以帮助病理医师对多数胰腺肿瘤进行正确分类。有些极少见的肿瘤没有包括在该模式中。另外，有些常见肿瘤偶尔也出现不常见的特征，因此，该模式对少数肿瘤可能不太适用。

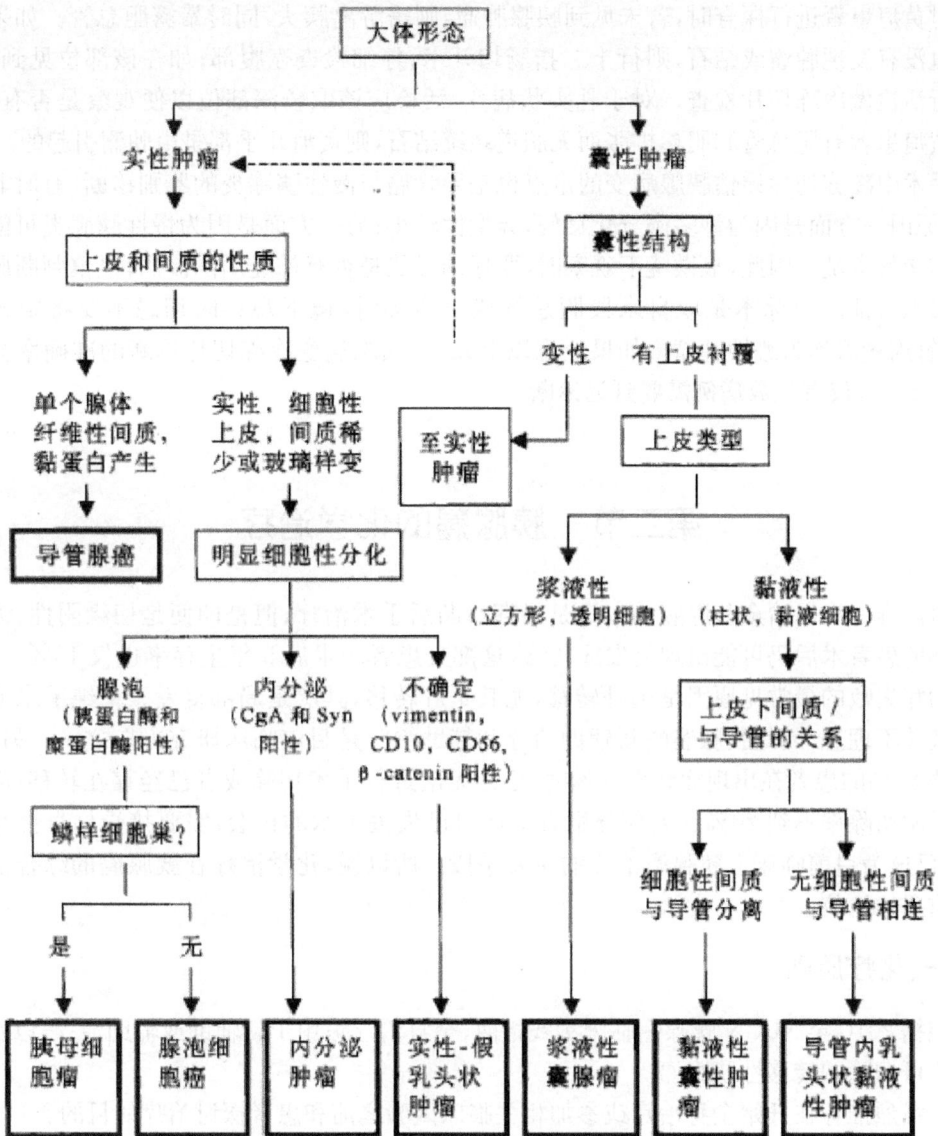

图8-13 胰腺肿瘤的病理诊断模式

六、胰腺活检和冷冻切片诊断

胰腺活检是创伤性诊断方法,仅用于其他诊断方法均告失败的病例。通过超声、CT或超声内镜检查引导下的胰腺细针活检已经成为可靠的方法,对于导管腺癌或其他少见肿瘤的诊断具有较高的敏感性和特异性,同时降低了出血、胰腺炎和肿瘤种植的可能性,合并症极为少见,因此,其应用日益流行。在活检标本中遇到的诊断问题主要是胰腺癌与慢性胰腺炎的鉴别诊断以及不同类型胰腺肿瘤的区分上。

对于怀疑胰腺癌或壶腹部癌患者行探查术时,要查找是否有胰周淋巴结、肝或腹膜的转移灶,如果有病灶则需要做冷冻切片检查。如果未见到明确的转移灶,则应该寻找原发灶。若在胰腺触及肿物,可以做切取活检、芯针活检或细针吸取镜下检查。

对黄疸患者进行探查时,若未见到胰腺肿瘤,则需游离胰头,同时暴露胆总管。如果胆总管中也没有发现肿瘤或结石,则行十二指肠切开术,仔细检查壶腹部;如在该部位见到肿瘤,应该行活检做冷冻切片检查。对于乳头状病变,活检应该取较深部位以便观察是否有浸润。如果黄疸患者有胆总管和胆囊扩张而无胆道系统结石,则黄疸几乎都是由肿瘤引起的。

手术中冷冻切片评估胰腺病变的重点也是导管癌与慢性胰腺炎的鉴别诊断,有时非常困难,其原因一方面是因为许多癌分化良好,异型性较小;另一方面是因为慢性胰腺炎可能导致组织结构的紊乱。因此,显微镜下观察时,要仔细寻找是否有神经周围浸润,谨慎判断腺体细胞的形态特征。当标本是取自末段胆总管或壶腹部时,镜下观察时切忌不要将副胰管或Beale管周囊误诊为恶性肿瘤。如果注意以上几点,胰腺病变冷冻切片诊断的准确率会很高(可达98%),仅有少数病例需要延迟诊断。

(刘芳)

第二节　胰腺癌的化学治疗

目前唯一可以治愈胰腺癌的方法是早期诊断后手术治疗,但是即便是切缘阴性、无淋巴结转移的患者术后仍可能出现复发或转移,这部分患者的术后 5 年生存率也仅 15%～30%。手术治疗失败的最常见原因是远处转移,尤其是肝转移,其次是局部复发。单纯手术治疗后的疗效并不理想,因此胰腺癌的新辅助治疗和辅助治疗是目前临床研究方向之一。另外,临床上约 80% 的患者在出现症状而就诊时,已经无法进行手术切除或者已经存在转移,因而根治性手术切除率不到 20%。大部分患者就诊时已失去手术的机会,需要接受姑息性化学治疗,这已成为目前临床上胰腺癌治疗的主要手段。所以说,化学治疗在胰腺癌的综合治疗中占有重要的地位。

一、化疗原则

根据 2010 年 NCCN 胰腺癌临床实践指南,全身治疗被用于新辅助或辅助治疗,以及局部晚期不可切除的转移性胰腺癌。

1. 强烈推荐在开始全身治疗或参加相关临床试验之前和患者探讨治疗的目的。

2. 有必要在患者接受化疗期间严密随访。

3. 吉西他滨 $1000mg/m^2$,30min 给药,每周 1 次,持续 3 周,每 28d 重复 1 次,该方案被认为是转移性胰腺癌患者的标准一线治疗方案(1 类)。

4. 吉西他滨或基于吉西他滨的联合化疗方案(不联合放疗)可替代基于 5-FU 的化放疗方案,用于局部晚期不可切除的患者,或者作为一种辅助治疗方案。

5. 吉西他滨固定剂量率给药方案[$10mg/(m^2 \cdot min)$]可替代标准吉西他滨 30min 给药方案(2B 类)。

6. 吉西他滨联合方案已经被证实对体力状态良好的患者在疾病进展时间或生存指标(总生存期或 1 年生存率)方面具有良好或潜在良好的效应:吉西他滨+厄洛替尼;吉西他滨+顺铂;吉西他滨+氟尿嘧啶。

7. 对于既往未接受吉西他滨治疗的患者,二线治疗可包含吉西他滨,其他的选择包括卡培他滨($1000mg/m^2$,口服,每日 2 次,d1～14,21d 为 1 周期),或 5-FU/亚叶酸钙,或

CapeOX 方案。CONKO 003 试验显示,在 5－FU/亚叶酸钙基础上加奥沙利铂能显著改善总生存期。

8.CONKO 001 研究证实,对于可切除的胰腺癌患者,术后接受吉西他滨作为辅助化疗相对于观察组能显著改善无病生存期和总生存期。

9.给予吉西他滨的化疗常与基于 5－FU 的化放疗联合或序贯使用。

10.RTOG 97－04 研究比较了在化放疗之前和之后使用 5－FU 或吉西他滨作为术后辅助治疗的效果,结果未发现显著差异。但在中欧胰腺癌患者中观察的吉西他滨组的总生存率显著优于 5－FU 组。

二、新辅助治疗

新辅助治疗是相对于传统的术后辅助治疗而言,是指对可切除的胰腺癌进行术前治疗,或将不可切除胰腺癌经术前治疗降期变为可切除的胰腺癌。从理论上讲,许多学者在这个领域通过不断探索,希望新辅助治疗使患者得到根治性手术的机会。但胰腺癌新辅助治疗至今还没有前瞻性随机对照Ⅲ期临床研究来证实其确切的疗效,因此,在当今的医疗条件下,对于可切除的肿瘤患者,除了进行相关的临床研究之外,尚未被推荐为常规治疗方法。

近年来在理论上,新辅助治疗存在诸多优点,使之成为研究的一个热点。其原因是:第一,20%～50%的术后患者因恢复期较长不适合辅助治疗或者不能耐受预定的治疗方案,而尚未进行手术治疗的患者对于放化疗的耐受度比术后患者要好,因此,新辅助治疗能够给予足量的放疗和化疗,使患者取得较好的疗效。根据 ESPAC 的研究结果,术后病人通常要在46～61d 才能接受辅助放化疗,进行新辅助治疗则避免了放化疗的推迟。第二,一部分病变已经播散的患者在初治判断时有可能被错误地评估为可手术切除,但该部分病人进行手术治疗之后很快就会被发现远处转移病灶;新辅助治疗为医生提供了一段观察期,对病变已经播散的患者可避免手术。如果新辅助治疗结束后再评估时,患者已经出现了远处转移,那么这些患者即便当时做了手术效果也不会太好。第三,手术之前肿瘤周围血管尚未被破坏,肿瘤组织处于富氧状态中,对放化疗敏感性较高,新辅助治疗的结果有可能使疾病降期。目前,对于可切除的胰腺癌,即使在手术量比较大的医院,其肿瘤切缘阳性率仍可达 20%,新辅助治疗可以提高 R_0 切除的概率,还可能使一部分原本不可切除病变降期后获得新的手术切除机会,并且术前小肠活动度好,放疗对小肠的损伤亦小。新辅助治疗还能降低术后胰瘘的发生率,并降低术中肿瘤种植的风险。

当然,新辅助治疗也有其一定的缺点。对单纯手术治疗后即可治愈的患者可能造成了过度医疗,但是考虑到胰腺癌各期患者术后均有很高的复发风险及转移可能,因此真正被过度治疗的患者会很少。病人进行新辅助治疗之前,应需要活检组织学诊断,并存在活检相关的并发症的风险。对一些术前难以发现的腹腔内弥漫播散患者应该给予单纯化疗,但有时可能会进行放化疗。

对可切除肿瘤的新辅助治疗目前大多数采用放化疗。总的来说,随着新辅助治疗方案的不断改进,其治疗效果得到一定程度的提高。Pisters 等报道采用快分割放疗(30Gy/10f/2w)加 5－FU 300mg/(m² · d)和持续静脉滴注对 35 例患者行新辅助治疗,其中 27 例患者治疗后仍有手术指征,20 例切除了病灶并接受了术中放疗(10～15Gy)。在手术切除的患者,其中位生存时间为 25 个月,仅有 2 例(10%)患者术后出现复发。Hoffman 等报道常规分割放疗

(50.4Gy/1.8Gy)加 MMC(10mg/m², d2)和 5—FU(100mg/m², 持续静脉滴注, d2～5 和 d29～32)对 53 例患者进行新辅助治疗, 结果显示 23 例患者出现Ⅲ～Ⅴ级的肝脏毒副作用, 24 例切除肿瘤的患者中位生存期为 15.7 个月, 全组患者的中位生存时间仅为 9.7 个月。

以上 2 项临床试验均采用以 5—FU 为基础的基本化疗方案, 疗效相近, 之后在此方案的基础上加入铂类后疗效显著提高。Moutardier 等对 61 例患者进行以 5—FU(650mg/m², dl～5 和 d21～25)加顺铂(80mg/m², d2, 22)再加同步常规分割放疗(45Gy/1.8Gy)为方案的新辅助治疗, 结果显示未出现Ⅲ～Ⅳ度副作用, 所有患者完成了特定的治疗方案, 40 例切除肿瘤患者中位无病生存时间达到 30 个月, 2 年生存率为 52.3%, 而全组的中位生存时间也达到 20 个月。

吉西他滨在用于胰腺癌的治疗后, Wolff 等采用以吉西他滨为基础的放化疗方案对 86 例患者进行了新辅助治疗, 61 例切除后的患者中位生存期达 36 个月。由此可见, 随着化疗方案的改进, 最终接受手术的患者, 其生存率由以 5—FU 为基础的 50%～60% 提高到以吉西他滨为基础的 70% 以上, 术后中位生存时间亦由 15 个月提高到 36 个月。但一些回顾性资料分析的结论并不一致, 有的认为可切除肿瘤新辅助治疗可以提高局部控制肿瘤生长率, 减少复发率, 并提高生存率。亦有报告提出新辅助治疗除了增加手术并发症外, 改善生存的意义并不明显。总之可切除胰腺癌的新辅助治疗目前尚处于研究阶段, 未被推荐为标准治疗。

局部尚不能切除而无远处转移的患者, 如果单纯行短路手术, 其中位生存期仅 3～6 个月, 放化疗后中位生存期可以提高到 9～11 个月, 但几乎没有远期生存者。因此对于此类胰腺癌患者最主要的问题是如何实现降期后可切除。目前, 对于局部进展期胰腺癌的新辅助治疗主要采用同步放化疗, 但临床报告的疗效差异极大。2001 年 White 等报道了 1 组 58 例患者的临床研究结果, 经过 45～50.4Gy 常规分割放疗和以 5—FU、丝裂霉素、顺铂为化疗方案的新辅助治疗后, 11 例患者获得手术切除, 在切除后的患者 1 年、2 年和 5 年的生存率分别达到 80%、32% 和 28%, 但其中部分为可切除的患者, 因而其参考意义有所降低。此后 Kim 等报道了 1 组 87 例患者的前瞻性研究报告, 经过 5—FU 或吉西他滨为基础的放化疗后, 仅 3 例进行了手术探查, 其中 1 例切缘阴性, 并没有淋巴结转移, 但术后 18 个月即死于肿瘤播散。Safran 等报道了 1 项Ⅰ期临床研究结果, 即以联合吉西他滨(每周 75mg/m², 6 周)、紫杉醇(每周 40mg/m², 6 周)和同步常规分割放疗(50.4Gy/28f)的方案对 20 例不可切除患者进行治疗, 10 例患者以最大剂量完成治疗, 其中 3 例病人获得 R₀ 切除。在 Safran 等的另 1 项Ⅱ期临床研究中发现 44 例不可切除的患者, 接受了每周紫杉醇(50mg/m²)和同步放疗(50.4Gy)后, 4 例患者获得手术切除。

从上述临床研究的结果可以看出, 局部进展期胰腺癌经同步放化疗后, 仅大约有 10% 的患者可以获得手术切除的机会。2007 年 Allendorf 等公布了 1 项临床研究结果, 在 245 例胰腺癌患者接受探查手术后, 其中 78 例为不可切除的胰腺癌经过以吉西他滨(或紫杉醇、卡培他滨)为基础的新辅助化放疗后的患者(新辅助治疗组), 其余 167 例为初诊时判断为可切除的患者(对照组)。新辅助治疗组切除率为 76%(59 例), 切缘阴性率为 84.7%, 对照组切除率为 83%(139 例), 切缘阴性率为 72.7%, 两者为 83%(139 例), 切缘阴性率为 72.7%, 分析其两者原因可能是由于对不可切除的定义的差别。另外该研究为回顾性研究, 在文中并未提及行新辅助化放疗的患者总数, 因此可能存在样本选择的偏倚。

临界可切除肿瘤是指肿瘤包绕一小段肝动脉而未侵犯腹腔干, 或肿瘤包绕肠系膜上动脉小于 1/2 周,或胰颈下方一小段肠系膜上静脉或门静脉阻塞。对于临界可切除肿瘤即便手术能够切除而言,其切缘阳性的概率非常大,预后大多不佳,而新辅助治疗有可能使肿瘤降期,以增加根治性切除的可能性。Varadhachary 等报道了 4 例临界可切除肿瘤,在经放化疗后,3例获得了 R₀ 切除。而在 Ammori 等的研究中,18 例临界可切除的肿瘤经新辅助治疗后,有 6例获得手术切除,但由于总的例数较少,目前还无法评价新辅助治疗对临界可切除肿瘤的意义。

三、辅助治疗

相对于新辅助治疗而言,胰腺癌的术后辅助治疗有着更长的临床治疗的研究历史,其疗效也得到了更多的临床研究的确认。术后辅助治疗的方式包括放化疗、化疗及放化疗后维持化疗等多种治疗方式。

有 2 项大型的随机研究对辅助性放化疗的意义进行了评价。Klinkenbij 等收治了 218 例胰腺癌和壶腹癌患者,将其随机分配到观察组和分割放疗(40G)加同步化疗(5-FU)组,其中位生存时间观察组为 19 个月,治疗组为 24.5 个月(P=0.208)。对于胰腺癌的病人,其中位生存时间观察组为 12.6 个月,治疗组为 17.1 个月(P=0.099)。经过中位时间为 11.7 年的随访,2 组总的生存率无显著性差异(P=0.54)。全组 10 年生存率为 18%,其中胰头癌组为8%。该研究的局限性主要在于没有维持化疗,另外它的统计方法亦存在争议,因此限制了其对辅助性放化疗的评价意义。欧洲胰腺癌研究组 1 号试验(ESPAC1)首次应用随机化的研究对胰腺癌辅助治疗进行了分析。这项试验从 1994 年 2 月—2000 年 6 月收治了 289 例胰腺癌患者,其中 145 例随机入放化疗组,另外 144 例收人观察组。放化疗方案为分割放疗(50G)加同步化疗(5-FU)。同步放化疗组中位生存时间是 15.5 个月,观察组为 16.1 个月,两者统计学上无显著性差异(P=0.24)。在 ESPAC1 最终的研究结果中,放化疗组中位生存时间为15.9 个月,观察组是 17.9 个月(P=0.05)。5 年生存率放化疗组为 10%,而观察组为 20%(P=0.05)。分析认为,放化疗并没有提高生存率的原因可能是术后并发症推迟了放疗的时间,而化疗潜在益处在于术后能早期开始治疗。目前,胰腺癌术后的同步放化疗仍未被证实对延长生存期有意义,其实际治疗意义有待设计更完善的临床试验进一步研究证实。

目前胰腺癌辅助化疗最常用的化疗药是 5-FU 和核苷类似物吉西他滨,后者现已被推荐为进展期胰腺癌的标准治疗药物。胰腺癌辅助治疗的第 1 个随机研究是由 Bakkevold 等在 1993 年完成。试验入组 61 例患者,其中胰腺癌 47 例,其余为壶腹周围癌。化疗方案为 5-FU、多柔比星和丝裂霉素 3 周方案共 6 个周期。结果显示中位生存时间在辅助治疗组为23 个月,而对照组为 11 个月,两者具有显著性差异(P=0.04)。Takada 等随机入组 173 例胰腺癌患者,化疗方案为丝裂霉素和 5-FU,结果显示辅助治疗组和对照组相比无病生存、复发时间以及 5 年生存率均无显著性差异。分析其原因可能是口服 5-FU 生物利用度低。

日本的 1 项随机对照研究采用 5-FU 加顺铂 2 周方案对 89 例 R₀ 切除的胰腺癌患者进行研究,结果显示中位生存时间辅助化疗组为 12.5 个月,对照组为 15.8 个月,两者无显著性差异。5 年生存率辅助治疗组为 26.4%,而对照组为 14.9%。因为化疗只进行了 2 个周期,该研究的结果尚待进一步研究。

ESPAC-1 同时随机入组了可切除后胰腺癌患者对辅助化疗的研究,化疗方案为静脉应用 5-FU 6 个月。研究中期(中位随访时间为 10 个月)对 541 例入组患者进行分析,结果发现不论是 R0 切除还是 R_1 切除辅助化疗对提高生存时间均有意义,中位生存时间辅助化疗组为 19.7 个月,对照组为 14 个月,两者具有显著性差异(P=0.0005)。在该研究的最终结果中(中位随访时间 47 个月),辅助化疗仍然具有提高生存率的意义,中位生存时间辅助化疗组为 20.1 个月,对照组为 15.5 个月(P=0.009)。对生存不利的预后分析因素包括肿瘤分化程度(P<0.001)、淋巴结转移(P<0.001)和肿瘤最大径>2cm(P=0.003)。

2007 年公布的 CONKO—001 研究结果是将 368 例根治性切除术后的胰腺癌患者随机分入吉西他滨辅助化疗组(186 例)和观察组(182 例)。结果证实,吉西他滨辅助化疗组无病生存时间为 13.4 个月,而观察组为 6.9 个月(P<0.001)。总的中位生存时间在吉西他滨组为 22.1 个月,观察组为 20.2 个月(P<0.06)。估计的 3 年和 5 年总生存率吉西他滨组为 34% 和 22%,观察组为 20% 和 11%,但差异目前无统计学意义(P>0.05),可能是因为 30% 的患者还在随访中,另外对照组的患者复发后给予了吉西他滨补救化疗,因此考虑到这些因素吉西他滨辅助化疗对提高生存率还是有积极意义的(表 8—9)。

表 8—9 CONKO—001 最终结果

	吉西他滨化疗组	对照组	P 值
疾病无进展时间(m)	13.4	6.9	<0.001
中位生存期(m)	22.8	20.2	<0.005
生存率(%)			
1 年	72.0	72.5	—
2 年	36.5	19.5	—
5 年	21.0	9.0	—

由此可见,胰腺癌术后的辅助化疗对提高生存期是有意义的,目前的临床研究方向是探讨最佳的化疗方案。以上 ESPAC—1 和 Oettle 的研究中使用了 2 种不同的化疗药物,究竟哪种药物的疗效更佳,ESPAC—3 研究回答了这个问题。该研究发现术后吉西他滨辅助治疗并未产生优于氟尿嘧啶+四氢叶酸的生存优势。这是目前胰腺癌辅助治疗的最大样本试验,吉西他滨组和氟尿嘧啶+四氢叶酸组中位总生存分别为 23.6 个月和 23.0 个月,无进展生存期分别为 14.3 个月和 14.1 个月。而 ESPAC—04 研究正在进行,旨在探讨卡培他滨+吉西他滨与吉西他滨单药相比是否可改善生存时间。

如前所述,根治性切除后单纯放化疗未能显著提高生存率,此后化放疗加化疗成了辅助治疗研究中新的热点。胃肠肿瘤研究组(GITSG)的 1 项研究将 43 例患者随机分入单纯手术组和化放疗加 5—FU 维持化疗组。中位生存时间辅助治疗组为 20 个月,单纯手术组为 11 个月。进一步研究中另有 30 例患者接受了辅助治疗,其中位生存时间为 18 个月,2 年生存率为 46%。由于样本量较小,该研究未得出令人信服的结论,但值得注意的是该研究中辅助治疗对生存率的提高可能是维持化疗所起的作用。

肿瘤放射治疗研究组的 9704 研究中对根治性切除后辅助性同步化放疗前后加吉西他滨化疗[1000mg/(m²·d)]和加 5—FU 化疗[250mg/(m²·d)持续静脉滴注]进行了比较,同步化放疗均以 5—FU 为基础,放疗剂量均为 50.4Gy,化疗时间为同步放化疗前 3 周和后 12 周。共有 538 例胰腺癌患者入组,以肿瘤大小、淋巴结转移和切缘状况分层,最后对 442 例有效病例进行分析。结果显示,2 组之间总的生存无显著性差异(P=0.2),而吉西他滨组Ⅳ度血液学毒副作用发生率较 5—FU 组显著高,但胰头癌亚组(380 例)分析结果显示吉西他滨组死亡风险下降21%。以上研究结果表明,胰腺癌术后的同步放化疗联合全身维持化疗如果能够延长生存期,也极有可能是全身化疗所起的作用,尤其是吉西他滨的作用。

Stocken等完成了1项评价胰腺导管腺癌切除术后辅助化放疗或化疗对提高生存作用的荟萃分析。该研究包括了5项关于辅助治疗的随机研究(胰腺腺癌939例)其中的4项研究(875例)病例一般资料完整。分析结果显示辅助化疗组比未化疗组死亡风险下降25%(HR=0.75,95%CI:0.64~0.90,P=0.001),而辅助放化疗组和未放化疗组相比死亡风险无显著差异(HR=1.09,95%CI:0.89~1.32,P=0.43)。此结果为根治性切除术后进行辅助性全身化疗提供了强有力的证据。

四、局部晚期和转移性胰腺癌的化疗

全身化疗可用于辅助治疗,亦可用于局部晚期不可切除及有远处转移的患者。晚期胰腺癌治疗的首要目的在于对症姑息治疗并延长生存期。吉西他滨是目前晚期胰腺癌治疗的首选药物。

(一)吉西他滨单药化疗

吉西他滨化学名为$2'$-脱氧$2'$-$2'$-盐酸双氟胞苷,是阿糖胞苷类似物,属抗代谢类的抗癌药。主要作用于DNA合成期和G_1晚期,并可阻滞细胞由G_1期进入S期。它在细胞内通过核苷激酶的作用转化成具有活性的代谢产物双氟二磷酸脱氧胞苷(dFdCDP)和双氟三磷酸脱氧胞苷(dFdCTP),且其本身还可以增强核苷激酶的活性,致使活性代谢产物的生成加快而起到自我增效的作用;dFdCDP和dFdCTP通过抑制核苷酸还原酶的活性,致使合成DNA所必需的脱氧核苷的产生受到抑制,特别是抑制三磷酸脱氧胞苷(dCTP);dFdCTP还可与dCTP竞争性掺入DNA链中,抑制DNA链的继续延长,并通过独有的掩蔽链作用干扰了DNA的自我修复机制,且可阻止RNA的合成,最终导致细胞凋亡。

大部分胰腺癌患者随着病情的进展,不同程度地出现严重疼痛、恶心、呕吐、黄疸、体重下降和全身虚弱的症状,以往的化疗药物和治疗措施作用甚微,难以改善患者的疾病相关症状,肿瘤的客观缓解率仅0~14%,很少有超过5个月的中位生存期。由于胰腺组织解剖标志模糊不清,各种酶类的自身消化作用及肿瘤周围结缔组织的粘连反应,即使是三维影像学技术(CT和MRI检查)亦难以对肿瘤大小做出准确测量;临床评价肿瘤治疗的指标,即客观缓解率,应用于胰腺癌较为困难。为了对这种化疗反应差的肿瘤进行合理的疗效评估,除了与其他实体瘤一样使用WHO客观疗效标准评价之外,有学者提出了临床受益反应的客观评价指标。临床受益反应(clinical benefit response,CBR)的定义是对疼痛、身体状态及体重做出的综合评估。

在吉西他滨与5-FU同期做对照的随机Ⅲ期临床研究中,126名伴有全身症状的晚期胰腺癌患者经评价疼痛程度后随机入组,吉西他滨组63人每周用药$1000mg/m^2$,连用7周后休1周,以后每4周用药3周,5-FU组63人每周用药$600mg/m^2$,结果吉西他滨组的临床受益反应率为23.8%,而5-FU组为4.8%(P=0.0022);两组的中位生存期分别为5.65个月和4.41个月(P=0.0025),吉西他滨组的1年生存率为18%,而5-FU组为2%,相比之下可以看出吉西他滨的疗效优于5-FU。

1995年2月至1996年6月,在全美共823家医院同时开展了一项吉西他滨治疗晚期胰腺癌的临床研究,总计共有3023例患者入住,其中80%为临床Ⅳ期患者,均采用吉西他滨单

药 1000mg/m²,剂量、用法与上相同。可评估的 2471 例胰腺癌患者,经平均 4 个周期治疗后,整体症状改善率达 18.4%,单纯疼痛减轻者达 43%。在 982 例可做有效率评估的胰腺癌患者中,客观有效率为 12%,对 2380 例随访患者中,中位生存期为 4.8 个月,其中 41% 的患者 9 个月生存率为 22%,12 月以上的占 15%。研究表明,吉西他滨确实可以改善晚期胰腺癌患者的生活质量和生存期,同时吉西他滨毒性较低,患者易于接受,在这 3000 多例的胰腺癌研究中,仅有 4.6% 的患者因严重不良反应而退出。由此奠定了吉西他滨在胰腺癌治疗中的重要地位。

为了进一步提高疗效,在给药方式上 Tempero 等建议用固定速率[10mg/(m² · min)] (FDR)给吉西他滨比常规 30min 给法效果更好。与 1300mg/m² 静脉滴注 30min 相比,1500mg/m² 静脉滴注 150min 给药有效率为 16.2%:2.7%,生存期(6.1 个月:4.7 个月)和 1 年生存率(23%:0)均明显高于标准用法。但此后又在 832 例胰腺癌患者参加的 ECOG 6201 的Ⅲ期随机对照研究中 OS 分别为 6.2 个月:4.9 个月(HR 0.83,log-rank 检验 P=0.04),因未达到 OS 预设值(HR≤0.75)而被否定。因此,临床实践中可以根据具体情况决定是否采用。

(二)与铂类药物联合化疗

晚期胰腺癌的治疗是当前肿瘤治疗的难点之一,以吉西他滨为基础的化疗被认为是目前晚期胰腺癌的一线标准治疗。对随机对照临床研究进行的荟萃分析结果表明,与最佳支持治疗相比,吉西他滨治疗使得患者的生存质量及生存时间均有明显改善。有证据支持以 Gem 为基础的联合方案较单药治疗更有生存优势。然而如何选择治疗方案,是否将联合化疗作为一线治疗方案以及选择什么联合方案仍缺乏充分依据。

Gem 联合化疗方案通常是在 Gem 应用的基础上加用 1 种或 1 种以上的细胞毒性药物,通常包括铂类(常用顺铂或奥沙利铂)、5-FU、卡培他滨、伊立替康等。目前,许多学者进行了 Gem 联合化疗与 Gem 单药治疗晚期胰腺癌的直接对比研究,多数研究显示了联合化疗在提高生活质量和改善生存期方面的优势。临床前期试验表明 Gem 联合顺铂或奥沙利铂可以产生协同作用,并在随后的Ⅱ期和Ⅲ期临床试验中得到验证。Gem 联合顺铂方案治疗晚期胰腺癌的有效率为 9%~26%,中位无进展生存时间(PFS)为 3.6~5.4 个月,中位生存期(OS)为 5.6~8.2 个月。同样,Ⅱ期临床试验证明了 Gem 联合奥沙利铂方案的有效性,不仅在随后的Ⅲ期临床试验中得到证实,并进一步提高了 PFS 和 OS,分别为 5.8 个月和 9 个月。已经发表的几项临床试验结果均表明,Gem 与铂类联合能有效改善晚期胰腺癌患者的生存期。然而,分别来自法国、意大利和德国的最大 2 项Ⅲ期多中心对照研究却未能提供显著改善生存期的有力证据。这使不少人对铂类联合方案的有效性提出质疑。因此,为证明大样本的情况下,这种联合方案对晚期胰腺癌患者的改善结果,Heinemann 等对这 2 项样本量最大的临床研究进行了合并分析,目的是通过扩大样本数量比较 Gem 与铂类联合方案是否比 Gem 单药在改善生存方面更有优势。分析结果表明,Gem 联合铂类方案对晚期胰腺癌患者 PFS 和 OS 均有明显改善。和 Gem 单药相比,联合方案不仅显著改善了患者的 PFS,并显著延长了患者的总生存时间。Gem 联合奥沙利铂在肿瘤客观反应上明显高于单药(28% VS 17%),而 Gem 联合顺铂方案则在疾病控制率方面表现出了优势(70.4% VS 48.5%)。研究结果还表明,在接受 Gem 单药治疗的患者,体能状态、分期、前期治疗方式与患者的生存预后明显相关。在联合治疗组中,只有体能状态和分期是与 PFS 和 OS 显著相关的预后因子。只有在

ECOG 0～1 分的患者中,联合方案才显著改善 PFS 及 OS。对于体质状况较差的患者,Gem 单药可能是较好的治疗选择。Heinemann 等随后对 1248 例胰腺癌患者做了荟萃分析,并通过对 5 个与铂类联合方案的再次分析也得出上述结论。在 Gem 基础上合用顺铂和联合奥沙利铂对生存改善有无差别呢? 2008ASCQ 年会的 1 篇荟萃分析回答了这个问题。Yang 等对以 Gem 为基础的联合方案对单药的随机研究进行分析,其中包括 Gem 联合顺铂对单药与 Gem 联合奥沙利铂对单药的比较,分析结果发现与奥沙利铂联合有显著生存优势,而与顺铂联合未显示出生存优势。这为一线联合方案优先选择 Gem 与奥沙利铂的联合提供了依据。值得注意的是,固定剂量率(fixed-dose rate,FDR)输注 Gem 的用法近来引起关注。有药理学研究表明,FDR 使 Gem 的抗肿瘤活性优于标准用法。ECOG 6201 试验比较了 FDR 用法与标准用法的效果,遗憾的是,与标准用法组相比,FDR 组并未显示出显著的生存优势。此后没有研究再次直接评价 FDR 这种给药方法对胰腺癌的有效性。因此,2008 年 NCCN 指南中仍将 FDR 用法替代标准用法作为 2B 类推荐。谢德荣等通过对 2 项 FDR 用法的Ⅲ期临床研究进行荟萃分析后,发现 FDR 输注 Gem 联合奥沙利铂方案比 Gem 单药标准用法更能有效地改善了生存和预后,半年生存率较标准单药提高 9%,1 年生存率提高 5%,客观有效率提高 6%。疗效改善可能由于 Gem FDR 输注及联合奥沙利铂综合治疗作用的结果,而且 FDR 输注有可能减轻骨髓毒副作用。

(三)与氟尿嘧啶类药物联合

临床上联合应用的氟尿嘧啶类药物主要有 5-FU、卡培他滨和 S-1。S-1 在胰腺癌中主要应用在术后的辅助化疗上,而在晚期胰腺癌中的应用报道数量有限,且为 S-1 单药研究,尚未见与 Gem 联合一线应用的随机研究。Ⅱ、Ⅲ期临床研究主要观察 Gem 与 5-FU、卡培他滨的联合用药效果。目前关于 Gem 联合氟尿嘧啶类方案是否优于 Gem 单药的研究,无论是 ORR 还是 PFS,仅 1 项研究显示有统计学意义,而未在其他类似研究中得到进一步证实。Heinemann 等对 6 项随机研究中的 1813 例胰腺癌患者进行荟萃分析,结果显示与单药 Gem 相比,Gem 联合氟尿嘧啶类方案(5-FU 和卡培他滨)能显著改善晚期胰腺癌生存状况(P=0.03)。那么,5-FU 和卡培他滨联合方案对生存的改善是否一样呢? Sultana 等对这 2 种联合方案与 Gem 单药的优势分别进行荟萃分析,结果表明 Gem 和卡培他滨联合能明显改善患者生存,而 Gem 和 5-FU 的联合方案并未显示出对 Gem 单药的优势。因此,Gem 联合氟尿嘧啶类方案的优势可能来自卡培他滨,而非 5-FU。这个结论在 Yang 等对 Gem 为基础的联合方案对单药的随机研究进行分析后再次得到证实。

吉西他滨是 30 年来首次被美国 FDA 批准为治疗晚期胰腺癌的药物,已经取代 5-FU 成为一线标准抗胰腺癌的药物。迄今为止,尚无任何二联方案能够在生存期上超过吉西他滨单药。2008 年 Yang 等的一个荟萃分析显示与吉西他滨单药相比,吉西他滨＋顺铂、吉西他滨＋5-FU、吉西他滨＋伊立替康、吉西他滨＋奥沙利铂、吉西他滨＋卡培他滨五个方案在 6个月时生存风险差别分析显示(RD)只有吉西他滨＋奥沙利铂、吉西他滨＋卡培他滨等有意义,分别为 RD=11%,P=0.0007 和 RD=7%,P=0.03。但在 12 个月时这一差别又消失了,分别为 RD=5%,P=0.06 和 RD=55,P=0.08。因此,胰腺癌二联方案仍然有很长的路要走。

(四)晚期胰腺癌的二线化疗

尽管已经有研究评价了一些药物在二线治疗中的安全性及有效性,但由于缺乏Ⅲ期临床研究证据,Gem 化疗失败后的晚期胰腺癌如何进行二线治疗尚无推荐的方案。有学者提出,在一线治疗的Ⅲ期临床研究中应对二线用药进行报道。目前已经发表的二线治疗化疗方案主要包括伊立替康、奥沙利铂、5−FU、卡培他滨、S−1、多西他赛、紫杉醇和培美曲赛为基础的单药治疗或联合方案。其中以奥沙利铂、卡培他滨、伊立替康为基础的治疗获得总生存时间较长,为 5.2~7.9 个月。紫杉醇联合 5−FU 也有较好表现,但需扩大例数研究,而多西他赛未显示生存优势。

(郑超)

第三节　胰腺癌的放射治疗

胰腺癌单一的放射治疗不能明显延长生存期,早期常规放疗效果不佳,而联合放化疗是目前胰腺癌的主要治疗手段。近年来随着放疗技术的不断提高,三维适形放疗(3D−CRT)与调强放疗(IMRT)是目前胰腺癌放射治疗的主要手段。通过治疗计划系统设计共面或非共面不规则野进行分次照射,不但提高治疗精度和靶区剂量,而且可最大限度地降低周围正常组织的受量,放射治疗在胰腺癌治疗中的作用越来越受到人们的重视。

一、放射治疗在胰腺癌治疗中的作用

由于胰腺癌具有高转移特征,导致大多数此癌患者丧失了手术切除的机会,而这些病人需要选择其他的治疗方法,包括放疗和化疗。放疗的主要适应证为:①拟手术切除的胰腺癌患者术前、术后放疗。②胰腺癌手术后肿瘤残留或切缘不净。③局部无法切除的晚期胰腺癌。④胰腺癌晚期行姑息镇痛放疗。

(一)术前放疗

手术前放疗的优点:①氧合较好的胰腺癌细胞对放疗更敏感。②在手术前放疗可以使瘤体缩小,局部肿瘤分期降低,提高胰腺癌病人的手术切除率,并增加手术切缘阴性的可能性。③由于胰腺癌患者术后恢复时间长,有时因术后恢复差,甚至放弃术后放疗,而术前放疗可增加患者接受放疗的概率,降低局部复发率,并可能改善患者的生存率及生活质量。④手术前放疗可减少手术中操作导致的腹腔内肿瘤播散。⑤在术前放化疗期间出现肝转移的患者可以避免外科手术。

在 Evans 等较早的Ⅱ期临床研究中,结果未显示术前诱导的放化疗(剂量 45.0~50.4Gy、每次 1.8Gy,5−FU 为基础的化疗)可改善胰腺癌患者手术切除后的生存期。而应用放疗剂量 30Gy(3Gy/次)取代放疗剂量 45.0~50.4Gy(1.8Gy/次),发现其缩短了手术前治疗的过程,获得了相似的生存曲线,并且没有显著的增加手术后并发症和死亡率。美国安德森癌症中心(MDACC)分析了在 1990—1999 年治疗的可手术切除术前放化疗的 132 例胰腺癌患者,研究结果与其相似。

Talamonti 等对胰腺癌术前放疗的Ⅱ期临床研究进行了分析,术前 20 例患者接受了 36Gy/15 次的放疗和每 3 周为 1 个疗程的吉西他滨($1000mg/m^2$,第 1、8 天)单药同期化疗;在放化疗结束后,20 例患者中有 17 例接受了手术切除,其中 16 例切缘为阴性;经 18 个月的随访,仅有 2 例患者出现局部复发。另有学者报道了 86 例胰头癌患者接受每周吉西他滨单药化疗并同期放疗,放疗剂量 30Gy(3Gy/次);分析结果显示总的中位生存期为 22.7 个月,可

手术切除组的胰腺癌患者中位生存期为 34 个月,未能手术切除组的此癌患者的中位生存期为 7 个月(P<0.01),经统计分析显示两组 5 年生存率分别为 36% 和 0。Varadhachary 等进一步采用了吉西他滨与顺铂联合化疗方案,放疗剂量为 30Gy(3.0Gy/10 次),结果证实了术前采用吉西他滨与顺铂联合的化疗方案并不优于术前吉西他滨单药化疗方案。

由于常规放疗照射范围大,使过多的正常组织在照射范围内,易出现损害。因此,为了避免放疗导致严重并发症,术前放疗剂量应控制在 50Gy 以内。随着放疗技术的不断发展,采用 3D—CRT 或 IMRT 新技术,通过计算机放射治疗计划系统进行靶区以及胰腺周围正常组织的勾画和剂量设计,可最大限度地提高胰腺癌区域的放疗剂量,并降低周围正常组织照射剂量所导致的损害,以提高胰腺癌局部控制率和减少放疗带来的严重并发症。当今,对胰腺癌患者的术前治疗尚无金标准,在术前联合放化疗的多项 Ⅱ 期临床研究结果提示治疗耐受性良好,但需要多中心提供大宗病例的随机对照Ⅲ期临床研究才能进一步证实。

（二）术中放疗

术中放疗(IORT)是在手术中将直线加速器产生的高能电子线引导至肿瘤所需要的照射部位进行照射,并应用限光筒避免周围敏感组织和器官受到照射损害,从理论上可给易复发区瘤床较高的靶区剂量。它的主要适应证:①胰腺癌晚期手术切除不彻底者。②胰腺癌手术后可疑残留者。③行胰腺癌姑息探查术者。④术中仅进行解除梗阻治疗,而病灶不能切除者。⑤在胰腺癌病灶切除后,患者腹膜后转移灶无法行手术切除者。Zerbi 等对胰腺癌 Whipple 手术和术中放疗＋手术的治疗效果进行了比较分析,结果表明虽然术中胰腺癌放疗可显著降低局部复发率(P<0.01),但并没有提高总生存率。Reni 等的研究结果显示,早期胰腺癌手术＋术中放疗组与单纯手术组局部复发率和 5 年生存率分别为 27%、60% 和 6%、22%,前者明显优于后者(P<0.01)。目前普遍认为,对局部晚期无远处转移的胰腺癌治疗以外照射加术中放疗疗效优于单独术中放疗。尽管如此,仍有部分学者认为胰腺癌术中放疗＋外照射与单纯外照射相比,并不能明显延长生存期,并且副作用明显。

胰腺癌术中放疗不仅能够在直视下确定肿瘤靶区,使照射部位更精确,而且能最大限度地保护周围正常组织避免放射损伤。由于术中放疗技术复杂,需要特殊的放疗设备,并且只能作单次照射,疗效并不显著。目前有许多大型肿瘤中心不具备术中放疗设备,少数研究中心的小样本报告很难明确术中放疗在不同阶段胰腺癌中的治疗效果,无法确切评估术中放疗在胰腺癌治疗中的作用。

（三）术后放疗

胰腺癌单纯手术切除后局部复发率达 50%~80%。术后放疗的目的是通过中等剂量的照射以消灭亚临床病灶;由于单独放疗的疗效不明显,通常选用联合放化疗。术后放疗的选择时间一般在手术后 2~4 周进行,主要适用于胰腺癌术后恢复顺利,一般情况较好的病人;目前胰腺癌根治术后是否应常规施行联合放化疗仍存在争议。

早期美国胃肠道肿瘤研究组(GITSG)的分析结果表明胰腺癌的术后辅助治疗可以明显提高生存率,但欧洲癌症治疗研究组织(EORTC)的结果却得出了阴性的结论,随后研究者对该试验进行了重新的统计学分析,结果显示,胰头癌患者术后联合放化疗与单纯手术相比,术后 2 年生存率提高了 14%(P<0.05)。早期标准联合放化疗方案采用 5—FU 单药化疗,2008 年美国临床肿瘤学会(ASC)对胰腺癌根治术后标准辅助治疗前后分别应用吉西他滨化疗,与分别加用 5—FU 化疗的疗效进行了比较,放疗总剂量均为 50.4Gy(常规分割),结果发现对

于胰头癌患者接受吉西他滨化疗者中位生存期和 3 年生存率均明显优于接受 5-FU 化疗者（P＜0.05），而对胰体、胰尾癌患者两者的差别无统计学意义。2010 年 Hsu 等对 Corsini 和 Herman 两人的研究结果进行了分析，结果表明胰腺癌患者在多个方面从术后辅助放化疗中获益。目前美国放射肿瘤学协作组（RTOG）推荐吉西他滨的化疗与放疗联合应用作为胰腺癌可手术切除患者的标准辅助治疗模式；而对于手术切除不彻底的胰腺癌患者，术后同样应选择联合放化疗，但放疗剂量应参考胰腺癌无法手术患者的治疗策略。

（四）不能手术切除的局部晚期胰腺癌的放疗

目前，联合放化疗是局部进展期胰腺癌（LAPC）无法切除患者的主要治疗手段，以吉西他滨为基础的同期放化疗方案已作为 LAPC 患者标准的推荐治疗手段之一。

早期美国胃肠肿瘤研究组（GITSG）完成的一项随机临床研究结果表明，对胰腺癌总剂量为 40Gy 或 60Gy 的常规放疗联合同期 5-FU 化疗，与单一放疗或化疗相比较可明显延长中位生存期。接受联合化疗＋放疗的胰腺癌患者中位生存期不及仅接受 5-FU 单药联合放疗的胰腺癌患者。因此，多年来 LAPC 患者治疗以 5-FU 单药同期联合常规外放疗为主。Hugullet 等对 LAPC 患者首先应用吉西他滨单药化疗，在化疗结束后依病情再采用同期放化疗，分析结果表明接受放疗的胰腺癌患者中位生存期优于未接受放疗者。随后他又进行了定性的系统回顾分析，结果发现放化疗联合治疗组的总生存率与单纯化疗相比无统计学差异，并且副作用增加。因此，常规放疗联合化疗在 LAPC 中的治疗作用尚无定论。目前，难以提高放疗剂量原因归结于常规放疗受周围正常组织的限制，并限制了吉西他滨的用量，且治疗效果不甚理想。因此，精确放射治疗技术为其提供了一种疗效可靠的治疗手段。对失去手术机会的 LAPC 患者采取三维适形放疗或调强放疗，能有效地提高肿瘤的局部生长控制率，同时合理地与化疗联合，可极大地提高患者的生存质量，延长了胰腺癌患者的生存期。

2003 年我国台湾省的一项随机研究对三维适形放疗同期应用化疗药物 5-FU 与吉西他滨的疗效进行了比较，结果显示吉西他滨放化疗组无论在治疗反应率、中位进展时间和中位生存期等各项指标均显著优于 5-FU 放化疗组。随后，国内外许多学者在 II 期的临床研究中证实了这一结论。美国东部合作肿瘤学小组（ECOG）对完成的 III 期随机临床研究（E4201）的结果进一步比较，发现总剂量为 50.4Gy 的放疗与同期联合吉西他滨后继以吉西他滨维持化疗，较单一吉西他滨化疗显著延长生存期。随后又有研究者通过分析得出结论，放化疗后维持化疗组较单纯放化疗组可以明显的增加生存率。考虑到吉西他滨联合放疗存在较大的毒副作用，国外学者 Saif 和 Ben-Josef 等完成了卡培他滨联合同期接受 3R-CRT 和 IMRT 放疗的 II 期临床研究，分析结果也较令人鼓舞。尽管如此，对 LAPC 患者采用联合放化疗所取得的治疗效果仍不十分理想。近年来，有许多学者尝试靶向药物与放化疗联合应用治疗胰腺癌患者，并开展了一些临床研究，但治疗效果尚未得到证实。

据目前已有的最佳临床证据，学者们建议对无法手术的 LAPC 患者可考虑使用吉西他滨联合 3D-CRT 或 IMRT 治疗；而对一般状态差，且无法接受吉西他滨化疗的患者可采用以卡培他滨为基础的同期放化疗。虽然同期放化疗较单一放疗或化疗对无法手术的 LAPC 患者显示其疗效优势，但因胰腺部位深，并与重要脏器相比邻，因此，应用 3D-CRT 或 IMRT 时针对胰腺癌的放疗剂量仍较为局限。此外，在 LAPC 患者接受高剂量的放疗同期使用吉西他滨化疗时可能导致严重的毒副作用，这被认为是 LAPC 放化疗后疗效不佳的主要因素之一。

（五）其他放射治疗方法

对于胰腺癌晚期未能手术切除的患者，在剖腹探查术时，除了可行术中照射外，亦可于手术时在肿瘤病灶内放置中空施源管若干根，并引出腹壁外，术后采用后装近距离治疗机行组织间照射。它不但对胰腺癌具有术中治疗的优点，还最大限度地保护正常组织，并可采用分次照射来增加治疗比。除后装治疗外，经皮穿刺或术中^{125}I粒子植入放疗还可提高肿瘤局部放射剂量，减轻胰腺周围正常组织的损伤，止痛效果明显。近年来，随着多层螺旋CT成像技术的发展，为CT引导下粒子植入治疗胰腺癌提供了良好的技术手段，它是目前胰腺癌放射性粒子植入的最佳方法。但该技术存在的主要问题是放射性粒子种植技术的精确度不高，粒子空间分布过密（间隔＜1cm）或过疏（间隔＞1.5cm），而与术前治疗计划误差较大，可直接影响治疗效果。因此^{125}I粒子植入在胰腺癌放射治疗中的作用尚需进一步研究。由于该项技术比较复杂，存在精确定位问题，同时较容易引起消化道出血和胰瘘等严重并发症，因此，仅在少数医院使用，没有大样本病例报道。此外，美国RTOG研究组在早年报道了中子治疗局部晚期不能手术切除胰腺癌的随机临床研究结果，发现与常规放疗相比无明显优势。鉴于目前中子治疗后常出现顽固性消化道溃疡等严重并发症，国内外很少再进行胰腺癌的中子治疗研究。

二、常用放疗技术

（一）常规放射治疗

1. 放疗前准备　根据肿瘤在胰腺的位置、大小及与周围脏器可能受累情况进行设计。通常采用仰卧位，常规使用3野（腹前一野加两侧野），或4野盒式等中心照射技术。利用楔形板使照射剂量尽可能分布均匀，每日照射设计的全部照射野。

2. 照射范围　可以仅照射肿瘤及周围外放的区域，或者加区域淋巴结预防照射。

（1）胰头癌：对肿瘤局部照射，选择肿瘤边缘外放2～3cm，包括十二指肠内侧壁。对区域淋巴结预防照射应包括胰十二指肠淋巴结、肝门淋巴结、胰上淋巴结和腹腔淋巴结。照射范围：前后野上界为胸11椎体上缘或中1/2椎体，下界为第2或3腰椎椎体下缘，内侧界包括十二指肠内侧或肿瘤内侧缘向右外放2～3cm，外侧界在肿瘤边缘向左外放2～3cm。侧野前界在肿瘤前缘向前外放2～3cm，后界在椎体后1/3。侧野剂量在18Gy以下，避免损伤肾脏。

（2）胰体、尾癌：照射范围：上界为高于胸11椎体上缘，下界为第2腰椎椎体下缘，内外侧界距肿瘤边界2～3cm。

3. 照射剂量　靶区照射剂量选择总剂量45～50Gy，每次1.8～2.0Gy，5次/周。

4. 危及器官限量　脊髓≤40Gy；胰头癌应保证左肾2/3在射野外，胰体、尾癌应保证右肾2/3在射野外。由于常规放射治疗照射范围偏大，不能准确定位靶区，更不能采取聚焦式照射，仅能给肿瘤照射45～50Gy的胃肠耐受量，副作用大。因此，常规放疗技术治疗胰腺癌疗效不佳。目前大型医院已很少采用常规放疗治疗胰腺癌，只在胰腺癌骨转移患者姑息对症治疗时才使用常规放疗技术。

（二）术中放疗

术中放疗是在剖腹情况下，利用手术室安装的放射治疗设备，在直视情况下确定靶区，再通过牵拉将胰腺周围的脏器，如胃、小肠、结肠等移至照射区外，并用铅皮遮挡周围脏器和保护周围的正常组织。根据病变的厚薄可选用适当能量的电子线，通常采用10～20MeV电子线,5~7cm 直径限光筒,准确地将射线对准瘤体部位,一次照射 15~30Gy,照射时间为 4~6min。术中放疗对未切除胰腺肿瘤的照射范围包括肿瘤外 1cm 正常组织,除瘤体外还应包括腹主动脉、腹腔动脉旁及肠系膜上动脉在内的区域,但不包括胃肠道在内。术中放疗应配合外照射,对不能切除或非根治切除的胰腺癌患者外照射剂量为 50~60Gy,在术中放疗照射到胃肠道者,外照射剂量降为 40~45Gy,每周 5 次,每次 1.6~1.8Gy。术中放疗单次剂量一般为 30~33Gy,如受照射的胰腺组织过多,为了避免出现胰腺坏死,照射剂量控制在 25Gy 以内,射野范围内包括胃或肠道,单次剂量不应超过 15Gy。尽管术中放疗能明显地降低胰腺癌的局部复发率,但亦可导致较高的放疗并发症,如消化道溃疡、穿孔、十二指肠纤维化和胰腺坏死,这些不良反应表明单次放疗剂量应有所限制。

(三)后装近距离治疗

手术无法切除的胰腺癌或肿瘤残留的胰腺癌患者,可在肿瘤病灶内置入中空施源管若干根,术后再采用后装治疗机进行照射。用高剂量率后装机近距离治疗时,其照射量(插植体积周围 1cm 处)为每次 500cGy,2/d,间隔 6~8h,总剂量为 3000cGy/6 次/3d。

(四)粒子植入放疗技术

采用低剂量率放射性粒子植入对胰腺肿瘤进行持续照射,目前通常采用^{125}I 粒子进行植入。^{125}I 粒子植入属于近距离放疗,其有效半径为 1.7cm,半衰期为 59.6d,通过持续的发出低能量(27~35keV)的 γ 射线,以杀伤肿瘤,而不损伤正常组织。通常在手术直视下、通过 CT、超声或腔镜引导下将^{125}I 粒子植入到肿瘤的边缘,并根据肿瘤的大小,决定植入粒子的数目。植入的粒子立体距离保持在 1.0~2cm,使^{125}I 粒子释放的 γ 射线能有效覆盖肿瘤以及亚肿瘤的相关区域。除在肿瘤组织内或残留肿瘤组织内进行植入外,还应在亚临床病灶区域和淋巴结回流途径上植入粒子,植入点应包括肝总动脉干右下侧、门静脉后、下腔静脉及腹腔动脉干周围、肠系膜上动脉旁等淋巴结区域。

(五)三维适形放疗(3D-CRT)

三维适形放疗在每个方向上照射都与肿瘤靶区形状一致,该技术定位准确,费用适中。具体操作步骤如下。

1.CT 模拟定位　患者仰卧位,双手抱肘置于头顶,应用真空成形袋或(和)体模固定,以病人连同体部固定架一起对病变区域以 3~5mm 层距连续 CT 扫描获得图像资料,扫描范围一般从在膈肌至第 4 腰椎下缘,完整包括胰腺肿瘤、淋巴结引流区。CT 扫描后将扫描图像输送到三维适形放疗计划系统。

2.靶区勾画　三维适形放疗靶区的勾画与确定是治疗胰腺癌成败的一个关键环节,通常是根据增强 CT、MRI 提供的解剖图像来进行靶区勾画,亦可通过 PET-CT 与 CT 的融合的图像进行靶区勾画。肿瘤体积(GTV)为增强 CT 或 PET-CT 上可见的肿瘤病灶和转移淋巴结,临床靶体积(CTV)等于 GTV 外扩 5~8mm,计划靶区体积(PTV)在胰头十二指肠侧为 CTV 外扩 5mm,胰体尾为 CTV 外扩 10mm。

3.计划要求　在医生对肿瘤靶区和周围正常组织器官行勾画后,物理师再通过三维适形放疗计划系统,根据医生要求做出设计计划,获得一个 4~7 个共面或非共面的治疗计划。根据剂量体积直方图(DVH)和等剂量曲线的分布,再以 90% 等剂量曲线覆盖 PTV,以保证靶区在照射野内,同时重要器官和正常组织照射量不大于正常耐受量。

4.处方剂量　总剂量 45~60Gy,每次 1.8~3Gy,5~6 次/周。危险器官的限量是 50%

肝脏体积受到照射剂量≤30Gy，脊髓受量≤40Gy，30％双肾受量≤20Gy。

（六）调强放疗（IMRT）

调强放疗是三维适形调强放疗的简称，是在 3D－CRT 的基础上把每一个照射野分成多个细小的子野，再对每个子野给予不同的权重，使照射野内产生不均匀的强度分布，以达到减少通过危及器官的线束通量，而使靶区内的其他部分的线束通量增大，最终得到满意的剂量分布。IMRT 的应用过程与 3D－CRT 类似，包括 CT 模拟定位扫描、通过三维适形放疗计划系统制定放疗计划，并对重要器官的受量进行限制，在计划完成后进行验证和实施治疗计划四个环节。

IMRT 既可以在三维方向上使照射野的形状与靶区形状一致，亦可通过子野对每个照射野内的射线强度进行调整，使剂量分布达到肿瘤区域剂量最高，肿瘤周边正常组织剂量偏低的理想状态。IMRT 主要适用于肿瘤形状复杂，周围重要器官包绕或有较多放射敏感组织的患者。该项技术复杂，疗效好，但治疗时间长、价格昂贵，不利于推广。

（七）体部 γ 刀

体部 γ 刀是立体定向 γ 射线全身治疗系统的简称，由放射源体、准直体和治疗床组成。体部 γ 刀通过旋转锥面聚焦方式形成非共面照射。它的优点是胰腺病灶接受高剂量照射，而周围正常组织受到的照射剂量偏低，靶区外剂量下降陡峭类似于粒子植入的剂量分布特点。

1.胰头癌 胰头癌伴有阻塞性黄疸较重时，胰腺癌患者应先行介入减黄术后再行治疗，如采用开腹手术减黄；最好是同时行胆－肠吻合和胃－肠吻合术，这样术后再行 γ 刀治疗，有利于提高局部放射剂量，以达到较好的疗效。γ7 刀治疗胰头癌可以 50％剂量线覆盖靶区，每次 3～4Gy，5 次/周，总剂量 40～51Gy/10～17 次/2～3 周。

2.胰体尾癌 胰体尾癌治疗方案和胰头癌基本相似，此部位肿瘤出现黄疸少，与十二指肠和胆总管的距离较胰头远，在 γ 刀治疗时的分次剂量可稍高一些，通常采用 50％剂量线覆盖 PTV，每次 4～5Gy，5 次/周，总剂量 40～51Gy。

（八）X－刀技术

X－刀也称光子刀，是继 γ 刀之后发展起来的立体定向放射治疗技术。接受临床放疗的多数是不能手术的局部晚期胰腺癌，肿瘤较大，形状不规则。采用 X－刀治疗很难满足肿瘤特征的剂量分布要求，因此除早期局限性胰腺癌外，不宜用 X－刀治疗胰腺癌。X－刀治疗是在加速器上加三级准直器共面或非共面旋转照射。X－刀治疗胰腺癌以 90％的剂量线覆盖 PTV，5～7Gy/次，隔日照射，总剂量 35～50Gy。

三、不良反应

胰腺癌放疗后的不良反应因人而异，主要与治疗部位、范围、治疗剂量的大小和病人的身体状况及精神状态有关。胰腺癌放疗的不良反应分为两种：即早期反应和晚期反应。早期反应在胰腺癌患者治疗后不久即可产生，通常在放疗停止后几周内可完全消失。早期不良反应主要为急性胃肠道毒性及血液毒性，如胃部不适、恶心、呕吐、腹泻和食欲不振等消化道症状，另外常见的是白细胞及血小板减少等血液毒性，但多数患者可耐受。晚期反应有上腹痛，胃镜下可见黏膜出现溃疡，通常在治疗后 2～3 周出现，持续 2～3 个月后好转，用抑酸药治疗有效。慢性副作用可能在放疗后几个月或几年才逐渐显现，但通常是永久性的。在上述不良反应中单独放疗最轻，放化疗联合毒性会相应增加。胰体尾癌的早期和晚期反应均较胰头癌轻。术中放疗、X—刀和体部γ刀对胰头癌分次量或总剂量过高，易发生消化道出血、溃疡、十二指肠纤维化和穿孔，因此要高度重视。

随着新型化疗药物（吉西他滨，卡培他滨）、靶向药物（厄罗替尼，泰欣生）等的应用及直线加速器（IGRT，ART），Cyberknife 和 Tomo Therapy 等有图像引导的现代适形调强放射治疗设备的不断发展，采用局部精确放疗＋化疗或（和）靶向治疗胰腺癌，能明显提高胰腺癌的疗效。

（郑超）

第四节　胰腺癌的介入治疗

一、胰腺癌介入治疗路径

胰腺癌是消化系统常见的恶性肿瘤之一，因为胰腺的特殊解剖学结构、生理特点及胰腺癌本身的生物学行为，绝大部分胰腺癌患者确诊时就已经发生局部血管侵犯或远处转移而无法手术切除，只有约 5％～10％的患者能行根治性切除手术，但即使这部分患者，预后仍然很差。世界范围的综合资料显示，胰腺癌的 5 年生存率仅为 5％或更低，仅高于间皮瘤。胰腺癌属于血供相对贫乏的肿瘤，瘤体表面常有一层致密、供血少的纤维包膜，化疗药难以渗入，且胰腺癌常表达中高水平的多药耐药基因产物，能将化疗药物快速从肿瘤细胞内清除，因此全身化疗效果极为有限，以 5—FU 为基础的静脉化疗并不能提高胰腺癌患者的生存率，近年来以吉西他滨为主的化疗方案虽然较以 5—FU 为主的方案提高了临床受益率，但生存期延长并不明显。虽然调强适形放疗对于胰腺癌有一定的疗效，但是对于较大的病灶却也无能为力。近 10 多年来，以动脉内药物灌注为主的局部介入治疗取得了一定的疗效，但仍不理想，放射性^{125}I 粒子组织内植入的治疗效果似乎要更加好些。虽然射频消融、微波消融、冷冻消融、无水乙醇消融及高能聚焦超声（HIFU）消融均有一定的报道，但是因为胰腺位置、结构的特殊性，操作起来都有一定的技术难度，许多操作还是在开腹直视下进行，并非传统意义上的介入治疗，临床上并未广泛开展，而效果远不如肝、肺肿瘤的消融治疗明显，因此本指南主要针对胰腺癌的经血管介入及粒子植入治疗（不包括内镜下植入）。

目前，胰腺癌的临床分期以国际抗癌联盟（UICC）和美国肿瘤联合委员会（AJCC）于 2002年公布的第 6 版 TNM 分期系统为准（表 8—10）。

表 8—10　胰腺癌的临床分期（UICC、AJCC）

分期	T	N	M
0 期	T_{is}	N_0	M_0
ⅠA 期	T_1	N_0	M_0
ⅠB 期	T_2	N_0	M_0
ⅡA 期	T_3	N_0	M_0
ⅡB 期	T_1、T_2、T_3	N_1	M_0
Ⅲ 期	T_4	任何 N	M_0
Ⅳ 期	任何 T	任何 N	M_1

1. T(原发肿瘤) T_X:不能测到原发肿瘤;T_0:无原发肿瘤的证据;T_{is}原位癌;T_1:肿瘤局限于胰腺,最大径≤2cm;T_2:肿瘤局限于胰腺,最大径>2cm;T_3:肿瘤扩展至胰腺外,但未累及腹腔动脉和肠系膜上动脉;T_4:肿瘤侵犯腹腔动脉和肠系膜上动脉。其中 T_1、T_2 期肿瘤最大直径是指经 CT 测量(最大径)或切除标本经病理学分析。

2. N(区域淋巴结) N_X:不能判断区域淋巴结转移;N_0:无区域淋巴结转移;N_1:区域淋巴结转移。

3. M(远处转移) M_X:不能判断远处转移;M_0:无远处转移;M_1:远处转移。

胰腺癌的介入治疗均属姑息性治疗,所以淋巴结转移或远处转移并非介入治疗的禁忌证。从上述分期看,T_{is}、T_1、T_2 首选外科手术切除,胰腺癌的介入治疗主要是 T_3、T_4 肿瘤,在介入治疗路径的选择上,只要条件允许,应首先选择放射性^{125}I粒子植入,对于较大的肿瘤可以加用动脉灌注化疗术,血供特别丰富并且能超选择插管(微导管)至肿瘤近端靶动脉内,可做栓塞治疗。

二、胰腺癌供血动脉灌注化疗与栓塞治疗

(一)概述

因为所有治疗方法对胰腺癌的疗效均不尽人意,对中晚期胰腺癌治疗的目的在于改善生存质量,因此不提倡采用较大不良反应、疗效不大的过度治疗手段和药物。经动脉介入治疗近期疗效好,患者相关症状改善明显,同时不良反应小,因此,近年来在中晚期胰腺癌的治疗中具有明显优势。但受到胰腺癌自身特殊血供方式及疗效相对欠佳的限制,胰腺癌的介入治疗与肝癌的介入治疗相比较,不管是应用范围还是临床医生接受程度上都明显不足。

(二)适应证

1. 不能手术切除的胰腺癌或不愿手术的胰腺癌患者。

2. 作为胰腺癌术前、术后辅助治疗。

3. 伴有严重梗阻性黄疸,可在 ERCP 内支架置入、鼻胆管引流或 PTBD 有效引流、黄疸基本消退后行 TAI。伴有肝转移者可同时行肝脏 TACE。

4. 与其他姑息性治疗手段如放射性碘粒子植入、消融等联合应用。

(三)禁忌证

胰腺癌 TAI 无绝对禁忌证,原则上只要能行静脉化疗的就可以行动脉灌注化疗。相对禁忌证包括:

1. 极度恶病质或严重心、肝、肺、肾功能受损。

2. 严重出血倾向者。

3. 骨髓造血功能严重受损,白细胞(≤$3.0×10^9$/L)、血红蛋白(≤60g/L)或血小板(≤$50×10^9$/L)低下。

4. 近期(一般 1 个月以内)做过静脉化疗的。

5. 大量腹水。

6. 恶病质或广泛转移。

(四)术前准备

1. 辅助检查 必需的实验室检查包括血常规、肝肾功能及凝血酶原时间等,其他术前检查包括血压、心电图、X 线胸片等,根据检查结果是否符合介入治疗的适应证或相对适应证来

决定是否进行相关治疗并选择相应的药物及栓塞剂。

2.碘过敏试验　理论上说，用非离子对比剂可以不做碘过敏试验，但目前国内医护常规仍将其列为常规，故仍应进行试验，不过有一条原则，即用同一种对比剂做过敏试验，否则可能出现假阳性。

3.谈话、签字　需将病情、治疗情况及可能出现的问题向患者家属讲清，根据患者的心理承受能力向其适当介绍一些治疗过程中的一些细节以取得配合，并签署知情同意书或委托书。

4.病人准备　备皮时只需将局部毛发剃去即可，病人焦虑者可于术前半小时肌内注射10mg 地西泮；术前 4 小时禁食；因操作时间相对较短，一般不需要留置导尿管。

5.器械、药物准备　根据肿瘤所在的部位选择相应的导管，一般用 4～5F RH 肝动脉导管、RS 脾动脉导管或 Cobra 导管，并备用 2.4F 或 3F 同轴微导管，导管鞘及超滑"J"形导丝。

选用药物与静脉化疗相仿，主要包括铂类抗癌药（如顺铂 40～60mg），氟尿嘧啶 500～1000mg、丝裂霉素 10～20mg、吉西他滨 1000～1600mg 等。上述化疗药物常以 2～3 种联合使用，常用的方案有 GFM（GEM＋5－FU＋MMC）、GFA（GEM＋5－FU＋ADM）等，目前常用 FUDR 取代 5－FU，EPI 取代 ADM 以减少心脏毒性，有条件的患者可选用 GFM 或 GFA 方案加静脉化疗，即动脉灌注化疗术中使用 GFM 或 GFA 方案，术后第 8 天静脉滴注 GEM 一次，可提高疗效，近年来用吉西他滨与奥沙利柏联合应用疗效较好。

为提高疗效，少数多血供病灶在超选择插管后，在靶动脉内栓塞，栓塞剂可用碘化油、明胶海绵及 PVA 颗粒等，栓塞剂应少量、慎用。

（五）操作程序

常规消毒、铺单麻醉后，经股动脉穿刺插管至腹腔动脉、肠系膜上动脉造影，根据肿瘤位置及供血动脉情况然后决定是否超选择插管至更深一级的靶动脉，进行造影、灌注化疗及栓塞治疗。

胰腺头颈部肿瘤应该选择性插管至胰背动脉、胃十二指肠动脉（胰十二指肠上动脉）、肠系膜上动脉（胰十二指肠下动脉）；胰体尾部肿瘤则还需要插管至脾动脉（胰大动脉、胰尾动脉），因为胰腺的动脉较细、来源较多且吻合支丰富，有时无法超选择插管至远端靶动脉，可以就在腹腔动脉及肠系膜上动脉内进行药物灌注。

因为胰腺癌的血供相对较少，可以考虑在行动脉灌注化疗时可经导管先注射一些缩血管药（肾上腺素 10～20μg），正常动脉就会收缩变细（维持 5～10 分钟），而肿瘤血管因缺乏平滑肌收缩不明显，这样进入肿瘤组织的药物就会大大增加。

（六）术后处理

1.局部处理　穿刺侧肢体伸直局部加压包扎 6～8 小时，时间太长易造成局部缺血、皮肤破溃。

2.对症处理　急性疼痛可用 5～10mg 吗啡肌内注射，持续性疼痛依据 WHO 癌症三阶梯止痛治疗原则及 NCCN 指南处理。因平滑肌痉挛者可用 10mg 山莨菪碱静脉滴注。发热多因肿瘤坏死、栓塞剂吸收，不需特别处理，体温过高可用吲哚美辛栓纳肛或服用百服宁。

胰腺癌动脉灌注时往往难以完全避开胃、十二指肠的动脉，常有纳差、恶心、呕吐，故应补充足够的热量、液体及抑酸、止吐治疗。

3.其他　若用栓塞剂，为防止胰腺炎的发生，宜禁食 2～3 天，并预防性应用生长抑素（奥曲肽)及酌情使用抗生素。

(七)并发症及其防治

胰腺癌经动脉介入治疗的并发症与其他部位恶性肿瘤的动脉灌注、栓塞治疗的并发症类似,但因作栓塞治疗相对较少,所以与栓塞有关的并发症也相应较少,具体为:

1.化疗栓塞术后综合征　恶性肿瘤经动脉化疗栓塞术后出现局部疼痛、恶心、呕吐、发热等,称为化疗栓塞术后综合征。胰腺癌因动脉栓塞较少应用,疼痛较少出现,发热等也相对轻微,但合并肝脏转移而同时行肝脏 TACE 时,可因药物、栓塞剂进入胆囊动脉内引起急性胆囊炎而造成上腹痛。腹痛、呕吐一般 2～3 天后缓解,有时可持续 1 周以上。临床上主要是对症处理,可给予美施康定片口服、芬太尼贴剂外敷等止痛。甲氧氯普胺、格雷司琼、昂丹司琼等止吐药物肌内注射或静脉注射缓解恶心、呕吐症状。若无特殊不适,发热可不予特殊处理,体温特高者可给予吲哚美辛栓纳肛或口服百服宁等退热,一般不需要用抗生素。

2.急性胆囊炎　在胰腺癌单纯的 TAI 时并不会出现非靶动脉栓塞,但并发肝转移时常需同时进行肝脏 TACE,此时可造成胆囊动脉栓塞,引起急性胆囊炎。发生原因是碘油和抗癌药物进入胆囊动脉所致。患者表现为胆囊区疼痛、莫非氏征阳性,症状、体征同急性化脓性胆囊炎。处理方法:山莨菪碱 10～20mg 静脉滴注,必要时应用抗生素,防止在化学性胆囊炎基础上并发细菌感染,并密切观察患者症状体征及血常规变化。胆囊坏死及穿孔是严重的并发症,极少发生,一旦确诊,用内科治疗无效必须立即手术。

3.消化道出血、溃疡　在胰腺癌的 TAI 时容易发生,主要为抗癌药物流入胃左、右动脉或胃十二指肠动脉,造成胃、十二指肠溃疡。可在治疗后静脉用质子泵抑制剂、H_2 受体抑制剂等制酸药物减少溃疡发生。一旦发生上消化道出血,应立即给予禁食、抗酸、止吐、止血治疗,出现低血压者给予静脉补液、输血维持血容量。

4.骨髓抑制　白细胞下降较常见,常在化疗后 2 周可达到峰值,以后逐渐回升。Ⅰ度骨髓抑制用一般升白细胞药物即可,如利血生、鲨肝醇、地榆升白片等;若出现Ⅱ度以上应用粒细胞集落刺激因子(G－CSF)或粒细胞/巨噬细胞集落刺激因子(GM－CSF)治疗,并及时复查血常规。对于Ⅱ度以上血小板减少应当用药处理;可用维血宁、IL－11、TPO 治疗,血小板升至 $100×10^9/L$ 时停药。

5.肝、肾功能损害　肝功能损伤较少发生,但在胰腺癌 TAI 后尤其同时行肝脏 TACE 后常规进行保肝治疗是必要的,使用吉西他滨时更是如此。肾功能损害也较少发生,在用大剂量顺铂后若未充分水化、碱化可能会出现肾功能损害,充分水化利尿并用硫代硫酸钠或碳酸氢钠碱化尿液可减轻甚至避免发生。

6.胰腺炎　在超选择插管灌注化疗及栓塞后尤其是用碘化油混合化疗药物行胰背动脉或胰大动脉栓塞后,容易发生,表现为上腹痛、腰背痛及白细胞、淀粉酶升高等,需要禁食、应用生长抑素,并补充足量的液体。

(八)疗效评价

因为胰腺癌恶性程度特别高,转移发生较早,很容易引起黄疸,对所有治疗反应较差,患者往往很快就死亡,故经动脉介入治疗通常作为综合治疗的一个组成部分,总体上说,胰腺癌介入治疗后疗效评价包括:

1.临床受益,即生活质量改善包括饮食增加、疼痛减轻、睡眠改善等。

2.生存期可以有一定程度的延长,总体上中位生存期可达 8～10 个月。

3.影像学上肿瘤大小的改变可能并不明显。

三、胰腺癌组织间近距离放射治疗

(一)概述

胰腺癌常规治疗如化疗、外放疗等疗效均有限,不能延长患者的生存期和改善病人的生存质量。由于胰腺癌的放射敏感性较低,而且胰腺位于腹膜后,又处于放射耐受性较低的胃、十二指肠、小肠、大肠、肝、肾、脊髓的包绕之中,因此外放射治疗对病变区精确定位难度较大。通常剂量射线可能达不到肿瘤组织,即使达到肿瘤组织也能对周围正常脏器组织损伤较大,达不到预期效果,导致治疗失败。^{125}I粒子植入组织间放射治疗是采用低能量密封型放射源微粒,经过三维治疗计划系统精确计算,提供与肿瘤高度适形的剂量分布曲线和治疗方案,以介入的方式或在术中直视下将其植入到胰腺肿瘤内,通过放射源的持续衰变,释放放射线来达到杀灭肿瘤细胞的作用,克服了上述缺点。射线在肿瘤组织内分布合理,对正常脏器损伤小,效果确切。与手术相比适应证广、创伤小、恢复快,为患者带来了希望。

(二)适应证

1.经病理证实手术不能切除的胰腺癌。

2.胰腺癌累及后腹膜区出现明显疼痛的患者。

3.肿瘤最大径小于6cm。

4.无全身衰竭症状。

(三)禁忌证

1.胰腺癌已有全身广泛转移。

2.肿瘤最大径大于6cm。

3.预期生存时间小于3个月。

4.全身衰竭。

5.出血倾向。

(四)术前准备

术前CT增强检查以清晰显示病灶与血管,并将图像资料输入到计算机,启动TPS制订治疗计划,以确定放射性粒子植入的数量和分布。术前检查包括血常规、出凝血时间、血小板、心电图等;术前6~8小时禁饮食、清洁灌肠,治疗前一天进少渣饮食。对于精神紧张者给予适量的镇静剂。

(五)操作过程

1.CT引导定位方法 选取适当体位,根据病灶的位置,兼顾最近距离、最佳层面、无重要器官(如胰腺周围大血管等)取仰卧、侧卧或俯卧位。扫描前用自制栅格贴于进针大体位置,定位后常规消毒,铺无菌巾,局麻。

2.植入过程 按照拟定的进针点、方向及深度穿刺至肿瘤内,CT扫描明确针尖到达肿瘤病灶最深处(距离肿瘤边缘约1cm),回抽无血后,植入1粒粒子,缓慢退针0.5~1cm,再植入1粒粒子,依次按此方法植入。术后即刻扫描观察:观察的重点是有无血肿、籽源的位置,若图像显示粒子分布不均要及时补种,直到符合TPS预定的布源计划为止。植入完成后常规包扎穿刺孔处,并加压5~10分钟。

植入术的关键:治疗前利用TPS系统给出预期的剂量分布,以确定选用粒子的活度、粒子的数量、导针数量以及布源方式等参数。治疗时，还需根据肿瘤大小、位置及周边情况进行实时计划，以选择进针路径和穿刺角度，并根据当时情况修正布源方案，以使处方剂量曲线完全包绕靶区。实际操作中若能完全按照 TPS 方案往往效果很好。但由于可能出现大血管、脊柱、肋骨、肠管等阻挡，穿刺路径受到影响，治疗剂量不能充分实施，因布源不足而出现"冷区"，必然在一定程度上影响疗效。穿刺路径的选择也很重要，有学者认为，对于胰头、胰体区病灶，采用仰卧位，前腹壁经横结肠旁进针，或者穿过横结肠、肝左叶进针；胰尾区病灶采用仰卧位左侧或前腹壁经脾上缘进针，胰体区病灶，还可采用俯卧位脊柱左侧肾门水平内缘上方进针。

（六）术后处理

1.局部处理　穿刺点无菌纱布覆盖适当加压包扎 2～3 天，一般无需换药。

2.对症处理　急性疼痛可用 5～10mg 吗啡肌内注射，持续性疼痛可用芬太尼透皮贴剂 2.5～5mg 敷贴（需事先使用）。

3.其他　术后继续禁食 2～3 天，并预防性应用生长抑素（奥曲肽）及酌情使用抗生素，化验胰酶、淀粉酶正常后逐渐开放饮食。

（七）并发症的预防和处理

1.血管损伤　植入过程中，穿刺针有可能穿破血管引起出血，要在 CT 引导下边穿刺边扫描，尽量不要伤及血管，尤其是动脉。

2.粒子移位　粒子有随血管或胆胰管迁移到周边肠管、肝组织或肺组织内的可能。手术后 1 周应拍常规 X 线片，如条件允许应做 CT 检查，了解放射性粒子的分布情况及是否丢失，以便及时补救。

3.胰瘘　胰瘘是胰腺癌粒子植入治疗最常见的并发症，在粒子植入时应避开胰管，胰瘘发生后应采用内科治疗，应用抑制胰腺分泌的药物。

4.淀粉酶增高　胰腺粒子植入对胰腺是一种损伤，腹腔引流液中淀粉酶可能增高，不需作特殊处理，1 周左右即可正常。

5.胃肠道反应　也经常发生，因植入的粒子与胃及十二指肠较近，引起胃、十二指肠放射性炎症而出现不同程度的胃肠道症状，如恶心、呕吐、食欲差。

6.消化道出血　因粒子植入造成胃、十二指肠应激性溃疡，出现消化道出血。植入粒子时应尽量远离胃肠道，与其保持一定的距离可减少此类并发症的发生。

（八）治疗评价

影像学评价：采用 RECIST 制定的实体瘤疗效评估标准。完全缓解（CR）：肿瘤完全消失，影像学检查不能显示肿瘤或仅有条索状影像，CA1－19 正常，至少持续 1 个月；部分缓解（PR）：肿瘤消退 30% 及以上；稳定（SD）：肿瘤变化在 PR 与 PD 之间；进展（PD）：肿瘤增大超过 20% 或有新病灶出现。

影响疗效的因素：①肿瘤的大小是影响疗效的因素之一。肿瘤体积大，需要植入粒子量多，穿刺次数多，肿瘤若得不到充分剂量射线照射，必然出现坏死不彻底或继续生长现象。其次，穿刺过多，胰瘘、出血等并发症的概率大大增加。②肿瘤进展快慢、有否腹膜后淋巴结转移也是影响疗效的因素之一。肿瘤进展快，远处转移机会增加，虽然肿瘤本身得到抑制，但其他脏器出现同样严重影响预后。另外，③术者的穿刺水平也影响疗效，因为技术原因不能合理地按 TPS 计划排布粒子必然出现治疗盲区，这可通过提高技术水平加以改善。

胰腺癌是一种神经浸润性生长的恶性肿瘤。放射粒子既可以使肿瘤局部变件坏死,实体瘤张力变小,也可以破坏—鸣周围的腹腔神经丛,因此粒子植入有比较确切的止痛效果,可以明显改善患者的生活质量。张长宝等采用^{125}I粒子植入治疗 33 例胰腺癌,肿瘤最大径 1.5~6.6cm,平均 3.7cm。术后止痛有效率为 60.6%,术后 3 个月 CT 复查,部分缓解(PR)8 例。疾病稳定(SD)13 例,疾病进展(PD)8 例,总有效率 27.6%。全组生存时间 2~19 个月,中位生存时间 5.1 个月,随访中无胰瘘和胃肠道出血等严重并发症。Peretz 等对 98 例胰腺癌病人进行了粒子植入组织间放射治疗,治疗后疼痛缓解率为 64.9%,中位生存期为 7 个月,$T_1N_0M_0$ 病人的中位生存期可达到 18.5 个月。王忠敏等采用 CT 引导下^{125}I粒子植入治疗 21 例胰腺癌,肿瘤平均直径为 5.9cm。治疗后随访 2~25 个月,平均术后 2~5 天疼痛开始缓解。术后 2 个月 CT 随访,肿瘤完全缓解(CR)2 例,部分缓解(PR)12 例,稳定(SD)5 例,进展(PD)2 例。总有效率(CR+PR)为 61.9%。

CT 引导下植入^{125}I放射性粒子治疗胰腺癌,近期疗效确切,具有很好的姑息性止痛疗效,能改善患者的生活质量,是一种安全、有效、并发症少的微创治疗方法。

(胡海)

第九章　结直肠癌

第一节　结直肠癌的病因

一、结直肠癌的饮食因素

（一）低膳食纤维

饮食纤维质能抵抗体内消化酶的降解，主要分为非多糖类，存在于蔬菜、水果、谷物等。纤维质使粪量增多从而稀释结肠内致癌剂；纤维质能吸附胆汁酸盐（大肠癌促进剂）；纤维质被细菌酵解产生短链脂肪酸而降低 pH，不利于癌细胞生长。美国有 60 项研究支持高纤维质膳食有保护免患结肠癌的假说。摄入纤维质最多与最低者相比较，估计危险度降低 43.0%。另有 13 项结直肠癌病例对照研究表明，通过每日平均增多食物中纤维质 13g，能使美国结肠癌发病减少 31.0%。有学者收集 12 个国家 20 个人群的粪便重量资料，对不同人群的纤维质、大便习惯、粪便重量和粪便通过时间与患结肠癌的危险性进行研究，发现每天平均粪重与大肠癌的危险性呈负相关，与饮食纤维质的摄入量呈正相关，排粪量随饮食纤维质的增加而增加，摄入高纤维饮食（18g/d），每天可排出 150g 粪便，可降低患大肠癌的危险性。

（二）高脂、高蛋白饮食

有学者于 1975 年首先描述大肠癌发生率及病死率与高脂肪、肉类、动物蛋白呈密切正相关。随后许多资料表明，高脂肪饮食为大肠癌发病的危险因素。在纽约西部调查了 428 例大肠癌患者及相关对照者，发现高脂饮食者大肠癌发生率比低脂饮食者高 2 倍。Whittemore 等和郑树合作的中美华人大肠癌配对流行病学调查发现，饱和脂肪酸为大肠癌的危险因素，OR 为 1.1~1.6。高脂饮食导致大肠癌机制尚不明确，可能高脂饮食能促进机体胆汁的分泌，胆汁在肠道菌丛的作用下变成脱氧胆酸、石胆酸等次级胆酸，而次级胆酸对结肠隐窝上皮细胞有细胞毒作用并造成不可修复的 DNA 损伤，这些 DNA 受损的细胞正常情况下为细胞凋亡所清除，但高浓度的次级胆酸和致癌物的长期作用，可使一些拮抗凋亡突变或突变的细胞度过 DNA 损伤而选择性地存活下来，增生并逐步演变成腺瘤及腺癌。蛋白质本身无致痛性，但有证据表明某些潜在的致癌物来源于饮食蛋白。在美国夏威夷进行的一项大样本多种族的病例对照研究显示，多食蛋类能增加大肠癌发生的危险，赵宁等的研究也提示富含脂肪蛋白食物是太肠癌的危险因素。但上述研究得出结论多伴随有高脂肪高胆固醇的摄入，且植物蛋白和大肠癌的关系不显著，故蛋白饮食与大肠癌的关系尚需进一步论证。

（三）微量元素和维生素

钙和硒是大肠癌中研究较多的 2 种微量元素。钙离子可与脂质结合形成不溶性钙皂，抑制脂肪酸和胆酸，对肠道上皮起保护作用，流行病学也提示钙对预防大肠癌有保护作用。硒可抑制细胞增殖，抑制促瘤作用，有研究表明大肠癌患者血硒水平低于对照组。但对上海一项全人群病例对照研究中显示单因素分析 K、Ca、Mg、Fe、Zn、P、Se、CU 的摄入量与大肠癌发病呈负相关，但经多因素调整，上述元素和大肠癌的联系性明显减弱，提示可能和其他饮食因素混杂作用或仅是一种伴随因素。抗氧化维生素 A、维生素 C、维生素 E 等可抑制自由基反应而防止对 DNA 的氧化剂损伤,维生素 A、C、E 可使腺瘤患者的结肠上皮过度增生逆转为正常。

二、结直肠癌的遗传因素

近年来遗传因素参与的证据正在不断增加。目前已知 FAP 家系为 APC 基因突变的遗传性疾病,主要表现在多发性的大肠腺瘤;而 HFNCC 家系则为错配修复基因(MMR)突变,其中大部分与 hMSHZ 及 hMLHI 突变有关。上述两肿瘤家系随年龄增长,近 100% 均发生恶性肿瘤。家族性结肠癌约占肠癌总数的 6% 左右。

在散发性结肠癌患者家族成员中,结肠痛发病率亦高于一般人群。其亲属发生结肠癌的危险性比一般人群高 3~4 倍。但配偶亦受此影响,表明"共同生活经历"的参与作用。有研究表明,结肠癌验证者一级亲属的超额危险性为对照组一级亲属的 2~3 倍,但当调整以饮食因素为主的环境因素作用后,该作用明显减弱。说明此家族聚集现象与共同生活环境有关,既以环境影响为主,又不排除遗传因素及易感因素。

三、结直肠癌的癌前病变与高危人群

(一)结直肠癌的癌前病变

一般认为结直肠癌的癌前病变包括腺瘤性息肉、溃疡性结肠炎和 Crohn 病等,而腺瘤与大肠癌的关系尤为密切。流行病学、动物实验以及临床和病理研究证实绝大多数结直肠癌是由腺瘤癌变而来,特别是大的、绒毛状的和有重度不典型增生的腺瘤癌变的可能性更大。根据 Morson 的研究,大肠腺瘤如未摘除,则 5 年内有 4% 的患者可发生大肠癌,而 10 年内则有 14% 可癌变。Stryker 等也证明,未经治疗的大肠腺瘤患者 20 年内其大肠癌的发生率可高达 24%。因此,早期发现并及时治疗大肠腺瘤是防止和减少大肠癌发生的理想途径。

有学者从 20 世纪 50 年代开始对 45 岁以上无症状人群每年一次作乙状结肠镜(硬镜)检查,发现息肉则予摘除,25 年间共有 18158 人受检,在受检人群中仅发生 13 例低位大肠癌,且均为早期,比预期应发生的 75~80 例减少 85%。1976 年分析了美国 25 年间结直肠癌发生率的变化趋势发现,结肠癌发病率明显上升而直肠癌却下降了 23%,在 20 世纪 50 年代时直肠癌占大肠癌的 55%,而 70 年代时仅为 30.7%。其认为直肠癌减少的原因很可能是广泛开展乙结肠镜检查,对发现的低位腺瘤积极治疗的结果。

国内浙江医科大学 1977—1980 年间对海宁市 30 岁以上人群作大肠癌普查,二次筛检共完成 15cm 直肠镜检查 238 826 例,发现低位大肠息肉 4076 例,对其中 1410 例腺瘤手术摘除。到 1998 年为止共作了 6 次直肠镜或 60cm 纤维乙状结肠镜检(1988 年后)随访,对检出的息肉均予摘除治疗,根据海宁市肿瘤登记资料,该市 1992—1996 年平均直肠癌发病率和死亡率分别比 1977—1981 年下降 41% 和 29%。

但是摘除癌前病变对大肠癌预防的价值还有待于更严格的临床试验来证实。为此美国的 NCI 资助了由 Sloan—Kettering 纪念肿瘤中心等 7 个单位参加的一项多中心前瞻性临床试验,(National Polyp Study,NPS)。进入 NPS 的为 1980—1990 年间作全结肠镜的 9112 名患者,符合研究条件的腺瘤患者为 2632 人,对其中 1418 人摘除腺瘤后随机分成两组按不同的检查频度进行随访,随访时作全结肠镜和钡剂灌肠,平均随访时间为 5.9 年,其间仅发现 5 例无症状早期结肠癌(息肉癌变),而无浸润性大肠癌。与有息肉史患者而未做手术摘除的 2

个参照组相比,该组患者大肠癌发病率分别降低90%和88%。与一般人群相比,该组大肠癌的发病率也下降76%。该研究充分支持大肠腺瘤可发展为大肠腺癌的观点,更证明对癌前病变的治疗可预防大肠癌的发生。

（二）高危人群

美国癌症协会认为高危人群应从家族史和个人史两个方面判断。前者包括1～2级亲属中有结直肠癌史,60岁以下的一级亲属中有腺瘤性息肉病史和家族遗传性综合征史,主要包括家族性腺瘤性息肉病(FAP)、遗传性非息肉性结直肠癌(HNPCC),Turcot综合征、Oldfield综合征及青少年性息肉病等;后者包括有炎症性肠病史、腺瘤性息肉病史及既往有肠癌、腺瘤或其他器官(乳腺、卵巢、子宫及泌尿系统)癌症史。目前国内尚未制定结直肠癌高危人群的统一标准。

有资料认为以下为高危人群:

1.30～40岁以上有消化道症状者。

2.有大肠癌病史者。

3.有大肠癌癌前病变如腺瘤、溃疡性结肠炎、血吸虫病者。

4.有癌家族史、家族性息肉病史、遗传性结肠病者。

5.有盆腔放疗史者。

6.有胆囊或阑尾切除史者。

国内有学者认为对于40岁以上人群,具有下述4项中1项者即可作为结肠镜定期筛查的高危对象:①免疫法粪隐血试验(FOBT)阳性。②1级亲属中有结直肠癌病史。③既往有癌症史或肠息肉病史。④具有以下2项或2项以上者:慢性腹泻、慢性便秘、黏液血便、慢性阑尾炎和精神刺激史。

四、结直肠癌的基因易感性

大肠癌的发生是一个多因素多步骤的过程,是机体的内因与环境的外因交互作用的结果。家族性大肠癌主要决定于内因即遗传易感性。目前已知FAP家系为APC基因突变的遗传性疾病,主要表现为多发性的大肠腺瘤;而HNPCC家系则为错配修复基因(mismatched repair,MMR)突变,其中大部分与hMSH2及hMLHl突变有关。上述两肿瘤家系患者随年龄增长,几近100%均发生恶性肿瘤,其HNPGC家系还可发生肠外肿瘤。家族性大肠癌约占肠癌总数的6%左右。

环境因素在大肠癌发生过程中起主要作用,然而并非所有暴露于大肠癌高危因子中的人均发生大肠癌,低暴露人群中发生大肠癌也有所见。最近的一些研究证据揭示,外来致癌物及抑癌物代谢有关的酶基因的多态性可能为大肠肿瘤易感性的重要机制。外来化合物一般不能直接起作用,需经一系列酶系统代谢活化或转化,经活化后的前致癌物成为终致癌物后起作用,而有的经转化后毒性降低易于排出体外,编码这些酶的某一些基因具有多态性,即具有多个等位基因,不同的等位基因编码的酶活性有差异,而各种酶系等位基因的不同组合构成了各个体具有不同的遗传易感性。

（一）谷胱甘肽－S－转移酶

谷胱甘肽－S－转移酶(GST)为二相解毒酶家族,为外来致癌物在机体转化过程中的一种重要酶,胞浆型GST的同工酶可分为 α、μ、θ 和 π,其中被认为与肿瘤易感性有关是GST－

μ 和 GST$-\theta$,分别为 GSTM$_1$ 和 GSTT$_1$ 所编码,其同工酶能调节致癌化合物与亲水性代谢物结合,以利于毒物的排出。Szarka 等检测了 67 例正常对照组与 60 例结肠癌的血淋巴细胞 GST$-\mu$ 活性,结果表明结肠癌患者显著低于正常对照组,其中在男性中 GST$-\mu$ 基因缺失型的比例结肠癌患者较对照组高。流行病学调查表明十字花科蔬菜中的芽甘蓝(brassica oleraceae)为大肠癌的保护因子,Nijhoff 等发现,服用该蔬菜 1 周后可使直肠黏膜的 GST$-\alpha$ 和 π 的同工酶水平显著升高,这个现象进一步支持了 GST 活性可能为肿瘤化学预防的一种敏感的早期指标。Katoh 等报道 GSTM$_1$ 缺失为日本人远端大肠癌的危险因子。Gertig 和 Welfare 的研究结果则未发现 GSTT$_1$,GSTM$_1$ 基因缺失与大肠癌的关系。目前较一致的研究结果认为,GSTM$_1$ 缺失与肺癌、膀胱癌有关,而与大肠癌、食管癌、胃癌和肝癌的关系尚不十分明确。

(二)N$_2$ 乙酰基转移酶

流行病学研究表明,经常进食煎炸等高温处理的肉类为大肠癌的危险因素。肉类经高温烹调可产生一种可致癌的杂环胺类化合物,该类化合物本身并不直接致癌,首先需经肝脏细胞色素 CYP$_1$A$_2$ 氧化,然后再经 N$_2$ 乙酰基转移(N$_2$-actyltransferase, NAT)的 NAT$_1$ 或 NAT$_2$ 乙酰基化,被激活后才能与肠黏膜上皮细胞的 DNA 结合,形成 DNA 加成物。NAT 根据其催化能力,可分为快速酶和慢速酶。常见的 NAT$_1$ 多态有 NAT$_1$33,NAT$_1$34、NAT$_1$310、和 NAT$_1$311,以 NAT$_1$34,NAT$_1$310 则被认为是一个编码快速酶的等位基因;NAT$_2$ 常见的多有:NAT234,NAT$_2$35A、NAT$_2$36A 和 NAT$_2$37A 等,其中 NAT$_2$34 编码快速酶。K$-$ras 基因突变是大肠癌发生过程中较为常见的分子事件,Oda 等研究发现,在大肠癌病例及对照当中,K$-$ras 基因的点突变较易发生于快速 NAT 个体。Lang 等报道的大肠肿瘤病例 2 对照研究结果表明,当 NAT$_2$ 和 CYR$_1$A$_2$ 两者均为快速酶时其危险度可达 2.97。有学者应用一前瞻性研究人群作回顾前瞻性研究表明,NAT$_1$、NAT$_2$ 快速酶者平均每天进食 1 份以上肉类者较平均每天进食少于 0.5 份者的大肠癌危险度高 2.35 倍,而在 60 岁以上年龄组中则可增加到 5.82。

(三)亚甲基四氢叶酸还原酶

人群前瞻性研究结果表明,富甲基化饮食(低叶酸、低蛋氨酸、高乙醇)将增加大肠癌与腺瘤的危险度。叶酸与蛋氨酸为影响 DNA 甲基化与合成的重要因子,而亚甲基四氢叶酸还原酶(methylenete trahydrofolate reductase, MTHFR)则与两者的代谢有关,通常的 667C$\rightarrow$T(ala$\rightarrow$val)多态被认为在叶酸结合区,可使该酶活性降低,并增加酶的热不稳定性,并使胞浆中的半胱氨酸增高,叶酸含量降低。该多态被认为是神经管畸形的危险因子。Chen 及 Ma 等分别在两个前瞻性 Nested 病例对照研究中发现,MTHFR 的 ak/val 的相对危险度分别为 0.57 和 0.46,Chen 还报道了 ala/val 与乙醇具有交互作用。但在 257 例大肠腺瘤及 713 例对照的回顾前瞻性研究中 RR 为 1.35,与叶酸、蛋氨酸及乙醇的摄入均无交互作用现象。因此认为 ala/val 可能在腺瘤到腺癌发生这一过程中具有保护作用,但这一结论尚需进一步证实。

(四)细胞色素 P450 酶系统

细胞色素 P450 酶系统为机体中重要的解毒酶系统,目前报道与癌症易感性有关的酶有 CYP$_1$A$_1$、CYP$_1$A$_2$、CYP$_1$E$_2$ 等。吸烟及肉类经高温处理可产生多环芳烃及杂环胺类致癌物,均为前致癌物,进入机体后首先经 CYP$_1$A$_1$ 作 N$_2$ 氧化,然后再在其他酶的作用下与机体细胞的 DNA 结合,有的则经处理后亲水性改变而有利于排出,Sivaraman 报道 CYP$_1$A$_1$ 的 3'端

Msp I 多态在夏威夷、日本人及本地人、半本地人中与大肠癌有关，与野生型比较，Msp I 在日本人中的 OR 值为 7.9，另外 CYP_1A_1 的第 7 外显子存在 Ile2 val 多态，该多态也与大肠癌有关。

（王辉）

第二节 直肠癌的放射治疗

外科手术是直肠癌最主要的治疗手段，尽管直肠癌根治术后远处转移也较为常见，但局部复发是最主要的治疗失败原因，且随疾病分期的增加局部失控率明显增加。临床研究显示直肠癌 $T_{1\sim2}N_0M_0$ 的局部失败率低于 10%，$T_3N_0M_0$ 和 $T_1N_1M_0$ 的局部失控在 15%～35%，$T_{3\sim4}N_{3\sim4}M_0$ 则可达 45%～65%，因此有必要在可切除直肠癌治疗中采用辅助治疗。从临床研究来看，直肠癌是放射中度敏感的肿瘤，辅助放疗在生存上的获益虽然尚未得到全面的证实，但辅助放疗可增加肿瘤的局部控制已被大家广泛接受。近年来手术、放疗、化疗等综合治疗的研究在直肠癌中已取得重大进展，直肠癌成为在综合治疗中获益最大的恶性肿瘤之一。提高肿瘤局控率、改善生存质量、延长生存是直肠癌综合治疗的主要研究目标。

一、直肠癌术前放疗

（一）术前放疗目的

术前放疗的目的在于：①使肿瘤退缩，降低分期从而增加手术切除率；②对低位直肠癌可增加肛门括约肌保留机会；③减少术中种植和肿瘤局部复发。

对放疗后手术标本的病理研究显示，术前放疗可使瘤体不同程度的缩小，肿瘤细胞变性、纤维组织增生、癌周浸润消失。肿瘤细胞在放疗后出现坏死、纤维化等改变，可降低手术时牵拉、挤压而导致的肿瘤细胞脱落的机会，并降低肿瘤细胞的增殖活性，减少肿瘤种植和存活。术前放疗的优点是肿瘤细胞较术后相对富氧，对放射较为敏感；小肠未受手术影响，治疗的毒性反应也较小。术前放疗的缺点是由于受目前影像诊断技术的限制，尚不能完全保证术前分期的准确性，有可能对早期患者（$T_{1\sim2}N_0M_0$）进行过度治疗或使部分术前检查未发现的 M_1 者接受不必要的放疗。

（二）单纯术前放疗

1. 术前放疗照射方式 术前放疗主要有短程快速放疗和常规分割放疗两种方式。短程快速放疗多见于欧洲进行的临床研究，通常采用 5Gy/次，每日 1 次，总量 25Gy，1 周内完成治疗，放疗结束后 1 周内手术。另一种为常规分割放疗，照射总量 45～50.4Gy，1.8～2.0Gy/次，放疗结束后 4～6 周进行手术。

短程快速放疗与手术间隔时间较短，易被医生和患者接受，但缺点在于大分割照射有可能产生更多的急性和晚期反应，且早期的临床研究多采用前后对穿野而非多野照射技术，明显增加小肠照射体积，而常规分割放疗方式和多野照射技术一般较少出现。如瑞典研究发现部分患者发生了放射性腰骶神经丛损伤，导致行走困难和腹部持续性疼痛（RR＝2.09；95% CI＝1.03～4.24）；小肠发生肠梗阻的概率增加（RR＝2.49；95% CI＝1.48～4.19）。荷兰研究显示短程快速放疗可使手术感染和出血等并发症概率增加。由于直肠癌放疗肿瘤退缩相对较慢，短程快速放疗较难达到降期的作用，对低位直肠癌若以降期提高手术切除率和提高保肛率作为治疗的主要目的,推荐采用常规分割放疗的方式。此外常规分割放疗由于整个治疗时间较长,可与足够剂量的全身化疗相结合进一步提高疗效。

早期术前放疗的临床试验中入组病例分期选择不一,因此不同临床试验之间准确对比两种放疗方式对局控和生存的影响较为困难。2006年波兰学者Bujko等报道了短程快速放疗和常规分割同步放、化疗的随机研究结果,入组患者312例,均为T_3或T_4期可手术切除直肠癌。肛门括约肌保留率短程放疗组为61%,常规放化组为58%(P=0.57),4年总生存率短程放疗组为67.2%,常规放化组为66.2%(P=0.960);局部复发率短程放疗组为9.0%,常规放、化组为14.2%(P=0.170);研究显示两种治疗方式无明显差异。

2. 术前放疗与手术间隔时间　低位直肠癌术前放疗+保留括约肌功能的手术治疗是直肠癌治疗中最重要的研究进展。直肠癌很少沿肠壁纵轴方向浸润,因此当保留括约肌功能的手术可行性较大时,术前放疗与手术间隔不必过长。若肿瘤与肛缘距离很近,术前放疗也并不能显著提高保肛率,手术间隔时间也不必延长。有关术前放疗与手术间隔的随机研究见Francois的报道结果,共201例$T_{2\sim3}sN_{0\sim3}M_0$患者入组,术前放疗剂量为39Gy/13次。短间隔组2周内手术,长间隔组6~8周手术。结果表明长间隔组肿瘤反应率和病理降期率分别为71.7%和26%,高于短间隔组的53.1%和10.3%(P=0.007和P=0.005)。但两组并发症、保肛率、局部复发率和生存率均无统计学差异。因此作者认为当对保留括约肌功能的手术把握不大时,可延长放疗与手术的间隔时间,给肿瘤组织充分的退缩时间。

3. 术前放疗疗效　术前放疗和单纯手术疗效的随机对照研究共有19项结果,其中多数研究和Stockholm Ⅰ、Stockholm Ⅱ、British Rectal Cancer Group Swedish Rectal Cancer Trial等显示术前放疗可降低肿瘤局部复发率,统计学差异显著。绝大多数的随机研究结果未证实术前放疗可提高生存率,只有瑞典等两项研究表明术前放疗不仅能提高肿瘤局控率,还能显著延长生存期。2001年Martling等报道的Stockholm Ⅱ研究,557例可经腹切除的直肠癌($T_{1\sim3}$)随机分为术前放疗组或单纯手术组,中位随访时间8.8年。在可行根治性手术的患者中,盆腔复发率术前放疗组为12%,单纯手术组为25%(P<0.001);总生存率术前放疗组为46%,单纯手术组为39%(P<0.03)。2005年Folkesson再次报道了瑞典研究中位随访13年的结果。其中单纯手术组454例,术前放疗组454例,照射总量25Gy/(5次·5d),放疗结束后1周内手术。术前放疗组总生存率、癌特异性生存率和局部复发率分别为38%、72%和9%,单纯手术组分别为30%、62%和26%,统计学差异均显著(P=0.008,P=0.03和P<0.001)。

此外还有多项荟萃分析探讨了直肠癌术前放疗的价值,但各项研究术前放疗照射范围、总照射剂量、单次分割剂量、照射技术与手术间隔时间等均有所不同,多数采用中低剂量照射。从结果来看术前放疗可以降低,可切除直肠癌的局部复发率,但已有研究数据尚不足以证实术前放疗能提高总生存率。Camma等总结了14项术前放疗随机研究结果,术前放疗与单纯手术相比,显著降低直肠癌患者5年总死亡率(OR=0.84;95% CI=0.72~0.98;P=0.03)、癌性相关死亡率(OR=0.71;95% CI=0.61~0.82;P<0.001)和局部复发率(OR=0.49;95% CI=0.38~0.62;P<0.001)。但术前放疗远处转移率无明显下降(OR=0.93;95% CI=0.73~1.18;P=0.54)。结直肠癌协作组(Colorectal Cancer Collaborative Group)发表了一项荟萃分析,其中有14项随机研究共6350例患者用以分析术前放疗疗效。荟萃分析表明,手术协同放射治疗与单纯手术相比未显著提高总生存率(P=0.06);术前放疗使肿瘤

局部年度复发危险显著下降(P=0.00001),癌性死亡有所下降(P=0.0003),但早期(1年内)非癌性死亡上升(8% vs 4%,P<0.0001)。将术前放疗不同的放射剂量和分割方式换算为等效生物剂量(Biologically Effective Doses,BED),当BED≥30Gy,术前放疗可显著降低局部复发率和癌相关死亡率,尤其对年轻和高危患者有益。Wong等分析19项术前放疗随机对照研究的荟萃分析,研究也显示BED≥30Gy和多野照射技术对术前放疗患者有益,但术前放疗可使腹壁、会阴伤口感染、晚期直肠反应和性功能障碍发生有所增加。放疗与手术间隔时间2周与8周相比疗效无明显差别,腔内放疗加量有助于提高直肠癌患者的保肛率。

(三)术前放化综合治疗

由于多数单纯术前放疗的研究对生存率无明显帮助,为了更好地提高治疗效果,考虑化疗与放疗同时应用具有协同增效的作用,近年来许多作者采用新辅助化疗＋放疗的方法对中晚期直肠癌进行治疗,以期取得比单纯术前放疗更明显的疗效,尤其是对在局部进展期($T_{3\sim4}$)或有系膜内淋巴结转移的低位直肠癌患者(Ⅱ~Ⅲ期)。较为肯定的是术前放化疗综合治疗较单纯术前放疗进一步提高了直肠癌的局部控制率,这对于生活质量的改善是非常重要的。

欧洲EORTC 22921为一项随机Ⅲ期临床研究,$T_{3\sim4}M_0$可切除直肠癌患者共1011例进入该研究。其中术前放疗组采用常规分割照射,总量45Gy/(25次·5周)。术前放化组在常规分割照射的第1、5周进行同期化疗,方案为5-FU 350mg/(m^2·d)+LV 20mg/(m^2·d),共5d。局部复发率术前放疗组为17.1%,术前放化组为8.8%(P=0.002)。5年总生存率术前放疗组为64.8%,术前放化组为65.6%(P=0.798),5年无进展生存率两组分别为54.4%和56.0%(P=0.545)。该研究认为术前放疗＋5-FU/LV同步化疗进一步减少了局部复发率,达到了降低TNM分期的目的,但总生存率和无进展生存率尚未见统计学差异,由于生存曲线B出现分离,还需长期随访。此外有相似结论的还有法国Gerard报道的FFCD 9203的随机分组研究,以5-FU为基础的术前放、化疗与单纯放疗相比局控率得以提高,局部复发率两组分别为8.1%和16.5%(P=0.004)。2007年Collette对EORTC 22921研究进一步分析表明,仅术后病理分期$T_{0\sim2}$患者从化疗中受益。

可手术切除直肠癌的术前放、化同步治疗的研究仍需要探索,已有数据还不能直接证明新辅助化、放疗延长了生存期。从Wong等发表的荟萃分析来看,术前放、化同步治疗较单纯术前放疗的优势是进一步增加了局控率。因此NCCN指南对于可手术切除T_3N_0期或$N_{1\sim2}$期直肠癌推荐采用术前放、化同步治疗。

二、直肠癌术中放疗

术中放疗能够大大提高肿瘤局部照射剂量,减少周围正常组织损伤。一般根据不同病期、手术切除程度和照射的靶区范围,选用直径6~10cm的圆形限光筒,根据肿瘤所在位置从腹部切口或会阴切口置入,推开小肠膀胱及输尿管以尽量保护,按所需照射组织的厚度选用6~12MeV的电子线,采用单次大剂量照射15~20Gy,由于术中放疗照射剂量偏低,术后常再结合外照射。Gunderson等报道在术中放疗的照射野内,44例中有1例局部复发(2%),与之相对的照射野外有8例复发(18%)。对于直肠癌术中放疗研究报道较为少见,临床价值尚需进一步证实,由于受条件和设备的限制,目前不作为常规治疗推荐。

三、直肠癌术后放疗

(一)术后放疗的适应证

直肠癌术后放疗的适应证主要为手术肿瘤残留或手术标本病理检查有淋巴结转移、癌组织明显外侵的 DukesB$_2$ 和 C 期的患者。其优点为术后肿瘤范围及病理明确,不会出现过度治疗。但缺点是由于术后血供减少,癌细胞处于相对乏氧状态,放射敏感性降低;小肠粘连活动度差,容易在固定的部位接受大剂量的放射线而出现放射性损伤。

(二)单纯术后放疗

1. 单纯术后放疗疗效　单纯术后放疗主要采用常规分割照射,照射总剂量为 45~50Gy/(25~28)次。术后放疗与单纯手术的一系列随机对照研究主要开展于 20 世纪的 80~90 年代,目的也是探讨单纯术后放疗是否能提高Ⅱ、Ⅲ期直肠癌的局控率和长期生存率。EORTC 对 172 例 Dukes B 和 C 期直肠癌进行的Ⅲ期临床研究显示,常规术后放疗 46Gy 对局控率、无病生存率和总生存率均无明显提高(P=0.46、P=0.81 和 P=0.52)。晚期并发症发生率,小肠梗阻为 5%,慢性腹泻为 20%,慢性膀胱炎为 12%。此外还有荷兰等随机分组研究结论也与此相似,但缺点是入组患者人数均较少。一项包括了 469 例患者的欧洲多中心协作研究(Medical Research Council Rectal Cancer Working Party)结果显示,术后放疗能显著降低肿瘤局部复发率。2001 年结直肠癌协作组(Colorectal Cancer Collaborative Group)发表的荟萃分析中也包括了 8 项共 2157 例患者的术后放疗随机研究,术后放疗使肿瘤局部年度复发危险显著下降(P=0.002),但术后放疗未提高直肠癌患者的长期生存。

2. 术前放疗与术后放疗疗效对比　有一项随机分组研究比较了单纯术前放疗与术后放疗的疗效。瑞典学者 Frykholm 等报道 471 例 Dukes B 和 C 期直肠癌,随机分为 2 组。术前放疗组采用短程快速放疗(25.5Gy/7d),术后放疗组在手术切除 7~8 周进行(60Gy/7~8 周)。中位随访时间 5 年,术前放疗组局部复发率为 13%,显著低于术后放疗组的 22%(P=0.02);但两组生存率差异不显著(P=0.05)。小肠梗阻发生率术前放疗组为 5%,而术后放疗组为 11%。此项研究显示单纯术后放疗能提高Ⅱ、Ⅲ期直肠癌的局控率,但对生存率无明显影响,术前放疗对可手术切除直肠癌的局部控制优于术后放疗,而晚期放射损伤低于术后放疗。

(三)术后放化综合治疗

1. 术后放、化综合治疗疗效　由于单纯术后放疗未提高生存率,之后对可手术直肠癌辅助治疗的Ⅲ期临床试验则主要集中在术后放疗、术后化疗与术后同步放、化疗的疗效对比上。影响较大的主要有 NSABP R-01、GITSG~7175、NARCPG、NSABP R-02 等研究。

NSABP R-01(National Surgical Adjuvant Breast and Bowel Project Protocol R-01)比较的是单纯手术、术后放疗、术后化疗的疗效。入组患者 555 例,均为 Dukes B 和 C 期。研究显示单纯手术组的局部复发率为 25%,5 年无病生存率为 30%,术后放疗使局部复发率下降到 16%(P=0.06),术后化疗使 5 年无病生存率提高到 41%(P=0.006)。

GITSG-7175(Gastrointestinal Tumor Study Group Protocol GI-7175)对单纯手术、术后放疗、术后化疗和术后放、化综合治疗进行了疗效对比。入组患者 227 例,均为 Dukes B$_2$ 氏和 C 期。结果显示术后放、化综合治疗较单纯手术提高了总生存率(P=0.01),局部复发率得以下降(P=0.005)。

NARCPG(Norwegian Adjuvant Rectal Cancer Project Group)是挪威研究,与单纯手术进行对比探讨术后同步放、化疗对肿瘤局控和长期生存的影响。114 例 Dukes B 和 C 期患者入组。术后放化组局部复发率和 5 年无病生存率分别为 25%和 64%,高于单纯手术组的30%和 46%(P=0.01 和 P=0.01)。

NSABP R－02 是单纯术后化疗与术后同步放、化疗疗效对比的研究,该研究入组病例数较大,共包括 694 例 Dukes B 和 C 期患者。研究显示术后化疗与术后放、化疗两组的 5 年无病生存率和总生存率无明显差异(P=0.90 和 P=0.89);术后化疗组局部复发率为 13%,术后放化组为 8%(P=0.02)。术后放疗参与到术后化疗中虽然对生存率无明显提高,但可使局部复发率显著下降。

意大利学者 Gafiero 等进行的是 218 例Ⅱ/Ⅲ期直肠癌单纯术后放疗与术后化疗＋放疗序贯治疗的疗效对比。经过 5 年随访,两组总生存率、局控率和远处转移情况均无显著差异。该研究肯定了术后放疗与术后化、放疗对Ⅱ/Ⅲ期直肠癌患者局控的贡献,两组研究局部复发率均在 9%左右,明显低于一般报道的单纯手术治疗的 20%～25%的局部复发率。

以上随机临床研究结果显示术后放、化疗联合治疗可提高局控,部分研究显示对长期生存有益,因此术后放化综合治疗成为Ⅱ/Ⅲ期直肠癌(Dukes B 和 C 期)的标准治疗已基本达成共识。

2. 术后放、化疗与手术间隔时间 术后放、化疗与手术间隔时间有韩国学者进行了随机对照研究,认为放疗时间延迟将会降低直肠癌术后同步放、化疗的疗效。Lee 等将 308 例Ⅱ/Ⅲ期直肠癌随机分为早期放化组和晚期放化组,化疗药物为 5－FU＋LV,每 4 周进行。放疗靶区为盆腔,照射剂量 45Gy/25 次。其中早放组 155 例,治疗模式为术后同步放化疗(化疗 2周期)＋辅助化疗 6 周期;晚放组 153 例,治疗模式为术后辅助化疗 2 周期＋同步放化疗(化疗 2 周期)＋辅助化疗 4 周期。结果显示早放组出现 23 例局部复发,晚放组 38 例复发(P=0.047);4 年无病生存率早放组为 81%,晚放组为 70%,统计学差异显著(P=0.043);两组总生存率分别为 84%和 82%(P=0.387)。此项随机研究表明直肠癌术后同步放、化疗,放疗尽早进行为妥,比晚期放疗可增加肿瘤局控,提高无病生存率。

3. 术后放化综合治疗与术前放化综合治疗疗效对比 此两种综合治疗模式疗效的比较长期以来一直备受关注。美国 NSABP R－03 对此进行了Ⅲ期临床研究。该研究认为术前放化综合治疗与术后放化综合治疗同样安全有效,不良反应患者可以耐受,但术前放、化疗最大的优势是能够起到降期而增加肛门括约肌保留的机会。

2001—2004 年连续报道的德国 CAO/ARO/AIO－94 的Ⅲ期临床随机对照研究比较的也是术前同步放、化疗和术后同步放、化疗的疗效。入组患者共 823 例,临床分期为 $T_{3\sim4}$/N^+,均接受标准全系膜切除术(TME),手术与同步放、化疗间隔均为 4～6 周。放疗区域包括肿瘤和盆腔淋巴结,照射剂量 50.4Gy/28 次,放疗第 1、5 周进行同期化疗,方案为 5－FU1000mg/(m² · d),24h 持续静脉滴注共 5d。随后 5－FU 改为 500mg/(m² · d),共 5d 为 1 周期,每 4 周进行巩固化疗共 4 周期。术后同期放、化疗组再局部加量 5.4Gy。结果显示术前放化组较术后组肿瘤降期明显,T_0 期患者两组分别为 7.7%和 0.7%(P<0.001);保肛率两组分别为 39%和 19%(P=0.004)。3～4 级急性毒性反应两组发生率分别为 27%和 40%(P=0.001);晚期毒性反应两组分别为 14%和 24%(P=0.01)。5 年局部失控率两组分别为6%和 13%(P=0.006);5 年总生存率、无病生存率两组分别为 76%和 74%、68%和 65%,未

显示有统计学差异。此项研究显示术前同步放、化疗较术后同步放、化疗显著降低了局部复发,更多患者肛门括约肌得以保留,同时治疗毒性反应也较低,因此术前同步放、化疗已成为欧美国家Ⅱ/Ⅲ期直肠癌辅助治疗的趋势。

(王辉)

第三节　结直肠癌的化疗

结直肠癌在诊断时有 70%～80% 可以局部切除,但治愈率仅半数左右,究其原因在于手术后肿瘤残余或微小转移的存在。故经过近一个世纪的发展,结直肠癌的"化疗"围绕着"如何提高治疗效果",即"延长患者生存期、提高患者生活质量"的目标,无论是化疗药物、化疗方案还是化疗方式均取得显著进展,成为结直肠癌治疗策略中一个重要环节。

一、单药化疗

(一)5-氟尿嘧啶(5-fluorouracil,5-FU)

5-FU 属于抗代谢药,能模拟正常代谢物质,与有关代谢物质发生特异性拮抗作用。20世纪 80 年代以前,5-FU 是惟一可用手大肠癌化疗的药物,单一用药有效率平均在 10%～20%,总生存率中位值为 9～11 个月。其用药途径有口服给药、静脉推注、持续输注等。静脉给药较口服给药临床缓解率提高到 30%,总生存率中位值提高到 14 个月。在 Folprecht 等的一项应用包含 5-FU 的大肠癌化疗回顾项研究中,他们发现老年患者和年轻患者(共 3825例)有相同的中位生存期(10.8 月和 11.3 月,P=0.31),对化疗药的反应率在 20% 以上,静滴化疗比口服化疗具有更高的反应率、更长的生存期。而由于 5-FU 是时间依赖性细胞毒药物,延长 5-FU 血药浓度的时间,能使增殖中的肿瘤细胞受到杀伤。此外,5-FU 的长时间泵入可使毒性下降,药物剂量得以增加,从而提高 5-FU 的剂量强度,而剂量强度在提高 5-FU 的疗效上也很重要。在其副作用方面,Sargent 和其他作者研究报道,2% 的老年患者有恶心和(或)3 级或 4 级呕吐,而 5% 的年轻患者有此副作用。口腔炎在老年患者和年轻人中比例分别为 15%、1%,腹泻发生比例 15%,中性粒细胞减少在老年和青年患者中比例分别为8%、4%。

(二)甲酰四氢叶酸(Folinicacid/leucovorin,LV)

LV 是核酸合成的重要辅酶,是 5-FU 的生化调节剂,本身对肿瘤没有作用,与 5-FU合用时,可以促使 5-FU 的活性代谢产物 5-氟尿嘧啶脱氧核苷酸(5-F-dUMP)与胸苷酸合成酶(TS)稳定结合,从而提高 5-FU 的疗效,使 5-FU 的疗效增加 1 倍。目前应用较多的是甲酰四氢叶酸钙(Calcium folinate,CF),而有关 5-FU/CF 方案优于 5-FU 单药的文献报道也很多,两者联合用药也是大肠癌化疗的基础用药。临床上所用 LV 剂量不一,从低剂量 20～80mg/m² 、中剂量 200mg/m²,到大剂量 500mg/m² 不等。目前认为与 5-FU 联合应用,大剂量 LV 不一定优于中剂量,而毒性却有增加,因此常用剂量为中剂量,但两药合理剂量和用法的探索仍在进行。

(三)伊立替康(Irinotecan,CPT-11)

CPT-11 是拓扑异构酶Ⅰ抑制剂,是喜树碱的半合成衍生物,在体内快速水解为有活性的代谢物 SN38,是喜树碱的 10 倍。作为细胞周期 S 期特异性药物,CPT-11 可抑制拓扑异构酶Ⅰ(Topoismeras－Ⅰ),干扰 DNA 的复制,导致肿瘤细胞坏死,与常用的抗肿瘤药物无交叉耐药性。Ⅱ期临床试验结果显示 CPT－11 一线和二线治疗晚期大肠癌的有效率分别为15%～32%和22%～25%,且与5－FU 之间无交叉耐药性。目前临床上应用较多的是伊立替康(Irinotecan)与5－FU 连用,文献报道有效率(RR)、肿瘤进展时间(TTP)、总生存率(QS)明显高于无 Irinotecan 同药化疗组。

(四)铂类抗肿瘤药

目前临床应用较多的是第三代铂类抗肿瘤药－草酸铂(Oxaliplatin,L－OHP),与其他铂类衍生物一样,亦以 DNA 为作用靶点,通过产生烷化结合物而作用于 DNA,形成链内和链间交联,阻断其复制与转录。在体外及活体内的临床前研究表明,草酸铂对大肠癌细胞株及顺铂耐药的细胞株等有显著的抑制作用,与5－FU 有明显的协同作用。2 项多中心单药 L－OHP 一线治疗晚期大肠癌的研究显示,总有效率(ORR)可达 18%,无进展生存期(PFS)为 4个月,OS 为 13～14 个月。用于二线治疗5－FU 耐药的结直肠癌,取得了可重复的缓解率10%～11%,中位无进展生存期达 4.6～4.8 个月,中位总生存期 8.5～10 个月,这些结果支持 L－OHP 与5－FU 无临床交叉耐药。目前推荐剂量为 130～135mg/m^2 静点 2～6h,每 3周重复;或85mg/m^2,每 2 周重复;单用或同5－FU 联合应用。其剂量限制性毒性是神经系统毒性,主要表现在外周感觉神经异常,遇冷会激发,累积剂量达 800mg/m^2 后,发生功能障碍的危险为 10%～15%。其他不良反应如骨髓抑制、腹泻和黏膜炎等表现轻微。

(五)卡培他滨(Capecitabine,Xeloda,希罗达)

Xeloda 是一种新型的氟尿嘧啶衍生物,口服制剂,选择性活化肿瘤内的氟尿嘧啶氨甲酸酯,是一种新型氟尿嘧啶类口服抗癌药。口服后吸收迅速,并能以完整药物经肠黏膜进入肝脏。在肝脏,希罗达经羟基酯酶转化为无活性中间体 5－DFCR,接着在肝脏和肿瘤组织胞苷脱氨酶的作用下,产生最终中间体 5－DFUR。最后,在肿瘤组织经肿瘤相关性血管因子胸腺磷酸化酶催化,转化为 5－FU。目前推荐单药剂量为 1250mg/m^2,每日 2 次,治疗 2 周,休息1 周后重复。一项Ⅲ期临床研究结果显示,卡培他滨与 Mayo 方案作为一线治疗进展或转移性结直肠癌的疗效比较,卡培他滨组缓解率为 24.87%,Mayo 组为 15.5%。在疾病进展时间和生存时间等方面两组无显著差异。而在不良反应方面,卡培他滨具有显著的临床优势。其主要不良反应是Ⅲ度手足综合征和Ⅲ/Ⅳ度高胆红素血症,而其他反应明显较 Mayo 组减少。

(六)雷替曲塞(Raltitrexed,Tomudex)

雷替曲塞为奎唑啉叶酸盐类似药,其主要作用机制是直接特异性抑制胸苷酸合成酶(TS),导致 DNA 修复与合成所需的三磷酸胸腺(dTTP)减少。肿瘤细胞对本药的耐药机制包括药物转运至细胞内的量减少、多谷氨酸盐减少以及过度表达靶酶(TS)。静脉给药后,药物主要经肾排泄,药物代谢呈三室模型,终末半衰期为 10～22h。临床前研究表明品能增强放疗对人 HT－29 癌细胞的杀伤作用,联用其他细胞毒药物可使其抗肿瘤作用增强。每次剂量为 3mg/m^2,静脉滴注 15min,每 3 周重复。主要毒性为食欲减退、恶心、呕吐、腹泻、疲乏、黏膜炎,骨髓抑制主要为中性粒细胞减少,还有可逆性转氨酶升高。

二、联合化疗

尽管目前出现很多用于治疗结直肠癌有效的新药,但是单药化疗的有效率仍令人不满意,为提高疗效,临床上常采用多种细胞毒药物联合使用。临床常用的联合化疗方案具体如下：

1. FL 方案

LV　　20mg/m² iv.　　　d1～5

5－FU　425mg/m² iv.　　d1～5

每 4 周 1 周期。

2. LV5－FU2 方案

LV　　200mg/m² iv.　　d1、2

5－FU　400mg/m² iv.　　d1、2

5－FU　600mg/m² CIV22h　　d1、2

每 2 周 1 周期。

3. AIO 方案

LV　　500mg/m² iv.　2h　　d1、8、15、22、29、36d

5－FU　2600mg/m² CIV24h　　d1、8、15、22、2.9、36d

每 1 周 1 周期。

4. LF 常用方案

LV　　60～200mg/m² iv.　　2h　　d1～5

5－FU　300～500mg/m² iv.　　2～6h　　d1～5

每 3 周 1 周期。

5. 卡培他滨方案

CAP　　1250mg/(m²·次)2/d,d1～14

每 3 周 1 周期。

6. S－1 方案

S－1　　80mg/(m²·次)分 2 次口服　　d1～14

每 3 周 1 周期。

或 S－1　80mg/(m²·次)分 2 次口服　　d1～28

每 6 周 1 周期。

7. CPT－11＋LV5－FU2 方案

CPT－11　1800mg/m² iv.　　90min　　d1

LV　200mg/m² iv.　2h　　d1、2

5－FU　400mg/m² iv.　　d1、2

5－FU　600mg/m² CIV22h　　d1,2

每 2 周 1 周期。

8. FOLFIRI 方案

CPT－11　180mg/m² iv.　　90min　　d1

LV　200mg/m² iv.　2h　　d1、2

5－FU　400mg/m² iv.　　d1、2

5－FU　2400～3000mg/m² CIV46h

每 2 周 1 周期。

9. IFL 方案

CPT—11　　125mg/m² iv.　　30～90min　　d1、8、15、22

LV　　20mg/m² iv.　　2h　　d1、S、15、22

5—FU　　500mg/m² iv.　　d1、8、15、22

每6周1周期。

10. CPT—11＋AIO方案

CPT—11　　80mg/m² iv.　　30～90min　　d1、8、15、22、29、36d

LV　　500mg/m² iv.　　2h　　d1、8、15、22、29、36d

5—FU　　2300mg/m²CIV24h　　d1、8、15、22、29、36d

每7周1周期。

11. CPT—11＋卡培他滨方案

CPT—11　　100mg/m² iv.　　90min　　d1、8d

CAP1　　1800mg/(m²·d)分两次口服,d2～15

每4周1周期。

12. FOLFOX方案

共有FOLFOX1—FOLFOX7个,常用的FOLFOX4,FOLFOX6,FOLFOX7,FOLFOX4

L—OHP　　85mg/m² iv.　　2h　　d1

LV　　200mg/m² iv.　　2h　　d1、2

5—FU　　400mg/m² iv.　　d1、2

5—FU　　600mg/m²CIV22h　　d1、2

每2周1周期。

FOLFOX6

L—OHP　　100mg/m² iv.　　2h　　d1

LV　　200mg/m² iv.　　2h　　d1

5—FU　　400mg/m² iv.　　d1

5—FU　　2400～3000mg/m²CIV46h

每2周1周期。

FOLFOX7

L—OHP　　130mg/m² iv.　　2h　　d1

LV　　400mg/m² iv.　　2h　　d1

5—FU　　2400mg/m²CIV46h

每2周1周期。

13. XELOX方案

L—OHP　　130mg/m² iv.　　2h　　d1

CAP　　1800mg/m²/d分两次口服,d1～14

每3周1周期。

14. LFP常用方案

L—OHP　　130mg/m² iv.　　2h　　d1

LV　　60～200mg/m² iv.　　2h　　d1～5

5—FU　　300～500mg/m² iv.　　4～6h　　d1～5

每3周1周期。

15. CPT－11＋Raltitrexed

CPT－11　　300mg/m² iv　　90min　　d1

Raltitrexed　　2.6mg/m² iv.　　15min　　d2

每3周1周期。

16. CPT－11＋L－OHP

L－OHP　　70mg/m² iv.　　2h　　d1、8

Raltitrexed　　3.0mg/m² iv.　　15min　　d1

每3周1周期。

三、结直肠癌辅助化疗

（一）术后辅助化疗

术后辅助化疗的意义早已明确，以5－氟尿嘧啶（5－FU）为基础的联合治疗方案已被肯定。Ⅱ期结肠癌辅助化疗可受益，凡具有高危复发因素的Ⅱ期及以上结肠癌均必须给予辅助化疗。5－FU加甲酰四氢叶酸（Leucovorirn，LV）的方案已被确定为Dukes B和C期患者术后标准辅助治疗方案。IMPACT研究显示FL化疗组较观察组复发风险降低35％，死亡风险减低22％。近年来结直肠癌术后辅助化疗取得了一定的进展。X－ACT研究用卡培他滨单药与FL随机对照Dukes C期大肠癌患者进行术后辅助化疗，结果显示3年无疾病生存率（DFS）和总生存率（OS）两组均无显著性差异，副作用除手足综合征外均明显低于FL组，因此卡培他滨可取代传统的5－FU/LV的Mayo Clinic方案用于大肠癌的术后辅助化疗。国际多中心随机对照Ⅲ期临床MOSAIC研究，将2246例Ⅱ、Ⅲ期结肠癌的术后患者，随机分入FOLFOX4组和LV5－FU2组，每组均化疗12周期，3年DFS分别为76.4％和69.8％，3年OS分别为80.2％和77.0％。FOLFOX4方案的耐受性良好，3年DFS高于LV5－FU2组。FOLFOX4方案现为大肠癌术后辅助化疗的推荐方案。另一项大型多中心随机Ⅲ期临床研究NSABP C－07研究进一步显示含L－OHP的FLOX方案在延长DFS方面的优势。

（二）术前新辅助化疗

新辅助化疗（neoadjuvant chemotherapy，NC）是相对于传统的术后辅助化疗（adjuvant chemotherapy）而言的，是在患者手术前进行化疗。其目的在于降低肿瘤期别或缩小原发肿瘤以确保手术切除的完整性和尽早消灭微小的远处转移灶。其研究热点主要包括：①明确术前化疗是否优于单纯手术治疗；②制定最佳的化疗方案；③确定术前化疗的最佳治疗周期；④评估和预测肿瘤化疗的疗效等。结直肠癌近年来手术效果仍不满意，术后的5年生存率仍徘徊在50％左右。新辅助化疗可以不同程度地减轻肿瘤负荷，减轻组织反应性水肿，使肿瘤缩小，临床分期降低。因此，近年来新辅助化疗在结直肠癌中的应用已受到越来越多的重视。

1.结直肠癌新辅助化疗的适应证　　NCCN结直肠癌治疗指南对结直肠癌特别是直肠癌的术前辅助治疗限定在术前分期局部 T_3 和不论局部浸润程度但淋巴结 N_1 的患者。通常对进展期的直肠癌的新辅助化疗均应用于这类患者。对局部浸润程度超过 T_2 的结直肠癌患者，辅助治疗还有争议。有些 T_4 的晚期结直肠癌患者，通过NC可以得到肿瘤降期和降级的良好结果，为临床手术治疗结直肠癌创造了必要的条件。也可以根据患者的自身情况作出选择。

2.结直肠癌新辅助化疗方法　通常包括经静脉的全身化疗(systemic chemotherapy),术前经动脉的灌注化疗(preoperative regional intraarterial chemotherapy,PRAC)也称为介入化疗(intervention chemotheapy,IC),术前经腹腔灌注化疗(intra abdominalperineal chemotherapy,IAPC),以及经区域静脉灌注化疗(intravenous chemotherapy,IVC)。其中我们最常用的新辅助化疗是指经静脉的全身化疗,此外还包括术前的经肠腔的灌注化疗。后者目前已经很少应用。

四、晚期结直肠癌内科治疗

(一)姑息化疗

Ⅳ期和复发转移的结直肠癌的治疗原则大体相似,对于适合手术的患者可行姑息性切除加孤立转移灶切除术,术后结合合理的内科治疗和放疗。对于单个器官多发转移和多器官转移,则以内科化疗为主,根据情况考虑是否结合其他治疗手段。目前许多研究资料都证明化疗与最佳支持治疗相比可以延长晚期结直肠癌患者的生存期和疾病进展时间。NGTATG 对 183 例无症状的晚期结直肠患者进行了随机对照试验,一组立即接受化疗(氟尿嘧啶/甲酰四氢叶酸钙/甲氨蝶呤),另一组于症状出现后再接受化疗,立即化疗组较延迟化疗组明显延长了生存期(14 个月:9 个月)和无症状生存期(10 个月:2 个月),1 年生存率为 55%:38%。英国结直肠癌协作组的一项 Meta 分析结果显示,化疗可使死亡风险降低 37%,生存率提高 16%,中位生存时间 11.7 个月:8.0 个月,中位无进展生存期 10.0 个月:4.0 个月,但接受化疗者也出现了相应的治疗毒性反应。因此,晚期结直肠癌患者是否接受化疗必须充分权衡治疗的毒副作用和对患者生活质量的影响。

(二)腹腔内化疗

腹腔种植转移是大肠癌转移中比较常见的一种方式。大肠癌术后复发常见于腹腔,原因是癌细胞在腹膜内的有效种植率要比在血管或淋巴管内高。腹腔给药可以用来预防和治疗大肠癌区域淋巴结、肝脏及腹膜复发。实验研究发现,术后早期腹腔化疗不仅能明显抑制大鼠腹膜种植瘤形成,而且还能降低肝转移的发生率。腹腔化疗的给药途径主要有 3 种:Tenckhhoff 导管系统;永久性皮下埋泵的置管方式;腹腔内一次性穿刺置管方式。采用静脉穿刺导管行腹腔穿刺后置入硅胶管行腹腔化疗,疗程结束后拔管。其操作简单安全,无需长期带管,且价格低廉,国内多采用此法。腹腔化疗的临床试验报道较少。Scheithauer 等对 121 例结直肠癌患者进行术后早期联合腹腔 5—FU 和静脉四氢叶酸化疗,结果发现治疗组局部复发率和肝转移率明显低于对照组。一项高危复发患者的随机试验,氟尿嘧啶分别给予静脉给药和腹腔给药,结果腹腔化疗明显降低腹腔复发率,但未减少肝转移和延长生存期。另一项研究表明腹腔化疗是安全和可行的,但疗效有限,生存期未明显延长。但由于病例较少,尚需更多的临床试验研究。

五、靶向治疗

分子靶向治疗具有较好的分子选择性,能高效并选择性地杀伤肿瘤细胞,减少对正常组织的损伤,实现了传统化疗药物治疗难以实现的临床目标。分子把向药物结合化疗与传统化疗相比较,有截然不同的抗肿瘤机制,其优点是靶向药物具有特异性拮抗肿瘤组织靶位点特性,靶向性强而发挥非细胞毒的生物学效应,毒副作用小,与化疗联合发挥协同的功能及拮抗耐药性作用,高效低毒,进一步改善患者的生活质量,延长生存期,明显提高大肠癌姑息治疗水平。

(一)贝伐单抗(Bevacizumab,Avastin)

Bevacizumab 是一种重组的阻断血管内皮生长因子的人源化单克隆抗体,包含 93% 的人类免疫球蛋白 IgG 和 7% 的鼠源结构。作用机制为特异与内源化的 VEGF 竞争性结合 VEGF 受体,使内源的 VEGF 生物活性失效,从而抑制内皮细胞有丝分裂,减少新生血管形成,最终达到抑制肿瘤生长的作用。Kabbinavar 报道 Bevacizumab+5-FU/LV 与 5-FU/LV+安慰剂对照研究,显示联合治疗组和安慰剂组的无疾病进展期(PFS)分别为 9.2 个月和 5.5 个月,总有效率(ORR)分别为 26%、15%,缓解期分别为 9.2 个月和 6.8 个月。而另一项 Ⅲ期研究也表明 Bevacizumab 和 IFL 方案联合可提高 OS、DFS 和 RR。NCCN 认为 Bevacizumab 即使对生存的影响可能并不显著,但与化疗联用至少有助于降低复发。Bevacizumab 单药应用或与已失败的化疗联合应用并无实际的疗效,因此也不推荐使用。

(二)西妥昔单抗(Cetuximab,Erbitux,爱必妥)

Cetuximab 是一种抗 EGFR 人/鼠嵌合 IgG_1 单克隆抗体,它的作用通过与 EGFR 的胞外结构域结合,阻断 EGF 和 TGF-α 与 EGFR 的结合,从而中断了 TK 系统的激活,可抑制由 EGFR 和激活的配体引起的细胞癌性增殖,发挥抗癌效能。在研究中的 Cetuximab+FOLFX4 方案,Cetuximab+CPT-11 的一线治疗方案,有望改变晚期大肠癌当前中位生存 20 个月徘徊状态。NCCN 仅推荐 Cetuximab 与 CPT-11 联合用于复发或转移性结肠癌。

六、结肠癌化疗常见不良反应及处理

(一)恶心与呕吐

化疗引起的恶心呕吐能显著影响患者的生活质量,另外恶心呕吐能引起代谢失调和电解质紊乱,智力和机体功能减退,营养物耗竭,厌食症,甚至导致有效的抗肿瘤治疗终止(表9-1,表9-2)。

表9-1 治疗化疗呕吐的镇吐药

药物	剂量	
镇吐药物	口服给药	静脉给药
多拉司琼	100mg/次	100mg(1.8mg/kg)/次
格拉司琼	1mg 或 2mg/次	1mg(0.01mg/kg)次
恩丹西酮	16~24mg/次或 8mg×2 次	8mg(0.15mg/kg)/次
地塞米松	20mg/次	20mg/次静推>5min
胃复安	2~3mg/kg·(2~3h)	2~3mg/(kg·2h)
氟哌丁醇	1~2mg/(4~6h)	1~3mg/(4~6h)
屈大麻酚	5mg/(m²·4h)	
丙氯拉嗪	没有推荐高剂量	10~20mg/(3~4h)
氯羟去甲安定	0.5~2mg	0.5~3.0mg/(4~6h)

表9-2 联合镇吐治疗方案

呕吐水平	推荐的镇吐方案
重度呕吐(顺铂)	$5-HT_3$ 拮抗剂＋地塞米松(20mg)
重度呕吐(非顺铂)	$5-HT_3$ 拮抗剂＋地塞米松(20mg)
中度呕吐	单药,如地塞米松(4~20mg)
轻度呕吐	一般不推荐预防治疗

化疗引起的呕吐一般分三种:

1. 急性呕吐是指化疗应用后24h内所发生的呕吐。

2. 延迟性呕吐是指化疗应用24h后直至5~7d所发生的呕吐。

3. 先期性呕吐似于条件反射,是指患者在前次化疗引起明显急性呕吐之后,而后在化疗前所发生的呕吐。

(二)腹泻

化疗相关性腹泻(chemotherapy-induced diarrhea,CID)是肿瘤患者化疗的并发症,轻者会降低患者的体质和生活质量,严重者可出现血性腹泻,导致水和电解质失衡,血容量减少,休克甚至危及生命。伊立替康、羟基喜树碱、拓扑替康、希罗达、5-FU等均常引起化疗后腹泻。

典型临床表现主要为:无痛性腹泻或伴轻度腹痛,喷射性水样便,一天数次或数十次,持续5~7d,严重者长达2~3个月,可出现在化疗当天或化疗后;庆大霉素、黄连素、痢特灵等治疗无效。常规化疗CID发生平均时间为10~13d,可能与化疗对肠黏膜上皮细胞的直接杀伤,化疗后10~14d血象最低,免疫功能下降,易发生机会感染有关。腹泻每天超过5次或出现血性腹泻时,必须立即停止化疗并及时治疗。

一般停用抗肿瘤药后,腹泻会很快停止,肠黏膜细胞迅速修复,同时应注意消除其他不利的因素,一般采用下列处理步骤:①停止化疗;②用止泻药,减低胃肠蠕动,如给予易蒙停、颠茄西丁、樟脑酊或鸦片酊,每4~6h一次,或每次排便后应用;③抗感染治疗,主要是大肠杆菌感染,可选用庆大霉素、氨苄青霉素等;④补充足够的营养;维持水及电解质平衡,尤其要防止低钾的发生;⑤除非排除了明显的感染,在没有明显炎症和感染的情况下,对大多数患者来说,最好使用非特异性方法治疗腹泻。

(三)骨髓抑制

抗肿瘤药物引起不同程度的骨髓抑制,最初表现为白细胞的减少,其次是血小板减少,严重时血红蛋白也降低。抑制程度与个体骨髓贮备能力有关,用药前有肝病、脾亢或曾接受过放、化疗者更易引起明显抑制。不同药物对骨髓抑制的快慢、持续时间及各系抑制程度并不相同。在发生骨髓抑制时,重要的是要保护骨髓功能。

防治原则:①化疗前查血常规;②化疗后每周查血常规1~2次,明显减少时隔日查1次;③大剂量化疗后可预防性应用重组人粒细胞集落刺激因子(G-CSF),可减轻化疗引起的粒细胞降低程度,缩短粒细胞减少持续的时间,但避免化疗开始前与化疗同时使用,应在化疗后24~72h开始使用。

1. 白细胞减少

(1)化疗前24~48h一般不宜使用OCSF。

(2)监测血常规,化疗后一般不需预防给药。

（3）出现Ⅰ～Ⅱ度骨髓抑制时，口服中药升白，如地榆升白片、复方皂凡丸等。

（4）出现Ⅲ～Ⅳ度骨髓抑制者，化疗后24～48h可预防性使用OCSF75～150μg，ih，qd，并监测血常规，根据结果及时调整或停药。

（5）出现严重Ⅳ度骨髓抑制者，可加用GM－CSF150μg ih qd，并监测血常规，根据结果及时调整或停药。

（6）抗生素治疗：白细胞减少明显伴发热应及时应用抗生素，由于多数患者为G$^-$杆菌感染故先选用对G$^-$杆菌有效较广谱的抗生素，同时作细菌培养后按培养结果选用抗生素。

（7）白细胞降低明显要隔离、消毒，白细胞低于1.0×10^9/L时有条件的患者可进入层流室。

2. 血红蛋白减少

（1）若血红蛋白低要排除其他原因，例如溶血、失血等。

（2）血红蛋白低于80g/L以下要输注红细胞成分。

（3）监测血常规、网织红细胞，注意补铁、叶酸、VitB$_{12}$等。

（4）多次化疗后贫血，可予EPO 6000U ih tiw×（4～8）W。

3. 血小板减少

（1）无出血倾向者可密切观察，嘱患者卧床休息，避免外伤。

（2）若PLT$<50\times10^9$/L，有出血倾向者，应给予止血药或短时加用低剂量激素治疗，如泼尼松，5～10mg，每日2次。

（3）严重血小板减少患者出血症状或血小板低于50×10^9/L时，要输血小板并试用升血小板药物IL－11治疗。

（四）肝脏毒性

化疗引起的肝损害很常见，文献报道对于如何处理这类问题也基本一致。抗肿瘤药物可引起肝细胞功能不全和化学性肝炎、静脉闭塞性疾病、慢性肝纤维化。化疗期间要定时检查肝功能状况，包括ALT、AKP等指标，注意有无黄疸、腹水、恶心、呕吐、食欲下降等症状的发生。如果出现肝损伤，则需要根据损伤程度及时调整用药剂量或停药。一般而言，化疗后短期内出现的转氨酶升高，给予保肝药物后大多可继续治疗。对于较晚出现的肝功能损伤，应于重视，警惕肝纤维化的发生，建议停止化疗。主要措施包括：

1. 化疗减量或者停止化疗。

2. 卧床休息，给予高维生素、高蛋白饮食。

3. 对黄疸、ALT增高病例　①输给予葡萄糖液、大量维生素C（5～10g）；②给予门冬氨酸钾镁、甘利欣、凯西莱、联苯双酯、强力宁等保肝药物治疗；③消化道症状明显者补充水、电解质；④维生素E具有较强还原性，能清除自由基，防止肝细胞膜脂质过氧化，维持细胞膜完整性；⑤应用肝泰乐（0.1～0.2g/d，肌注或静点）可增加肝脏解毒功能。

4. 中医中药　急性药物性肝病多见湿热、阳荒症候，茵陈蒿汤、茵陈五汤散加减有良好疗效。方中茵陈、栀子加肝炎草可降酶；方中茵陈、泽夕、栀子、白术清热利湿、退黄；加丹参、赤勺协助肝功能恢复；加生甘草有利于解毒。

（五）肾毒性

大多引起肾脏功能障碍的细胞毒药物损害肾小管而非肾小球。常见的药物有：IL－2、DDP、MMC、IFO、DTIC等。其中DDP的肾毒性最为突出。不宜同时合并用氨基甙类抗生素。另外新研究的保护剂氯磷汀可减少其肾毒性。

防治措施：

1. 化疗前常规检查肾功能正常方可化疗。

2. 根据顺铂的剂量给予相应的水化利尿　①用顺铂≥50mg/d,水化液体2000～3000ml/d,注意年老者心功能情况。②水化从使用顺铂前1d开始,至使用后1～2d。③使用顺铂同日给予:液体1000ml静点(顺铂前),20%甘露醇250ml静点(顺铂后),速尿20mg静注(输液末)。④嘱患者多饮水、注意尿量。

3. 尿素氮轻度增高时,可口服包醛氧淀粉(尿素氮吸附剂),每次5～10g,2～3次/d。

4. 重度尿毒症则需作肾透析。

（六）外周神经毒性

主要为奥沙利铂的毒副作用。为剂量限制性毒性,与剂量相关、蓄积性和可逆性的外周神经毒性,主要表现为感觉迟钝、感觉异常、遇冷加重,偶见可逆性急性咽喉感觉异常。因此,在治疗期间忌食生冷,避免四肢手足接触冷水,注意保暖。勿与具有潜在神经毒性的药物合并使用。

（七）手足综合征

主要为卡培他滨的副作用。主要表现为手足麻木、感觉迟钝、感觉异常,麻刺感,无痛觉或疼痛感,皮肤肿胀或红斑,水泡或严重的疼痛。主要预防措施为同时口服维生素B_6,并可用凡士林软膏局部涂抹手足,保持手足皮肤的湿润,以减轻手足综合征的症状。

（郑超）

第十章 大肠癌

第一节 大肠癌的病因及流行病学

一、大肠癌的致病因素

(一)环境因素

大肠癌是人类恶性肿瘤之一,它的发生是一个多因素、多步骤的过程,是人体的内因与环境的外因相互作用的结果。就其环境因素而言,又可分为生物、理化和社会环境三大部分,它包括了我们日常生活中所接触到的所有物质,如食物、水、空气、药物、化学物品、放射线以及微生物(如细菌、病毒)等。依据一些流行病学的研究表明,环境因素约占大肠癌归因危险度的80%,其中,化学物质因素、饮食结构及生活方式都与大肠癌的发生密切相关。

1. 化学物质因素 肿瘤流行病学研究表明,绝大多数的恶性肿瘤都与环境有关,特别是化学物质因素。因此,有的专家指出,现今癌症发生率增加的一个主要原因是由于大量化学物品所造成的。

18世纪,英国清扫烟囱的童工阴囊皮肤癌的发生率很高。那些童工自幼接触煤灰,煤灰中含有大量的煤焦油,促使他们成年后发生阴囊癌。后来,一些学者通过实验研究发现,用煤焦油反复涂擦兔子的耳朵,也能使兔子诱发癌症。因此,他们得出了化学物质能够致癌的结论。基于此,此后人们又发现了肺癌与吸烟的关系。

通常情况下,环境致癌因素可以直接作用于人体的各种细胞和基因。而有些致癌因素导致病症发生的原因是这些物质通过抑制机体的免疫系统,降低了人体自然防御系统和免疫监视系统的功能,从而导致了癌的发生。例如,抗癌化疗药物在杀灭癌细胞的同时,也会干扰机体正常的免疫功能而有助于癌的形成。所以化疗的使用应当恰如其分,适可而止,以防诱发第二种癌的发生。

2. 饮食因素 俗话说"病从口入"。在我们日常生活中,许多疾病都是由于饮食不当而引起的,癌也不例外。流行病学研究发现,有70%~90%的肿瘤发病与环境因素和生活方式有关,而其中40%~60%的环境因素在一定程度上与饮食、营养因素有着密切的关系。

(1)高脂、高蛋白、低纤维素:大肠癌的发病情况在不同国家、不同地区差异很大,一般认为高脂食谱与食物纤维不足是主要发病原因。大肠癌高发的美国人饮食中脂肪含量占总热能的40.8%,且以饱和脂肪酸为主。而大肠癌低发的日本人,其饮食中脂肪占总热能的12.2%,并以不饱和脂肪酸为主。近年来我国大中城市大肠癌的发病率上升,也被认为与饮食结构发生改变有关。

从对我国上海市大肠癌发病率时间趋势与膳食结构的相关分析表明:目前上海市结肠癌发病率较高的情况与膳食结构的改变密切相关。如,上海市民在一些主要食品人均消耗量上比20世纪明显增加。

Whittemore等比较影响中国杭州、北美华人大肠癌危险因素的研究结果,高摄入饱和脂肪酸者较低摄入组的结、直肠癌发病危险显著增高。这是因为,高脂肪饮食,特别是含有饱和脂肪酸的饮食,食用后使肠内的胆酸、胆固醇量增加,在肠道细菌的作用下,此两者的代谢产物可能为大肠癌的致病物质。

食物纤维(dietary fiber)是指植物性食物中不能被人的消化酶所水解的植物多糖类和木质素,如纤维素、果胶、半纤维、木质素等。研究表明,增加麦麸纤维的摄入,可以促进粪便致突变物的排出或抑制其产生,并降低次级胆酸的浓度。饮食纤维抑癌的重要环节是影响肠道酸碱度。通常大肠癌低发地区粪便的 pH 值要比高发地区高。纤维素还具有改变肠道菌群、影响肠黏膜结构和功能的作用,并影响黏膜上皮细胞的生长速率,调节肠道酸碱度,以及通过黏蛋白加强黏膜屏障作用,减少肠内有毒物质对肠上皮的侵害,从而减少大肠癌的发病机会。

(2)维生素:维生素是人体必需的营养素,如果缺乏将导致各种疾病。杨工等(1993 年)的一项病例对照研究表明,胡萝卜素、维生素 B_2、维生素 C、维生素 E(及维生素 βE、δE 等)均与降低结、直肠癌发病相对危险度有关,统计学检验均达到显著性水平,并呈剂量反应关系。维生素 D 和钙具有保护作用。此外,维生素 A、维生素 C 和维生素 E 是较强的抗氧化剂,对致癌物具有抑制作用。

(3)油煎炸食品:食物烤(炸)焦的部分(尤其是肉类食品)中可能含有能作用于结肠的致癌剂。杨工的病例对照研究结果提示,每周摄取 3 次以上油炸食品者发生结肠癌的超额危险是不足 1 次者的 2.3 倍($P<0.01$),直肠癌为 2.6 倍($P<0.01$),左半结肠癌为 2.6 倍,右半结肠癌为 1.9 倍。焦登鳌、陈坤等报道红烧鱼亦为高危因素。

(4)微量元素和矿物质:在微量元素中,已证明硒与钼具有抗突变及抗癌作用。由几项国家间的大规模研究发现,多种癌症的死亡率(包括结、直肠癌)与当地膳食硒摄入量及土壤硒含量呈负相关。推测硒和钼与结肠癌低发病危险性相关。当然,也有一些学者认为这些因素并不直接影响人群结、直肠癌的发生风险。

钙能改善脱氧胆酸对肠道上皮的毒性作用。有学者认为,肠道中胆汁酸与游离脂肪酸的浓度增加可以促进大肠癌的发生,而钙可以与之结合形成不溶性的皂化物,使得它们对肠道上皮的刺激与毒性作用减轻。最近的研究结果表明,膳食钙对结、直肠癌的保护作用不但与摄入量有关,还与钙的食物来源密切相关。动物性膳食钙与降低结、直肠癌发生的风险有关,而植物性膳食钙则与此不相关。

(5)葱蒜类:葱蒜类食品对肿瘤的预防作用已受到广泛的重视,并在实验中多次证实了该类食物对肿瘤生长的抑制作用。Wargouich 报道大蒜油能明显减少用二甲基胆蒽引起的大肠黏膜细胞损伤,并能使小鼠大肠癌诱发率降低 75%。

(6)食盐和腌制食品:食盐量也与胃癌、结肠癌、直肠癌的发病呈明显的相关性。高食盐摄入量,如常进食腌制食品会增加患上述肿瘤的危险性。杨工的病例对照研究结果提示,每周摄取 3 次以上腌制食品者发生结肠癌的超额危险是不足 1 次者的 2.2 倍($P<0.01$),直肠癌为 2.3 倍($P<0.01$),左半结肠癌为 2.1 倍,右半结肠癌为 1.8 倍。该危险因素的解释可能与食品腌制过程所产生的致癌物有关,而高盐摄入可能是一种伴随状态。

3.生活方式因素

(1)职业及体力活动因素:体力活动缺乏与结肠癌风险率升高的关系已经日益明确。目前大多数的研究偏重于职业性的体力活动。Donham 等报道,大肠癌患者中石棉绝缘材料生产工人较常见,并且动物实验也证实吞食石棉纤维能够穿透肠黏膜。我国上海市职业与肿瘤发病率关系研究表明(高玉堂),各类专业、技术人员结肠癌标化发病率比(SIR)显著增高。但一般并不认为大肠癌是一种职业病。

有关业余时间多少,总的体力活动量以及校园体育课的参加情况等也有相应的调查。所有上述研究均发现体力活动增加,结肠癌发病率下降。调查结果还显示,长期的体力锻炼较之近期内参加体力活动更为重要。长期从事久坐的工作亦与结肠癌高发病率有关,且患结肠癌的危险性是一些体力活动较大人群的 1.4 倍。体力活动与部位特异性结肠癌的关系并不十分明确,但已有迹象表明,体力活动多少与远端结肠癌发病有关。食物摄入和体重与体力活动并无明显关系。有人认为,体力活动可以减少高脂、高蛋白饮食的负面影响,刺激前列腺素的产生与分泌。因此,缺少体力活动可以增加患结肠癌的危险性。Whittemore 的病例对照研究结果也支持体力活动对防止大肠癌(尤其是结肠癌)的保护性作用。

(2)吸烟:尽管吸烟在总体上与结肠癌风险率无相关性,但是吸雪茄和使用烟斗者,结肠癌的发病率较对照组增加,其生理机制不明,可能与吸入特异性致癌物如芳香胺类有关。很多人已经注意到,吸烟者结肠腺瘤的风险率增加。同时,一些研究资料也证实,长期以及早期开始吸烟是结肠癌发生的一个危险因素。

此外,关于被动吸烟与结肠癌的关系也有报道,有人发现女性被动吸烟者结肠癌的风险率降低。此外,该项研究还发现吸烟的老年女性较不吸烟者结肠癌发病率低,有人认为这与抗雌激素作用有关。

(二)遗传因素

流行病等研究表明,占 20%～30%的结、直肠癌患者归因危险度与遗传背景有关。其中 1%为家族性多发性结肠息肉病,5%为遗传性无息肉直肠癌综合征患者。在遗传性家族性结肠息肉病中,80%～100%的患者在 50 岁以后可能发展为恶性肿瘤。此外,家族结肠多发性息肉病患者发生左侧结肠癌占多数,而遗传性非息肉综合征患者多患右侧结肠癌。

通常情况下,大多数大肠癌患者没有明显的遗传背景,但有遗传因素参与的证据正在不断增加。大肠癌患者的家族成员发生大肠癌的危险性也较大,而配偶则不受此影响。

大肠癌的流行病学研究表明,遗传因素对大肠癌的发病影响相对较弱,占 10%～20%,经调整以饮食因素为主的环境因素后,遗传与大肠癌发病的关系明显减弱。影响结肠癌、直肠癌的遗传背景可能不同,但结肠癌与遗传的联系性比直肠癌更为密切。不同年龄组(如≤40岁组与>40 岁组)大肠癌与遗传因素的相关性较高。

此外,杨工等通过基于全人群的病例对照谱系调查(1328 大肠癌先证者家系和 1451 人群对照家系),结果表明:

第一,各不同先证者组别一级亲属大肠癌曾患率显著高于二级亲属。一级亲属大肠癌曾患率分别为:大肠癌组 7.4‰、结肠癌组 9.4‰、左半结肠癌组 9.6‰、右半结肠癌组 6.7‰、直肠癌组 4.9‰,对照组一级亲属大肠癌曾患率为 2.7‰。

第二,各先证者组别分离比均显著低于 0.25(在 0.016～0.022)。

第三,各组一级亲属遗传度明显高于二级亲属;不同先证者一级亲属组间遗传度比较,左半结肠癌组为 28.5%,右半结肠癌组 20.0%,直肠癌组 2.9%。并估计了大肠癌家族成员(一级亲属)的大肠癌发生危险性。

(三)其他因素

1.家族背景因素 另外,还有部分结肠癌患者具有家族背景。与许多癌瘤一样,有结肠癌家族史的个体,其患结肠癌的风险率比正常家族要高 2 倍。很多研究资料表明,只有第一代血缘关系中有结肠癌家族史的人,其结肠癌的风险率较无家族史者增高。一些研究人员还提出,家族史对于右侧结肠肿瘤有着重要意义,但目前尚未达成共识。

对女性而言,有乳腺癌、卵巢癌和子宫内膜癌家族史的人,其患结肠癌的风险率也较高。

一些研究表明,若第一代血缘亲属中有结肠癌患者,其患卵巢癌的风险率要增加 1 倍;若第一代血缘亲属中有乳腺癌患者,则结肠癌的风险率增加 30%。

值得注意的是,在一些有关家族史资料的研究中,令人感到困惑的是无法明确区分遗传与环境因素的影响。随着分子遗传学研究的不断进展,有可能直接检测并判定遗传及环境因素的作用。

2.疾病因素

(1)结肠息肉:有关统计显示,结肠息肉患者的大肠癌发病率要高出无结肠息肉者约 5 倍。结肠息肉主要为管状腺瘤与乳头状腺瘤(亦称绒毛状腺瘤)。组织病理学证实,结肠腺瘤可癌变,尤其是后者的癌变率可达 40%～50%,家族性多发性结肠息肉病,癌变发生率更高。

(2)慢性大肠炎症:溃疡性结肠炎的大肠癌发生率高于正常人群 5～10 倍,慢性细菌性痢疾、慢性阿米巴肠病以及克罗恩病发生大肠癌者比同年龄正常人群高。在炎症增生的过程中,常可形成炎性息肉,进而发生癌变,但所需时间较长,比结肠息肉的大肠癌发生率略低。

(3)其他因素:研究发现,亚硝胺类化合物可能是大肠癌的致病因素之一。如女性生殖系癌经放射治疗后,往往可能引起放射性直肠结肠炎。少数可发生癌变。

此外,慢性血吸虫病,因肠壁虫卵沉积与毒素刺激,可能导致肠黏膜慢性溃疡、上皮增生、炎性息肉形成,进而引起癌变。

二、大肠癌的流行病学

(一)大肠癌的高危人群

这里所说的高危人群,是指比正常人更容易罹患某种疾病的人群。在大肠癌的高危人群中,应当注意的是有家族性腺瘤性息肉病和遗传性非息肉病性结直肠癌家族史的成员。顾名思义,上述两种疾病都具有遗传性,它们的发病都与某些基因的突变或缺失有关,该类人群发生大肠癌的几率比其他人群要高很多,且发病年龄较年轻。

一般来说,大肠癌高危人群主要包括以下几种:

1.大肠癌高发地区的成人(40 岁以上有症状的人)。

2.大肠癌手术后的人群。

3.大肠癌患者的家庭成员。

4.大肠息肉经肠镜下电灼术后的人群。

5.慢性溃疡性结肠炎患者。

6.曾患有大肠息肉者,或是父母、兄弟姐妹被发现有家族性结肠多发性息肉病(息肉数在 100 个以上)。

7.家庭人员曾患有腺癌(如肺癌、肠癌、胃癌、甲状腺癌和乳腺癌)者。

8.血吸虫病患者。

9.胆囊切除术后的人群。

10.盆腔接受过放射治疗者。

以上这些人群的人在日后罹患大肠癌的概率,比一般正常人群的人要高出许多。对大肠癌高危人群进行研究,不仅有助于对大肠癌病因进一步了解,而且还有利于降低大肠癌的发病率和病死率。

此外,美国癌症研究会(American Cancer Society)认为一般人群也要警惕大肠癌。这些人包括:

11. 从年龄上来看,有关统计显示,94%的新发大肠癌病例和91%的大肠癌死亡病例的年龄大于50岁,因此,对于50岁以上的病人尤其需要注意。

12. 从性别上来看,统计显示,男性患大肠癌的概率比女性高35%,因此男性更应重视常规的筛检。

为此,要求这些人群每年进行1次粪便隐血试验,每3年进行1次结肠镜检查;同时,每年还应进行专业咨询,以便专业医师通过仔细地采集病史,给予专业的指导意见,使健康检查更加有效。

(二)大肠癌的流行特征

1. 时间趋势 大肠癌是常见的恶性肿瘤之一,在过去的几十年中世界大多数国家或地区结肠癌的发病率都呈现上升趋势,在经济发达的北美、西欧、北欧及新西兰等国家和地区,大肠癌占常见肿瘤的第一、二位,且发病率还在不断的逐年上升。在一些发展中国家,虽然发病率比发达国家低,但也呈现出上升的趋势,尤以那些发病率较低的地区最为显著,只有极个别地区结肠癌的发病率有所下降。

相比较而言,同期直肠癌的发病率大多略有升高或基本处于稳定状态。例如,美国自1973—1995年大肠癌死亡率下降20.5%,发病率下降7.4%,特别是1986年后下降速率加快,一般认为这可能与其这些年来广泛开展大肠癌筛检和结肠镜摘除发现的息肉有关,而与饮食和生活习惯的改变关系不大。

在我国,大肠癌为常见肿瘤的第4~6位,占全部恶性肿瘤病死亡率的5.29%。近几十年来,我国结、直肠癌发病率的时间趋势变化也和世界其他地方一样,其发病率也逐年呈上升趋势。

2. 地区分布 从世界范围来看,各地结、直肠癌的发病率和死亡率的差异也较大。如美国、加拿大、丹麦、卢森堡等西欧及北美发达国家是大肠癌发病率最高的国家,发病率高达35/10万~50/10万,东欧等地区的发病率为20/10万~30/10万;特别是在美国,大肠癌患者死亡率仅次于第1位的肺癌、位居恶性肿瘤第2位。一些社会经济较发达的国家或城市包括日本、丹麦、英格兰与威尔士和中国香港地区以及以色列犹太人的发病率居中;而在经济比较落后的亚洲、非洲和大多数拉丁美洲的一些国家中,大肠癌的发病率最低。

在我国,大肠癌发病率与死亡率的地理分布特征突出的表现为东部沿海地区(如山东、福建等地)比内陆西北地区高,其中最高的是长江中下游地区(如江苏、浙江、上海等地),也就是经济发达地区发病率高,城市较农村高,大城市又较小城市高。此外,在我国的东北和华北的一些地区,大肠癌的发病率也较高。

这种分布特征同样表明大肠癌发病与地区经济、生活习惯、膳食结构等因素相关。在我国20世纪70年代的全死因调查表明,浙江省嘉善县大肠癌的发病率和死亡率居全国最高,分别为25.6/10万和20.6/10万。

3. 解剖部位分布 从对大肠癌死者的解剖上来看,在大肠癌高发地区,以乙状结肠与上段直肠(包括直肠乙状结肠交界处)比较多见。高发区与低发区大肠癌不同解剖部位的比例大致相同,而差异较大的是低发地区乙状结肠癌发病率较低;与此相反,低发地区的右半结肠癌比例较高。这种情况表明,不同地区、不同部位结肠癌的致病因素可能有所差异。下段直肠癌差异较大,则说明影响不同部位直肠癌的发病因素也可能不同。

4.宗教因素　一些研究也发现,大肠癌的发病率与宗教也有着一定的联系。以美国为例,生活在美国加利福尼亚的第七日安息会教徒(the Seventh Day Adventists)以素食为主,其大肠癌的死亡率比该地区的一般人群低60%。同样,美国的摩门教徒(该教徒吃肉,同时也吃较多的谷物、面类食品),他们的大肠癌发病率也比其他的人群低。再以印度为例,如印度孟买爱吃肉类食品的袄教徒(Parsees),其大肠癌的发病率比食素的印度教徒(Hindus)明显要高。

宗教因素的研究也证明了生活方式、饮食习惯对结直肠癌发病具有重要的影响。

5.中西方大肠癌的差异因素　从流行病学方面来看,中国人大肠癌与西方人大肠癌相比较有以下三个方面的特点:

第一,中国人直肠癌的发病率比结肠癌要高,两者之比约为(1.5~2)∶1。

第二,我国低位直肠癌在直肠癌中所占比例较高,约占75%,且大多数直肠癌可在直肠指诊检查时触及。

第三,我国青年人(年龄<30岁)的发病比例较高,约占15%。

6.移民因素　从移民因素来看,亚洲人大肠癌发病率要低于西方国家,但这些人移居到西方国家后,其第二代的发病率明显上升,并接近于当地居民,且发病部位与分布也与当地居民相似。通过大量的移民流行病学研究证实,就大肠癌病因学而言,起决定性作用的因素是环境因素而非遗传因素。

以亚洲人移居美国为例,在移居美国的第一代与第二代日本移民患大肠癌的机会是生活在本土的日本人的2.5倍。而移居美国的中国移民大肠癌的发病率与死亡率也明显高于中国内地居民,并与美国居民相接近。Whittemore等报道中国上海市结肠癌和直肠癌与美国华人、美国及加拿大白人结肠癌和直肠癌流行特征比较结果显示,美国老年男性华人的结肠癌发病率大致与当地白人相同,是中国上海人的7倍;而女性华人结肠癌发病率处于中国人与美国白人之间,比中国内地居民高3~4倍。美国老年男性华人的直肠癌发病率是中国内地居民的2倍,女性差别不大。

由此,Whittemore等认为,这种现象与生活在美国的华人的生活方式改变有关,尤其是饮食结构的变化。此外,同样的情况也见于新加坡华人。这些流行病学特征都表明,大肠癌的发病与地区经济、生活习惯、膳食结构等因素明显相关。

(王辉)

第二节　大肠癌的放射治疗

一、大肠癌放射治疗概述

(一)放射治疗的概念及其在大肠癌治疗中的应用

1.放射治疗的概念　临床上通常将肿瘤的放射线治疗简称为放疗,它也是目前治疗恶性肿瘤的重要手段之一。所谓放射治疗,顾名思义,就是利用放射线来治疗恶性肿瘤的一种手段。这种治疗方法是介于手术和药物治疗之间的一种治疗方法,如果使用得当可兼有手术和药物治疗的优点。

据估计,临床上有 65%~75% 的恶性肿瘤患者需要采用放疗,包括根治性放疗和姑息性放疗。

根治性或姑息性放疗是根据其治疗目的而进行划分的。

所谓根治性放疗,是指对恶性肿瘤患者实施以治愈为目的的彻底性放疗。其特点一是照射范围较大,不仅包括原发病灶,同时还包括肿瘤潜在的外侵范围;二是照射剂量较高。

所谓姑息性放疗,是与根治性放疗相对而言的,主要对不能根治的肿瘤患者,缓解其症状,减轻其痛苦,改善生活质量,力争延长生存时间便是治疗目的。由于不是以消灭肿瘤为目的,因而照射范围小,甚至可以不包括全部肿瘤,而仅仅包括那些产生症状的部位,照射剂量也较低。

目前,随着放疗辅助工具的改进,治疗经验的积累以及超高压装置的使用,放疗的发展也越来越快。早在 20 世纪,随着人工放射性同位素的问世(如 ^{60}Co 和 ^{137}Cs),由于穿透力得到了加强,从而提高了机体较深部位的肿瘤接受剂量。在治疗时的技术操作及应用上采用旋转照射,可将光束较大限度地集中到靶区而较少地损伤周围的正常敏感组织,从而使临床应用得以广泛开展。而采用电子枪和波导管技术制造的低、中及高能电子直线加速器,能产生不同能量的 X 线和电子束。随着放射物理学、放射生物学和治疗技术以及临床肿瘤学的发展,放疗在肿瘤治疗中的地位逐渐得到了提高。

2. 放射治疗在大肠癌治疗中的应用 多年来,在大肠癌的治疗上,手术治疗一直是主要手段。自从米氏(Miles)提出腹会阴联合切除术治疗直肠癌及结肠癌的根治术以来,手术有了很大的改进,当前仍是根治大肠癌标准的手术切除方法。但 Miles 术后腹壁的永久性人工肛门,给病人带来了不便及精神上的负担,Dixon 提出保留肛门的经腹切除术,改善了病人的生活质量。尽管如此,国外的 5 年生存率仍在 40%~50%,我国国内在 46%~65%。

而彻底手术切除后局部复发是主要失败原因之一,复发率高达 10%~35%,有的甚至高达 70%,随着病期的增加复发率随之亦升高。局部复发也是本病死亡的主要原因,虽然近年来全直肠系膜切除(total meso—rectal excision,TME)开展以来,局部复发率有所降低,但仅靠此难以达到更好的疗效。

为降低复发率而从事综合放疗或化疗的研究,对晚期、固定的不能切除的肿瘤亦试图用综合治疗来改善局部控制率及生存率,以此来提高临床疗效。

长期以来,人们大多认为大肠癌有轻度放射敏感性,单用放疗达不到控制的目的,这是基于不能手术或复发的患者应用外照射的结果。但腔内接触放疗对早期局限性直肠癌的病变取得较好疗效,证明对经选择的直肠癌有放射敏感性,是可治疗的。

通常情况下,直肠癌患者手术切除后,如病变侵及或穿透肌层者,往往会出现较高的盆腔复发率及远处转移率,为此有必要研究综合放疗及化疗。如病变局限在肌层以内,无淋巴结转移,预后较好,生存率可达 80%~90%,局部复发率仅 5%~10%,因此,在这种情况下综合治疗看起来并无必要。

在局部晚期不能手术、不能切除的肿瘤或残存的肿瘤及复发的结、直肠癌,需要结合多种治疗手段,以取得控制或姑息。在可切除的直肠癌中,放疗作为综合治疗的措施已被广泛的研究,但对更晚期的患者,放疗的作用尚未被深入的研究。此外,结肠癌放疗的应用存在的问题比在直肠癌的治疗上更多些。

（二）放射治疗的特点

由于放疗是一种局部治疗的手段，与手术相比，它受解剖、病期、体力等限制而比手术小，治疗又分数十次进行，每次治疗中患者并无太大的感觉，因此得到很多患者的欢迎。

一般来说，患者放疗后肿瘤细胞受电离辐射等影响，损伤逐渐累积到一定程度后在细胞分裂时死亡，其产生的作用和药物差不多，但局部作用比化学键导致细胞死亡的能力要强10多倍，患者全身的反应也比化疗要轻得多。所以，放疗在恶性肿瘤治疗中的地位日趋重要。但值得注意的是，从患者的感觉而言，放疗的负担轻、反应小，但放疗的损伤深入细胞核内，影响核糖核酸及染色体等关键物质，部分损伤可以修复，而有些损伤则终身存在。因此，从长远来看，放射损伤应大于手术的创伤，所以如果适用手术治疗的病例尽量不要换用放疗，当然对全身性病变放疗也不能代替药物治疗，只能起辅助治疗的作用。

此外，放疗还往往给患者带来一些常见的不良反应，这种情况大多是由于高线性能量放射性过度照射到非肿瘤部位所引起的。一般出现在会阴部皮肤、肠道、膀胱等处。其他有急性及慢性两种不良反应。最常见的急性不良反应是腹泻、会阴部皮肤发炎溃烂，但这些症状会随着治疗结束而改善。慢性不良反应，如肠道梗阻、肠道或膀胱出血、瘘管形成，甚至于坏死，这些都是由于照射后局部血液循环变差、组织缺氧造成的。近年来，随着一些照射技术及术前定位的改进，这类不良反应的发生率已经显著降低。

（三）大肠癌放射治疗的原则

放疗是一个包括多种环节、有复杂内容的完整过程。因此，在进行放疗时必须遵循一定的原则。例如，在放疗前应尽可能对肿瘤获得病理学和影像学诊断，了解肿瘤的生物学特性及其扩散规律，以决定放射范围、剂量大小和分割方法；要根据肿瘤类型、病期早晚、全身状况等情况全面地衡量利弊得失，明确放疗的适应证。

此外，经过临床及影像学诊断等各种检查确定肿瘤及其存在部位后，放射肿瘤学医生还必须了解该肿瘤的生物学特性及其扩散规律才能确定放射范围。

具体而言，对大肠癌患者进行放疗的不同阶段，必须遵循以下原则。

1. 术前放疗的原则 一般认为，术前放疗可以杀灭肿瘤周围亚临床病灶，缩小肿瘤而提高手术切除率，降低分期，减少术中肿瘤播散的可能。因此，术前放疗曾被一度推崇。

在直肠癌的术前放疗中，直肠癌病变直径大于2cm的特别是无蒂的肿瘤，或分化不良的肿瘤做短期术前放疗的效果比较理想，总量20～25Gy/5次，但对总剂量的高低一些专家还存在有不同的意见。

T_3期及较晚的肿瘤术前放疗建议用较高的剂量，总剂量4500～5000cGy，休息4～6周后手术治疗，M0hiuddin、Marks将用此法或采用术前的同时放化疗取得较好的67％的5年生存率及较低的15％的局部复发率（32/220）。

2. 术后放疗的原则 术后放疗指征是手术局部有残存的肿瘤。在较晚期的肿瘤患者，如未做术前放疗，但手术中发现肿瘤穿出肌层或附近组织或肠壁周围盆腔内淋巴结有转移，则有必要行术后放疗，总剂量要≥50Gy。

对手术未能清除全部肿瘤组织而又未发现远处转移者，可行术后放疗。接受术后放疗的患者，如果术中采取一些相应措施，可有助于术后放疗的施行。例如行盆底重建术、腹膜覆盖术及采用可吸收的网带（mesh sling），术中放置金属夹标记瘤床或残留病灶，这样可以减少骨盆内小肠受照射的体积,减少放射损伤以及术后正确的定位。

3.术中放疗的原则 病人在手术过程中如有残留病灶、手术切缘阳性及明显的肿瘤粘连,为提高局部控制率及生存率可采用术中放疗。术中放疗的目的是手术切除肿瘤后,对瘤床或残留病灶,甚至对肿瘤邻近区有可能向下蔓延的部位直接作单次大剂量照射。

美国麻省医院 1978—1989 年间共报道 80 例晚期不能切除的直肠及乙状直肠癌患者,选做术前放疗,大野 45Gy/25 次,缩野后 5.4Gy/3 次,用 5～6 周的时间来完成。从 1986 年后有 23 例接受 5—FU,剂量 500mg/(m^2 · d)连续 3 天,在放疗第 1 周及最后 1 周进行,4～6 周后手术探查,大部分病人能手术切除。

值得注意的是,在肿瘤粘连区如果活检报道有残留或切缘阳性应做术中放疗。

术中放疗能量选择 9～15 MeV,剂量为 10～20Gy,大部分病人接受 15Gy,剂量在 90% 等剂量曲线上。5 年无瘤生存率在完全切除与部分切除组分别为 53% 及 32%。

4.直肠癌的单纯放疗原则

(1)对少数早期直肠癌且细胞类型特殊敏感的病人施行单纯放疗,通常能够取得根治性切除同样的疗效。

(2)对术后复发直肠癌的患者采用再程放疗,可取得一定的疗效,但应尽量争取再次手术,以后补充放疗,其疗效要优于单纯姑息性放疗。

(3)局部晚期肿瘤而不能手术的病人可进行单纯放疗以缓解症状,达到止痛、止血、减少分泌物、延缓病程、缩小肿瘤的目的,也有的可以转化为手术切除,达到姑息治疗的作用。

(4)对原发肿瘤虽能切除,但由于高龄、内科情况或其他原因而不能手术的患者,可进行一定剂量的照射,从而起到较好的治疗作用。

5.直肠癌的近距离放疗原则 对早期直肠癌应用腔内放疗也可产生较好的效果。其腔内放疗适用于病灶表浅、范围较小、可活动的早期低位直肠癌。

6.直肠癌放疗加热疗的原则 对晚期直肠癌病人采用术前放疗辅以热疗的方法,可增加肿瘤的手术切除率,改善局控率,对复发性结直肠癌也能取得较好的疗效。

(四)放疗时患者应注意的事项

1.要正确地认识自身的病情和所采取的放疗方法,保持乐观的情绪,加强营养和必要的体育锻炼,同时和医护人员密切配合,争取早日康复。

2.肿瘤患者在放疗医生定位设野(即划定照射范围)之前,要进行全身彻底沐浴 1 次,这时由于设上体表标记野界后,在放疗结束之前不能再洗浴,以免擦掉体表标记野界而影响治疗。

3.要穿纯棉质的易于穿脱的内衣,以利于皮肤的保护及便于治疗。

4.医生设好体表标记后,患者绝不要任意涂改,如果不清楚,应及时找医生重描。

5.每次照射前要提前 15 分钟到达机房候诊室,稳定自身的情绪,以便治疗,切忌迟到或匆匆赶来后立即进行治疗。

6.在照射过程中,一定要保持技术员所摆的体位,千万不要乱动,以免照射不准确而影响疗效,甚至引起严重反应。

7.在放疗过程中,要注意身体,避免感冒等,以免中断治疗延长疗程。

8.在放疗过程中,用药物包括在皮肤射野内的外用药之前,须经放疗医生同意,以免有些药物影响放疗的疗效。例如需在射野内皮肤上涂药膏时,必须要在每次照射后用,切忌在照射前用，以免引起严重的放射性皮肤反应。

9. 每周都要进行复查，包括临床检查和血象检查等。

二、肛管癌的放射治疗

（一）肛管癌及其传统治疗手段

肛管癌是指齿状线以下至肛门开口处的癌肿，有时肿瘤已外翻而突出于肛门之外，典型者外观似菜花状，触之易出血。

肛管癌是临床上较少见的一种肠道肿瘤，发病率占直肠肛管癌的10%左右，其主要症状为便血及疼痛，排便时肛门疼痛加剧，可被误诊为"肛裂"。

1980年前，根治术和永久性造瘘是肛管癌标准的治疗方法。在日本，肛管癌的标准疗法为以腹会阴直肠切除的外科切除为主的治疗方法。但手术治疗在肛管癌治疗中的地位并不高。一般情况下，只有当肿瘤已侵及肛管括约肌，使排便失去了自控能力，或与周围器官如阴道形成瘘管，甚至局部复发或放化疗后引起严重的狭窄，这些肛管癌患者可考虑行腹会阴切除术，作为放化疗失败后的补救治疗手段。

此外，局部切除术可保留肛门，这在有些患者中也是可行的做法，在过去肿瘤低于齿状线的患者，有70%可考虑采用这种手术。表浅鳞癌或小于2cm肿瘤，尤其在肛管的远端，也常常采取局部切除术的办法。

（二）肛管癌的放射治疗

进入20世纪80年代后，许多研究中心把放疗作为肛管癌治疗的首要手段，特别是放射化学疗法作为肛管癌的根治疗法取得成功的报道，使放疗成为一些欧美国家治疗肛管癌的首选疗法。这种治疗手段与根治术有同样的生存率，且保留有肛管正常括约肌的功能。

迄今为止，肛管癌根治性放疗在众多的报道中，放射量为30~57.5Gy并联合应用MMC和5-FU的化学疗法，可使局部控制率达到60%~90%，对通常未能取得肿瘤完全消失者或局部复发的病例，施行腹会阴直肠切除术或局部切除，也能获得占全体病例64%~92%的5年生存率，这种方式也比施行腹会阴直肠切除的单纯手术组的5年生存率（35%~68%）要高50%，且大约2/3患者的肛门得到保留。另外，外照射50~64Gy的单纯放疗或者30~38Gy的外照射并用^{192}Ir组织内照射，通常也能与放射化学疗法获得相同的疗效。一些报道认为，在总照射剂量相等的情况下，放射化学疗法方面的局部控制率要更好些。

如今，很多专家认为，放射线化学疗法对肛管癌来说已是常规的治疗方法，但值得注意的是，在采用化学疗法时由于会增强会阴部的皮肤放射反应，因此必须限定总照射量。

根治性放疗的适应证最好以肿瘤直径在5cm以内的T_1、T_2为宜，但也有很多报道认为，如果T_3肿瘤还没有浸润到邻近脏器的患者，也可考虑根治性放疗。另外，T_4肿瘤适合于腹会阴切除手术者，有10%~20%的腹股沟等区域存在有淋巴结转移的现象，这些病例也可采用根治性放射治疗，其照射野设定多包括骶髂关节下缘作为上界，左右两侧界线为腹股沟淋巴结，下界为包含会阴部的盆腔照射野。前后2个照射野对穿照射30Gy后，再用集中于肿瘤的第4野或旋转照射等方式追加20Gy的照射，并用化学疗法的药物，多选择MMC和5-FU联合使用，5-FU一般采取持续滴入的方法。

（三）肛管癌的放射技术

1. 全盆腔技术　通常采用的是前后对穿野，治疗原发肿瘤和后盆腔及腹股沟的淋巴结。

当患者采取俯卧位时,肛管容易显示,亦可选择性对肿瘤累及会阴区进行加量,患者也可取仰卧位,减少体位方面的不均匀性。

照射野的上缘,为髂总、上骶前、上痔系统的乙状结肠周围淋巴结。需要治疗时,则在腰骶连接处,在治疗中该上缘经常下移到骶髂关节下方,约髂血管分叉水平,这样包括直肠周围及髂内、髂外淋巴结,以缩野减少放射性肠炎。

前野或后野的两侧缘要有足够的宽度,包括腹股沟及髂外淋巴结。

照射野的下缘是在肿瘤下方的 3cm 以下。

2. Papillon 的腔内治疗 所谓 Papillon 的腔内治疗,是指用低千伏的深部 X 线接触治疗机,Papillon 技术是联合会阴野及后骨盆弧形野,包括直肠周围、骶前及髂内淋巴结,其等剂量曲线是相当满意的。

患者取截石位作会阴野的治疗,采用仰卧位或俯卧位作后弧形野的治疗。

(1)腔内接触放疗:要求患者必须清结肠管,取胸膝卧位,置入远端直径为 3cm 的直肠镜,病灶必须全部暴露在视野内,用接触治疗机,给 50 千伏电压,电流为 2 毫安,滤过板为 0.5～1.0mm 的铝,焦皮距为 4cm,由于焦皮距短,因此剂量率可高达 20Gy/min,剂量集中在受照组织的 5mm 内(50%的百分深部量在 5mm 处)。

首次剂量为 22.5Gy(表面剂量),1 周后进行第 2 次照射,并根据病灶消退情况给表面剂量 22.5～27Gy,第 21 天的检查对以后的治疗起着关键作用,通常情况下,此时肿瘤缩小 80%,总量达 90～110Gy(表面剂量)。

如果肿瘤在第 21 天检查时消退不明显,则应改为根治手术或术后放疗。

如治疗 1 个月后,肿瘤完全消退,可用组织插植来补充剂量,应用 ^{192}Ir 治疗,剂量在 85%等剂量曲线处为 30Gy。

(2)组织插植治疗:用 ^{192}Ir 丝或针在直肠壁上插入,所用 ^{192}Ir 的长度及分布情况要根据肿瘤的大小,进行优化。

组织插植治疗时,要和外照射进行配合进行,或作为接触放疗的补充,当外照射达 40～45Gy/4.5 周时,组织插植量为 30～35Gy,使肿瘤总量达 70～80Gy。

3. 剂量一时间因素 单纯外照射与其他肿瘤相似,给予的剂量为接近正常组织的耐受量,都用兆级能量。没有研究明确理想的剂量一时间因素。一般来说,外照射的原发肿瘤接受的剂量在 60～65Gy/6～7 周,1.8～2Gy/次。包括原发灶和区域淋巴结照射到 40～45Gy/4～5 周后,就要缩野至肿瘤部位,小野体积要包括原发灶及其周围外的 2～3cm,给予小体积的量,可用外照射的会阴野,或组织插植或多野技术给予,剂量为 15～20Gy/2 周,如用组织插植在 0.5cm 处,剂量可给 20Gy。已证实有转移的腹股沟淋巴结,直肠旁淋巴结或盆腔淋巴结的治疗,其剂量和给原发灶相同。

如放疗同时并用 5-FU 及丝裂霉素(mitomycin,MMC)或 5-FU 及 DDP 化疗时,照射的剂量要作调整,有时为了避免肠炎或会阴处放射性皮肤炎,需要做分段治疗以减少毒性。

然而,最近的临床试验尝试通过增加放疗、化疗或两者的强度来提高局部控制,提倡通过消除放疗间断时间(分段治疗)而增加放疗剂量和缩短放疗总时间。当与 5-FU/丝裂霉素化疗同期应用时,30Gy 低剂量/15 次,3 周后即显示可以根治 90%直径为 3cm 大小的肿瘤。高剂量,从 5 周 45Gy/25 次至 6 周 54Gy/30 次,有时在间隔 6～8 周后加量,总量达 60～65Gy,总治疗时间为 12 周,可控制 65%～75%直径大于 4cm 的肿瘤。

一般来说,在放化疗联合治疗时,放疗疗程的中断,往往不会超过 2 周(有的为 4 周)。通常情况下,中断后下一步的放疗应依据第一阶段的临床或组织学反应,也有人推荐 6～8 周的长间隔以使肿瘤得以退缩。有关分段放疗可能存在的不良作用尚不能确定,但根据肛管癌肿瘤倍增时间的数据来看,中位倍增天数为 4 天(1～30 天,26 例),不良作用可能是由于不必要的治疗时间延长所致。在 UKCCCR 研究中,单纯放疗组 3 年局控率仅为 40%,其原因可能与研究中放疗为分段放疗有关。RTOG 试验的研究者分析高剂量(59.4Gy/8.5 周)组比 45～50.4Gy/5～5.5 周结果差的原因,也可能与高剂量组中有 2 周的治疗中断有关。

但增加放疗剂量和缩短治疗时间面临的问题是患者的耐受性差。RTOG Ⅱ 期试验中,9/18 例计划为无中断的 59.4Gy/33 次,6.5 周放疗的患者,实际需要 2 周或更长时间的中断。

目前,所有的研究都试图减少所有原因引起的治疗中断。提高剂量的合理性是基于在随机和非随机试验中观察到的剂量－体积效应,体积大的肿瘤控制率低于小肿瘤。对非随机研究系列分析提示存在有剂量－控制关系,回顾性分析,50 例总剂量在 54Gy 或以上的患者,5 年生存率和局控率都有提高。在另一项分析中,34 例肿瘤大于 2cm,5/13 例接受总剂量低于 45Gy 的患者局控率为 38%,9/13 例剂量为 50～55Gy 的患者局控率为 69%,7/8 例剂量大于 60Gy,局控率为 88%。

这表明,大的肿瘤有必要给予更高的剂量 65Gy(外照射 45Gy,加上组织插植或会阴野 20Gy)。但是,值得注意的是,这同时也增大了其毒性,因此不一定会有利。

4.并发症 单中心的非随机报道急性及晚期毒性要比多中心随机组高。

放疗同时并用化疗,随着放射剂量的增加,其副反应亦随之增加,有白细胞和血小板的下降、败血症、肠炎、会阴部放射性皮炎及肛管直肠功能的紊乱。

晚期严重的并发症需要手术治疗的占 5%～15%。

5.临床应用疗效

(1)Cumming BJ 等报道 192 例肛管癌进行前瞻性研究,其总的 5 年生存率为 69%。将其随机分成三组:单放组为 69%;放疗同时并用 5－FU 加 MMC 组为 76%;放疗并用 5－FU 组为 64%。原发灶控制后,保留肛门直肠功能的占 88%。

放疗同时并用 5－FU 加丝裂霉素组当剂量到 50Gy/(20 次·4 周),产生严重的急性及晚期正常组织的毒性。

(2)Wagner JP 等回顾性报道 108 例病人,在法国里昂应用的是 Papillon 放疗技术,其总的 5 年生存率为 64%±6%,局部复发率为 16.6%。

(3)Martenson JA 等报道 ECOGS 组前瞻性研究 $T_{1～4}N_0$ 的 50 例肛管癌患者,剂量给骨盆肛管会阴 40Gy,接着 10～13Gy 加量。放疗开始后同时应用 5－FU 加丝裂霉素,其结果 50 例肛管癌的 7 年生存率为 58%,7 年无局部复发率是 80%,因此认为放疗合并化疗是有益的。

(4)Maingon P 等报道法国 Diion 的放疗科从 1975～1995 年治疗 151 例的低位直肠癌,其中离肛缘≤5cm 占 80/151(53%),肿瘤分化好的占 90/133 例(68%)。

(5)中国医科院肿瘤医院报道 61 例肛门癌的总的 5 年生存率为 44.3%,不同期别的 5 年生存率分别为 T_1N_0 81.8%,T_2N_0 68.5%、$T_{3～4}N_0$ 25%,若有淋巴结转移,效果明显下降,$T_{3～4}N_{1～2}M_0$ 为 10%,有远处转移的为 0%。

在 23 例单纯放疗的 $T_{1～2}N_0$ 的病例中,其 5 年生存率为 78.3%,约有 2/3 病例保留肛门的功能。

（四）肛管癌放射治疗的原则

1. 腔内放疗（ICRT）　通常来说，在应用 Papillon 技术治疗肛管癌时，其适应证为肿瘤外突型、能活动、分化好、直径＜3cm 以及无可疑的直肠周围淋巴结，单用 1CRT 剂量应为 90～120Gy/3～4 次。

2. 外照射加腔内技术　选 T_2/T_3 肿瘤患者，拒绝手术或全身情况不能进行手术的，首先采用外照射 30Gy/（10 次·19 天），然后腔内加量 20～35Gy/1 次或 2 次，在 6～8 周后，如随访效果良好，会阴处插植 BT 加量治疗 15～30Gy（瘤床处），如病变有恶化应做补救性手术。

结果：CR 为 93％，局部复发为 28％，5 年生存率为 57％，Ⅲ度严重反应率为 3.8％，肛门括约肌功能保留的占 104/124 例（84％），括约肌功能正常的占 102/104（98％）。

结论：腔内接触放疗主要针对的是 T_{1A} 期，如果肿瘤＞3cm，外照射能明显改善其疗效。

3. ICRT 及组织短距离治疗（BT）　短距离治疗是用于轻度浸润的肿瘤的追加剂量，是用 ^{192}Ir 丝，放入金属针内插入瘤床。这种操作需要在全麻及 X 线透视下进行，推荐剂量为 10Gy/h，按插植平面外的 0.5cm 左右为计算剂量点。如为外突型肿瘤应首先做 2 次 ICRT 后再做 BT 治疗。

（五）肛管癌放化疗的联合治疗

放疗在肛管癌的治疗中曾经较为广泛的应用，后来在确立放化疗联合治疗可提高疗效后，单纯放疗无论是外照射或组织间插植的应用已减少，现在多用于不能接受放化疗治疗或病灶非常小的患者。

1974 年，在肛管癌的治疗上首次出现了放化疗的联合治疗，Nigro 为 3 例准备接受经腹会阴手术的患者进行术前治疗，他采用放疗联合 5－FU 和丝裂霉素化疗，结果 2 例患者术后病理证实肿瘤完全消退，1 例患者放化疗后拒绝手术，而无瘤生存。

另外很多试验也证实了放化疗联合的有效性。

例如，RTOG 评估了 79 例肛管癌患者。他将患者盆腔和会阴接受放疗，剂量为 40.8Gy，同时联合 5－FU 和丝裂霉素化疗。结果显示，无结肠造口率为 90％，3 年的局控率和生存率分别为 71％和 73％。毒性反应出现的几率，轻至中度的腹泻为 67％，皮肤反应 86％，湿性脱皮 19％，18％的患者有粒细胞下降，其中 2 例为重度。后期反应少见。

再如，ECOG 对 50 例肛管癌患者进行了一项试验，盆腔放疗 40Gy，局部肿瘤再加量 10～13Gy，5－FU 和丝裂霉素化在放疗的第 1 天和第 28 天同期应用。在治疗结束后 6～8 周进行活检，如果呈阳性，则进行腹会阴的切除手术。结果显示，完全缓解率为 74％，部分缓解率为 24％。局控率 80％，总生存率为 58％。患者中 37％有重度反应，其中包括 4％有生命威胁的血液学毒性反应。

此外，在随后的多项随机研究中，同样证实了放疗和化疗的联合治疗的效果是根治性的，而不仅仅是作为手术的辅助治疗。最著名的临床Ⅲ期随机试验来自英国联合肿瘤研究会（UKCCCR）和欧洲肿瘤治疗组织（EORTC），其研究的 3 年结果如表 10－1 所示。

表 10-1　UKCCCR 和 EORTC 随机临床研究的 3 年结果

	UKCCCR(n=577)			EORTC(n=103)		
	放疗	放化疗	P 值	放疗	放化疗	P 值
局控率	39%	61%	<0.0001	55%	65%	0.02
疾病相关生存率	61%	72%	0.02	—	—	—
总生存率	58%	65%	0.25	65%	70%	0.17

UKCCCR 的试验中,共有 577 例患者参与试验,他们被随机分成单纯放疗和放化疗两组。其中,40%患者的原发肿瘤为 $T_{3\sim4}$,20%患者临床有淋巴结转移,2%患者有盆腔外转移。两组放疗的总剂量相同,都是 45Gy/20～25 次,4～5 周。化疗为 5-FU 1000mg/(m^2·24h)持续 4 天,或 750mg/(m^2·24h)持续 5 天,在放疗开始的第 1 周和最后 1 周同时应用,外周静脉持续滴注;丝裂霉素 12mg/m^2,采取静脉推注的方式,在化疗的第 1 天应用。治疗后 6 周临床重新评估,若原发肿瘤的退缩没有达到 50%(两组中各有 10%发生),则考虑手术或给予进一步的放疗,若用会阴野 15Gy/6 次,或 ^{192}Ir 组织间插植 25Gy,2～3 天。局部治疗失败率放化疗联合组为 28%(81 例),单纯放疗为 52%(147 例)(P<0.0001)。两组在总生存率上并无差异。需手术处理的并发症包括结肠造口术,两组都是 10 例(3.5%)。治疗相关的死亡,放化疗联合组有 6 例(2%),单纯放疗组 2 例(0.7%)。在患者出现的急性反应方面,除了血液学毒性外,两组的毒性反应相似。

在 EORTC 的研究中,有 103 例局部晚期肛管癌患者参与了试验。试验设计与 UKCCCR 类似。其中,85%的患者为 $T_{3\sim4}$,51%的患者有淋巴结肿大。放疗剂量为 45Gy/25 次,共 5 周。化疗为 5-FU 750mg/(m^2·24h),持续滴注 5 天,在放疗的第 1 和第 5 周同时应用。丝裂霉素 15mg/m^2,同样为静脉推注,在化疗的第 1 天给予。结束后 6 周给予第二阶段加重放疗,方法为外照射或组织间插植,剂量根据前阶段的治疗反应而定。如果为完全消退,给予 15Gy;如果反应为部分缓解,则为 20Gy。接受放化疗联合治疗后的肿瘤完全消退率明显提高,3 年的免结肠造口术的生存率为 58%,而单纯放疗仅 35%。放化疗治疗组有 1 例(1/51)死于治疗毒性反应。然而,两组在急性和后期反应上均无明显差异。同样,与 UKCCCR 研究相似,放化疗组显示有局控率和无结肠造口生存率的提高,但没有观察到总生存率的提高。

美国放疗协会(RTOG)和东部肿瘤合作治疗组(ECOG)联合进行的一项随机试验,也明确了 5-FU/丝裂霉素＋放疗的疗效要优于 5-FU 单药＋放疗。

值得注意的是,随机研究结果的报道是以治疗方法分组的,并没有按肿瘤分期分层。在非随机研究系列中,5-FU/丝裂霉素＋放疗治疗的 5 年总生存率为 65%～75%,总局控率(除外挽救性治疗)为 60%。当肿瘤大小为 2cm(T_1)时,其 5 年生存率为 80%,局控率为 90%～100%;当肿瘤大小为 2～5cm(T_2)时,其 5 年生存率为 70%,局控率为 65%～75%;当肿瘤大小为 T_3 或 T_4 时,其 5 年生存率为 45%～55%,局控率为 40%～55%。由于病例混合了不同的病期,而且多数研究中的病例以进展期居多,因此,总体来说,约 2/3 的患者治疗后保留了肛肠功能,因治疗并发症而丧失肛肠功能的患者不超过 5%。

目前,尚没有放疗与 5-FU/丝裂霉素化疗的最佳方案。通常应用的剂量为,肿瘤原发灶在 3cm 以下时,放疗的剂量采用 30～40.8Gy/15～24 次,3～5 周,可控制 90%以上的肿瘤。对较大的肿瘤,通常采用较高放疗剂量可达到 75%以上的局部控制,放疗剂量为,盆腔 40～

45Gy/5 周后,肿瘤处局部加量,总剂量达 50～65Gy。尽管放疗剂量在每个试验中都不相同,但 5－FU/丝裂霉素的化疗组合却是一致的。

三、直肠癌的放射治疗

(一)直肠癌的放疗方式

放疗在直肠癌的治疗中占有重要地位。它与手术及化疗联合的综合治疗,在提高保肛率、降低直肠癌局部复发率及提高患者长期生存率方面作用显著。在直肠癌的放疗中,其主要方式包括以下几种:

1. 可完全切除的直肠癌放疗

(1)首先行外科手术,如为 T_3 及(或)$N_{1～2}$ 进行包括放疗在内的辅助综合治疗。

(2)术前新辅助治疗(放疗或放化疗),然后进行手术。对于超声诊断 T_3 或临床 T_4 患者,术后加辅助综合治疗。

(3)单纯腔内放疗,这种方式主要针对个别早期局限性肿瘤。

(4)局部手术切除联合放疗,主要是为了减少腹部、会阴部切除手术,增加保留肛门几率,一般用于相对早期的肿瘤。

2. 不可完全切除或复发的直肠癌手术中行放疗(也就是指术中放疗,IORT)。

3. 早期($T_{1～2}$)肿瘤单纯局部切除术,或术后行包括放疗在内的辅助综合治疗。

4. 患者拒绝手术或身体条件不允许外科手术的条件下,进行的单纯放疗。

(二)直肠癌的放疗设计

在进行直肠癌的放疗时,为了减少受照射小肠的面积,要求患者最好采用俯卧位。常规的放疗一般采用 10mV 以上的高能 X 线,术后放疗多以 1 个后野和 2 个左右侧对穿野(必要时可采用多野)行等中心治疗,术前放疗时 4 野盒式技术剂量分布更好些。首先照射肿瘤或瘤床以及盆腔淋巴引流区至 45～50Gy,然后再针对原发病灶追加照射剂量。由于额外的会阴野很可能与盆腔野重叠,因此会阴手术瘢痕需要治疗时,应将其包括在盆腔野中。最好于直肠内注射钡剂或以金属探条在定位机透视下显示直肠。左右侧野后界包围低骨,前界放在直肠前 2cm。一般使用 1.8～2Gy/F、5F/w,总剂量 60～70Gy 的常规分割模式。而 1.2～1.6Gy,2 次/d 的加速超分割方案可能增加不良反应及并发症的发生率,所以没有被普遍采用。

为了精确治疗临床及亚临床肿瘤病灶,同时保护正常组织,目前正在进行直肠癌三维适形或调强放疗的临床研究。

(三)直肠癌的放射治疗

1. 直肠癌的术前放疗 自从 20 世纪 50 年代发现直肠癌单纯手术后的高复发率,及对生活质量的影响后,有关术前放疗的研究已进行了多年。术前放疗有其临床和生物学上的优点。采用术前放疗的优点有:①放疗后肿瘤退缩,提高了切除率;②对低位直肠肿瘤,肿瘤的退缩可能增加保留肛门括约肌的机会;③降低术中播散的几率;④肿瘤乏氧细胞少,对放疗较术后放疗敏感;⑤小肠的蠕动度较术后大,治疗的毒性反应较低。

术前放疗也有其不足之处。主要缺点是对早期病例及已有肝转移的病人,容易导致过度治疗。为此术前一定要做全面检查,包括 CEA、直肠指检、活检,腹腔及盆腔的 CT、MR 及直肠腔内 B 超扫描(ESU)或超声内镜直肠检查(IRUS),浙江省肿瘤医院应用超声直肠探头做直肠癌术前检查,对直肠原发灶及淋巴结的符合率各为84%。

(1)直肠癌术前放疗的作用

1)术前放疗对原发灶的作用:我国张殿忠等报道术前放疗使癌细胞产生不同程度的退行性变,纤维组织增生,癌周浸润消失。孙光绮等用中等剂量放疗214例直肠癌,放疗后有67%瘤体有不同程度缩小。周云峰等用术前野中野放疗,剂量为44Gy/4~5周,在25例术前放疗组中有4例病理标本未发现癌(16%)。

国外Tobin RL等用高剂量治疗134例直肠癌固定的病人用四野照射45Gy/25次,再局部加量4.8~9.6Gy,4~6周后手术,肿瘤有明显的缩小,且有105/134例(78%)可能保留肛门括约肌。

2)术前放疗对区域淋巴结转移灶的作用:直肠癌的术前放疗可降低淋巴结转移率,减少转移的机会。中国医科院肿瘤医院80例非随机分组研究显示,术前放疗可使7%的病例术后病理为CR。

美国Mendenhall WM等报道Florida大学在71例直肠癌术前放疗35~45Gy/3.5~4周后,发现有11%标本中无肿瘤。

3)直肠癌的术前放疗可提高手术切除率:上海医科大学肿瘤医院有资料显示,对手术探查不能切除的直肠癌病例及复发后不能再手术的病例共57例,经放疗后肿瘤缩小16例,可再次探查,14例做了手术切除。

4)直肠癌的术前放疗可降低局部复发率:中国医科院肿瘤医院80例非随机研究发现,术前放疗可使局部复发率下降至10.7%。综合文献报道,术前放疗后,局部复发率在8%~17%,回顾性分析认为,适当剂量的术前放疗,可降低盆腔淋巴结转移,降低局部复发率,有11组术前放疗随机临床研究,5组显示有降低局部复发率。

欧洲进行的随机临床试验,重点在术前单纯放疗。放疗方式多采用短程快速放疗。比较重要的是瑞典斯德哥尔摩直肠癌试验组对1168例可手术直肠癌的研究,术前放疗总量为25Gy/5次,同时将放疗的范围缩小,照射盆腔而不包括腹主动脉旁淋巴引流区,放疗技术上采用多野照射,结束1周后手术,研究证实,局部复发率为11%:27%(P<0.001),这表明,术前放疗可明显提高局控率。

Mohiuddin及Masks对220例直肠癌患者进行术前放疗,剂量大于5000Gy,结果显示能明显降低局部复发率。

Ahmad NR.等报道用高剂量术前放疗(55±10Gy再用缩野技术),其局部复发率是14%(38/275例),而术前低剂量组复发率是20%,这同样说明了高剂量组得到一个很好的局控率。

Mendenhall W M.等分析Florida大学医院71例直肠癌,术前剂量的高低与复发率有关,术前剂量3000~3500Gy局部复发率为13%,术前剂量4000~4500Gy则为5%。临床随机分组研究的报道如表10-2所示。

表 10-2　术前放疗直肠癌的局部复发的随机研究

单位	病人数（例）		总剂量/次数/分次剂量	局部复发率		P 值
	术前放疗组	手术组		术前放疗组	手术组	
VASOG I	302	311	20～25/5/5	29	40	—
YASOG II (1986)	180	181	31.5/18/1.75	—	—	—
斯德哥尔摩直肠研究组(1990)	424	425	25/5/5	10.8	22.5	P<0.01
英 MRC 直肠癌组(1996)	139	140	40/20/2	35.9	46.4	—
瑞典直肠癌试验组(1997)	553	557	25/5/5	9	23	P<0.001

5) 直肠癌的术前放疗可提高生存率

直肠癌根治术的 5 年生存率在 50%～60%，赵恩生总结国内几个大医院的 5 年生存率为 46.15%～65.15%，要提高疗效，必须采用综合治疗。

Florida 大学非随机研究报道，经术前放疗后，患者的 5 年生存率有明显的提高（70%：38%，P=0.001）。

在术前放疗的随机临床研究中，EORTC 组的结果提示对提高生存率接近有统计学意义（P=0.06），瑞典斯德哥尔摩直肠癌试验组对 1168 例可手术直肠癌进行随机分组，术前放疗剂量 25Gy/5 次/5Gy 放疗结束后 1 周进行手术，其 5 年生存率为 58%：48%，P=0.001。

Minsky B. D 等报道不能手术切除的 22 例直肠癌病例，12 例进行术前放疗加手术，另 10 例为单纯放疗，两组的 3 年生存率分别为 91%及 30%。

Mendenhall W M 等报道 23 例开始不能切除的直肠癌病人进行术前放疗加手术，完全手术切除的 11 例中有 2 例存活 5 年，其 5 年绝对生存率为 18%(2/11)，整个组的绝对 5 年生存率是 9%(2/23)，见表 10-3。

表 10-3　不能手术切除的直肠癌术前放疗的生存率

单位	病人数（例）	完全切除术（例）	5 年生存率（%）
Oregon 大学	35	18(51%)	12
Massachussets 总医院	25	16(64%)	28
Tufts	44	26(59%)	—
Florida 大学	23	11(48%)	9

直肠癌的临床随机研究的生存率如表 10-4 所示。

表 10-4　直肠癌术前放疗随机研究的 5 年生存率

单位	病人数（例）		总剂量/次数/分次剂量	5 年生存率		P 值
	术前放疗组	手术组		术前放疗组	手术组	
VASOG I	302	311	20～25/5/5	43.4	31.6	—
YASOG II (1986)	180	181	31.5/18/1.75	50.3	49.6	P>0.05
斯德哥尔摩直肠研究组(1990)	424	425	25/5/5	—	—	P>0.05
英 MRC 直肠癌组(1996)	139	140	40/20/2	—	—	P=0.05
瑞典直肠癌试验组(1997)	553	557	25/5/5	58	48	P=0.004

(2) 直肠癌术前放射治疗的适应证：术前照射适应证的选择应为肿瘤活动度受限的进展期直肠癌，对分期在 II、III 期(T_3、T_4)或($N_{1～3}$)的 CT、MR 及直肠腔内超声检查，也可进行术

前放疗。但对复发率很低的病例来说则无须施行放射治疗。

（3）直肠癌术前放射治疗的照射技术：直肠癌术前照射的照射野各家报道差异很大，至今对照射野的设定和照射剂量的要求还没有十分恰当的统一标准。一般来说，直肠癌术前放疗照射范围应包括直肠原发病灶及盆腔内淋巴引流区，不要遗漏骶前区及会阴部。照射野的上界在腰椎体下缘，两侧界超出真骨盆缘 $1\sim1.5cm$，下界达肛门口，同时应将会阴包括在内。用侧野照射时，后界应在骶骨前缘后 $1.5\sim2cm$，前界要包括髂内淋巴结、前列腺或阴道后壁在内。大部采用盆腔前后两野对穿照射，也有的采用三野，后野加两前斜野或后野加两楔形滤板的侧野。对低位的直肠癌亦有采用会阴野。

（4）放射剂量：直肠癌术前放射剂量可分为低剂量、中剂量和高剂量三种。

低剂量：$25Gy/5$ 次 $/5Gy$ 或 $25Gy/10$ 次 $/2.5Gy$，休息 $1\sim2$ 周后再进行手术，也可采取单次 $5Gy$，第二天进行手术治疗。

中剂量：$30\sim40Gy/3\sim4$ 周 $/2Gy$，休息 $2\sim3$ 周后进行手术。

高剂量：$50\sim60Gy/5\sim6$ 周 $/2Gy$，休息 $4\sim6$ 周后进行手术。

目前对中晚期病例倾向用高剂量方案，而对较早期的通常使用中剂量方案，对低剂量方案由于弊大于利，临床上很少采用。

2. 直肠癌的术中放疗　术中放疗是手术中在直视下进行的放疗，由于达到较好局部控制率的放疗剂量在多数手术无法完全切除的直肠癌超过周围正常组织的耐受量，因而在术前放疗（可联合化疗）及手术的基础上加上术中放疗（手术中施行放疗），以提高局部控制率。其特点是一次性提高肿瘤组织的剂量，同时可将正常组织小肠移到放疗区域之外，减少小肠所受剂量。

（1）直肠癌术中放疗的作用：直肠癌的术中放疗有这样几个方面的优点：病人于根治手术时可直视下照射肿瘤；对不需要照射的脏器、器官或组织可置于射野之外，减少或避免产生放射并发症；这种治疗不像体外照射要通过皮肤；外科、放疗及病理科医师可密切合作。

（2）术中放疗的技术：直肠癌的术中放疗技术有两种：一种是电子线外照射，另一种是近距离放疗。近距离放疗除了可以采用 ^{192}Ir 后装技术外，还有 ^{125}I 或 ^{103}Pd 永久性粒子植入放疗。电子线术中放疗在约 10% 的病例中由于受解剖或技术的限制而不能进行，而近距离放疗在实用中受到的限制较少。

（3）术中放疗的适应证

1）局部晚期不能切除的直肠乙状结肠癌病人已做过术前放疗者。

2）检查过肝功能、X 线胸片、盆腔 CT 扫描无远处转移者。

3）根据临床及放射学的检查不能切除者或以前手术探查未切除者。

4）切缘阳性或切缘 $5mm$ 内有肿瘤，附近有微小转移灶。

5）手术探查时肿瘤与附近脏器如骶骨、骨盆侧壁、前列腺或膀胱有粘连或固定，证实有残留病灶，局部肿瘤有高度危险复发的区域。

（4）术中放疗的能量选择：通常根据残留肿瘤组织的厚度，决定电子线能量的大小。如显微镜下残存或肉眼残留可选用 $6\sim15MeV$，如肿瘤未能切除，可选用 $18\sim20MeV$ 或更高能量的电子线。要求 $80\%\sim90\%$ 等剂量曲线能包括整个靶区在内。

（5）照射剂量：通常来说，对小残留灶可一次性照射 $10\sim15Gy$，如为 $1\sim2cm$ 的病灶可用 $18\sim20Gy$，对未能切除的肿瘤可照射 $20\sim25Gy$，剂量一般不宜超过 $25Gy$。

(6)术中放疗的并发症：可出现盆腔脓肿、吻合口瘘、肠梗阻、腹部伤口裂开、伤口愈合延迟、骶骨放射性骨坏死、尿道阻塞等。

(7)术中放疗的疗效

1)Willett CG 等报道麻省总医院 80 例原发局部晚期不能手术切除的结直肠癌术中放疗的疗效。

其中手术切除加用术中放疗的有 42 例，手术切除未加术中放疗的为 23 例，已有转移，局部不能切除等原因有 15 例。

首先对这 42 例病例行术前小野放疗，剂量为 45Gy/25 次/1.8Gy，缩野 3 次给量 5.4Gy，总量 50.4Gy/28 次/5～6 周，放疗 4～6 周后进行手术探查。

8 年后开始有 23 例手术前放疗的第 1 周及最后 1 周接受 5—FU $500mg/(m^2 \cdot 24h)$ 连续 3 天治疗。

在手术过程中，有癌性粘连、残留癌存在、切缘阳性，需要冰冻切片证实则有术中放疗的适应证。

电子线能量选择 9～15MeV，剂量 10～20Gy，大部分病人接受 15Gy（在 90% 等剂量线上）。

42 例结直肠癌的局控率及生存率如表 10—5 所示。

表 10—5　MGH 结直肠癌手术切除加术中放疗的局控率及生存率

手术切除范围	病人数	5 年局控率（%）	5 年无瘤生存率（%）
完全切除	20	88	53
部分切除	22	60	32
显微镜下残留	16	69	47
肉眼残留	6	50	17
总共	42	77	43

未做术中放疗的 23 例，结直肠癌的局控率及生存率如表 10—6 所示。

表 10—6　MGH 结直肠癌手术切除未加术中放疗的局控率及生存率

手术切除范围	病人数	5 年局控率（%）	5 年无瘤生存率（%）
完全切除	21	71	60
加术后放疗	3	100	100
未加术后放疗	18	67	55
部分切除	2	0	0
总共	23	63	54

2)Willett CG 等总结 MGH 术中放疗组的完全手术切除的 40 例及部分手术切除的 24 例，其 5 年局控率及 5 年某疾病生存率分别为 91%、63% 及 63%、35%。

MGH 的术中放疗 64 例出现并发症的有 15/64 例，占 23.4%，其中包括 5 例小肠瘘，2 例会阴伤口延缓愈合，2 例骶骨放射性骨坏死，2 例输尿管阻塞，以及发生盆腔脓肿、败血症、伤口裂开及小肠梗阻情况的各为 1 例。

3)Mayo Clinic 的原发局部晚期直肠癌的治疗情况与 MGH 的大致相仿，其 61 例局部晚期结直肠癌病例接受术中放疗 10～20Gy，合并 45～55Gy 的分次体外照射，在体外照射的同时应用 5－FU 有 40 例,占 71％,随访 56 例术中放疗的 5 年局控率及生存率如表 10－7 所示。

表 10－7　Mayo Clinic 结直肠癌术中放疗的 5 年局控率及生存率

手术切除范围肿瘤残留量	病人数	5 年局控率(%)	5 年整个生存率(%)
无肿瘤	2	100	100
完全切除	18	93	69
部分切除显微镜下残留	19	86	55
肉眼残留	16	73	21
未切除	1	—	0
总共	56	84	46

4)MD Anderson 研究组中 11/38 例(29％)原发局部晚期直肠癌在术前放疗及化疗后,接受术中放疗骨盆高危区,没有 1 例出现局部失败,但却有 7/11 例出现远处转移,有 1 例接受 20Gy 术中放疗后,出现感觉性神经病变。

5)欧洲的 Pamploma 组研究不同部位肿瘤的术中放疗,包括直肠癌,共有 59 例原发局部直肠癌病人,接受术中放疗作为多种治疗方式的综合治疗之一,包括 I 组的手术加术后放疗有 13 例,II 组的术前放化疗加手术有 46 例。

某病因生存率为 80 个月者,在 I 组及 II 组各为 52％及 77％。

术中放疗后发生盆壁疼痛(迟发性神经病变)的为 4 例(占 9％),发生输尿管狭窄的有 5 例(占 11％)。

3.直肠癌的术后放疗及术后放化疗

(1)直肠癌术后放疗的作用:直肠癌术后局部复发情况与分期密切相关,一般来说,$T_{1\sim2}N_0M_0$ 期的患者,复发率通常小于 10％,$T_3N_0M_0$ 或期的患者,复发率为 15％～35％,$T_{3\sim4}N_{1\sim2}M_0$ 期的患者,复发率为 45％～65％。如肿瘤已侵及肠壁或附近组织和已有淋巴结转移,往往需要采用术后辅助放疗或放化疗以降低局部复发率,为此,直肠癌根治术后辅助放疗、化疗已成为 II、III 期直肠癌标准的治疗模式。

近年来,很多文献报道非随机研究资料显示,II、III 期直肠癌术后辅助放疗或化疗可降低局部复发率,但却不能提高生存率。而术后放疗的随机研究也发现,在 MRC 的研究报道中,术后放疗可降低局部复发率,在统计学上有非常显著的差异(P＝0.001)。

NSABP 和 GITSG 两组研究显示,术后放疗可降低复发率,但统计学上有接近差异的意义(P＝0.06)。

其他 EORTC 等几组研究均未显示有提高局控率的作用。

有学者采用荟萃分析方法(meta－anadysis)对已发表的资料进行了研究,认为术后放疗能明显降低局部复发率,但却不能提高生存率。

(2)术后放化疗的作用:Thomas PRM 及 Lindblad 报道 GITSG 随机分析结果,将 $DukesB_2$ 及 C 期直肠腺癌的 227 例手术切除后随机分成 4 组:

第 1 组:单纯手术组。

第 2 组:术后化疗组静脉 5－FU $325mg/m^2$ 第 1～5 天;静脉 5－FU $375mg/m^2$ 第 36～40 天;口服 Me－CCNU $130mg/m^2$ 第 1 天;每 10 周重复 1 次,连续 18 个月。

第 3 组:术后放疗组　40Gy/4～4.5 周或 48Gy/5.5 周,按不同研究单位来选择。

第 4 组:术后放化疗组　44Gy/4.5～5.5 周;在放疗第 1～3 天及最后的 3 天,静滴 5－FTU 500mg/m^2;放疗结束后 5 周静滴 5－FU 300mg/m^2 第 1～3 天;口服 Me－CCNU 130mg/m^2 第 1 天;其他化疗同第 2 组。

研究结果显示:术后放化疗组的生存率明显高于手术组,分别为 54％与 27％,P＝0.005。术后化疗组和术后放疗组与单纯手术组比较生存率无明显差别。

(3)术后放疗的优缺点

1)优点:针对性强,可根据手术探查及病理检查结果来选择病人,避免了不必要的照射;照射范围更加精确。

2)缺点:有时因伤口愈合的延迟,使术后放疗不能及时进行;手术破坏了照射区的血供,肿瘤细胞处于缺氧状态,对放射治疗的敏感性下降;术后的粘连减弱了小肠的活动度,增加了小肠放射损伤的危险性。

(4)术后放疗的适应证

直肠癌术后是否需要做术后放疗,要根据手术中情况及术后的病理分期来确定,如有下述情况应做术后放疗:

1)已做根治手术,但肿瘤已侵及肠壁、浆膜或累及周围组织及器官。

2)在病变附近及供应血管和肠系膜附近淋巴结有转移者。

3)有残留病灶者。

(5)术后放疗的方法:直肠癌的术后放疗要尽可能在术后 1 个月内进行,以便更好地控制肿瘤。韩国 Lee 等报道Ⅱ、Ⅲ期直肠癌术后同步化疗和放疗。术后 5 周内开始放疗与术后 9～13 周放疗相比较,前者的 4 年无瘤生存率明显提高,局部复发率明显降低。

术后放疗照射范围以盆腔后半部为主,在进行直肠癌的术后放疗时,一般要求患者取俯卧位,设一个盆腔后前野及 2 个平行的带楔形滤板的侧野,进行等中心照射,照射野的上界平 L$_5$～S$_1$,下界在上段直肠癌者在闭孔下缘(行腹内切除吻合术保留肛门者,下界在闭孔下缘或手术时解剖最低处下方 2～2.5cm),中下段直肠癌者在肛门缘,左右界在真骨盆壁外 1～2cm,侧野前界包括原肿瘤及膀胱后壁,后界包括骶骨及部分软组织,行经腹会阴根治术者应包括会阴部的手术瘢痕在内。

(6)术后放疗的剂量:直肠癌术后放射的照射总量为 45～50Gy,于 4～5 周内照射,必要时可采用三维适形或调强放疗提高局部剂量至 70Gy 左右。

(7)术后放疗的疗效:荷兰多研究中心报道,172 例直肠癌的随机研究,在根治术后进行放疗(50Gy 于 5 周内照射),治疗组的局部复发率低于未做手术放疗组,但统计学无意义,这样的结果与欧洲及美国的材料相似,因此有人认为,在可切除的直肠癌中,术后放疗不能作为常规治疗。

瑞典多中心随机试验的报道 471 例可切除的直肠癌,随机比较术前放疗及术后放疗,236 例接受术前快速分割(25.5Gy 于 5～7 天内照射),235 例接受术后高剂量常规分割(60Gy/周),术后放疗组耐受性没有术前放疗组好,局部复发率统计学上,术前放疗组低于术后放疗组(12％比 21％,P＝0.02),随访 6 年两组生存率无差别。Minsky 等报道对 22 例直肠癌局部切除后用 45～50Gy 照射全骨盆,并追加局部照射 3.6～10Gy,使 73％的保留肛门者获得了 4 年生存率,22 例中有 4 例局部复发。同样 willett 等报道 56 例 T$_{1,2}$ 直肠癌局部切除加 50～67Gy 的术后照射,其中高分化和中分化局部腺癌无腺管浸润者 28 例,5 年生存率和局部控制率分别为 87％和 96％。因此,很多学者认为这种治疗方法可替代标准的 Miles 手术,成为提高生活质量的治疗方法。

4.直肠癌的单纯放疗 用手术可以完全切除肿瘤,还可做晚期直肠癌的姑息性治疗,例如止痛、止血、解除肿瘤浸润和压迫所引起的症状。为了提高治疗效果,可联合化疗。

直肠癌的单纯放射治疗主要包括腔内放疗、外照射和内外照射的联合治疗三种。

(1)腔内放疗

1)适应证:局限性早期直肠癌包括体积较小、无不良预后因素(如不良组织学分级、血管或淋巴管受侵、肿瘤浸润较深等)的肿瘤,其只占全部直肠癌的 3％～5％。针对这部分肿瘤,可以采用单纯局部手术或腔内放疗作为治疗方式。对适当选择的早期直肠癌实施腔内放疗局部控制率可达 95％以上。

2)放射技术:腔内放疗治疗前应先行清洁灌肠,要求病人取胸膝卧位,将直肠镜(直径3cm)插入肛门,在直视下将接触放疗管插入直肠,直到肿瘤处或所需要的部位。通常用低千伏(50～70 千伏)、短焦皮距(5～7cm)的接触治疗机进行。如采用 50 千伏、4cm 焦皮距,用0.5～1mm 厚度的铝过滤(0.5mm 铝过滤后,在 1cm 深度处百分深度量为 23％,1.5cm 处为14％,2cm 处为 9％;而 1mm 铝过滤后,1cm 深度处百分深度量是 38％,1.5cm 处为 23％,2cm处为 15％。

3)剂量:一般来说,在第一次治疗时,要用 0.5mm 铝板过滤,剂量为 35Gy。第二次放疗应在 1 周后进行,剂量为 25～30Gy。通常照射总量为 100～120Gy,在 1 个月内分次实施,同一个射野所投照的剂量不超过 140Gy。运用后装治疗机行腔内近距离放疗时,往往要求配合外照射。当外照射达 40～45Gy/4.5 周后,局部如仍有残留的表浅小病灶,可加腔内近距离放疗,每次 5～7Gy,每周 1 次,共 3～4 次,总量 20～25Gy。

4)疗效:Lamargne 用接触治疗获得 50％的 5 年治愈率。Papillion 对 312 例直肠小腺癌单纯接触放疗,5 年总生存率为 75％,因肿瘤死亡占 8％,局部复发率 9％,证实了直肠腺癌对放射线的敏感性及可根治性。Kovalie 报道 52 例直肠癌腔内照射结果,其 1 年、2 年、3 年无瘤生存率分别为 90％、78.6％、74.2％。

(2)外照射

1)适应证:一般来说,对直肠癌的外照射主要包括两种情况。第一种情况是根治性放疗:对分化好的不考虑手术的早期直肠癌。第二种情况是姑息性放疗:年老体弱、全身情况不允许手术者或无法手术的晚期患者以及对症治疗者。

2)放射技术:对根治性放疗而言,直肠癌的靶区应包括直肠肿瘤、直肠的腹膜后组织和肿瘤部位第一站淋巴引流区。

对对症放疗而言,直肠癌的靶区为包括肿瘤所在区域或所见明显复发转移部位。区域的靶区应包括直肠肿瘤、直肠的腹膜后组织和肿瘤部位第一站淋巴引流区域。

3)剂量:根治性放疗的剂量为:60～65Gy 于 6～7 周内。姑息性或对症性放疗的剂量为:抑制肿瘤生长一般为 45Gy,于 4.5～5 周内,分 20～25 次照射,对症性以症状消失或减轻为标准,一般为 20～30Gy 于 2～3 周内进行。

4)疗效:一般来说,姑息性放疗,可以使原来肿瘤局部外侵而不能手术的病人,经放疗后,使手术切除成为可能。

如 Eemame 对 44 例原发肿瘤不能手术切除的直肠癌病人,进行总剂量为 45～50Gy 的放疗,其中 26 例以后又做了根治性手术,其中 18 例无瘤生存期达 36 个月。上海医科大学肿瘤医院对手术探查后不能切除的直肠癌病人及复发后不能再手术的病例共 57 例,经放疗后,16 例再次手术探查,其中 14 例做了手术切除。姑息性单纯放疗有时候还可使部分病人获得治愈。如 Cumming 等报道一组 56 例中度浸润的直肠癌经单纯外照射,37％的病人获得完全缓解和持续缓解,5 年存活率为 33％。放疗后使一部分原来不能手术的病人手术切除成为可能,一部分病人获得肿瘤完全缓解、长期缓解。山西省肿瘤医院报道,62 例晚期直肠癌病人进行单纯体外照射,近期缓解率为 88.7％,其中肿瘤完全消退率为 22.58％,平均生存时间 14 个月,生存 2 年以上 4 例,最长 1 例已随诊 6 年仍健在,肿瘤全部消退者平均生存 23 个月。

对对症放疗来说,其对晚期或术后复发的病人能缩小与控制肿瘤、缓解症状、减轻痛苦。但照射的剂量不同,其疗效也存在着较大的差异。例如,当剂量为 20Gy 时,对症治疗的效果低于 15％;当达到 45Gy/5 周时,效果可大于 80％。此外,疗效与分割之间也有一定的关系,每次剂量逐步增高,每周剂量基本不变,近期效果较好。河南省肿瘤医院曾收治术后局部复发病人 14 例,进行放疗,其中 9 例肿块完全消失,5 例肿块缩小 50％以上,其中 6 例存活 10 年以上。白求恩医科大学三院报道,直肠癌术后复发放疗 47 例,放疗后生存时间最短 4 个月,最长 3 年多,中位生存时间 18 个月,所有放疗病人都能不同程度地减轻痛苦,尽管对照组大部分病人在复发后接受过化疗,其生存时间仍显著低于放疗组病人。另外,上海医科大学肿瘤医院资料表明,剂量达 45Gy 时,止痛率达 98％,而止血率为 100％,疼痛缓解及止血时间超过半年者分别为 77.9％及 83％,直肠癌根治术后,经病理证实复发,患者再做放疗 37 例,中位生存 15 个月,未做放疗对照组 61 例,中位生存 10 个月($P<0.05$)。

(3)外照射和内照射联合治疗:Maingonc 单纯放射治疗 151 例直肠腺癌。其中有 129 例(85％)接受腔内 X 线接触治疗(ICRT),45 例(30％)进行近距离治疗(BT)。其中,单独 I—CRT69％(8～20Gy/min,在 4～6 周中共计 90～120Gy,分 3～4 次);联合 BT7.5％外照射(RT,采用会阴野加后野,在 17～19 天中共计 30Gy/10 次)联合 ICRT(20～35Gy/1～2 次)和(或)BT(15～30Gy/1～2 次)者 34 例(22.5％)。放疗后 3 个月评价疗效,随访时间不等。

结果:完全反应率为 93％。有进展:T_{1a} 为 1/52,T_{1b} 为 3/24,T_{2b} 为 5/37,T_3 为 1/31;ICRT 为 3/97,ICRT＋BT 为 1/12,RT＋BT＋ICRT 为 3/22,RT＋BT 为 2/20。伴转移 10 例(11％)。肿瘤大小及活动度明显影响局部失败率($P=0.009$ 及 0.007)。年龄($P=0.34$)、肉眼检查($P=0.54$)、分化程度($P=0.88$)、绒毛样腺瘤史($P=0.49$)和肿瘤在直肠的位置($P=0.27$)与复发无关。平均随访 65 个月,转移 17 例,死亡 75 例,5 年实际生存率为 57％,特殊生存率 66％。严重的晚期反应(3 级)为 3.8％。由此,Maingon 认为,腔内放疗技术(ICRT 伴或不伴 BT)对 T_1 和 T_2 直肠癌患者有较高治愈率且保存了括约肌功能。T_2 病例可采用 RT 联合 ICRT 或外科切除手术。补救手术对局部失败病例的成功率是 46％,30％保存括约肌,最终括约肌保存率为 84％,括约肌功能正常者为 98％。

(四)直肠癌放疗的不良反应及并发症

放疗并发症的发生与照射体积、分割方式、总剂量、射线能量、放疗技术等因素密切相关。常见的放疗急性不良反应主要包括腹痛、腹泻、里急后重、食欲减退、恶心等。其中尤以腹泻最为常见,与化疗同时联合应用时发生率会显著加重。晚期不良反应发生在放疗结束 6 个月后,一般很少见,通常反应为单纯肛门炎、直肠出血、会阴瘢痕硬化、小肠梗阻、粘连、穿孔,多数不需行外科手术治疗,一方面随着时间的延续可逐渐缓解,另外可通过对症处理减轻症状。

Mayo 中心对 306 例术后放疗直肠癌患者进行研究,发现 5 年肠损伤的可能性为 19%,至 10 年时可达 25%。多因素分析显示高放疗剂量、经肛门局部切除术和年龄较高与肠损伤的发生显著相关。盆腔放疗剂量超过 50Gy 后肠损伤的发生明显增多。

实际上,在临床治疗中可采取一些措施,以尽量减少不良反应的发生。例如,通过适度遮挡正常组织减少照射面积;采用常规分割方式,避免单次大剂量、较少照射次数的分割模式造成严重的晚期并发症;以等中心同一天多野照射技术避免正常组织受量过高;避免放疗总剂量过高等。

(王辉)

第三节　大肠癌的介入治疗

一、结直肠癌介入治疗路径

治疗结直肠癌的手段有手术治疗与非手术治疗,外科手术目前仍是结直肠癌的主要治疗手段。通常在放弃外科手术机会时(不愿或不宜手术)、配合外科手术的辅助治疗(术前或术后辅助治疗)、肿瘤复发或出现并发症(肿瘤占位、溃破或治疗引起)时才会采用非手术治疗手段。结直肠癌常用的非手术治疗包括化学治疗、放射治疗、生物治疗、中医中药治疗和介入治疗。近年来,随着介入技术的不断发展及完善,介入治疗在对中晚期结直肠癌的治疗中发挥了越来越重要的作用。

结直肠癌介入治疗目前尚未形成共识的规范路径,图 10-1 路径可供参考。

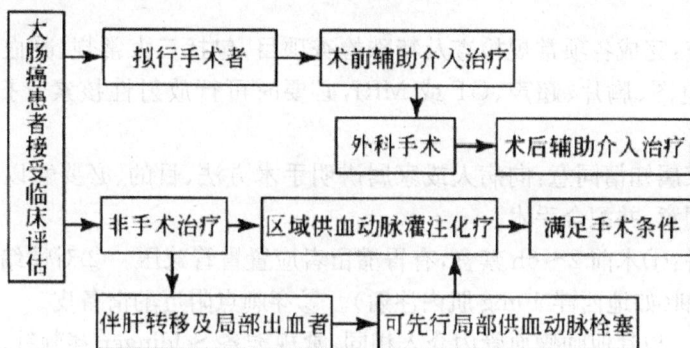

图 10-1　结直肠癌介入治疗路径

二、结直肠供血动脉灌注化疗与栓塞治疗

(一)概述

区域性供血动脉灌注化疗是近年来介入治疗方法应用于恶性肿瘤临床治疗的手段之一,其基本原理是将抗癌药物经肿瘤供血动脉灌注,以最短的途径直接进入病变靶器官。由于药物进入靶器官前未经肺循环衰减,与血浆蛋白结合的机会减少,使到达靶器官局部游离药物浓度高于传统静脉用药,而大多数抗癌药物的疗效呈剂量(浓度)依赖性,因而可提高化疗疗效。同时由于动脉灌注使用药物总量偏少,经过靶器官局部循环衰减后进入靶外器官循环的药物浓度进一步降低,故可减轻化疗的毒副作用。结直肠癌的供血动脉根据原发灶部位不同

分别来自肠系膜上动脉、肠系膜下动脉和髂内动脉。使用 Seldinger 技术,选择性地将导管插入相应供血动脉灌注化疗药物操作简单,创伤小,受治者承受痛苦减少,相比其他抗肿瘤治疗患者更易接受。根据情况还可进行栓塞,以提高疗效,也能止血。

(二)适应证

1.适用于大肠癌切除术的术前及术后辅助治疗。

2.也可用于无外科手术切除指征或条件者,不宜或不愿接受外科手术的中晚期结直肠癌的姑息治疗。

3.大肠癌伴转移或癌肿引发出血者,可行局部供血动脉栓塞及灌注化疗。

(三)禁忌证

由于动脉灌注介入化疗不同于传统静脉化疗,通常数分之一甚至数十分之一于传统静脉用药剂量便可对局部肿瘤起到抑制作用。根据病人个体的实际情况调整用药剂量,可将药物对病人产生的不良影响降到极低。因此,严格来说无绝对禁忌证,但对下述情况应谨慎考虑:

1.有药物过敏史者。

2.KPS 评分<40 分或 PS 评分大于 3 的重症患者。

3.血常规检查不符合以下标准 ①WBC≥$3.0×10^9$/L;②ANC≥$1.5×10^9$/L;③PLT≥$50×10^9$/L;④Hb≥50g/L。

4.明显出血倾向或凝血功能障碍,无法纠正者。

5.严重的心、肺、肝、肾功能不全。

6.严重感染者。

(四)术前准备

1.病人准备

(1)术前检查:完成各项常规检查及特殊检查项目,包括三大常规、凝血功能、肝肾功能、肿瘤标志物、心电图、胸片、超声、CT 或 MRI,必要时可行放射性核素骨扫描,了解有无骨转移。

(2)病人或家属知情同意:向病人或家属讲明手术方法、目的、必要性以及可能发生的危险,以取得知情同意,并配合手术。

(3)其他准备:①术前 2~6h 禁食,有胃潴留者应置胃管减压。②对情绪不稳定病人术前30min 注射镇静剂(如地西泮 10mg 肌内注射)。③穿刺点附近酌情备皮。

2.器械准备 与其他肿瘤血管内介入相同,常规准备 Seldinger 穿刺针、导丝、导管鞘,导管可选择 4~5F RH 或 Cobra 导管,也可选用 Yashiro 或 Simmon Ⅱ 导管,如肿瘤较小需行超选择动脉治疗时可选用微导管。

3.药物准备

(1)常用药物:对比剂、局部麻醉剂、肝素、利多卡因。

(2)栓塞剂:明胶海绵、无水乙醇、聚乙烯醇(PVA)微粒、弹簧圈、碘化油。结、直肠癌介入治疗中栓塞剂使用的机会不多,虽可加强疗效但易引起并发症。栓塞主要用于病灶出血(明胶海绵颗粒或明胶海绵条、PVA 微粒等),异常血管通路的封闭(明胶海绵条或弹簧圈),实体瘤如肝转移瘤等的化疗栓塞(碘化油乳剂等)。由于肠道为空腔脏器,严重的局部缺血坏死可引起肠腔穿孔,所以不管用何种栓塞剂都应该严格控制量、栓塞剂直径,掌握适度,以避免产生相关并发症。

（3）化疗药物及止吐药物：根据化疗方案准备好相应的化疗药物，常用铂类（奥沙利铂、卡铂、顺铂）、抗代谢类（氟尿嘧啶、氟尿苷、替加氟、卡培他滨等）、生物碱类（伊立替康、羟基喜树碱、多西他赛、紫杉醇等）以及抗生素类（吡柔比星、表柔比星等）。由于介入化疗的动脉内用药有别于静脉用药的药代动力学变化，传统静脉化疗方案无效时在动脉使用同一药物配伍方案常仍能有效，因此，介入化疗的用药方案可参考静脉方案（剂量应明显减少），对于范围较广的中晚期恶性肿瘤可于静脉补充静脉方案剩余剂量或在主动脉补充灌药扩大作用范围。止吐药物常用 5－HT_3 受体抑制剂（如欧必亭）、昂丹司琼、甲氧氯普胺等。

（五）操作顺序

1. 动脉穿刺插管、造影　通常选择股动脉，如果股动脉入路不宜穿刺或插管困难者，可选择腋动脉或锁骨下动脉。采用 Seldinger 穿刺技术穿刺动脉成功后引入导管鞘，通过鞘管插入导管后选择性插管至病变脏器供血动脉。造影观察：①供血动脉有否受压移位或被肿瘤侵犯、肿瘤血供、是否存在动静脉瘘及实质期染色情况；②静脉期显示相应静脉内有否癌栓；③病变处有无侧支供血及供血情况。

2. 化疗药物灌注及栓塞　造影明确供血动脉后，将选用的化疗药物充分稀释，按照涉及病变脏器及范围分配使用药物剂量，依次经导管将药物缓慢注入靶血管。如果需要栓塞血管，可因不同的目的选用不同的栓塞剂以达到暂时性或永久性栓塞。

3. 疗程　根据肿瘤细胞分化程度及进展情况不同，前三疗程以 3 周左右为宜（分化程度越低疗程间期越短），第四疗程起再根据患者全身情况、治疗后肿瘤指标及影像学变化判断肿瘤改变情况适当延长治疗间隔时间。

（六）术后处理

1. 穿刺侧肢体保持伸直，穿刺点用 0.5kg 重的沙袋压迫 2～3h，制动 6h。

2. 观察穿刺部位有无出血、淤血或血肿，足背动脉搏动及远端肢体皮肤颜色、温度和感觉的变化。

3. 监测生命体征 4～6h。

4. 静脉补液 1000～2500ml（顺铂单次用量在 60mg 以上应常规水化），给予止吐、止痛等对症治疗。不能正常饮食者应酌情增加补液量。

5. 定期复查血常规、肝肾功能、电解质、凝血功能，每周 1～2 次。

（七）并发症及防治

1. 操作所致并发症　与一般血管内介入操作相同，处理亦相同。

2. 化疗并发症

（1）化疗药物本身导致的并发症：依据化疗药物不同，可出现相应的并发症，常见的有骨髓抑制、胃肠道反应等，发生几率和程度与使用药物剂量相关，一般对症处理都可缓解。

（2）动脉灌注化疗药物所致并发症：由动脉灌注化疗药物所致并发症，一般由以下情况造成：如化疗药物浓度过高、注射速率过快、导管注入压力过高，使化疗药物反流入靶血管周围正常组织，引起相应组织器官的化学性炎症甚至坏死。故灌注治疗时应尽可能根据靶血管管径及血液流速缓慢推注化疗药物，进纤细血管时应用小号（2ml 或 5ml）注射器推注药物。

（3）肿瘤坏死出血：结、直肠癌除肿瘤进展本身可引起出血外，也可因化疗栓塞后肿瘤坏死而发生出血。出血发生时应及时应用止血药物，也可以考虑经动脉导管注入止血药，如血管加压素，或可慎重使用栓塞剂进行肠系膜动脉栓塞。

3.栓塞并发症

(1)非靶器官动脉栓塞:主要是注射时栓塞物反流所致,常可引起下肢动脉等血管栓塞。栓塞时导管头位置正确,尽可能超选择进入相应分支血管、注射压力适当,注入栓塞剂时可混入对比剂或碘油在电视下监控,可减少非靶器官动脉栓塞的几率。

(2)栓塞综合征:少量局部栓塞一般无特殊症状。部分病例可有一过性腹痛、腰痛、发热、嗳气、呕吐等。这是机体对栓塞物的异物反应和肿瘤变性肿胀及坏死所致。栓塞剂量越大反应越重。栓塞综合征一般在5～7天内消失,对症治疗可缓解。

(3)其他:栓塞后一过性血压升高,不经处理可于数小时内恢复正常;对栓塞后发生局部感染者可酌情使用抗生素(注意抗生素使用规范)。

(八)疗效评价

1.临床症状缓解情况　与肠癌相关症状获得缓解。

2.功能状态改善情况　按照 PS 评分标准评价。

3.肿瘤客观缓解情况　采用实体肿瘤疗效评价标准 1.1 版(RECIST1.1)评价。

4.生存期观察　无进展生存期(PFS)、生存期(OS)。

(胡海)

第十一章 血液肿瘤

第一节 血液造血系统肿瘤病理诊断

一、恶性淋巴瘤

恶性淋巴瘤是原发于淋巴组织的恶性肿瘤,是造血组织的常见肿瘤。恶性淋巴瘤在我国的年病死率为 1.16/10 万,居肿瘤的第十一位,约占我国全部恶性肿瘤的 3%～4%,但在儿童和青少年中所占比例较高,是儿童最常见的恶性肿瘤之一。

欧美的研究显示,大多数的恶性淋巴瘤(80%～85%)起源于 B 淋巴细胞,其他多为 T 淋巴细胞,NK 细胞性和组织细胞性肿瘤罕见。我国 T 淋巴细胞和 NK 细胞性肿瘤的比例大于欧美国家。

根据瘤细胞的特点和瘤组织结构成分,可将恶性淋巴瘤分成霍奇金淋巴瘤(Hodgkin's lymphoma,HL)和非霍奇金淋巴瘤(non－Hodgkin's,lymphoma,NHL)两大类。在我国,非霍奇金淋巴瘤占全部淋巴瘤的 70%～80%。一般所称的淋巴瘤就是非霍奇金淋巴瘤。

(一)霍奇金淋巴瘤

霍奇金淋巴瘤是恶性淋巴瘤的一个类型。本病因是 Thomas Hodgkin 于 1832 年首次报道而得名。霍奇金淋巴瘤具有以下特点:①病变往往先从一个或一组淋巴结开始,逐渐由邻近的淋巴结向远处扩散。原发于淋巴结外淋巴组织者较少。②瘤组织成分多样,但都有一种独特的瘤巨细胞,即 Reed－Sternberg 细胞(R－S 细胞)。瘤组织内常有中性粒细胞、嗜酸粒细胞、浆细胞、淋巴细胞、组织细胞等炎性细胞浸润。

此病在我国的发病率较欧美国家低,大致占国人恶性淋巴瘤的 5%～20%,远低于欧美(>40%)。本病男性多于女性。

1.病因、发病机制 本病的原因迄今尚未确定。细胞生物学研究表明,R－S 细胞在某些情况下来源于一个克隆,即来自同一母细胞一髓性(粒细胞性)母细胞,但又具有 B 淋巴细胞的相关抗原,推测可能由于传染因子(EB 病毒)或辐射作用激活了癌基因,使细胞生长调节机制失平衡,进而形成肿瘤。近年来还发现幽门螺杆菌的感染可能和胃低度恶性 B 细胞淋巴瘤有关。此外,霍奇金淋巴瘤亦为免疫系统恶性肿瘤,HL 患者较之其他类型的恶性淋巴瘤患者有更明显的细胞免疫缺陷,如对新抗原超敏反应的减低,以及对同种移植物排斥能力的下降。一般说来,肿瘤抗原引起宿主的免疫反应主要是细胞免疫,如果机体的免疫系统,尤其是细胞免疫先天性功能不全或后天受到损害,肿瘤的发病率就有可能增加。Lukes 认为,淋巴细胞的数量和分布代表机体的免疫力,而 R－S 细胞则代表肿瘤的侵袭力,这两方面的对比,在肿瘤的发生、发展过程中起重要作用。

目前亦有学者报道,霍奇金淋巴瘤患者的亲属中,HL 的发病率和病死率为普通人群的 3～4 倍。Dausset 提出有少数人对 HL 具有易患性,并能把这种易患性以 HLA 连锁隐性遗传的方式传给后代,使其后代容易发生霍奇金淋巴瘤。此外亦有关于一些霍奇金淋巴瘤患者 14 号染色体长臂易位的报道。

总之,生物因素、免疫因素、辐射作用和遗传因素均与霍奇金淋巴瘤的发生、发展有着密切关系。

2.病理变化　霍奇金淋巴瘤的病变主要发生于淋巴结,以颈部淋巴结和锁骨上淋巴结最为常见。病变常常从一个或一组淋巴结开始,晚期可侵犯血管、脾、肝、骨髓等处。

(1)肉眼改变:病变的淋巴结肿大。相邻的淋巴结常相互粘连,形成结节状巨大肿块。切面呈灰白色鱼肉状,可见散在的黄色小坏死灶。

(2)镜下改变:淋巴结正常结构消失,由肿瘤组织取代。瘤组织内的细胞成分多样,其特征性细胞为R-S细胞。R-S细胞体积大,呈椭圆形或不规则形;胞质丰富,稍嗜酸性或嗜碱性;核大,双核或多核,核膜厚,核内有一大嗜酸性核仁,周围有一透明晕。双核的R-S细胞两核并列,都有大的嗜酸性核仁,形似镜中之影,故称镜影细胞(图11-1)。R-S细胞是组织学诊断霍奇金淋巴瘤的重要依据。

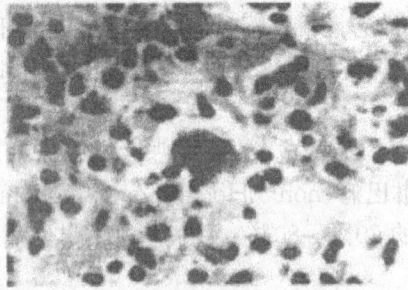

淋巴结结构破坏,可见双核并列的镜影细胞和单核的霍奇金细胞(HE;400×)

图11-1　霍奇金淋巴瘤

除典型的R-S细胞外,还有一些肿瘤细胞形态与R-S细胞相似,但只有一个核,内有大型核仁,称其为霍奇金细胞(图11-1)。

此外,还有一些变异的R-S细胞见于本病的特殊类型:①"爆米花"细胞:细胞体积较大,胞质淡染,核大,常扭曲呈折叠状或分叶状,核膜薄,可有多个小核仁。这种细胞常见于富于淋巴细胞经典型霍奇金淋巴瘤和结节性淋巴细胞为主型霍奇金淋巴瘤。②陷窝细胞(腔隙型细胞):这种细胞多见于结节硬化型霍奇金淋巴瘤。瘤细胞体积大,胞质丰富浅染,核大呈分叶状,常有多个小核仁。用甲醛固定的组织,由于细胞质收缩与周围细胞之间形成透明的空隙,瘤细胞好似位于陷窝内,故称陷窝细胞。③多形性或未分化型的R-S细胞:多见于淋巴细胞消减型霍奇金淋巴瘤。瘤细胞体积大,大小、形态多不规则,核大,形状不规则,核膜厚,染色质粗,常有明显的大形核仁,核分裂像多见,并常有多极核分裂。这些细胞在分型上比诊断上的价值更大。

除上述瘤细胞外,瘤组织中还有多样化的反应性非肿瘤成分,如淋巴细胞、浆细胞、中性粒细胞、嗜酸粒细胞和组织细胞等。反应性非肿瘤细胞组成的背景可反应机体对肿瘤的免疫状态,与本病的分型和预后有着非常密切的关系。

关于R-S细胞的来源,过去认为有些R-S细胞具有T细胞标记,有些具有B细胞标记,还有些具有单核巨噬细胞或指突状网状细胞标记,因此对其来源尚未肯定。随着免疫学和分子生物学技术的进展,现已证实R-S细胞来源于B淋巴细胞。

3.组织学分型　根据1997年WHO关于霍奇金淋巴瘤的分类,可将HL分为以下类型。

(1)结节性淋巴细胞为主型:此型又称为结节性副肉芽肿,大约占霍奇金淋巴瘤的2%~

6％。病变呈结节状,结节内可见大量小淋巴细胞的背景上散在着组织细胞(上皮样细胞)和"爆米花"细胞,典型的R-S细胞少见或缺乏,嗜酸粒细胞、浆细胞亦少见。部分病例没有结节样改变,而表现为弥漫性病变。

患者常表现为单个淋巴结肿大,临床经过非常缓慢,预后较好,局部手术治疗后生存期可超过10年。

(2)经典型霍奇金淋巴瘤

1)结节硬化型:此型特点为瘤组织内有陷窝细胞和增生的纤维组织条索。淋巴结内纤维组织增生,形成胶原纤维条索,将淋巴结分割成大小不等的结节。其中有多数陷窝细胞,并可见典型的R-S细胞,以及淋巴细胞、浆细胞、中性粒细胞、嗜酸粒细胞和组织细胞等细胞成分(图11-2)。

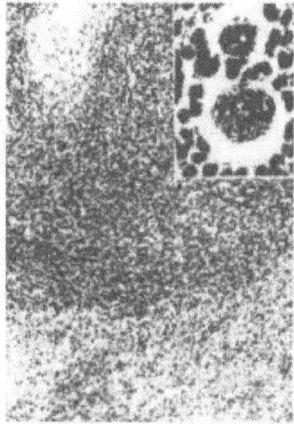

淋巴结结构破坏,可见陷窝细胞和增生的纤维组织条索(HE:150×,右上650×)

图11-2　结节硬化型霍奇金淋巴瘤

结节硬化型霍奇金淋巴瘤约占霍奇金淋巴瘤的40％～70％,欧美国家常见,我国较少见。本型多见于青年妇女。病变多发生于颈部、锁骨上和纵隔淋巴结。预后中等。

2)富于淋巴细胞经典型霍奇金淋巴瘤:此型特点为瘤组织内可见大量淋巴细胞,并见"爆米花"细胞和组织细胞,但嗜酸粒细胞和浆细胞较少(图11-3)。富于淋巴细胞经典型霍奇金淋巴瘤是比较少见的一种霍奇金淋巴瘤。预后较好。

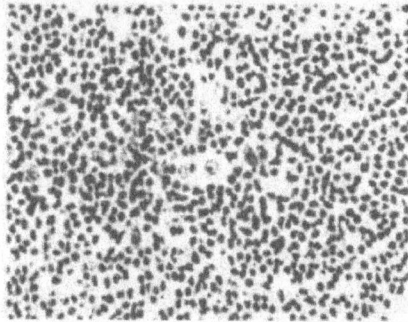

可见大量淋巴细胞,并见"爆米花"细胞和镜影细胞(HE:200×)

图11-3　富于淋巴细胞经典型霍奇金淋巴瘤

3)混合细胞型霍奇金淋巴瘤:本型特点为肿瘤由多种细胞成分混合而成。淋巴结结构消失,可见许多典型的R-S细胞、霍奇金细胞、嗜酸粒细胞、浆细胞、组织细胞、淋巴细胞及少量中性粒细胞(图 11－4)。此型的病变介于富于淋巴细胞经典型和淋巴细胞消减型之间。预后较前两型差。

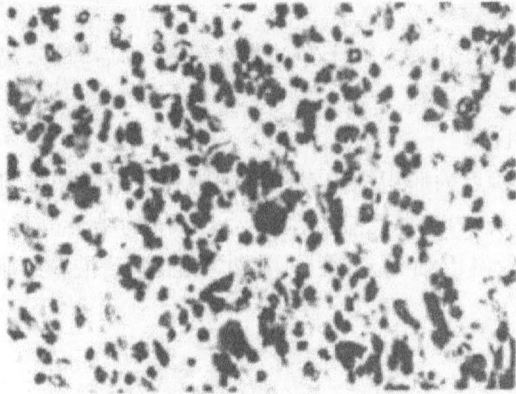

可见镜影细胞,霍奇金细胞及反应性非肿瘤细胞

图 11－4　混合细胞型霍奇金淋巴瘤

混合细胞型约占霍奇金淋巴瘤的 20％～50％,此型是霍奇金淋巴瘤中比较常见的类型。病变常表现为颈部淋巴结肿大,可累及腹腔及盆腔淋巴结,其次累及纵隔淋巴结。

4)淋巴细胞消减型霍奇金淋巴瘤:本型特点为淋巴细胞数量减少,而 R－S 细胞或多形性细胞相对较多。这种类型的霍奇金淋巴瘤有两种不同的形态:①弥漫性纤维化,淋巴结内细胞少,主要由排列不规则的纤维组织组成。其间有少数 R－S 细胞、组织细胞和淋巴细胞。常见坏死灶。②网状细胞型(肉瘤型),细胞丰富,由多数未分化的多形性细胞组成,其间可见少数典型的 R－S 细胞。背景细胞减少。常见较广泛的坏死灶(11－5)。

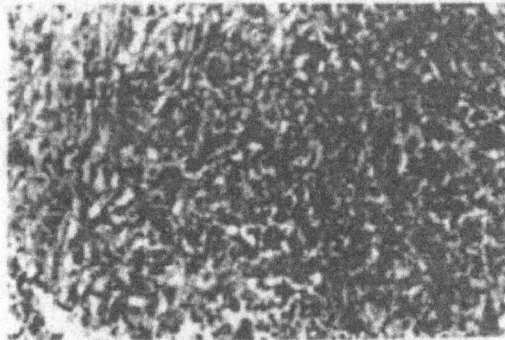

淋巴细胞明显减少,弥漫纤维化

图 11－5　淋巴细胞消减型霍奇金淋巴瘤

淋巴细胞消减型霍奇金淋巴瘤约占霍奇金淋巴瘤的 5％以下。病变常发生于纵隔或后腹膜。此型霍奇金淋巴瘤多发生于年长者,进展快,是各型 HL 中预后最差的。

上述霍奇金淋巴瘤的组织学类型在疾病过程中可以转化。例如,淋巴细胞为主型可转变成混合细胞型或淋巴细胞消减型;混合细胞型可转变成淋巴细胞消减型;结节硬化型不转变。一般认为,病变的早期阶段,为淋巴细胞为主型,随着病程的发展,病变加重,淋巴细胞数量减少而肿瘤细胞数量增多。

4.霍奇金淋巴瘤的分期　根据病变范围,可将 HL 分为 4 期。

Ⅰ期:病变限于一个淋巴结或限于淋巴结以外的一个器官或部位。

Ⅱ期：病变局限于膈肌同侧的两组或两组以上的淋巴结，或直接蔓延至一个结外器官或部位。

Ⅲ期：病变累及膈肌两侧的淋巴结，或再累及一个结外器官或部位或脾脏，或两者。

Ⅳ期：肿瘤扩散至淋巴结外，累及一个或多个淋巴结外器官或组织，如骨髓、消化道等。

霍奇金淋巴瘤的分期在估计预后和治疗方案上具有重大意义，即病变范围越广，预后越差。

5.临床病理联系 本病的主要表现为无痛性淋巴结肿大。早期无明显症状，晚期常有发热、盗汗、体重减轻、乏力、贫血、皮肤瘙痒等全身症状。全身症状的出现是预后不良的指征。此外，患者常有免疫功能（主要是 T 细胞免疫功能）低下，容易并发感染。

近年来，霍奇金淋巴瘤的预后有显著改善，国外 5 年生存率已达 75％。患者常常死于感染和肿瘤广泛扩散。

（二）非霍奇金淋巴瘤

凡不属于霍奇金淋巴瘤的各种恶性淋巴瘤均为非霍奇金淋巴瘤（non－Hodgkin's lymphoma，NHL）。非霍奇金淋巴瘤多发生于表浅淋巴结，以颈部淋巴结最为多见。近 1/3 的 NHL 发生于淋巴结外的淋巴组织，如咽淋巴环、扁桃体、胃肠和皮肤等。病变可从一个或一组淋巴结开始，也可以开始即为多发性。有时淋巴瘤广泛播散，瘤细胞侵入血流，全身多数淋巴结和骨髓内都可有瘤细胞浸润，很难与白血病侵犯淋巴结相区别。非霍奇金淋巴瘤与霍奇金淋巴瘤不同，其肿瘤内细胞形态单一，以一种细胞类型为主。

1.病因、发病机制 人类非霍奇金淋巴瘤的病因尚不清楚。已发现非洲 Burkitt 淋巴瘤与 EB 病毒感染有关，即疱疹病毒可能导致淋巴细胞的恶性转变。在应用免疫抑制剂治疗的患者或原发性免疫缺陷病的患者，其淋巴瘤的发病率均较高。因此，免疫因素在恶性淋巴瘤的发生、发展中，可能占有重要地位。另据对广岛、长崎两地原子弹爆炸区幸存人群的随访观察表明，接受大剂量辐射的人群中，霍奇金淋巴瘤和非霍奇金淋巴瘤的发病率都升高。有人发现 Burkitt 淋巴瘤患者的第 14 对染色体的长臂上有特异的易位。因此，遗传因素也可能与淋巴瘤的发生有关。

总之，非霍奇金淋巴瘤的病因与霍奇金淋巴瘤的病因相同，主要包括病毒感染、免疫缺陷、辐射作用和遗传因素等。

2.分类 非霍奇金淋巴瘤分类的演变是肿瘤分类中最为复杂的，各种分类各具特色。如 1966 年 Rappaport 提出的分类，主要根据常规组织切片中淋巴细胞的形态和组织结构决定淋巴瘤的类型。此种分类简便易行，与预后关系较密切。20 世纪 70 年代，Lukes 等将现代免疫学的观念和新技术应用于淋巴瘤的分类，提出了形态与功能结合，以瘤细胞来源为基础的免疫功能分类，将淋巴瘤分为 B 细胞、T 细胞、组织细胞和未定型淋巴瘤四大类型，其中 B 细胞淋巴瘤最多见。20 世纪 80 年代初，淋巴瘤的国际专家组在美国研究制定了一个 NHL 的工作分类。此分类法根据瘤细胞体积与分化程度，将淋巴瘤按恶性程度分为低度、中度与高度，并将其他各型列为杂类。1994 年，欧美病理学者提出了 NHL 新分类，其主要原则是突出了 B 细胞和 T 细胞来源，并进一步分为低度恶性和高度恶性（进展性）。并增加了一些以前分类中没有的新型，如套细胞区淋巴瘤、临界区淋巴瘤、肠 T 细胞淋巴瘤等（表 11－1）。

表 11-1 非霍奇金淋巴瘤分类

修订的欧美分类(1994年)	工作分类(1982年)	Lukes—Collins 分类(1975年)	Rappaport 分类(1966年)
一、B 细胞淋巴瘤	低度恶性		
1. 低度恶性	A. 小淋巴细胞型	小淋巴细胞和浆细胞样淋巴细胞型	高分化淋巴细胞性
B 细胞慢性淋巴细胞白血病/淋巴细胞白血病，淋巴浆细胞样淋巴瘤	B. 滤泡性，小核裂细胞为主型	滤泡中心细胞，小核裂细胞型	结节性低分化淋巴细胞性
滤泡中心淋巴瘤			
临界区淋巴瘤	C. 滤泡性，小核裂和大核裂细胞混合型	滤泡中心细胞，小核裂和大核裂细胞混合型	结节性，淋巴细胞—组织细胞混合性
套细胞淋巴瘤			
2. 进展性			
弥漫大细胞 B 细胞淋巴瘤			
原发性纵隔大细胞	中度恶性		
B 细胞淋巴瘤，Barkitt 淋巴瘤			
前 B 细胞淋巴样淋巴瘤/白血病	D. 滤泡性，大细胞为主型	滤泡中心细胞，大核裂/无核裂细胞型	结节性，组织细胞性
二、T 细胞淋巴瘤	E. 弥漫性，小核裂细胞型	滤泡中心细胞，弥漫性小核裂细胞型	弥漫性，低分化淋巴细胞性
1. 低度恶性		滤泡中心细胞，小核裂细胞，大核裂细胞或大无核裂细胞型	弥漫性，淋巴细胞—组织细胞混合性
T 细胞慢性淋巴细胞白血病	F. 弥漫性，大、小细胞混合型		
蕈样真菌病/Sezary 综合征	G. 弥漫性，大细胞型	滤泡中心细胞，大核裂细胞或无大核裂细胞型	弥漫性，组织细胞性
2. 进展性			
周边 T 细胞淋巴瘤，非特指			
血管免疫母细胞性 T 细胞			
淋巴瘤，血管中心性淋巴瘤，肠 T 细胞淋巴瘤			
成人 T 细胞淋巴瘤/白血病，间变性大细胞淋巴瘤	高度恶性	免疫母细胞型，T 或 B 细胞性	弥漫性，组织细胞性
	H. 大细胞免疫母细胞型 I. 淋巴母细胞型	曲折核 T 细胞型淋巴瘤	淋巴母细胞性淋巴瘤
前 T 细胞样淋巴瘤/白血病	J. 小无核裂细胞型 杂类 复合性 蕈样真菌病 组织细胞型 髓外性浆细胞瘤 不能分类者 其他	滤泡中心细胞，小无核裂细胞型 脑回状 T 细胞淋巴瘤(蕈样真菌病) 组织细胞型	未分化型，Burkitt 和非 Burkitt

2001年，WHO淋巴组织肿瘤新分类的正式文本已经出版，其分类如下。

（1）B细胞肿瘤

1）前B细胞肿瘤。

2）前B淋巴母细胞白血病/淋巴瘤。

3）成熟B细胞肿瘤。

4）B慢性淋巴细胞白血病/小淋巴细胞淋巴瘤。

5）B细胞前淋巴细胞白血病。

6）淋巴浆细胞性淋巴瘤。

7）脾边缘带B细胞淋巴瘤。

8）毛细胞白血病。

9）浆细胞骨髓瘤/浆细胞瘤。

10）MALT型结外边缘带B细胞淋巴瘤。

11）淋巴结边缘带B细胞淋巴瘤。

12）滤泡性淋巴瘤。

13）外套细胞淋巴瘤。

14）弥漫性大B细胞淋巴瘤：①纵隔大B细胞淋巴瘤；②原发渗出性淋巴瘤；③伯基特淋巴瘤/伯基特细胞白血病。

（2）T和NK细胞肿瘤

1）前T细胞肿瘤。

2）前T淋巴母细胞白血病/淋巴瘤。

3）成熟T和NK细胞肿瘤：①T细胞前淋巴细胞白血病；②T细胞颗粒淋巴细胞白血病；③侵袭性NK细胞白血病；④成人T细胞白血病/淋巴瘤（HTLV-1）；⑤结外NK/T细胞淋巴瘤，鼻型；⑥肠病型T细胞淋巴瘤；⑦肝脾γ、δT细胞淋巴瘤；⑧皮下脂膜炎样T细胞淋巴瘤；⑨蕈样肉芽肿/Sezary综合征；⑩ALCL，T/null细胞，皮肤原发性；⑪外周T细胞淋巴瘤，非特殊型；⑫血管免疫母细胞T细胞淋巴瘤；⑬ALCL，T/null细胞，系统原发性。

3.病理变化　非霍奇金淋巴瘤的共同特点是肿瘤性细胞增生，导致淋巴结肿大，淋巴结或淋巴组织部分或全部地被相应的肿瘤细胞所取代。

（1）瘤细胞克隆性增生浸润：根据Lukes等人的观点，恶性淋巴瘤的发生是由于淋巴细胞衍化增殖到某一阶段的阻断，停留在某阶段的淋巴细胞发生克隆性增殖，不能分化成成熟的淋巴细胞，因此瘤细胞形态特点比较一致，呈现出相对的单一性。其形态学改变如下。

1）瘤细胞的异型性：瘤细胞体积比正常淋巴细胞大，核膜增厚，核仁增多、增大。核外形变异，可出现曲核、核裂等，尤其是B细胞淋巴瘤更为明显（图11-6）。

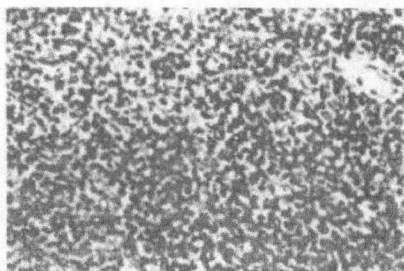

可见形态特点比较一致的异型淋巴细胞（HE；200×）

图11-6　非霍奇金淋巴瘤

2)核分裂像的异常性:核分裂像多见,常见病理性核分裂像。核分裂数量常与其恶性程度相平行。

3)浸润性生长:瘤细胞常突破淋巴结包膜,浸润周围正常组织。

(2)淋巴结或结外淋巴组织结构破坏

1)淋巴滤泡的消失:大约80％的 NHL 来自 B 细胞。由于 B 细胞淋巴瘤细胞失去了形成淋巴滤泡的能力,即使滤泡型淋巴瘤亦只是瘤细胞呈滤泡样排列,所以一般肿瘤无正常淋巴滤泡或生发中心。

2)淋巴窦消失:由于淋巴瘤细胞代替了正常淋巴组织,故不见淋巴窦结构。但如果是早期淋巴瘤或部分瘤组织浸润淋巴结,则可见到边缘窦。

4.临床病理联系　多数患者起病缓慢,早期多无症状。主要表现为无痛性淋巴结肿大。晚期病变可累及多处淋巴结或其他器官。晚期患者常有发热、盗汗、消瘦及肝脏和脾脏大。

5.举例

(1)滤泡性淋巴瘤:滤泡性淋巴瘤是来源于滤泡生发中心细胞的低度恶性 B 细胞肿瘤。在欧美,其发病率占非霍奇金淋巴瘤的25％～45％,在我国约占10％。好发于中年人。

1)病理变化:①瘤细胞呈结节状生长,形成滤泡样结构。瘤细胞主要由中心细胞和中心母细胞组成;②中心细胞的核有核裂,称为小核裂细胞;③中心母细胞较正常淋巴细胞大,核呈圆形或分叶状,称为无核裂细胞。

2)免疫学标记和分子遗传学特点:①具有正常生发中心细胞的免疫表型,如 CD19、CD20、CD10;②可表达 bcl－2 蛋白,瘤细胞的 t(14;18)使 14 号染色体上的 IgH 基因和 18 号染色体上的 bcl－2 基因拼接形成新的融合基因,导致 bcl－2 蛋白的高表达。而 bcl－2 蛋白有阻止细胞凋亡的作用(图 11－7、图 11－8)。

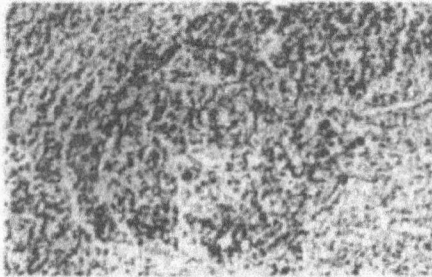

肿瘤细胞呈滤泡样排列,石蜡切片(ABC:100×)

图 11－7　滤泡性淋巴瘤

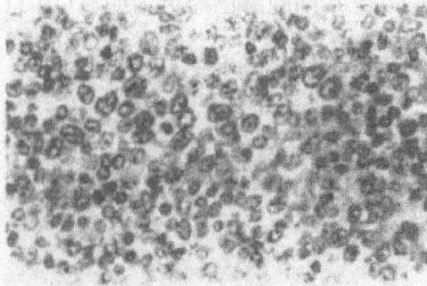

瘤细胞可见核裂(HE:400×)

图 11－8　滤泡性淋巴瘤(上图放大)

3)临床病理联系:无痛性淋巴结肿大,尤以腹股沟淋巴结更为常见。脾脏常大。骨髓和外周血中亦可见到瘤细胞。肿瘤属低度恶性,预后较好,5年存活率超过70%。部分患者的肿瘤可演进成弥漫性大细胞性B细胞淋巴瘤。

(2)Burkitt淋巴瘤:Burkitt淋巴瘤是1958年Burkitt首先描述的发生于非洲儿童的一种淋巴瘤。现在世界各地都发现类似的病例,我国也有少数病例报道。患者主要为儿童和青年人。男性多于女性。

Burkitt淋巴瘤是一种可能来源于滤泡生发中心细胞的高度恶性的B细胞肿瘤。瘤细胞表达单克隆性Sig、CD19、CD20和CD10。第8号染色体上的c—myc基因有关的易位,如t(8;14)、t(2;8)或t(8;22)。

病变特点为肿瘤常发生于颌骨、颅面骨、腹腔器官和中枢神经系统等处,形成巨大的肿块。镜下见大量瘤细胞弥漫性增生,细胞大小相似,形态单一,胞质少,呈嗜碱性,瘤细胞胞质内有一些脂肪小空泡。瘤细胞核较大、圆或椭圆形,染色质细,常有2~3个明显的核仁,核分裂像多见。瘤细胞间散在多数吞噬细胞碎屑的巨噬细胞,形成所谓满天星图像(图11—9)。

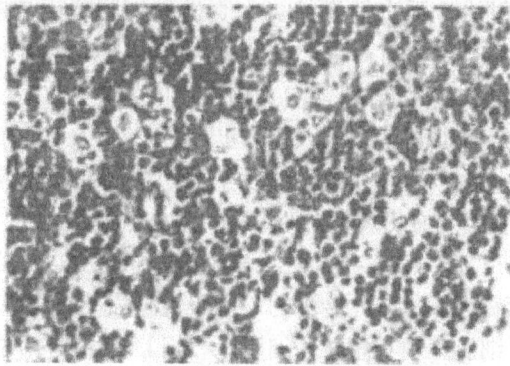

瘤细胞大小相似,核圆形。瘤细胞间散在多数吞噬细胞呈"满天星"图像CHE:200×)
图11—9 Burkitt淋巴瘤

肿瘤一般不累及周围淋巴结,白血病像少见。临床过程是高度侵袭性的,但患者对大剂量化疗反应好,部分患者可治愈。

(3)前T淋巴母细胞淋巴瘤/白血病(precursor T—lymphoblastic lymphoma/leukemia T—LBL/L)

T—LBL/L是来源于前T细胞的高度恶性肿瘤。好发于青少年,男性多于女性。

病变特点为淋巴结内肿瘤细胞弥漫性增生。瘤细胞稍大于小淋巴细胞,核圆形或卷曲,核分裂像多见,染色质细致,核仁不明显,胞质少。细胞碎片被巨噬细胞吞噬,呈"星空"样。肿瘤常发生于前纵隔和(或)外周淋巴结。

多数瘤细胞表达干细胞白血病/T急性白血病蛋白,CD4和CD8双阳性或双阴性,全B抗原阴性。少数瘤细胞表达NK细胞抗原(CD16、CD57)TCR基因重排。

大多数患者如不治疗将进展为白血病,病死率高。表达NK细胞抗原者预后不良。

二、白血病

白血病是骨髓造血干细胞克隆性增生形成的一种恶性肿瘤。其特征为骨髓内异常的白细胞(白血病细胞)弥漫地取代了正常骨髓组织,并常侵入周围血液,使周围血内白细胞出现量和质的改变(白细胞增多或减少,常有幼稚白细胞出现)。白血病细胞可广泛浸润肝脏脾脏、淋巴结等全身各组织和器官,经常引起贫血和出血。

骨髓中的多能干细胞可以向两个方向分化。如向髓细胞方向分化,可形成粒细胞、红细胞、巨核细胞和单核细胞系统的白血病,统称为髓样肿瘤;如向淋巴细胞方向分化,可形成淋巴样肿瘤。

白血病是常见的恶性肿瘤之一,世界各地白血病的发病率有逐年增加的趋势,而在我国的年发病率为 4/10 万。我国白血病的病死率为恶性肿瘤病死率的第六位或第七位,但在儿童和青少年的恶性肿瘤中,白血病居第一位。男性略多于女性。

(一)病因、发病机制

1.电离辐射 对日本广岛及长崎两地原子弹爆炸区幸存人群的随访观察表明,接受大剂量电离辐射的人群中,白血病的发生率比未辐射地区高 30 和 17 倍。我国对医用 X 射线工作者进行的调查发现,放射科医生在没有足够的防护以前,死于白血病的比较常见,在改进防护措施之后,这一危险已减少,但白血病的发病率仍略高于其他科的医生。接受放射治疗的患者也可发生白血病,如放射治疗强直性脊柱炎和真性红细胞增生症时,患者白血病的发病率亦较对照组高。研究表明,电离辐射可引起染色体异常和 DNA 损伤,由此引起的癌基因激活及放射线引起的机体免疫力的缺陷都可能参与白血病的发生。

2.病毒因素   人类 T 细胞白血病/淋巴瘤病毒 I(human T－cell leukemia/lymphomavirus I,HTLV－I)是与人类肿瘤发生密切相关的一种 RNA 病毒,其与发生在日本和加勒比海地区的 T 细胞白血病/淋巴瘤有关。目前已经从成人 T 细胞白血病/淋巴瘤患者培养细胞株中分离出 HTLV－I,并可从患者血清中检测出 HTLV－I 抗体。HTLV－I 在人类是通过性交、血液制品和哺乳传播的。受染人群发生白血病的概率为 HTLV－I 转化的靶细胞是 CD4+ 的 T 细胞亚群(辅助 T 细胞)。HTLV－I 的 RNA 中的 tax 基因参与了病毒的复制和 T 细胞的增生,这些增生的 T 细胞最初是多克隆的,二次突变的可能性较大,如发生了二次突变,将导致单克隆性的 T 细胞肿瘤。

3.化学因素 苯的致白血病作用较肯定。在土耳其,与苯有较多职业性长期接触的制鞋工人中,急性白血病的发病率为 13/10 万人口,比当地一般人群的发病率高 2～3 倍。苯导致的白血病主要为急性白血病,与苯有关的急性中幼粒细胞白血病患者的染色体异常,如 5 号、7 号染色体完全或部分丢失。烷化剂、细胞毒药物的致白血病作用亦较肯定。乙双吗啉是近年发现的与白血病发生有明显关系的药物,它具有显著的致染色体畸变的作用,国内报告其致白血病主要为 AML、M_3。氯霉素所引起的再生障碍性贫血,少数最后发生了急性粒细胞白血病。保泰松亦有可能致白血病。

4.遗传因素 某些白血病的发生与遗传有关,如家族性白血病占白血病的 7%,单卵孪生子第一个人发生了白血病,另一个人的发病率可选 1/5,比双卵孪生平者高 12 倍。某些遗传性疾病常伴有较高的白血病发病率,如唐氏综合征(21 三体综合征)白血病的发病率此一般人群高 20 倍。多数遗传性疾病具有染色体畸变和断裂,由于有缺陷的染色体对致癌物质的敏感性增加,因此引起控制细胞增多和分化的基因发生了突变,从而导致白血病的发生。

(二)分类

白血病有几种分类方法。

根据病情急缓和白细胞成熟程度进行的分类:可将白血病分为急性白血病与慢性白血

病。急性白血病起病急，病程短，骨髓和周围血中以异常的原始及早期幼稚细胞为主，原始细胞常超过 30%。慢性白血病起病缓慢，骨髓及周围血中以异常的成熟白细胞为主，伴有幼稚细胞，原始细胞一般不超过 10%～15%。

根据增生细胞来源进行的分类：可将白血病分为淋巴细胞性白血病和粒细胞性白血病两种类型。目前国内外通用的是法、美、英协作组的 FAB 分类。FAB 分类结合异常白血病细胞的来源和分化程度，将白血病分为 4 种基本类型：急性淋巴母细胞白血病（acute lymphoblastic leukemia，ALL）、急性粒细胞白血病或急性髓细胞白血病（acute myelogenous leukemia，AML）、慢性淋巴细胞白血病（chronic lymphocytic leukemia，CLL）、慢性粒细胞（髓细胞）白血病（chronic myelogenous leukemia，CML）。

根据周围血中白细胞数量进行的分类：可将白血病分为白细胞增多性白血病和白细胞不增多性白血病（周围血内白细胞数量不增多，甚至减少）。

根据白血病细胞的免疫学和细胞遗传学进行的分类：应用单克隆抗体和分子生物学技术，可检测白血病细胞的来源和分化程度，如急性淋巴细胞性白血病可分为 T 细胞型、B 细胞型。应用染色体分析和基因重组检测技术，可以检测白血病特异的染色体畸形和基因改变，为白血病的诊断和治疗提供了新的依据。

在我国大多数地区，以急性白血病为多见。急性和慢性白血病均以粒细胞占多数。急性白血病多见于儿童和青少年。慢性粒细胞性白血病多见于 30～50 岁，慢性淋巴细胞性白血病多见于 50 岁以上。各种类型的白血病都较多见于男性。

1.急性白血病　急性白血病起病急，常表现为发热、乏力、进行性贫血和出血倾向、淋巴结及肝、脾大等。本病多见于儿童和青少年。

急性白血病造血干细胞或原始和幼稚的白细胞恶变，发生分化障碍，不能分化为成熟的细胞，使骨髓内原始和幼稚的细胞大量堆积，成熟细胞明显减少。大量异常的原始和幼稚细胞增生，抑制正常的造血干细胞和血细胞生成，引起红细胞、白细胞和血小板减少。根据累及的细胞类型可分为急性淋巴母细胞白血病和急性粒细胞白血病。

（1）分型

1）急性粒细胞白血病（AML）：急性粒细胞白血病又称为急性非淋巴细胞白血病。本病多见于成人，儿童较少。瘤细胞来自于多能髓样干细胞在分化过程中的不同阶段的恶变，因此，具有不同的分化程度和不同的细胞类型。骨髓涂片中的原始细胞超过 30%。FAB 分类将急性粒细胞白血病分为 M_0～M_7 八个类型。

M_0：属 AML 中最少的分化型。大约占 AML 的 2%～3%。其特点为原始细胞无原粒细胞形态学和细胞化学特点，但表达粒细胞系统的抗原。

M_1：属 AML 中的未分化型。大约占 AML 的 20%。其特点为少于 3% 的原始细胞为过氧化酶阳性。

M_2：属 AML 中的成熟型。大约占 AML 的 30%～40%。其特点为病变由原始粒细胞到中幼粒细胞的各阶段细胞组成。

M_3：急性早幼粒细胞白血病。大约占 AML 的 5%～10%。其特点为病变以早幼粒细胞为主。

M_4：急性粒单核细胞白血病。大约占 AML 的 15%～20%。其特点为病变由原始粒细胞到中幼粒细胞的各阶段细胞和幼单核细胞组成。

M$_5$：急性单核细胞白血病。大约占 AML 的 10%。其特点为病变以原单核细胞为主（M$_{5a}$）或以幼单核细胞为主（M$_{5b}$）。

M$_6$：红白血病。大约占 AML 的 5%。其特点为病变以病态的巨幼样、巨核和多核原红细胞为主，非红细胞系统的细胞中，原粒细胞超过 30%。

M$_7$：急性巨核细胞白血病。大约占 AML 的 1%。其特点为病变以多形性的原巨核细胞为主。本型常伴有骨髓纤维化。

2)急性淋巴母细胞白血病（ALL）：本病多见于儿童和青少年。根据其形态学和免疫学特点可分为不同的亚型。FAB 分类根据瘤细胞的形态将急性淋巴母细胞白血病分为 L$_1$～L$_3$ 型。

L$_1$ 型：多见于儿童。其形态学特点为瘤细胞较小，细胞大小一致。核较大，胞质少，呈嗜碱性。

L$_2$ 型：多见于成人或大年龄儿童。其形态学特点为瘤细胞较大，约为正常成熟小淋巴细胞的 2 倍。细胞大小不一，核形状不规则，胞质丰富。

L$_3$ 型：其形态学特点为瘤细胞大，细胞大小一致。细胞核圆，外形规则，细胞质丰富，胞质内常有小空泡。

免疫学分类根据白血病细胞的来源和分化的不同阶段，将急性淋巴母细胞白血病分为 B 细胞性和 T 细胞性白血病。

B 细胞性 ALL（B－ALL）：急性淋巴母细胞白血病中约 85% 来源于 B 细胞。

T 细胞性 ALL（T－ALL）：急性淋巴母细胞白血病中约 15% 来源于 T 细胞。

免疫学分类与预后有关，有助于指导临床治疗。

(2)病理变化

1)周围血象：早期即出现贫血，白细胞增多性者与不增多性者约各占一半。白细胞增多性者，白细胞总数可达 $100×10^9$/L 以上，其中可见大量原始和幼稚细胞。白细胞不增多性白血病的白细胞计数可正常或减少，较难找到原始或幼稚细胞。同时伴有贫血和血小板减少。

2)骨髓：骨髓内白血病细胞大量增生，可取代正常骨髓组织，使长骨内的黄骨髓变成红骨髓，肉眼观呈灰红色。白血病细胞并可侵蚀骨松质和骨皮质。病变以椎骨、胸骨、肋骨和盆骨最明显，严重者可侵犯长骨（图 11－20）。增生的细胞主要为原始细胞，较成熟的白细胞不多，幼稚红细胞和巨核细胞生成受抑制，数量减少。

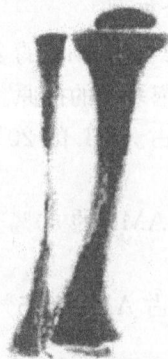

肉眼呈灰红色
图 11－20 急性粒细胞白血病的骨髓浸润

3)淋巴结:全身淋巴结可有不同程度的肿大,以儿童 ALL 时多见和明显,AML 时比较轻。肿大的淋巴结一般不互相粘连。切面颜色灰白,镜下可见淋巴结内有成片原始粒细胞浸润,取代正常细胞,并可以累及淋巴结外脂肪组织(图 11—21,图 11—22)。

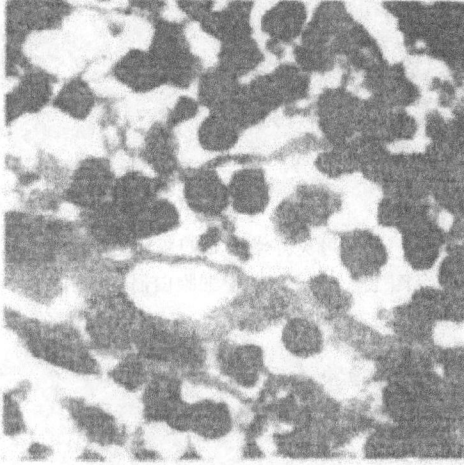

可见白血病细胞有少量胞质,细胞核圆形

图 11—21　急性淋巴母细胞白血病的淋巴结切片(HE:1160×)

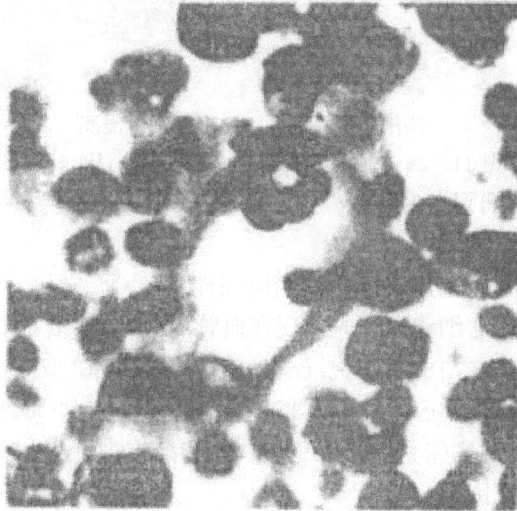

可见淋巴窦与淋巴索内有白血病细胞浸润

图 11—22　急性粒细胞白血病的淋巴结切片(HE:1160×)

4)脾脏:急性白血病时脾脏轻度至中度肿大。儿童 ALL 时脾大较多见和明显。肉眼观,肿大的脾脏包膜紧张,切面呈暗红色,质软。镜下见红髓内大量白血病细胞弥漫性浸润,并可压迫白髓。AML 时主要累及红髓,原粒细胞增生,严重时红髓和脾小体结构可被破坏。

5)肝脏:肝脏中度增大,表面光滑。镜下,AML 中瘤细胞主要沿肝窦在肝小叶内弥漫浸润。ALL 时瘤细胞主要浸润于汇管区及其周围的肝窦内(图 11—23,图 11—21)。单核细胞性白血病(属粒细胞性白血病)较少累及肝脏。

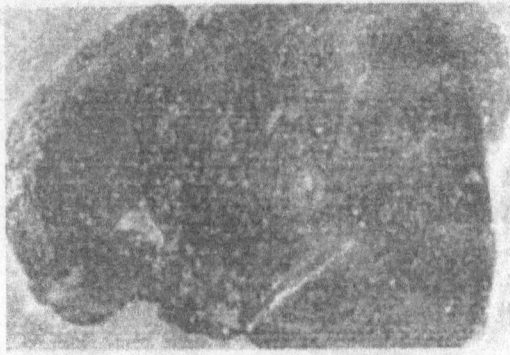

肉眼可见弥漫分布的灰白色结节

图 11－23　急性粒细胞白血病的肝脏

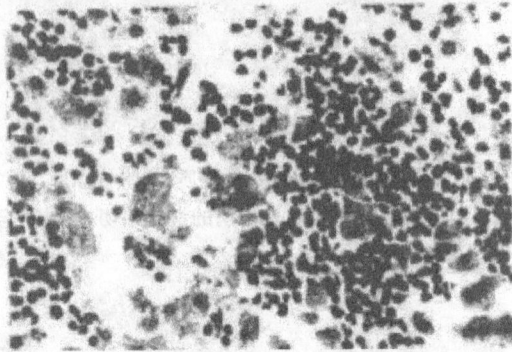

瘤细胞主要沿肝窦在肝小叶内浸润

图 11－24　急性粒细胞白血病的肝脏（HE:400×）

6）其他：急性粒单核细胞白血病（M_4）和急性单核细胞白血病（M_5）除浸润上述器官外，还可累及皮肤和牙龈。

除以上器官外，AML 可以浸润脑、脊髓、周围神经、心肌、肾脏、肾上腺、甲状腺、睾丸和皮肤等全身各器官和组织。瘤细胞多首先出现在血管周围，后逐渐浸润周围组织。

7）继发性改变：①出血：白血病细胞浸润骨髓组织，引起血小板减少，故常易造成出血，皮肤可有出血点和瘀斑，牙龈等处可见出血灶，有时脑组织出血可形成血肿；②感染：白血病虽然白细胞大量增多，但无抗病能力。患者免症功能和抵抗力低下，常并发细菌和真菌感染，成为白血病常见的致死的原因。

（3）临床病理联系：急性白血病的临床特点为发热、乏力、进行性贫血和出血倾向、肝脏、脾脏和淋巴结肿大等。AML 患者的主要临床表现是由贫血、白细胞增多、血小板减少和机体抵抗力低下引起的。

急性白血病的病情急，预后差。AML 的治疗效果不如儿童的 ALL。近些年来由于联合化疗的应用，对延长患者生存期取得了良好的效果，尤其是儿童的 ALL 可得到长期缓解。

2.慢性白血病　慢性白血病起病缓慢，病程长，早期多无明显症状。有的患者在体格检查或其他疾病就诊时才被发现。患者的主要症状为乏力、清瘦、发热、脾大等。

（1）分型：慢性白血病按细胞来源可分为慢性粒细胞白血病（CML）和慢性淋巴细胞白血病（CLL）。

1）慢性粒细胞白血病：CML 来源于多能髓样干细胞。患者主要是成年人，多见于 30～40

岁。骨髓中可见到从原粒细胞到成熟的分叶核粒细胞的整个粒细胞分化谱系。与急性白血病不同,CML时髓样干细胞仍具有分化成熟的能力,周围血内可见大量较成熟的粒细胞。原始粒细胞的异常增生与分化,可能与干细胞对调节造血细胞生长分化的反馈信号反应不足有关。

CML患者中约90%伴有一种染色体异常,称为Phi染色体,目前已确定其为CML的标志染色体。Phi染色体指22号染色体的长臂易位至9号染色体长臂。Phi染色体的存在与CML的发生、发展有关。典型的CML时Phi阳性,多见于青壮年,化疗效果好。Phi阴性的CML多见于老人和儿童,预后不佳。

2)慢性淋巴细胞白血病:CLL为小淋巴细胞恶变而来。绝大多数CLL来源于B细胞,T细胞性CLL很少见。骨髓中可见大量小淋巴细胞浸润。恶变的B细胞无免疫功能,不能转化为浆细胞,故患者常有低丙种球蛋白血症。

(2)病理变化

1)周围血象:周围血象中白细胞显著增多,CML时更为明显,可达$100\times10^9\sim800\times10^9/$L,其中绝大多数为较成熟的中、晚期和杆状核粒细胞,早幼粒和原粒细胞很少。嗜碱和嗜酸粒细胞也增多。CML的中性粒细胞的碱性磷酸酶积分降低或消失,有助于与类白血病反应区别。CLL时血中白细胞总数多在$30\times10^9\sim100\times10^9/L$之间。血象单一,绝大多数为较成熟的小淋巴细胞,只有少数幼淋巴细胞。

慢性白血病早期贫血较轻,血小板无明显减少。晚期才出现明显贫血和血小板减少。

2)骨髓:骨髓增生极为活跃,尤其是CML。增生的细胞主要为粒细胞系,其中以中、晚幼粒细胞、杆状核和分叶核粒细胞为主,原始细胞很少。红细胞系统和巨核细胞系统并不消失,在早期还可增生,血小板早期可增多,晚期则被抑制。CLL时骨髓内增生的主要为较成熟的小淋巴细胞,而粒细胞、红细胞、巨核细胞系及血小板等均减少(图11-25,图11-26)。

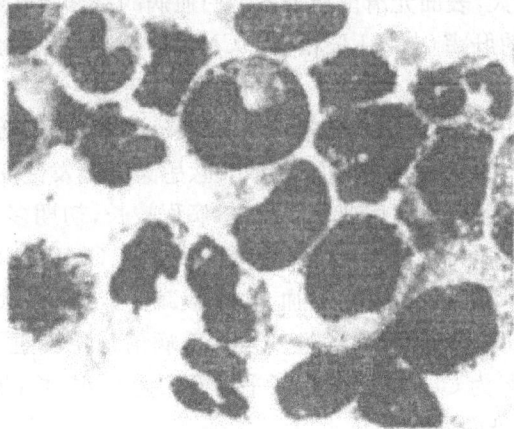

以中幼粒细胞以后各阶段细胞增生为主

图11-25 慢性粒细胞白血病骨髓涂片(Wright染色,1160×)

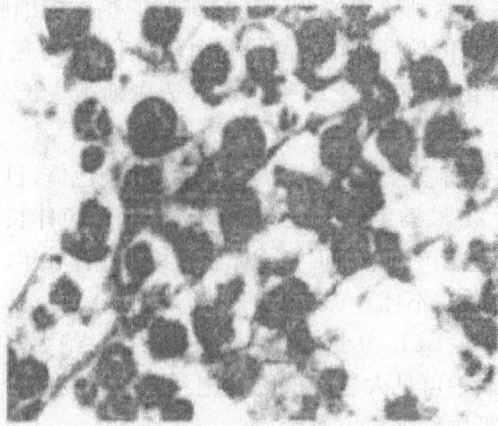

以较成熟的淋巴细胞为主

图11—26　慢性淋巴细胞白血病骨髓切片（Giemsa染色，1160×）

3）淋巴结：CLL时全身浅表淋巴结中度肿大，晚期肿大的淋巴结常相互融合，并与周围组织粘连。切面淋巴结呈灰白色鱼肉状。镜下可见淋巴结内大量较成熟的小淋巴细胞成片浸润，破坏原有的结构，其间可见散在分布的体积较大的淋巴样细胞组成的假滤泡。CML时淋巴结肿大的程度不如CLL明显。

4）脾脏：脾脏多明显肿大，尤其CML时，可达4000～5000g，显著脾大是CML最明显的特点。肿大的脾脏可占据腹腔大部，甚至达到盆腔。红髓脾窦内有大量的白血病细胞浸润，可压迫血管引起梗死。CLL时，脾大程度不如CML时明显，可达2500g。肿大的脾脏包膜增厚，常有纤维性粘连，切面呈暗红色，质地较硬，白髓不明显，呈均质状。镜下见大量较成熟的小淋巴细胞浸润白髓，红髓也可受累，严重者白血病细胞可弥漫浸润。

5）肝脏：肝脏中度肿大，表面光滑。镜下各型白血病的浸润方式不同。CLL时，瘤细胞多浸润于汇管区及其周围的肝窦（与ALL相似）；CML时，瘤细胞多沿肝窦呈弥漫性浸润（与AML相似）。

6）其他：慢性白血病的白血病细胞还常常浸润胃肠、心脏、肾脏等全身器官和组织。白血病细胞浸润处可破坏相应的组织和器官而引起出血、感染等继发性变化。

（3）临床病理联系：慢性白血病病变发展缓慢，病程较长，初期多无症状或仅有乏力、头晕等症状。贫血和脾脏明显肿大是慢性白血病的重要体征。CML患者最后常发生急性变，突然出现原因不明的高热，脾脏迅速增大、贫血、血小板减少、出血症状加剧、骨及关节疼痛，骨髓和血中原粒和早幼粒细胞突然增加。急性变发生后病情常急转直下，预后很差。70%的急性变病例为CML，而30%为CLL。CLL患者平均寿命比CML长，最后多因低丙种球蛋白血症、免疫功能低下并发感染而死亡。

（三）类白血病反应

类白血病反应通常是由于严重感染、某些恶性肿瘤、药物中毒、大量出血和溶血、急性组织损伤和变态反应等刺激造血组织而产生的异常反应。表现为周围血中白细胞显著增多（50×10^9/L以上），并有幼稚血细胞出现。类白血病反应的治疗和预后均与白血病不同。一般根据病史、临床表现和细胞形态可以与白血病鉴别，但有时比较困难。类白血病反应有以下特点可与白血病鉴别：①引起类白血病反应的原因去除后，血象可恢复正常；②一般无明显贫血和血小板减少；③粒细胞有严重中毒性改变，胞质内可见中毒性颗粒和空泡（应激情况下的退行性变）等；④中性粒细胞的碱性磷酸酶活性和糖原皆明显增高，而粒细胞白血病时，两者均显著降低；⑤CML时，白血病细胞内可见Phi染色体，而类白血病反应则无（图11－27）。

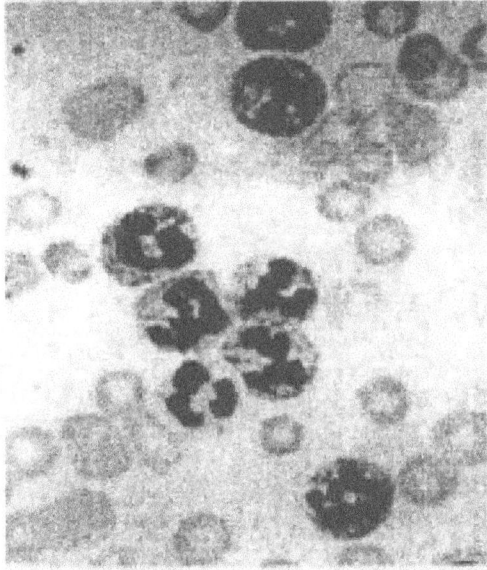

中性粒细胞胞质内见中毒性颗粒

图11－27　肺炎球菌肺炎时反应性粒细胞增多

类白血病反应的预后主要取决于原发性疾病。一般类白血病反应的预后较好，去除病因或治疗原发病后，类白血病反应消失，血象恢复正常。

（四）毛细胞白血病

毛细胞向血病（hairy cell leukemia，HCL）是来自成熟B细胞系的一种恶性肿瘤。其发病率约占白血病的2%。毛细胞白血病的主要特点是白血病细胞质形成细长的突起，形似绒毛，故称毛细胞或多毛细胞。

关于毛细胞的来源，过去认为来自于单核巨噬细胞。但应用Ig基因重组技术证实毛细胞来源于B细胞系。已知毛细胞是一种处于发育后期的B细胞。毛细胞白血病属CD5B细胞表型，带有克隆性Ig基因重组。

毛细胞白血病主要累及骨髓、脾脏和周围血液。骨髓内瘤细胞弥漫性增生，而髓细胞系减少，因而引起周围血中的粒细胞和单核细胞减少。大多数患者周围血及骨髓内常可见毛细胞，此细胞子光镜下形成特异的毛发样胞质突起（图11－28），电镜见其突起更为明显（图11－29）。患者骨髓涂片可见该细胞大小不一，核占细胞1/2，圆形或椭圆形，染色质呈细网状不均，胞质丰富不透明，呈蓝灰色，边缘有许多纤毛状突起。毛细胞生成的细胞因子如α－TNF，是引起造血损伤的主要原因。脾脏内常可见大量瘤细胞弥漫性浸润、脾大，并常引起全血细胞减少。

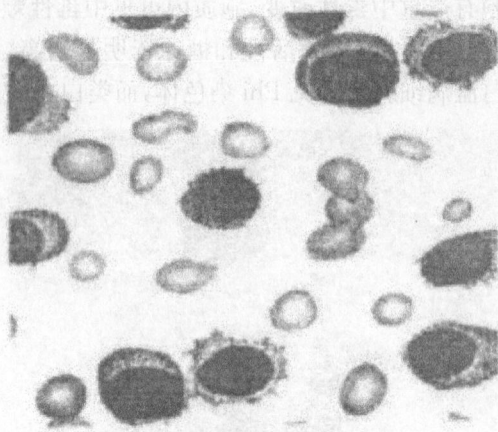

可见瘤细胞胞质呈毛发样突起

图 11-28　毛细胞性白血病血象

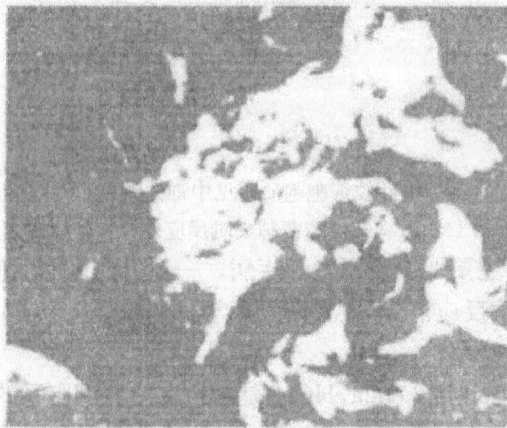

瘤细胞表面有多数细长的微绒毛

图 11-29　毛细胞性白血病(扫描电镜,12000×)

　　毛细胞白血病平均发病年龄约为 50 岁,男性多于女性。起病缓慢,临床主要表现为贫血,粒细胞、单核细胞及血小板减少和脾大。85％的病例起病时有脾大,25％巨脾,淋巴结肿大少见。病程大多在 1～10 年。1/3 患者发展类似白血病,对化疗无效。

　　由于贫血、白细胞减少和免疫功能低下,晚期患者易并发感染。主要死亡原因是并发感染,尤其是肺部感染。

(郭芳)

第二节　白血病

一、急性淋巴细胞白血病

　　急性淋巴细胞血病(简称急淋)是原始与幼稚淋巴细胞在造血组织(特别是骨髓、脾和淋巴结)无限制增生的恶性疾病,后期可累及其他器官与组织。急淋虽可发生在任何年龄,但多见于儿童和青少年。临床表现有发热、贫血，出血以及肝、脾、淋巴结肿大等。急性淋巴细胞白血病多见于儿童；发病率男性多干女性，男女比例为 5∶4；城市发病率高于农村。

（一）病因与发病机制

急性淋巴细胞白血病的病因及发病机制与造血系统其他恶性肿瘤一样复杂，至今尚未完全阐明。但绝大多数学齐认为与病毒、化学物质、放射线及遗传因素有关。

（二）临床表现

1. 起病可急骤或缓慢　急骤者常以高热、贫血、显著出血倾向及全身酸痛为主要症状。起病较缓慢者先有一段时期的进行性乏力、贫血、体重减轻，甚至局部疼痛，然后表现为上述急骤症状。

2. 贫血　贫血往往是首发表现，呈进行性发展。

3. 发热　半数的患者以发热为早期表现。可低热，也可高热达 39～40℃以上，伴有畏寒、出汗等。虽然白血病本身可以发热，但较高发热往往提示有继发感染。

4. 出血　出血的轻重不一，部位可遍及全身，但以皮肤、口腔、鼻腔黏膜的出血较为常见。血液中白血病细胞急骤增多时，脑部血管内由于大量白血病细胞淤滞并浸润血管壁，极易发生颅内出血而致命。

5. 淋巴结和肝脾大　急淋的淋巴结肿大较急性非淋巴细胞白血病（急非淋）常见。多数为全身淋巴结肿大，少数仅表现为局部淋巴结（颌下、颈部、腋窝或腹股沟淋巴结）肿大。一般呈轻至中度肿大，质地中等，无压痛，与周围组织无粘连。有的病例还有纵隔淋巴结肿大，偶尔有胸腺肿大。

6. 骨和关节疼痛　白血病细胞浸润破坏骨皮质和骨膜时可引起疼痛，以酸痛、隐痛较常见，有时呈现剧痛，病埋上可能为骨梗死。临床上常见胸骨压痛，对诊断有意义。

7. 神经系统表现　由于化学治疗药物不易透过血脑脊液屏障，因而成为白血病细胞的庇护所。脑局部浸润的表现可与脑瘤相似，可有颅内压增高症状，如头痛、恶心、呕吐、视乳头水肿等，严重的可出现抽搐、昏迷等。脑脊液检查发现压力增高，白细胞数、蛋白增加，而糖可减少；可检测到白血病细胞。

8. 其他　少数急淋患者可发生绿色瘤、异常肿块，亦可发生胸腔积液，其渗出液可为血性。化学治疗后还可引起尿酸性肾病等。

（三）实验室检查

1. 血象　典型病例血象显示贫血、血小板减少，白细胞中淋巴细胞质与量的变化。

2. 骨髓象　有核细胞的增生程度为明显活跃甚至极度活跃，淋巴细胞呈显著增生，以原始淋巴细胞为主，并有部分幼稚淋巴细胞。

3. 细胞化学　急性淋巴细胞白血病除过氧化物酶和苏丹黑染色呈阴性反应外，糖原染色在少数或多数细胞中有阳性粗颗粒，以粗块状为典型的表现。

4. 免疫分型。

5. 细胞遗传学。

6. 生物化学　TdT 是 DNA 聚合酶的一种，在急淋患者，TdT 大多数明显升高，白血病细胞中 Camp 含量较低，缓解时含量则回升。尿中尿酸和 β—氨基异丁酸是嘌呤和嘧啶分解产物，在白血病进展时，特别是经化学治疗后，会有明显增加。血清乳酸脱氢酶在急淋升高明显。血清铁于多数病例中偏高，总铁结合力明显降低，铁蛋白可升高。骨髓含铁血黄素量在正常偏高范围,铁粒幼红细胞百分数增高。

(四)诊断

1.形态学诊断

(1)第一型(L_1):原始和幼稚淋巴细胞以小细胞(直径<$12\mu m$)为主;核圆形,偶有凹陷与折叠,染色质较粗,结构较一致,核仁少而小,不清楚;胞质少,轻或中度嗜碱性。过氧化物酶或苏丹黑染色阳性的原始细胞一般不超过3%。

(2)第二型(L_2):原始和幼稚细胞以大细胞(直径可大于正常小淋巴细胞2倍以上,或>$12\mu m$)为主;核型不规则,凹陷和折叠可见;染色质较疏松,结构较不一致,核仁较清楚,一个或多个;胞质量常较多,轻或中度嗜碱性,有些细胞深染。

(3)第三型(L_3):似Burkitt型,原始和幼稚淋巴细胞大小较一致,以大细胞为主;核形较规则。染色质呈均匀细点状,核仁明显,一个或多个,呈小泡状;胞质量较多,深蓝色,空泡常明显,呈蜂窝状。

2.免疫学分型 四型21类法:国际血病欧洲协作组(KGIL,1995)确定的积分系统见表11—2。

表11—2 T、B淋巴细胞系及髓系抗原积分系统

积分	T淋巴细胞系	B淋巴细胞系	髓细胞系
21.5	cCD3、sCD3、TCR	cCD22、cCD22、CIg、SIg、CD19	MPO(组化)抗MPO单抗
1.0	CD8	CD20、CD24	CD13、CD14、CD33、CD65
0.5	CD1、CD2、CD4 CD5、CD6、CD7	CD10、CD21 CD37	CD116、CD115 CD35、CD36

急性淋巴细胞白血病分为裸型、纯型、变异型及袭型4类,其积分要求如下:①裸型:每个系列(T、B、髓系细胞)的积分均≥2,其他系列积分为0;②变异型:要求某一系列积分≥2,其他系列积分≥2;③多表型:要求两个或两个以上系列积分≥2。确定上述分型后,再根据已知系列的分化程度及不同抗原表达进一步分为21亚型。

3.形态学、免疫学、细胞遗传学分型(MIC分型)。

(五)鉴别诊断

1.少数病例因血象中内细胞减少,分类中未见原幼细胞,需与再生障碍性贫血、粒细胞缺乏症及特发性血小板减少性紫癜相鉴别,但根据骨髓象,鉴别并不困难。

2.急淋还需与传染性单核细胞增多症鉴别。传染性单核细胞增多症也有发热、浅表淋巴结肿大,血象中有异常淋巴细胞。但传染性单核细胞增多症无进行性贫血,一般也无血小板减少和出血,骨髓象中仅有少量异常淋巴细胞。偶见急淋与传染性单核细胞增多症并存。

3.有些巨细胞病形体病、良性病毒感染也可有发热、浅表淋巴结肿大,血象中伴有异常淋巴细胞,但根据临床表现的演变与骨髓象的检查,并不难鉴别。

4.神经母细胞瘤转移至骨髓可产生类似急淋的临床和血象表现,但神经母细胞瘤细胞在骨髓中成簇出现或呈玫瑰花结状,有利于两者的鉴别。如果还有困难,则可测定尿儿茶酚胺(神经母细胞瘤患者尿中儿茶酚胺含量升高)。

(六)治疗

急淋一旦被确诊,应立即进行化学治疗,急淋治疗目标有两个方面:一方面是尽可能杀灭造血组织与内脏各处的白血病细胞;另一方面是预防和杀灭隐藏在某些部位(药物不易到达)

的白血病细胞,特别是中枢神经系统的白血病细胞。

1. 成人 ALL 的治疗学基础

(1)预后因素

1)年龄:随着患者年龄增加,CR 逐渐下降,缓解和生存时间明显缩短。

2)白细胞数:外周血 WBC>30×10^9/L,是 B−ALL 的不良预后因素,但对 T−ALL 似乎影响不大。

3)达完全缓解时间:诱导治疗达完全缓解时间大于 4~6 周,将不利于长期缓解生存。

4)免疫表现:Pro−B 和 Pro−T 表型对常规化学治疗方案反应率低,生存较差。成熟 B−ALL 采用短程治疗,实际转归明显改善。无论 T−ALL、B−ALL,共同表达淋系和髓系抗原既不影响 CR 率,也不影响缓解、生存时间。

5)细胞与分子遗传学:是成人 ALL 最重要的预后因素(尤其对 DFS)。t(9;22)bcr/abl,t(4;11)预后差;t(8;14)、t(2;38)、t(8;22)仅见于成熟 B−ALL(Burkitt 型),以前预后较差,使用新方案后疗效改观;−7 或 +8 与不良预后有关;14q11−13 染色体移位加 t(10;14),多见于 T−ALL,常规方案治疗预后良好。

(2)成人 ALL 的预后分组(不含成熟 B−ALL)

1)预后良好组:有下列四项特征:①无提示不良预后的细胞遗传学异常;②年龄<30 岁;③初诊时内细胞<30×10^9/L;④达 CR 时间小于 4~6 周。

2)中间组:预后特征既不符合预后良好组,亦不符合预后不良组。

3)预后不良组:显示下列特征一项或一项以上:①有提示不良预后的细胞遗传学异常,如 t(9;22)、t(4;11)、+8;②年龄>60 岁;③前体 B,白细胞>100×10^9/L;④达 CR 时间>4~6 周。

2. 成人 ALL 治疗的进展

(1)化学治疗的进展

1)新型抗白血病药物的不断诞生和使用:嘧啶类药物 5−杂氮胞苷;正二十烷阿糖胞苷(BHAC),依托泊苷(etoposide,Et)和替尼泊苷(teniposide,Te),吖啶类物质甲砜−M−甲氧苯酰碘胺(AMSA)能使难治和复发 ALL 缓解。蒽环类的阿柔比星(aclacinomycin,ACM−A)、多柔比星(doxorubicin,Dox)和近年来去甲氧柔红霉素的诞生,其疗效均高于普通药物。

2)个体化治疗的开展:设计更合理、有效和低毒的化学治疗方案。

3)强化巩固治疗:广泛利用大剂量多种药物联合的强化治疗,更多地杀伤缓解期体内残留的白血病细胞。

4)"庇护所"白血病的治疗:清除骨髓外组织,如中枢神经系统、睾丸、卵巢及眼眶等"庇护所"中的白血病细胞,从而防止疾病复发。

(2)造血干细胞移植:如果有 HLA 相合或相近的供者,在条件许可时,对成人 ALL 首次诱导缓解后进行骨髓移植(BMT),可以使约半数的移植患者长期存活,为彻底根治 ALL 带来希望。

3. 成人 ALL 的治疗策略 整体治疗分为两个主要阶段,首先是诱导缓解治疗,其次是缓解后的治疗。

诱导治疗的目的,主要是用现代化学治疗大量杀伤患者体内的白血病细胞,使之由 100×10^9/L 以上降至常规方法不能检测出的水平(通常≤1×10^9/L),从而使患者临床体征及症状完全消失,骨髓正常造血功能恢复,外周血细胞计数正常。缓解后治疗方案的设计,主要是进一步根治患者体内用常规方法不能检测的白血病细胞,包括用强烈联合化学治疗、清除髓外"庇护所"中残留的白血病细胞、预防和消灭耐药细胞株,从而防止白血病细胞的复燃,使患者能长期存活。缓解后如有条件者,可进行 BMT,如不能进行 BMT 者,可早期用较诱导方案中药物剂量更大更多的强化巩固治疗,然后用较低剂量的多药联合或序贯维持治疗,必要时可再行强化治疗。

4. 成人 ALL 的化学治疗

(1)诱导治疗:急淋白血病患者的诱导缓解治疗,常用长春新碱(vincristine,VCR)加泼尼松(prednisone,Pred)(VP 方案),儿童 CR 率高达 80%～90%,成人的 CR 率仅 50%,而且容易复发。因此成人急淋白血病常需在 VP 的基础上加上门冬酰胺酶(asparaginase,Aase)(VLP 方案)或 DNR(VDP 方案)或四种药物同时应用(VLDP 方案),可使 CR 率提高。目前多数人认为对预后较好的成人 ALL,用 VCR＋Pred＋DNR＋Aase 四种药物的诱导方案最宜,对 B－ALL 或高危组的患者在上述 4 种药物的诱导方案中加 Ara－C 或 MTX,以使更多的患者达到完全缓解。

(2)巩固和强化治疗:当患者获得完全缓解后,必须进一步消除体内用常规方法不能检测的残留白血病细胞,防止复发,以延长缓解期,使患者能长期存活。总的原则基本上采用多药联合、交替序贯、大剂量防治 CNSL。

(3)维持治疗:强化巩固治疗后,进行维持治疗是成人 ALL 整体治疗策略的重要组成部分。细胞动力学研究显示,在完全缓解和强化巩固治疗后,尽管常规检查不能发现任何白血病细胞的证据,但是细胞基因学检查证实体内仍有残留白血病细胞。因此在诱导及强化巩固治疗后,继续彻底清除体内的残余白血病细胞,对于延长患者缓解期及无病生存期,使患者最终得到根治是十分必要的。此时如果有条件,可以行异体或自体干细胞移植,其余患者应当给予适当的维持治疗。

5. "庇护所"白血病的防治 白血病的"庇护所"是指常规化学治疗时药物不能达到有效杀伤浓度的盲区部位,除了 CNS 外,尚有睾丸、卵巢、眼眶等。这些部位残留的白血病细胞是造成临床复发的主要原因,因此加强对"庇护所"白血病的防治,是使患者持续缓解,避免复发,甚至治愈的重要环节。成人 ALL 的 CNS 和睾丸白血病的发生率较儿童低,初诊时脑膜白血病的发生率不足 10%。发生 CNSL 的相关因素主要是外周血白血病细胞增高,特别是处于增殖周期的白血病细胞比例较高,还有血清乳酸脱氢酶、碱性磷酸酶增高等。

二、急性非淋巴细胞白血病

(一)临床表现

1. 急性粒细胞白血病 急性粒细胞白血病(简称急粒)表现为粒细胞系原始细胞的恶性增生。它包括 M_0、M_1、M_2。临床表现与急淋相比,无明显区别。但浅表淋巴结肿大和肝脾大的程度不及急淋。大多数患者为突然发病,进展很快;常见感染和出血,并常因此致死。约 10%病例进展缓慢,大部分是老年人,表现乏力、苍白、虚弱等贫血症状,出血和感染也可见到;骨髓象中原始粒细胞不是很多,疾病持续数月,最后仍迅速恶化。绿色瘤在急粒中多见,典型表现为骨膜下绿色肿瘤。

2. 急性早幼粒细胞白血病(M_3) 该类型主要临床表现为发热、出血和贫血。出血较其他类型多见且严重。出血部位主要为皮肤、黏膜,有瘀点、瘀斑;鼻腔、口腔、牙齿、阴道、眼底等处的出血也较常见;特别严重的是颅内出血,是致死的主要原因。本病除出血倾向严重外,感染也多见。

3.急性粒—单细胞白血病(M_4)　常见起病急骤,贫血与感染严重,可有皮肤损害和齿龈增生。少见的体征有轻度黄疸、胸腔积液等。

4.急性单核细胞白血病(M_5)　本病由于细胞具有游走、吞噬的特点,故临床上浸润特征较明显。与急粒相似,但皮肤与黏膜的改变较为突出。

5.急性红白血病(M_6)　急性红血病的表现为以原红细胞、早幼红细胞的恶性增生为主,可见类巨变。急性红白血病则表现为红白两系的恶性增生,最后可发展为典型的急性粒细胞白血病,成为 DiGuglielmo 综合征。

6.巨核细胞白血病(M_7)　急性巨核细胞白血病形态学很难诊断,经常是由于骨髓纤维化干抽,需要抗血小板抗体的免疫表型或电镜血小板过氧化物酶分析。

(二)实验室检查

1.外周血象　有 10% 的 AML 病例外周血白细胞数超过 $100\times10^9/L$,即高白细胞血症,多见于 M_4、M_5 型患者,常伴肺部及中枢神经系统浸润、肿瘤溶解综合征和白细胞黏滞症,属于高危型,预后差。极少数患者外周血白血病细胞大于 20%,而骨髓少于 20%,为达到急性白血病诊断标准,称之为外周血型急性白血病,其中部分病例的骨髓白血病细胞数可能在随后的几个月内升高,对这些患者尤其是老年 AML 患者,在外周血血小板和粒细胞减少并具有明显危险性时可以暂缓化学治疗。

2.骨髓象　初治 AML 患者中,骨髓细胞学检查示骨髓增生极度活跃。75%患者的骨髓中白血病细胞占有核细胞数的一半以上。少数患者由于骨髓白血病细胞比例较低的缘故,骨髓增生低下,但至少占有核细胞的 30%。

3.细胞化学染色　常用的细胞化学染色方法包括髓过氧化物酶染色(MPO)、苏丹黑 B 染色等检查。

4.细胞免疫表型　常用原髓细胞系抗体为 MPO、CD33、CD13、CD11b、CD15、CD14,其他与髓系相关的抗体是 CD34、HLA—DR 等,抗血型糖蛋白单抗以及抗血小板糖蛋白Ⅰb/Ⅲa、Ⅰb(CD41a、CD41b、CD61、CD42a、CD42b)分别被认为是鉴别 M_6 和 M_7 型 ANLL 敏感而特异的单抗,90%以上 M_3 型 ANLL 以 $CD33^+$、HLA—DR 为特点,CD14 是单核细胞特异性抗体,然而敏感性不够高,在 M_4 和 M_5 型 ANLL 中,阳性率约占 70%。

5.细胞遗传学检查

(1)染色体结构异常

1)t(8;21)(q22;q22)和 inv(16)(p13;q22):是初治 AML 患者中最常见的细胞遗传学,主要与异常 M_2 型密切相关。

2)t(9;22)(q34;q21):在初治 AML 的发生率占 1%。

3)t(15;17)(q22;q21):是 M_3(APL)的特异性染色体改变,见于 90%以上的 M_3 病例。

4)11q23 重排:累及 11q23 条带重排形式的多见于 AML(M_4)、ALL、MDS 和继发于曾经接受拓扑异构酶Ⅱ抑制而引起的 AML。

5)inv(3)(q21;q26):伴 inv(3)(q21;q26)的病例、累及 3q 异常的血液病患者预后通常较差。

（2）染色体数量异常

1）+8：是 AML 最常见的核型改变，约占 AML 患者核型异常的 20%。

2）+21：有 1% 的发生率。

（三）诊断

根据贫血、感染、出血和浸润等临床表现，结合血象、骨髓象及 MIC 分型标准进行诊断及鉴别诊断。

（四）治疗

化学治疗是治疗 ANLL 的重要手段。骨髓移植有赖于化学治疗获得完全缓解及大量清除白血病细胞负荷后进行。

1. 诱导治疗　目的是获得完全缓解，还与长期存活有关。初治 AML 的诱导化学治疗方案主要有以下几类：

（1）蒽环（醌）类药物联合 Ara－C 为主的方案：DA3＋7 案是 AML 的标准诱导方案，其具体用法为：DNR60mg/m^2×7 天，持续静脉注射或每日分 2 次静脉注射，或每次加 6－TG 100mg/m^2，每 12 小时一次，连续 7 天口服。采用标准的 DA 方案大部分患者（50%～70%）1 个疗程获缓解，如 2 个疗程仍未获缓解则预后很差，称为原发耐药。

Ara－C 还常与其他一些蒽环（醌）类药物如 Dox、表柔比星（epirubicin）、ACR、伊达比星（IDA）、米托蒽醌（NVT）联合应用。Ara－C 联合 IDA，虽其完全缓解率 3DNR 相似，但一个疗程达完全缓解的病例更多，因此可作为 AML 的一线化学治疗方案。

（2）三尖杉酯碱（Har）或高三尖杉酯碱（Hhar）：我国曾常用的 HOAP 方案其完全缓解率为 27%～68%。

2. 缓解后的治疗　缓解后治疗的方式有两种：

（1）传统的缓解后治疗：用原方案巩固 1～2 个疗程后再维持治疗 1～3 年，或不巩固仅维持治疗，在维持治疗中可定期用较强的联合方案再强化，间隔时间不等。

（2）近年来的缓解后治疗趋势：近年来，AML 患者的缓解期治疗趋势是采用更强烈而短期的治疗。其方式有：①用原诱导方案巩固 4～6 个疗程；②ID/HD Ara－C 为主的方案早期强化治疗；③采用一些与诱导治疗无交叉耐药性的药物如 NVT、AMSA 等组成新的联合方案早期强化；④前述几种方式的组合。

3. 特殊类型 AML 的治疗　M$_3$（急性早幼粒细胞白血病）：M$_3$ 的特点是易在诱导治疗阶段发生致命性的出血死亡。一旦出血得到良好控制，其完全缓解率及长期存活率高于其他类型的 AML。目前完全缓解后治疗基本同其他类型 AMLL。

三氧化二砷（As$_2$O$_3$）的发现是 M$_3$ 诱导治疗和复发后治疗的又一大进展，1971 年 3 月哈尔滨医科大学第一临床医学院率先试用 As$_2$O$_3$ 治疗 APL 取得临床上的成功，完全缓解率达 76.9%，部分缓解率达 12.1%，5 年生存率达 51.9%，目前认为是治疗急性早幼粒细胞白血病最好的方案之一，有完全缓解率高、长期生存率高、复发率低、与 ATRA 等其他药物无交叉不耐药，尚未发现严重的骨髓抑制和严重的器官损害，可以有效控制弥散性血管内凝血（DIC）。但 As$_2$O$_3$ 也有如下缺点，如难于透过血－脑脊液屏障以及导致高白细胞综合征等。目前我闻学者周晋等在临床应用 As$_2$O$_3$ 缓慢持续静脉注射的方法，有效地控制了高白细胞综合征。另外，As$_2$O$_3$ 不适用于 APL 伴有严重的肝、肾功能损害者，妊娠伴 APL 者使用砷剂治疗，As$_2$O$_3$ 已达到或接近中毒剂量时，需要严格监测。

诱导治疗的另一大进展是采用全反式维 A 酸（ATRA）行诱导分化治疗。但仅用 ATKA 诱导及缓解后治疗，多数患者在数月内复发。

4. 难治性及复发 AML 的治疗　30％～40％的患者经标准的诱导化学治疗 2 个疗程后不能达到完全缓解，即原发耐药。且约 60％～80％的患者在完全缓解后复发。大多数复发患者最终死于耐药。挽救性化学治疗的方法主要有三种：①晚期或无耐药性复发的患者可能对标准诱导化学治疗有效，故可采用标准的 DA(T)方案；②由一些与一线治疗无交叉耐药性的新药组成的方案，如 NVT、IDA、ACR、AMSA、AZA、Aase 等；③以 ID/HD Ara－C 为主的方案。

尽管上述挽救治疗可提高难治性及复发 AML 的完全缓解率，但大多数报告显示，其中位缓解期在 6 个月以内。仅采用化学治疗，难治性 AML 的长期存活几乎为 0，复发 AML 的存活率为 10％。如在完全缓解后或第一次早期复发时做 BMT，难治性 AML 的 3 年存活率为 10％，复发 AML 的存活率可达 20％。因此对复发患者，应尽量争取在早期复发或经挽救治疗完全缓解后做 allo－BMT。

三、慢性粒细胞白血病

慢性粒细胞白血病（CML）是一种起源于多能造血干细胞的恶性克隆增殖性疾病，它累及粒系、红系、巨核系、B 淋巴细胞系，某些时候甚至累及 T 淋巴细胞系，病变不累及骨髓成纤维细胞系。以白细胞增高、粒细胞成熟障碍、嗜碱性粒细胞增多、贫血、幼稚粒细胞增高等为特征，常常有血小板增多和显著的脾大，骨髓中粒系细胞增生明显。它和真性红细胞增多症、原发性血小板增多症、原发性骨髓纤维化同属骨髓增殖性疾病。

发病率较低，约 1.25/10 万，占白血病患者的 15％，儿童少见，终末发病年龄为 50 岁，男性略高，男女比率为 1.6：1，射线是唯一已知的流行病学因素，辐射潜伏期 4～11 年不等。

（一）病因

1. 放射线。

2. 化学治疗药物。

3. HLA 抗原中的 CW3 和 CW4。

（二）发病机制

可能的原因是 9 号和 22 号染色体间易位[t(9;22)]，这种改变使位于 9 号染色体的 ABL 原癌基因段与 22 号染色体 BCR 基因片段之间形成 BCR－ABL 融合癌基因（特异性的 Ph 染色体，即费城染色体），编码一种延长的酪氨酸磷酸激酶，这种变异的蛋白质干扰细胞信号传导通路并导致恶性肿瘤发生。

根据 bcr/abl 融合基因编码蛋白的不同，可将其分为 3 种不同的临床血液学类型：①P210 CML：主要累及粒系，中度影响其分化和成熟；②P190 CML：有明显的绝对和相对单核细胞增多，成熟中性粒细胞与单核细胞之比降低，有不同程度的嗜碱性粒细胞增多；③P230 CML：成熟中性粒细胞增生为主，表现为隐匿、良性的临床过程，患者生存期长。

（三）临床表现

30％的患者症状不明血细胞计数检查可发现本病。

1. 一般症状　常有乏力、身体不适、消瘦、脉搏增速、食欲减退、体重下降、多汗等，可能是由于粒细胞增多引起代谢旺盛及蛋白质分解增加所致。贫血亦可引起上述症状。

2.特殊症状

(1)脾大:一般都具有中度或重度肿大,有的患者因脾大而上腹不适、腹胀。脾大超过脐部甚至达到盆腔者亦不少见。若出现脾栓塞、脾周围炎等时,可有剧烈腹痛和压痛,严重者可出现脾破裂和出血。

(2)贫血:早期常无贫血,骨髓造血细胞被过度增生的粒细胞所替代而出现贫血。

(3)肝、淋巴结肿大:肝大一般较脾大轻,亦是临床常见体征。除全身感染外,一般淋巴结肿大少见。

(4)胸骨压痛:胸骨压痛是由于骨髓细胞增生引起骨髓内压力增加和骨膜下浸润所致。有半数以上的患者胸骨压痛是复发或病情明显变化的特征。

(5)发热:发热轻微,热型不规则,应用化学治疗后消失。晚期出现不明原因发热,抗生素及一般化学治疗药物治疗常无效。

(6)顽固性阴茎异常勃起:在少数患者中出现,因阴茎海绵体被白细胞浸润或血栓形成所致。

(7)内细胞淤滞引起耳鸣耳聋,脾梗死引起左上腹痛、左肩痛。

(8)高代谢表现:类似甲状腺功能亢进表现,如盗汗、怕热。

(9)急性关节炎或尿酸性尿结石:为白血病细胞大量破坏使血中尿酸浓度增加所致。

(10)尿崩症。

(11)皮疹:由组胺释放所致。

(12)加速期、急变期的临床表现:多数患者在 3 年左右进入终末期。症状逐渐加重,常表现为发热、消瘦、贫血、乏力、脾再度肿大或出现淋巴结肿大。染色体除 Ph 染色体外又有新的核型。急变期多有骨骼和外周血幼稚细胞增加,外周血小板严重减少而表现为临床出血。皮肤或脏器的白血病细胞浸润甚至出现中枢神经系统白血病。治疗困难,自然病程平均 2～4 个月。CML 急变的形式和主要类型有三种:第一种形式是缓慢急变;第二种无加速期的急性变,患者的原始细胞在数日成数周内快速增长,迅速进入 AL 期;第三种形式更少见,为髓外急变。

(13)CML 骨髓纤维化:虽然 CML 临床各期均可见不同程度的骨髓纤维化,但最常见的是在加速期和急变期,其发生率可达 80%,可出现进行性贫血、脾呈进行性肿大和骨髓干抽三大特征。

(四)实验室检查

1.慢性期的外周血象

(1)白细胞计数增高:外周血白细胞计数常超过 $50 \times 10^9 /L$;约有半数患者在 $100 \times 10^9 /L$ 以上,少数患者可达 $1000 \times 10^9 /L$;细胞学分类各阶段的中性粒细胞均可见到,占白细胞总数的 90% 以上,以中幼粒和晚幼粒细胞为主,杆状核和分叶核粒细胞也多见,原始粒细胞在 5% 以下。嗜酸性粒细胞和嗜碱性粒细胞也有不同程度的增加。

(2)红细胞和血红蛋白:病变早期可正常,后随疾病发展而逐渐降低。

(3)病变的早期和中期血小板显著增多,偶可见巨核细胞外溢现象。

2.慢性期骨髓象

(1)骨髓增生极度活跃或明显活跃。

(2)粒细胞显著增生,核左移。多为中性粒细胞和晚幼粒细胞,原始粒细胞和早幼粒细胞易见。嗜酸性粒细胞和嗜碱性粒细胞明显增多。

(3)红细胞系早期增生旺盛,晚期受抑制。

(4)巨核细胞在早期增多,晚期巨核细胞和血小板显著减少。

3.慢性粒细胞白血病急变期的外周血象

(1)血象类似急性白血病的特点。

(2)白细胞计数迅速增加,成熟粒细胞减少,原粒及早幼粒细胞迅速增加,原始细胞可达20%或更多,且药物难以控制。

(3)血红蛋白和红细胞数明显下降。

(4)血小板数亦明显下降。

4.急变期骨髓象　骨髓原始粒细胞和早幼粒细胞短期内大量增加,原始粒细胞可达30%以上,嗜碱性粒细胞易见或明显增加。红细胞系和巨核细胞系严重受抑。

5.Ph 染色体 bcr/abl 基因　约有 95% CML Ph 染色体阳性。90% CML bcr/abl 基因阳性。

6.中性粒细胞碱性磷酸酶　CML 患者的中性粒细胞碱性磷酸酶活性显著减低。而类白血病患者常明显升高。

7.维生素 B_{12}　在 CML 患者的血清中,α 球蛋白明显升高,因而结合大进的维生素 B_{12},患者血清中维生素 B_{12} 的浓度明显升高。

8.血清乳酸脱氢酶　CML 患者血清乳酸脱氢酶明显升高。

9.尿酸　血尿酸和尿中尿酸均明显升高。可形成尿酸结石、痛风性关节炎和尿酸性肾病。

(五)诊断和分期标准

1.诊断标准

(1)Ph 染色体阳性和(或)bcr/abl 融合基因阳性,合并以下任何一项者即可诊断。

1)外周血白细胞升高,不成熟细胞>10%,原始细胞<10%。

2)骨髓粒细胞高度增生,以中性中幼、晚幼粒细胞、杆状核粒细胞增多为主,原始细胞<10%。

(2)Ph 染色体阴性和 bcr/abl 融合基因阴性者,有以下 1)~4)项中的 3 项和第 5)项即可诊断。

1)脾大。

2)外周血:白细胞计数持续升高>30×10⁹/L,以中性粒细胞为主,不成熟细胞>10%,嗜碱性粒细胞增多,原始细胞(Ⅰ型＋Ⅱ型)<5%~10%。

3)骨髓象:增生明显至极度活跃,以中性中幼粒细胞、晚幼粒细胞、杆状核粒细胞增多为主,原始细胞(Ⅰ型＋Ⅱ型)<10%。

4)中性粒细胞碱性磷酸酶(NAP)积分降低。

5)排除类白血病反应,其他类型的骨髓增殖性疾病。

2.分期标准

(1)慢性期

1)临床表现:无症状或有低热、乏力、多汗、体重减轻等症状。

2)血象:白细胞计数增高,主要为中性中幼、晚幼粒细胞、杆状核粒细胞增多为主,原始细胞<10%,嗜酸性和嗜碱性粒细胞增多。

3)骨髓象:增生明显至极度活跃,以粒系增生为主,中、晚幼粒细胞和杆状核粒细胞增多,原始细胞<10%。

4)染色体:有 Ph 染色体。

5)粒-单祖细胞培养:集落和集簇要比正常明显增加。

(2)加速期:具有下列 2 项者,可考虑本期。

1)不明原因的发热,贫血、出血加重,和(或)骨骼疼痛。

2)进行性脾大。

3)非药物引起的血小板进行性降低或升高。

4)原始细胞在血和(或)骨髓中>10%。外周血嗜碱性粒细胞>20%。

5)骨髓中有显著的胶原纤维增生。

6)出现 Ph 染色体以外的其他染色体异常。

7)对传统的抗慢性粒细胞白血病药物治疗无效。

8)粒-单祖细胞有增生和分化缺陷,集簇增多,集簇与集落的比值增高。

(3)急变期:具有下列 1 项者,可诊断本期。

1)原始细胞在外周血和骨髓中>20%。

2)外周血原始细胞+幼稚细胞>30%。

3)骨髓中原始细胞+幼稚细胞>50%。

4)有骨髓外原始细胞浸润。

(六)鉴别诊断

1.类白血病反应　类白血病是其他疾病引起的反应性白细胞增高,如严重的感染、中毒、恶性肿瘤、大出血、急性溶血、过敏性休克和服用某些药物。其与 CML 的区别有:

(1)可有白细胞总数增高,外周血有幼稚细胞,有的出现脾和淋巴结肿大,感染时中性粒细胞有中毒性改变,如出现中毒颗粒、空泡变性和核浓缩等。

(2)外周血碱性磷酸酶积分增高是类白血病的坡大特点,而 CML 此项积分为 0。类白血病的骨髓变化程度一般比 CML 轻。

(3)以成熟粒细胞增生为主。该类患者无 Ph 染色体与 bcr/abl 基因重排。

(4)原发病治愈后,白细胞数可降至正常。

2.骨髓纤维化　多见于 40 岁以上的成人,与 CML 的区别有:

(1)肝脾显著肿大,白细胞总数增高,但很少超过 $50 \times 10^9/L$;

(2)外周血有幼稚粒细胞但可见有核红细胞,呈泪滴状或梨形。中性粒细胞碱性磷酸酶积分增高。

(3)Ph 染色体阴性,骨髓有核细胞明显减少,常常干抽。肝、脾和淋巴结活检可见造血灶。

(4)骨髓活检可见纤维化病变。

(5)X 线检查可见骨髓密度增加。

3.真性红细胞增多症与 CML 的区别

(1)患者血容量和血液黏滞度增加,出现皮肤、黏膜红紫,结膜充血,面色潮红等。

(2)患者血红蛋白和红细胞数明显增加,红细胞容量绝对值增加,血细胞比容增高。外周血中性粒细胞 80％以上为分叶核粒细胞。

(3)中性粒细胞碱性磷酸酶增高。

(4)Ph 染色体阴性，偶有 bcr/abl 基因阳性。

4.红白血病　虽然本病有脾大，血中可见到幼稚粒细胞，但血和骨髓中可有大量的类巨幼样变的原红和早幼红细胞，幼红细胞糖原染色(PAS)阳性。粒细胞和血小板均减少。

5.骨质硬化病　全身骨质广泛性硬化，使海绵质变为致密骨质。临床表现为贫血，肝、脾、淋巴结肿大，外周血中白细胞总数明显增多，可见幼稚粒细胞，有时有幼红细胞，骨髓穿刺经常干抽，骨髓细胞增生低下。X 线检查可见全身骨髓腔变小，骨皮质增厚。

(七)治疗

1.慢性期治疗

(1)化学药物治疗

1)羟基脲：曾经是 CML 慢性期治疗的首选药，服用后起效快但维持时间短，一般开始剂量为成人 2～3g/d，待白细胞数降至(5～10)×10⁹/L 时暂停药。因停药后白细胞数又很快上升，故一般在血象正常后用羟基脲 0.5～1g/d 做维持治疗。对细胞遗传学和病程没有影响。

羟基脲的副作用比较轻，主要为轻度消化道反应，可有皮疹、口腔溃疡和轻度腹泻，一般患者能耐受，骨髓的抑制作用轻，停药后能较快恢复。羟基脲能导致骨髓细胞的巨幼变、大红细胞增加、脱发等，但不影响继续用药。

2)白消安(白血福恩，马利兰)：有两种常用的治疗方法。一是初治患者应用时白细胞数一般在 50×10⁹/L 甚至更高，此时成人剂量为每天每周检查一次血象。白细胞一般在 3 周后开始下降。如 3～4 周后白细胞数不下降，剂量可加至每天 6mg，在 1～3 个月内白细胞数可降低(10～15)×10⁹/L，血液中幼稚细胞基本消失。如白细胞数在 20×10⁹/L 左右不再下降，也可暂时将剂量加至每天 6mg。停药后仍需每周检查血象。若患者此后病情逐步好转，临床表现和血象可趋向正常化。首次缓解可达数月甚至数年之久。当白细胞再次升至 50×10⁹/L 时，可重复另一次疗程。维持量因人而异。

本药的副作用为长期应用引起皮肤色素沉着，女性停经。少数患者出现无泪、黏膜干燥、眼晶状体病变、广泛肺纤维化。

3)靛玉红及其衍生物异靛甲(甲异靛)：为吲哚类化合物，具有抗肿瘤作用。靛玉红是中药青黛的有效成分，推荐使用剂量为每日 75～150mg，分 3 次口服。不能防止急变。

副作用主要是腹痛、腹泻，偶有便血，长期服用时偶发肺动脉高压，停药后可恢复。

4)三尖杉酯碱及高三尖杉酯碱：近年来试用瘀 CML 的治疗。剂量 2.5mg/(m² · d)，连用 14 天；血液学缓解后维持治疗，每月用药 7 天。

5)阿糖胞苷(Ara－C)：现尝试用于 CML 慢性期的治疗，20mg/d 连用 14 天，同时使用 IFN－α，每日 300 万 U。

本品的副作用为骨髓抑制、消化道反应，少数患者可出现肝功能异常、发热、皮疹。

6)STI 571(格列卫)：又称甲磺酸伊马替尼。STI 571 是一种强有力的 bcr/abl 基因产物抑制剂，它代表了当前对 CML 治疗的主要进展。是一种低分子量的苯胺嘧啶复合物。STI 571 作用于 bcr/abl 信号转导通道，能竞争性地抑制 ATP 或底物与酪氨酸激酶催化中心结合，阻止酪氨酸激酶活化而发挥靶向治疗作用。STI 571 能诱导 bcr/abl 阳性细胞进入 G₁期，细胞俘获和凋亡。同时诱导 CML 缓解的机制，部分有赖于随黏附受体 CD11a，CD18、

CD29、CD49d、CD62L 或化学因子受体 CCR－1、CCR－4、CXCR－4、CXCR－5 蛋白水平或 mRNA 表达水平的恢复。抑制血小板衍生生长因子受体(PDGFR)和 c－Kit 受体激酶活性，但不影响其他激酶活性。治疗剂量为：300mg 是最小的有效治疗剂量，对于慢性期患者，建议从 400mg 开始，对晚期病例可从 600mg 开始。白细胞正常或高于正常时，可随时开始治疗。如白细胞高于 $20×10^9/L$，应加别嘌醇，并给予水化。白细胞一般 2 周内开始下降，在 4～6 周内降至正常。如患者原来接受羟基脲治疗而白细胞又较高者，羟基脲应持续运用 1～3 周。如患者白细胞和血小板均低于正常，则应待血象接近正常才开始治疗。如果血象改变是晚期疾病引起，则应立即开始 STI 571 的治疗。

7)砷剂：试验证明 As_2O_3 可以通过减少 K562 慢性粒细胞白血病急变细胞内某些蛋白，尤其是 bcr/abl 蛋白酪氨酸磷酸化和(或)下调 JAK2 蛋白的表达而干扰 bcr/abl 所致癌信号的转导，引起 K562 细胞凋亡和抑制其生长。用量为 $10\%As_2O_3$ 10ml 加 5％葡萄糖 500ml 静脉注射，28 天为一疗程。

8)生物制剂－干扰素(IFN)：常用的为 IFN－α，现有两种重组的蛋白，分别为以 IFN－α－2a 干扰素为代表和以 IFN－α－2b 干扰素为代表。

用药剂量：高剂量用药 $5MU/(m^2 · d)$，效果好于低剂量用药 $2MU/(m^2 · d)$。

干扰素和其他化学治疗药物可联合运用。这些药物有阿糖胞苷(Ara－C)、维 A 酸、高三尖杉酯碱、粒－单细胞集落刺激因子(GM－CSF)。有研究表明，移植前 IFN－α 治疗不会影响移植结果。

IFN－α 的副作用分为早期毒性和晚期毒性。早期毒性有发热、畏寒、流感样症状、头痛等，持续数日至两周。晚期可有持续无力、食欲不振、体重下降，少数患者出现贫血、血小板减少、肝及肾功能损害、脱发、肌肉骨骼疼痛、甲状腺功能低下、忧郁等，严重者可有心肌病；神经毒性表现为注意力不集中、记忆力减退、嗜睡。剂量减少时，副作用可减轻或消失，长期给予小剂量对乙酰氨基酚可解除上述副作用。

(2)反义基因治疗：与骨髓移植相比，反义 DNA/RNA 治疗 CML 的缓解率可达 100％。

(3)造血干细胞移植

1)自体移植：CML 自体骨髓移植的效果优于常规化学治疗。

2)异基因造血干细胞移植：异基因造血干细胞移植是根治 CMI 首选的治疗手段。CML 慢性期、加速期、急变期异基因骨髓移植的复发率分别为 20％、50％和 75％。异基因骨髓移植后复发患者再移植仍有效。

(4)联合化学治疗：近年来有学者用强烈联合化学治疗治疗 CML 慢性期。约有 10％～30％的 CML 患者在发病时可检查出 Ph⁺ 和 Ph⁻ 的克隆共存，提示强烈化学治疗可延缓急变，杀灭 PM 克隆，从而达到完全缓解。如 DA、HA 方案虽可达到暂时缓解或暂时性的染色体的减少，但疗效短暂，不能根除 Ph⁺ 细胞。

2. 慢性粒细胞白血病加速、急变期的治疗　急变期的治疗原则上采用 AL 的联合化学治疗方案。对于慢性粒细胞白血病、急性淋巴细胞白血病病变患者，采用 VP 方案或 DOAP 方案。对于急性粒细胞白血病变的患者可采用 DA、HA、NVT＋Ara－C、VP16＋Ara－C。中剂量或大剂量 Ara－C 2.0～3.0g，每 12 小时一次，连用 3 天。部分化学治疗效果差的患者虽能取得缓解但维持时间较短，平均存活期在半年至 1 年左右。还可以增加格列卫的剂量。异基因移植是治疗加速期和急变期 CML、提高生存率和治愈率的有效方法。

四、慢性淋巴细胞白血病

慢性淋巴细胞白血病(CLL)属于淋巴系统的恶性增殖性疾病之一,以大量成熟表型、功能不全及体积小、形态类似成熟的淋巴细胞在外周血、骨髓以及淋巴组织中堆积为特征。其中98%为B细胞性,不到2%为T细胞性。在西方国家,它是成人发病率最高的白血病,其发病率达20%~30%,在老年人白血病中是一种主要疾病,男女比例为2:1,在我国及亚洲地区,本病发病率相对较低,约占白血病总数的5%,供近年来有增高趋势。

(一)病因与发病机制

环境因素尚未被证实会增加CLL的患病几率,也没有证据表明其病因与病毒有关。流行病学调查显示B细胞性CLL发病机制与性别和遗传因素有很大的相关性。部分呈家族发病,在亚洲血统人群中该病罕见。

1. 遗传因素 B细胞性慢性淋巴细胞白血病在西方国家是成人发病率最高的白血病,我国和日本发病率相对较低,移居美国的日本侨民的发病率也低。

许多报告显示B细胞性CLL有家族发病的现象,患者直系家属患B细胞性CLL或其他淋巴系统肿瘤的几率比普通人群高3倍。

(1)染色体核型异常。

(2)基因异常

1)Bcl－2基因。

2)p53基因。

3)多药耐药基因(MDRs)。

2. 细胞动力学 CLL是单克隆B细胞的堆积。大多数白血病细胞不在有丝分裂期,只有一小部分细胞处于增殖期,外形与成熟淋巴细胞类似的白血病细胞的寿命也明显延长。

3. 表面抗原标记 大多数B细胞CLL肿瘤细胞表面表达CD19、CD20、CD5。

免疫学异常 CLL患者常易并发自身免疫性疾病,最多见的内身免疫性疾病为自身免疫性溶血性贫血和自身免疫性血小板减少性紫癜。一小部分患者还可能伴发纯红再障或中性粒细胞减少症。

可引起低丙种球蛋白血症,大部分CLL患者存在获得性免疫缺陷,CLL患者易患感染和第二肿瘤的几率增加。

(二)临床表现

1. 通常无明显临床症状 CLL患者往往因无痛性淋巴结肿大或查血发现不明原因的淋巴细胞绝对值增多而就诊,有的CLL患者可以出现对运动的耐受性减低、易疲劳及不适感,但不表现出其他主要器官的累及及贫血。

2. 病情进展后的一般临床表现 病情进展后患者可以出现体重减轻、反复感染、血小板减少所致的出血及贫血,夜间多汗、发热少见。CLL患者较其他T淋巴细胞免疫缺陷患者更易并发病毒和细菌感染,特别是带状疱疹。

3. 30%的CLL患者有无痛性淋巴结肿大 经常对称性分布,淋巴结可非常大,并有融合。多见于颈部、锁骨上和腋窝淋巴结,病情发展时肿大的淋巴结可引起局部结构变形和器官功能障碍,有的患者可出现上呼吸道梗塞。很少出现血管或淋巴管堵塞引起的上肢淋巴管阻塞性水肿,上腔静脉阻塞也少见。

4. 骨髓检查　淋巴细胞在有核细胞中所占比例＞30％。而骨髓浸润有 4 种不同类型：①结节型，占 15％；②间质型，占 30％；③结节与浸润混合型，占 30％；④弥漫型，占 35％。其中结节型预后较好，时弥漫型通常表示疾病进展和预后不良。

5. 淋巴结活检　CLL 患者淋巴结的结构由于受到白血病细胞的浸润而被破坏，通过显微镜观察到小淋巴细胞浸润淋巴结，小淋巴细胞与低度恶性小细胞淋巴瘤相似，随着疾病的进展，淋巴结可以出现融合而形成大的肿块。

6. 免疫学研究　对淋巴细胞的亚群进行分类，Coombs 试验可以揭示患者可能并发免疫性溶血性贫血；患者血浆中免疫球蛋白 IgG、IgA、IgM 的含量有益于临床推测哪些患者更易罹患感染；在疾病进展期，患者更易出现 T 细胞的功能缺陷。

白血病细胞表面所表达的 B 细胞或 T 细胞分化抗原 CD23 和 CD27、CD38 表达水平不一致，CD22 低水平表达，不表达 CD10 和 CD103，表达细胞表面的免疫球蛋白及 κ 或 γ 轻链、CD20、CD19、CD3、CD4、CD5、CD8。

B 细胞 CLL 其细胞表面免疫球蛋白表达较低，而胞质中免疫球蛋白的水平却很高，超过 3/4 的 CLL 患者在其高尔基体和粗面内质网高表达免疫球蛋白轻链。

7. 细胞遗传学检查　FISH 检测＞80％的病例有异常，$13q^-$（占 55％）、$11q^-$（占 18％）、$12q^+$（占 16％）、$17p^-$（占 7％）、$6q^-$（占 7％），$11q^-$、$17q^-$ 预后非常差，单独 $13q^-$ 或 $6q^-$ 预后较好，随时会发生克隆变化，$11q^-$、$17q^-$ 多与晚期疾病有关。

5％的患者有血清单克隆蛋白，可通过血清蛋白电泳检测。

（三）诊断

1. 1988 年美国 NCI CLL 协作组（NCI）及 1989 年 CLL 国际工作会议（IW-CLL）采用的标准

（1）外周血淋巴细胞绝对值增加，＞5×10^9/L；经反复检查，至少持续 4 周以上（NCI）；或＞10×10^9/L，持续存在（IW-CLL）。

（2）以成熟的小淋巴细胞为主：形态分型：①典型 CLL：不典型淋巴细胞≤10％；②CLL/PLL：外周血幼淋细胞占 11％～54％；③不典型 CLL：外周血中有不同比例的淋巴细胞，似幼淋巴细胞＜10％。

（3）B-CLL 免疫分型：smIg＋/－，呈 κ 或 γ 单克隆轻链型；$CD5^+$、$CD19^+$、$CD20^+$、$CD23^+$、$FCM7^{+/-}$、$CD22^{+/-}$。

（4）骨髓：至少进行一次骨髓穿刺和活检，涂片显示增生活跃或明显活跃，淋巴细胞＞30％；活检呈弥漫或非弥漫浸润。

2. 临床分期国内标准：

Ⅰ期：淋巴细胞增多，可伴有淋巴结肿大。

Ⅱ期：Ⅰ期伴肝大或脾大或血小板减少（＜100×10^9/L）。

Ⅲ期：Ⅰ期或Ⅱ期伴贫血（Hb＜100g/L）。

国外标准：目前常用的有两种分期标准。第一个临床分期标准由 Rai 及其同事在 1975 年提出，临床上分为五期，处于 0 期和Ⅰ期的患者预后较好。而处于Ⅲ期和Ⅳ期的患者其生存期相对较短。

在 1981 年 Binet 和其同事提出了一种新的分类法，其主要根据总的淋巴结肿大将 CLL 分为 A、B、C 期，在疾病的后期即 C 期，由于出现骨髓功能受损，所有患者均可出现贫血和血小板减少。

（四）鉴别诊断

1.继发性（反应性）淋巴细胞增多

（1）淋巴细胞增多：多继发于感染、中毒、细胞因子或其他不明因素的生理病理反应。

（2）传染性单核细胞增多症：淋巴细胞增多是由于对传染性疾病的反应引起，常为病毒感染，以反应性淋巴细胞为形态特征。

（3）急性传染性淋巴细胞增多：以具有正常 T 细胞或 NK 细胞形态标志的淋巴细胞增多为特征，不明原因感染有些与柯萨奇病毒 B_2 型、弓形体病或恶性疟疾急性感染有关。

（4）百日咳鲍氏杆菌感染：以形态正常的 $CD4^+$ T 细胞增多为主，计数 $(8\sim90)\times10^9/L$ 不等。

（5）应激性淋巴细胞增多：淋巴细胞数目超过 $5\times10^9/L$，数小时后可恢复正常或低于正常水平。

可能与创伤、手术、急性心力衰竭、癫痫及自身免疫疾病等有关。

2.幼淋巴细胞白血病（PLL）　是不同于 CLL 的一种亚急性白血病，其血液中超过半数以上的白血病细胞为大淋巴细胞，一般幼淋细胞直径约为 $10\sim15\mu m$，而 CLL 细胞较小，一般为 $7\sim12\mu m$。幼淋细胞的核仁呈圆形或有凹陷，其染色质比原始淋巴细胞致密，但比典型的成熟淋巴细胞或 CLL B 细胞的染色度疏松，且胞质呈淡蓝色。幼淋细胞比 CLL 患者白血病细胞表面具有更多的微绒毛，与 CLL 细胞相比，幼淋细胞表面表达更多的免疫球蛋白。

3.毛细胞白血病（HCL）　实验室检查有助于区分 HCL 与 CLL。HCL 的原始 B 细胞比 CLL 患者的 B 细胞体积大，胞质丰富，边缘有丝样毛发状突起，这些细胞 TRAP（耐酒石酸酸性磷酸酶）染色强阳性，且细胞表面 CD11c 为强阳性。

4.淋巴瘤　淋巴瘤患者有时在循环血中也可发现原始细胞，这些原始淋巴细胞有时往往被误认为是 CLL。

5.小淋巴细胞淋巴瘤　恶性程度较低的小 B 细胞淋巴瘤在其生物学与临床特点上与 B 细胞 CLL 非常相似，从受浸润的淋巴结组织学改变上将此类淋巴瘤与 CLL 区分开。CLL 往往淋巴细胞绝对值 $>5\times10^9/L$，而小细胞淋巴瘤则往往以淋巴结浸润为主；CLL 患者往往伴有骨髓中淋巴细胞增多，小细胞淋巴瘤在早期则无骨髓浸润，若侵犯到骨髓，其瘤细胞的分布呈结节性，而非间质性和弥漫性。

6.T 淋巴细胞增生紊乱

（1）T 细胞性 CLL 和 T 细胞性幼淋细胞血病易混淆，后者是一种亚急性淋巴细胞白血病，55％的循环中的白细胞中有幼淋巴细胞形态，25％的 T-CLL 会出现皮肤侵犯并有严重渗出，可以通过表面免疫标记与 B 细胞 CLL 相区分。

（2）大颗粒淋巴细胞白血病。

（3）成人 T 淋巴细胞性血病/淋巴瘤。

（五）治疗

治疗指征：CLL 目前尚不能治愈。治疗能减少并发症或延长生存时间。出现下列情况需要治疗：①贫血；②血小板减少；③出现明显与疾病相关的症状；④巨脾或脾区疼痛；⑤引起相关症状的淋巴结肿大；⑥淋巴结倍增时间＜6 个月；⑦向幼淋巴细胞转化；⑧Richter 转化；⑨相关的自身免疫并发症。

1. 化学治疗

(1)糖皮质激素:CLL 患者单用糖皮质激素是有效的,尤其是对伴有自身免疫性溶血性贫血和免疫性血小板减少的患者,单用泼尼松可使约 10% 的患者的病情得以暂时控制。其用法为 40～60mg/d,口服 1 周,从第 2 周开始逐步减量至停药,此后泼尼松每月用 5 天,剂量为 60mg/d。大剂量泼尼松龙治疗也有明显疗效。

(2)苯丁酸氮芥:又名瘤可宁,一直作为治疗 CLL 的主要药物,此药口服后患者能很好地耐受,很少发生其他烷化剂常见的不良反应,对髓系和巨核系细胞有一定抑制作用。

(3)环磷酰胺(CTX):苯丁酸氮芥治疗无效的患者,用 CTX 可能会取得疗效。常规口服起始剂量为 50～100mg/d,也可用间歇疗法,CTX 500～750mg/m² 静脉注射或口服,每 3～4 周 1 次,具体间隔时间根据骨髓恢复情况决定。CTX 易引起出血性膀胱炎,静脉或口服给药应在清晨一次性给药,并嘱患者每天至少要饮 2～3L 的液体,一般不主张在睡前用 CTX。

(4)氟达拉滨:氟达拉滨常规剂量为 25～30mg/(m² · d)。30 分钟内静脉注射,连用 5 天,每 3～4 周重复 1 次。

氟达拉滨的主要毒性是血液系统及免疫功能抑制。常规剂量下,有的患者会出现可逆性神经系统毒副反应,如昏迷和焦虑不安,或精神错乱;对药物敏感的患者,在治疗初期还可出现肿瘤细胞溶解综合征。

(5)克拉屈滨(氯脱氧腺苷,CDA):55% 的 CLL 患者在接受 CDA 单独治疗后可持续 2～13 个月的完全或部分缓解。CDA 以 0.12mg/(kg · d)的剂量静脉注射 2 小时,连续用 5 天,每月重复 1 次。如果患者在第一个疗程中出现淋巴细胞迅速下降,提示 CDA 对该患者治疗效果较好。

CDA 由于副作用小,故能被很好地耐受,血小板减少是常见的剂量限制性毒副反应,用 CDA 治疗的患者也会出现长时间的 T 细胞减少以及由于细胞免疫受抑而出现的病毒感染。

(6)喷司他丁(DFC):DFC 通常静脉给药,起始剂量为 4mg/m²,每周 1 次,连用 3 周,然后改为 4mg/m²,每 2 周 1 次连用 6 周,最后为每月 1 次,连用 6 个月。此药疗效不及氟达拉滨和 CDA,其毒副作用与氟达拉滨和 CDA 相似。

(7)阿糖胞苷(Ara-C):大剂量的 Ara-C 被证实对进展期的 CLL 有一定疗效。

2. 联合化学治疗

苯丁酸氮芥+泼尼松:此方案曾为治疗 CLL 的标准方案。

苯丁酸氮芥+氟达拉滨:苯丁酸氮芥 15～20mg/m²,口服第 1 天,每 28 天循环 1 次。此联合用药方案并不优于单用氟达拉滨。

环磷酰胺(CTX)+长春新碱(VCR)+泼尼松(Pred)(CVP 方案)。

环磷酰胺(CTX)+多柔比星(ADM)+长春新碱(VCR)+泼尼松(Pred)(CHOP)方案

长春新碱(VCR)+多柔比星(ADM)+地塞米松(DeX)(VAD 方案)。

阿糖胞苷(Ara-C)+顺铂(DDP)+依托泊苷(VP16)(ACE 方案)。

Campath-1H:抗 CD52 的单克隆抗体,可以选择性清除血液骨髓和脾中的 CLL 细胞,美国已批准用于氟达拉滨难治性 CLL,其副作用为免疫抑制和病毒感染。

利妥昔单抗(美罗华):是抗 CD20 的单克隆抗体,单药治疗效果不及 Campath-1H,和氟达拉滨联合治疗后可将患者 CR 率提高到 47%。

3. 脾切除　对于疾病进展期以及化学治疗无效病例和伴有严重血小板减少的患者,可行脾切除治疗。

4.其他治疗

(1)白细胞去除术:连续进行白细胞去除术,可以明显缩小肿大的脏器,同时还能提升血红蛋和血小板,对不能耐受化学治疗的患者控制症状有效,但不能延长其生存期。

(2)骨髓或外周血造血干细胞移植:多用于60岁以下的患者,骨髓或外周血干细胞移植是治愈CLL极有前景的治疗手段,特别是对预后较差者。

(3)免疫治疗和生物反应调节治疗:IFN-α已开始用于疾病早期的治疗,其降低白细胞作用明显,且副作用小。

(4)放射治疗:放射治疗是对CLL有效的治疗手段。在放射治疗剂量较小时,由于CLL的恶性淋巴组织对放射线敏感,疗效也会较好。

(六)病程与预后

除了少数进行异基因干细胞移植的患者外,目前CLL是一个不能治愈的疾病,但多数患者处于无临床症状的早期。多数患者死于其他不相关因素,有症状者多死于感染,晚期可为难治性复发疾病并有骨髓衰竭,可向原始淋巴细胞转化。少数患者(<10%)会发生高度恶性淋巴瘤(Richter综合征),终末发病时间为诊断后24个月,所有阶段都可出现;突然发病及对化学治疗药物耐药患者,中位生存期为4个月,此恶性肿瘤的发生率为20%。

(杨扬)

第三节 恶性淋巴瘤

淋巴瘤(lymphoma)的发生与免疫应答反应中淋巴组织增殖分化产生的各种免疫细胞有关,是起源于淋巴结和结外淋巴组织的免疫系统恶性肿瘤。淋巴组织遍布全身且与单核-巨噬细胞系统、血液系统关系密切,所以淋巴瘤可发生在身体的任何部位。

淋巴瘤通常以实体瘤形式生长,其特征性的临床表现是无痛性进行性的淋巴结肿大,可伴发热、消瘦、盗汗等全身症状。淋巴结、扁桃体、脾及骨髓是最易受累的部位,因淋巴瘤累及部位不同而有各种临床表现。如累及血液和骨髓时可形成淋巴细胞白血病,如累及皮肤时可表现蕈样肉芽肿或红皮病。晚期因全身组织器官受到浸润,可见到各系统受损害的临床表现,最后出现恶病质。

组织病理学上淋巴瘤分成霍奇金病(Hodgkin disease,HD)和非霍奇金淋巴瘤(non-Hodgkin lymphoma,NHL)两大类。

淋巴瘤的病因和发病机制不完全清楚。病毒学说颇受重视,EB病毒与HD关系极为密切。

20世纪70年代后期提出反转录病毒与淋巴瘤发病有密切关系。

胃黏膜低度淋巴瘤是一种B细胞黏膜相关的淋巴样组织淋巴瘤,幽门螺杆菌的存在与其发病有密切的关系,现考虑幽门螺杆菌是该淋巴瘤的病因。

干燥综合征患者中淋巴瘤发病数比一般人为高。

一、病理学分类

1.霍奇金病 必须在炎症浸润性背景上找到RS细胞,才能作出HD的组织学诊断。

目前较普遍采用 1966 年 Rye 会议的 HD 分型方法。国内以混合细胞型为最常见,结节硬化型次之,其他各型均较少见。各型并非固定不变,尤以淋巴细胞为主型,2/3 可向其他各型转化。仅结节硬化型较为固定。

(1)淋巴细胞为主型:结节性浸润,主要为中小淋巴细胞,RS 细胞少见,病变局限,预后较好。

(2)结节硬化型:交织的胶原纤维,将浸润细胞分隔成明显结节,RS 细胞较大,呈腔隙型,年轻患者多,淋巴细胞、浆细胞、中性粒细胞及嗜酸粒细胞多,多为Ⅰ期、Ⅱ期。

(3)混合细胞型:纤维化伴局限坏死,浸润细胞多形性,伴血管增生和纤维化,播散倾向,预后较差,淋巴细胞、浆细胞、中性粒细胞及嗜酸粒细胞与较多的 RS 细胞混杂存在。

(4)淋巴细胞减少型:为组织细胞浸润,弥漫性纤维化及坏死,RS 细胞老年患者为多,数量不等,多形性,多为Ⅲ期、Ⅳ期,预后极差。

HD 的组织分型与预后有密切的关系。预后以淋巴细胞为主型最好,其次是结节硬化型。混合细胞型较差,淋巴细胞减少型预后最差。

HD 转移时,通常从原发部位向邻近淋巴结依次转移,有时也可以有淋巴结区间的跳跃。

2.非霍奇金淋巴瘤 受侵犯的淋巴结其切面外观呈鱼肉样,镜下正常的淋巴结构破坏,淋巴滤泡和淋巴窦消失。增生或浸润的淋巴瘤细胞排列紧密,细胞成分单一,与 HD 不同。其病理分型尚在发展中。

(1)NHL 的国际工作分类(1982 年)

低度恶性:

A.小淋巴细胞型(可伴浆细胞样改变)

B.滤泡性小裂细胞型

C.滤泡性小裂细胞与大细胞混合型

中度恶性:

D.滤泡性大细胞型

E.弥漫性小裂细胞型

F.弥漫性小细胞与大细胞混合型

G.弥漫性大细胞型

高度恶性:

H.免疫母细胞型

I.淋巴母细胞型(曲折核/非曲折核)

J.小无裂细胞型(Burkitt/非 Burkitt)

其他:毛细胞型、皮肤 T 细胞型、组织细胞型、髓外浆细胞瘤、不能分型

(2)工作分类未列入的新淋巴瘤类型

1)边缘带淋巴瘤。

2)皮肤 T 细胞淋巴瘤。

3)外套细胞淋巴瘤。

4)周围性 T 细胞淋巴瘤。

5)血管免疫母细胞性 T 细胞淋巴瘤。

6)血管中心性淋巴瘤。

7)小肠 T 细胞性淋巴瘤。

8)间变性大细胞型淋巴瘤。

9)成人 T 细胞白血病/淋巴瘤。

由此可以看出,MHL 分类还不一致,尽管分类中运用了形态学、免疫学、细胞学、组织化学的方法,但目前的分类方案可能还不完全。

二、临床表现

(一)临床表现

由于病变部位和范围不同,临床表现很不一致。原发部位如在淋巴结,以相应局部肿块及器官压迫症状为主。病变如果在结外的淋巴组织,如扁桃体、鼻咽部、胃肠道、脾、骨髓或皮肤等,则以相应组织受损的症状为主。

1.霍奇金病 多见于青年,儿童少见。首见症状常是无痛性的颈部或锁骨上的淋巴结进行性肿大(占 60%~80%),其次为腋下淋巴结肿大。肿大的淋巴结可以活动,也可互相粘连,融合成块,触诊有软骨样感觉。如果淋巴结压迫神经,可引起疼痛。少数患者仅有深部淋巴结肿大。深部淋巴结肿大可压迫邻近器官,例如纵隔淋巴结肿大,可致咳嗽、胸闷、气促、肺不张及上腔静脉压迫症等;腹膜后淋巴结肿大可压迫输尿管,引起肾盂积水;硬膜外肿块导致脊髓压迫症等。

另有一些 HD 患者(30%~50%)以原因不明的持续或周期性发热为主要起病症状。这类患者一般年龄稍大,男性居多,病变较为弥散,常已有腹膜后淋巴结累及。部分患者还有盗汗、疲乏及消瘦等全身症状。周期性发热(Pel-Ebstein 热)约见于 1/6 的患者。部分患者可有局部及全身皮肤瘙痒,多为年轻患者,特别是女性。全身瘙痒可为 HD 的唯一全身症状。饮酒后引起淋巴结疼痛是 HD 特有的,但并不是每一个 HD 患者都是如此。

体格检查可发现脾大,肝实质受侵可引起肝大和肝区压痛,少数有黄疸。

HD 尚可侵犯各系统或器官,如肺实质浸润、胸腔积液、骨痛、腰椎或胸椎破坏,以及脊髓压迫症等。带状疱疹好发于 HD,约占 5%~16%。

2.非霍奇金淋巴瘤 可见于各年龄组,但随年龄增长而发病增多。男性较女性为多。大多也以无痛性颈和锁骨上淋巴结进行性肿大为首见表现,但较 HD 为少,易侵犯纵隔。肿大的淋巴结也可引起相应的压迫症状。发热、消瘦、盗汗等全身症状仅见于晚期或病变较弥散者,全身瘙痒很少见。除淋巴细胞分化良好型外,NHL 一般发展迅速,易发生远处扩散。

咽淋巴环病变通常占 NHL 的 10%~15%,发生部位最多在软腭、扁桃体,其次为鼻腔及鼻窦,临床有吞咽困难、鼻塞、鼻出血及颌下淋巴结肿大。

胸部以肺门及纵隔受累最多,半数有肺部浸润或(和)胸腔积液。尸解中近 1/3 可有心包及心脏受侵。NHL 较 HD 更有结外侵犯倾向,结外累及以胃肠道、骨髓及中枢神经系统为多。

NHI,累及胃肠道部位以小肠为多,其中半数以上为回肠,其次为胃,结肠很少受累。临床表现有腹痛、腹泻和腹块,症状可类似消化性溃疡、肠结核或脂肪泻等,因肠梗阻或大量出血施行手术而确诊。肝经活检证实约 1/4~1/2 的患者可受累,脾大仅见于较后期的病例。原发于脾的 NHL 较少见。中枢神经系统病变多在疾病进展期,以累及脑膜及脊髓为主。骨髓累及者约为 1/3~2/3。

骨骼损害以胸椎及腰椎最常见，股骨、肋骨、骨盆及头颅骨次之。皮肤表现较 HD 常见，多为特异性损害，如肿块、皮下结节、浸润性斑块、溃疡等。尸解 33.5% 有肾损害，但有临床表现者仅为 23%，主要为肾肿大、高血压、尿素氮潴留及肾病综合征。

（二）实验室与特殊检查

1. 血液和骨髓　HD 常有轻或中等贫血，少数白细胞轻度或明显增加，伴中性粒细胞增多。约 1/5 的患者嗜酸粒细胞升高。骨髓被广泛浸润或发生脾功能亢进时，可有全血细胞减少。

骨髓涂片找到 RS 细胞对诊断 HD 骨髓浸润有助。RS 细胞大小不一，约 $20\sim60\mu m$，多数较大，形态极不规则。胞质嗜双色性，核外形不规则，可呈"镜影"状，也可多叶或多核，偶有单核，核染色质粗细不等，核仁可达核的 1/3。结节硬化型 HD 中 RS 细胞由于变形，浆浓缩，两细胞核间似有空隙，称为腔隙型 RS 细胞。骨髓浸润大多由血源播散而来，骨髓穿刺涂片阳性率仅为 3%，但活检法可提高至 9%～22%。

NHL 白细胞数多正常，伴有淋巴细胞绝对和相对增多。约 20% 的 NHL 患者在晚期并发急性淋巴细胞白血病。

2. 其他化验　疾病活动期有血沉增速，血清乳酸脱氢酶活力增高。乳酸脱氢酶升高提示预后不良。当血清碱性磷酸酶活力或血钙增加时，提示骨骼累及。可并发 Coombs 试验阳性或阴性的溶血性贫血。NHL 可有多克隆球蛋白增多，少数可出现单克隆 IgG 或 IgM，以后者为多见。必要时进行脑脊液的检查。

用淋巴细胞分化抗原的单抗（流式细胞仪或酶标法）测定淋巴瘤细胞免疫表型，区分 B 细胞（古髓来源）或 T 细胞（胸腺来源）。还可根据细胞表现的分化抗原的多少了解淋巴瘤细胞的成熟程度，一般分化抗原少，细胞比较幼稚，增生比较活跃。

染色体易位的检查有助于分型诊断。t(14;18)是滤泡细胞淋巴瘤的标记，t(8;14)是 Burkitt 淋巴瘤的标记，t(11;14)是外套细胞淋巴瘤的标记，t(2;5)是 $Ki-1^+$（$CD30^+$）间变性大细胞淋巴瘤的标记，3q27 异常是弥漫性大细胞淋巴瘤的染色体标志。

可应用 PCR 技术检测 bcl-2 基因或 T 细胞受体（TCR）基因重排和 B 细胞 H 链的基因重排。

3. 影像学检查

（1）浅表淋巴结的检查：B 超检查和淋巴结核素显像可以发现体格检查时触诊的遗漏。

（2）纵隔受累的检查：胸部摄片了解纵隔增宽、肺门增大及肺部病灶情况，胸部 CT 可确定纵隔与肺门淋巴结肿大。

（3）腹腔、盆腔的淋巴结检查：剖腹探查病理检查结果表明淋巴造影阳性符合率为 98%，阴性符合率为 97%，CT 阳性符合率为 65%，阴性符合率为 92%。因淋巴管造影能显示结构破坏，虽然 CT 仅是从淋巴结肿大程度上来判断。但 CT 不仅能显示腹主动脉旁淋巴结，而且还能显示淋巴管造影所不能检查到的脾门、肝门和肠系膜淋巴结等受累情况，同时还显示肝、脾、肾受累的情况，所以 CT 是腹部检查的首选方法。CT 阴性而临床上怀疑时，才考虑做淋巴管造影。B 超检查准确性不及 CT，重复性差，受肠气干扰较严重，但在无 CT 设备时仍不失是一种较好的检查方法。

（4）肝脾受累的检查：CT、B 超、放射性核素显像及 MRI 只能查出单发或多发结节，对弥漫浸润或粟粒样小病灶难以发现。一般认为有两种以上影像诊断同时显示实质性占位病变时才能确定肝脾受累。正电子发射计算机断层显像（PET）可以显示淋巴瘤或淋巴瘤残留病灶。是一种根据系列化影像来进行肿瘤定性诊断的方法。

4. 病理学检查 选取较大的淋巴结，避免挤压，完整地取出，切开，在玻片上做淋巴结印片，然后迅速置固定液中送检。淋巴结印片 Wright 染色后做细胞病理形态学检查，固定的淋巴结经切片 HE 染色后做组织病理学检查。深部淋巴结可依靠 B 超或 CT 引导下细针穿刺，如病理组织太少，形态学检查有困难，可用免疫组化和分子生物学方法进行诊断。

剖腹探查，一般不易接受。但必须为诊断及临床分期提供可靠依据时，如发热待查病例，临床高度怀疑淋巴瘤，B 超发现有腹腔淋巴结肿大，但无浅表淋巴结或病灶可供活检的情况为确定诊断，或准备单用扩大照射治疗 HD 前，为明确分期诊断，有时需要剖腹探查，同时切除脾并做病理检查。

三、诊断与鉴别诊断

进行性、无痛性淋巴结肿大要考虑本病的可能，应做淋巴结印片及病理切片或淋巴结穿刺物涂片检查。当有皮肤损害可做皮肤活检及印片。

如有血细胞减少，血清碱性磷酸增高或有骨骼病变时，可做骨髓活检和涂片寻找 RS 细胞或淋巴瘤细胞了解骨髓受累的情况。根据组织病理学作出淋巴瘤的诊断和分类分型诊断。

近年报道 RS 细胞可见于传染性单核性细胞增多症、结缔组织病及其他恶性肿瘤。因此在缺乏 HD 其他组织学改变时，单独见到 RS 细胞，不能确诊 HD。

淋巴瘤需与其他淋巴结肿大疾病相区别。结核性淋巴结炎多局限于颈两侧，可彼此融合，与周围组织粘连，晚期由于软化、溃破而形成窦道。以发热为主要表现的淋巴瘤，需和结核病、败血症、结缔组织病和恶性组织细胞病等鉴别。结外淋巴瘤需和相应器官的其他恶性肿瘤相鉴别。

淋巴瘤除了要诊断、分类分型和鉴别诊断外，还需进行临床分期和分组。Ann Arbor（1966 年）提出的临床分期方案现主要用于 HD，NHL 也参照使用，

Ⅰ期：病变仅限于一个淋巴结区（Ⅰ）或单个结外器官局限受累（Ⅰ E）。

Ⅱ期：病变累及横膈同侧两个或更多的淋巴结区（Ⅱ），或病变局限侵犯淋巴结以外器官及横膈同侧一个以上淋巴结区（Ⅱ E）。

Ⅲ期：横膈上下均有淋巴结病变（Ⅲ）。可伴脾累及（Ⅲ S），结外器官局限受累（Ⅲ E），或脾与局限性结外器官受累（Ⅲ SE）。

Ⅳ期：一个或多个结外器官受到广泛性或播散性侵犯，伴或不伴淋巴结肿大。如肝或骨髓受累，即使局限性也属Ⅳ期。

分期记录符号：E：结外；S：脾。

病理确认的淋巴瘤患者，其肿大淋巴结必要时可做穿刺涂片进行细胞形态学、免疫学和分子生物学检查以提高临床分期判断的准确性。

各期按全身症状有无分为 A、B 两组。无症状者为 A，有症状为 B。全身症状包括三个方面：①发热 38℃ 以上，连续 3 天以上，且无感染原因；②6 个月内体重减轻 10% 以上；③盗汗。

四、治疗

（一）霍奇金病

1. HD 的放射治疗指征 有 B 组症状，分期Ⅲ～Ⅳ，纵隔大肿块或属淋巴细胞消减型者

均应以化学治疗为主,必要时局部放射治疗。

2. MOPP 方案　初治者的完全缓解率(CR)达 80%,5 年生存率达 75%,长期无病生存率(FDS)达 50%。HD 是第一种化学治疗可以治愈的肿瘤。

3. 20 世纪 70 年代提出的 ABVD 方案　对比研究表明其缓解率和 5 年无病生存率均优于 MOPP 方案。ABVD 方案对生育功能影响小,不引起继发件肿瘤。现在,ABVD 是 HD 的首选方案。

4. 1991 年经对照研究认为联合化学治疗对 HD 的疗效不逊于放射治疗,甚至比放射治疗好。放射治疗会造成儿童发育延迟的永久性损害,而化学治疗不会影响儿童发育。化学治疗也避免了剖腹探查病理分期对患者的损害。所以,目前治疗 HD 的策略里化学治疗为主的放化疗综合治疗。

(二)非霍奇金淋巴瘤

NHL 的多中心发生的倾向决定其治疗策略应以化学治疗为主。化学治疗的疗效取决于 NHL 病理组织类型。

1. 低度恶性组　化学治疗疗效较好,Ⅲ期及Ⅳ期患者化学治疗后,虽会多次复发,但中位生存时间也可达 10 年。

2. 中、高度恶性组中、高度恶性淋巴瘤患者即使临床分期在Ⅰ～Ⅱ期也应化学治疗,仅对化学治疗残留肿块或巨块补充局部照射。

CHOP 方案的疗效与其他治疗 NHL 的化学治疗方案相比,疗效类似而毒性较低。

新一代化学治疗方案如 m－BACOB,骨髓抑制药与非抑制药交替使用,所以缓解率较高。可使长期无病存活期患者增加到 55%～60%。中等剂量甲氨蝶呤,可防治中枢神经系统淋巴瘤。更强烈的新方案 COP－BLAM 可使长期无病存活增加至 60%～70%,但因毒性过大,不适于老年及体弱者。

播散性淋巴瘤,有向白血病发展倾向者,可试用治疗淋巴细胞白血病的化学治疗方案,如 VDLP(见白血病章节)。ESHAP 方案对复发淋巴瘤的完全缓解率为 30%。可对局部肿块及中枢神经系统累及行扩大照射(25Gy)作为化学治疗的补充。

(三)骨髓或造血干细胞移植

55 岁以下,重要脏器功能正常的患者,如属中、高度恶性或缓解期短,难治易复发的淋巴瘤,4 个疗程的 CHOP 能使淋巴结缩小大于 3/4 者,可考虑全淋巴结放射治疗(即斗蓬式合并倒 Y 式扩大照射)及大剂联合化学治疗后进行异基因或身骨髓(或外周造血干细胞)移植,以期最大限度杀灭肿瘤细胞,取得较长期缓解和无病存活。

淋巴母细胞淋巴瘤,外套细胞淋巴瘤和 Burkin 淋巴瘤不易被化学治疗和放射治疗消灭,应进行异基因造血干细胞移植。因为异基因移植可以诱导移植物抗淋巴瘤的作用,此种过继免疫的形成有利于清除残留病灶。

(四)手术治疗

合并脾功能亢进者如有切脾指征,可行切脾术以提高血象,为以后化学治疗创造有利条件。

(五)干扰素

有生长调节及抗增殖效应,对蕈样肉芽肿病和滤泡性小裂细胞型有部分缓解作用。

五、预后

HD 是可治愈的肿瘤之一，其预后与组织类型及临床分期紧密相关。淋巴细胞为主型预后最好。

1993 年 Shipp 等提出了 NHL 的国际预后指标（international prognostic index, IPI），将预后分成低危、低中危、高中危、高危四类。年龄大于 60 岁，分期为Ⅲ期或Ⅳ期，结外病变一处以上，需要卧床或生活需要别人照顾，血清 LDH 升高是五个预后不良的 IPI。可以根据病例具有的 IPI 数来判断预后。

（郭芳）

第十二章　妇科肿瘤

第一节　宫颈癌积液细胞与组织病理学

一、宫颈癌的发病模式及 HPV 在其中的作用机制

子宫颈鳞状上皮由正常结构发展成癌的过程是一个连续变化的过程,而用来描述这种癌前病理改变的名称,首先提出的是"dysplasia",翻译成中文并被普遍接受的名称是"非典型增生",并根据宫颈上皮被异型细胞所取代的程度不同,分为轻、中、重三个级别。而相对应的原位癌(carcinoma in situ,CIS)指的是鳞状上皮的全层都被具有癌的形态特征的细胞所取代。事实上,由非典型增生至原位癌的改变是一个连续的过程,有大量现代研究已经证实,构成非典型增生和原位癌的细胞是同一种细胞,可以说它们只是量的变化,而没有质的突变。但是,并不是说所有非典型增生都将发展为癌,这与是否伴有人乳头瘤病毒(human papilloma virus,HPV)持续感染,以及机体的免疫力等因素有关。

HPV 广泛存在于自然界,它具有高度的组织和宿主特异性,是一类可致人类皮肤和黏膜异常增生的 DNA 病毒。病毒基因为环状的双链 DNA,含有大约 8000 个碱基对,属于乳头多瘤空泡病毒科。

HPV 的复制完全取决于宿主的运转机制。HPV 感染开始于鳞状上皮的基底层,沿着核分裂活跃的细胞复制,当细胞迁移到表面时,人细胞 DNA 复制停止,但是 HPV DNA 的复制仍然继续,每个鳞状上皮细胞能够产生无数的病毒拷贝。晚期基因在成熟鳞状上皮细胞内表达,HPV DNA 和壳体蛋白积聚构成整个病毒颗粒。基底细胞感染 HPV 后引起成熟延迟和轻微的细胞学改变,整个病毒颗粒产物从细胞排出从而造成胞质空腔形成,形成特征性的挖空细胞。

HPV 感染是宫颈癌形成的最重要的原因。HPV 感染与宫颈癌形成之间的强相关关系已经确定,累计的实验性、分子学和临床证据表明,HPV 感染直接参与宫颈癌形成的发病机制。过去的几年中已经认识到:①HPV 感染在性活跃的年轻人群中普遍存在;②HPV 感染的频率在育龄早期达到高峰;③感染是短暂的,常反复出现和消失,一般不伴有细胞学异常;④但是同一类型的 HPV 持续感染与当前的或随后发生的宫颈肿瘤的危险性强相关;⑤应用高危险类型的 HPV(16 型)疫苗进行免疫接种可预防短暂性感染、持续性感染及 HPV16 型相关的宫颈上皮内肿瘤形成,以及最终的宫颈癌。

HPV 的不同亚型在宫颈癌的形成有明显的差异,其中 HPV16 型具有最高的危险性。HPV 亚型目前发现有 100 多种,从生殖道分离出的 HPV 在 25 种以上,按照与宫颈癌的相关性分为低度危险型和高度危险型。目前发现的低度危险 HPV 病毒有 6、11、40、42、43、44、54、61、72、81 型;高度危险 HPV 病毒有 16、18、31、33、35、39、45、51、52、56、58、59、68、73、82 型。其中又以 HPV6、11、16 和 18 型研究较多,据统计,这 4 种累计约占 HPV 相关的生殖道肿瘤的 2/3。HPV6、11 型是最常见的低危亚型,主要与良性外生殖道疣和尖锐湿疣有关,也见于 CIN I 级和 CIN II 级,但在宫颈浸润癌中尚未发现低危亚型。HPV16、18 型是主要的高

危亚型，它们不仅见于宫颈癌，也可见于各级 CIN 病变，其中 HPV16 型与鳞状上皮病变密切相关，而 HPV18 型与宫颈腺癌发生有关。

有研究表明，大约 15％的育龄妇女高危险型 HPV 阳性，但发展为宫颈癌的风险取决于感染的具体类型（例如，是 HPV16 型还是其他类型）、感染的持续时间（短暂性还是持续性）及存在的病毒量（病毒负载）。大多数研究指出，病毒负载与活检证实的鳞状上皮内病变的危险性强相关。然而，即使小量的病毒也可能引起 HSIL。有研究表明，HPV 信号水平（通过杂交捕获 HC2 检查）与活检证实的 HSIL 或持续性宫颈涂片异常的出现率直接相关。

HPV 感染是很普遍的，但绝大多数 HPV 感染是短暂的，也就是说很多人都会有 HPV 感染，但是，这种感染可能是一过性的，人体很快就把它消除掉了。Ylitalo 等发现，92％的 HPV 阳性妇女在 5 年内清除了其 HPV 感染。只有少数病例同一类型的 HPV 持续阳性。同一类型的 HPV 持续性感染与宫颈肿瘤形成的危险性强相关。持续性 HPV 感染会导致宫颈癌前病变的发生。如果发生了持续性 HPV 感染，那么它演变为宫颈癌相对的危险性比正常人高 250 倍。女性在 30 岁前的性活跃期 HPV 感染率会增加，超过 30 岁以后就会下降，但是如果超过了 30 岁还有 HPV 的持续感染，那么发展成宫颈上皮内病变或宫颈癌的概率就会增加。持续性感染，特别是 HPV16 型感染与 CIN 及宫颈癌形成呈密切相关。

年轻、性行为活跃的女性处于 HPV 感染的最高危险之中。随着年龄的增长，危险性显著降低，这与 HPV 感染率随年龄增长而下降一致。随着年龄的增长，人体对病毒产生了有效免疫反应，保护是长期持续的，可使中年妇女的 HPV 阳性率降低。有些研究显示，绝经后的妇女的 HPV 感染率有轻度但是明显的增加。

宫颈癌发病的协同因素。国内外都有很多报道，如人单纯疱疹病毒（HSV2）、沙眼衣原体、滴虫、巨细胞病毒、EB 病毒、吸烟、口服避孕药等可能都在宫颈癌的发生过程中起辅助作用。近期的研究发现，在高危 HPV 感染的妇女中，可能同时伴有 HSV2 感染，HSV2 使宫颈癌的发生风险增加了 2.19 倍。多数资料显示，多产多孕与宫颈癌发病有一定关系，随着分娩次数的增加，其患宫颈癌的风险也增加。流行病学调查提示，包皮污垢的刺激可能是诱发宫颈癌的因素之一。吸烟，特别是长期大量吸烟者，其宫颈癌的发生风险可能增加 2 倍，这与尼古丁的致癌作用有一定相关性。另外，长期吸烟可能抑制机体的免疫功能，增加了 HPV 感染的概率。

二、宫颈储备细胞及与宫颈癌的关系

（一）宫颈储备细胞的概念

宫颈储备细胞是存在于柱状上皮下基底膜之上的一种幼稚细胞，具有分化潜能，既可向柱状上皮分化，也可向鳞状上皮分化。

（二）宫颈储备细胞的起源

宫颈储备细胞是宫颈癌的原始细胞，明确其组织发生，可以更好地解释宫颈癌的发生。关于宫颈储备细胞组织发生起源主要有以下几种观点：①属于胚胎上皮残留；②起源于鳞状上皮的基底细胞；③起源于黏液柱状细胞；④起源于宫颈间质细胞。

通过光镜及电镜观察认为：①储备细胞在性质上是一种正常细胞。胎龄 20 周时，宫颈管黏膜上皮细胞呈假复层排列，以后逐渐形成一层柱状细胞，储备细胞位于柱状细胞下方，基底膜之上。②储备细胞在本质上同基底细胞一样，也是一种生发性细胞。电镜观察，基底细胞的胞质内有张力微丝束,有的储备细胞也有张力微丝束。另外,这2种细胞的细胞连接都是桥粒。③宫颈储备细胞的来源需考虑苗勒管上皮。概括起来,宫颈储备细胞在超微结构上具有以下特征:a.细胞间连接为桥粒;b.胞质内有张力原纤维;c.细胞表面有微绒毛;d.细胞器较少;e.细胞附着在一层薄膜。这5点特征与胚胎体腔上皮起源组织超微结构特征基本一致(仅微绒毛缺乏细而长的特点)。由胚胎体腔上皮起源的组织如泌尿生殖系统的腹膜间皮,来自苗勒管的上皮(输卵管黏膜、子宫内膜和宫颈管内膜)。根据储备细胞以上5点超微结构特征,其位置在宫颈管内膜上皮中,以及它的性质和本质,所以需考虑来自苗勒管上皮。

(三)宫颈储备细胞的增生与癌变

1.储备细胞初现　在宫颈管柱状上皮下或腺上皮下出现单层储备细胞。

2.储备细胞增殖　在宫颈管柱状上皮下或腺上皮下出现多层储备细胞(2～7层)。

3.储备细胞增生　在宫颈管柱状上皮或腺上皮下出现大量储备细胞(8～20层),但无分化现象,其表面有时可见柱状上皮。

4.鳞状上皮细胞化生　增生的储备细胞进一步发展,当表层发育至棘细胞层时,称之为不完全性鳞状细胞分化。当形成基底层、旁基底层、中间层、过渡层、表层时,称为完全性鳞状细胞分化。

5.腺性增生　在宫颈柱状上皮下或腺上皮下,储备细胞可形成腺腔,甚至可充满腺体,但部分柱状上皮仍可见到黏液分泌。

6.非典型增生　完全性鳞状细胞化生上皮受到HPV的作用后,在鳞状上皮内出现不同厚度分化障碍的细胞,即非典型增生细胞,并可形成轻、中、重度非典型增生。

7.原位癌　重度非典型增生病变在持续的HPV作用下,可发展到原位癌,这时,鳞状上皮就发生了异质性改变。

储备细胞初现、增殖、增生、鳞化、非典型增生,以及癌变,这一系列变化从发病年龄看,多发生在育龄期,从发病部位看,多数发生在宫颈移行区,少数发生在远离移行区的柱状上皮下或颈管腺上皮下。在接近宫颈外口处的宫颈阴道部分,原有的鳞状上皮由于受到炎症和(或)损伤的影响而脱落,形成真性糜烂,然后宫颈管柱状上皮向外延伸生长而形成假性糜烂,此后,在炎症的刺激下,便发生了储备细胞初现、增殖、增生的变化,使柱状上皮又变为鳞状上皮。同时,糜烂边缘及残留的鳞状上皮岛通过再生加以修复。关于腺性增生的原因,涉及储备细胞向柱状上皮分化的问题,其原因有待于深入研究。

宫颈癌的发生,主要起源于储备细胞,但也发生于固有的鳞状细胞区域。杨学志等观察的172例早期鳞癌、原位癌及早期浸润癌,分布在宫颈管内141例(82.0%),系起源于储备细胞,宫颈管内与宫颈阴道部同时存在30例,单独表现于宫颈阴道部的1例(0.6%)。

三、宫颈鳞状细胞癌

宫颈癌是一种严重威胁妇女健康的恶性肿瘤,据世界范围统计,其发病率仅次于乳腺癌,位于女性恶性肿瘤的第2位。2002年全球估计约有49.3万新发病例,27.4万妇女死于该病,其中83%的病例是在发展中国家。我国每年有近10万的新发病例,约占世界总数的1/5,每年有2万～3万妇女死于宫颈癌,高发地区集中在中西部地区,并且农村高于城市,山区高于平原。近年来,由于筛查制度的建立,以及诊断、治疗水平的进步,宫颈浸润癌的发病率及病死率已经呈明显下降趋势,然而,在我国的中西部欠发达地区,其发病率却居高不下,病死率也远高于世界水平。

经过多年的研究和努力,宫颈癌防治取得了三项重大突破性进展。首先是宫颈癌的病因学上,明确了高危型 HPV 感染是宫颈癌发生的必要条件;其次是在筛查方法上有了很大的改进,薄层液基细胞学的推出以及检测 HPV DNA 的新技术,显著提高了筛查的阳性率,合理应用上述筛查方法,可发现98%的早期病变;最后也是最有里程碑意义的突破—预防性疫苗获得成功并已批准上市,这也是人类历史上首个癌症疫苗。由于上述三大突破,宫颈癌将有可能成为人类通过注射疫苗,筛查和早诊早治来消除的第一个恶性肿瘤。

(一)病因学和流行病学

全球大量流行病学调查和实验室研究数据显示,几乎所有的宫颈癌病例(99%)都与生殖器官的 HPV 感染有关。HPV 感染是很普遍的,数据显示4%～20%的正常人都有感染,终身积累的感染概率可以到60%～70%。也就是说很多人都会有 HPV 感染,感染的高峰年龄是16～20岁。这种感染可能是一过性的,大部分妇女在感染后的8～10个月可自行消除,但有5%～10%的35岁以上妇女不能自动清除 HPV,形成持续性 HPV 感染。这些持续性 HPV 感染的妇女有更高发生宫颈癌前病变的风险,如果不进行治疗,癌前病变可能会在20年左右进展为宫颈癌。

(二)危险因素

1.初次性交年龄　大量流行病学调查表明,初次性交年龄较小是宫颈癌及癌前病变发生的重要危险因素。这是因为青春期宫颈上皮发育尚未成熟,抗病毒的能力较差,易受病毒的攻击而感染,感染后机体的免疫系统也不能有效对抗病毒(如 HPV)。结婚和第1次妊娠的年龄似乎也与宫颈癌发生的危险因素有关,而两者都可能是由于初次性交年龄较小的缘故。

2.性伴侣的数量　性伴侣的数量是与宫颈癌发生有密切关系的重要因素,流行病学研究表明有2个以上性伴侣的女性,发生宫颈癌的危险是正常已婚女性的4～6倍。有多次婚姻经历的人群也比一般人群宫颈癌发病率高。

3.口服避孕药　因其中有很多不确定因素,如避孕药的种类、服药后性行为改变等,两者的关系仍有一定的争议。

4.吸烟　吸烟会增加发生宫颈癌的概率,一是因为吸烟会降低身体免疫力而使宫颈癌细胞加速发展;二是吸烟本身产生一些物质有可能导致宫颈癌细胞的发展。

(三)临床特点

早期浸润癌可能无症状。当肿瘤生长出现外生性肿物时,最常见的两个症状是阴道肿块和排液。临床检查宫颈癌可表现为红色、质脆、外生性或溃疡性病变。晚期病变直肠阴道触诊可发现宫旁质硬结节。

(四)微小浸润性鳞状细胞癌

1.定义　发生早期间质浸润的鳞状细胞癌,浸润程度无精确定义,发生局部淋巴结转移的可能性小。

2.组织病理学　癌组织穿过基底膜进入间质,浸润深度<3mm,宽度<7mm。早期间质浸润灶的分化经常比表面 CIN 的分化好,微小浸润灶周围有促纤维化反应(图12-1)。

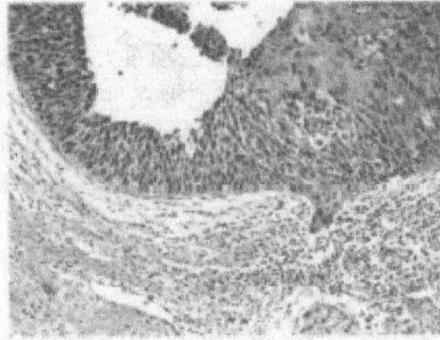

图12-1 微小浸润性鳞状细胞癌癌组织穿过基底膜进入间质

3.治疗原则 应行全子宫切除术,必要时行次广泛子宫切除术。

(五)浸润性鳞状细胞癌

1.定义 由不同分化程度的鳞状上皮细胞构成的浸润癌。

2.大体所见 鳞状细胞癌以外生型生长为主,呈乳头状或息肉状突出于宫颈表面;也可以以内生型生长为主,浸润周围组织结构,向表面生长的成分较少。

3.组织病理学 肿瘤在生长方式、细胞类型、分化程度上有所不同。肿瘤细胞条带大多相互吻合成网状向间质浸润,肿瘤细胞排列成不规则岛状,一般为多角形或有尖角,有时为圆形。肿瘤较小时,浸润灶表面和边缘常可见 CIN 病变,有时浸润灶和 CIN 累及腺体区分困难。同样,如果只有表现为 CINⅡ或 CINⅢ级的鳞状上皮,但未见下方间质时,不能除外浸润癌。

根据肿瘤细胞的主要类型和分化程度,有数种组织学分级系统。经过修订的 Broders4 级分类法是一种较为简单的分级方法,分为高分化(角化型)、中分化和低分化。宫颈鳞状细胞浸润癌中大约 60% 为中分化,高分化和低分化组的比例大致相等。为避免在分类上和小细胞癌造成混淆,推荐使用角化型和非角化型这种简单的二级分类法,小细胞癌仍用于神经内分泌型肿瘤。肿瘤细胞浸润灶之间的宫颈间质内常有以淋巴细胞和浆细胞为主的各种细胞浸润。偶尔间质可见到明显的嗜酸细胞反应或异物巨细胞反应。

(1)角化型:此种肿瘤含有角化珠,角化珠由环形排列的鳞状上皮漩涡构成,中心为角化物质。常见细胞间桥,角质透明颗粒和胞质内角化现象。细胞核一般大而深染,染色质粗糙。分裂象少,一般见于浸润团块周边部分分化低的肿瘤细胞(图12-2)。

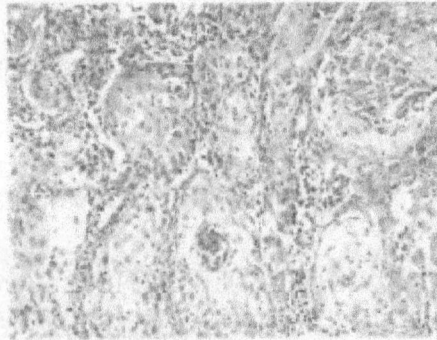

图12-2 角化型鳞状细胞浸润癌 在癌巢中有角化珠形成

(2)非角化型:肿瘤细胞由多角形鳞状上皮细胞构成,可有单个细胞角化和细胞间桥,但无角化珠。细胞和细胞核的多形性比高分化型鳞状细胞癌更明显,分裂象一般多见(图12-3)。

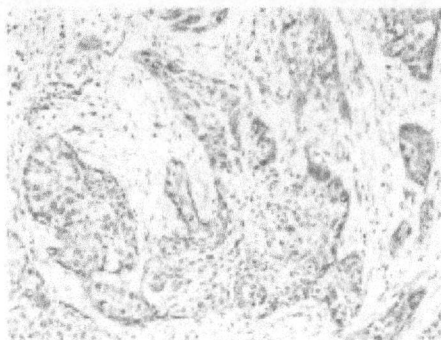

图 12-3 非角化型鳞状细胞浸润癌 在癌巢中无角化珠形成

4.治疗原则 应根据具体情况配合应用化学治疗、放射治疗及手术治疗。如术前化疗对较晚期局部大病灶效果较好;术前放疗对局部大病灶效果好,可使其缩小,然后再行手术治疗。

(六)少见组织类型

1.基底细胞样 基底细胞样鳞状细胞癌由不成熟的基底细胞型鳞状上皮细胞巢构成,胞质少,非常类似宫颈原位鳞状细胞癌的肿瘤细胞。细胞巢中心可有一定程度角化现象,但很少有角化珠。发生在外阴的此类肿瘤常与 HPV 感染有关,主要为 HPV16 型感染。

此种认识尚不是很充分的鳞状细胞癌亚型,是一种具有基底细胞样特点的侵袭性肿瘤。该肿瘤与腺样囊性癌一样,是宫颈基底细胞样肿瘤谱的一个极端。另一个极端是低度恶性病变,如腺样基底细胞癌。为了避免具有基底细胞样特点的宫颈肿瘤在诊断时发生混淆,应避免使用"基底细胞癌"的诊断。

2.疣状癌 疣状癌是一种高分化鳞状细胞癌,表面高度角化亢进,起伏不平、疣状,并且上皮脚呈杵状浸润下方间质,边缘推进性生长。肿瘤细胞胞质丰富,细胞核异型性小。HPV感染特点不明显。切除后易于局部复发,但不转移。与湿疣的不同之处是乳头宽,无纤维血管轴心,无挖空细胞形成。与鳞状细胞癌有所不同,疣状癌细胞核异型性小(图 12-4)。

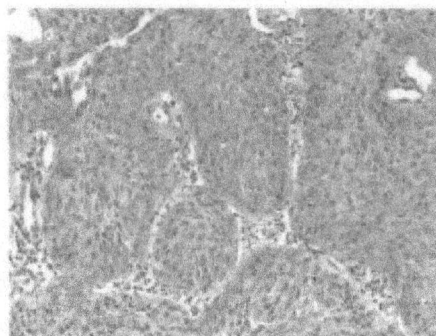

图 12-4 疣状癌 癌巢边缘推进性生长

3.湿疣状癌 指表面呈湿疣状,肿瘤细胞有 HPV 感染特点的鳞状细胞癌,可检测到高危型 HPV DNA,有挖空细胞(图 12-5)。

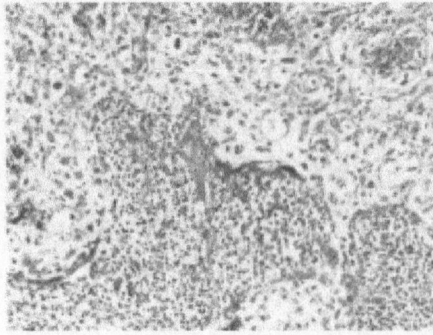

图 12-5　湿疣状癌　癌组织有挖空细胞形成

4.乳头状癌　乳头或粗或细,乳头中有纤维性轴心。此种肿瘤 HPV16 型阳性。与湿疣状鳞状细胞癌不同的是乳头状鳞状细胞癌角化不明显,肿瘤细胞无 HPV 感染的特点。与移行细胞癌不同的是乳头状癌有鳞状细胞分化(图 12-6)。

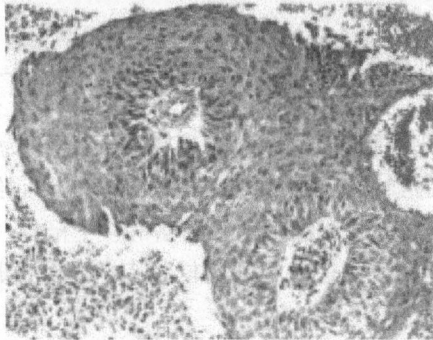

图 12-6　乳头状癌　癌组织形成乳头状,乳头中有纤维性轴心

5.淋巴上皮瘤样癌　组织学上,宫颈淋巴上皮瘤样癌与鼻咽癌淋巴上皮瘤样癌非常相似。肿瘤细胞巢界限不清,由未分化细胞构成,背景有密集淋巴细胞浸润。肿瘤细胞有一致性的空泡状核,核仁明显,胞质中等量,微嗜酸。细胞界限不清,常聚集呈合体细胞群样。免疫组化显示肿瘤细胞角蛋白阳性,大部分 T 淋巴细胞标志物阳性。肿瘤内明显的慢性炎症细胞反应,提示细胞介导的免疫反应。有些证据提示,宫颈淋巴上皮瘤样癌可能预后较好。

6.鳞状移行细胞癌　有少数宫颈移行细胞癌病例报告,与泌尿系统移行细胞癌无法区别。可以完全为移行细胞癌结构,也可含有鳞状细胞癌成分。肿瘤为乳头状结构,有纤维血管轴心,表面为复层非典型上皮细胞,类似 CINⅢ级。肿瘤 HPV16 型阳性,染色体 3p 上等位基因有丢失,9 号染色体不常受累,提示此类肿瘤与宫颈鳞状细胞癌更接近,与原位性泌尿上皮肿瘤关系较小。此外,此类肿瘤 CK7 和 CK20 的表达率较高,提示与移行上皮仅仅是组织学表现相似,免疫表型相差较远。没有证据证明此类肿瘤与移行细胞化生有关。后者是一种少见的有争议的病变。

四、宫颈腺癌

宫颈癌是妇科最常见的恶性肿瘤之一,每年世界范围内约有 50 多万的新增病例。虽然随着整体医疗水平的提高,宫颈癌的总体发病率及病死率有所下降,但近几年来宫颈腺癌发病率呈上升趋势,尤其是在年轻妇女中。

（一）宫颈腺癌的病因因素

宫颈腺癌的病因因素尚未阐明。已有的流行病学和基础研究提示，多种因素参与了宫颈腺癌的发生、发展。宫颈腺癌和宫颈鳞癌有很多相似的危险因素，但相关程度却有所不同。①产次。尽管有研究发现产次与宫颈腺癌相关性较弱，但仍有研究表明，多产也是宫颈腺癌的相对危险因素。②肥胖。与宫颈鳞癌相比，肥胖与宫颈腺癌具有更强的相关性，且与子宫内膜癌具有同样的相关性。③吸烟。研究表明，吸烟与宫颈鳞癌的发生存在较强的相关性，且与每天吸烟的支数及开始吸烟的年龄密切相关。但有关宫颈癌流行病学的 1 项国际合作项目研究却显示，对于目前吸烟和既往吸烟者患宫颈腺癌的相对危险度分别为 0.89（95％CI为 0.74～1.06）和 0.89（95％CI 为 0.72～1.10），提示宫颈腺癌与吸烟并无明显相关性。④口服避孕药。多年以来，学者们均认为宫颈腺癌的发生与使用口服避孕药有关。而最新的包括 12531 例宫颈癌患者的大样本回顾性分析再次证实，与口服避孕药的妇女相比，随着口服避孕药持续时间的延长，妇女患宫颈癌的相对危险度增加，但宫颈鳞癌和宫颈腺癌之间并不存在差异。⑤性伴侣数量越多、初次性交以及妊娠年龄越小等均增加患宫颈腺癌的相对危险度。⑥HPV 感染。HPV 是一种微小的 DNA 病毒，其分子为高度螺旋化的双链环状，由大约8000bp 组成，可编码 E1、E2、E4、E5、E6、E7 等病毒蛋白。迄今为止，世界上已发现的 HPV有 100 多种，其中 20 余种已证实与宫颈肿瘤相关。目前研究证实高危型 HPV16、18 型在宫颈癌的检出率明显高于其他类型。当 HPV16、18 型感染宫颈时，可将自身 DNA 整合到宿主细胞基因组中，进入宿主细胞基因组中的病毒 DNA 上含有完整的 E6、E7 癌基因，其表达的E6、E7 原癌蛋白能使宿主细胞中原癌基因激活，抑癌基因失活，从而影响相关蛋白表达，导致细胞增殖失控，细胞凋亡异常，破坏正常细胞周期调控，使宫颈上皮发生恶性转化。宫颈鳞状上皮病变与 HPV 之间的密切关系已经得到认同。其中 HPV16 型是高级别 CIN 及鳞状细胞癌最常见的 HPV DNA 类型。随着宫颈腺癌发病率的增加，HPV 与其的关系也越来越受到关注。宫颈腺癌可能具有与鳞状细胞癌相似的发病机制。应用敏感的 PCR 技术可以在超过80％的宫颈腺癌及腺鳞癌中检测到 HPV16、18、31 型 DNA，研究显示 70％的宫颈原位腺癌、64％的微浸润腺癌及 40％的宫颈浸润性腺癌中可以检测到 HPV DNA。其主要类型为HPV18 型 DNA，其次为 HPV16 型 DNA。该项研究还发现，在所有 HPV DNA 阳性的浸润性腺癌中含有与原位腺癌中相同类型的 HPV DNA，表明原位腺癌是宫颈浸润腺癌的前期病变。但有关宫颈腺体异型增生中 HPV DNA 的类型有待研究。宫颈原位腺癌及微浸润腺癌中常常含有 CINⅡ、Ⅲ级病变，而且大约 89％的 CIN 病变中所含的 HPV DNA 类型与腺性病变中所含有的 HPV DNA 类型相同，表明与腺癌共存的 CIN 病变可能来自腺癌的化生，或是来自储备细胞的双向分化。只有极少数组织类型的宫颈腺癌与 HPV 感染无关，如透明细胞癌、浆液性及中肾管癌。

（二）宫颈腺上皮的癌前病变

传统分类是按复层的核在上皮中的位置、核异型性、核分裂的多少和腺体的不规则程度，将子宫颈腺体的异型增生分为低级别腺体异型增生和高级别腺体异型增生（非典型增生）。低级别腺体异型增生表现为腺腔内腺上皮细胞簇集，但有结缔组织中轴，腺体形状异常，上皮细胞核增大并变长和深染，有假复层外观，但位置限于上皮的基底 2/3，一般无核分裂。高级别异型增生表现为腺体形状异常，有不规则的分支和出芽。腺腔内有上皮细胞簇集和乳头状突起。上皮细胞核有多形性且深染，N/C 增大，核有假复层外观，其位置超出上皮细胞高度的

2/3，核分裂增多。高级别异型增生视为原位腺癌及浸润性腺癌的癌前病变。但实际工作中操作比较困难，不是掌握过宽就是过严。

Gloor 在 1986 年提出把腺体异型增生和原位腺癌放在一起称为宫颈腺上皮内肿瘤形成（cervical glandular intraepithelial neoplasia，CGIN），并将之分为 3 个级别。分级标准是核稍深染，在细胞底部排成一行，有少数核分裂为 CGIN I 级；核卵圆且深染，核挤在一起有些呈假复层（看上去像 1～2 层），核分裂较多，细胞内黏液减少为 CGIN II 级；CGIN III 级相当于经典的原位癌，较正常柱状上皮厚，核明显深染，核挤在一起呈长形或雪茄烟状，核假复层明显（看上去像 3～4 层），核分裂很多，细胞内黏液很少或完全消失。宫颈腺体上皮内肿瘤的概念目前尚未得到公认。

2003 年，WHO 肿瘤病理分类将其称为腺体非典型增生（glandular dysplasia）。定义为腺上皮细胞核有明显异常，异型性比腺体炎症性或刺激反应性增生明显，但不足以诊断原位腺癌（图 12－7）。

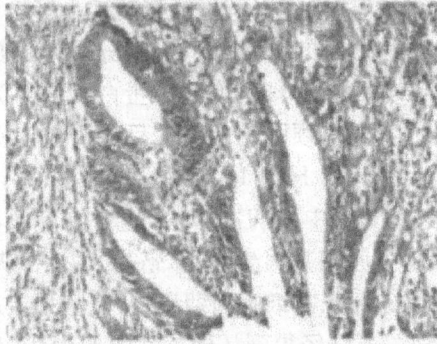

图 12－7　腺体非典型增生　腺上皮细胞核有异常，但不足以诊断为原位腺癌

（三）原位腺癌

原位腺癌的定义为宫颈表层黏膜及腺体出现细胞学恶性的上皮，但不伴有间质浸润。组织学表现有病变保持正常腺体结构，累及全部或部分表面或腺腔上皮，核增大，染色质粗糙，有小的单个或多个核仁，核分裂活性增加，有不同程度的细胞核复层，胞质黏液量可以减少或者丰富。

原位腺癌根据其组织学形态可以分为以下几种亚型。①宫颈型。这是最常见的一种亚型，与正常宫颈黏液上皮有相似的基本特征，至少上皮局灶为空泡状细胞，具有颗粒状、透明、嗜酸或嗜碱胞质（图 12－8）。②肠型。病变上皮细胞胞质为大量的黏液，位于细胞一侧，类似肠上皮的杯状细胞。有学者认为宫颈内膜如有含杯状细胞的肠化生，几乎恒伴有原位腺癌或浸润性腺癌。有时显示肠分化的腺体本身具良性细胞学表现，但邻近腺体有不典型性。因此，如果在原先的切片中未见腺上皮肿瘤的话，发现杯状细胞应设法仔细搜索腺上皮肿瘤。③子宫内膜样型。病变上皮细胞核复层，胞质致密、嗜酸性，不含黏液，类似于增生的子宫内膜腺体。理论上也可以有原位腺鳞癌，即由鳞状和腺上皮混合构成，但是实际工作中很难见到。在不少情况下，原位癌、高分化腺癌的组织学形态可与正常腺体、不典型增生腺体十分相似，需结合其生物学行为，如异型细胞的生长方向、腺体的轮廓变异、密度和累及深度等综合考虑才能确定诊断。受累腺体扩展的深度不超过周围的正常腺体，但很难测量，因此最好用间质有无水肿、促纤维形成反应和炎症等判断有无浸润（图 12－8）。

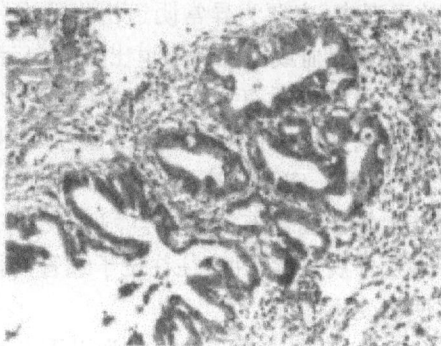

图 12-8 宫颈型原位腺癌 核异型显著,细胞内黏液消失

（四）早期浸润性腺癌

早期浸润性腺癌（early invasive adenocarcinoma,EIA）是指浸润性腺癌最早期的形式,浸润间质非常微小,没有淋巴结转移的危险,以至于可以忽略。又称为微小浸润性腺癌（microinvasive adenocarcinoma,MIA）。

EIA 的诊断标准一直都有争议。总的来说,可以分为以下两个方面进行讨论。首先是病变的组织学特征与原位腺癌相比,EIA 腺体分布更加密集,形状更不规则,或者以扩散的方式出现在正常腺体不应该出现的部位。所谓扩散至正常腺体以外,在具体工作中也很难操作,虽然 EIA 的肿瘤细胞也可以像鳞癌一样以出芽的形式向间质浸润,但在实际工作中这种病例并不多见。所以当出现不规则的筛状、乳头状及相对实性的巢状结构时,应考虑是否有浸润,而且浸润通常伴随间质反应,如间质水肿,炎症反应和结缔组织增生等（图 12-9）。其次是浸润深度。不同学者采用不同的浸润深度,从<1mm、<2mm、<3mm、<5mm 不等,较多学者采用浸润深度<5mm 来界定 EIA。与宫颈微小浸润性鳞癌不同,由于宫颈腺体结构复杂。如何准确测量腺癌的浸润深度非常困难。基于早期浸润是由原位腺癌进展而来,有学者推荐从原发灶开始测量浸润深度,另外也有学者认为应该从表面腺上皮的基底膜测量至病变最深处,但这样往往会造成过度诊断,所以有学者认为应该测量肿瘤的厚度,而不是浸润深度。浸润灶还可能出现多灶状分布,有专家建议如果浸润灶彼此孤立,应该分别测量,然后进行累加;如果浸润灶在同一区域,又彼此关系密切,应该测量整个病变的深度及宽度（包括间质）。此外,需要说明的是做出 EIA 诊断至少应该是锥切标本。

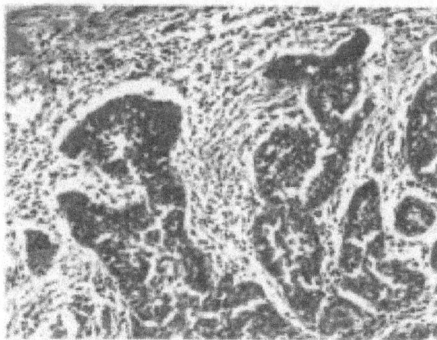

图 12-9 早期浸润性腺癌 癌组织穿过基底膜进入间质

（五）浸润性腺癌

1.临床表现和肉眼观察 临床表现与宫颈鳞癌相似,早期可无症状,常通过细胞学涂片

发现,占 11.9%。在有症状的患者中,主要为异常阴道出血及白带增多。异常阴道出血包括性交出血、白带内含血、不规则阴道出血或绝经后阴道出血。白带增多常具特征性,呈水样或黏液样,特别是宫颈黏液性腺癌,患者常诉有大量黏液状白带,少数略带脓性呈黄水状,因量多常需用会阴垫。晚期患者根据病灶广泛程度及侵犯的脏器而出现一系列继发性症状,如疼痛、肛门坠胀、贫血、泌尿系统症状等。肉眼观察宫颈局部可光滑或宫颈糜烂息肉状生长,甚至呈菜花状。晚期病例宫颈赘生物表面可有溃疡或空洞形成,并由坏死组织覆盖,有阴道或宫旁浸润。约有 1/3 的患者宫颈外观正常,肿瘤往往位于颈管内而表面却光滑。绝经后患者阴道穹隆萎缩,宫颈萎缩,可使病变不明显。

2.组织学分型　2003 年 WHO 分类中宫颈腺癌分为以下 6 种组织学类型:黏液性腺癌、子宫内膜样腺癌、透明细胞腺癌、浆液性腺癌、中肾腺癌、腺鳞癌。其中黏液性腺癌包括宫颈型、肠型、印戒细胞型、微小偏离型、绒毛腺管状腺癌共 5 种亚型。

(1)黏液性腺癌:是指至少一些肿瘤细胞中含有中等到大量胞质内黏液,其中又分为一些不同的亚型。

1)宫颈型腺癌:是最常见的类型,约占宫颈腺癌的 70%。大多数肿瘤为高、中分化,类似于宫颈腺体,有密集的、不规则的、复杂的分支,并有乳头突入腺腔,局部区域可形成筛状结构。肿瘤细胞胞质黏液卡红染色阳性,间质中可以出现多少不等的黏液,并可以形成黏液湖。细胞大多复层,细胞核位于基底,排列拥挤,极向紊乱,异型性明显,核分裂象活跃,常常可见凋亡小体。细胞核圆形或卵圆形,染色质粗糙,可见核仁。低分化时细胞间质几乎消失,但仍可辨认出腺管结构(图 12—10)。

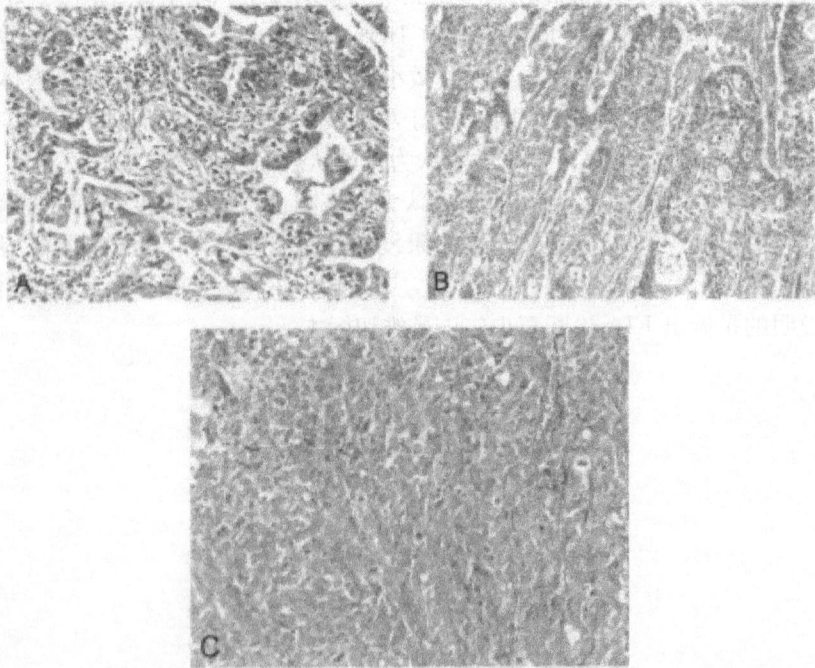

图 12—10　宫颈型黏液性腺癌

A.高分化浸润性腺癌(宫颈型),腺体类似宫颈腺体,形成复杂的腺管结构;B.中分化浸润性腺癌(宫颈型)部分区域形成腺管结构,部分区域形成实性结构;C.低分化浸润性腺癌(宫颈型)大部分区域形成实性结构,少部分区域形成腺管结构或无腺管结构

2)肠型腺癌:由类似于结肠腺癌的肿瘤细胞构成,通常具有腺样结构,杯状细胞是其特征性的细胞。偶有神经内分泌细胞和 Paneth 细胞。

3)印戒细胞型腺癌:原发印戒细胞癌非常少见,需与来自胃或其他来源的转移性印戒细胞癌区别。

4)微小偏离型腺癌:又称恶性腺瘤,约占宫颈腺癌的 1%。镜下肿瘤分化较好,与正常宫颈腺体无法区别,细胞呈柱状,黏液丰富,核位于基底,偶见核分裂。其具有诊断意义的形态学特征是腺体形状多样,为成角、分支状或鸡爪状,排列杂乱无章,超出正常腺体所在的深度,并可以侵犯血管和神经。近年来较多研究 HIK1083 在宫颈微小偏离性腺癌中的表达情况,HIK1083 是一种针对胃幽门腺中黏液的单克隆抗体,研究显示 HIK1083 在 90%～100% 的宫颈微小偏离性腺癌呈阳性表达,仅少数普通型宫颈腺癌弱表达,正常宫颈腺体不表达(图 12－11)。

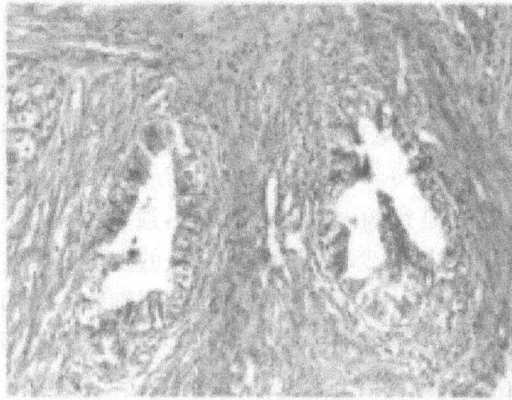

图 12－11 微小偏离型腺癌 与正常腺体结构类似,但超出正常腺体所在的深度

5)绒毛腺管状腺癌:是类似于结肠的绒毛状腺癌,通常分化较好,肿瘤细胞呈柱状,单层或复层,部分含有黏液,通常呈绒毛状结构,有纤维性轴心,肿瘤可以没有浸润或在基底处有微小浸润,淋巴结转移非常少见,所以该亚型预后较好(图 12－12)。

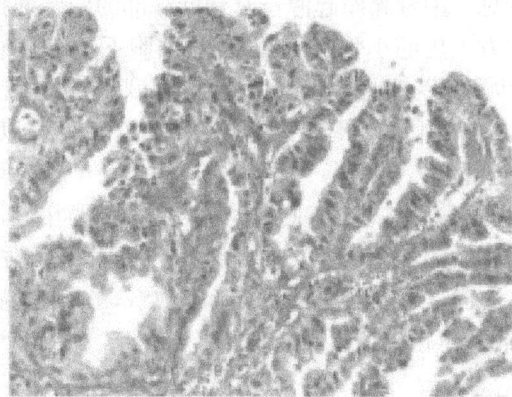

图 12－12 绒毛腺管状腺癌 癌组织形成粗细不等的绒毛状结构

(2)子宫内膜样腺癌:组织学形态与子宫体发生的内膜样腺癌相同。肿瘤常常排列成紧密的腺腔,也可见乳头状和筛状结构,部分区域可呈实性,肿瘤细胞复层,细胞垂直于基底膜呈栅栏状排列,极少有胞质内黏液。由于部分宫颈型腺癌在缺乏黏液时可能被诊断为子宫内

膜样腺癌,因此各家报道的宫颈此型腺癌的比例差距较大,从 7％到 50％不等。就实际工作中来看,真正原发于宫颈的子宫内膜样腺癌还是比较少见的,所以仅在排除子宫内膜腺癌侵犯宫颈之后,此诊断才能成立(图 12－13)。

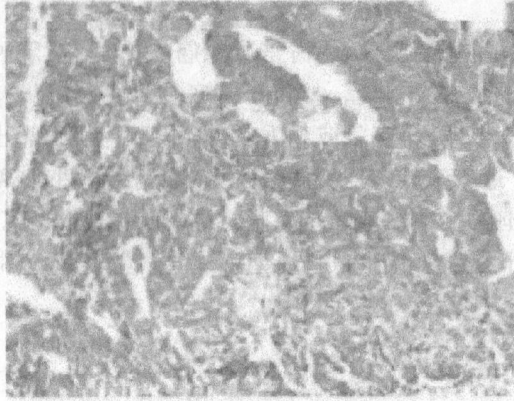

图 12－13　子宫内膜样腺癌　与子宫体的内膜样腺癌相同,腺上皮类似于子宫内膜腺体

(3)透明细胞腺癌:宫颈原发性透明细胞癌是宫颈癌中罕见的病理类型,是一种向子宫内膜方向分化的腺癌,占宫颈腺癌的 4％～9％。其病因与发病机制尚不清楚,目前比较一致的观点认为宫内己烯雌酚暴露史是致病因素,除此之外,遗传因素、微卫星重复序列的不稳定性、bcl－2 基因过度表达以及基因突变等可能都是相关的发病因素。肿瘤生长方式以内生型为主,并倾向于向宫颈深部浸润及向宫体扩散。宫颈透明细胞腺癌由透明细胞或鞋钉样细胞构成实性、囊性、管状或乳头状结构,或其中几种结构混合而成。透明细胞胞质含有丰富的糖原,鞋钉样细胞常常出现在管状结构,细胞核大,多形性,凸向管腔。

(4)浆液性腺癌:是近年来提出的宫颈腺癌的一个亚型,预后与普通型宫颈腺癌明显不同。肿瘤形态学表现与发生在卵巢或子宫的浆液性腺癌相同,由分支复杂的乳头状结构构成,可见实性乳头形成,肿瘤细胞异型性明显,常常可见砂粒体。由于原发于宫颈的浆液性腺癌非常少见,因此,诊断时一定要除外卵巢、输卵管及子宫原发浆液性腺癌播散至宫颈。

(5)中肾腺癌:非常少见。中肾腺癌起源于宫颈壁深部的中肾残件,常常发生于宫颈后壁两侧。肿瘤通常由被覆立方上皮的小管状腺腔组成,细胞不含有黏液或糖原,管腔内可见嗜酸性或玻璃样的分泌物,也可以为实性、乳头状、管状或筛状结构。现已明确中肾腺癌起源于宫颈壁深部的中肾残件,常常在肿瘤周围能找到增生的中肾残件可以证明这一点。有文献报道中肾腺癌可以表达 CD10,但不表达 ER 或 PR,这有助于与子宫内膜样腺癌区别。

(6)腺鳞癌:宫颈腺鳞癌患者的临床表现和其他类型宫颈癌相似,无特异性。国内报道认为,腺鳞癌易发生于 50 岁以后的绝经期妇女,肿瘤呈内生型生长。肿瘤由腺癌和鳞癌以不同的比例和分化程度混合在一起。腺癌可呈柱状细胞腺癌或印戒细胞癌,黏液卡红染色呈阳性反应,鳞癌可为角化鳞癌或非角化大细胞鳞癌(图 12－14)。

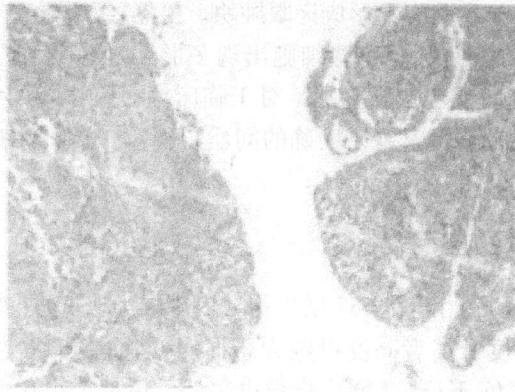

图 12－14　腺鳞癌　图右为腺癌部分,图左为鳞癌部分

3.鉴别诊断

(1)隧道样腺丛:这是一种常见的宫颈腺体增生性病变,常发生在 30 岁以上的妇女。显微镜下表现为呈叶状分布的宫颈管腺腔,腺管排列紧密,管腔扩张,腔内含有浓稠的分泌物,由单层扁平上皮构成,宫颈黏液型,极向明显,无核分裂象。可以伴有或不伴有腺体的潴留扩张。病变边界清楚。主要需与微小偏离性腺癌相鉴别,后者有深部间质浸润,可伴有血管和神经的侵犯,偶见核分裂象。

(2)小叶性腺体增生:表现为以一个较大的腺体为中心,小到中等大小的黏液腺体呈小叶状增生。值得注意的是,这种病变与微小偏离性腺癌有相同的免疫表型,即对胃黏液腺体呈阳性反应,2 种病变的不同之处在于前者细胞没有明显异型性,不向间质浸润。

(3)微小腺体增生:是一种良性病变,因其腺体排列复杂,常易与腺癌混淆。以前认为可能与口服避孕药或妊娠有关。但近年的报道并未发现其明确的关系。大体上,病变常呈息肉状突入宫颈管。显微镜下,病变由非常多的小而密集排列的腺腔构成,腺腔被覆规则的扁平或立方上皮,细胞核均匀一致,可见细胞内或细胞外空泡,可以有一定的异型性,偶见核分裂。有时病变呈实性或网状结构,缺乏间质,此时易误诊为子宫内膜样腺癌,空泡状细胞的出现可能会误诊为没有乳头状结构的透明细胞癌。具有重要意义的鉴别点是微腺性增生中常常可以找到分支腺体导管的存在,这种导管被覆单层上皮,胞质一致,并可出现鳞状化生。免疫组化对鉴别诊断也有所帮助,癌胚抗原(CEA)在此病变中为阴性,而腺癌为阳性,Ki－67 增生指数的高低也有助于区别良恶性病变。

(4)中肾管残留及中肾管增生:中肾管残留大约从宫颈管内口水平进入宫颈侧壁,可以出现在宫颈侧壁深层的平滑肌组织中。由于位置深,而且增生时原有的小叶结构排列紊乱,易误诊为恶性,但是细胞学特征有助于做出良性的诊断,而且中肾管腔中特征性的 PAS 染色阳性的嗜酸性物质可以提示诊断。而中肾腺管的细胞具有一定的异型性,可见核分裂象,以及管腔内核碎片可以与良性病变相鉴别。

(5)输卵管子宫内膜样化生:这一病变常见于对创伤性病变的修复反应,如活检、锥切以及其他手术后。表现为宫颈黏膜裂隙被覆输卵管或子宫内膜样上皮。在组织学上可能与宫颈腺体异型增生相混淆,特别是在脱落细胞学中可能造成误诊。

(6)A－S 反应:约在 10%的妊娠子宫的宫颈腺体中可以出现 A－S 反应。病变可以仅见于 1～2 个腺体,也可广泛累及宫颈内膜腺体。后者可能导致与宫颈透明细胞癌相混淆。注意临床妊娠病史,并且 A—S 反应不形成肉眼肿块。虽然,组织学上 A—S 反应的细胞可以增大、出现空泡状或嗜酸性胞质,甚至有些细胞出现多形性,但一般很少见核分裂象,并且也不出现间质反应,这些都有助于与腺癌鉴别。对于临床病史不详细的病例,在宫颈活检标本中出现透明细胞及鞋钉样细胞,但又缺乏明确的间质浸润,首先要考虑 A—S 反应,应及时与临床医生联系详细了解病史。

附:免疫组织化学的应用

在宫颈腺性病变中 CEA 和 Ki—67 增生指数应用较为普遍,通常 CEA 阳性,并伴有 Ki—67 增生指数中到高等程度升高者高度可疑为恶性病变,而在正常宫颈黏液上皮和良性病变 CEA 为阴性或仅腔面着色,Ki—67 增生指数也很低。免疫组织化学染色对确定腺癌是起源于宫颈还是子宫内膜有一定的帮助。一般情况下,起源于子宫的腺癌 ER 阳性,Vimentin 阳性,而 CEA 阴性。相反,来源于宫颈的腺癌常常 ER 阴性,Vimentin 阴性,而 CEA 阳性,但是需要注意,子宫内膜样腺癌根据免疫组化无法判断来源于子宫内膜还是宫颈,要诊断宫颈子宫内膜样腺癌必须除外子宫内膜源性。

4.宫颈腺癌的治疗原则 关于宫颈腺癌的治疗方式意见尚不统一,特别是放射治疗。有学者报道单手术组无癌生存率为 63%,手术加放射治疗组为 83%,而单放射治疗组仅 25%。另有学者报道 121 例宫颈腺癌有 98 例单放射治疗,放射治疗后肿瘤未控率及复发率达 38.8%,而鳞癌组织仅 21.5%。一般认为:①腺癌较鳞癌的放射敏感性差,特别是分化好、有分泌功能的腺癌;②宫颈腺癌起源于宫颈管内,常呈桶状病灶,且常延伸至子宫下段和深入肌层,用治疗鳞癌的技术治疗宫颈腺癌是不够的;③宫颈腺癌放射治疗后 40%~50% 的病例有残余灶,甚至高达 2/3,故主张放射治疗后手术。因宫颈腺癌对放射治疗的敏感性较差,故其治疗原则是只要患者能耐受手术、估计病灶能切除者应尽量争取手术治疗。晚期病例手术困难或估计难以切除者,辅以放射治疗。肿瘤直径>4cm、临床分期Ⅰb 期、病灶延及子宫下段者,推荐术前放射治疗,继之手术。随着介入技术的发展及临床的广泛应用,对一些估计难以切除的宫颈腺癌近年亦有行术前介入治疗,待病灶缩小后再行手术的报道。

5.宫颈腺癌的预后 宫颈浸润腺癌的预后较浸润性鳞癌差,多发生盆腔淋巴结转移及远处转移。可能与肿瘤向内生长不易早期发现以致诊断时肿瘤较大,以及肿瘤宫颈管内生长使之较早扩散到宫旁等有关。

(1)临床分期:临床分期是影响宫颈癌患者预后的常见因素。很多研究均证明,期别越高宫颈腺癌患者的 5 年生存率越低(Ⅰ期 80%,Ⅱ期 37%,Ⅲ期<11%)。

(2)组织学类型:组织学类型与预后有关。一般来说,子宫内膜样腺癌预后较好,腺鳞癌、透明细胞癌及微偏腺癌预后差,有腺腔或乳头结构及不含黏液的腺癌较实质和黏液型预后好,纯腺癌较混合型预后好。

(3)细胞分化程度:分化程度影响预后。有学者报道分化好的和分化差的宫颈腺癌 5 年生存率分别为 61%、30%。还有学者报道Ⅰ、Ⅱ、Ⅲ级颈管内膜腺癌的 5 年生存率分别为 70%、25%和 11.1%。

(4)病灶大小:肿瘤大小也是影响宫颈腺癌患者预后的重要因素之一。Nakanishi 等研究发现,肿瘤直径<3cm 患者的 5 年生存率为 88%~97%,而肿瘤直径>4cm 患者的 5 年生存率仅为 50%~62%。因此认为,肿瘤直径>4cm 是影响宫颈腺癌预后的不良因素,且肿瘤体积越大预后越差。

(5)淋巴结转移:淋巴结转移是目前公认的影响宫颈腺癌预后的最为重要因素。宫颈腺癌比宫颈鳞癌更易出现淋巴结转移。一旦发生淋巴结转移,宫颈腺癌的生存率则明显低于无淋巴结转移者。Berek 等报道,在接受手术治疗的 51 例Ⅰ、Ⅱ期宫颈腺癌患者中,无淋巴结转移者的 5 年生存率为 91%,而有淋巴结转移者的 5 年生存率则降至 10%～34%。同时,淋巴结转移的数目与总的生存率呈负相关。

(6)肿瘤浸润深度:随肿瘤浸润深度增加其生存率降低。有学者报道,即使Ⅰ期患者,若肿瘤穿透到宫颈 50%者预后明显差。

(刘芳)

第二节　宫颈鳞状细胞肿瘤的病理学

一、宫颈癌前病变—宫颈上皮内瘤变

(一)概念与命名

宫颈上皮内瘤变(cervical intraepithelial neoplasia,CIN)是目前对宫颈鳞状细胞癌癌前病变使用最广泛的诊断术语,旨在描述宫颈鳞状上皮由异常增生向癌变方向发展的连续性形态学改变过程。CIN 分为三级,其中 CINⅢ涵盖了以往的重度不典型增生与原位癌(carcinoma in situ,CIS),因为两者的诊断可重复性差,且在病变程度和预后转归上没有差异,治疗也完全相同。由此,多数学者已不再使用宫颈鳞状上皮原位癌这一诊断名称。

宫颈上皮内瘤变(CIN)这一术语,反映组织形态的连续变化,有利于对宫颈癌前病变的理解并指导治疗。但对这一术语也存在质疑,因为宫颈癌前病变的发生与发展并非严格遵循CINⅠ→Ⅱ→Ⅲ的阶段性历程,CIN 并不代表是一个疾病的不同阶段,其中可能包含了单纯的病毒感染和肿瘤发生两类不同范畴的疾病,前者多为自限性,大部分可消退,将它们统称为"瘤变"并不合适。HPV 有多种亚型,它们在宫颈疾病中扮演的角色并不相同,大致分为低危与高危两大类别。以 HPV6、11 为代表的低危亚型主要与感染有关,典型表现为尖锐湿疣和CINⅠ,而以 HPV16、18 为代表的高危亚型与高级别 CIN 和宫颈癌的发生密切相关。需特别强调的是,CINⅠ的形态只是提示 HPV 感染并有大量的病毒复制,并不等同于低危病毒感染,CINⅠ中亦有高危 HPV 感染的可能。

CIN 三级分类系统在提示病变的发展方向,即病变可能自然消退、还是持续进展方面显然也存在一定的局限性。因此,近年倾向采用更加简单的两级分类法对宫颈癌前病变进行描述和诊断,即低级别和高级别鳞状上皮内病变(low－grade,high－grade squamous intraepithelial lesion,LSIL 和 HSIL)。LSIL 包括湿疣及 CINⅠ,而 HSIL 涵盖了 CINⅡ和CINⅢ。该命名体系来自 20 世纪 80 年代末的宫颈细胞学涂片的分级系统(Bethesda 系统),由于其较好地反映了 HPV 相关病变的生物学过程,且简便实用,方便临床选择相应的治疗和预后随访,不仅在细胞学的评判中被广泛采用,在组织病理诊断中亦有被逐渐采用的趋势。不同的术语对比见表 12－1。

表 12—1　宫颈鳞状细胞癌前病变的术语

传统(不典型增生/原位癌)	2003WHO(鳞状上皮瘤变)	TBS(鳞状上皮病变)
轻度不典型增生	CIN I	LSIL
中度不典型增生	CIN II	HSIL
重度不典型增生	CIN III	HSIL
原位癌	CIN III	HSIL

(二)CIN 的发生部位

CIN 可发生于宫颈的任何部位,包括宫颈阴道部、宫颈口或颈管,但绝大多数病变发生在移行带或转化带(transformation zone or T—Zone,图 12—15),该部位是宫颈鳞状上皮与柱状上皮交汇的区域,又称鳞柱交界。与阴道部固有的成熟鳞状上皮不同,移行带的鳞状上皮具有一定的不成熟性,它们来自颈管柱状上皮的化生,经储备细胞增生与不成熟鳞化的发展阶段,加上大多位于宫颈口,经常会受到感染与创伤的刺激,很易成为 HPV 感染的靶细胞。

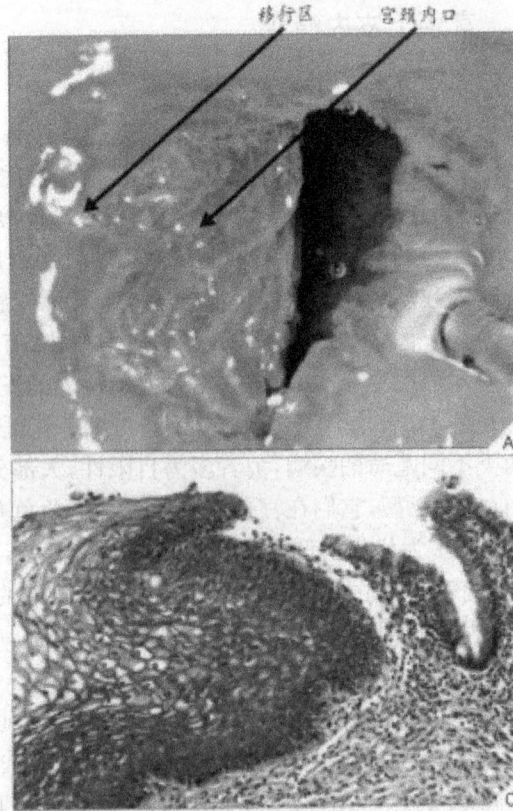

图 12—15　宫颈移行带

A. 育龄妇女的阴道镜图像;B. 镜下显示移行带的鳞柱交界

移行带的位置不固定,成为解剖学上的不稳定区域,受女性的生理年龄和体内激素水平影响,可下延至阴道部、或上升到颈管内。青春期以前,鳞状上皮与柱状上皮交界处位于子宫颈外口或附近。青春期后,卵巢周期性激素水平增加,子宫体及宫颈体积增大,随着宫颈增大,宫颈口向外翻转,颈管黏膜上皮向下方延伸,达宫颈的阴道部。由于宫颈管黏膜被覆单层柱状上皮,因而肉眼观察粗糙色红,过去曾错误的将此种改变描述为"糜烂"。绝经后,这一外翻转过程又发生回退,这一过程称为"内翻","移行带"又退回到宫颈管内,此时肉眼及阴道镜则看不清移行带的存在。移行带是宫颈癌和癌前病变好发的部位,因此宫颈涂片和组织活检需要重点在这个部位进行取材。但绝经后妇女由于移行带的上升,因此宫颈涂片或活检可能见不到腺上皮。

流行病学研究资料显示,绝大多数 CIN 发生于化生的鳞状上皮,只有 9% 发生于宫颈的固有鳞状上皮。有学者认为来自宫颈柱状上皮化生的鳞状上皮与原始的固有鳞状上皮为胚胎学上截然不同的两种上皮。其发生的肿瘤类型也存在较大差异,化生鳞状上皮发生的肿瘤源自基底细胞或储备细胞,大多呈大细胞非角化型,而固有鳞状上皮来源的肿瘤大多为角化型,肿瘤的类型在一定程度上提示了其起源细胞的特征。另外,CIN 可发生在宫颈表面上皮或腺体(累及腺体),单灶或多灶性,连续或跳跃性分布。生殖年龄妇女随着 CIN 级别的提升,病变累及范围可很大。高级别 CIN 时常累及宫颈前唇或后唇,大多涉及两个以上的象限,并向颈管内延伸。这些特点提示宫颈癌的筛查应特别注意对移行区的观察与取材,宫颈锥切和 LEEP 手术也要根据临床情况涵盖适当的范围。

(三)CIN 病理诊断与组织学分级

1. CIN 形态特点与分级　目前应用最为广泛的 CIN 三级分类法主要从以下三方面观察上皮的形态改变,综合评判分级。

细胞的分化成熟度:是指鳞状上皮是否具有正常结构层次:基底层、副基底层、中间层、致密层和浅表层,各层上皮所占的比例是否正常。正常情况下,越接近表层细胞分化越成熟,核质比例越小。因此核质比是评价上皮细胞是否分化成熟的指标之一。随着 CIN 级别的提升,细胞分化成熟越差,胞质越少。CIN I,非典型细胞分化较成熟,胞质丰富具有多角状的外形,而 CIN III,增生的细胞胞质稀少,细胞之间的分界也不清晰,CIN II 的改变介于 CIN I 和 III 之间。

细胞核的异型性:包括核多形性大小和形状是否均匀,核增大,染色情况是否富于染色质而导致核深染及染色质不规则块状聚集,核膜皱褶及细胞核的排列极向等。

核分裂活性:核分裂活性反映细胞增生的程度。注意观察核分裂的数量、分布、有无病理性核分裂。正常和反应性增生时,宫颈鳞状上皮中可有少数核分裂象,但局限于基底和副基底层。CIN 时,核分裂象增加,CIN 级别越高,核分裂象数量越多,并累及到上 1/3 层。

值得注意的有几点:

CIN 的组织学改变是上皮全层的改变,即使 CIN I 也是全层的改变,而并非以往描述的细胞异型仅限于上皮的下 1/3,因为其表层细胞也有轻度异型。其次,挖空细胞代表了 HPV 感染后病毒复制导致的上皮细胞的反应,典型者出现在低级别上皮内病变,但亦可见于高级别病变。此外,CIN I 以往认为来自低危 HPV 感染,现已证实其为异源性,可由低危 HPV、高危 HPV 或高危与低危 HPV 混合性感染引起,各级 CIN 的特点见表 12-2。

表 12-2　CIN 分级的形态特征

形态特征	CIN I	CIN II	CIN III
细胞分化	上 2/3 上皮细胞成熟	上 1/2 上皮细胞成熟	上皮缺乏细胞成熟,或仅表层 1/3 有成熟
细胞异型	轻微	明显	显著
核分裂	上皮下 1/3	上皮下 2/3	全层

(1)CIN I:鳞状上皮上 2/3 细胞成熟,表层细胞轻度异型(含挖空细胞),细胞核异常为全

层性,但非常轻微。下1/3层细胞核的极性轻度紊乱,大小不等,有轻度的异型性,可见核分裂象,但很少出现病理性核分裂象(图12—16)。宫颈扁平湿疣(flat condyloma)与高危HPV感染所致的CIN I在形态上常难以区分,故2003WHO分类将其归在CIN I范畴,不赞成继续使用扁平湿疣这一名称。CIN I在肉眼上常看不到明确的病变,但在阴道镜检查采用3%~5%的醋酸涂抹时,病变区可呈现白色或不透明状,称为"醋白上皮"。显微镜下,不形成乳头状增生,只是病变处鳞状上皮增厚,主要由缺乏糖原的鳞状上皮组成,棘层肥厚,可伴有角化不全及角化过度。增生的上皮中可见到特征性的挖空细胞(koilocyte)。

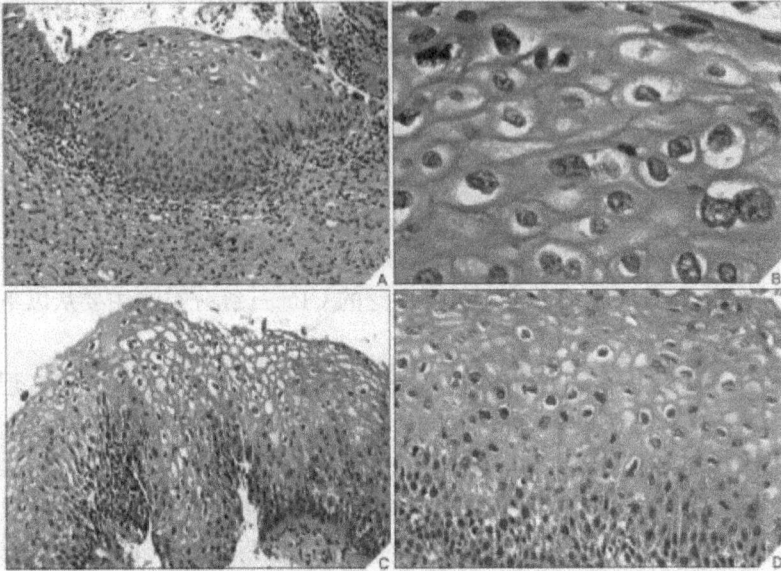

图12—16　CIN I

上皮中、表层成熟,下1/3层细胞增多,细胞核的极性轻度紊乱,大小不等,有轻度的异型性,表层可见挖空细胞

挖空细胞的定义是鳞状上皮细胞具有非典型细胞核并伴有核周围空晕。这里非典型细胞核有如下特征:细胞核增大并深染,染色质粗糙,核膜不规则并可见双核或多核改变(图12—17)。这种细胞主要分布在上皮的上半部,不能根据这种挖空细胞在上皮中所占的比例和位置来确定CIN的级别。

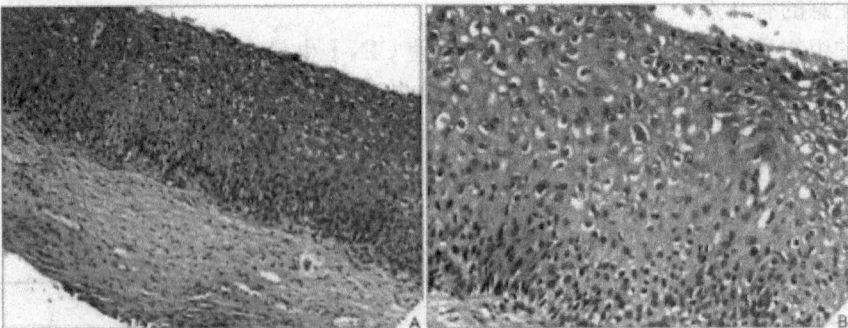

图12—17　HPV感染所致的挖空细胞

A.细胞核增大,核膜有皱褶,细胞核周围可见空晕低倍镜;B.高倍镜

尖锐湿疣(condyloma acuminatum)由于与低危HPV6、11感染密切相关,有独特临床病理特点,应单独诊断,不包括在CIN内,但可列在低级别鳞状上皮病变的范畴内。尖锐湿疣与

扁平湿疣或 CINI 的最大不同是表现为外生性生长,呈无蒂的突起;多数病例在治疗后消退;组织学表现为明显的乳头状增生,每个乳头状中心都有纤维血管轴心,乳头表面被覆的鳞状上皮可呈现与 CINI 相类似的改变,但挖空细胞改变可能更为明显(图 12－18)。无论是 CIN Ⅰ还是尖锐湿疣,均可多发,除宫颈外,还可以合并阴道及外阴等处的病变。体积巨大的尖锐湿疣,可以形成菜花样肿物,易被误诊为癌。

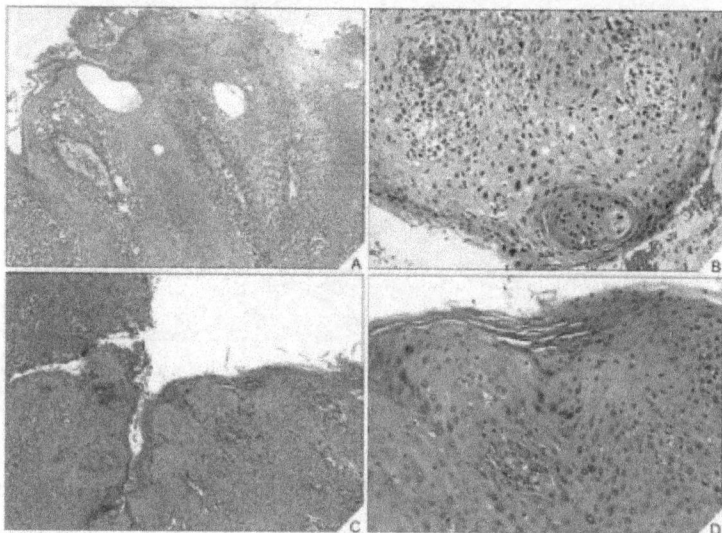

图 12－18 宫颈尖锐湿疣

A. C. 鳞状上皮乳头状瘤样增生;B. 棘层肥厚,表层可见病毒感染所致的不典型细胞;B. C. D. 乳头状病变中心可见纤维血管轴心

(2)CINⅡ:鳞状上皮上 1/2 层细胞较成熟,上皮全层都有明显细胞异型,但核分裂限于下 2/3 层。与 CINⅠ相比,病变的范围大,细胞核的异型性更为明显,细胞核极向消失,核深染,核膜皱褶,核分裂象和病理核分裂象增多(图 12－19)。上皮上 1/3 层仍有分化成熟的表现,但是由于病变不是截然的改变,而是逐渐上移,所以表层成熟度较 CINⅠ时低。这也是宫颈脱落细胞学诊断的依据和原理。不少 CINⅡ可见挖空细胞(图 12－19A)。

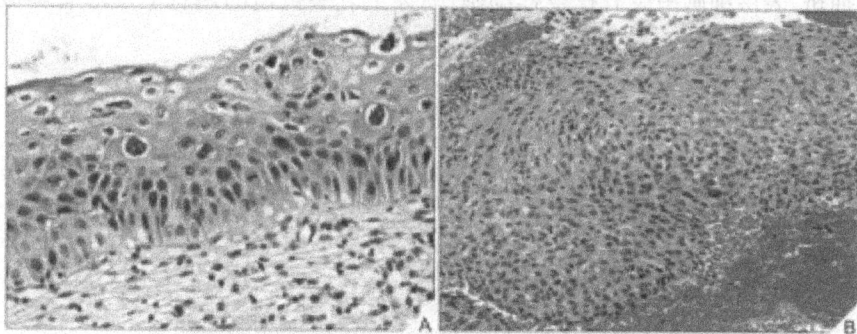

图 12－19 CINⅡ

A. B. 上皮的下 1/2 不成熟,细胞核的异型性比 CINⅠ时为明显,细胞核极向消失,A. 表层亦可见挖空细胞

(3)CINⅢ:上皮缺乏分化成熟或仅在表浅 1/3 层内有分化成熟的表现(图 12－20),细胞增生明显,全层或几乎全层的细胞核异型显著。核质比增大,极向紊乱,异型性显著,核深染,染色质可不规则,核膜下聚集,核膜皱褶,核分裂活跃,可在上皮各层发现核分裂象及病理核

分裂象。

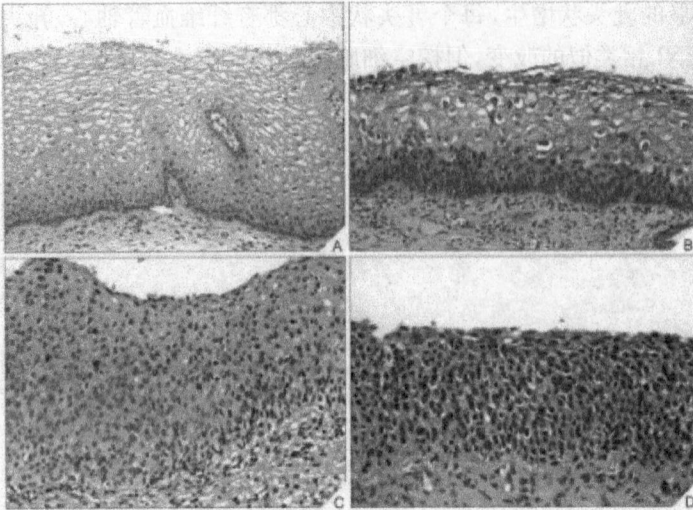

图 12-20　正常上皮和各级 CIN 的比较

A. 正常鳞状上皮细胞分化成熟,排列规则;B. CINⅠ,C. CINⅡ,D. CINⅢ 显示上皮增生,伴不同程度的细胞异型与分化成熟障碍

以上所述是各级别 CIN 的一般特征,不同级别间的形态有所重叠,同级别的 CIN 组织学特点也可能不完全相同,活检标本较小时评判可能困难,也可能受主观因素的影响,造成诊断不一致。重要的是将高级别与低级别鳞状上皮病变区分开,因为这对于临床选择恰当的治疗方式至关重要,必要时可借助免疫组化 P16 与 Ki67 协助鉴别。

2. 几种鳞状上皮内瘤变的特殊类型　多数 CIN 诊断和分级并不困难,但由于宫颈转化带正常时即存在多种细胞类型,如柱状上皮、储备细胞、不同阶段的鳞化上皮以及成熟的鳞状上皮,它们在 HPV 感染后的形态学改变不尽相同,因此导致 CIN 形态的多样性。

(1)不成熟湿疣(immature condyloma):不成熟鳞化的上皮被低危型 HPV(6,11 型)感染,导致一种不同于典型尖锐湿疣的低级别 SIL。表现为较为纤细的乳头,被覆鳞状上皮,细胞核轻度拥挤,表层细胞中少有挖空样细胞,总体上乳头被覆的鳞状上皮形态类似不成熟化生的上皮(图 12-21)。

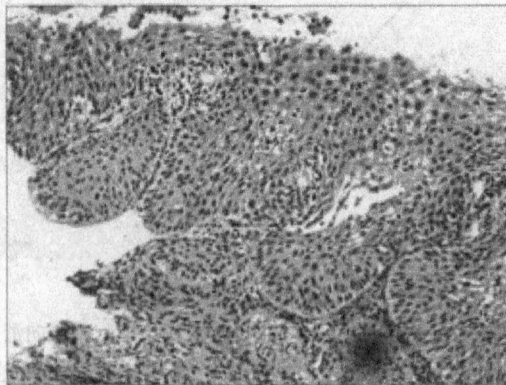

图 12-21　不成熟湿疣

许多不成熟化生鳞状上皮,细胞核轻度拥挤,表层细胞中有挖空细胞,这种病例大多数 HPV 阳性

（2）宫颈鳞状上皮嗜酸性异型增生（cervical eosinophilic dysplasia，CED）：宫颈鳞状上皮嗜酸性异型增生，被认为是一种新的 CIN 组织学变形，2004 年由郑文新等首次描述，他们报道了 44 例 CED；对其组织形态、HPV DNA 及生物标记物进行分析后，认为 CED 是宫颈高级别鳞状上皮内瘤变的一种组织变形，级别上相当于 CINⅡ。

CED 兼具异型增生和化生的特点，典型的表现是在化生的鳞状上皮中有少量异型增生的细胞分布。病变缺乏普通型 HSIL 的典型形态特征，异型增生的细胞胞质丰富嗜酸性，细胞之间的分界更加清晰；核质比轻至中度增加；局灶细胞不典型性（异型细胞在一个高倍视野中通常大于 3 个），核大，富于染色质，核膜不规则，出现核仁。在邻近组织中常常同时存在鳞状上皮化生和普通型的 CIN。大多数 CED 病变存在 p16、MIB－1 高表达和中间型或高危型 HPV 感染。由于兼具上皮异型增生和化生的特点，认为这种病变可能是鳞状上皮化生的基础上，又发生高危型或中间型 HPV 病毒感染。随访和进一步的分析支持 CED 是宫颈上皮化生、异型增生到高级别 CIN 病变谱系过程的中间改变。

CED 与以往描述的非典型性不成熟鳞化（atypical immature metaplasia，AIM）完全不同，AIM 核质比高，胞质少，并具有不成熟鳞化的特点，这些特点是 CED 所不具备的。但由于两者都常与成熟鳞化和异型增生并存，因此推测两者都是在鳞状上皮化生基础上感染 HPV 所致的形态不同的两种改变。形态学上，把 CED 作为非典型性成熟鳞化（atypical mature metaplasia）有助于镜下的识别（图 12－22，图 12－23）。

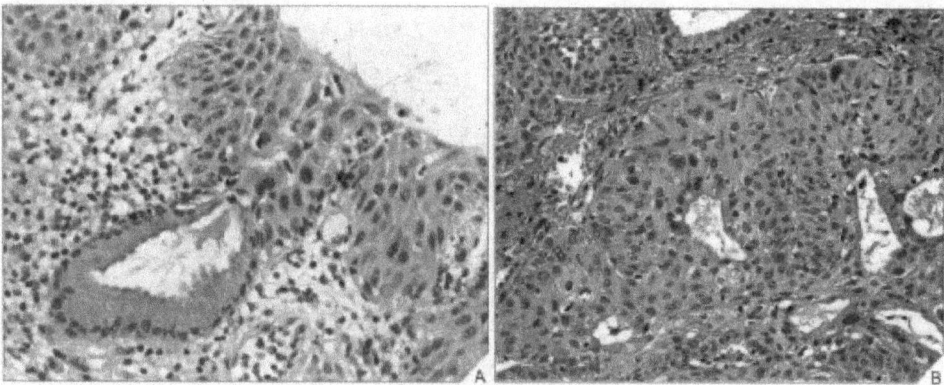

图 12－22　宫颈鳞状上皮嗜酸性异型增生

A. 异型增生的细胞胞质丰富嗜酸性，细胞之间的分界清晰。核质比轻到中度增加。其中可见少数核异型性明显的不典型细胞；B. 异型增生的上皮中可见保留的柱状上皮，提示同时存在鳞状上皮化生，但细胞核异型性较不成熟鳞状上皮化生显著

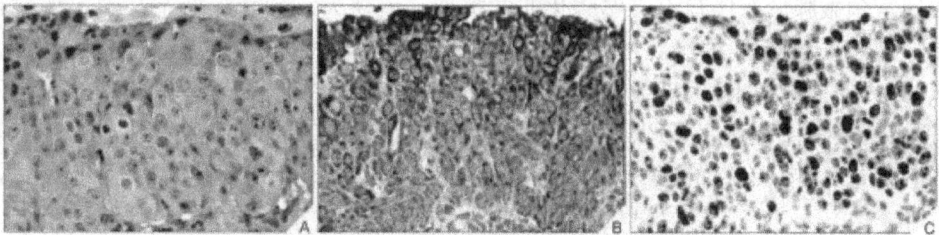

图 12－23　宫颈鳞状上皮嗜酸性异型增生

A. 异型增生的细胞胞质丰富嗜酸性，细胞之间的分界清晰，核质比轻到中度增加，细胞核异型性较不成熟鳞状上皮化生显著；B. p16 弥漫阳性；C. K167 阳性率较高

（3）发生于不成熟鳞化的 CIN：多数伴有不成熟鳞化的 CIN 可与单纯不成熟鳞化相区别，组织兼具不成熟鳞化与 CIN 的部分特征，一般直接采用 CIN 分级诊断或称之鳞状上皮病变。当对 CIN 难以分级时，又称非典型不成熟鳞化（atypical immature metaplasia，AIM），但该术语以及诊断标准尚存争议。

鳞化是一种生理性改变，主要发生在鳞柱交界处颈管内膜侧，在化生的早期储备细胞增生，这种细胞核圆形、略增大，显得核质比高，有可能被误诊为高级别 CIN 病变。但化生的鳞状上皮整体感觉形态温和，细胞大小相对一致，细胞核的异型性不明显，染色质均匀含核内包涵小体（图 12-24A），可偶见核分裂象，但都位于基底层，没有病理性核分裂象，表面常常还保留有宫颈黏液柱状上皮。不成熟鳞状上皮化生可以出现一定程度的核染色，大小的变化，表面细胞核异型或多核，特别是在炎症背景下。但如果出现显著的核增大深染，细胞核密度高，极向消失时，则应高度怀疑为高级别 CIN，有些情况下也被描述为非典型不成熟鳞化（AIM）。对这类病变应进行生物标志物的辅助分析，如 P16 和 Ki67 的染色，如果 p16 弥漫阳性，Ki67>15%阳性，并且高危 HPV 阳性，这些病例应被诊断为高级别 CIN（图 12-24B）。如果 p16 阴性或仅有局灶阳性，Ki67 增生指数<15%，高危型 HPV 阴性，则支持其为不成熟鳞化。有的学者认为这类病变可能是低级别鳞状上皮内病变的一种特殊形态学表现，应作为一种独立的组织形态加以描述。近年，随着 p16，Ki67 和 HPV 染色的常规应用，非典型不成熟鳞化的诊断越来越少。

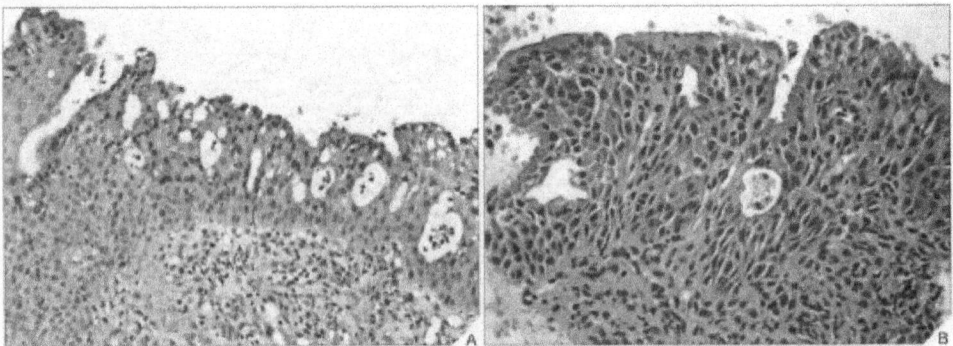

图 12-24　不成熟鳞化与类似非典型不成熟鳞化的 HSIL

A. 不成熟鳞化其化生的鳞状上皮整体感觉形态温和，细胞大小相对一致，细胞核的异型性不明显，部分表面还保留黏液柱状上皮；B. 类似非典型不成熟鳞化的 HSIL 则同时兼具不成熟鳞化和显著的核增大深染，细胞核密度高，极向消失

（4）发生于宫颈微腺改变中的 CIN：此种改变非常少见，为 CIN 累及腺体的特殊形式。形态与单纯宫颈微腺形态伴有不成熟鳞化非常类似。表现为宫颈微腺形态基础上伴鳞状化生与细胞异型，不成熟化生的鳞状细胞呈分叶状或巢状结构，核轻度密集，分布均匀，核增大，可见多核，少量的核分裂象，免疫组化 p16 阳性，Ki67 也有较高表达。虽然形态改变尚达不到高级别，但由于其常伴有高危 HPV 感染，因此建议将其归入："鳞状上皮内病变，分级不确定"更为恰当。与之不同，单纯的宫颈微腺形态伴不成熟鳞化时 p16 阴性，Ki67 低表达，CK17 阳性。

综上所述，当我们遇到上述相对少见的宫颈鳞状上皮的形态改变，感到明确诊断有困难时，应参考免疫组化染色如 p16，Ki67（MIB-1）和 HPV 原位杂交检测。由于 HPV 原位杂交检测较免疫组化技术相对复杂，敏感性不高，因此在实际工作中几乎已被免疫组化 p16（代表高危 HPV 感染的标志物）染色替代，p16 染色在这类疾病的诊断和鉴别诊断中作用肯定。

（四）CIN 诊断中常见问题及鉴别诊断

1. CIN 累及腺体　对 CIN 累及腺体的正确诊断和评价关系到治疗和预后。研究表明，CIN 累及腺体是提示病变残存和复发的独立因素之一。虽然理论上任何级别的 CIN 都可累及腺体，但随着 CIN 级别的上升，腺体受累的频率及数量也相应上升，因此更多情况下我们看到的是 CINⅢ累及腺体。CIN 累及腺体，特别是 CINⅢ累及腺体时，要与早期浸润癌鉴别，如果仅累及部分腺体，则可以看到残留的宫颈腺体的黏液柱状上皮，这种情况正确诊断并无困难（图 12-25）。但如果整个腺体完全被 CIN 所取代，且病灶与表面上皮不连续时，容易误诊为浸润癌。注意 CIN 累及腺体时，病灶呈圆形或卵圆形，边缘光滑，周围间质正常，没有促结缔组织增生性反应。当然在宫颈活检组织中，如果看到 CINⅢ广泛累及腺体，应警惕早期浸润癌的可能性。此时，应连续切片仔细寻找，如果病变与周围结构的关系不清，难以准确评价，则给以客观描述。

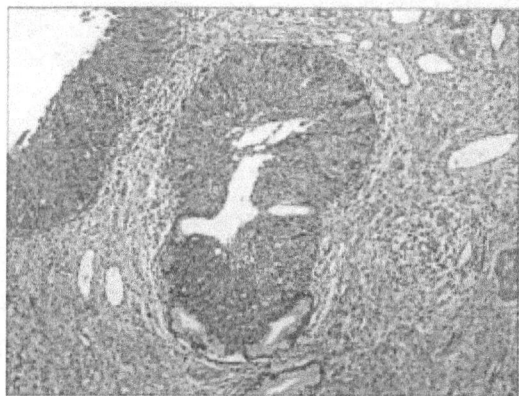

图 12-25　CINⅢ级累及腺体
局灶区域可见残留的腺体柱状上皮

2. 鳞状上皮伴反应性改变（reactive epithelial changes）　宫颈鳞状上皮由于其所处环境的特殊性，经常受到各种损害，除 HPV 感染外，最多见的是性生活所致的微小创伤及与此相关的细菌感染。因此，就导致了鳞状上皮发生各种反应性变化以应对环境中的各种不利因素。在形态学上，这些反应性改变最容易被误诊为 CIN，熟悉鳞状上皮反应性改变的形态特点帮助我们正确诊断，鳞状上皮反应性改变通常表现为发生在炎症背景中细胞核增大，但核膜光滑，可见核内包涵体。鳞状上皮的反应性改变常以中下层明显，有时基底层细胞密度增加。反应性改变时细胞核增大，但细胞极性较好，核质比例正常，细胞核形态较一致，常有轻微的异型性，核仁明显，但染色质纤细，均匀，无病理性核分裂象（图 12-26）。而 CIN 病变很少伴有显著的炎症，特别是很少出现中性粒细胞的浸润，但细胞核的异型性常较为明显、核染色质粗糙、集边，易找到核分裂象。免疫组织化学染色：反应性鳞状上皮增生与 CIN 病变不同，P16 阴性、Ki67 阳性细胞少于 20% 并位于上皮的基底层。

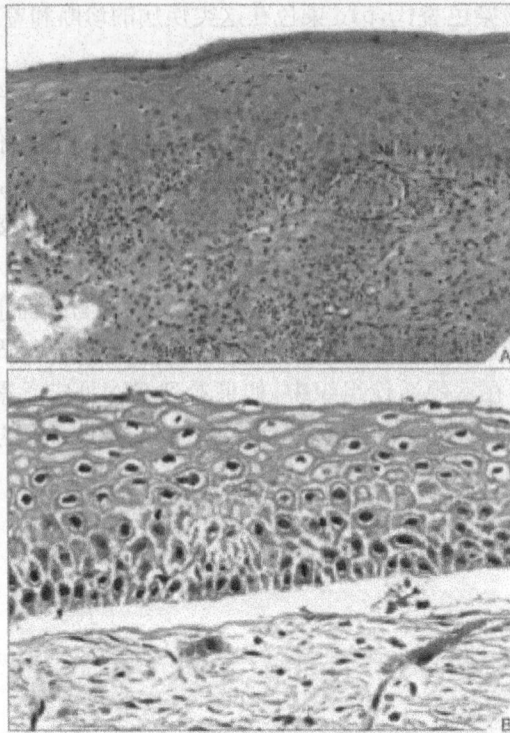

图 12-26　反应性鳞状上皮增生与 CIN Ⅰ

A.宫颈鳞状上皮增厚,基底层及副基底层细胞增生,表层细胞角化不全,但细胞无异型性,细胞极性好;B.CINⅠ

3.基底细胞增生(basal cell hyperplasia)　表现为基底细胞层次增加和细胞核轻度增大,但细胞极性正常,不出现细胞核的异型性、核深染等特征,细胞形态与正常的基底细胞基本类似,而且表层细胞的成熟度正常(图 12-27)。目前对基底细胞增生的意义还不太肯定,认为可能是原始鳞状上皮非典型增生的早期表现。

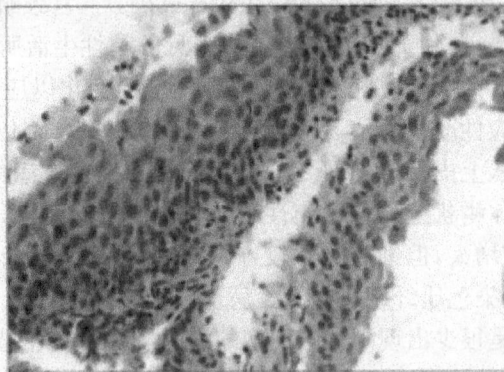

图 12-27　基底细胞增生

基底细胞层次增加,细胞核轻度增大,细胞极性正常,细胞形态与正常的基底细胞基本类似

4.鳞状上皮萎缩　绝经后妇女、少女或各种因素导致雌激素水平降低时,宫颈鳞状上皮常变薄,主要甚至完全由副基底层细胞构成,宫颈细胞涂片中常提示有不典型细胞,经验不足的病理医生也容易将其误诊为 CIN。宫颈活检的组织学可以看到细胞核染色略深、大小稍有不同,还可见到多核细胞,但是细胞大小和形状比较一致,异型性不明显,细胞核染色质细腻、

分布均匀,没有核分裂象(图 12-28)。免疫组织化学染色时,显示 Ki67 增生指数低,p16阴性。

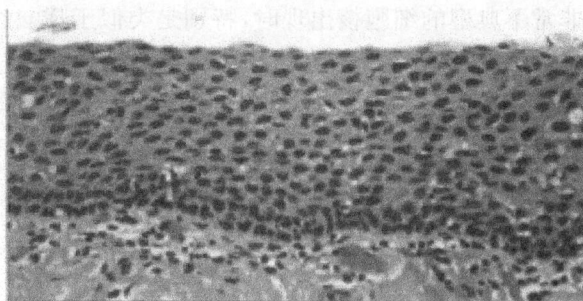

图 12-28 萎缩性鳞状上皮

在绝经后妇女中,宫颈鳞状上皮中常存在形态与挖空细胞类似的细胞,表现为明显的核旁空晕,但这种细胞核无明显增大,染色质细腻,分布均匀,不出现双核及多核细胞,无核分裂象。此种假挖空细胞还可见于正常的富于糖原的鳞状上皮以及一些反应性增生上皮中。只要结合年龄、细胞核特点,必要时进行 HPV 检测,即可与 CIN 病变或扁平湿疣鉴别开。

5.移行上皮化生 老年女性可见到移行上皮化生,宫颈上皮被类似于泌尿道的移行上皮所替代,细胞核卵圆形或梭形,淡染一致,深层细胞一般垂直排列,浅表层细胞层流水状或漩涡状排列,表层罕见伞细胞。由于其核质比例较高,细胞显得较为拥挤,并且有时可见核旁空晕,易被误诊成 CIN 病变,但移行上皮细胞核染色质细腻,核仁不明显,有时可看到纵形核沟,不出现或罕见核分裂象(图 12-29)。免疫组织化学染色显示:化生的移行上皮与泌尿系统的移行上皮相似,表达 CK13、CK17 和 CK18,但有所不同的是不表达 CK20。

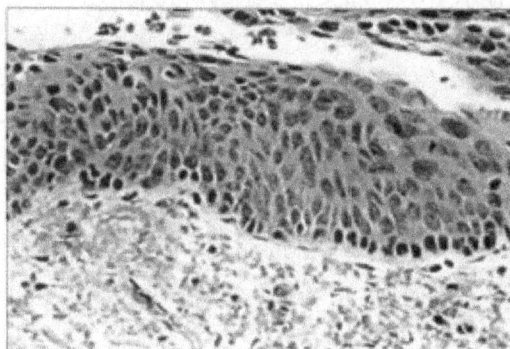

图 12-29 移行上皮化生

宫颈移行上皮化生,常见于老年女性,类似于泌尿道的移行上皮,细胞核卵圆形或梭形,淡染一致

6.介于低级别(CINⅠ)和高级别之间的病变 形态典型的病例,分级并不困难。但日常工作中经常会有一些令人困惑的中间性病例,难以明确诊断和分级简述如下。

(1)低级别鳞状上皮内病变,但伴有基底旁层细胞数量的增加,常有一定程度的细胞核增大,这种改变并不少见,特别是在感染性病变中。这种情况下往往造成与 HSIL 鉴别的困难。一般认为如果细胞极向存在,细胞核多形性不显著,染色质不粗糙,则仍然诊断为 LSIL。

(2)伴有表层非典型性和不明显核周空晕的扁平病变(flat lesions with surface atypia and inconspicuous halos),一些扁平湿疣样病变,副基底层细胞数量轻度增加,上层细胞核密度增大,大小不均,但缺乏挖空细胞典型的核周空晕,一般不建议使用扁平湿疣的诊断,而采用 CIN I。总之,从临床治疗角度出发,归入 CIN I 比较恰当。

(3)湿疣伴有异常核分裂象。有建议归入 CIN II,但意见并不统一,特别是在下层细胞无显著异常时。但当有非常不典型的细胞核出现时,特别是类似于嗜酸性异型增生的病变时,应考虑 CIN II(图 12—30)。

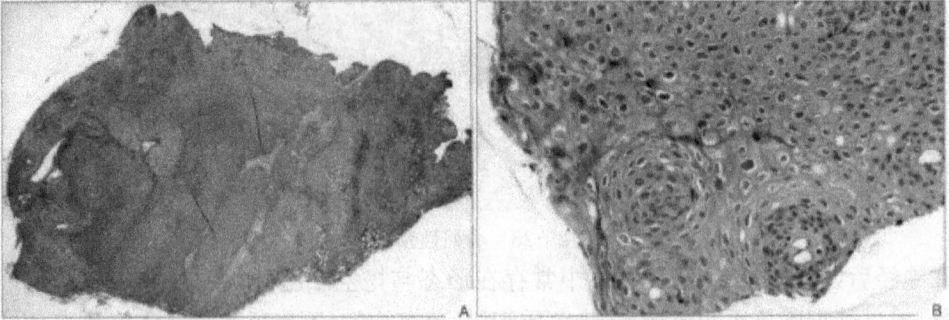

图 12—30 嗜酸性异型增生累及湿疣
A. 低倍镜下湿疣改变明显,B. 放大后有嗜酸性异型增生的特征

(4)宫颈上皮乳头状病变,但其形态改变超出了不成熟湿疣。有些情况下,很难将宫颈上皮乳头状病变归入尖锐湿疣、不成熟湿疣或乳头状癌,则可以采用"不能明确分级的 CIN",但对这类病变应遵循高级别 CIN 的处理原则,予以切除。

(5)兼具化生和不典型增生特点的鳞状上皮病变。

7.宫颈鳞状上皮没有核不典型性但伴有分裂象 一般情况下,宫颈上皮中分裂象不常见,基底层可有散在的分裂象,特别是在感染和修复状态下,但不应出现异常的病理性分裂象,异常的病理性分裂象提示 CIN。郑文新小组的研究显示正常或良性改变的宫颈鳞状上皮内可存在核分裂象(图 12—31),受激素水平影响,其数量随着月经周期变化。通常在良性化生和 CIN I、II、III级中核分裂象数量逐渐递增。月经周期各个时段和绝经后内膜萎缩状态下,CIN II、III级中的核分裂象总是高于 CIN I 级。但有两种情况例外:①增殖晚期和增殖早期的 CIN I 级中核分裂象高于萎缩性和分泌期时的 CIN II。②同时增殖晚期的 CIN I 级中核分裂象数量高于萎缩性和分泌期的 CIN III 级。可见在增殖期,无论 CIN,还是子宫颈良性病变的鳞状上皮中,核分裂象指数都是最高的;对 CIN 来讲,在内膜萎缩状态下,核分裂象是最低的;而良性的宫颈上皮,分泌期核分裂象指数是最低的。统计分析还显示,在 CIN 组和良性组,萎缩和分泌期之间的核分裂象数量的差异无显著意义。但是良性宫颈上皮中不存在非正常的病理性核分裂象,而高级别宫颈上皮内肿瘤中既可以看到形态正常的核分裂象,也可看到病理性核分裂。良性宫颈上皮中核分裂象通常位于副基底层,而 CIN 时,核分裂分布广泛,从副基底层至上皮表层。因此,在实际工作中,不能仅凭核分裂象数量诊断 CIN,还应注意结合细胞的分化成熟等因素,另外了解正常和良性病变的宫颈鳞状上皮中也可以有分裂象,受激素的影响,有时甚至数量可以较多的特点有助于对 CIN 的认识和正确诊断作者在诊断 CIN 时,把细胞核的异型性作为最主要的标准,只有伴有不典型的细胞核时,核分裂象才有意义。

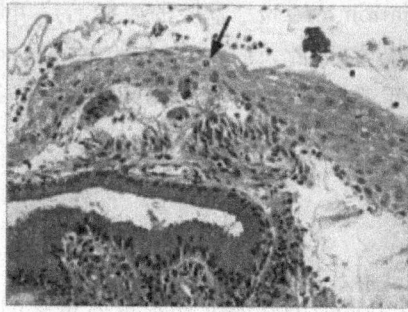

图 12—31　正常宫颈鳞状上皮中的核分裂象（箭头）

8.浸润性鳞状细胞癌　在小块活检组织时，有时组织破碎，间质成分少，在判断是浸润性鳞状细胞癌还是 CINEI 级病变时，有一定困难。具有以下特征时，高度提示是浸润性癌而不是高级别的 CIN 病变：病灶中出现大而怪异的细胞以及角化的细胞，找到角珠，出现坏死以及肿瘤细胞中见新生血管形成现象。

9.人工假象（artifact）的干扰　LEEP 及宫颈锥切治疗使组织破碎及电热效应对组织形态的影响也是造成诊断和评价困难的常见因素。首先，标本破碎使我们难以准确评价手术切缘；其次，手术的热效应严重时会造成细胞形态不清，给 CIN 诊断和分级带来困难。另外，临床上在宫颈活检前或做阴道镜前，醋白试验很常见。这种弱醋酸对宫颈黏膜有一定的固定作用，可影响 CIN 的判断（图 12—32）。同时，少数情况下 CIN 病变可伴有表层角化现象。这两种情况均导致表层的几层细胞胞质呈现嗜酸性特点，但细致的组织学观察是完全可将他们区分开的（图 12—33）。

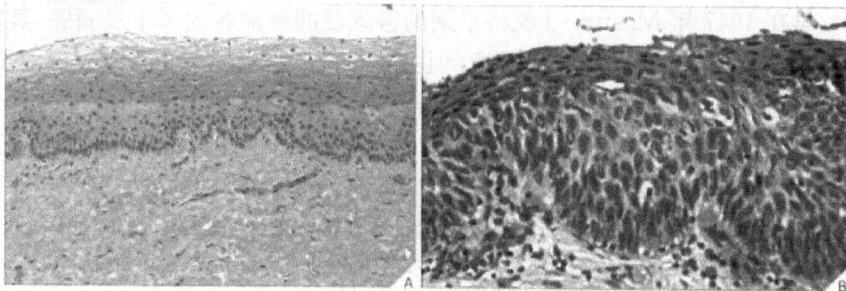

图 12—32　醋酸体内固定效应

A.醋酸使正常宫颈黏膜鳞状上皮的上半部分胞质为淡粉色，有时被误为过度角化或角化不全，B.CINⅢ病变，表层有 5～6 层细胞呈角化改变（箭头），可能会误为细胞成熟性分化以致低判为 CINⅡ

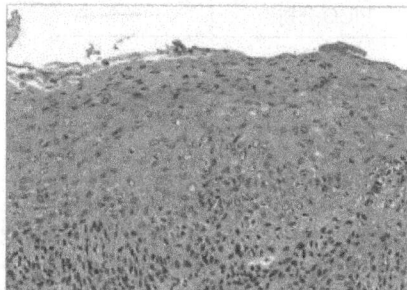

图 12—33　角化性 CINⅡ

上皮表层角化不良，可能被误为醋酸的上皮效应

10. 放射导致的改变(radiation effect) 盆腔的放射治疗可影响宫颈鳞状上皮和腺上皮。主要表现为细胞核增大,胞质丰富,因此,具有相对低的核质比,胞质常有空泡变性,染色质模糊不清,而肿瘤细胞染色质常粗糙深染,色彩鲜明;放射所致的形态改变的另外一个特点是核分裂象少。

二、宫颈微小浸润癌

(一)临床分期与定义

宫颈浸润癌(invasive carcinoma)的临床分期是最为重要的预后因素。虽然存在不同的分期系统,但目前最为广泛使用的是由国际妇产科联合会(international federation of obstetrics and gynecology,FIGO)提出的FIGO分期。1937年FIGO首先在宫颈癌中引进了临床分期系统,当时将Ⅰ期界定为局限于宫颈的癌。到了1964年,Ⅰ期病变又被分为早期间质浸润(ⅠA期)和其他局限于子宫颈内的浸润癌(ⅠB期)。1973年,ⅠA期被进一步定义为仅能通过显微镜才能诊断的临床前期浸润癌。1985年FIGO更为详尽地将ⅠA期分为ⅠA1和ⅠA2期:ⅠA1期是指仅有小灶肿瘤细胞突破基底膜,浸润深度不超过3mm,是可以辨认的最早的间质浸润;ⅠA2期是指肿瘤浸润深度不超过5mm,而水平浸润范围不超过7mm。1994年FIGO分期进行了重新修订,ⅠA1期定义为浸润深度≤3mm,水平播散范围≤7mm;ⅠA2期:间质浸润深度>3mm,但≤5mm,水平播散范围≤7mm。FIGO分期还强调:包括静脉或淋巴管在内的血管间隙受累,不改变病变的分期,上述ⅠA期宫颈癌的标准在2009FIGO分期中未作修改。尽管FIGO分期对于这组早期宫颈浸润病变进行了详尽描述,但并没有给予具体的命名。

实际上,早在1947年Mestwerd就将早期的宫颈浸润癌命名为微小浸润癌,其定义为:只有通过显微镜才能诊断的浸润性宫颈癌,但并没有给出具体的浸润深度。直到1953年Mestwerd对微小浸润癌的深度给予了限定:自基底膜测量的最大浸润深度<5mm。1974年,美国妇科肿瘤医师学会(society of gynecologic oncologist,SGO)命名委员会正式采用了微小浸润癌(microinvasive carcinoma)的名称,并且将其定义为:在上皮的基底膜下≤3mm内有一处或多处出现肿瘤性上皮侵犯间质,这一定义与FIGO分期的ⅠA1期相近。与FIGO分期不同的是,SGO对宫颈微小浸润癌的定义中,没有限定病变的水平宽度,但强调了病变应没有淋巴管或血管的受累。1996年SGO第3版修订时,还关注到浸润病灶的组织学形态,将出现融合性舌状浸润的病变排除在微小浸润癌之外(表12-3)。

表12-3 FIGO与SGO对于早期宫颈癌病变界定标准与命名的比较

	FIGO 分期	SGO 命名
浸润深度≤3mm	ⅠA1	微小浸润癌
浸润深度>3mm,但≤5mm	ⅠA2	属ⅠB期,不包括在微小浸润癌中
水平范围≤7mm	ⅠA1或ⅠA2	没有限定
水平范围>7mm	ⅠB	没有限定
血管淋巴间隙受累	不影响分期	不属于微小浸润癌范畴
浸润的组织形态	未做限定	融合浸润不属于微小浸润癌

对比上述两种分期及命名可以发现,浸润深度是确定肿瘤分期和预后最为重要的因素,无论采用哪种分期或命名系统,对肿瘤浸润的深度均做了限定,但SGO没有限定肿瘤的浸润

的水平范围,而是强调了微小浸润癌不能有淋巴管或血管的受累,同时还关注了浸润的组织形态,而 FIGO 除去浸润深度的限定外,还限定了肿瘤分布的宽度不能超过 7mm,但却提出"血管－淋巴管受累"不影响其分期,这也是最具有争议的一点。

WHO 2003 女性生殖系统肿瘤分类中在宫颈鳞状细胞癌中单独列出了早期浸润性鳞状细胞,在同义词中使用了"微小浸润性鳞状细胞癌"一词,并给出了如下的定义:是指发生早期间质浸润的鳞状细胞癌,浸润程度无精确定义,发生局部淋巴结转移的可能性小。目前国内及国际妇产科及病理学界对于早期宫颈癌的命名及定义并不统一。笔者认为,可综合 FIGO 分期与 SGO 的命名系统来定义微小浸润鳞状细胞癌:即浸润深度≤3mm,水平宽度≤7mm,没有血管淋巴管浸润。统计资料显示约 10% 的宫颈癌为微小癌,而经阴道镜活检证实为 CINⅢ级以上的病变,手术切除后仍有 1%～3% 存在浸润性病变,其中多数病例表现为微小浸润癌。

(二)组织病理学形态特征

通常微小浸润性鳞状细胞癌表面上皮有 CINⅢ级病变,并且病变常较为广泛,常伴有广泛的腺体受累,受累的腺腔范围较深,腺腔内出现坏死。浸润性病变穿透上皮或腺腔的基底膜浸润到周围间质中,浸润病灶一般较 CINⅢ分化好,胞浆嗜酸性,细胞核的极向消失,偶尔可以见到角化,浸润灶边界不规整,周围间质可以出现水肿、结缔组织反应以及淋巴浆细胞反应。

微小浸润癌常见的浸润生长方式有三种:芽状、迷芽状和舌状/融合性生长方式。其中芽状生长(bud growth)是可以辨认的最早期的浸润方式,表现为在 CINⅢ级病变的基底部肿瘤细胞像出芽一样,突破基底膜,浸润到间质中(图 12－34)。浸润性癌细胞表现为胞浆更为嗜酸性,或部分出现角化,常被称为上皮的"反向成熟"(图 12－34A)。单灶芽状浸润最多见,大约有 1/3 的病例表现为此种浸润方式,芽状浸润也可以是多灶性的,无论单灶还是多灶,芽状浸润的病灶距离基底膜的最远距离很少超过 1mm。因此,这种浸润病变预后极好。随着浸润深度增加,浸润病变就会逐渐呈现"迷芽状"生长(spray bud growth),表现为多个小的浸润性病灶脱离基底膜像水滴喷洒一样散布在周围间质中(图 12－34B),这种浸润病灶的深度一般也在 1～2mm,很少超过 3mm。如果病变进一步进展,浸润病灶增大、变宽,并逐渐相互融合,形成"舌状"生长(tongues growth)(图 12－35),也有文献将其称为融合性生长(confluent growth)方式,并且给予了详尽的定义:当浸润的肿瘤实性巢直径超过 1mm 或是浸润的肿瘤细胞索条像树根样交错称为融合性生长方式。SGO 命名中将这种浸润形式的病变排除在微小浸润癌之外,而在 FIGO 分期中,这种浸润病变多为ⅠA2 期。从临床上观察也发现,很多复发的微小浸润癌病例,其生长方式通常为"舌状"或融合性浸润。从病理学角度观察,对于出现融合性浸润的病变,如充分取材并进行连续切片,常常能找到浸润更深、范围更广的病灶。

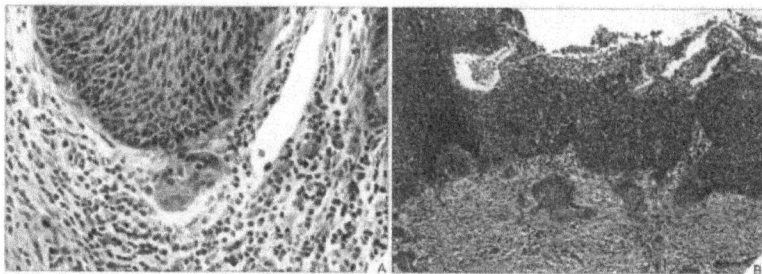

图 12－34 宫颈微小浸润癌

A. 芽状浸润,可见小灶肿瘤细胞突破基底膜,呈芽状分支状浸润;B. 迷芽状浸润,表现为多个小的浸润性

病灶脱离基底膜像水滴喷洒一样散布在周围间质中

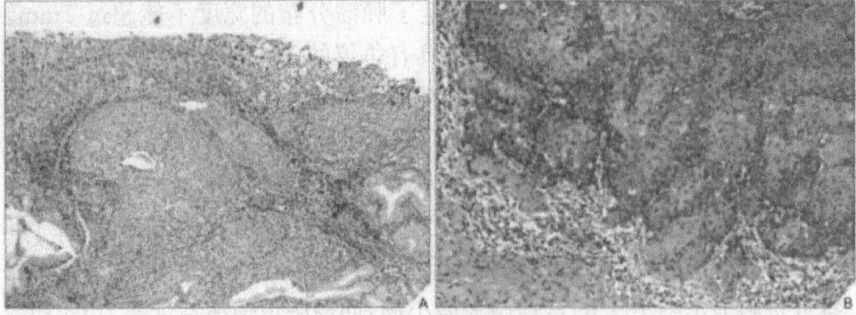

图 12—35　宫颈微小浸润癌
浸润的病灶相互融合成舌状(舌状或融合浸润)

（三）微小浸润癌的测量

微小浸润癌的诊断依据浸润的深度及宽度，虽具体的深度及宽度各家标准不一，但精确的测量，并将其在病理报告中反映出来，则是非常必要的。

1. 浸润深度的测量　可依据不同情况进行测量：如果浸润病灶是从宫颈黏膜表层 CIN 病变发生，可采用显微镜测微尺，从 CIN 病变的基底膜处开始，向下测量基底膜距离实际浸润病灶最深处之间的垂直距离（图 12—36）；如果浸润病灶是从由 CIN 累及的腺体发生的，测量浸润病灶最深处与病变腺体基底膜之间的距离；如果浸润病灶仅出现在 CIN 累及腺体的周围，并不与表面 CIN 病变以及 CIN 累及腺体相连接，测量则从距离浸润病灶最近的腺体基底膜到浸润的最深点；如果浸润病灶的表面上皮没有 CIN 病变或是表面上皮糜烂消失，可从正常上皮的基底膜开始测量，或是从糜烂的表层开始测量。当出现多灶微小浸润病变时，应测量浸润病变的最深处。

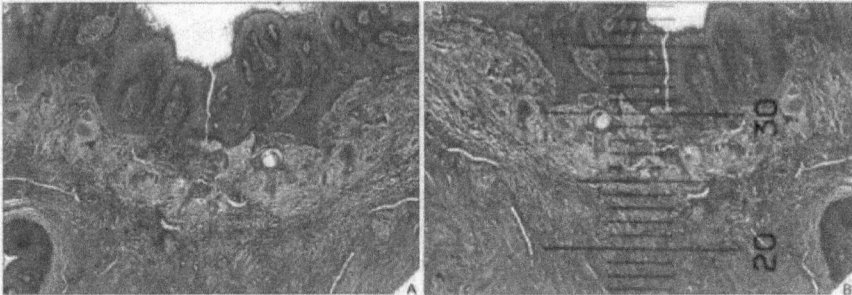

图 12—36　浸润深度的测量

A. 此早期浸润性鳞癌显示多处浸润灶，B. 从病变的基底膜处开始，向下测量基底膜距离实际浸润病灶最深处之间的垂直距离

2. 水平播散范围的测量　单一病灶较为简单，从病灶的一侧到另一侧直接测量浸润最宽径即可，而对于多灶浸润的病灶，测量较为复杂，可分为三种情况进行计算。第一种情况：浸润灶与 CIN 病变上皮相延续（芽状浸润），分别测量浸润灶的宽度，进行累加得出浸润宽度，此时病灶之间的正常间质成分不计算在内；第二种情况是既有芽状浸润灶，也有散布的迷芽状浸润灶出现在间质中，测量应该从最边缘一侧的浸润灶开始至另一边缘的浸润灶结束，其中包括浸润癌巢及其正常的间质，有时需 2 个或以上的低倍视野涵盖（图 12—37）；第三种是浸润灶出现在多张切片上，此时每张切片上的浸润灶都应该分别测量，同时需要测量切片间的

距离。其过程相当复杂，因此，有专家指出当浸润病灶出现在 3 张以上（包含 3 张）切片时，其侵犯宽度很有可能已超过 7mm。

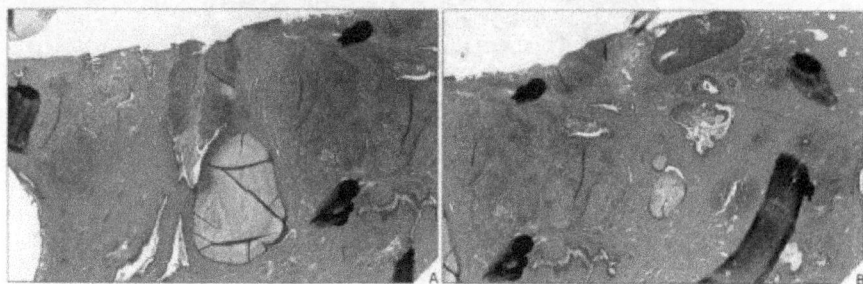

图 12—37 水平播散范围的测量

本图包含 2 个低倍视野，水平播散范围为从 A 图最左侧边缘的浸润灶（墨点标记）至 B 图最右侧的浸润灶（墨点标记）之间的宽度，涵盖其中多处的浸润癌巢及其正常的间质。AB 图中央垂直方向的两个墨点标记之间的距离为浸润深度

3. 体积的测量 有研究显示，对浸润病灶的体积测量，要较单纯的深度或宽度测量对预后判断更为精确，当已知切片间的距离时，则可以计算出第三径。有研究将肿瘤体积 $350mm^3$ 和 $500mm^3$ 作为微小浸润癌的上限，在这个体积内，肿瘤极少发生转移。但是体积的测量较为复杂，在常规病理检查中应用较少，多为实验研究。

（四）血管淋巴管间隙侵犯的识别

血管淋巴管间隙侵犯（lymphovascular space invasion，LVSI）在宫颈早期浸润癌中意义仍存争议，一些研究显示 LVSI 提示预后差或后续的子宫切除标本中病变残留；但同时浸润深度在 3mm 以下者，现有的材料尚不能肯定 LVSI 是否为预后差的指征，因此只有在无 LVSI 时，才能诊断微小浸润癌 FIGO 分期认为，出现血管淋巴管间隙的受累不影响分期，但 SGO 却强调了在微小浸润癌中不能出现血管淋巴管间隙受累。相关研究也显示同样为浸润深度在 3mm 以下的早期宫颈癌，无淋巴管受累与有淋巴管受累者的患者相比，其淋巴结转移率上升 10 倍（0.8%：8.3%），肿瘤复发率则从 8% 上升至 15%。因此，在病理诊断中，应关注病变中有无血管淋巴管受累，典型的病变诊断并不困难（图 12—38），值得注意的是不要将一些人工假象误诊为血管淋巴管受累。最为常见的是由于制片产生的组织收缩，在一些浸润的癌巢周围形成空隙，导致误诊（图 12—39）。可采用免疫组织化学染色，确定是否为真正的血管淋巴管间隙，常用的抗体有：CD34、CD31、Ⅷ因子和 D2—40，其中 D2—40 是针对淋巴管较为特异的抗体。此外，在活检时有可能将病变的上皮带入血管或淋巴管内，此时应注意周围是否有浸润的病灶以及间质是否有反应。值得注意的是，LVSI 的评价应主要依赖于对 HE 切片的观察，免疫组化染色仅有一定的辅助作用。受不同抗体识别血管内皮或淋巴管内皮敏感性差异；进行免疫组化染色时，组织再次切片后可能造成小灶的 LVSI 病变的消失或周围血管内皮或淋巴管内皮的消失，当前研究显示 IHC 与 HE 对 LVSI 病变评价的符合率并不令人满意，IHC 染色也并未显示出绝对的优势，因此当前对 LVSI 的评价，仍主要依赖 HE 切片的观察评判。另外，一些学者提出对 LVSI 的数量进行评价。尽管 LVSI 的数量是否是预后独立的指标还存争议，但至少有一些研究认为 LVSI 的数量可能与复发间隔时间缩短及淋巴结转移相关。因此，从实用角度出发，建议使用局灶（focal）性和广泛（extensive）性对 LVSI 的程度进行评价，局灶性 LVSI 为 1~2 个血管、淋巴管间隙受累，当有几个血管、淋巴管间隙同时受累时,则诊断为广泛性 LVSI。

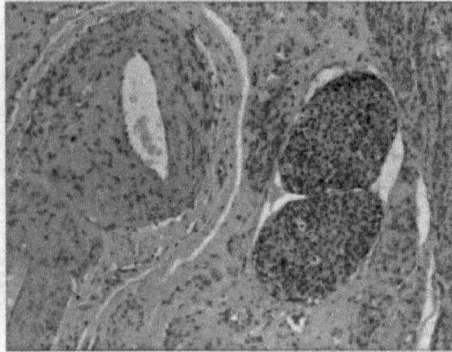

图 12—38 微小浸润癌中淋巴管内的癌栓

癌栓周围可见内皮细胞被覆,癌栓旁常伴有血管成分

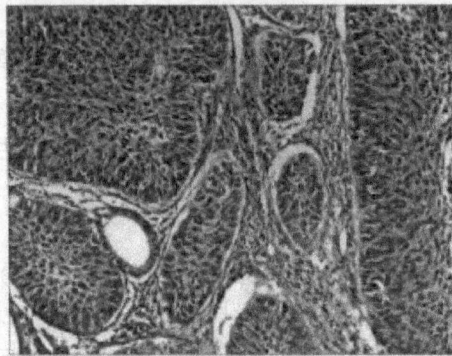

图 12—39 浸润癌性鳞状细胞癌中

由于人工制片导致浸润癌巢周围出现空隙,形成脉管内癌栓的假象

（五）微小浸润癌的鉴别诊断

一些病变可能难以与微小浸润癌的浸润病灶相辨别,在诊断中应特别注意,不要造成过诊断。

1. 炎症病变　一些慢性炎症性病变,可以导致鳞状上皮增生以及腺体的鳞状上皮化生,且黏膜内有明显的炎细胞浸润,此外一些低级别的 CIN 病变下方也可伴有明显慢性炎症浸润,这些炎细胞的浸润使得上皮以及化生腺体的基底膜模糊不清,很像微浸润病灶（图 12—40）,但此时上皮细胞的异型并不明显,炎症周围缺乏促结缔组织增生反应。

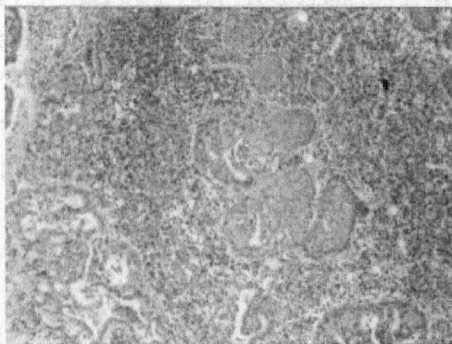

图 12—40 宫颈慢性炎伴有腺体鳞状上皮化生

间质内明显的炎细胞浸润,将腺体结构冲乱,很像浸润癌灶,但注意细胞无明显异型,表层黏膜也无 CIN 病变

2. INⅢ级病变累及腺体　这是与早期浸润性癌最为相像的病变,特别是在腺体病变被横切时,且CIN病变完全取代腺上皮时,由于难以观察到CINⅢ级累及腺体与表层上皮的关系,并且病变的细胞巢呈实性,更易导致误诊。但注意观察,CIN病变累及腺体的实性细胞巢轮廓清楚,边缘光滑。缺乏浸润癌的细胞成熟化表现以及间质的改变。此外,有时在表面黏膜下有不规则的舌状突起,周围伴有纤维化,很像浸润间质的病灶,但通过连续切片证实是宫颈黏膜腺体的延伸。

3. 活检或者锥切后的改变　对于进行过活检或锥切的标本要格外小心,因为这些操作后,可以将一些上皮带入间质中,甚至这些细胞可以有一定的非典型性,很易被当成浸润病灶(图12－41)。但是在这些病灶周围缺乏纤维化,同时结合病史加以鉴别。

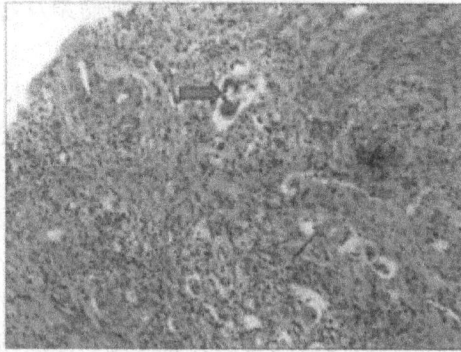

图12－41　锥切手术后

子宫颈管壁内可见残留上皮成分(单箭头),并可见异物巨细胞反应(粗箭头)

4. 胎盘部位结节　这是与妊娠相关的中间滋养细胞病变,细胞胞质较丰富,类似上皮细胞,多出现在子宫内膜或输卵管,偶尔可见于宫颈。此时注意不要将其诊断为浸润病变,注意表面上皮及周围腺体缺乏CIN病变,且胎盘部位结节常伴有玻璃样变,细胞缺乏异型,同时结合临床病史,可以鉴别(图12－42)。

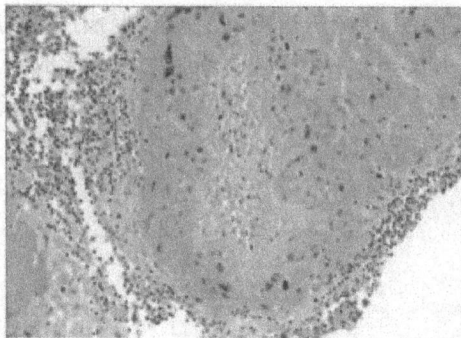

图12－42　胎盘部位结节

结节间质伴有玻璃样变,其间可见绒毛膜型中间滋养细胞,细胞无异型

三、浸润性鳞状细胞癌

宫颈癌是女性常见的恶性肿瘤之一,2002年统计资料显示全世界平均每年约有50万女性患病,27万人死于该病。我国每年约有近10万宫颈癌的新发病例,每年有2万～3万妇女死于宫颈癌。高发地区主要集中于中西部发展相对落后的地区。近20年由于宫颈癌筛查制

度的建立及诊疗水平的提高,宫颈浸润癌的发病率以及病死率已经呈明显下降趋势,而宫颈癌前病变的发病在上升。在中西部某些欠发达地区,发病率仍居高不下,如甘肃省武都县和山西省阳城县,宫颈癌的病死率高达 36.0/10 万,超过全国宫颈癌死亡率的 10 倍,也明显高于世界平均水平(8.0/10 万)。

(一)一般特征

高发年龄为 40~55 岁,绝大部分宫颈癌是鳞状细胞癌,约占全部宫颈癌的 80% 以上,宫颈腺癌约占 15%,其余为一些少见的组织学类型。诊断时约 50% 为 I 期癌,其中又约 15% 为 I A1 期(早期癌)。宫颈癌早期可以没有临床表现;随着肿瘤的进展,常出现阴道接触性出血和排液;当肿瘤浸润生长累及宫旁组织和周围邻近器官时,则会引起相应的症状,如累及或压迫输尿管或膀胱则导致血尿、尿痛、输尿管梗阻的表现;肿瘤累及盆腔的神经,则引起疼痛。

(二)大体特征

宫颈鳞癌早期可以表现为宫颈黏膜粗糙、隆起、红色颗粒样外观,阴道镜下有时与宫颈糜烂难以鉴别。进展期肿瘤因肿瘤的原发部位、生长方式和坏死情况而表现有所不同。多数鳞癌表现为宫颈口红色、质脆、外生性生长的新生肿物,有时可累及阴道穹隆。也可表现为浸润性生长方式,在宫颈壁弥漫生长,开始时看不到明确的瘤块,直到表面正常上皮脱失,其下的肿瘤才形成大体可见的肿块。少数情况下,肿瘤完全在宫颈管壁内浸润性生长,导致宫颈管变硬、变粗,形成“桶状宫颈”,而表面黏膜改变轻微,肉眼难以判断有无肿瘤,此种生长方式也被称为内生性生长。无论何种生长方式,均可因肿瘤坏死而形成溃疡。宫颈鳞癌晚期则以浸润宫旁组织、邻近器官和淋巴结转移为主。

(三)组织学类型

宫颈鳞状细胞癌的组织学分类多年来没有太大的变动,主要参照肿瘤细胞的类型以及分化程度来制定,如 Reagan 分类系统,但实际上这种分类系统的预后意义不大。WHO(2003)对宫颈鳞状细胞癌组织分类如下。

1. 角化型鳞状细胞癌(keratinizing squamous cell carcinoma)　此型约占宫颈鳞状细胞癌的 1/6,肿瘤中需出现角化珠。角化珠是指由复层鳞状上皮围成的类圆形、漩涡状结构,中心为无细胞的角化巢(图 12—43)。这一类型肿瘤细胞大都分化成熟,成巢状分布。肿瘤细胞通常较大,胞质丰富,嗜酸性,细胞核可以很大,也可以呈梭形,核分裂象少见。细胞间桥明显,细胞连接紧密,常可见到单个细胞角化。

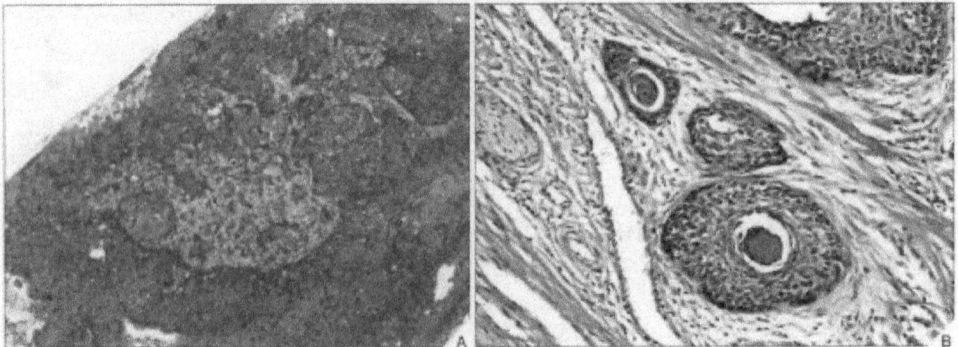

图 12—43　角化型鳞状细胞癌

A. 肿瘤细胞呈巢状于间质中浸润生长,低倍镜,部分细胞巢中心有角化改变;B. 高倍镜,肿瘤具有鳞状上皮细胞的特征,细胞呈多角形,胞质较丰富,角化珠更加清晰

2. 非角化型鳞状细胞癌（non—keratinizing squamous cell carcinoma）　是宫颈鳞状细胞癌中最多见的组织学类型，约占总数的 2/3。肿瘤细胞具有鳞状上皮细胞的特征，呈多角形，边界清楚，有时可见细胞间桥，胞质较丰富，但不出现角化珠，细胞核异型程度不等，核分裂象可多可少（图 12—44）。肿瘤部分区域分化较好，类似于宫颈被覆的鳞状上皮，部分区域则可分化不成熟，鳞状上皮细胞分化的特征不显著，细胞呈卵圆形，边界不清，呈合体样。

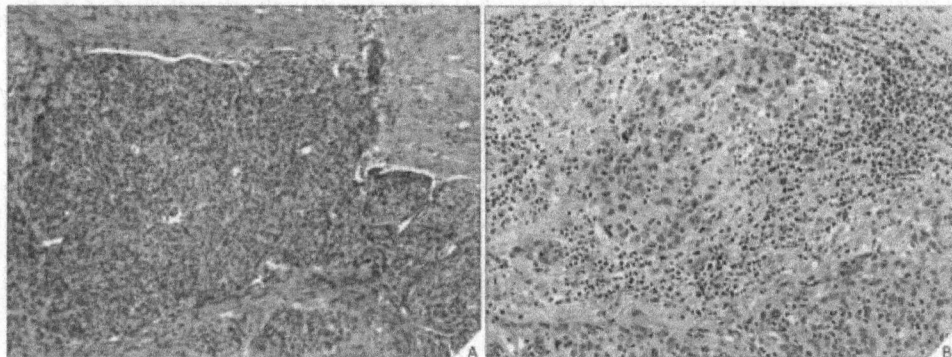

图 12—44　非角化型鳞状细胞癌

A. 肿瘤细胞成巢状分布，此图显示分化差的区域，分化明显低于典型的角化型鳞癌，肿瘤细胞边界不清呈合体样，B. 此图显示相对分化好的区域，具有鳞状上皮细胞

3. 基底细胞样鳞状细胞癌（basaloid squamous cell carcinoma）　此型约占鳞状细胞癌的1/6，由小的、类似 CINⅢ级的基底样细胞构成，细胞形态较一致，呈卵圆形，胞质稀少，细胞核深染，核分裂象多见（图 12—45），局部可偶见鳞状上皮分化或单细胞角化，但是没有角化珠形成。肿瘤细胞呈片状或巢状分布，常伴有坏死。2003 年 WHO 肿瘤分类对这种组织类型的定义提到，基底细胞样鳞状细胞癌可以表现为低级别腺样基底细胞癌至腺样囊腺癌的谱系变化，而且这种组织学类型具有高侵袭性的特点。

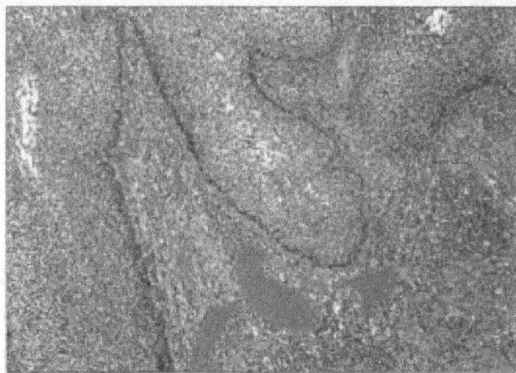

图 12—45　基底细胞样鳞状细胞癌

肿瘤由小的基底样细胞构成，细胞形态较一致，呈短梭形及卵圆形，胞质稀少，细胞核深染，核分裂象多见

另外根据定义，这些肿瘤不应该具有神经内分泌特征。但有许多病例报道，发现这类小细胞肿瘤中可以表达神经内分泌的标记，类似于肺的小细胞癌，且预后非常差。笔者所在医院中的 3 例病人，均在手术后 1 年死亡。2003 年 WHO 肿瘤分类中已将神经内分泌癌作子宫颈癌的少见组织学类型独立出来，上述这类具有神经内分泌表达的宫颈小细胞癌是其中的一个亚型。

实际工作中,许多病理医生仍习惯评价鳞状细胞癌的分化程度,通常采用修订的 Broder3 级系统,虽然研究显示此种评估在提示预后方面意义不大。

高分化(1级):肿瘤主要由成熟的鳞状细胞组成,伴有大量角化珠,有时可见细胞间桥。

中分化(2级):肿瘤细胞胞质不太丰富,细胞间桥不清,细胞核多形性较明显,核分裂象多见。

低分化(3级):肿瘤由片状和巢状小的幼稚的卵圆形细胞组成,瘤细胞胞质稀少,深染,细胞核梭形,核分裂象多见。

4. 疣状癌(verrucous carcinoma) 疣状癌是一种高分化的鳞状细胞癌,好发于老年女性,多见于下生殖道及外阴,偶可发生在宫颈。肿瘤与 HPV 相关,多数可检测到低危或高危 HPV DNA。大体上,肿瘤呈外生乳头状结构,肿瘤生长较缓慢。显微镜下,肿瘤由粗大乳头构成,但乳头通常没有纤维血管轴心,表面被覆分化很好的角化型鳞状上皮,细胞胞质丰富,与正常鳞状上皮相似,看不到挖空细胞。肿瘤以推进方式向下浸润间质,但不形成孤立的细胞巢(图 12—46)。活检时与乳头状瘤及尖锐湿疣鉴别困难。完整切除后,仔细检查基底部,特征性推进式间质浸润,有助诊断。疣状癌预后很好,很少出现转移,故广泛切除即可,无须进行淋巴结清扫,因此,应注意与普通的角化型鳞状细胞癌鉴别。

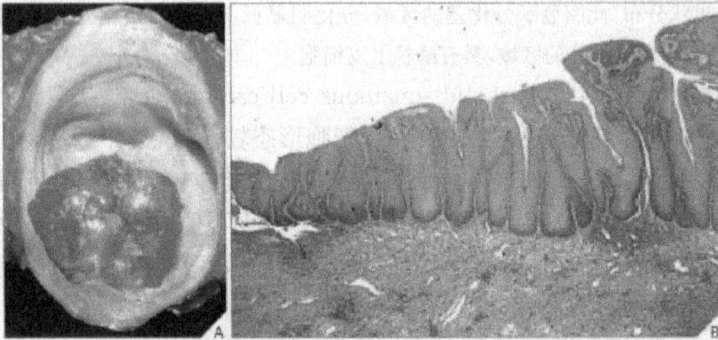

图 12—46 疣状癌
A. 肿瘤由粗大乳头组成;B. 被覆鳞状细胞分化好,基底部可见推及式的浸润

5. 湿疣状癌(warty or condylomatous carcinoma) 鳞状细胞癌的一种变异亚型。主要是指那些外表呈湿疣状的鳞状细胞癌,显微镜下有明显的挖空细胞出现。高危 HPV 常常阳性。此类肿瘤更多见于外阴,较少发生在宫颈。

6. 乳头状鳞癌与鳞状移行细胞癌(papillary squamous carcinoma and squamotransitional cell carcinoma) 在 2003WHO 肿瘤分类中宫颈乳头状鳞癌与鳞状移行细胞癌各为单独的类别,由于两者均为鳞状细胞癌的变异形态,且形态有重叠,有时甚至不能区分,近年一些学者将它们统称为乳头状鳞状(移行)细胞癌,根据主要的形态分为三个亚型,即移行细胞癌、鳞状移行细胞癌以及乳头状鳞状细胞癌。

乳头状鳞癌好发于生育后期以及绝经后女性,常表现为宫颈大的外生性肿物。发现时多为临床Ⅱ期或更高分期。显微镜下,肿瘤可由粗大或纤细的乳头组成,乳头中心为纤维血管轴心,表面被覆异型增生鳞状上皮,核分裂象多见(图 12—47),肿瘤基底部有时可以看到肿瘤侵犯间质,有时并不能找到明确的间质浸润,此时肿瘤呈高级别鳞状上皮内病变表现。特别是活检组织,因取材表浅,有时仅看到乳头结构,而实际上,深部间质中可以同时存在典型的浸润性鳞癌。本型 HPV16 DNA 阳性多见,约 30% 的病例出现复发和转移。

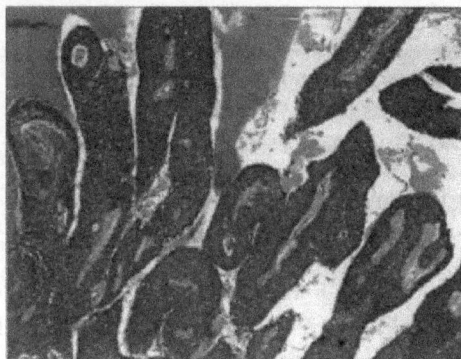

图 12—47　乳头状鳞癌

肿瘤由粗细不等的乳头组成,乳头中心为纤维血管轴心,表面被覆异型增生的鳞状上皮

肿瘤有移行细胞分化时,形态与发生于尿路上皮的移行细胞癌非常相似。可以是纯粹的移行细胞成分,也可以混合有鳞状细胞癌成分,特别是乳头状鳞状细胞癌。显微镜下,肿瘤呈乳头状,也可以呈内翻性生长,乳头中心有血管轴心,表面被覆多层异型上皮。当瘤细胞为卵圆形,长轴垂直于表面时,倾向为移行细胞分化,而类似 CIN Ⅲ 的形态为鳞状分化。肿瘤免疫组化 CK7 阳性,CK20 阴性,p63、p16 常阳性,urplakin Ⅲ 多阴性,可以检测到 HPV16 DNA,表明这一肿瘤只是组织形态类似尿路上皮,而其免疫表型与真正的尿路上皮并不相同,目前也没有证据表明这一肿瘤起源于移行上皮化生。

此种组织类型主要应与疣状癌、湿疣状癌鉴别:这些肿瘤都呈乳头状生长,但疣状癌的细胞分化特别好,近似良性,表面角化层厚,且其乳头粗大没有纤维血管轴心;湿疣状癌有明显的 HPV 感染的特征—出现明显的挖空细胞,而乳头状鳞癌没有这些特征。

7. 淋巴上皮样癌(lymphoepithelioma—like carcinoma)　属于少见类型,目前发生在宫颈者仅有数十例报告。临床表现与大体改变与普通型鳞状细胞癌相似。肿瘤的组织形态与发生在鼻咽部的淋巴上皮样癌非常相似,肿瘤细胞大小较一致,核呈空泡状,可见核分裂象,胞质淡染,散在或成小簇状分布于丰富的淋巴组织中(图 12—48)。这类肿瘤可能与 EBV 感染有关,但也有许多报道未检测到 EBV,亚洲女性此型宫颈肿瘤多可检测到 EB 病毒,而此型肿瘤 HPV 的检出率也远远低于普通型的鳞状细胞癌,仅约 20%。研究认为此类型肿瘤的预后好于普通型的鳞状细胞癌。

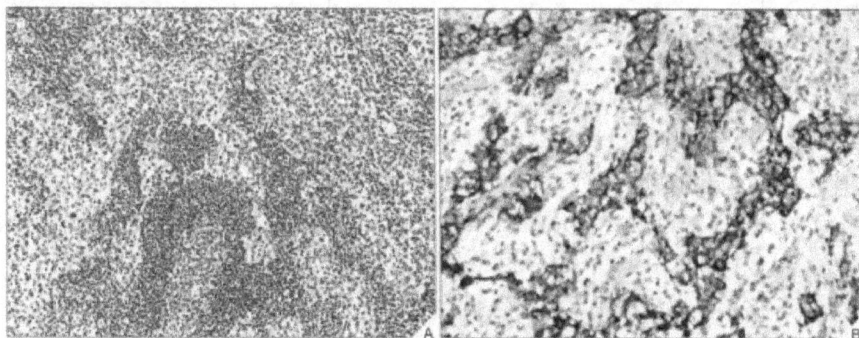

图 12—48　淋巴上皮样癌

A. 肿瘤细胞内见有丰富的淋巴细胞浸润,B. 癌细胞呈细胞角蛋白染色阳性

(李成梅)

第三节　子宫内膜癌病理学

子宫内膜癌是最常见的女性生殖系统恶性肿瘤之一,其中腺癌占绝对优势。内膜腺癌为异源性,70%～75%以上为Ⅰ型癌,其余大多为Ⅱ型癌,少见其他类型。Ⅰ型癌主要为宫内膜样癌及其变异类型,恶性度低,与雌激素相关。Ⅱ型癌恶性度高,主要为浆液性腺癌,为非激素依赖性,尽管浆液性腺癌作为一种组织类型早已被认识,但其侵袭性本质在近十余年才得到重视,癌前病变也是最近才被揭示。本节将重点讨论Ⅰ型癌与Ⅱ型癌,包括伴有间质样分化的肿瘤癌肉瘤,并对 Lynch 综合征相关的子宫内膜癌以及内膜其他上皮性肿瘤进行介绍。

一、子宫内膜癌

子宫内膜癌(endometrial carcinoma)约占女性癌症的 7%,女性生殖系统恶性肿瘤的 20%～30%,近 10～20 年中子宫内膜癌的发生率约为 20 世纪 70 年代早期的 2 倍,并有年轻化趋势。其发病率高低有种族、地区等差异,北美、北欧地区发病率最高,亚洲的日本、印度等地区发病率较低。50～60 岁是子宫内膜癌发病高峰。子宫内膜癌的发病危险因素范围较广,当然与内膜癌的类型有关。

(一)Ⅰ型与Ⅱ型内膜癌理论以及组织学分类

近年认识到子宫内膜癌存在二元发生模式,根据不同的起源、临床病理表现和遗传学特征大致分为Ⅰ型和Ⅱ型,涵盖了大部分内膜癌。Ⅰ型癌与Ⅱ型癌理论更新了以往 WHO/ISGP 单纯的组织学分类,对子宫内膜癌的治疗及预后有重要意义。在以往文献描述中Ⅰ型癌占 80%～90%、Ⅱ型癌仅 10%左右。但我们认为Ⅱ型内膜癌的实际发病率高于文献数字,可能已达到 15%～20%,因为有不少浆液性癌被错误地划分为内膜样癌,这些病例往往在两年内复发,在临床上造成很大的困惑,Ⅱ型内膜癌在中国的实际发病率亟待进一步澄清。

根据已有资料和我们自己的观察,Ⅰ和Ⅱ型内膜癌的基本特征列于表 12－4。

表 12－4　Ⅰ型与Ⅱ型子宫内膜癌的主要特征

	Ⅰ型	Ⅱ型
好发年龄	50～60 岁	60～70 岁
肥胖	常见	不常见
雌激素刺激	常见	不常见
癌前病变	不典型增生或内膜上皮内瘤变(EIN)	内膜腺上皮异型增生(EmGD)
潜在癌前病变	内膜上皮细胞 PTEN 缺失	内膜上皮细胞 p53 印记
早期癌	无肌层浸润的癌,可见不典型增生与癌的移行	浆液性上皮内癌
组织学类型	宫内膜样癌及其亚型,黏液性腺癌	浆液性癌,透明细胞癌,癌肉瘤
主要基因改变	PTEN,MSI	p53,IMP3
家族性	与 BRCA 基因突变无关	部分与 BRCA 基因突变相关
预后	好	很差

由表 12－4 可以看出,尽管两种癌均起源于内膜,但它们可以看作是两种完全不同的类型。

Ⅰ型内膜癌组织学表现为经典的宫内膜样癌、多种变异类型以及黏液腺癌。一些特殊类型经常被分类为"非内膜样型",因为它们看来不同于正常的内膜。这种描述看似正确,但实际上这些肿瘤的形态学是由内膜样癌的变异分化而来,它们的预后与经典的内膜样癌相似,与浆液性癌或透明细胞癌完全不同。

Ⅱ型内膜癌以浆液性癌为代表,该名称替代以往 WHO 分类中的"浆液乳头状腺癌"术语,因为乳头状结构并不具有特异性。除浆液性癌外,乳头状结构亦常见于绒毛腺管状癌、黏液性腺癌以及透明细胞癌等多种类型,有关的鉴别问题详见本章浆液性癌。Ⅱ型癌还包括了癌肉瘤,因为其间叶样成分与腺上皮具有相同的克隆性,本质上为低分化癌或肉瘤样癌。

基于目前的认识,绝大多数子宫内膜癌可归入Ⅰ型或Ⅱ型癌,但仍有些内膜癌不能明确分类。例如 Lynch 综合征相关的子宫内膜癌,为最近发现的一组特殊内膜癌,形态学大多为宫内膜样,但是与 Lynch 综合征有关。与典型的内膜癌比较,他们有独特的临床病理特征,可能是内膜癌的其他类型。随着研究深入,内膜癌的其他类别也将逐步阐明。

内膜癌的组织学分类见表 12—5。

表 12—5　子宫内膜癌的组织学分类

Ⅰ型内膜癌

内膜样癌

内膜样癌的变异类型

　伴有鳞状分化的内膜样癌

　绒毛腺管状癌

　分泌性腺癌

　纤毛细胞癌

　伴有 Sertoli 细胞样分化的内膜样癌

黏液性腺癌

Ⅱ型内膜癌

浆液性癌

透明细胞癌

癌肉瘤

未分化癌

Lynch 综合征相关内膜癌

其他类型

鳞状细胞癌

混合型癌

（二）内膜癌发生的高危因素

近 10 年来对Ⅰ型子宫内膜癌的研究进展迅速。大量的流行病学调查显示,月经、生育、雌激素的应用、卵巢雌激素产生异常、肥胖等因素与Ⅰ型癌发病相关。相比之下,Ⅱ型子宫内膜癌的研究迄今为止资料还十分有限。它们与高雌激素无关,部分病例有乳腺癌和三苯氧胺治疗史,或盆腔放射治疗史。尽管在过去尤其是近 10 年,国内外妇科肿瘤学者做了大量的工作,但子宫内膜癌患者总的生存率并未得到明显改善。究其原因,主要是Ⅱ型内膜癌恶性程度高,死亡率高所致。

1.Ⅰ型内膜癌　Ⅰ型内膜癌与雌激素的过度刺激有关,并往往存在一些全身或体质性的因素。

(1)月经生育:初潮早、绝经晚与子宫内膜癌的危险性呈正相关,绝经年龄＞52岁者患子宫内膜癌的危险性为49岁前绝经者的2.4倍。另外,绝经前月经周期变短,患病的危险性增大,与雌激素刺激频率增加有关。未经产是子宫内膜癌独立的危险因素,与不育相关的多囊卵巢综合征(PCOS)患者发生内膜癌的危险性约为同龄妇女的4倍,＜40岁年轻内膜癌患者中,有19%～25%患有PCOS。随着足月妊娠次数增多、末次生育年龄大者,明显减少子宫内膜癌的危险性。妊娠的保护作用仅仅限于足月妊娠,人工流产和自然流产并不能降低子宫内膜癌的危险性。

哺乳时间越长,患子宫内膜癌的危险性越低,哺乳是一个重要的保护性因素,这可能与哺乳期间垂体催乳素维持较高的水平有关,而垂体催乳素对雌激素有抑制作用。

联合的口服避孕药(雌激素＋孕激素)减少子宫内膜癌的危险性,这一点已达成共识。长期使用联合的口服避孕药似乎进一步减少子宫内膜癌的危险性,并且这种保护作用在停药后还能持续长达20年甚至更长时间。另有一些研究结果提示,联合的口服避孕药的保护作用并不受孕激素剂量的影响,不管孕激素含量高或低,结果相似。

(2)激素替代治疗:不少研究表明雌激素替代治疗(ERT)与子宫内膜癌的发生有关,应用ERT者发生内膜癌的危险性是未用ERT者的6倍,且与雌激素剂量及用药时间有关,用药时间≤1年者危险性增加40%,使用时间≥10年者危险性上升达10倍以上。停药后患子宫内膜癌的危险性仍增加2倍左右,且持续时间≥5年。鉴于此因,ERT已不用于有子宫的妇女,而采用辅加孕激素的激素替代治疗,使其安全性明显增加。每周期使用孕激素至少10天,孕激素通过减少雌激素受体以及增强雌激素代谢过程中的酶的活性,从而发挥拮抗雌激素的作用。最近发表的一组随机对照试验结果表明,雌孕激素联合治疗并不明显增加子宫内膜癌的危险性。

(3)肥胖:许多研究均提示肥胖增加子宫内膜癌的危险性,相对危险性为2～10,尤其是五短身材,手足小的"中心性"肥胖者,在调整了体重指数后,随着中心部分肥胖程度的增加,子宫内膜癌的危险性显著增加。在绝经后妇女,肥胖与子宫内膜癌的关系更密切,绝经后卵巢功能衰退,而肾上腺分泌的雄烯二酮可在脂肪组织内经芳香化酶作用转化为雌酮。脂肪组织越多,转化能力越强,血浆中雌酮水平也越高,雌酮是绝经后妇女身体内主要的雌激素,子宫内膜是雌激素的靶器官之一,长期受到无孕激素拮抗的雌酮影响,可导致子宫内膜由增生到癌变。

(4)高血压:某些作者认为1/3～3/4的子宫内膜癌患者有高血压病,提示了子宫内膜癌与高血压相关,是与肥胖有关的另一个表现。这种关系虽然持续存在,但是当用肥胖来校正子宫内膜癌与高血压之间的相互关系时,高血压与子宫内膜癌之间的相关性的强度就减低了。

(5)糖尿病:有关糖尿病与发生子宫内膜癌危险性之间关系的研究,已经出现了相互矛盾的结果。遇到的第一个问题是关于糖尿病的定义,某些作者参考临床上诊断糖尿病的标准,而另外一些作者则应用异常葡萄糖耐量试验作为诊断的标准。已经报道的子宫内膜癌妇女3%～17%临床上有糖尿病,17%～64%葡萄糖耐量试验异常。一项近期的病例对照研究发现，当用肥胖加以校正时，糖尿病发展成子宫内膜癌的相对危险系数是 2.8，提示糖尿病与子宫内膜癌之间可能确实存在联系。

（6）吸烟、饮食以及锻炼：许多研究均发现曾经吸烟的妇女，患子宫内膜癌的危险性下降，相对危险度为 0.2～0.9，这种保护作用随着吸烟持续时间以及强度的增加而增加。可能是吸烟具有抗雌激素作用，也有认为吸烟增加循环雄激素水平而发挥作用。研究认为绝经后吸烟可以降低内膜癌的发生，但是绝经前吸烟不能降低其危险性，反而有可能促进内膜癌的发生。

高脂以及低碳水化合物、低纤维饮食增加子宫内膜癌危险性，水果、蔬菜以及胡萝卜素减少子宫内膜癌的患病危险。运动可减少血清雌激素水平，据报道在调整了体重指数以及能量摄入后，少动者子宫内膜癌的发病危险性增加。

2. Ⅱ型内膜癌　Ⅱ型癌的研究资料较少，对其高危因素知之甚少，与雌激素刺激、肥胖、子宫内膜增生没有明确关系，常与以下因素有关。

（1）年龄因素：Ⅱ型子宫内膜癌主要发生于老年人，平均发病年龄 65 岁，很少发生于 55 岁以前的妇女。

（2）乳腺癌病史：最近研究显示，年龄小于 55 岁的浆液性癌的患者 19.4% 具有乳腺癌病史。而宫内膜样癌具有乳腺癌病史的只有 3%。因此，乳腺癌病史是浆液性癌的独立的危险因素。

（3）BRCA1 和 BRCA2 基因突变：曾有研究显示，发生 BRCA1 和 BRCA2 基因突变的妇女患内膜癌的风险增加，突变点是 BRCA1 基因的 185delAG 和 5382insC 以及 BRCA2 基因的 6174delT。也有人认为，遗传性乳腺癌之 BRCA1 和 BRCA2 基因突变与内膜浆液性癌的发生没有关系，可能是其他基因改变的结果。因此，这种情况目前还没有确切的结论。然而，尽管中国妇女 BRCA 基因突变率低，当我们遇到具有这种病史的患者时，应当引起注意，排除浆液性癌或者其他Ⅱ型内膜癌的可能性。

（4）三苯氧胺（Tamoxifen，TAM）：TAM 是非甾体类抗雌激素制剂，同时具有弱雌激素样作用。近年来，作为乳腺癌辅助治疗药物之一的 TAM 应用日渐增多。有报道服用 TAM 长达 2 年以上者，与无辅助治疗或只用化疗者相比，内膜癌的发生率是增加了 2 倍。而应用长达 5 年者，其相对发生率可高达 5 倍。有些作者认为 TAM 治疗与Ⅱ型内膜癌有更密切的关系，而其他研究未证实这种关系。根据笔者的经验，因使用 TAM 而发生内膜癌的患者更倾向于Ⅱ型癌。使用 TAM 病人最常见的内膜病变是内膜息肉，而内膜浆液性癌包括浆液性上皮内癌有发生于内膜息肉的倾向。在中国有许多女性因乳腺癌而服用 TAM，然而，对 TAM 与内膜癌的关系的研究很少，我们应加强本领域的研究。

3. Lynch 综合征相关的子宫内膜癌　Lynch 综合征（Lynch syndrome，LS），也称为遗传性非息肉性结直肠癌（hereditary non-polyposis colorectal cancer，HNPCC）综合征，是一种由碱基错配修复基因（MMR 基因）缺陷引起的常染色体显性遗传病，具有很高的癌症发生倾向，MMR 基因突变可导致 DNA 复制错误无法恢复，从而引发癌症，尤其是结肠癌和子宫内膜癌。其他类型的癌症还有卵巢癌、胃癌、泌尿道癌、脑瘤、胆道癌及小肠癌等。LS 相关子宫内膜癌的发生与家族遗传相关，此点有别于内膜癌典型二元发生模式中的Ⅰ型癌（雌激素依赖性）与Ⅱ型癌（非雌激素依赖性）。正确认识该病并识别这类人群，对降低患者及其家族的致癌风险具有重要意义。

LS 相关内膜癌主要与 4 种 MMR 基因的胚系突变有关，包括 MLH1、MSH2、MSH6 以及 PSM2。研究表明,约 90% 的 LS 相关内膜癌是由 MLH1 及 MSH2 突变所致,突变率最高的是 MLH1,其次为 MSH2。而 MSH6 突变较少,PSM2 罕见(表 12-6)。半数以上的 MMR 基因突变为框移突变及无义突变。

表 12-6　LS 相关内膜癌的 MMR 基因突变与内膜癌风险

MMR 基因	突变率	内膜癌风险
MLH1	24%～40%	54%
MSH2	50%～66%	24%
MSH6	10%～13%	16%～26%
PSM2	极少	不清

患有 LS 的妇女一生中有 20%～60% 的概率发生内膜癌,是此类病人第二常见的癌,仅次于结肠癌。在 LS 的女性患者中,如果首发癌为内膜癌,则同时发生结肠癌和内膜癌的概率大约在 50%。因此,准确辨别此类综合征对于患者的预防和治疗是非常重要的。

4.危险因素的临床评估

(1)年龄:妇女在不同年龄罹患内膜癌有不同特征。掌握好这一点对病理医生和临床医生都很重要。一般来说,年轻女性有雌激素过度刺激因素,内膜癌大多为Ⅰ型或内膜样癌;老年妇女,特别是 65 岁以上者,无雌激素过度刺激因素时,当发现患有内膜癌,则以Ⅱ型内膜癌为主。如果遇到年龄<50 岁、同时没有雌激素过度刺激因素的患者,则应考虑 LS 可能性。相反在老年妇女,不能合理解释Ⅰ型内膜癌的发生因素时,要考虑Ⅱ型内膜癌被误诊为Ⅰ型内膜癌的可能性,特别是没有乳头状结构的浆液性内膜癌,如腺管状癌,具有较高的误诊率。

(2)绝经后出血:子宫内膜不规则出血是内膜癌最常见的症状,绝经后出血是子宫内膜癌高度危险信号,反复的子宫内膜出血其危险性更高。然而不同情况下的绝经后出血与内膜癌的相关性也有所不同。以下几个因素比较重要。

1)年龄:总的来说,年龄越大,其危险度越高。有研究显示 60 岁妇女出血所带来的内膜癌危险性约 9%,而在 90 岁患者则增加到 60%。这也是绝经后出血需要做内膜活检或诊刮的原因。

2)HRT 相关性不规则出血:由于 HRT 的药物含有孕激素,对内膜癌有保护作用,总体来说内膜癌的危险性是下降的。但这也与年龄有关,同样应用 HRT,内膜癌的发生率在老年妇女(65 岁或以上)显著多于较年轻的妇女(小于 50 岁),前者的发生率为 3.7%,而后者则为 0.08%。这也是 HRT 使用者有不规则出血时,特别是老年妇女要做进一步检查的原因。

3)反复或持续性流血:绝经后重复性出血的妇女内膜癌或内膜不典型增生的危险性增高,在年龄大于 65 岁的患者,其内膜癌的危险性高达 45%。因此,这种情况下子宫切除是有指征的。然而,如果内膜活检为良性改变的话,则不支持子宫切除,因为许多此类患者子宫切除标本检查发现,没有恶性改变。

(3)妇科(经阴道)超声波:超声波检查是内膜癌的筛查最常用的手段之一,特别是在服用 TAM 的病人中,应定期做此检查。子宫内膜的厚度是超声检查的重要指标,绝经后随时间延长内膜渐趋菲薄,很少超过 5～8mm。一般来说子宫内膜萎缩、增生和内膜癌的内膜厚度是逐渐增加的,内膜癌的内膜厚度可达十几毫米以上。然而超声检查对内膜癌的阳性预测值较差,因而在内膜癌的诊断上对临床指导意义不大。尽管病理医生常见到因内膜厚度增加而做的活检标本,其总体阳性检出率并不高。

（4）诊断性刮宫或宫腔镜：不规则子宫出血患者通常需要做诊断性刮宫或宫腔镜检查。是否常规应用宫腔镜作为子宫内膜癌的辅助检查，意见尚不统一。宫腔镜检查阳性患者是子宫内膜癌的可能性为 71.8％，而宫腔镜阴性的患者只有 0.6％ 的概率是癌。所以，为了保证诊断的正确性，有人建议临床上应常规应用宫腔镜活检。也有不少专家认为宫腔镜指导下的内膜癌阳性检出率并不比内膜诊刮高，所以并不主张常规应用宫腔镜辅助内膜癌诊断。关于宫腔镜检查是否会增加盆腹腔扩散的问题，有研究认为，尽管可能增加腹腔冲洗液的阳性率，但对总体预后没有影响。

（三）病理发现

病理医生在以下几方面介入内膜癌的临床处理：通过宫颈细胞学涂片查找内膜肿瘤细胞，对内膜活检标本作解读，提供术中咨询意见以协助手术医生选择恰当的手术方式，以及对术后子宫标本作出合理的诊断和预后评估以指导临床治疗。然而上述每一方面都有其特殊性和局限性，包括诊断误区。要真正理解和掌握以上各方面知识的实际应用，需要坚实的组织学功底和内膜癌分级基础。

1. 内膜样癌及其变异类型　子宫内膜样癌（endometrioid adenocarcinoma）是内膜癌中最常见的类型，组织学表现以腺管结构为特征，当高分化时，细胞学改变与增生期内膜十分相似。

（1）病理发现

1）巨检：子宫体积大小不一，一般轻度或显著增大，但是也可以表现为正常大小甚至萎缩，特别是绝经后病例子宫体积可以不增大。大部分肿瘤位于宫体，少数生长在子宫下段。

60％以上的肿瘤为弥漫型，累及大部分或全部内膜，内膜弥漫增厚，也可呈多发息肉状或菜花状，甚至充满宫腔。肿物质糟细腻、色灰白，表面可有溃疡或坏死。25％以上的肿瘤为局限型，内膜局部隆起、菜花样或结节状，多位于宫底及宫角，其余发生于子宫后壁、前壁及侧壁等，后壁比前壁稍多。有时肿瘤呈宽基或带蒂的息肉状，表面光滑有出血，其余的子宫内膜通常变薄。

多数肿瘤边缘呈推挤状，很少看到明确的肌层浸润，肌层侵犯可表现内膜－子宫肌界限模糊，或直接侵犯肌层。肿瘤向宫腔生长的形态特征与是否发生肌层浸润、以及浸润深度似乎没有关系。

有时仅见内膜局灶轻微隆起或粗糙，见不到肿物，甚至无明显大体异常。近期诊刮后手术的病例也可见不到内膜病灶，应对内膜进行全面取材。

2）镜检：肿瘤由异型增生的腺样结构组成，常排列成密集的腺管、背靠背、搭桥、融合成筛状与迷路样结构，多数病例为高分化，很少实性区，而低分化肿瘤则有大片实性结构。腺管大小与形状不一，可成角形、分支状或形成乳头状结构。有时局部呈微腺样结构，在诊刮标本中增加了诊断难度，需与宫颈腺上皮的病变鉴别。腺上皮复层排列，极向紊乱。上皮细胞异型一般为轻至中度，细胞核增大，胞质轻度嗜酸，核分裂增多，有时可见核仁，很少显著异型。

子宫内膜样间质显著减少与消失，少数伴有反应性的纤维结缔组织间质，15％的病例间质内可见泡沫细胞。有时腺腔内以及腔缘可见黏液样物，小灶上皮黏液样分化见于约半数病例，当有显著的黏液上皮分化与鳞化时应诊断为相应的亚型。

肿瘤的背景常为复杂性非典型增生或 EIN，提示其来自内膜增殖症，但少数病例亦可表现为内膜萎缩的形态背景。

  高分化内膜样癌与癌前病变(EIN 和不典型性增生)的鉴别有时十分困难,除了恶性细胞学特征以外,要具有下列某些或全部条件:①融合的筛状生长;②每个腺体的完整性消失,间质缺如或很少;③绒毛腺样结构;④核的不典型性超出了伴发的不典型增生或 EIN。

  对内膜样癌进行评估时,主要针对如下三要点:肿瘤的腺体类型,细胞核的不典型程度和非内膜样细胞分化或化生。这三点是内膜癌组织学分类和分级的关键。内膜样癌的典型病变见图 12—49～图 12—51。

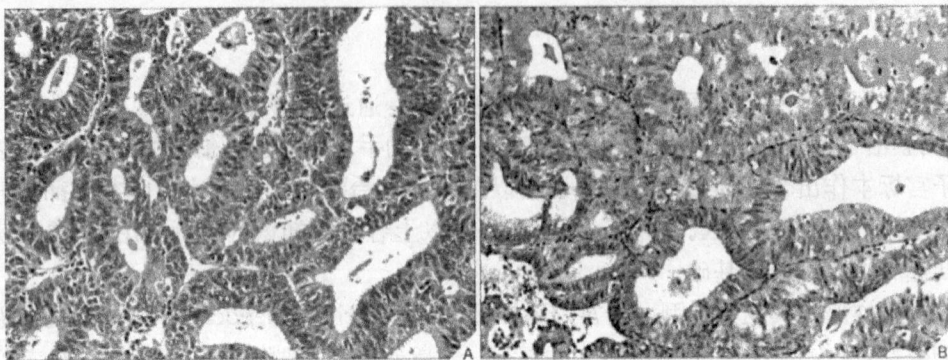

图 12—49 高分化内膜样癌

以腺体生长为主,无实性生长(A)或很少(B)

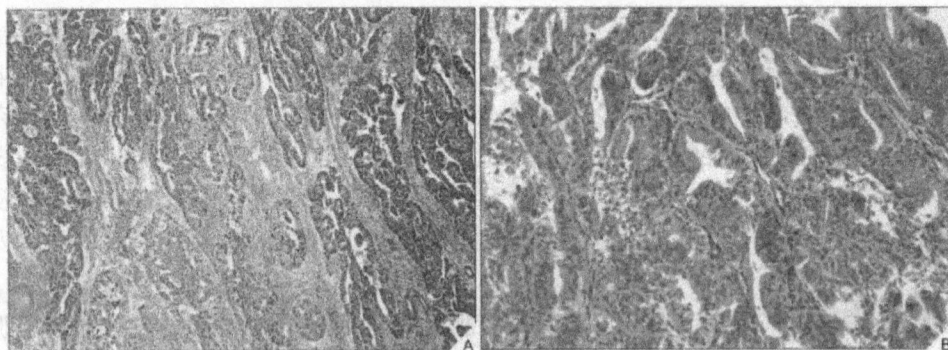

图 12—50 中分化内膜样癌

实性生长增多但少于 50%(A,B)

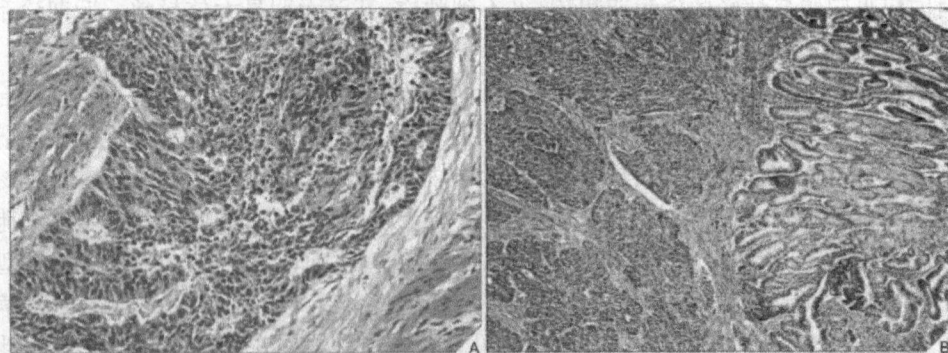

图 12—51 低分化内膜样癌

以实性生长为主(A、B)

  3)生物学标记:内膜样癌免疫组化表达 CK7、EMA、CA125、Ber EP4 以及 B72.3,

vimentin 常强阳性,很少表达 CEA。绝大多数内膜样癌表达 ER 与 PR,包括内膜样癌Ⅰ级、Ⅱ级和半数Ⅲ级病例。与之一致的是 p53 很少表达于Ⅰ、Ⅱ级,但常见于Ⅲ级病例。ER、PR 与 p53 是最常用于鉴别内膜样癌与浆液性癌的一组标记物,并有预测预后的价值。其他标记物如 β-catenin 见于 1/3 的内膜癌,尤其是伴有鳞化的肿瘤。PTEN 表达缺失也很常见。

(2)变异类型:内膜样癌有多种亚型,它们的生物学行为与经典的内膜样癌相同。

1)内膜样癌伴有鳞状分化(endometrioid carcinoma with squamous differentiation):子宫内膜样腺癌伴鳞状分化比较常见,大约 25% 的子宫内膜腺癌显示有局灶的鳞状上皮分化(图 12-52)。以往对内膜癌中的鳞状成分进行良、恶区分,将前者称为"腺棘皮癌",而后者称为"腺鳞癌"。大量研究表明这种分类方法可重复性差,且有一定误导作用,因为内膜样癌的预后主要取决于腺上皮的分化,且鳞状上皮与腺体的分化往往平行,鳞状分化并不具有独立的预后意义。因此,现在的分类只要求指出有鳞状分化即可,重要的是将内膜样癌中的实性癌灶与鳞状分化区分,避免将腺上皮的实性区误认为鳞状分化,或把鳞状分化误认为实性的低分化腺癌。

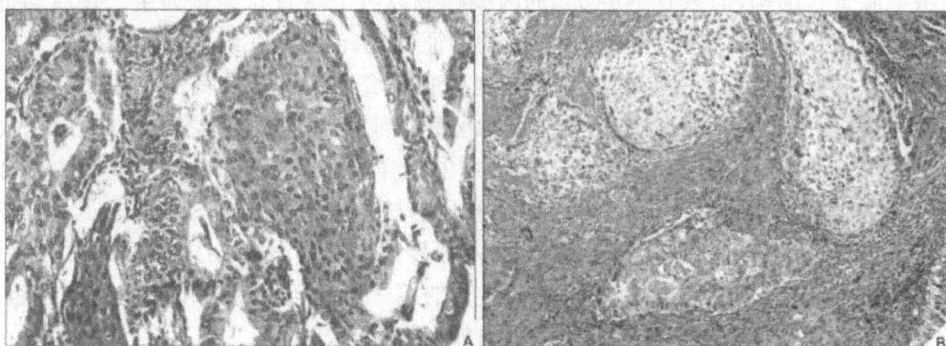

图 12-52　A 图内膜样癌伴鳞状分化

B 图鳞化更明显

辨认鳞状上皮分化可参考国际妇科病理医师学会(ISGP)提出的标准(表 12-7)。

表 12-7　辨认内膜样癌中鳞状分化的标准

下列标准中出现任何一条均提示鳞状分化
不经特殊染色即可证实有角蛋白或角化珠
细胞间桥
下列标准至少具有 3 条
肿瘤成片生长,没有腺体结构或栅栏状排列
细胞界限清晰细胞质嗜酸性或"毛玻璃状"
与其他肿瘤组织相比核/浆的比例减少

尽管以上标准能帮助认知大多数的鳞状分化的病例,但是在实际操作中有时仍会遇到困难。比如鳞化细胞有恶性细胞特征,看似"腺鳞癌",我们的体会是把明显恶性同时可能为鳞化的细胞考虑为实体肿瘤部分。有时,确定是低分化的内膜样癌或是高级别癌伴有鳞化很困难。然而,对于高级别癌这种区分不是十分重要,因为这种组织类型的肿瘤已显示高危的组织学改变。有些病例,这种非腺样成分可能出现移形细胞或鳞状-移形细胞特征(图 12-53),反映出这些肿瘤在瘤细胞分化方面的可塑性。病理医生,特别是同一医院的病理科,要

统一诊断标准,有助于诊断的重复性。

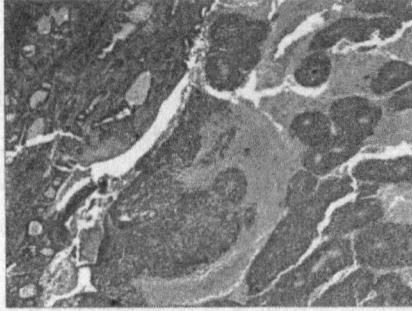

图 12—53　内膜样癌显示移形细胞样分化

左侧显示内膜样癌区域,右侧显示移形细胞癌区域

2)线毛管状腺癌(villoglandular adenocarcinoma):是以细长乳头为特征的高分化腺癌,其腺上皮与典型的高分化内膜样癌相同,细胞核级别通常较低。其实大约 30% 的内膜样癌可见少量绒毛腺管状结构,但只有不足 5% 的内膜样癌以绒毛腺管状结构为主。预后与低级别的内膜样癌类似。砂砾体是浆液性癌较常见的特征,偶尔也出现在绒毛管状腺癌中。

绒毛管状腺癌需与以乳头结构为主的其他内膜病变相鉴别。在良性病变中有乳头状化生,而在恶性病变里包括浆液性癌、透明细胞腺癌和黏液性腺癌。具体鉴别点在下面阐述。

3)分泌型腺癌(secretory adenocarcinoma):内膜样癌中较少见的类型,肿瘤由类似于早或中分泌期内膜的高分化腺体组成,常见核下和(或)核上空泡(图 12—54A)。尽管分泌型腺癌的细胞异型性小,但仍保持其癌的结构,腺体明显大于正常分泌期内膜腺体,往往见背靠背、拥挤的腺体和上皮复层化,并伴有腺腔内上皮皱褶。肿瘤可能完全由分泌型腺体组成,但比较常见的通常为灶状分布。分泌型腺癌具有较好的预后。

对于这种特别的内膜癌,还不清楚是什么原因造成的分泌型改变。有些肿瘤的"分泌"改变不恒定,如在诊刮标本中显示分泌性改变,但子宫切除标本中则表现典型内膜样癌。一些学者认为是内膜癌对内源或外源性孕激素刺激的反应,尤其是年轻女性。然而不能解释为什么多数分泌型腺癌并无明显的孕激素增高的原因,包括绝经后没有用孕酮的妇女。

临床上,重要的是要与类似的良性病变(人工造成的拥挤的分泌期内膜)(图 12—54B)、癌前病变(伴有分泌改变的不典型增生或 EIN)以及胞质透明的内膜癌性病变(透明细胞癌)相鉴别。鉴别要点将在鉴别诊断部分讨论。

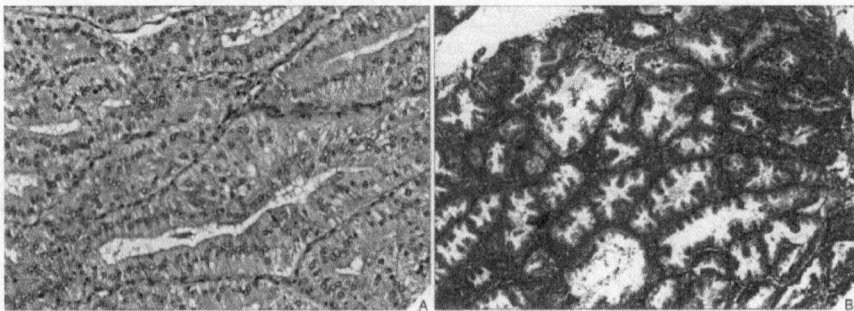

图 12—54　内膜分泌型癌与拥挤的分泌期内膜的区别

内膜分泌型癌见背靠背的拥挤腺体含许多核下空泡(A),与此相对分泌期内膜虽然腺体拥挤但排列规则(B),这是两者鉴别的关键点

4)纤毛细胞癌(ciliated cell carcinoma)：纤毛细胞在内膜癌中并不常见，仔细寻找偶尔可以发现个别的纤毛细胞，尤其在高分化内膜癌中。只有当大部分的肿瘤细胞是纤毛细胞才能称作"纤毛细胞癌"(图12-55)。

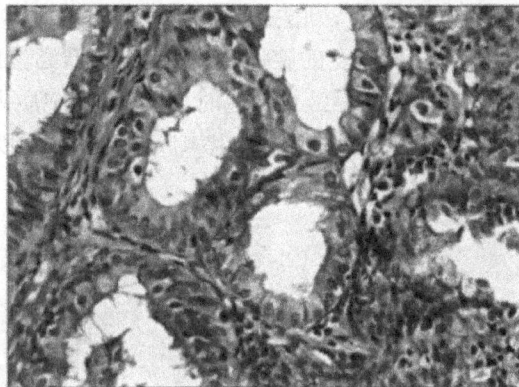

图 12-55　内膜纤毛细胞癌
癌腺体含有类似于输卵管黏膜上皮细胞，纤毛样突起在腺腔内清晰可见

纤毛细胞癌腺体规则，但是有腺体融合且细胞呈复层，细胞核圆形，细胞质显著嗜酸性，局灶性可见透明胞质，界限清楚的纤毛突向腺腔。纤毛可以用微管蛋白(tubulin)免疫组化染色清晰地显示。这些肿瘤恶性度低，预后良好。

5)伴有 Sertoli 样细胞的内膜样癌(endometrioid carcinoma with Sertoli-like cell)：肿瘤具有类似卵巢支持细胞瘤样分化的区域，腺体形成排列密集的中空或实心小管和(或)小梁，细胞核位于基底部，胞质透明如原纤维状(图12-56)。这种情况在内膜活检或诊刮标本中容易与卵巢转移性肿瘤混淆。但在全子宫切除的标本中，往往都能找到典型的宫内膜样腺癌成份，因而诊断相对容易。

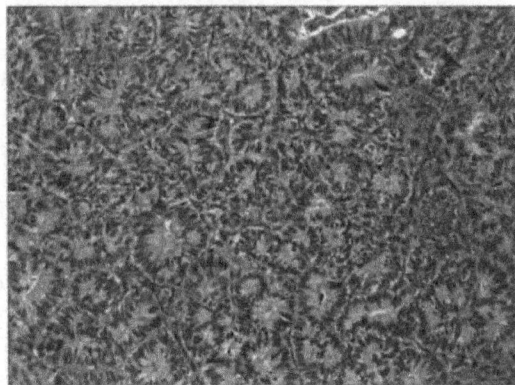

图 12-56　内膜样癌伴 Sertoli 样
细胞腺体形成密集的小管样结构，类似于 Sertoli 细胞瘤

根据有限的病例，本型肿瘤的生物学行为与同级别典型宫内膜样癌相同。

2. 黏液性腺癌(mucinous adenocarcinoma)　宫内膜样癌伴黏液分化很常见，见于约40%的内膜样癌。伴小灶黏液性分化时一般均归入宫内膜样癌中，称为宫内膜样癌伴黏液分化。黏液腺癌的诊断要求黏液性上皮至少占整体肿瘤的30%，肿瘤中常常可见类似宫内膜样癌分化的区域，可能为黏液腺癌中黏液减少或缺失黏液的部分。只有少数情况为分化一致的纯型黏液性腺癌。

组织学特征以宫颈型黏液腺体为主(图 12—57A),肠型黏液性腺癌极少见,偶有病例报道。子宫内膜黏液腺癌几乎均为高至中分化,多呈筛状或乳头状排列,有胞质内黏液。变异形态可呈微腺样结构,在活检标本中应特别注意与宫颈微腺体增生鉴别。当活检时见到肠型黏液性腺癌时,首先要考虑的是宫颈原发的腺癌,这是因为肠型黏液腺癌在宫颈远远多于内膜黏液癌。另外,需要注意的是低分化黏液性腺癌时,肿瘤细胞胞质内经常失去黏液积聚,此种情况下易被误诊为非黏液性癌。当有两种肿瘤组织成分都大于 10% 时,可诊断为混合性癌(图 12—57B)。

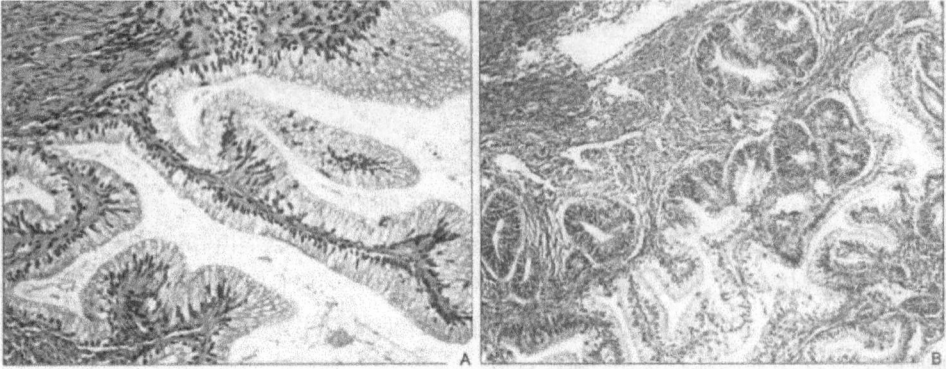

图 12—57　黏液性腺癌

除了有腔内黏液外,最主要的是要见到胞质内黏液。A 显示典型的宫颈型黏液腺癌,B 为混合性内膜样和黏液性腺癌

黏液性腺癌一般为 I 期,发病年龄和生物学行为类似于内膜样癌。一些病人有使用外源性孕酮类激素的病史。

3. 浆液性癌(serous carcinoma)　子宫内膜浆液性癌(endometrial serous carcinoma,ESC)被视为一个独立的类型已有 20 多年。1981 年 Dr. Lauchlan 首次把它描述为管状形内膜癌,1982 年又被命名为子宫浆液乳头状癌(uterine papillary serous carcinoma,UPSC)。但该命名使得不少人感到困惑,直到现在,不少病理医师在诊断 ESC 之前还是要先确定有无乳头状结构,许多临床医生看到病理报告中提到"乳头"就会认为是 ESC。现在发现,诊断 ESC 最重要的是细胞显著异型,并不一定需要乳头状结构,具有乳头状结构的癌也不一定是浆液性癌。

目前采用的 ESC 术语并非是对 UPSC 的单纯简化,而是反映了对 ESC 的认识历程。与ESC 相关的谱系性病变最近已基本阐明,特别要说明的是,ESC 的起点是内膜上皮内癌(EIC),因其已具有癌的性质,超出了癌前病变范畴。但因历史原因,该术语仍被广泛采用,本节作者在临床上已不诊断 EIC,例如当见到 EIC 累及内膜表面和息肉而无肌层浸润时,我们直接诊断 ESC 累及内膜表面和(或)息肉来避免混淆。

ESC 为 II 型内膜癌,90% 伴 p53 抑癌基因的突变,肿瘤恶性程度高,早期发生深肌层浸润、淋巴转移和宫外扩散,预后很差,5 年生存率仅为 25%～36%。

(1)巨检:浆液性癌可具有与内膜样癌同样的大体特征,但肿瘤坏死与深肌层浸润更为多见,且多发于老年,子宫体积较小。典型病例常为宫腔内体积巨大的坏死性肿物,若肿瘤为局限型,周围残存的内膜大多菲薄。肿瘤也可微小,肉眼见不到明显肿物。如果先前活检诊断为 ESC,而术中子宫切除标本未见内膜病变,建议取 2 或 3 个切面做冰冻切片检查,即便是随机也可能会找到深肌层浸润,或伴有广泛的血管淋巴管间隙浸润,这些发现将为妇科肿瘤学家提供彻底分期手术的可靠依据。

(2)镜检:内膜浆液性癌最主要的特征是显著细胞异型,肿瘤的细胞核级别都较高。上皮细胞复层排列,呈立方形至低柱状,核大而深染,有显著的核仁,至少部分病变如此。肿瘤组织结构,以往描述为显著的乳头状生长方式,也可以有腺样结构,两者可出现在同一肿瘤中。Soslow 研究组和郑文新研究组(见下文)最近认识了一种单纯的腺样结构为主的 ESC,这是在内膜浆液性癌研究领域的重要进展之一。

ESC 的镜下形态特征描述如下。

1)经典乳头型 ESC:我们之所以称这种生长方式为经典类型,主要是因为 1982 年发表的具有历史意义的文章就显示了这种乳头状生长方式乳头状结构可归纳为以下三种形态:①大而宽的不规则乳头,被覆高度异型的浆液性细胞(图 12—58);②小乳头,呈藤状或细胞蕾样,主要位于大乳头结构旁或周围,看似从大乳头片状脱落的细胞组成(图 12—58);③腺腔内乳头,来自简单或复杂结构的恶性内膜腺体。从生物学角度来理解的话,小乳头和腺腔内乳头代表了肿瘤细胞的增生速度快于相应的间质支持。

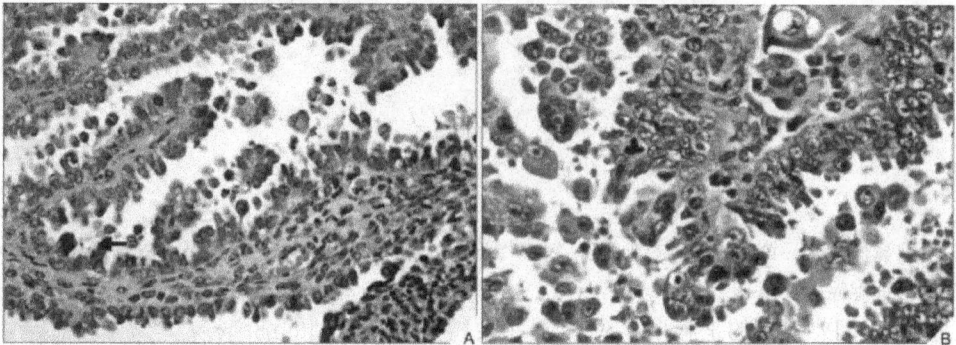

图 12—58　ESC 显示经典乳头结构

由宽而不规则纤维血管为轴心和高度恶性浆液性细胞组成。周围见许多散落的个别或成簇细胞(小乳头),偶见沙粒体(A,箭头);B 为高倍镜下

2)腺型内膜浆液性癌:腺样生长的 ESC 经常被误诊为内膜样癌,我们相信,如果大多数病理医师现在认识了这种生长方式,ESC 的发病率比过去将会有较大的提高,并且内膜样癌的总体存活率也将有所提高。总体而言,单纯的腺型 ESC 很罕见,但或多或少伴有乳头结构的腺型 ESC 病例并不少见。由于内膜活检的取样局限性,这种腺型 ESC 很容易被误诊为内膜样癌。腺型 ESC 的三种表现:①类似于"内膜样"结构的腺体,被覆高级别的恶性浆液性肿瘤细胞。②裂隙样腺体,这种有裂隙样改变的腺体在内膜和卵巢浆液性癌中均比较常见。乳头状结构不甚清楚,尤其是侵入肌层时更是如此。腺体常被狭窄的裂隙分隔开,在上皮细胞索中出现小裂隙(图 12—59),这种生长方式有助于区别 ESC 和内膜样癌,因为后者从不出现这样的结构。③腺囊样(图 12—60),少见情况下可见簇状微囊结构。前者多见于透明细胞癌,而后者多见于卵巢浆液性癌且易与微腺体型内膜样癌混淆。当然微腺体型内膜样癌常有黏液样分化,而浆液性癌很少有黏液样分化。

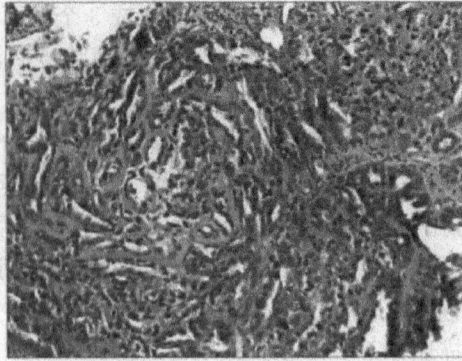

图 12-59 腺型 ESC

显示裂隙样改变。这种 ESC 的腺体常被狭窄的裂隙分隔,多见于 ESC 的肌层浸润生长方式

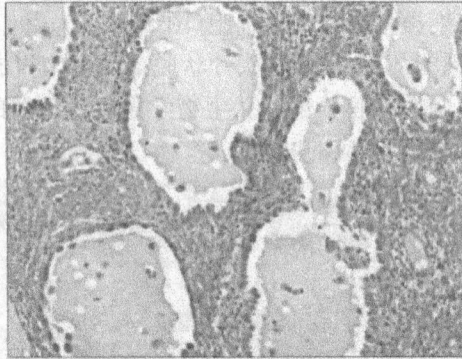

图 12-60 腺型 ESC

显示腺囊样改变。该病例周围有典型的 ESC 图案。这种形态学表现主要见于透明细胞癌,但该病例未见任何透明细胞癌的表现

总之,我们要强调的是腺型 ESC 的最主要特点是高级别的细胞核。

3)实体型内膜浆液性癌:ESC 细胞融合性或实体型生长,这些高级别的瘤细胞大多具有丰富的嗜酸性胞质(图 12-61)。这种 ESC 容易被误认为低分化内膜样癌或未分化癌。然而,低分化内膜样癌通常在周围区域含有典型的内膜样癌,而实性生长的 ESC 在周边也经常可见较典型的浆液性癌。未分化癌一般没有丰富的嗜酸性胞质。

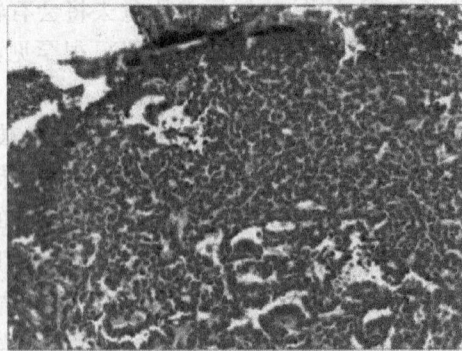

图 12-61 ESC 显示实性结构

主要位于图的上半部

4)ESC 累及内膜表面和息肉:这种类型的病变长期以来被叫做浆液性内膜上皮内癌

（EIC）。EIC 这个术语具有相当的误导性，这是因为高达 2/3 的 EIC 伴有宫外病变。现在多数病理学家认为这种病变是 ESC 的一种特殊形式。ESC 或浆液性 EIC 伴有的宫外病变可能大多是通过输卵管转移造成的。ESC/浆液性 EIC 经常累及内膜息肉，目前还不清楚为什么 ESC 或浆液性 EIC 具有发生于息肉中的倾向。

5）混合性浆液性和内膜样癌：通常这种情况有两种形式。①肿瘤的形态学特征介于浆液性和内膜样癌之间；②肿瘤具有明显的双向形态学改变（图 12-62），从高分化内膜样癌突然转变成典型的浆液性癌。在前者，具有假复层上皮的腺体界限清楚。然而，衬覆的上皮细胞通常有较明显的核异型性，而不像典型的 ESC 那样具有突出的核异型性。有时这种变化不明显，也可以很突然。这种情况下，p53 染色对诊断很有帮助。

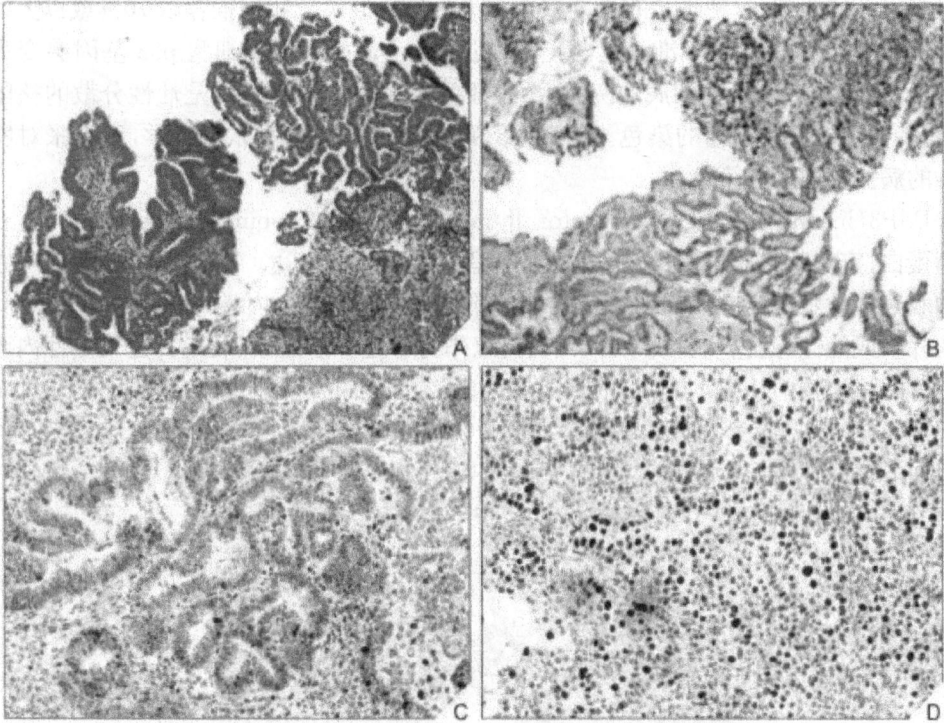

图 12-62 混合性浆液性和内膜样癌

HE 染色（A）显示浆液性部分（右上）和内膜样部分（左下）；两部分的 p53 染色（B）有明显不同内膜样部分仅个别细胞核阳性（C），浆液性部分弥漫阳性（D）

对于 ESC，尽管混合有内膜样癌的成分，预后仍然很差通常，如果浆液性癌的成分占到 10% 或以上，其生物学行为将与纯粹 ESC 病例相同。然而，对于那些浆液性癌的成分少于 10% 的肿瘤，经过充分的组织病理检查评估出所占比例，我们建议在报告的备注中予以注明有待今后进一步研究。因此，确认 ESC 或混合性肿瘤中的浆液性成分是非常重要的，但是在实践中还是很困难。p53 是一个非常有帮助的标记物，经常用于这种困难情况的辅助诊断，因为几乎所有的 ESC 都有 p53 基因突变，有 90% 以上的 ESC 病例具有 p53 蛋白过表达。当我们应用 p53 免疫组化时，必须了解它染色的多样性并且能够正确地分析结果（参见下面的生物标记部分）。

6）浆液性癌的背景内膜：单独讨论这个问题是因为大多数的教科书包括国外同类妇科病

理书都把萎缩内膜作为 ESC 的相伴条件。但事实上，ESC 周围残存内膜常见的是静止内膜（resting endometrium），包括萎缩、轻微增生和增生期形态。随着绝经后妇女激素替代治疗的增多，ESC 周围残存内膜表现为非萎缩性状态也就不难理解。我们强调不要把萎缩内膜和 ESC 或Ⅱ型内膜癌固定的连在一起。也就是说，ESC 或Ⅱ型内膜癌不一定伴有萎缩性内膜。这在检查内膜活检标本时更有意义。

（3）对 ESC 诊断有帮助的生物学标记：在鉴别 ESC 与其形态学相似的病变中，有几种生物学标记物已经成功地应用于临床诊断。其中，最有帮助的是细胞核标记物 p53，以及 IMP3，后者是最近发现的细胞质标记物，它可以识别大多数 ESC。

1）p53：世界上大多数病理实验室都能做 p53 免疫组化染色，然而，这些实验室的染色水平则可能很大的差别，这种现象有可能造成重大的诊断混淆。我们推荐以 70% 或以上的细胞核强阳性作为 ESC 的阳性标准。有两点需要注意：一是如果肿瘤细胞 p53 基因突变为无意义突变，ESC 可以 p53 染色彻底的阴性（没有任何阳性肿瘤细胞）；二是灶性分散的核阳性染色，这是特征性的内膜样癌的染色。因此，诊断 ESC 主要的是依靠形态学，不主张对所有的内膜癌的病例都做 p53 染色。

2）IMP3（insulin－like growth factor Ⅱ messenger RNA－binding protein 3）：是新认识的肿瘤蛋白，定位于胞质，在浆液性内膜癌中呈弥漫强阳性表达。有关研究发现其阳性率在子宫内膜浆液性腺癌为 94%～100%，透明细胞癌为 50%，但宫内膜样癌仅 7%～25%，且典型的为片状或灶性，染色较弱或中等，因而可以作为Ⅱ型子宫内膜癌、尤其是浆液性内膜癌特异而敏感的标记物。IMP3 与 p53 有所不同，p53 在宫内膜样癌Ⅲ级常表达阳性，但 IMP3 不受分级的影响，高分级宫内膜样癌绝大多数为阴性。如果怀疑是 ESC，这种胞质染色的标记物无论在 p53 阴性或阳性时都有价值（图 12－63）。

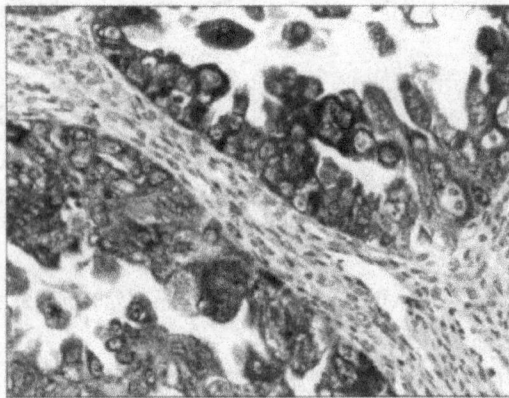

图 12－63　ESC 呈现 IMP3 强阳性表达

3）其他标记物：p16 在高级别癌的鉴别中作用不大，因为绝大多数高级别癌都阳性。但在与低级别Ⅰ型内膜癌的鉴别中可能有用。ER/PR 大多丢失（尤其 PR）；肿瘤细胞增生指数（Mib－1）很高；PTEN 一般无丢失；β－catinin 一般阴性。Her2/neu 仅在少部分的 ESC 阳性，因此，不能用于鉴别诊断。Nrf2 尚未用于临床诊断。

总之，对内膜浆液性腺癌与宫内膜样癌鉴别困难的病例，建议选用联合性指标。推荐 IMP3/PTEN 组合，对疑似 ESC 的病例，无论 p53 是否为阳性，IMP3＋/PTEN＋可作为支持浆液性腺癌的证据。

（4）何时考虑 ESC 的诊断：鉴于上述描述，读者会明显感到准确认识 ESC，特别是腺型 ESC，会很困难。笔者在此总结如下几点供参考。

1）临床病史：以下一些因素提示 ESC 的风险增加。老年妇女（60 岁以上）内膜活检显示非典型增生或低级别内膜样癌，然而没有雌激素过度刺激的病史；有乳腺癌病史，特别是服用他莫西芬 5 年以上；有盆腔放疗史；有 BRCA 基因突变者。

2）背景内膜：当你看到内膜癌有以下背景时，应当考虑 ESC 的可能性。与 I 型内膜癌发生无关的萎缩性或弱增生期子宫内膜；老年妇女合并内膜息肉，并在息肉内或非息肉区域的内膜中发现 EmGD 或 EIC。

3）腺体结构：癌性生长的肿瘤细胞呈非柱状形，并伴腔内乳头、微乳头、丛状突起，出芽，及不连续的乳头；侵犯肌层的腺体比较僵硬，并伴广泛的淋巴血管间隙侵犯，出现以上情况应当考虑 ESC 的可能性。

4）高级别的细胞特征：卵圆形、圆形或多形性核伴明显核仁，核分裂活跃或异常分裂相，大量嗜酸性胞质。有时核深染伴高的核浆比。

记住以上四点，能更加正确的认识 ESC。如果遇上一些模棱两可的病例不能肯定的做出诊断，可借助免疫组化协助诊断。如仍有困难则专家会诊是非常必要的，因为结果直接影响病人的治疗及预后。

4. 透明细胞癌　透明细胞癌（clear cell carcinoma）是少见的内膜癌类型，属于 II 型内膜癌。占内膜癌的 1%～6%，显著地少于内膜样癌和浆液性癌。组织学上以乳头状和管囊状结构以及出现多角形、透明细胞、嗜酸细胞和"鞋钉样"细胞为特征，类似于发生在阴道、宫颈和卵巢的透明细胞腺癌的表现。由于它有显著的形态学特征，40 年前曾被认为起源于中肾管，但现在已知它是典型的米勒管来源的癌。

（1）临床特征：透明细胞癌的平均年龄大约在 65 岁，像 ESC 一样，透明细胞癌在非洲和美国的发生率较高，典型的临床症状多是不规则阴道流血，高血压的发生率在 36%～79%，罕见病例出现高钙血症，但它们是否与肿瘤产物有关尚不清楚。一组研究发现 16% 的病例有盆腔放疗史，另有研究认为可能与应用三苯氧胺或合成孕激素有关。根据第二十五届国际妇产科联盟年会的资料显示，透明细胞癌患者的 5 年生存率为 I 期 49%、II 期 21%、III 期 21%、IV 期 9%。

（2）病理发现

1）巨检：与其他类型子宫内膜癌相同，肿瘤的大小有很大差异，从肉眼不明显、局限于内膜息肉内、界限不清楚的实性肿块、到大肿块且伴有局部出血坏死。

透明细胞癌可发生在阴道、宫颈、卵巢以及子宫内膜。所有四个部位发生的透明细胞癌的组织学表现相同，因为可以出现各种结构及其本身特征性的形态，所以组织学特征显著，一般不会被误诊。

2）镜检：镜下主要结构类型有乳头状、管状与囊性和实性型。在乳头状区域，乳头可能为丝状或纤细，有或没有明显的纤维血管轴芯，与 ESC 的典型乳头无区别，但大多伴有不同程度玻璃样变的间质。这种玻璃样变的间质对诊断透明细胞癌有帮助。管状与囊性型的特征是大小不等的腺样结构（图 12－64）。这些区域有时不典型，辨认它们需要认真地检查。实性型为透明细胞或嗜酸性细胞呈实性片块或巢状生长。大多数透明细胞癌至少有两种组织形态混合存在。

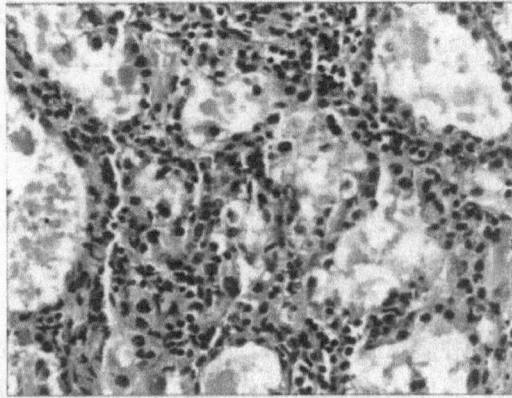

图 12－64　透明细胞癌

显示管状囊性结构

瘤细胞显示典型的恶性细胞形态，胞质丰富、透明（富于糖原）或嗜酸性，细胞核中等至重度异型性。少数情况下，细胞可见扁平、立方形或呈显著的鞋钉样外观，或表现为"靶心样"细胞（在透明间隙内有一种嗜酸性的物质）（图 12－65）。组织化学研究证实透明细胞通常 PAS阳性，可被淀粉酶消化，说明这些透明物质含有糖原，脂肪染色为阴性。有约 2/3 的 Ⅰ 期病例可见肌层浸润，淋巴血管间隙浸润也很常见。

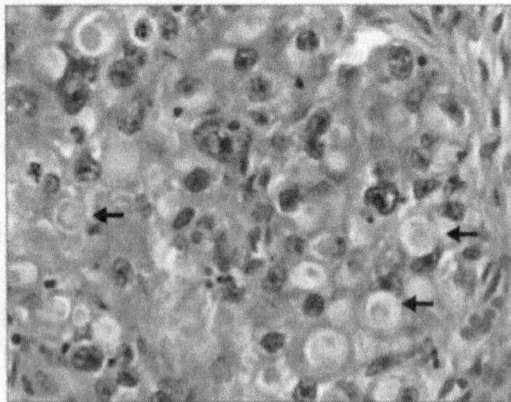

图 12－65　透明细胞癌显示靶心样细胞（箭头）

（3）生物学标记：免疫组织化学研究显示，透明细胞癌的生物学本质与 ESC 相近，但与内膜样癌完全不同。生殖道不同部位的透明细胞癌免疫组化特征大致相同，肿瘤表达 CK7、Cam5.2、CEA、Leu－Ml、vimentin、Bcl－2、p53、IMP3 和 CA－125，通常 CK20 和 PR 阴性，然而，有时表达 ER 和 Her2/neu。透明细胞癌 ER 和（或）PR 的阳性率很低，相反，内膜样癌 ER和 PR 的阳性率很高。与 ESC 类似，p53 突变或 E－cadherin 表达下调也可在透明细胞癌中见到，但是出现率显著降低。最近发现，透明细胞癌肝细胞核因子 1β（HNF－1beta）表达较其他组织学类型显著增高，因此，HNF－1β 表达在透明细胞癌相似的病变鉴别诊断中可能有应用价值。

（4）预后和治疗：子宫内膜透明细胞癌患者预后比子宫内膜样癌差，但比浆液性癌好，报道的 5 年和 10 年无病生存率分别是 43%～68% 和 39%。2/3 的患者有盆腔外的复发。病理分期和患者年龄是两个最重要的预后因素。治疗以分期手术为主，化疗为辅。

5.未分化癌与去分化癌

(1)子宫内膜未分化癌(endometrial undifferentiated carcinoma):未分化癌可能属于Ⅱ型内膜癌范畴,然而目前对该型肿瘤的了解远比内膜浆液性腺癌少,有关标准也不一致。WHO(2003)肿瘤分类将其定义为缺少任何分化的内膜癌。实践中发现,这一定义与FIGO宫内膜样癌3级的标准,即肿瘤中实性(非鳞化)区>50%有所重叠。2005年Silva小组的病理医师对内膜未分化癌提出了更为明确的组织学标准,即:恶性上皮性肿瘤,由中等或较大的细胞组成,完全缺少腺体分化,无或只有少许(<10%)的神经内分泌分化。据此标准,未分化癌在内膜癌中的发生率由以往报道的1%~2%上升至9%,提示本瘤并非罕见。大多数未分化癌表现为与内膜样癌混合形态,非常容易被误诊为单纯的内膜样癌,诊断时应特别注意区分。患者的平均年龄明显低于宫内膜样癌与浆液性腺癌,约1/2的患者有错配修复基因(MMR)突变,表明其具有特殊的遗传学改变与发生机制,部分病例可能与Lynch综合征相关。

1)临床特征:患者平均年龄50岁(30~80岁),以异常子宫出血和盆腔疼痛为主要表现,也可伴有全身淋巴结肿大,半数以上为晚期(Ⅲ/Ⅳ期)。

2)病理发现:肿瘤由中等或较大的上皮细胞组成,瘤细胞相对单一,弥漫实性片状排列,缺少腺体分化,也无乳头、梁状、索样或成巢等特殊的生长方式。细胞圆形或多角形,空泡状核,偶见明显的核仁,细胞异型显著,核分裂活跃,常见坏死。偶可见小灶横纹肌样形态、黏液样变或角化。71%的未分化癌混有宫内膜样癌成分,纯型的未分化癌不足1/3。当低级别宫内膜样癌伴有未分化癌成分时,Silva等提出应称为内膜去分化癌(详见下文)。

3)免疫组化:未分化癌对上皮细胞的标记物keratin大多呈灶性阳性表达,少数为广泛阳性或完全阴性。keratin的表达很特别,即使只有少数阳性细胞,着色仍可很深(图12-66)。EMA与vimentin阳性;ER与PR阴性;对神经内分泌细胞的标记物chromogranin、synaptophysin与CD56等的表达多为阴性,少数肿瘤可有局灶(<10%)阳性。半数病例有MMR蛋白表达缺失。

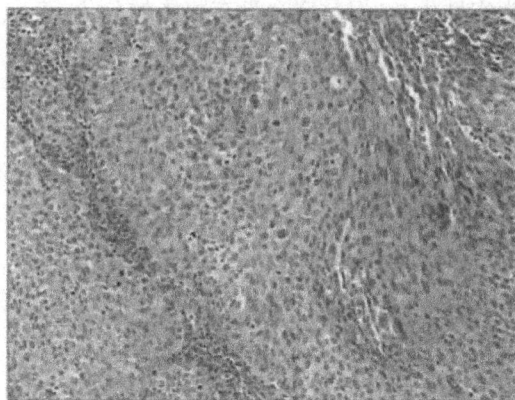

图12-66 未分化内膜癌

肿瘤由一致性的中等大小细胞组成,缺少腺样结构与鳞状分化(申彦医师惠赠)

4)鉴别:未分化癌很容易被误为宫内膜样癌的实性区域,导致内膜样癌2级或3级的错误诊断。由于内膜样癌1~2级为低度恶性、3级为中度恶性,而未分化癌为高度恶性,因此正确诊断与分类有重要意义。未分化癌与宫内膜样癌3级的鉴别见表12-8,诊断时应特别注意观察肿瘤中实性区的细胞形态特征。其他需要鉴别的肿瘤还有子宫肉瘤、癌肉瘤、神经内分泌癌,以及恶性淋巴瘤等弥漫实性片状生长的肿瘤。

表12－8　未分化癌与宫内膜样癌3级的鉴别

肿瘤类型	病理特征	死亡率
未分化癌	无腺样结构,与合并的宫内膜样癌形态不同,keratin 阴性或小灶阳性	＞60％
宫内膜样癌3级	有腺样结构,实性区细胞与其腺体成分形态相似,大多形成很明确的索、梁或成群分布;keratin 弥漫阳性	35％

5)预后与治疗:未分化癌为高度侵袭性的肿瘤,生物学行为类似浆液性癌。即使是临床Ⅰ期,患者也可能在短期内出现肿瘤复发与转移,多数患者存活不足2年。除了手术与化疗,常需辅以放射治疗。

(2)子宫内膜去分化癌(endometrial dedifferentiated carcinoma):人体多部位可发生去分化癌,由分化性癌与失分化性癌两种成分组成。女性生殖道的去分化癌以往大多是在描述某种肿瘤的形态时提及、没有作为独立的类型。2006年Silva等提出子宫和卵巢的宫内膜样去分化癌应作为新的肿瘤类型,并将其定义为低级别宫内膜样癌(FIGO 1级或2级)伴有未分化癌。作为异质性肿瘤,该瘤中的未分化癌成分大多与内膜样癌同时出现,也可继发于低级别内膜样癌的转化或去分化,单独或与内膜样癌混合出现在复发瘤中。子宫内膜去分化癌的发生率约为6％～7％,恶性度明显高于单纯的内膜样癌,然而目前对其认识还很不充分。

1)临床特征:患者平均年龄51岁(30～82岁),较浆液性和透明细胞癌年轻10余岁,＜45岁的患者约占1/3,也可见于Lynch综合征患者。主要症状为阴道不规则出血,也可出现盆腔疼痛。临床Ⅰ/Ⅱ期与Ⅲ/Ⅳ期的比率分别为60％与40％,个别在卵巢伴发同型肿瘤。

2)病理发现:宫内膜样去分化癌由宫内膜样癌与未分化癌两种不同的成分组成,未分化癌的比例从20％～90％不等。内膜样癌在肿瘤中的位置更接近表面,未分化癌多位于深部近宫肌。内膜样癌表现为高或中分化(FIGO 1～2级),形成良好的宫内膜样腺体,当存在实性区时,表现为密集而杂乱的腺样与梁索状结构,细胞的形态也与腺体类似,并与腺体间有移行。未分化癌虽然同样为实性生长,但是完全没有腺体的分化,表现更为恶性的细胞学特征,与宫内膜样癌有清楚的分界,低倍镜下形态类似碰撞瘤。

3)预后:内膜去分化癌表现高度恶性的生物学行为,即使肿瘤以内膜样癌为主、未分化癌仅占20％的病例,也常常在数月内死亡。

6. Lynch 综合征相关的子宫内膜癌(endometrial carcinoma associated with Lynch syndrome)　Lynch综合征(LS)相关子宫内膜癌是因MMR基因突变引起的内膜癌,为家族遗传性内膜癌中最常见的类型,在无选择性内膜癌人群中的发病率约为2.3％。与之相关的MMR基因突变位点主要包括MLH1、MSH2、MSH6以及PSM2,不同突变位点的肿瘤在临床表现与病理形态上可能出现差异。尽管对LS相关内膜癌的认识尚远不如Ⅰ型与Ⅱ型内膜癌,但近年已逐步引起关注,随着实验室检测技术的进步,我们发现LS相关子宫内膜癌并不罕见。

(1)临床特征:LS相关内膜癌的年龄分布很广(26～87岁),平均年龄46～49岁,60％左右＜50岁。与散发性Ⅰ型癌和Ⅱ型癌比较,分别年轻6～10岁与10～20岁。但MSH6突变患者的年龄多为53～54岁,接近散发性Ⅰ型癌。

LS相关内膜癌患者可不表现肥胖、不孕、多囊卵巢、无排卵性月经异常等长期雌激素刺激症状,但患者常有癌症家族史,尤其是结肠癌和内膜癌,家族成员中常有多人在40岁以后或老年发病。就诊时表现不规则阴道出血,与其他类型的内膜癌相同。

(2)病理发现:肿瘤表现多样化的组织学特征,可出现类似Ⅰ型癌与Ⅱ型癌的各种组织类型,其中宫内膜样型与非宫内膜样型的比率分别为78%与22%,与散发性内膜癌相近。在非宫内膜样癌中,透明细胞癌与浆液性癌最为常见,并常出现低级别与高级别混合癌的形态,此点与散发性Ⅱ型癌以浆液性癌占绝对优势有所不同。

LS相关内膜癌可分布于内膜的各个部位,是否更常发生于子宫下段或峡部未获证实。一些学者提出了肿瘤是否存在低分化倾向以及异质性问题,但由于病例数较少,不同机构的研究结果有较大差异。一组6例LS相关内膜癌的研究发现肿瘤有克罗恩病样淋巴细胞反应(6/6例)、淋巴血管侵犯(4/6例)及浸润肿瘤的淋巴细胞。有些临床病理学改变可能提示内膜癌与LS相关(图12-67),其中一些表现获得相对一致的意见,但也有一些是否具有特征性还不肯定,我们结合文献将其总结于表12-9。

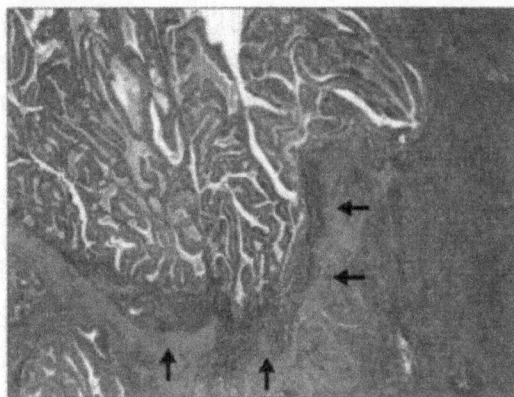

图12-67　Lynch综合征相关内膜癌
显示肿瘤周围密集的淋巴细胞浸润(箭头)

表12-9　Lynch综合征相关内膜癌的临床病理特征

比较确定的临床病理特点
雌激素过量刺激症状可缺乏或不突出
多数年龄小于50岁
有结肠癌家族史
内膜癌大多为宫内膜样型
内膜癌非宫内膜样型时,主要为透明细胞癌与浆液腺癌
尚未确定,但可能有意义的提示
多发生于子宫体下部
核分裂指数多于同级别内膜样癌
肿瘤周围密集的淋巴细胞浸润
常有深肌层浸润,特别是单腺体不规则浸润(非推进性浸润)
常有淋巴管血管间隙浸润
常有淋巴结转移
肿瘤异质性高,如高分化子宫内膜癌中出现去分化的成分(如去分化癌)

(3)生物学标记:近年来在诊断LS方面一个巨大的进步就是可以用免疫组化单克隆抗体

检测肿瘤中的 MMR 基因突变产生的蛋白,本方法可以简便地应用于石蜡包埋的常规组织切片。MMR 蛋白家族中的 MLH1、MSH2、MSH6 和 PMS2 中的之一缺失高度提示有 LS 可能。其中 20%~30% 的 MLH1 基因缺失可能是胚母细胞突变或由于 CpG 岛甲基化导致的 MLH1 基因静默过度表达的结果,而不一定代表真正的基因突变。通常情况下,MLH1 与 PMS2、MSH2 与 MSH6 的免疫组化结果具有偶联性,即两者共同表达,偶有单独表达的情况。

免疫组化检测 MMR 基因蛋白的敏感性达 94%,特异性达 88.8%,并且简便、快捷、价廉,在诊断与筛查中具有良好的优势。尤其是对 MSH2 和 MSH6 蛋白表达缺失的检测,敏感性及特异性均近 100%,一些学者认为其价值几乎等同于基因检测,成为 LS 相关内膜癌筛查中非常有效的方法。

(4)诊断、预后和治疗:LS 相关内膜癌的临床分期与散发性宫内膜样癌相似,根据 87 例 LS 相关内膜癌的统计,Ⅰ 期占 78%,Ⅱ 期或 Ⅲ 期以上占 22%。患者的检查和治疗包括内膜癌和结肠癌等两大部分。内膜癌本身的治疗可参照散发性内膜癌的模式,总体预后也与散发性内膜癌类似,5 年生存率 88%。结肠癌等的筛查可在适当时机进行,以对第二原发癌早期发现与治疗。

LS 相关的内膜癌是病理学领域的新发现,对患者的治疗十分重要。如果能正确地识别此类病人,提示临床医生进行结肠等 LS 相关的癌的检查,则可以提供一个极佳的时机,在早期发现相关的癌症或预防它们的发生。例如,对于年龄小于 50 岁,并且没有雌激素水平过高现象的内膜癌患者,如果组织学特征提示 Lynch 综合征可能,并且免疫组化 MMR 基因蛋白表达异常,我们则要在病理报告中提示上述发现可能与 LS 有关,有必要进一步地进行相关的临床检查和研究。

7. 子宫内膜癌的分级和分期

(1)病理分级:内膜癌的组织学分级由肿瘤的形态结构和细胞核的特点来决定。因此,关于组织学分级有两种分级方法,即组织结构分级和细胞核分级。

国际妇产联盟(FIGO,1988)提出 Ⅰ 型内膜癌三级分类法。Ⅰ 级(高分化 G_1):非鳞状或桑葚状实性生长区域专 5%;Ⅱ 级(中分化 G_2):非鳞状或桑葚状实性生长区域占 6%~50%;Ⅲ 级(低分化 G_3):非鳞状或桑葚状实性生长区域 >50%。

细胞核分级如下。

1 级—核圆形、卵圆形,染色质均匀分布,核仁不明显;

2 级—核形不规则,染色质凝集,可见中等大小核仁;

3 级—核大,多形性,染色质粗糙,核仁大、不规则。

在组织学分级的应用过程中应注意几个问题:①每例的组织学分级应选择肿瘤分化最差、细胞核异型性最明显的区域进行。②如果细胞核分级与组织结构分级不相符,即细胞核异型性明显,其分级高于组织结构分级,则将组织结构分级(Ⅰ 级或 Ⅱ 级)调高 1 个级别(Ⅱ 级或 Ⅲ 级)作为该病例的组织学分级级别。③浆液性腺癌、透明细胞腺癌、鳞状细胞癌、未分化癌等只作细胞核分级而不作组织结构分级。伴有鳞状上皮分化的腺癌则主要根据腺上皮细胞核的异型程度来分级。④组织学分级与肿瘤的预后有关。分级较高的内膜癌常预示肿瘤有较深的肌层浸润,较易发生淋巴结转移,预后较差等。

(2)病理临床分期:子宫内膜癌 FIGO 分期体系。

8. 子宫内膜癌的鉴别诊断　鉴别诊断是一个复杂的思考过程,它需要综合的内膜病理学知识和对妇科临床知识良好的理解。根据笔者的经验,如下几点在鉴别诊断过程中很重要:①排除相似的良性和癌前病变;②明确组织学类型;③确定部位,主要是内膜原发还是宫颈原发;④除外继发性病变。我们将对这些方面分别讨论。

(1)高分化内膜样癌与内膜非典型增生:高分化内膜样癌与内膜不典型增生的鉴别是常见的,也是困难的。下述几点支持癌的诊断:①无间质支持的腺腔内上皮桥或筛状结构,尤其是这种结构超过 2mm;②细胞核的异型性达到癌的程度,或看似恶性细胞;③有肌层浸润。前两个鉴别标准适用于活检和子宫切除标本。总的来说,这种鉴别诊断的可重复性比较低,对于世界级的妇科病理学家来说也只有 40%,因为这些诊断标准都带有相当的主观性。对于活检或诊刮标本来说,不建议诊断肌层浸润,因为这种情况下错误显著增多。病理和妇产科医生应了解,非典型增生的诊断并不意味着没有手术指征,而内膜癌的诊断也不一定要切除子宫。治疗方案由妇科医生综合考虑,而不是由病理医生决定。

(2)内膜癌与宫颈腺癌:内膜和宫颈活检或诊刮标本中均有腺癌时,应首先除外两个部位标本的混杂,这种情况十分常见。当两个部位确实有癌时应考虑以下三种情况:内膜癌累及宫颈、宫颈癌累及内膜或内膜与宫颈双原发癌。

内膜与宫颈的癌如果组织特征不同,很可能是各自独立发生的癌。如两个部位的癌组织类型相同,可能一处原发,另一处继发,但也有可能为双原发。一处原发时两个部位的遗传学改变一般相同,也可由于肿瘤基因进化表现不同的遗传学表型,此时与双原发癌的鉴别困难,需综合其他方面进行判断。最近一组研究报道 5 例内膜与宫颈双原发癌,其内膜癌均为宫内膜样,它们合并的宫颈癌中 3 例为微囊样形态,2 例与内膜癌同型,但其中 1 例有更明显的鳞状分化,另 1 例分级高于内膜癌,该组病例的内膜癌与宫颈癌的克隆性均不相同。

通常需要鉴别的情况主要是内膜与宫颈的癌在形态学上类似,最常见的类型是内膜样和黏液性癌。妇科医生希望知道哪个部位是原发灶,因为两者的手术方式不同,宫颈癌子宫切除时需要同时切除宫旁组织,内膜癌子宫切除不需要切除宫旁组织。对于现代的妇科病理医生来说,单纯地报告"腺癌"是不够的。

笔者总结了如下几点与此有关的经验供读者参考:①嗜酸性强的纤维性肿瘤间质,提示宫颈原发。而肿瘤间质中出现泡沫细胞,则更倾向于内膜原发(图 12—68)。②活检标本中出现宫颈上皮的原位或癌前病变,如原位腺癌和(或)高级别 CIN,是宫颈原发的很好证据。而内膜不典型增生或 EIN 提示为内膜癌。③有时可用生物标记帮助鉴别:肿瘤细胞 ER、PR 和 vimentin 阴性,而 CEA 阳性可能为宫颈原发,如果结果相反,则提示内膜原发。但是这些标记物特异性不高,因为它们更多的是识别肿瘤的分化,在鉴别原发部位上的价值十分有限。HPV 原位杂交阳性能更好证明宫颈原发,但是,目前的高危 HPV 探针敏感性较低并且技术更困难。p16 在两者均经常阳性,尤其是癌组织级别较高的时候。因此,p16 不适用于两者的鉴别诊断。另外,并非所有的宫颈腺癌均为 HPV 相关癌,不能以 HPV 阴性作为判断原发宫颈腺癌的唯一标尺。

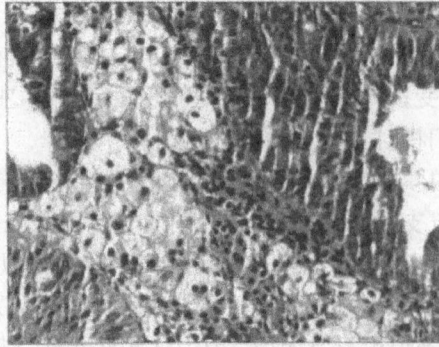

图 12—68 内膜癌中的泡沫细胞

为了便于读者使用，上述情况总结为表 12—10。

表 12—10 内膜癌与宫颈腺癌的鉴别

	宫颈原发	内膜原发
临床表现	宫颈肿块，接触性出血或阴道排液，生殖年龄	高雌激素表现，不规则阴道出血，围绝经或绝经后
肿瘤间质	嗜酸性纤维间质，血管大而不规则	内膜间质细胞，泡沫细胞
肿瘤特征	原位腺癌，尤其是部分体受累 CIN 多见；可能有典型的宫颈原位腺癌和癌的移行	内膜复杂性增生或 EIN；可能发现典型的内膜上皮内瘤变和癌的移行
免疫组化	ER/PR 阴性，vimentin 阴性，CEA 阳性	ER/PR 阳性，vimentin 阳性，CEA 阴性
HPV 原位杂交	阳性	阴性

除了以上几点病理特征以供鉴别之外，病理与妇科医生间的交流常是作出正确诊断和处理的关键。一般来说，如果宫颈肿块发生在年轻妇女则宫颈原发可能性大，如果绝经后妇女子宫增大但宫颈未见异常病变，则内膜癌的可能性大。此外，当妇科医师见到病理诊断与临床印象不符或不能解释临床所遇到的问题时，应主动与病理医师进行交流咨询。即便如此，正确诊断有时还很困难。最困难的情况就是颈管上部腺癌与宫体下部腺癌的鉴别，即使在子宫全切标本中有时也不能完全确定。

（3）伴有乳头状结构的良性及恶性病变：多种内膜病变可以表现为乳头状结构，特别是内膜绒毛管状腺癌及浆液性癌。两者最主要的鉴别点在于核异型程度，前者核的级别低，后者具有高级别的核。内膜样癌也可有腔内小乳头，但其细胞核的级别低（图 12—69）。一些良性病变如乳头状合体细胞改变也可能引起混淆，但其核异型程度低或无核异型，同时伴有内膜崩解相关改变。

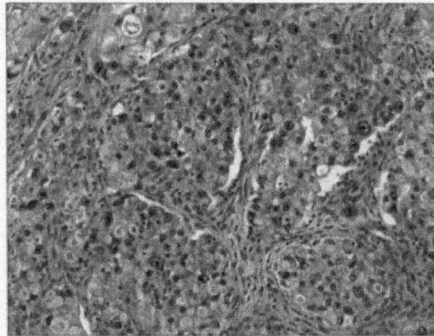

图 12—69 内膜样癌显示腺腔内小乳头状结构

(4)良性内膜病变伴人工拥挤假象：内膜腺体拥挤容易误诊为癌的情况包括小片状的腺体拥挤，良性腺体斜切，与崩解有关的腺体拥挤伴间质塌陷。月经期内膜可能也会与内膜恶性病变相混淆。这是由于腺体之间缺少间质成分，从而形成"背靠背"的结构形态，特别是当出现出血和坏死碎屑时。然而月经期内膜缺乏恶性的细胞学特征及真正的筛状结构和浸润，没有核分裂象。另外，经期内膜腺体一般可以有一些残存的分泌变化，仔细寻找，将会发现典型的间质碎片区而不是凝固性坏死区。

(5)透明细胞癌与内膜 Arias—Stella（A—S）变化：A—S 现象是早孕时内膜腺上皮对激素的过度反应，异型的胞核多不规则，密集分布，胞质透亮。与透明细胞癌相比，两者均表现为细胞核球形增大、多形性和深染，但 A—S 反应时核的染色质有可能是模糊的，很少有核分裂象，而透明细胞癌至少某些区域核的染色质是清晰的。另外，A—S 反应常伴有间质蜕膜改变，多见于年轻女性，临床有停经史。而透明细胞癌可以出现由透明细胞组成的实性区，患者大多是绝经后妇女。重要的是有无怀孕或孕酮类激素使用史，这些信息可从临床获取。

(6)透明细胞癌与胞质有透明改变的其他恶性肿瘤透明细胞癌的鉴别诊断包括 ESC，内膜样癌，伴上皮样细胞的间质性肿瘤，以及转移性肿瘤。大多数情况下，ESC 与透明细胞癌很容易鉴别，因为这两种肿瘤具有截然不同的结构与细胞学特征。但当透明细胞癌的胞质不透明时，与 ESC 鉴别可能有困难。除了上述镜下特征助诊外，透明细胞癌的核仁一般没有 ESC 明显。当内膜癌以 ESC 为主伴有透明细胞成分时，可诊断为 ESC 伴透明细胞分化（<10%）或混合性 ESC 和透明细胞癌（>10%）。透明细胞癌与内膜样癌的鉴别尤为重要，因为两者的治疗方案完全不同。内膜样癌可以表现为显著的核上与核下空泡（如分泌型内膜样癌）或胞质富含脂质，鳞化伴胞质内糖原。伴有这些结构的内膜样癌通常核的级别为 1 或 2 级，排列规则。出现核复层是内膜样癌的特征，而显示乳头状及管囊状结构是透明细胞癌的特征。

透明细胞癌的鉴别诊断也包括一些罕见的间质性子宫肿瘤，其也可含有上皮样和（或）透明胞质，包括上皮样平滑肌肉瘤，其次为血管周围上皮样细胞瘤（PEComa）。如果在活检标本中发现透明细胞并且不具有透明细胞癌的典型结构时，鉴别诊断就尤为重要。间质性病变更常见于子宫肌层而不是内膜。上皮样平滑肌肉瘤及 PEComa 均可见到梭形细胞区域，可与透明细胞癌鉴别。免疫组化染色上皮性标记物阳性（如 CK）为透明细胞癌的特征，上皮样平滑肌肉瘤也可阳性，但 PEComa 通常阴性。相反，PEComa 及上皮样平滑肌肉瘤黑色素细胞标记物（Melan—A 和 HMB—45）阳性，但透明细胞癌阴性。Desmin 及 SMA 阳性见于 50%～100% 的上述间质性病变，但不见于透明细胞癌。因此，多数情况下免疫组化可资鉴别。

最后还应考虑到内膜继发性恶性肿瘤的可能性，特别是出现弥漫性盆腹腔癌症背景。这主要应和卵巢的透明细胞癌鉴别。内膜原发性透明细胞癌能见到子宫内膜腺癌的结构，常见鞋钉样细胞及嗜酸性 PAS 阳性小体。当然，如能找到透明细胞上皮内癌或透明细胞 EmGD，则有助于原发子宫内膜透明细胞癌的诊断。

(7)腺型 ESC 与宫内膜样癌在所有的鉴别诊断中这是最困难的，然而以下线索有助于作出正确诊断。腺型 ESC 的特征如下：FIGO 分级表现结构低级别，而核的级别高，例如，镜下腺体型 ESC 结构似 FIGOI 级的"内膜样癌"，但肿瘤细胞却具有 3 级的核。真正的宫内膜样癌与其正好相反，FIGO 结构分级与核的级别基本一致。在这种情况下，宫内膜样癌通常为 FIGOI 或 II 级，因为 3 级的肿瘤不需要鉴别。此外内膜样癌几乎总伴有内膜增生背景，而浆液性癌常见于萎缩或静止期内膜。当然遇到困难时，免疫组化染色会有助诊断（表 12—11）。

表 12—11　腺型 ESC 与 FIGO Ⅰ 和 Ⅱ 级内膜样癌的鉴别

免疫组化染色	腺型 ESC	FIGO Ⅰ 和 Ⅱ 级内膜样癌
p53	全或无	局部点状阳性
IMP3	大多阳性,至少部分阳性	阴性或局部少量阳性
Mib—1	大多阳性	一般少于 60%
PR(优于 ER)	大多阴性	大多阳性
P16	几乎 100% 阳性	一般局部阳性
PTEN	可能部分丢失	通常全部丢失
β—catenin	大多阴性	可能局部阳性

(四)病理解读需要考虑的几个注意事项和细胞学发现

1.细胞学发现　总的来说,宫颈细胞学涂片对于检测内膜病变不够敏感,但搞清楚以下几个临床上常见的问题是有必要的。

(1)非典型腺细胞:非典型腺细胞主要与宫颈原位腺癌或宫颈腺上皮异型增生有关,小部分与内膜肿瘤有关,特别是绝经后妇女。这是因为从围绝经期开始,宫颈癌的发病率下降,而内膜癌的发病率却在增加。据统计,涂片中出现非典型腺细胞的老年妇女罹患内膜癌的风险为年轻妇女的 10 倍。因此发现非典型腺细胞需要做内膜活检以除外内膜恶性肿瘤。

(2)宫内膜组织细胞:涂片中仅出现内膜组织细胞,发生内膜癌的风险很低。如果同时发现组织细胞及非典型腺细胞或伴有绝经后出血,则内膜癌的风险增加并需要对宫腔情况作进一步检查。

(3)子宫内膜细胞:良性内膜细胞通常无意义,因为在育龄期妇女月经周期的前 12 天比较常见。但是如果发现细胞有异型性,无论伴或不伴异常子宫出血,发生内膜癌的风险均显著增加,类似于非典型腺细胞。

2.宫腔刷片与吸片　内膜取样的方式有多种,宫腔刷取样在妇科临床实践中具有疼痛轻,易于操作的优点,并且在操作后不会引起显著出血,因此,在不久的将来可能会越来越多。宫腔吸片是以特制吸管采集内膜组织,可根据吸出组织的多少包埋成蜡块或直接涂片,由于不需宫颈扩张,尤其适用于老年妇女。内膜取样的方式各有利弊。

在宫腔涂片上,内膜癌的细胞往往排列成小簇状,细胞核深染,有时也可能表现为单个散在的细胞。形态变化可能多种多样,从大的单个细胞到小簇状以致到大片状细胞不一。细胞学改变非常轻微时,提示为高分化腺癌;出现多形性和奇异形细胞,则提示为低分化腺癌。由于最后的分类要根据组织学表现,因此,对于细胞病理医师来说诊断腺癌就足够了。在罕见的情况下,宫腔涂片中发现恶性腺细胞,但随后的刮宫却阴性。发生这种意外情况时,要考虑和除外卵巢、输卵管转移癌。

3.内膜/宫颈活检或刮宫标本　阴道流血患者经常要做内膜/宫颈活检或诊断性刮宫,其中多数患者可以通过上述活检作出初步诊断。由于活检标本的局限性,活检诊断为内膜癌的患者,随后的子宫切除标本中可能未发现癌,准确率在 82%～100% 不等。除了对内膜癌诊断标准的正确掌握以及对子宫切除标本充分取材的前提,内膜病变特殊的生长方式也是影响两者一致性的因素,此点不同于其他实体肿瘤。内膜肿瘤可局灶分布或只累及一部分内膜,全面诊刮后尤其短时间内手术的患者,在切除的子宫中有时仅见非典型增生。笔者的经验,这些病例如果不做子宫切除或其他治疗,一段时间后其内膜癌的形态会再次表现出来,因为诊刮不可能完全清除所有内膜组织,残留的内膜尽管短时间不足以诊断癌,但不做适当的治疗仍会继续生长为典型形态。

更为重要的是,活检阴性不能保证宫腔内没有癌,活检标本不足、宫腔变形与肿瘤主要位于宫角取材困难、组织破碎以及用药后诊刮等因素都可能导致阴性诊断,要结合其他阳性体征或症状,并注意随访。对于活检与子宫切除标本诊断的不一致现象应进行正确解释,病理医生与妇科医生的相互沟通与默契至关重要。

活检标本的组织学分级与子宫切除标本有较大的差异,总体符合率为 56%~65%。由于 FIGO 分级系统规定实性生长区<5% 为 I 级肿瘤,因此在全子宫切除标本中 I 级癌的诊断会相对多。越是高级别的肿瘤,分级符合率越高,对于组织学 I 级的高分化肿瘤其符合率较低。有一项研究显示,在 I、II 和 III 级内膜腺癌中,符合率分别为 30%、46% 和 100%。最终分级一般依手术切除标本而定。

在内膜活检诊断为非典型增生或 EIN 的病例,于随后的全子宫切除标本中为内膜癌的风险是多少呢?据统计,其平均发生率约为 25%。基于我们的经验,如果病人的年龄超过 50 岁,病理医生对 I 型内膜癌及其癌前病变的诊断容易过诊,而对年龄小于 40 岁的病人又容易低判。病理医师的诊断应基于其所看到的形态学表现来定,而不要过多受年龄因素的影响。同时临床医师对非典型增生或 EIN 病人进行非手术治疗时,必须对病人进行严密随访并重复取材。如果准备手术更应考虑浸润性癌的可能性。从这个角度来讲,对这种病例作冰冻评估是很有必要的。

对于病理医生来说,仅靠活检或分段诊刮判断内膜癌是否累及宫颈是很困难的。正如我们在鉴别诊断中所讲到的,应当综合分析后再判定。总体上内膜癌累及宫颈见于 15%~30% 的病例。病理医生必须仔细观察宫颈搔刮标本,因为其有无累及均可影响临床结论,例如是否需要术前放疗或做(改良)子宫根治术。真正的宫颈累及是要见到明确的间质浸润,而松散的癌组织碎片在搔刮标本中很常见,其并不代表一定有宫颈转移。

4. 术中冰冻

(1)冰冻切片的目的:内膜病变冰冻切片检查的目的主要是为临床医生决定手术范围提供参考。根据标本的不同,病理医生在冰冻诊断时可能提供如下信息:肿瘤的性质、组织学类型、分级、肌层浸润深度、宫颈以及附件是否受累。病理医生应对内膜癌相关的手术范围有所了解,表 12-12 概括了冰冻诊断与手术方式之间的关系。

表 12-12　内膜癌的冰冻诊断和手术方式之间的关系

冰冻切片的诊断	手术范围*
非典型增生或 EIN	全子宫切除
I 型内膜癌 　肌层浸润<50%,特别是肿瘤位置表浅或体积较小 　FIGO I 期,核 1 级 　宫颈管或附件未受累	单纯全子宫+双附件切除
I 型内膜癌 　肌层侵犯≥50%,FIGO 或细胞核 2 级以上 　宫颈管**或附件受累***	单纯全子宫+双附件切除+分期手术
II 型内膜癌或疑似 II 型癌 　浆液性癌(含浆液性上皮内癌) 　透明细胞癌 　癌肉瘤	全子宫+双附件切除+分期手术+大网膜切除

＊尽管本表列出了一般冰冻诊断与手术的关系,实际手术范围取决于病人不同的个体情况以及术者个人的理解而定。

＊＊宫颈管受累,特别是不能排除原发宫颈癌时,广泛全子宫切除术是合适的。

＊＊＊如果卵巢被形态学相似的种瘤累及,要考虑双原发或转移性癌的可能。分期手术通常包括盆腔和腹主动脉旁淋巴结切除、腹腔和腹膜活检及大网膜切除。

(2)冰冻切片操作指南:冰冻切片检查是术中会诊的主要部分,具体步骤如下:暴露宫腔,观察内膜病变及宫颈整体情况,并作出初步大体诊断。打开子宫后首先应仔细观察,然后像切面包片一样,每隔 3mm 横切子宫并用肉眼估计肌层浸润深度。大体病变的形态很重要,肌层颜色及一致性的微小变化也同样重要,可能提示隐匿的或弥漫性侵犯。多数情况下肌层浸润深度最好在大体检查时测量。在浸润最深处取材做冰冻切片检查。宫颈及阴道穹隆(如有)如发现可疑区域应当仔细检查并取材。

对于那些活检证实为内膜癌、而子宫大体标本未见明显癌的病例,仍应进行冰冻取材,注意选择粗糙、隆起或瓷白色的内膜区域,实在无法辨认时可随机取材 3 块,2 块取内膜宫肌,1块取宫颈管接近子宫下段处。镜下主要观察细胞类型(内膜样或浆液性或透明细胞等)、FIGO 分级、核级别以及浸润情况。应当把这些参数与石蜡结果相比较,如果有偏差都要在最终病理报告中指出并简述原因。多数情况下偏差是由于取材错误,其他原因包括隐匿性浸润或对分级低判或高估。FIGO 分级必须明确但核分级较困难,冰冻医生可根据自己的经验来决定是否报。如果冰冻诊断的偏差有可能影响临床处理,应及时与临床医生交流。

病理与手术医生的交流是非常重要的,手术医生必须向病理医生提供必要的临床资料。同时,病理医生也应当了解临床送检目的,以明确冰冻报告应提供给手术医生的参数。特殊情况下病理医生在某一方面不能明确诊断时,应与外科医生进行讨论,解释不能确定诊断的原因并告知当时可能最合适的诊断,此点尤为重要。在全科医院,如果复杂病例外科病理医生诊断有困难时,应主动咨询妇科病理医生。

5.术后病理评估　术后病理评估也是出病理报告的过程。一个完整的病理报告应给临床医生提供必要的信息,以便其选择治疗方式。通常情况下,病理报告中应涵盖所有有关分期及预后的信息。

(1)巨检:全面仔细地检查子宫切除标本的内膜和肌层病变是确保准确分期和指导术后治疗的关键因素,同时要对切除的淋巴结和大网膜等标本仔细检查并充分取材。

(2)镜检:组织学检查的重点是肿瘤的分级和进一步确认肌层浸润的深度,主要包括组织学类型、组织学分级、浸润深度、血管淋巴管有无浸润和宫颈是否受侵犯。上述信息对下一步的治疗起关键性的作用。

1)判断浸润深度:一般来说,肌层浸润深度(的测量)是指从最近的正常内膜肌层交界处到肿瘤侵犯最深部之间的距离。最好在包含全层的切片上测量。如果肌层太厚而不能放在一个包埋盒中形成一张切片时,可以在肌层中央从水平方向切开分别放在两个包埋盒中,或者将两块组织平行放置在一个包埋盒中。为了能正确测量肌层浸润深度,最好了解镜下肿瘤的肌层侵袭性生长方式。常见的侵袭方式如图 12－70 所示。由于内膜肌层交界处通常不直,所以有时很难确定测量的起点。

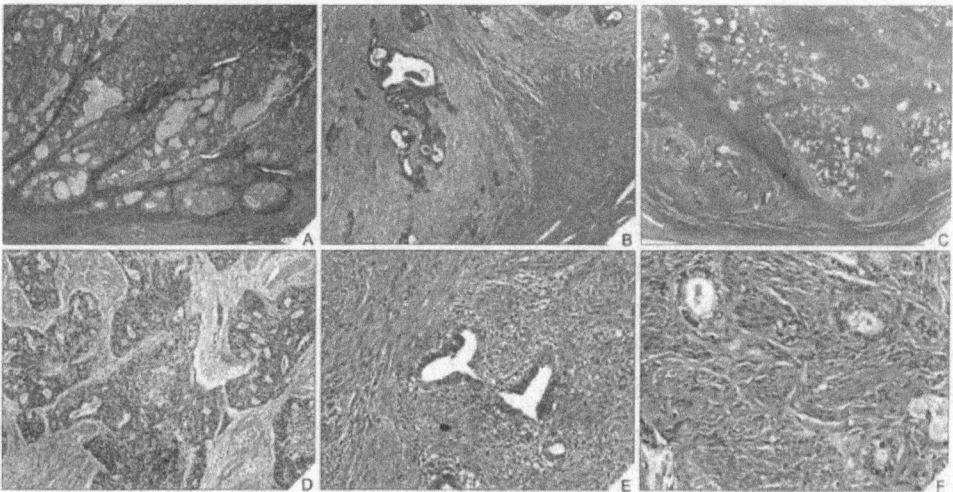

图 12—70 内膜癌肌层侵袭性生长的常见方式

浅表浸润(A),肌层浸润带间质反应(B、D),浸润深层宫肌近浆膜(C),单个腺体浸润伴少量间质反应(E)和无间质反应(F)

2)区别浸润和内膜癌累及腺肌病:肿瘤浸润肌层常需要与腺肌症、以及肿瘤累及腺肌症鉴别。腺肌症的部位往往较深,内膜腺体与间质同时出现于肌层内,腺上皮为正常的内膜细胞,没有异型性。而腺肌病受累则是在腺肌病病灶内出现癌性腺体(图 12—71),其间可见正常内膜腺体和间质细胞。癌组织肌层浸润则多为肿瘤直接长入子宫肌层,癌性腺体可多可少,腺体大小形态不一,但缺少宫内膜样间质。另外,多取材检查没有受累的子宫肌层有帮助,如果没有受累的肌层没有腺肌病的表现,更支持肌层浸润。诊断主要靠形态学,免疫组化 CD10 染色对鉴别诊断意义不大。

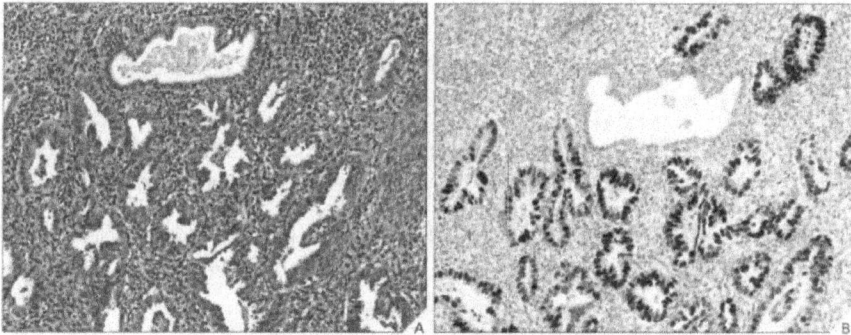

图 12—71 浆液性内膜癌累及腺肌病

良性内膜腺体位于中上方(A),癌细胞 p53 染色阳性,但良性腺体阴性(B)

3)子宫下段累及 44% 的内膜癌累及子宫下段,如果不伴其他危险因素一般不增加复发概率,因此没有实际意义如果肿瘤仅位于子宫下段通常提示其预后较差,因为 20% 的这种病例实际上是宫颈癌,往往 HPV 阳性。对这些病例做 HPV 原位杂交或 PCR 有助于诊断,p16 鉴别价值不大。

4)宫颈累及文献报道有高达 30% 的内膜癌可以累及宫颈,其中有 40% 仅累及宫颈黏膜,没有累及间质,当宫颈间质浸润并存在其他高危因素如深肌层浸润、浆液性癌形态时,预后差有时很难确定肿瘤是否累及宫颈还是仅限于子宫下段,病理医生不应仅凭切片的标记(宫颈或子宫下段)来决定肿瘤受累部位,而应基于镜下腺体和(或)鳞状上皮和间质类型做出判断。另外,2009年FIGO分期已指出,内膜癌仅累及宫颈黏膜或腺体不改变分期,如Ⅰ期的内膜癌伴有宫颈腺体受累,仍然为Ⅰ期。但如果内膜癌累及宫颈间质,则分期提高为Ⅱ期,因为仅黏膜受累并不增加复发风险‰。内膜与宫颈均有癌且为宫颈原发的情况很少见。任何涉及宫颈还是内膜原发的问题可以参照上述两者的鉴别诊断。

5)宫旁累及:宫旁受累的病例有较高的复发风险。单纯全子宫切除通常不包含宫旁组织。如果大体无异常,内膜癌往往不取材宫旁。我们建议采取下述措施来发现潜在宫旁受累的情况:从3点及9点处取宫颈和部分下段子宫全层组织来代替从其他点取材;如果大体可见宫旁组织的话,应把宫旁组织单独取材并切片。宫旁组织中孤立的良性腺体并不罕见,它们衬覆输卵管型上皮,称为输卵管内膜异位,而非转移癌。

6)淋巴结转移:有无盆腔和腹主动脉旁淋巴结转移,与肿瘤的分期和预后有密切关系。少数病例没有盆腔淋巴结转移,但有腹主动脉旁淋巴结转移。伴有腹主动脉仅或盆腔淋巴结转移(ⅢC期)的患者,5年无病生存率仅为36%。在淋巴结阳性的病例中,阳性的淋巴结比例高、淋巴结纤维组织反应、转移癌浸润出淋巴结被膜到周围脂肪组织等,均为预后不良的指标。

切除的淋巴结病理学检查需要仔细进行,新鲜状态最好,较大的淋巴结要每1～2mm间隔切开,对于肉眼未见明确肿瘤的淋巴结要全部包埋。镜下检查的要点与其他部位淋巴结一样,重点是检查淋巴结被膜下边缘窦内有无癌细胞灶,并记录阳性淋巴结数量和有无结外浸润。肿瘤细胞少时可能难以发现或不能确定,上皮标记抗体阳性有助于诊断。另外,女性盆腔淋巴结常含有输卵管内膜异位,重要的是不能把这些良性腺体误认为是转移癌。

7)淋巴血管浸润:大约1/5的内膜癌可见血管和淋巴浸润。这与原发肿瘤的范围、肌层浸润深度和组织学类型及分级有明显关系。有淋巴结转移的患者比没有转移的淋巴血管浸润的概率明显增高。有报道淋巴血管浸润对于临床Ⅰ期内膜癌患者是独立的危险因素,可增加肿瘤复发和降低生存率。然而,对于有淋巴血管浸润的Ⅰ期内膜癌患者是否考虑进行辅助治疗尚有争议。

淋巴或血管内瘤栓的判断。首先,在肿瘤的周边区域的淋巴管或血管内出现粘连紧密的肿瘤细胞团块才能认为是淋巴管或血管浸润(图12—72),肿瘤中间的类似病变不能被看成是淋巴管或血管浸润。其次,淋巴管或血管要有相对完整的内皮细胞被覆,排除组织收缩裂隙现象;最后,肿瘤细胞团块表面常有内皮细胞附着,要排除人工假象,鉴别方法见表12—13。

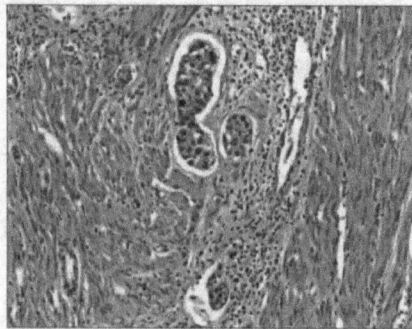

图12—72 内膜癌伴血管和淋巴浸润
多见于浆液性内膜癌

表 12－13　鉴别淋巴血管浸润和人工假象的标准

淋巴血管浸润	人工假象
边缘平滑，紧密结合的瘤细胞团	松散的肿瘤细胞，其间常混有炎细胞
形态与淋巴血管间隙相一致	漂浮于淋巴血管间隙内
通常形态学有变化，胞质嗜酸性增强	形态学与周围肿瘤相同，有时为肿瘤碎片
淋巴间隙毗邻大的血管	间隙直接毗邻伴有人工收缩的浸润性肿瘤
D2－40 阳性	D2－40 阴性

6. 盆腹腔扩散和细胞学检测

(1) 细胞学所见：文献报道，20％的内膜癌病例腹腔冲洗液中可见恶性细胞，发生率与肿瘤分期有关，从 Ⅰ 期的 17％增加到 Ⅳ 期的 85％。同时，腹腔冲洗液阳性还与复发有关。Kennedy 等观察了组织学检查局限于子宫的肿瘤，发现 5.2％呈冲洗液阳性，5 年生存率为 67％，而冲洗液阴性的 5 年生存率为 85％。而另外一项研究对冲洗液阳性的患者术后 1～2 周取腹水检查，没有发现肿瘤细胞，提示冲洗液阳性之细胞有可能为一过性的。

(2) 腹膜扩散：在早期内膜癌，主要见于内膜浆液性癌通过输卵管扩散，宫内膜样和透明细胞癌相对少见。有时早期 Ⅰ 型内膜癌见到腹腔冲洗液阳性时，仔细检查双侧输卵管可在管腔内见到游离癌细胞。需要与腹膜扩散鉴别的病变：细胞学上最常见也是最困难的鉴别诊断来自间皮细胞，后者有时可以出现显著的核增大和异型性，幸运的是可用 PAX8 和 calretinin 把它们区分。转移性癌细胞 PAX8 阳性、calretinin 阴性，而腹膜间皮细胞则相反（图 12－73）。

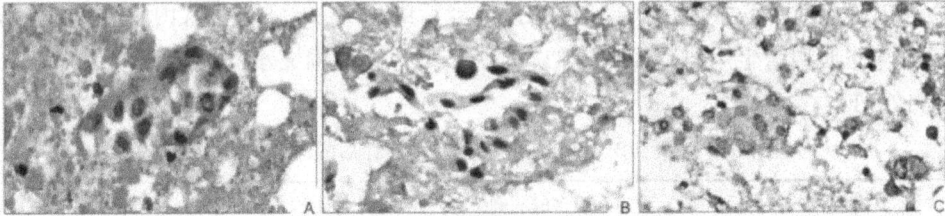

图 12－73　腹腔冲洗物

内膜癌细胞有时与腹膜间皮细胞很类似(A)，这时可用 PAX8(阳性，B) 和 calretinin(阴性，C)来助诊有无癌细胞

7. 内膜癌合并卵巢癌　子宫内膜和卵巢同时发现有癌的情况在临床上也不少见，发生率分别占内膜癌和卵巢癌的 5％和 10％。此种情况不外乎如下三种可能：①内膜原发转移至卵巢；②卵巢原发转移至内膜；③内膜和卵巢均为独立原发。考虑到早期内膜和卵巢双独立原发癌往往预后良好，相反有转移癌，特别是内膜转移至卵巢的癌 5 年生存率显著下降，明确诊断非常重要。对于病理医生来说，要搞清肿瘤来源有时挺困难，下面几点实践经验有助于鉴别。

(1) 内膜癌转移至卵巢：常见，一般内膜肿瘤大，卵巢肿瘤小；内膜及卵巢肿瘤具有相同或相似的组织学分型与分级；深部宫肌侵犯特别是＞50％，并伴有输卵管播散和(或)附件的直接与间接蔓延，或广泛性淋巴血管侵犯；除卵巢受累外，子宫外的其他部位也可见转移性癌；卵巢受累通常表现为表面受累，皮质及门部可见结节状生长方式。

(2) 卵巢癌转移至内膜：这种情况少见。一般卵巢肿瘤大，内膜肿瘤小，良性内膜背景；两者具有相同或相似的组织学分型与分级；从卵巢直接蔓延主要到子宫外壁；带有卵巢癌典型的播散方式如盆腹腔其他部位都有肿瘤;内膜未见癌前病变。

(3)内膜和卵巢均为独立原发:也常见。一般内膜癌无或仅有表浅肌层浸润,卵巢癌为早期且不伴卵巢外广泛播散;两种肿瘤的组织学类型不同或相同;均可见到癌前病变;均不见或罕见血管侵犯。

关于肿瘤特定的组织学类型,内膜与卵巢双原发肿瘤最常见的为宫内膜样型,其中卵巢及卵巢外部位包括直肠腹膜凹陷处常伴有内膜异位灶。卵巢高级别浆液性癌主要来源于输卵管。理论上其可通过输卵管上行播散至内膜。在这种情况下,内膜见不到癌前病变如内膜腺体异型增生,通常宫腔内仅可见少量孤立的高级别浆液性癌细胞,输卵管通常可见漂浮的肿瘤细胞。内膜与卵巢同时伴发透明细胞癌的情况是非常罕见的。

以上均是基于临床及形态学的经验,但远不能真正明确诊断肿瘤起源。分子生物学研究观察内膜和卵巢肿瘤是否具有相同的基因突变、以及某些特殊的基因标记对比可以确定两者究竟为双原发还是有转移。在不久的将来,这些以分子学为基础的方法会逐步普及。

8.孕激素治疗后改变　孕激素治疗可用于激素依赖性的高分化宫内膜样癌,目的主要包括暂缓手术、希望保留生育功能、诊刮标本未明确癌的诊断或子宫切除后的辅助治疗。子宫未切除的病例,无论何种原因,均需重复宫内膜活检,以观察和评估孕激素治疗后的内膜改变。浆液性癌与雌激素无关,不用孕激素治疗。

在孕激素作用下,肿瘤可出现多种结构与细胞学改变,不仅与患者年龄以及治疗前肿瘤的形态有关,也因药物的种类、剂量、时间而不同。一段时间治疗后,60%～70%的内膜非典型增生和内膜癌对孕激素治疗有反应,包括绝经后的患者。总体上,宫内膜样癌对孕激素出现的反应与非典型增生用药后改变近似,可表现为肿瘤范围缩小与细胞异型性程度降低,具体见表12—14。

表 12—14　内膜癌孕激素治疗后的改变

结构	常有腺体的拥挤程度降低,但有相当多的病例结构异常(复杂的轮廓、筛状、乳头状等)仍然存在或较治疗前更明显
上皮异型	异型性降低,细胞密度下降、复层消失;细胞核更圆,染色质变细,核-浆比下降,胞质更为嗜酸,核分裂减少或消失
分泌反应	上皮可出现核上、核下空泡;间质更为疏松水肿或可能出现蜕膜样反应
生化	纤毛细胞减少,鳞化、嗜酸细胞化生与黏液化生增多

孕激素治疗后可诱导一些病例在细胞异型明显减轻的同时出现筛状或乳头状结构,并非表明治疗无效,应结合治疗前内膜活检以及整体组织形态进行评估。内膜癌对孕激素的反应并非完全同步,可部分或全部区域形态逆转,长期用药缓解可能更大。持续的结构异常与细胞异型表明治疗效果不佳。多数病变持续者在随后的子宫切除标本中有残存的高分化癌,包括伴浅肌层浸润。病理医生应了解病史,在说明有无残存病变的同时一定在报告中注明为用药后改变,提示这种改变与用药有关,病人应长期随访。

(五)与预后和肿瘤分类相关的标记参数

生物学标记物在病理上的应用已有几十年的历史。大多用于诊断和预后。最近生物学标记用于靶向治疗也渐增多。与内膜癌预后相关的标志物主要分两类：预后好的有 ER 和 PR 阳性，而预后差的有 p53，Ki67 指数大于 35％、p21，非整倍体，和 S 期指数高。

生物学标记物在诊断上的应用本章已有描述。根据内膜癌的特点，真正在临床上有指导作用的诊断是把内膜癌正确分类为Ⅰ型或Ⅱ型，目前比较肯定的一组抗体是 ER、PR 与 p53，典型的免疫表型是Ⅰ型癌 ER、PR 阳性，p53 阴性或低表达；Ⅱ型癌 ER、PR 阴性，p53 高表达。考虑到形态学诊断还有一定的困难，今后需继续寻找有助于把内膜癌分成Ⅰ型和Ⅱ型的标记物，这会在临床上有重要意义。

(六)病理诊断和临床处理的关系

我们已知病理诊断决定临床分期，而分期直接影响内膜癌的预后。分期总体 5 年和 10 年的生存率分别为 83％和 80％。各期的 5 年生存率分别为ⅠA 期为 98％，ⅠB 期为 92％，Ⅱ期为 77％，Ⅲ期为 27％，Ⅳ期为 0。然而病理医生更关心的是病理诊断怎样影响临床处理和为什么诊断需要这么详细。

下面几点涵盖了常见的病理诊断与临床处理的基本关系。

1. FIGO 1 级或 2 级内膜癌，当癌组织局限于内膜或肌层浸润深度小于 1/3 时，预后好，此时盆腔淋巴结转移的概率为 5％或更低，通常经过适当的子宫切除术后和(或)分期手术后，不需要进一步的治疗。

2. 当深肌层浸润(>50％)、组织学 2 级或 3 级内膜样癌或有累及淋巴血管间隙时，其复发可能性大，这些患者通常要在术后接受放化疗。

3. 浆液性癌、透明细胞癌和癌肉瘤这些Ⅱ型内膜癌至少有 30％的复发率，此类患者应该在术后接受放化疗。

4. 早期浆液性内膜癌如浆液性 EIC，高达 2/3 的这种病例可伴有宫外病变。当内膜活检提示为浆液性 EIC 时，即使病变仅局限于内膜息肉，临床上也要进行完整的分期手术。在完整的分期手术后，没有发现宫外病变，则无需接受进一步治疗。

5. 有中度复发风险的肿瘤包括肌层浸润小于 1/3 的 FIGO 3 级肿瘤或 1、2 级肿瘤肌层浸润深度超过 50％。当其他危险因素存在时，应该术后进行辅助治疗。

6. 内膜癌显著浸润宫颈，如在宫颈形成了肿块，有些临床医生会在手术前进行放疗。

7. 对于 FIGO 1 级并且肌层浸润深度小于 50％的肿瘤，是否进行淋巴结切除存在争议。在这种情况下，手术医生应根据不同病人的具体情况做出决定。

8. 当术中快速病理不能做出肿瘤组织学分级时，应该进行淋巴结切除。

(李晓琴)

第四节 妇科恶性肿瘤的放射治疗常规

妇科恶性肿瘤严重影响妇女的身心健康和生命。放射治疗是妇科恶性肿瘤的主要治疗方法之一，放射治疗的多种形式如外照射(包括常规技术、适形技术和调强技术)、腔内照射等均在妇科肿瘤的治疗中发挥重要作用。在妇科肿瘤中，应用放射治疗的主要有宫颈癌、子宫内膜癌、外阴癌、子宫肉瘤和卵巢癌。妇科肿瘤治疗方式的合理选择直接关系到患者的预后。

一、宫颈癌的放疗常规

(一)治疗原则

1.ⅠA期　以手术为首选，不能手术者可放疗。

2.ⅠB,ⅡA期　根治性手术或根治性放疗。

3.对桶状宫颈癌，最好先化疗后决定手术或放疗。

4.ⅡB~ⅣA期　以放疗为主，增敏化疗可提高疗效。

5.ⅣB期　姑息治疗。

6.放疗前有严重贫血者应纠正，有感染者要控制感染。

(二)放射治疗

1.放疗原则

(1)所有期别的宫颈癌均可用放射治疗。

(2)原位癌：当由于其他原因不能手术或者为多中心原位癌，可单纯腔内放射治疗，A点剂量达到 45~50Gy。

(3)ⅠA期：可单用腔内放疗，A点剂量为 75~80Gy，由于淋巴结转移少，可不用外照射。

(4)ⅠB期、ⅡA期：可以单纯手术或单纯放疗，依据病人情况和病灶特点决定。也可术前放疗或放疗加化疗。必要时加术后放疗或放化疗。

1)宫颈癌根治术后放疗：术后病理有高危因素[如原发肿瘤大、浸润深度深和(或)脉管瘤栓、有淋巴结转移、切缘阳性、宫旁组织阳性]者需盆腔外照射 45~50Gy(如为常规、三维适形技术需在 40Gy 后屏蔽直肠、膀胱)，阴道残端内照射 10~20Gy，必要时联合同步增敏化疗。若腹主动脉淋巴结转移，需行扩大野外照射。

2)根治性放疗：未手术者需内外照射联合，同步增敏化疗。盆腔外照射 45~50Gy(如为常规、三维适形技术需在 30~40Gy 后屏蔽直肠、膀胱)，其中在 20~30Gy 后开始加用内照射。ⅠB1 期、ⅡA1 期的 A 点总剂量 80~85Gy，ⅠB2 期、ⅡA2 期的 A 点总剂量多 85Gy。若腹主动脉淋巴结转移，需行扩大野外照射，淋巴结瘤区剂量尽可能达 60Gy。

3)放疗后手术：如病理为腺癌或肿瘤对放疗敏感度不佳，放疗后仍有肿瘤残留，可考虑辅助性子宫全切术。

(5)ⅡB期、Ⅲ期：首选根治性放疗(内外照射联合)，同步增敏化疗。也有行放疗前腹腔镜下淋巴结切除术者。A 点总剂量≥85Gy。若腹主动脉淋巴结转移，需行扩大野照射，淋巴结瘤区剂量尽可能达 60Gy；若腹股沟淋巴结转移，照射野需包括腹股沟淋巴引流区。下 1/3 阴道受侵时建议行腹股沟淋巴引流区预防性外照射 45~50Gy，及阴道柱状施源器阴道补量。ⅢB 期建议宫旁补量至 60Gy，且建议行腹主动脉淋巴引流区预防性外照射 45~50Gy。对病理为腺癌或其他放疗敏感度不佳的肿瘤，或放疗后仍有肿瘤残留者，可考虑辅助性子宫全切术或盆腔廓清术。

(6)ⅣA期：首选放疗，同步增敏化疗。主要依靠高剂量外照射，也可视情况加用插植放疗。

(7)ⅣB期:可行姑息放疗缓解症状。

(8)单独子宫切除后放疗

1)ⅠA1期且无脉管间隙受侵:可观察。

2)≥ⅠA2期,或有淋巴脉管间隙浸润、已行二次手术根治,且淋巴结阴性:可观察。但若原发肿瘤大、间质浸润深,可选盆腔外照射,必要时加腔内放疗。

3)≥ⅠA2期,或有淋巴脉管间隙浸润:盆腔外照射联合腔内照射,同步增敏化疗。

(9)外照射分次剂量为1.8~2.0Gy,每周4~5次,腔内照射当天停用外照射。内、外照射的搭配和内照射的开始时间应该个体化,对于小的病灶和窄阴道的患者,尽早开始内照射可以防止外照射后阴道狭窄而使内照射不易进行。

2.放疗技术

(1)外照射

1)常规技术:盆腔照射主要用Box式四野,依据骨性标记定位,建议高能X射线照射。照射野上界在L_4~L_5水平,下界在闭孔下缘,外界在真骨盆外1.5cm处,侧野的前界包括了耻骨联合,后界一般在S_2~S_3间隙水平(若宫骶韧带受累、子宫后位或肿瘤沿直肠扩展时,后界建议包括整个骶骨),建议MLC遮挡部分小肠、膀胱、直肠。36~40Gy后改前、后对穿,并用4cm挡铅或MLC屏蔽直肠、膀胱。

扩大野照射包括盆腔及腹主动脉旁淋巴引流区,由于范围较大,必要时可分野照射。照射野上界扩大至T_{11}~T_{12}间,腹主动脉段外界在椎体外缘各旁开1.5~2cm处。腹主动脉旁淋巴引流区部分可先前后对穿,注意36Gy时改左右对穿避让脊髓;盆腔可四野照射也可前后对穿照射。

下1/3阴道受侵时照射野包括盆腔及双腹股沟淋巴引流区,高能X射线前后对穿照射。照射野下界扩大至股骨小转子下5cm(结合体表投影),外界扩大至股骨大转子垂直向下,36~40Gy后腹股沟区域可改电子线照射。

2)适形技术/调强技术

定位:定位前2小时口服复方泛影葡胺肠道显影、排大便、适当憋尿。增强CT定位,体膜固定。

靶区(CTV):术后盆腔放疗靶区:阴道残端、上段阴道、阴道旁及盆腔淋巴引流区(髂内、闭孔、髂总、部分髂外、骶前)。

未手术者盆腔放疗靶区:宫颈、子宫、双附件、上段阴道、宫旁、阴道旁及盆腔淋巴引流区(髂内、闭孔、髂总、部分髂外、骶前)。

扩大野放疗靶区:盆腔靶区加上腹主动脉旁淋巴引流区。

下1/3阴道受侵时靶区:盆腔靶区加上双腹股沟淋巴引流区。

适形技术需注意适时遮挡膀胱、直肠,避让脊髓。调强放疗技术较常规、适形技术可以直接在逆向计划前对脊髓、小肠、膀胱、直肠、肝、肾等危及器官限量,起到明显的保护作用,且可以同步瘤区加量,在临床上已渐广泛应用。

（2）内照射

1）术后放疗者的内照射：首次内照射前行妇科检查了解残端地形图，选取适合的施源器；并口服钡剂透视下观察小肠与残端距离。多采用阴道柱状施源器照射阴道残端，驻留 1cm，以黏膜下 0.5cm 为参考点。若阴道残端阳性或距切缘较近，建议增加驻留长度。

2）未手术者的二维内照射：正交片定位，以 A 点、B 点为参考点（A 点位于阴道穹隆上方 2cm 旁开 2cm 处，是宫颈癌腔内放疗最常用的剂量计算点。A 点同一水平外侧 3cm 处为 B 点，B 点代表闭孔淋巴结），用点剂量评估直肠、膀胱、宫颈、宫底剂量。目前应用较多的为高剂量率后装，每周 1~2 次，每次 4~7Gy，共 4~7 次。一般来讲，腔内后装放疗加外照射使 A 点剂量达到 75~80Gy，B 点剂量达到 45~60Gy。一般直肠最高剂量水平不超过 A 点的 60%，膀胱三角区的位置受膀胱充盈程度影响大，要注意控制整个疗程膀胱受到的总剂量在其耐受水平。下 1/3 阴道受累者还需加阴道柱状施源器照射阴道，以黏膜下 0.5~1cm 为参考点，每次 4~5Gy，每周 1 次，共行 2~4 次。

3）未手术者的三维内照射：CT/MRI 定位，勾画靶区（目前较多是参考 ESTRO 推荐，包括宫颈及周围邻近瘤区），对靶区下处方剂量，每次 4~7Gy，每周 1~2 次，共 4~7 次。DVH 评估直肠、膀胱、乙状结肠、小肠剂量，并据此优化调整计划。

3. 并发症及处理　宫颈癌放射治疗引起的反应分为近期反应和远期反应，以直肠、膀胱反应最明显。放疗反应属放疗中不可避免的，但要避免造成放射损伤。

（1）近期反应：近期反应是指发生在放疗中或放疗后 3 个月内的反应。

1）全身反应：乏力、食欲不振、恶心，个别病人有呕吐。白细胞、血小板轻度下降。合并化疗者全身反应较重。反应程度与年龄、全身情况等因素有关。一般对症处理，可继续放疗。

2）直肠反应：多发生在放疗开始 2 周后，几乎所有的病人都会有不同程度的反应。主要表现为里急后重、腹泻、黏液便、大便疼痛、便血，合并痔疮者反应更严重。可嘱病人用高蛋白、多维生素、易消化的食物。用止泻药物如洛哌丁胺、十六角蒙脱石、双歧三联活菌等对症治疗。严重者暂停放疗。

3）膀胱反应：多发生在放疗开始 3 周后，表现为尿频、尿急、尿痛，有的可能有血尿。抗炎、止血治疗后好转。严重者暂停放疗。

4）内照射相关反应：操作过程中出血、疼痛，多程度不重，若出血较多可用止血药物或纱布填塞。子宫穿孔、宫腔感染，发生率低，为进一步减少其发生率及减少由此导致的肠瘘、肠炎发生率，建议操作前妇检、阅片，对疑似穿孔者行 B 超、CT 明确，拔除施源器或减少驻留位置、降低剂量治疗。

（2）远期并发症：病人合并糖尿病、高血压或有盆腔疾病手术史，都可能使远期并发症的发生率增加。

1）放射性直肠炎、乙状结肠炎：常发生在放疗后半年至 1 年，主要症状为腹泻、黏液便、里急后重、便血，有时便秘。少数可出现直肠狭窄，严重者可导致直肠阴道瘘。处理上主要是对症治疗，加用维生素 C、维生素 E、维生素 A，可用灌肠合剂保留灌肠（鸦片酊、颠茄酊、泼尼松、小檗碱、白芨胶浆、肾上腺素）。也可用中药治疗，以清热解毒、消炎止痛、收敛止血、益气为主。若出现直肠狭窄、梗阻、瘘管、穿孔,则考虑手术治疗。

2)放射性膀胱炎:多发生在放疗后 1 年左右,主要表现为尿频、尿急、尿血、尿痛。严重者有膀胱阴道瘘。以保守治疗为主,抗炎消炎,止血,药物膀胱冲洗(苯佐卡因、颠茄酊、庆大霉素、地塞米松)。严重者手术。

3)放射性小肠炎:任何原因导致腹、盆腔内小肠固定都可加重小肠的放射损伤,表现为稀便、大便次数增加、黏液便、腹痛,严重者有小肠穿孔、梗阻,需手术治疗。

4)盆腔纤维化:大剂量全盆腔照射后可能引起盆腔纤维化,严重者继发输尿管梗阻及淋巴管阻塞,导致肾积水、肾功能障碍、下肢水肿。可用活血化瘀的中药治疗,输尿管狭窄、梗阻者需手术治疗。

5)阴道狭窄:建议放疗后行阴道冲洗半年,间隔 2～3 天一次,必要时佩戴阴道模具。建议放疗后 3 个月开始性生活。

4. 放疗后随访　放疗后 1～2 年,每 3 个月随访,了解病人的治疗效果和放疗反应。常规检查血常规、尿常规、肝肾功能、肿瘤标志物、TCT、腹盆腔超声或 CT、胸片等。放疗 3～5 年,每 3～6 个月随访,检查项目同前。

二、子宫内膜癌的放疗常规

(一)治疗原则

1. 手术治疗　手术是子宫内膜癌的主要治疗方法,手术方式的选择依据临床分期、病理类型、分化程度及病人的全身情况来决定。

2. 放射治疗　放疗是子宫内膜癌的辅助治疗,可分为术前放疗和术后放疗,对不能手术者是主要的根治性治疗方法。术前放疗可以减少术后阴道穹隆复发,使肿瘤缩小,创造手术切除条件,减少术中播散。缺点是影响术后分期。目前大部分子宫内膜癌是术后放疗。

3. 化学治疗　化学治疗用于肿瘤细胞分化差、脉管受累、Ⅲ期和Ⅳ期、特殊类型子宫内膜癌(如浆液性乳头状癌、透明细胞癌)和复发的患者,作为综合治疗的一部分。

4. 内分泌治疗　主要是孕激素治疗。一般用于治疗晚期或复发肿瘤。可以口服或静脉给药,常用药物有甲羟孕酮、甲地孕酮、氯地孕酮和己酸孕酮。另外还可应用抗雌激素药物,如他莫昔芬等。

(二)放射治疗

1. 适应证

(1)Ⅰ期

1)ⅠB期 G_1 和 G_2 病人:对于ⅠB期 G_1 和 G_2 病人,推荐术后阴道腔内放疗。

2)ⅠB期 G_3 病人和所有的ⅠC病人:这些病人阴道复发机会较多,淋巴结转移率为 2%～18%。术后行阴道腔内照射是必要的,对于是否加用外照射有不同的观点,主要考虑外照射的并发症。对于仅做子宫切除的ⅠB期 G_3 病人和所有的ⅠC期病人,仍推荐术后外照射加阴道腔内照射,对于全面行分期手术、病理阴性者,可不行外照射,淋巴结阳性者建议外照射加内照射。

(2)Ⅱ期：对于Ⅱ期病变，术前、术后放疗有相似的结果，但目前术前放疗的机会少。Ⅱ期病人术后需要接受外照射和阴道腔内照射。

(3)Ⅲ期和Ⅳ期：Ⅲ期和Ⅳ期病人属于晚期病变，放疗方案应根据病人的情况个体化决定。最优化的放疗方案尚未确定。ⅢA期中对于仅有附件转移的病人，应用外照射和阴道腔内照射。ⅢB期病人少见，应当术前放疗，单独手术困难。仅有盆腔淋巴结转移而无主动脉旁淋巴结转移的病人，应用盆腔外照射和阴道腔内照射，也可以取得较好的治疗效果，对于主动脉旁淋巴结转移的病人，可扩大野放疗。对晚期病变，应根据病人的情况选择用全腹照射。

(4)不能手术者可行单纯根治性放疗或配合以激素治疗，晚期配合以化疗。治疗前应根据FIGO临床分期确定病变程度，MRI和超声利于评估子宫肌层的受侵程度。依据子宫大小、肿瘤病理和病变扩展情况，决定用腔内放疗或加用外照射治疗。通常对于年龄较大、病变较早期和所有的G_1、G_2浅肌层侵犯病灶，建议用单纯腔内放疗，对于深肌层侵犯、低分化（G_3）、肿块型子宫病变和疑有宫外侵犯者要加用外照射。

(5)局部区域复发的处理：复发病人的再治疗受许多因素的影响，如复发时间、以往治疗情况、复发部位等。对于单纯手术后复发者，可给予较高剂量放疗。单独阴道复发者，可行手术切除。放疗尽可能应用内、外照射结合。

(6)恶性程度高的组织学类型：对于子宫内膜浆液性乳头状癌，建议全腹照射。对于透明细胞癌，因其并没有明显的上腹部失败倾向，只主张盆腔放疗。

2.放疗技术

(1)外照射方法

1)分常规技术、三维适形技术、调强技术，具体定位、照射范围等细节参见宫颈癌外照射部分。剂量45～50Gy，每次1.8～2Gy，每周4～5次。

2)全腹照射：多应用于子宫内膜浆液性乳头状癌中，常规技术一般用前后对穿野，上界在右侧膈顶上1cm，通过透视看膈肌的运动而给予适当的边界；下界在闭孔下缘，将阴道上半部或上2/3包括在照射野内（Ⅲb期病人，全部阴道均须在照射野内）；侧野在腹膜外1cm处。设计后野肾屏蔽，使其受量在15Gy以下，设计前后野肝屏蔽，使其受量在25.5Gy以下。推荐应有调强放疗技术，更好地保护肝、肾、脾等脏器，且利于残留瘤区加量。全腹照射总剂量30Gy，每次1.5Gy，之后缩野，使腹主动脉区达到40～45Gy，盆腔达到50Gy。全腹照射多有严重并发症，目前应用逐渐减少。

(2)内照射方法

1)术后放疗者的内照射：首次内照射前妇检了解残端地形图，选取适合的施源器，尽量选用较大直径的施源器；并口服钡剂透视下观察小肠与残端距离。多采用阴道柱状施源器照射阴道残端，驻留阴道上1/3或1/2（多为3cm），以黏膜下0.5～1cm为参考点。若阴道残端阳性或距切缘较近、ⅢB期，建议增加驻留长度，ⅢB期可考虑全阴道照射。应用高剂量率照射时建议用低剂量、分多次，每周1～2次，每次4～6Gy。术后单纯腔内放疗者推荐剂量30Gy，联合外照射者推荐剂量10～20Gy。

2)未手术者的二维内照射：正交片定位，据子宫大小、形状选施源器，据子宫壁厚度确定参考点（多为施源器旁1～2cm），用点剂量评估直肠、膀胱、宫颈、宫底剂量。目前应用较多的为高剂量率后装,每周 1～2 次,每次 4～7Gy,共 4～7 次。一般直肠最高剂量水平不超过 A 点的 60%,膀胱三角区的位置受膀胱充盈程度影响大,要注意控制整个疗程膀胱受到的总剂量在其耐受水平。宫颈受累者需适当行以 A 点为参考点的腔内放疗,阴道受累者还需加阴道柱状施源器照射阴道,以黏膜下 0.5～1cm 为参考点,每次 4～5Gy,每周 1 次,共行 2～4 次。

3. 并发症及处理　类似宫颈癌。

4. 随访　类似宫颈癌。

三、外阴癌的放疗常规

1. 外阴癌主要以手术为主,放疗是外阴癌的主要辅助治疗方式,对不能手术和不适宜手术的病人可行放疗。化疗仅可作为较晚期或复发外阴癌的综合治疗手段。

2. 术前放疗　对病灶较大、浸润深,累及尿道、肛门的病变,建议行术前放疗,使病变缩小,增加切除机会。

3. 术后放疗　手术边缘未切干净者可行术后放疗。

4. 未作淋巴结清扫或有盆腔淋巴结转移者须照射腹股沟和盆腔。

5. 姑息放疗　主要用于止痛和缓解压迫。

6. 组织间插植放疗　在有条件的情况下进行。

7. 放疗范围及剂量　外阴癌的放疗需制订个体化剂量方案,主要考虑病变范围和病人对放疗的耐受程度。常规、三维适形技术腹股沟区应选择直线加速器电子束和低能 X 射线混合照射,对外阴浅表病变用适当能量的电子束加补偿物照射,盆腔区选择高能 X 射线照射。对亚临床病灶,放疗剂量一般 50Gy 左右,有残存瘤区剂量一般 60Gy。调强放疗技术能更好地保护直肠、膀胱、小肠、皮肤,明显减低放疗并发症。

8. 放疗反应

(1)急性反应有外阴水肿、皮肤黏膜破溃、疼痛等,建议治疗期间照射区域避免皮肤沾水、搓洗,可外用薄荷淀粉、三乙醇胺等药物减轻皮肤反应。若行盆腔放疗可有肠道、膀胱等并发症,详见宫颈癌部分。

(2)远期并发症有外阴狭窄、淋巴水肿等。

9. 放疗后随访　放疗后要求定期随诊,第 1～2 年每 1～3 个月 1 次,3～5 年每半年 1 次。注意原发病灶和淋巴结转移区放疗后的情况,检查肺、肝、腹、盆腔和血液生化,B 超利于监测腹股沟淋巴结情况,必要时进行盆腔 CT、骨扫描。

四、阴道癌的放疗常规

(一)手术和放疗是阴道癌的主要治疗方式。

1. 原位癌可行手术加腔内放疗,腔内放疗剂量时阴道黏膜接受量达到 60Gy。

2. Ⅰ期病灶,可单独用腔内放疗或局部手术加放疗,根据病灶大小决定是否加用外照射。

3. Ⅱ期病灶应当内、外照射结合,外照射剂量为 45～50Gy,阴道下 1/3 病灶应当照射双侧腹股沟和股三角区。常规技术 20～30Gy 时屏蔽直肠、膀胱,同时开始加用阴道内照射。调强放疗技术应用时建议 40Gy 后再行阴道内照射。

4.Ⅲ期病灶的治疗方法同Ⅲ期宫颈癌,外照射剂量可适当增加,淋巴结瘤区可加量至 60Gy。

5.Ⅳ期以姑息治疗为主。

6.对阴道透明细胞癌和恶性黑色素瘤以手术为主,辅助放疗。

(二)放疗技术

1.外照射　参见宫颈癌部分。

2.内照射　以阴道内照射为主,若宫颈受累时加以 A 点为参考点的宫颈区内照射。阴道内照射需先选取适合的施源器,并口服钡剂透视下观察小肠与残端距离。多采用阴道柱状施源器照射,驻留位置为放疗前妇检阴道病变上下各外放 1～2cm 处;参考点根据肿瘤侵犯深度、阴道旁病变大小决定,多为黏膜下 0.5～1cm。每周 1～2 次,每次 4～5Gy,共 10～20Gy。

(三)并发症及处理

参见宫颈癌部分,但直肠反应一般较宫颈癌重,且放疗后阴道狭窄较常见。

(四)放疗后随访

参见宫颈癌部分。

五、卵巢癌的放疗常规

(一)治疗原则

1.手术和化疗是卵巢癌的主要治疗手段,放射治疗是辅助治疗。

2.卵巢无性细胞瘤和颗粒细胞瘤,由于其对放疗敏感,术后可给予放射治疗。

3.上皮性卵巢癌,由于对射线的敏感性差,且较易广泛侵犯腹、盆腔,一般在肿瘤缩小到较小直径时才放疗,或肿瘤化疗效果不佳时辅助治疗。

(二)放疗技术

1.全腹放疗　照射野大,病人反应较重,目前应用较少。

2.局部小野照射　主要针对手术及化疗后残存病灶的放疗,可根据手术记录、CT 或 MRI 甚至 PET 检查确定照射范围。建议调强放疗技术,更好地保护小肠、膀胱、直肠等危及器官,多给予 45～60Gy 剂量。

3.腔内照射　主要用于阴道残端残留或复发,只限于腔内照射能达到的范围,一般需要配合外照射进行。

(三)并发症及处理

并发症与具体照射部位相关,多类似于宫颈癌放疗并发症,可参见宫颈癌部分。

(四)放疗后随访

参见宫颈癌部分,有条件者可行 PET-CT 复查。

六、子宫肉瘤的放疗常规

(一)放疗原则

手术是主要的治疗手段。在子宫肉瘤中子宫内膜间质肉瘤对放疗相对敏感,建议术后放疗。癌肉瘤因淋巴转移几率较高,建议术后放疗。其次子宫混合性中胚叶肉瘤、子宫平滑肌肉瘤对放疗的敏感性较差,故放疗不作为常规辅助治疗手段,但对于复发、转移等特别病例可以尝试。因此子宫肉瘤一般不用于单纯放疗,主要作为术后辅助治疗或对某些转移部位(如脑、骨、肺等)的姑息治疗。

(二)放疗技术

1. 术后放疗采用内、外照射结合,外照射剂量为 50～60Gy 或个体化决定。常规技术用高能 X 射线,用盆腔四野或两野照射,照射野的大小根据病变范围、手术情况和病人耐受程度决定。建议有条件者采用调强放疗技术。

2. 内照射　可在外照射之后进行,也可以在外照射中穿插进行,一般应用高剂量率后装治疗机阴道残端补量,每周 1～2 次,每次 4～6Gy,共 10～20Gy。

(三)并发症及处理

参见宫颈癌部分。

(四)放疗后随访

参见宫颈癌部分。

(许刚)

第五节　妇科肿瘤的化学治疗原则

一、化疗的药理学原理

(一)吸收、分布和转运

药物可以通过口服、静脉滴注、肌内注射,动脉内、腹腔内给药等方式给予。口服化疗药的增加及口服分子靶向治疗的发展提高了人们对能够调节肠内运输的食物及其他因素的生物利用度的兴趣。例如,酪氨酸激酶抑制剂的生物利用度在高脂状态下可以提高 3 倍。另一个有趣的关联是葡萄柚汁可以通过抑制细胞色素 P450(CYP)同工酶、CYP－3A4、药物流出泵及 P－糖蛋白来改变肠黏膜的吸收。由于局部代谢的降低导致了血清水平的增加,而使以这些复合物为底物的药物在葡萄柚汁摄入后能被有效吸收。

与血浆蛋白水平相关的药物可以影响化疗药物的暴露。许多化疗药物是亲脂性的,能与血浆蛋白高度结合,特别是白蛋白。一般的游离药物可以调解毒性,任何与结合蛋白可变性相关的条件都能够对累积的药物暴露产生影响。例如,对营养不良的患者经常强调化疗毒性,因为营养不良的患者有着较低的蛋白水平。

(二)腹腔内化疗

腔内化疗常用于局限在腹膜腔、胸膜腔以及心包腔中的肿瘤。腔内化疗的基本原理是体腔对药物的清除速率低于全身系统化疗时的清除速率,从而延长了药物的暴露时间,增加药物浓度。不过由于腹腔的纤维粘连、肿瘤包膜形成,以及由肿瘤内毛细血管渗漏而无功能性淋巴回流导致的组织间静水压增高,药物依靠被动扩散穿透腹腔内肿瘤结节的能力受限。因此,腹腔内化疗主要用于残存病灶较小的患者。

顺铂可以较好地从腹膜腔吸收顺铂液系统中,在卵巢癌的治疗中最受关注,腹腔镜证实其反应率大于 32%。鉴于顺铂的全身毒性反应,卡铂在蛋白结合率以及活化所需时间均不同于顺铂,因而卡铂在腹腔内的使用重新引起了人们的兴趣。

与顺铂相反,紫杉醇较少从腹膜腔吸收入血,提示患者可能从静脉及腹腔内联合给药中获益。在 28 例伴有显微镜下病灶的可评价的患者中,单药紫杉醇腹腔内化疗显示出 17 例(61%)病理证实的完全缓解率。然而,在 31 例伴有大于显微镜下病灶的患者,仅有 1 例(3%)获得完全缓解。

一些药物比如环磷酰胺、异环磷酰胺都是前体药物,大部分必须要经过肝脏不可逆的代谢过程转化为活性形式。对于这些药物,腹腔内使用是无效的,因为它们只是局部高浓度的药物原形,无法进行生物转化。

(三)肾脏排泄

化疗药物的失活以及排泄主要通过肝脏、肾脏以及机体组织来完成,少部分通过粪便排出。表 12-15 列出了肝、肾功能异常时需要调整剂量的药物。

表 12-15　肝、肾功能异常时需要调整剂量的药物

轻至重度肾功能异常时需要考虑调整剂量的药物	轻度肾功能异常时通常不需要调整剂量的药物	肝功能异常时需要调整剂量的药物
	阿那曲唑	
	贝伐单抗	
	西妥昔单抗	
	多西他赛	
	多柔比星	
	表柔比星	
放线菌素 D	厄罗替尼	
博来霉素	氟尿嘧啶	多西他赛
卡培他滨	吉非替尼	多柔比星
卡铂	吉西他滨	表柔比米托蒽醌
顺铂[a]	来曲唑	白蛋白结合型紫杉醇
环磷酰胺	亚叶酸钙	紫杉醇
依托泊苷	亮丙瑞林	脂质体阿霉素
异环磷酰胺	甲地孕酮	长春花碱
伊立替康	白蛋白结合型紫杉醇	长春新碱
甲氨蝶呤	紫杉醇	长春瑞滨
拓扑替康	奥沙利铂	
	脂质体多柔比星	
	他莫西芬	
	曲妥珠单抗	
	长春花碱	
	长春新碱	
	长春瑞滨	

a,有肾功能异常而进行血液透析的患者,仍可使用足量。

　　妇科肿瘤中,由于肿瘤阻塞、药物毒性及高龄等因素,急性或者慢性肾功能不全很常见。随着年龄的增加,轻度肾功能不全的发病率急剧增加。此外,血清肌酐水平常因体重下降、营养不良或者体液平衡紊乱而降低,因此,任何标准的公式都可能高估 GFR 值,从而导致通过肾脏排泄的药物(如卡铂)的临床毒性。

　　以第三世界国家营养健康研究组织(NHANESⅢ)制定的 MDRD 公式计算体重相关的 GFR 有一些方法可以用来估算 GFR(表 12-16)。所有的公式都是基于稳定的标准化的生化指标,对于急性肾损伤或者非肾源性血肌肝波动,以及由于术后、大量腹腔积液或者异常体重指数存在非肾源性体液状态波动的患者中,这些公式就不适用了。虽然通过收集尿液测量肌酐清除率(CrCl)被认为能更好地反映 GFR,但由于临床上变异性太大而使用受限。测量 ^{51}Cr－依地酸钙钠酸(EDTA)清除率依然是测量 GFR 的标准方法,不过因为放射性核素价格昂贵、测量方法复杂,临床上很少使用。

表 12-16　常用的肌酐清除率(CiCl)估算公式

公式名称	肌酐清除率的估算
Cockcroft－Gault 公式	CrCl(ml/min)=(140－年龄)×体重(kg)×(女性 0.85)/血清肌酐值(mg/dl)×72
Jelliffe 公式	CrCl(ml/min)={98－[0.8×(年龄－20)]}×(女性 0.9)/血清肌酐值(mg/dl)×72
MDRD 公式	GFR[ml/(min·1.73m^2)]=170×[血清肌酐值(mg/dl)]$^{-0.999}$×(年龄)$^{-0.176}$×(女性 0.762)×(非裔美国人 1.180)×[SUN(mg/dl)]$^{-0.170}$×[Alb(g/dl)]$^{0.138}$

　　注:Alb,白蛋白;BSA,体表面积;Cr,肌酐;GFR,肾小球滤过率;MDRD 公式,肾脏病膳食改良试验公式;SUN,血清尿素氮浓度。

（四）代谢和药物基因组学

　　随着对代谢通路以及关键酶多态性知识的扩展,有可能鉴别出某些具有显著高毒性反应风险的患者。例如,双氢奎尼丁脱氢酶(DPD)是氟尿嘧啶代谢过程的限速酶,而 DPD 变异的等位基因有将近 10 个,可以考虑用作筛查,因为对某些 DPD 酶活性较低的患者,即使接受标准剂量的 5－FU,仍有发生威胁生命的黏膜损伤以及骨髓抑制的风险。虽然目前有方法可以进行筛查,不过这些检测都太过昂贵,因此需要权衡通过筛查可能降低的风险以及扩大筛查所需要的费用。

　　尿苷二磷酸葡萄糖醛酸转移酶 1A1(UGT1A1)催化胆红素以及许多药物代谢产物葡萄苷酸化过程,最显著的是伊立替康的活性代谢产物 SN－38。缺乏 UGT1A1 活性的患者接受伊立替康治疗后发生致命性腹泻和骨髓抑制的风险显著增加。对 UGT1A1 第 28 启动子突变已经有了深入的研究,尤其在亚洲人群中,该基因编码区的突变不仅可以预测治疗的毒性还能预测有效性。Gilbert 综合征表现为轻度的非结合胆红素升高以及 UGT1A1 活性下降,这类患者不管是纯合子还是杂合子,接受伊立替康治疗后发生毒性的风险都增加。

（五）药物相互作用

　　在常规治疗过程中,患者可能接受了多种药物治疗,包括止吐药、抗组胺药物(H_1 和 H_2 受体阻滞剂)、类固醇、非甾体抗炎药、抗凝剂、麻醉药物以及抗感染药物等。表 12-17 总结了一些重要药物之间的相互作用。对于液体摄入不足的患者,使用能影响肾功能的药物比如氨基糖苷类抗生素、非甾体抗炎药以及利尿剂等时尤其要注意。

表 12-17　机体的生理状态以及药理作用在癌症化疗中的相互作用

相互作用		原因和（或）药物	影响
肾功能不全		梗阻、肾功能不全、低血容量、低血压，及非甾体药物、肾毒性药物（氨基糖苷类、顺铂）	甲氨蝶呤、卡铂以及其他药物的清除减少
肝胆功能不全		胆管梗阻、肝功能不全	多柔比星、米托蒽醌、长春新碱、长春花碱、依托泊苷、紫杉醇以及多西他赛等药物的清除减少
		Gilbert 综合征、葡萄苷酸化多态性（UGTA1A）	SN-38 中暴露增加（伊立替康代谢产物）
微粒体活化		肝功能异常	环磷酰胺以及异环磷酰胺的异常活化
蛋白结合率的改变		药物携带者替代（氨苯磺胺、水杨酸类、苯妥英类）	自由态药物浓度增高、毒性增加（甲氨蝶呤）
		药物携带者减少（营养不良）	自由态药物浓度增高、毒性增加（顺铂、紫杉醇、多西他赛、依托泊苷、SN-38）
小肠吸收率的改变		口服抗生素（新霉素）	甲氨蝶呤吸收减少
		高脂饮食	生物利用度增加（拉帕替尼） 生物利用度降低（卡培他滨）
		葡萄柚汁（小肠 CYP-3A4 抑制剂）	生物利用度增加（环孢素、红霉素、苯二氮䓬类）
代谢降低		别嘌呤醇	清除延迟（6～巯嘌呤）
		DPD 缺乏	致死性毒性（5-FU）
乙酰胆碱酯酶抑制剂		环磷酰胺、糖皮质激素	清除减少（琥珀胆碱）
单胺氧化酶抑制剂		丙卡巴肼	神经毒性、癫痫（三环类抗抑郁药以及吩噻嗪类）
MDR-1 竞争剂（多药耐药基因 1 竞争剂）		自然产物以及其他底物包括维拉帕米、环孢素、他莫昔芬	自然产物排出减少、毒性增加（多柔比星、长春新碱、紫杉醇、多西他赛）
CYP-2C9	抑制剂	卡培他滨	增加 AUC（华法林）
	诱导剂	糖皮质激素、巴比妥类、利福平	增加药物活化（环磷酰胺）
CYP-3A4	抑制剂	酮康唑、伊曲康唑、氟康唑、红霉素	底物代谢减少（可能显著）
	底物竞争剂	环磷酰胺、异环磷酰胺、紫杉醇、多西他赛、依托泊苷、长春新碱、长春花碱、他莫昔芬、吉非替尼	其他底物代谢减少（可能不显著）

　　人们越来越多地把注意力集中到药物的代谢和潜在的相互作用与细胞色素（CYP）同工酶，尤其是 CYP-3A4 水平的关系。CYP-3A4 可能和将近一半的药物代谢有关。不同的药物作为同一种同工酶的底物可以竞争性抑制药物代谢，不过这种相互作用通常不会改变临床药效。而直接抑制 CYP 同工酶活性而不是作为竞争性底物的药物则更可能影响药效。这些药物包括伊曲康唑、酮康唑、氟康唑以及红霉素等。其他的药物还能作为 CYP 同工酶的诱导剂，增加基因表达或者蛋白质的水平。这类药物有糖皮质激素、巴比妥类以及利福平等，可以增加 CYF-3A4 的活性，从而降低容易受影响的药物的浓度。抗肿瘤药物中，CYP-3A4 的底物包括环磷酰胺、异环磷酰胺、多西他赛、依托泊苷、紫杉醇（同时也是 CYP-2C8 的底物）、长春新碱、长春花碱、他莫昔芬以及吉非替尼等。

　　鉴于新的化疗以及非化疗药物的不断出现和使用，关于药物相互作用的信息最好通过网上更新的数据库(如 http://www.medicalletter.com,http://www.micromedex.com,及 http://www.druginteractioninfo.org/Home.aspx)获得或者由药物生产厂家提供的信息获得。

二、化疗基本原则

(一)剂量强度和剂量密度

剂量强度是整个化疗疗程中所用药物总量的衡量标准,通常情况下用每周 mg/m² 来描述。临床研究显示药物剂量与肿瘤反应率之间存在 S 形曲线关系。有多项关于晚期卵巢癌的化疗剂量与临床预后关系的回顾性研究结果证实,提高剂量强度可以带来获益的假设。然而,前瞻性随机研究显示,在临床可以实现的剂量变化范围内,改变药物的剂量并没有显著提高无疾病生存期和总生存时间。这些前瞻性研究主要集中在顺铂的剂量强度。在复发疾病的研究中,增加紫杉醇剂量强度也没有明显改善预后。

相反的,有一种更新的剂量密度疗法,即在短周期间隔内,序贯给予药物的最大耐受剂量。在乳腺癌的辅助治疗中已经开始评价这种治疗方法,尽管这些研究还没有得出剂量密度给药方式或每周给药方式的临床疗效是否会变差的结论。

(二)联合化疗对比单药序贯化疗

在晚期卵巢癌、子宫内膜癌或子宫颈癌中,与最有效的单药序贯化疗相比,并没有标准的联合化疗方案,联合化疗方案的优势也不明确。关于卵巢癌的Ⅲ期临床研究显示,用顺铂序贯紫杉醇的给药方式与顺铂联合紫杉醇同时给药的方式可以达到相似的长期生存率。尽管联合化疗的初始肿瘤缓解率要高一些,然而,像总生存时间和生活质量这样的远期预后指标与单药序贯化疗是相似的。

(三)化疗时机

辅助性化疗是指在实施了根治性手术或放射治疗后,也没有残留的情况下,初次使用系统化疗。如果初始根治治疗后,潜在的复发风险比较高(一般情况下＞20%),可以考虑辅助化疗,但如果复发风险低于 10%,则不常规推荐辅助化疗。

同步放化疗是指用化疗增加放射敏感性以达到治愈目的。这已经在局部晚期子宫颈癌的初始治疗中广泛研究,现已证实以铂类为基础的同步放化疗优于单纯放射治疗。

新辅助化疗是指在对局部晚期癌症立即施行手术或放射治疗有困难的情况下,先使用全身化疗。如果新辅助化疗有效,能缩小放疗体积或手术范围而降低治疗过程中的死亡率。这种方法已经用于新辅助化疗有效率较高的局部晚期子宫颈癌治疗中。晚期卵巢癌也可以考虑新辅助化疗,尤其适用于有大量腹腔积液、胸腔积液、弥漫性小结节或者因合并有内科疾病而会增加手术风险的情况下。

(四)肿瘤反应率的评价

一套被广泛接受的评价肿瘤反应率的标准对选择治疗方案,比较不同化疗方案的疗效非常必要。实体瘤评价标准(RECIST)是目前临床研究中应用最广泛的标准。RECIST 是基于至少有一个可供评价的直径不少于 2cm 的靶病灶存在,或者能用来评价疗效的非靶病灶的存在(表 12-18)。

在 RECIST 中,总体评价包括靶病灶和非靶病灶,同时还有血清中的肿瘤标志物(如果适用)。血清肿瘤标志物并不是评价反应率必需的指标,但是在初始评价时,肿瘤标志物必须正常才能评价为完全缓解。例如卵巢癌,国际标准认为如果 CA-125 持续升高可以认为疾病进展,但是在治疗过程中部分缓解的定义还没有达成一致意见。

表12-18 卵巢癌反应评价标准

完全缓解(CR)[a]	所有靶[b]病灶病灶消退,肿瘤标志物降至正常水平(如果可适用)
部分缓解(PR)	靶病灶的长径和减少至少30%(以基线长径和作为标准)同时没有非靶病灶进展及新病灶出现 备注:如果靶病灶是单发的用体格检查测量(不是影像学测量)的盆腔肿瘤,则长径需要减少50%
疾病进展(PD)	把病灶的长径和增加至少20%,以自治疗以来记录的最小长径和作为标准;或者出现一个及以上的新发病灶;或者是非靶病灶进展 备注:如果靶病灶是单发的用体格检查测量(不是影像学测量)的盆腔肿瘤,则长径需要增加50%
疾病稳定(SD)[c]	靶病灶的缩小既没有达到PR,也没有增大到PD,以自治疗以来记录的最小长径和作为标准。没有新病灶出现(包括靶病灶和非靶病灶)

　　a,对于PR、CR的评价,初次评价后,需要在不超过4周的时间内重复测量病灶以便确认肿瘤的变化。除非有客观数据显示疾病复发或者PD,那么一旦评价为CR或者PR后,就一直是这个评价结果,以自治疗以来记录的最小的长径和作为PD的评价标准。

　　b,在基线测量和记录的时候,每个器官最多选5个靶病灶,所有器官的靶病灶之和不能超过10个。靶病灶的选择应基于它们的大小(长径)和它们被精确测量的稳定性(影像学或者临床测量)。其他的病灶应被视为非靶病灶,但是也应该作为基线记录。这些非靶病灶的测量不是必须的,但是在评价过程中它们的存在与否需要记录。

　　c,对于SD的评价,要求在随访测量中(一般情况下,不超过6~8周一次)至少有一次达到SD的标准。除非有证据显示疾病PD,那么从治疗开始,一旦评价为SD,就一直是这个评价结果,以自治疗以来记录的最小的长径和作为评价标准。

　　注:可测量病灶-用传统技术测量,病灶至少有一条长径≥20mm,或者用螺旋CT测量,病灶至少有一条长径≥10mm。

不可测量病灶-所有其他病灶,包括小病灶(用传统技术测量的长径＜20mm或者用螺旋CT测量的长径＜10mm的病灶),例如骨转移、脑膜转移、腹腔积液、胸膜腔或者心包积液、炎性乳腺癌、皮肤淋巴管炎或者肺炎、囊性病灶和用影像技术不能证实的腹膜转移。

三、化疗毒性的处理

(一)毒性评价、剂量调整和支持治疗

化疗药物通常都是有毒性的,安全范围很窄。初始的化疗剂量是基于体表面积、体重、肾功能和肝功能,使用临床试验的指南。但是,患者对治疗的耐受性是不同的,因此,监测化疗毒性,随时调整剂量以避免严重的急性和蓄积毒性是很有必要的。

国际癌症研究所的肿瘤治疗评价计划建立了一套详细的关于脏器急慢性化疗毒性描述和分级的指南。目前化疗不良事件的评价标准可以在CTEP网站上(http://ctep.info.nih.gov)下载到电子版。血液学毒性总结见表12-19。

表12-19 骨髓抑制的CTCAE分级

项目	分级			
	1	2	3	4
白细胞数(个/mm³)	3000~LLN	2000~3000	1000~2000	＜1000
粒细胞数(个/mm³)	1500~LLN	1000~1500	500~1000	＜500
血红蛋白(g/dl)	10.0~LLN	8.0~10.0	6.5~8.0	＜6.5
血小板(个/mm³)	75000~LLN	50000~75000	25000~50000	＜25000

　　注:LLN,正常值的下限以下;CTCAE,不良事件3.0版,肿瘤治疗评价计划,国际癌症组织,2003年6月10日(http://info.nih.gov/reporting/ctc.html)。

　　一种方便的化疗剂量的调整方法见表12-20。有了这种方法,第二周期及以后的化疗剂量就需要依据化疗过程中出现的毒性分级、毒性持续时间和毒性出现的时间来调整。为了保

证身体恢复,治疗可以延长 1～2 周,尽量通过调整化疗剂量和使用血细胞生长因子避免治疗延长 2 周以上。

表 12-20　药物剂量调整推荐

项目(时间)	分类	CTCAE 分级	剂量或时间调整
粒细胞(治疗天数)	>1500/mm³	0 或 1	所有药物都用全量
	<1500/mm³	2,3 或 4	延迟给药直到恢复。如果已经延迟给药,减少药物剂量一个档次或者用 G-CSF
	WNL	0	所有药物都用全量
血小板(治疗天数)	75000/mm³～LLN	1	延迟给药直到恢复
	<75000/mm³	2	延迟给药直到恢复。如果已经延迟给药,减少药物剂量一个档次
粒细胞(周期最低点)	>1000/mm³	0,1 或 2	所有药物都用全量
	<500/mm³ 持续 7 天以上	4	减少药物剂量一个档次。如果已经减量需要加用 G-CSF
	<1000/mm³ 伴发热	3 或 4	减少药物剂量一个档次。如果已经减量需要加用 G-CSF
血小板(周期最低点)	≥50000/mm³	3	所有药物都用全量
	<50000/mm³ 伴出血	3 或 4	减少药物剂量一个档次
	<25000/mm³	4	减少药物剂量一个档次

注:CTCAE,不良事件毒性标准;G-CSF,粒细胞集落刺激因子;LLN,正常值的下限以下;WNL,最小正常值。

(二)骨髓毒性

骨髓毒性是化疗毒药物最常见的剂量限制毒性,中性粒细胞降低是最常见的骨髓毒性,通常发生在化疗后的 7～14 天,而且会持续 3～10 天。是否进行药物剂量的调整,中性粒细胞绝对数比白细胞总数更有意义。剂量限制性血小板减少比中性粒细胞下降少见,但是它可能是卡铂化疗的主要毒性。

放射、烷化剂(如美法兰和卡铂)及其他 DNA 损伤药物(如亚硝脲和丝裂霉素 C)可能造成骨髓毒性长期蓄积。没有证据显示其他大多数化疗药物(如紫衫醇类及拓扑替康)有蓄积毒性,可以不用调整剂量而使用多个周期。

由于存在中性粒细胞减少的频繁发生和合并感染的风险,使用粒细胞集落刺激因子(G-CSF),包括非格司亭或者长效的聚乙烯二醇(PEG)-非格司亭开始增多。尽管这些药物加快了粒细胞数量的恢复,避免了发生潜在并发症而且可以维持化疗剂量强度,但是与降低化疗剂量及延迟化疗相比,并没有显示能提高妇科肿瘤患者的长期生存时间。而且,G-CSF治疗血小板减少效果不理想,还可能由于产生不成熟的骨髓象而加剧血小板数量下降。

在接受化疗的肿瘤患者中,慢性疲劳的中度贫血是非常常见的。红细胞刺激因子(ESA),包括红细胞生成素(重组体人红细胞生成素)和达贝泊汀,可以改善化疗导致的贫血,但是与安慰剂试验组相比,可能会产生红细胞刺激因子导致的潜在风险,包括心血管事件、血栓及降低肿瘤相关的生存时间。除非证实血红蛋白<100g/L,否则要限制使用红细胞生成素。而且,这些药物不应用于以根治性治疗为目的的患者。

(三)胃肠道毒性

恶心、呕吐分三种:治疗前期,发生在给化疗之前;急性期:发生在开始化疗的 1 个小时内,持续时间<24 小时;延迟期:化疗后 1 天开始,持续数天。

止吐治疗应根据治疗方案中潜在致吐因素来应用,这些潜在因素包括特殊药物联合应用、剂量大小以及给药方式等。

表 12—21 根据致吐程度将化疗药物分类。中度恶心、呕吐可以用 H_1 受体阻滞剂(苯海拉明)、吩噻嗪类药物(丙氯拉嗪或者硫乙拉嗪)、类固醇类药物(地塞米松或者甲泼尼龙)、苯酰胺类药物(甲氧氯普胺),或者地西泮(氯羟二氮䓬)有效控制。

表 12—21　具有潜在致吐性的抗肿瘤治疗药物(NOCN 指南推荐)

程度	药物
高致吐风险(呕吐风险>90%)[a]	AC 联合,即多柔比星或表柔比星联合环磷酰胺 六甲蜜胺 卡莫司汀>250mg/m² 顺铂≤50mg/m² 环磷酰胺>1500mg/m² 达卡巴嗪 氮芥 丙卡巴嗪(口服) 链佐星
中度致吐风险(30%~90%致吐风险)[a]	阿地白介素>1200~1500 万 U/m² 氨磷汀>300mg/m² 三氧化二砷 阿扎胞苷 苯达莫司汀 白消安>4mg/d 卡铂 卡莫司汀≤250mg/m² 顺铂<50mg/m² 环磷酰胺≤1500mg/m² 环磷酰胺(口服) 阿糖胞苷>1g/m² 放线菌素 D 柔红霉素 多柔比星 表柔比星 足叶乙苷(口服) 伊达比星 异环磷酰胺 伊马替尼(口服)[b] 伊立替康 罗莫司丁 美法兰>50mg/m² 甲氨蝶呤≥250mg/m² 奥沙利铂>75mg/m² 替莫唑胺(口服) 长春瑞滨(口服)

程度	药物
低致吐风险(10%～30%致吐风险)[a]	氨磷汀≤300mg 贝沙罗汀 卡培他滨 阿糖胞苷(低剂量)100～200mg/m² 多西他赛 多柔比星(脂质体) 足叶乙苷 氟达拉滨(口服) 氟尿嘧啶 吉西他滨 伊沙匹隆 甲氨蝶呤 50～250mg/m² 丝裂霉素 米托蒽醌 伊马替尼 紫杉醇 紫杉醇-白蛋白 培美曲塞 拓扑替康 vorinostat
最低致吐风险(<10%致吐风险)[a]	阿仑单抗 α干扰素 门冬酰胺酶 贝伐单抗 博来霉素 硼替佐米 白消安 西妥昔单抗 苯丁酸氮芥(口服) 克拉屈滨(2-氯脱氧腺苷) 地西他滨 地尼白介素 2 达沙替尼 右雷佐生 厄洛替尼 氟达拉滨 吉非替尼 Gemtuzumab ozogamicin 羟基脲(口服) 拉帕替尼 来那度胺 美法兰(口服低剂量) 甲氨蝶呤≤50mg/m² 奈拉滨 帕尼单抗 喷司他丁 美罗华

程度	药物
最低致吐风险（<10％致吐风险）a	索拉非尼 舒尼替尼 Temsirolimus 沙利度胺 硫鸟嘌呤（口服） 曲妥珠单抗 戊柔比星 长春碱 长春新碱 长春瑞滨

a,在没有有效预防止吐治疗的情况下患者的比例；

b,基于临床经验不推荐每天使用止吐药。

对于更严重致吐的化疗药物，5－羟色胺受体（5－HT$_3$）阻滞剂（如昂丹司琼）或者神经激肽－1受体拮抗剂（如阿瑞吡坦），以及更长效的5－羟色胺受体阻滞剂也可以使用，包括帕洛诺司琼和多拉司琼，这些药物只需要在化疗前用一次。在多周期重复化疗过程中，能预料到的恶心、呕吐是非常棘手的问题，有时候可以在治疗前用苯二氮䓬类药物调节，如劳拉西洋（氯羟安定）。不幸的是，这种治疗可以产生镇静作用，只能在住院患者或者能转运至门诊的患者中使用。

腹泻、口腔黏膜炎、食管炎及胃肠炎也是潜在的问题。症状严重的患者可以口腔含漱利多卡因（2％），其他典型麻醉药或者相似的麻醉药。随机对照研究显示在化疗前、后静脉输注多种角质化细胞重组生长因子（栅栏状）可以降低推注或者大剂量氟尿嘧啶化疗导致的口腔黏膜炎的发病率和严重程度。通常情况下，剂量限制性黏膜损伤在以顺铂为基础的，紫杉类或其他单药的妇科肿瘤化疗方案中不常见。

（四）脱发

脱发是最影响情绪的化疗毒性。头部放疗导致的长期脱发，大多数情况下是可逆的，但是可能成为阻碍化疗成功的主要原因。已经有各种物理方法可以用来降低脱发，包括使用头皮止血带，冰帽可以降低头皮血流。尽管部分有效，对于长期化疗却极少有效。

（五）皮肤毒性

皮肤毒性发生在化疗的过敏或超敏反应中，表现为皮肤的色素沉着、光过敏、放疗回忆反应、指甲异常、滤泡、手掌跖肌感觉迟钝（PPE，手足综合征）及局部渗出坏死。

手足综合征可以逆转，表现为手和脚的伴疼痛的红斑、剥落、隆起或者溃疡。它通常发生于长期口服或静脉给药，每周疗法以实现增加药物循环时间，例如，长期口服足叶乙苷，每周持续输注氟尿嘧啶、卡培他滨或PEG－脂质体多柔比星，皮肤反应已经成为化疗药物的主要剂量限制毒性。

渗出性坏死是一种发疱性化疗药物发生组织渗出而导致严重的并发症，这类药物包括多柔比星、放线菌素D、丝裂霉素C及长春新碱。任何可疑的渗出都需要立即移除静脉输液器，同时每6小时一次用冰袋敷在渗出的部位，持续3天。还有一些关于局部渗出处理的有限经验，如局部使用类固醇类药物、N－乙酰半胱氨酸、二甲基亚砜或各种透明质酸酶，没有精确推荐。但是单一或者多种静脉使用右雷佐生，拓扑异构酶Ⅱ抑制剂，可以保护蒽环类抗生素导致的损伤，包括多柔比星和柔红霉素。外渗导致的皮肤坏死最终可能需要手术清创和皮肤移植。

（六）神经毒性

外周神经毒性是妇科肿瘤化疗中最常见的神经毒性，当使用顺铂和紫杉醇时尤其明显。尽管卡铂的神经毒性发病率低于顺铂，但是依然可以发生，尤其是与紫杉醇联用时。外周神经毒性首先表现为手和足的感觉异常症状（麻木和刺痛感），伴随震动觉和位置觉的丧失。然后逐渐发展到功能损伤，伴步态不稳和步态不协调还可能出现系不上衣服纽扣、不能写字等问题。在毒性较低的用紫杉醇和非铂类化疗的患者，毒性是可逆的，但是可能在治疗后需要几个月的时间来恢复。在一些较严重的患者中，这些症状可以持续一生。对于顺铂，治疗结束后神经病变可以持续进展。高剂量的顺铂可以导致永久性耳毒性，伴随分辨颜色能力的丧失和自发的神经病变。

患者原本有神经病变的问题，如糖尿病、酒精中毒或者腕管综合征等对神经病变是特别敏感的，在某些情况下，取代多西他赛和紫杉醇是很有用的一种策略。所有接受潜在神经毒性的治疗都需要常规询问症状，以便避免严重的损伤。

医学家对那些可能可以防止神经损伤，促进修复，或者改善症状的药物很感兴趣。然而，到现在为止，一些关于谷氨酰胺酶、维生素 E 的小型研究并没有得出明确的结论。氨磷汀似乎有点效，但是在临床实践中并没有关于防止神经损伤药物推荐。有报道称临床使用阿米替林和加巴喷丁科可以治疗疼痛感觉异常。

当使用鞘内注射化疗时，其他神经毒性还包括急性和慢性脑病。对于妇科肿瘤患者，当使用异环磷酰胺时，发现了一种急性的可以逆转的代谢性脑病，这可能归因于氯乙醛代谢障碍。这种综合征可以通输注亚甲蓝来预防和治疗，也许是通过抑制单胺氧化酶活性，从而减少氯乙醛在肝脏中的形成。

（七）泌尿生殖系统毒性

肾毒性是顺铂的常见毒性，尽管分次剂量的顺铂可以被肾脏排泄。相反，卡铂几乎可以被肾脏完全清除而肾毒性较低。在使用顺铂前、中、后水化碱化尿液可以减少肾功能损伤。

当使用环磷酰胺或异环磷酰胺时可能发生出血性膀胱炎，这是由代谢产物丙烯醛引起的，可以通过大量排尿预防，大量排尿可以减少泌尿道上皮细胞与毒性代谢产物接触。当使用异环磷酰胺时，100％会发生膀胱炎，除非同时使用美司钠，美司钠可以结合并中和尿液中的丙烯醛。

（八）过敏反应

紫杉醇是用聚氧乙烯蓖麻油制成的，一种聚氧乙烯蓖麻油和酒精的混合物，可以使柱状细胞脱颗粒和出现过敏反应。紫杉醇超过 80％的超敏反应通常发生在第一或第二周期给药的几分钟内，可以预防用药而防止过敏，如皮质类固醇、H_1/H_2 受体阻滞剂，先小剂量给药等。非聚氧乙烯蓖麻油制成的多西他赛和脂质体多柔比星也发生过相似的反应，但是概率低一些。数据显示 NAB 紫杉醇降低了发生过敏反应的危险。

可以根据患者的过敏史来选择化疗药物提高生存率，增加二线治疗的使用。卡铂，一种铂类混合物,常发生迟发型过敏反应。过敏反应通常发生在第二周期化疗中,也就意味着抗原回忆反应和免疫反应的启动。患者接受以卡铂为基础的第二周期化疗需要严密监测过敏早期反应以避免更严重的反应。与紫杉醇不同,卡铂并没有常规预防过敏,尽管住院患者和门诊患者中有过敏反应者常规使用苯海拉明。然而,苯海拉明必须在每个化疗周期常规使用。

（九）其他重要毒性反应

包括多柔比星蓄积的心脏毒性,多柔比星的放疗回忆血管炎反应,博来霉素的肺纤维化,绝经前妇女使用烷化剂导致的性腺功能丧失,长期使用烷化剂导致的第二原发急性白血病,尤其是卵巢癌患者使用美法仑。

（许 刚）

第十三章 泌尿及男性生殖系统肿瘤的介入治疗

第一节 肾癌介入治疗路径

肾癌约占成人恶性肿瘤的 2%～3%。肾细胞癌起源于肾实质泌尿小管上皮系统的恶性肿瘤，又称肾腺癌，简称为肾癌，占肾脏恶性肿瘤的 80%～90%。包括起源于泌尿小管不同部位的各种肾细胞癌亚型，但不包括来源于肾间质以及肾盂上皮系统的各种肿瘤。

肾癌的介入治疗已有 30 多年历史，文献已经积累大量经验，对于术前栓塞及急诊控制肾癌破裂出血、姑息治疗具有积极意义(图 13—1)。

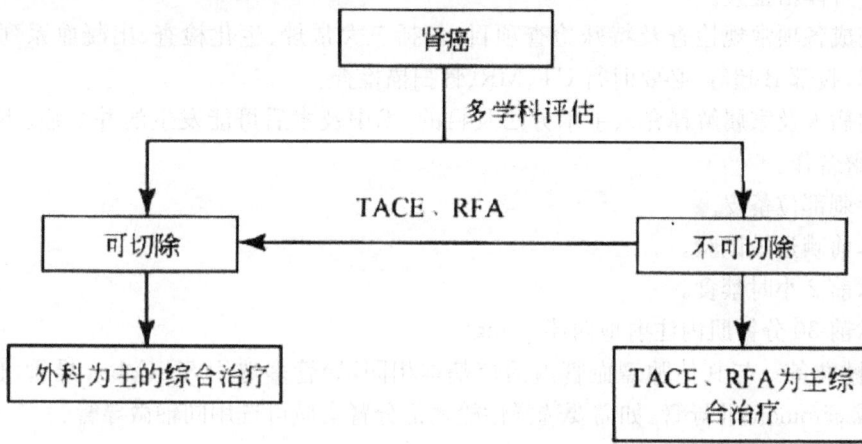

图 13—1 肾癌介入治疗路径

（胡海）

第二节 肾癌肾动脉化疗栓塞

肾动脉化疗栓塞对不可切除肾癌可以获得二期手术切除机会，对肾癌破裂出血可急诊栓塞控制出血及栓塞肿瘤，也可对肾癌行姑息性治疗。

一、适应证

1. 肾癌术前准备　肾癌切除术前行肿瘤供血动脉栓塞术，可使肾脏肿瘤缩小，手术中出血量明显减少，手术时间缩短，一些巨大的肾癌明显缩小，肾周围包膜水肿，使手术剥离由困难变得容易，由于肾动脉栓塞，传递到肾静脉的压力下降，则肾内或肾静脉的癌栓在术前、术中向肾外特别是双肺播散机会明显减少。大大提高了肾癌的手术切除率和安全性。

2. 无手术指征患者的姑息治疗　对于已经无法手术切除的肾癌患者，肾动脉栓塞能够使得肿瘤在相当时间内体积缩小、并能够有效控制肾癌引起的出血及内分泌症状。

二、禁忌证

1. 碘过敏患者。

2. 严重心、肺、肝功能不全患者。

3. 严重凝血功能障碍患者。

4. 双侧肾脏病变患者或肾功能不全患者。

5. 全身情况差或恶病质患者。

6. 严重泌尿系统感染患者。

三、术前准备

1. 病人准备

(1)全身体格检查。

(2)完成各项常规检查及特殊检查项目,包括三大常规、生化检查、出凝血系列检查、胸片、心电图、腹部 B 超等. 必要时行 CT、MR、骨扫描检查。

(3)向病人及家属解释介入手术方法及目的,术中及术后可能发生的并发症、不良反应,以取得理解合作。

(4)穿刺部位备皮。

(5)术前碘过敏试验。

(6)术前 2 小时禁食。

(7)术前 30 分钟肌内注射地西泮 10mg。

2. 器械准备　与其他肿瘤血管内治疗基本相同,导管多选用 5F Cobra 导管,也可选用 Yashiro 或 Simmons II 导管,如需要选择性栓塞部分肾实质可选用同轴微导管。

3. 药物准备

(1)常用药物:对比剂、局部麻醉药等与其他肿瘤血管内介入相同,因肾动脉栓塞后患者常出现剧烈的腰痛、腰酸,因此术中需准备镇痛药(吗啡、盐酸哌替啶)。

(2)栓塞剂:碘化油、无水乙醇、明胶海绵、弹簧钢圈、PVA 微粒或带药微球等。

(3)化疗药物:常用 MMC、ADP、DDP 等。

四、介入治疗技术和方法

1. 动脉穿刺插管、造影　一般选择股动脉,如果股动脉入路不宜穿刺或插管困难者,可选择桡动脉或锁骨下动脉入路。采用 Seldinger 穿刺技术,穿刺成功后,经导丝引入导管,电视监视下,先用猪尾巴导管行腹主动脉造影,对比剂总量 30~40ml,注射速率为 5~10ml/s。造影时观察:①患肾动脉的主干及其分支情况,肾动脉有否受压移位或被肿瘤侵犯,肿瘤血供及实质期染色;②通过静脉期,显示肾静脉及下腔静脉内有否癌栓;③患侧肾有无侧支供血及供血程度;④健侧肾大小形态,分泌排泄功能是否正常。如果术前明确肿瘤位置,也可导管直接进入患侧造影,并进行治疗。

2. 动脉栓塞　患肾动脉及相关侧支供血动脉选择性插管,经造影确认导管位置无误后,可注入栓塞物质,整个栓塞过程必须在透视监视下完成,防止栓塞剂反流,尤其需要注意的是栓塞后血管造影时,高压注射器注射压力需要适当降低,并注意导管头端的位置,防止栓塞剂被冲刷反流入主动脉。对于手术前栓塞的肾癌患者可选用明胶海绵、PVA 微粒或弹簧圈进行肾动脉栓塞,栓塞的位置应当尽量远离肾动脉开口处,防止术中肾动脉主干内大量血栓形成,增加手术难度。对于无法手术的肾癌患者在栓塞前灌注化疗药物,并用化疗药与超液化碘油混悬液注入癌组织内,再行其他栓塞物质栓塞往往能取得更好的效果。

3. 栓塞材料　用于肾癌栓塞的物质分为暂时与永久两种,前者为明胶海绵及带药微球,后者有金属钢圈、PVA、氰基丙烯酸异丁酯(IBC)以及无水乙醇。值得推荐的是:①明胶海绵,可使肾动脉主干堵塞,栓塞效果迅速,作为手术切除前的准备,优于其他栓塞剂。②带药微球,达到末梢血管栓塞,且缓慢释放药物起到抗癌作用,治疗肿瘤效果明显。③金属钢圈可达到永久性主干栓塞之目的,但要完全栓塞,还需在注入钢圈前先用明胶海绵、PVA 微粒或丝裂霉素 C 微球囊栓塞,最后再注入钢圈。④无水乙醇,其为永久性栓塞剂。可顺血流到达末梢血管。因其为液体且具有蛋白凝固作用,能导致毛细血管和细胞水平的逆行性栓塞,使肿瘤组织完全坏死,肾动脉形成永久栓塞,若注射乙醇后再用明胶海绵栓塞肾动脉主干,可使栓塞更为彻底。此外,在尤水乙醇中混入少量碘油(乙醇:碘油＝3∶1)既增加栓塞作用,又能显示乙醇的行踪,以免逆流到非靶器官内。⑤碘化油可与其他化疗药物乳化后进行栓塞,能够比较完全的栓塞肿瘤血管床,达到栓塞血管和局部化疗的作用。

五、术后处理

介人术后给予患者保肝、利尿、止吐、镇痛等对症治疗 3～5 天,酌情使用抗生素,静脉应用制酸药 3 天。对于介入治疗后肿瘤坏死所致发热,可用吲哚美辛等解热药物退热。

六、并发症及防治

操作所致并发症如内膜损伤等与一般血管内介入操作相同。栓塞所致并发症可分为:①非靶器官栓塞所致,如下肢动脉栓塞、肠系膜上、下动脉栓塞等,主要是注射时栓塞物反流所致,避免的方法是导管尖位置正确,注射压力适当,混入对比剂或碘油在电视下监控。②栓塞综合征:多数病例有一过性腹痛、腰痛、发热、嗳气、呕吐等,是机体对栓塞物的异物反应和肿瘤变性肿胀及坏死所致。完全栓塞反应较部分栓塞重,使用无水酒精反应较明胶海绵、金属圈轻。并发症一般在 5～7 天内消失,用镇痛剂、解热剂、激素等对症治疗,效果良好。③其他偶有栓塞后一过性血压升高,不经处理可于数小时内恢复正常。还有少数栓塞后肾化脓的报道,故主张术前预防性使用抗生素。

七、疗效评价

肾癌肾动脉栓塞术 1～3 天后行手术切除。切除标本的分析可以客观帮助了解栓塞术疗效。

不能手术肾癌肾动脉栓塞术后主要观察:①症状体征,如腰腹痛、血尿、腹部包块有否改变;②生存时间是否有统计学上的延长;③影像学,如 CT、MRI、超声、DSA 等复查,有否客观改善。

不能手术的肾癌可考虑重复治疗,间隔时间不定,原则上以症状体征改善后又再次复发,或影像学上癌灶增大,这时可考虑再次肾动脉造影和化疗栓塞。

(胡海)

第三节　肾癌射频消融

射频消融治疗肾癌已经积累了较为丰富的临床经验,尤其射频消融联合肾动脉化疗栓塞治疗肾癌安全可行、疗效确切,文献报道不少见。

一、适应证

1. 通常适用于单发肿瘤,最大径≤5cm;或肿瘤数目≤3个,且最大直径≤3cm。
2. 手术后复发者或 TACE 治疗后残留肿瘤。
3. 无血管和邻近器官侵犯以及远处转移。
4. 对于不能手术切除及不愿手术者,局部消融可以作为姑息性综合治疗的一部分。

二、禁忌证

1. 肿瘤巨大或多发癌。
2. 合并肾静脉主干及下腔静脉癌栓、邻近器官侵犯或远处转移。
3. 不可纠正的凝血功能障碍和明显的血象异常,具有明显出血倾向者。
4. 顽固性大量腹水、恶病质。
5. 合并急性感染。
6. 肝、肾、心、肺等重要脏器功能衰竭。

三、术前准备

1. 治疗前完善检查　血常规、生化常规、凝血功能、肿瘤标志物、心电图、胸片、超声检查,必要时进行心肺功能检查。
2. 超声(有条件者尽量选择超声造影检查)、CT/MRI 平扫＋增强扫描等评价肿瘤情况,选择合理的引导方式和消融治疗仪器。
3. 明确诊断,术前行穿刺活检。
4. 签署手术知情同意书　手术治疗前每位患者签署知情同意书,告知手术过程、风险及预后。

四、操作程序

肾癌射频消融治疗可以经皮、经腹腔镜或开腹术中进行。这里阐述在超声或 CT 引导下经皮穿刺射频消融治疗肾癌。

1. 术前禁食 8h,详细超声检查(或阅读 CT 片),明确肝脏病灶情况,制定合理的进针路径和布针方案。
2. 麻醉方案应视情况选择穿刺点局部麻醉、静脉镇痛、静脉麻醉、硬膜外麻醉和气管麻醉等镇痛麻醉方式。
3. 手术区域常规消毒、铺巾。
4. 再次全面超声检查或 CT 扫描,确定进针点、进针角度和布针方案。尽量选择先经过部分正常肾脏,再进入肿瘤。

5.尽量选择肋间进针,超声/CT 引导下,穿刺应准确定位,避免反复多次穿刺,导致肿瘤种植、损伤邻近组织或肿瘤破裂出血等;如果进针过深,不应直接将电极针退回,而是应该在原位消融后,再退针重新定位,避免肿瘤种植;一般情况下,应先消融较深部位肿瘤,再消融较浅部位肿瘤。

6.参照各消融治疗仪的说明,进行消融治疗,逐点进行。为确保消融治疗的效果,消融范围应该力求达到超过肿瘤边缘 0.5cm 的安全边界,边界不清、形态不规则的肿瘤至少超过肿瘤边缘 1cm。并以一针多点的重叠消融方式消融,保证完整消融,减少漏空的发生。消融完成后,争取在拔针时进行针道消融,防止术后出血和肿瘤沿针道种植。

7.治疗结束前再次超声/CT 全面扫描肝脏,确定消融范围已经完全覆盖肿瘤,力求有 0.5～1.0cm 的安全消融边界,排除肿瘤破裂、出血、腹腔积血、(血)气胸等并发症可能。

五、术后处理

1.穿刺点用无菌纱布覆盖。

2.术后常规禁食,监测生命体征 4h,卧床 6h 以上。

3.注意监测血常规、尿常规、肝功能、肾功能等。

4.给予保肝、预防感染、镇痛、止血等治疗。

5.发生并发症应积极处理。

六、并发症的预防和处理

射频消融具有很高的安全性,充分术前准备、严格操作规范、准确定位和减少消融次数是减少并发症发生率的重要方法。常见的不良反应与并发症及处理如下:

1.射频消融后综合征　主要表现为发热、疼痛、血尿等。处理主要是术后加强监护,输液,利尿,止痛,对症处理,定期检测肝肾功能等。

2.感染　主要有肾脓肿、穿刺点感染等。预防:严格无菌操作,应用抗生素预防感染。

3.腹腔内出血　临床表现取决于出血量。少量出血无明显症状。出血量大时,常有腹胀、腹痛,严重时有冷汗,血压下降及休克症状。原因主要是肿瘤较为表浅,穿刺后肿瘤破裂;或者患者凝血功能差,穿刺点及针道出血。预防:严格掌握适应证,对于肝硬化凝血功能差的患者,纠正后再治疗;对于表浅病灶,最好采用腹腔镜下或者开腹直视下进行,经皮射频消融治疗时,尽量减少穿刺次数,消融结束前进行针道消融,消融结束后应再次超声或者 CT 扫描,排除有无肿瘤破裂、出血等表现。治疗:检测生命体征,积极扩容、输液、止血、输血、升压等,必要时手术探查止血。

4.肿瘤种植　主要为反复多次穿刺造成。预防:穿刺应准确定位,避免反复多次穿刺;如果进针过深,不应直接将电极针退回,而是应该在原位消融后,再退针重新穿刺。

5.邻近脏器损伤肿瘤邻近胆囊、胃肠、胆管、膈肌等或位于第一肝门区、肝包膜下等部位时,进行经皮穿刺路径下消融治疗容易热损伤邻近脏器或脉管。对于这些部位的肿瘤,应该尽可能采用腹腔镜下或者开腹手术直视下射频消融治疗,对邻近的脏器进行隔离保护。

七、疗效评价

评估局部疗效的规范方法是在消融治疗后 1 个月,复查肾脏 CT/MRI 平扫＋增强扫描,或者超声造影,以评价消融疗效。疗效可分为:①完全消融(complete response,CR),经肾脏 CT/MRI 平扫＋增强扫描或者超声造影随访,肿瘤所在区域为低密度(超声表现为高回声),动脉期未见强化;②不完全消融(incomplete response,ICR),经肾脏 CT/MRI 平扫＋增强扫描或者超声造影随访,肿瘤病灶内局部动脉期有强化,提示有肿瘤残留。对治疗后有肿瘤残留者,可以进行再次消融治疗;若 2 次消融后仍有肿瘤残留,视为消融治疗失败,应放弃消融疗法,改用其他疗法。

(胡海)

第四节　膀胱癌的介入治疗

膀胱癌是最常见的泌尿系肿瘤,而且其发病率逐年上升。根据病变生长方式可分为非肌层浸润性膀胱癌(non muscle—invasive bladder cancer,NMIBC)和肌层浸润性膀胱癌。局限于黏膜(Ta Tis)和黏膜下(T1)的 NMIBL(又称为表浅性膀胱癌)占 75％～85％。根据复发风险及预后的不同,可分为低、中、高非肌层浸润性膀胱尿路上皮癌 3 组。NMIB 常用外科治疗方法是经尿道膀胱肿瘤切除术(transurethral resection of bladder tumor,TURBT),尽管 TURBT 术可以完全切除肿瘤,然而在临床治疗中仍有很高的复发率,TURBT 术后有 15％～61％的患者在 1 年内复发,31％～78％的患者在 5 年内复发,并且有些病例会发展为肌层浸润性膀胱癌。浸润性膀胱癌以及膀胱腺癌和鳞癌的标准治疗方式全膀胱切除和尿流改道术,尽管术式不断改进,但手术创伤大,患者的生存质量受到不同程度的影响,而且高龄的患者常常不能耐受该手术。经动脉注射后局部药物浓度是全身的 100～400 倍,肿瘤组织中浓度是正常组织的 5～20 倍。髂内动脉灌注化疗使药物浓聚于膀胱,对肿瘤细胞的局部杀伤作用增强,并可减少静脉小剂量化疗诱导的肿瘤细胞多药耐药基因的表达。髂内动脉灌注化疗对盆腔内转移淋巴结也有一定疗效,且动脉灌注化疗使流经机体其他器官的药量减少,从而减轻了化疗药物不良反应。近年来国内外大量的临床研究表明采用动脉化疗及栓塞术可使多数浸润性膀胱癌降期,缩小肿瘤甚至使肿瘤消失,有效控制肿瘤出血;结合经尿道膀胱肿瘤切除术或部分膀胱切除术,不仅保留了膀胱,改善生活质量。而且延缓肿瘤的复发、进展,明证提高患者的生存率。

一、髂内动脉化疗和栓塞的适应证与禁忌证

1.适应证
(1)凡准备手术切除的膀胱癌病例,术前均可介入治疗。
(2)手术不能切除或不能耐受手术的膀胱癌。
(3)术后预防性化疗及术后复发的膀胱癌。
(4)膀胱癌并发不可控制的出血。

2.禁忌证
(1)严重的肝、肾功能障碍,由于肿瘤造成肾积水及肾功能不全可先行经皮肾造瘘。
(2)凝血功能严重减退,且无法纠正。
(3)合并活动性感染且不能同时治疗者。
(4)肿瘤远处广泛转移,估计生存期＜3 个月者,但为缓解局部症状者除外。

(5)恶病质或多器官功能衰竭者。

(6)外周血白细胞和血小板显著减少,白细胞<3.0×10^9/L,血小板<60×10^9/L(脾功能充进所致者除外)。

二、术前准备

1. 膀胱镜检查 直接观察膀胱内部结构,取活组织以明确诊断,同时亦可观察介入疗效。

2. 影像学检查 目前超声、CT、MR增强检查是明确膀胱癌诊断和分期的主要影像学手段,尤其是对于无法忍受膀胱镜检查或未能取得病理学检查的患者。

3. 实验室检查 ①肝功能、肾功能和凝血功能检查;②血常规、尿常规和便常规检查;③乙型肝炎病毒、丙型肝炎病毒、艾滋病毒及淋病病毒标志物检查;④血糖水平测定;⑤心电图检查,必要时心、肺功能检查。

4. 治疗设备及药物准备

(1)常用血管造影器械:包括穿刺针、导管鞘、导管、导丝以及3F及以下微导管等。

(2)药物:①血管造影对比剂,常用非离子型对比剂;②肿瘤化疗药物:常用药物和剂量为铂类(包括顺铂60～80mg、卡铂200～300mg和草酸铂100～150mg)、丝裂霉素C10～20mg、蒽环类(包括多柔比星30～50mg、表柔比星/吡柔比星40～60mg、平阳霉素8～16mg等)、抗代谢类(如氟尿嘧啶0.75～1.25g、环磷酰胺或异环磷酰胺1.0g、长春新碱或长春花碱3～4mg、吉西他滨1.0～1.4g、紫杉醇150mg等)和羟基喜树碱20～30mg。另外还可加用干扰素、白介素等生物制剂。③栓塞材料:碘油(常用38%超液化碘油)、明胶海绵颗粒;④止吐药:5-HT_3受体拮抗剂,如格雷司琼、昂丹司琼、托烷司琼等;⑤其他药物:如地塞米松、利多卡因等。

5. 签署知情同意书 与患者和(或)患者家属谈话,介绍膀胱癌TAI或TACE治疗的必要性、疗效、手术操作过程中和术后可能发生的并发症和风险,签署介入治疗的知情同意书。

6. 术前4h禁饮食。

三、介入手术操作程序

1. 动脉造影 常规消毒、铺巾,局部麻醉。采用Seldinger方法,经皮穿刺股动脉,置放导管鞘,插入导管置于腹主动脉髂动脉分叉上方或髂内动脉造影。造影图像采集应包括动脉期、实质期及静脉期。如影像学发现病变累及直肠,则还需肠系膜下动脉血管造影;累及腹股沟淋巴结行髂外动脉造影。

2. 灌注化疗 根据动脉DSA造影图像,明确肿瘤的部位、大小、数目及供血动脉后,超选择插管至肿瘤供血动脉内灌注化疗。膀胱动脉血供主要来自髂内动脉前支,即由脐动脉近段发出膀胱上动脉,供应膀胱顶部、侧壁上部和中部;膀胱中动脉,起于脐动脉或膀胱上动脉,有时缺如;膀胱下动脉分布于膀胱下部、精囊、前列腺及后尿道。每种药物一般需用生理盐水或5%葡萄糖液150～200ml稀释,缓慢注入靶血管,灌注药物的时间应≥20min,根据每根血管肿瘤血供的多少确定每种药物剂量分配。

3. 髂内动脉及膀胱动脉栓塞 适用于肿瘤血供明显或血尿明显的患者。栓塞时必须超选择插管,尽量至肿瘤供血动脉内。一般髂内动脉采用明胶海绵颗粒,直径500～1000μm为宜;如采用微导管进入膀胱动脉,可用超液化碘油与化疗药物充分混合成乳剂,透视下经导管缓慢注入,碘油如滞留在血管内或有反流,应停止注射。碘油用量应根据肿瘤的大小、肿瘤动脉血供情况而定,通常为 1~3ml,一般≤3ml,必要时加用明胶海绵颗粒栓塞,一般不宜采用 PVA、无水乙醇和弹簧圈等栓塞。

4.再次髂内动脉造影　化疗栓塞后再次行动脉造影,了解盆腔脏器血供及肿瘤病灶的栓塞情况。

5.拔除导管及导管鞘　栓塞完毕,拔除导管及导管鞘,压迫穿刺部位止血,包扎伤口。患者仰卧,穿刺侧下肢伸直、制动 6~12h。若采用缝合器或其他止血器成功止血后,右下肢制动时间缩短至 2h。

四、TACE 操作注意事项

1.医师资质　TACE 属于三级介入手术,术者必须是具有主治医师以上职称的有资质的专业人员。术前应向患者解释整个操作过程和可能出现的临床症状及其并发症,取得患者的合作。

2.设备和手术条件　介入手术室必须配备具有数字减影功能的 X 线成像设备。介入手术时对患者应有心电监护、保留静脉输液通道。

3.术前患者情况评估　化疗药物应根据患者情况,选择 2~3 种药物联合使用。

4.由于膀胱癌多为老年患者,血管迂曲、管壁斑块多或管腔不同程度狭窄,介入操作中要轻柔、细致。

5.为更好显示肿瘤造影后的表现,避免膀胱内对比剂的遮盖,可于手术前插入导尿管。

6.盆腔脏器及盆壁正常组织的保护　TACE 栓塞时导管应尽可能超选择插管至肿瘤供血动脉,最大程度地发挥杀灭肿瘤的作用。栓塞时应尽量避免非靶器官的栓塞,采用合理措施减少盆腔内非靶组织的栓塞。

7.栓塞剂选用原则　髂内动脉常用栓塞剂为明胶海绵。膀胱动脉常用栓塞剂为碘油化疗乳剂,碘油一次用量以不超过 3ml 为宜,栓塞肿瘤血管选择明胶海绵颗粒的直径,应以可达到肿瘤血管床或小动脉为准。对于 TACE 不常使用的栓塞材料临床上应慎用,例如弹簧圈虽然可栓塞髂内动脉主干,但栓塞后可能影响后续治疗,肿瘤可以通过侧支供血影响疗效;不宜使用无水乙醇和鱼肝油酸钠,否则可能引起严重并发症。

8.采用保留导管灌注的方法时,可将另一侧髂内动脉用明胶海绵条或弹簧圈栓塞,保留导管 4~6 天,患者应绝对卧床,同时应注意避免导管脱落。

9.拔管时注意事项　拔除导管和导管鞘之前,应关注患者的血压。若血压高,需将血压降至正常后方可拔管,拔管后对穿刺部位压迫止血。若患者凝血功能障碍,应予以纠正。

五、术后处理

介入术后给了,适当保肝、止吐、镇痛、水化利尿等对症治疗 3~5 天。酌情使用抗生素,静脉应用制酸药 3 天。对于介入治疗后肿瘤坏死所致发热,可用吲哚美辛等解热药物退热。

六、并发症及处理

1.一般无严重并发症,即使出现与一般血管造影大致相同。

2.髂内动脉栓塞后,可出现臀部麻胀感,一般在 5~6 天后消失。可给予支持疗法、止吐、吸氧、镇痛等处理。镇痛可按照癌症疼痛三阶梯止痛疗法,使用非阿片类、弱阿片类、强阿片类药物,尽量让患者无痛苦或减少痛苦。

3.采用碘化油栓塞膀胱动脉,如果反流至阴部内动脉,可能引起会阴部皮肤坏死,因此栓塞应谨慎。

4.血细胞减少　表现为白细胞、血小板,或全血细胞减少。原因为化疗药物,或脾功能亢进所致。可用升白细胞和血小板药物,必要时给予输血。

七、疗效评价

1.技术成功标准　导管超选择插管至肿瘤供血动脉内,化疗栓塞后肿瘤供养血管被闭塞,肿瘤染色减少或消失。

2.临床疗效　治疗后患者血尿减轻或消失、尿痛及尿频缓解。长期疗效:评价指标为患者总生存时间(OS);短期疗效:评价指标为手术至疾病进展时间(TTP)。根据实体瘤治疗疗效评价标准(RECIST)的修订标准评估膀胱癌疗效,TTP 作为短期内的生存时间替代指标。完全缓解(CR):所有目标病灶动脉期的增强显影均消失;部分缓解(PR):目标病灶(动脉期增强显影)的直径总和缩小≥30%;稳定(SD):目标病灶(动脉期增强显影)的直径总和缩小未达PR 或增加未到 PD;进展(PD):目标病灶(动脉期增强显影)的直径总和增加≥20%,或出现新病灶。

八、随访及介入间隔期间治疗

1.随访　一般建议第一次髂内动脉介入治疗后 4～6 周时进行影像学[CT 和(或)MRI]、肝肾功能和血常规复查。介入治疗的间隔应依随访结果而定,推荐介入治疗间隔时间为患者从介入术后恢复算起,至少 3 周以上。根据检查结果为患者制定优化的个体化治疗方案,总的原则是在控制肿瘤和患者带瘤生存的情况下,尽可能减少介入治疗次数和延长介入手术间隔。在治疗间隔期,可利用 CT 和(或)MRI 动态增强扫描评价膀胱肿瘤的存活情况,必要时膀胱镜检查以决定是否需要再次进行介入治疗。如经过数次介入治疗后,肿瘤仍继续进展,应考虑换用或联合其他治疗方法,如膀胱根治手术、放射治疗等。

2.介入手术间隔期间的综合治疗　推荐使用膀胱灌洗、生物免疫制剂、中医扶正固本治疗,以提高患者的免疫力,抑制肿瘤细胞的生长。

九、TACE 为主的“个体化”治疗方案

1.浅表性膀胱癌 TURBT 及膀胱癌根治术后的预防性灌注化疗　膀胱癌手术切除术后 2～3 周左右行首次髂内动脉造影,若未发现病灶,行灌注化疗,必要时膀胱动脉注入 1～3ml 碘油;若无复发灶,则推荐间隔 3 个月和 6 个月行第 2 次和第 3 次动脉预防性灌注化疗。

2.膀胱癌并发肾积水治疗　膀胱癌并发肾积水、肾功能不全,可先行经皮穿刺肾造瘘(percutaneous nephrostomy),待患者肾功能恢复后,再行选择性动脉灌注化疗和栓塞。

3.膀胱癌伴肺、肝转移的治疗　根据患者一般状况和转移瘤的情况,可采用支气管动脉及肝动脉灌注化疗或化疗栓塞。对于转移瘤直径≤3cm,数目 3 个以内,可经皮穿刺病灶内注射无水乙醇、射频或微波消融、^{125}I 粒子植入或其他治疗。

(胡海)

第五节 前列腺癌介入治疗路径

前列腺癌是发生于男性前列腺组织中的恶性肿瘤,是前列腺腺泡细胞异常无序生长的结果。前列腺癌的发病率具有明显的地理和种族差异。在欧美等发达国家和地区,它是男性最常见的恶性肿瘤,其死亡率居各种癌症的第二位;在亚洲,其发病率低于西方国家,但近年来呈迅速上升趋势。上海 2007 年前列腺癌在泌尿生殖系统恶性肿瘤的发病率已经从第 3 位跃居首位,并在男性十大肿瘤排名中由原来的第 9 位迅速上升至第 5 位。据预测,10 年后,上海市前列腺癌发病率在男性恶性肿瘤中的排行将晋升至前三位。

95％以上的前列腺癌是发生于前列腺腺体组织的腺癌,其发展通常遵循一定的顺序:局限于前列腺内→侵犯前列腺包膜→突破前列腺包膜→侵犯精囊腺→转移至邻近区域淋巴结→转移至骨骼和其他脏器。另一种重要的前列腺癌类型是神经内分泌癌或称为小细胞未分化癌,可能起源于神经内分泌细胞而非前列腺腺体。这种类型前列腺癌一般较早出现转移和播散,但并不分泌前列腺特异抗原(PSA),且常规的前列腺癌治疗方法对其作用不明显,反而对化疗较为敏感。

前列腺癌的治疗路径(图 13-2)要综合考虑肿瘤 TNM 分期、PSA 水平、病理分级及合并病、预期寿命等。初次治疗包括观察等待治疗(watchful waiting)、根治手术(radical prostatectomy)、内放疗(brachytherapy)、体外放疗(external beam radiotherapy,EBRT)、内分泌治疗(hormone therapy,HT)、局部治疗(local therapy)等。复发的治疗包括根治术后复发的治疗、放疗后复发的治疗等。局部治疗可以用于初治及复发的治疗,包括内外放疗、射频消融、冷冻消融及区域性化疗、栓塞等。具体治疗手段要在循证医学基础上结合现有治疗条件选择应用。

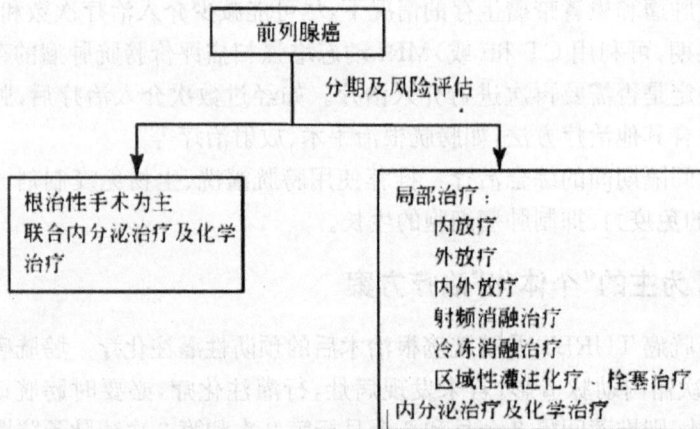

图 13-2 前列腺癌介入治疗路径

(胡海)

第六节 前列腺癌放射性粒子植入治疗

放射性粒子治疗前列腺癌有短暂插植和永久种植两种。粒子永久种植治疗的主要优势包括：①治疗有 TPS 指导，保证粒子放置的高度精确性；②前列腺靶区的高度适形，总剂量一般＞120Gy；③若前列腺癌突破包膜，也能将粒子种植在前列腺周围，保证前列腺周边区高剂量；④条件允许时可以门诊治疗；⑤并发症少。

一、适应证

T_{1a}～T_3 前列腺癌患者均适用于放射性粒子种植治疗，但 T_3 期一般不宜进行单纯粒子种植治疗（表 13-1）。

表 13-1　不同分期的前列腺癌治疗方案的选择

分组	分期	PSA(ng/ml)	Gleason	治疗方案
低危	T_1～T_{2a}/T_{2b}	＜10	≤6	观察；或单纯粒子治疗；或前列腺根治切除
中危	T_{2c}	10～20	=7	粒子治疗＋外照射；或根治＋外照射
高危	T_3	≥20	≥8	粒子治疗＋外照射；或外照射；或内分泌＋外照射

从技术角度讲，须注意：①既往经尿道前列腺电切史。经尿道大部分前列腺切除（TURP）术后，粒子种植具有丢失的危险、粒子空间分布不均和剂量不均衡。利用尿道回避技术仔细的进行剂量计划时降低这一危险。近期 TURP 后，粒子种植治疗需要推迟大约 60 天。②耻骨弓的干扰：前列腺的腺体大于 60g 时，其体积往往超出耻骨前缘和侧缘，植入针尤法进入其边缘，因此粒子种植治疗前应先行耻骨弓评估。抗雄激素治疗几个月后，可使大的腺体缩小。中等度大小的腺体（60～80g），一般需要 2～3 个月抗雄激素治疗，而大的腺体（80～100g）则需要 4～6 个月抗雄激素治疗，才能达到可接受粒子治疗的大小。如果患者不愿意、不适合抗雄激素治疗或对抗雄激素治疗无反应，可行手术或外放疗。前列腺体积小于 40g 时，耻骨弓一般不影响粒子种植。腺体在 40～60g 的患者，可以行前列腺与耻骨弓关系的 CT 研究，评估耻骨弓干扰的可能性与程度。由泌尿科医师勾勒出前列腺最宽部分的轮廓，将最宽处的轮廓覆盖最窄处耻骨弓。明显的耻骨弓干扰是指耻骨弓阻挡前列腺超出 1/3，这样将妨碍前面和侧面针的理想置入。一般来讲，前列腺的前面和侧面是不能出现低剂量区的。③单纯粒子种植治疗适合于局限性肿瘤患者。有包膜外侵的患者更适合于外放疗与粒子种植相结合治疗。④粒子植入与内分泌治疗相结合，新辅助内分泌治疗或辅助内分泌治疗的作用：缩小前列腺体积，全雄阻断治疗后 3～8 个月，前列腺体积可缩小 37%～45%；减少治疗的并发従；提高治愈率。

二、禁忌证

禁忌证包括：①前列腺中叶太大；②TURP 术后创面较大或愈合较差；③严重糖尿病；④凝血功能明显异常；⑤恶病质。而患者年龄并不是放射性粒子治疗前列腺癌的禁忌证。

三、术前准备

1. 仔细询问病史、进行体格检查　需行胸部 X 线片、盆腔 CT 或 MRI、核素骨显像、心电图、血尿常规、肝肾功能和血清 PSA 检查。

2. 制定周密的治疗计划（TPS），匹配周边剂量　单纯粒子植入治疗，^{125}I 放射性粒子为 145Gy；^{103}Pd 为放射性粒子 110Gy。配合外放疗，^{125}I 为 115Gy；^{103}Pd 为 90Gy；外照射 40～45Gy。图像采集建议经直肠超声探头从前列腺底部到顶部层厚 5mm 进行横切面扫描，建议调整探头和水囊位置,采集多套图像,直到图像满意为止,保存好所有图像。使用 TPS 专用软件(如 Prowess 软件)所带的彩笔勾画出每一层前列腺扫描图像的轮廓,并计算出所需粒子数目及每颗粒子在前列腺区域的具体位置。

3.检查仪器及设备

(1)前列腺固定架、模板、步进器。

(2)经直肠超声或 CT。

(3)治疗计划系统,可核查术前计划及术中图像实时传送。

(4)植入器和粒子植入针。

4.患者准备

(1)术前患者或家属签署放射性粒子永久植入治疗知情同意书。

(2)术前肠道准备,有便秘者使用泻药或灌肠。

(3)备用的粒子放在铅罐中,并高温高压消毒,固定架上的模板亦必须高温高压消毒。

四、手术操作程序

1.手术途径　经直肠置入 B 超探头,在 B 超引导下通过会阴部穿刺植入粒子。

2.手术步骤

(1)半身麻醉或全麻。

(2)体位固定:患者体位为截石位或高截石位。

(3)下腹部及会阴消毒铺巾。

(4)留置导尿管,并向膀胱注入生理盐水或对比剂 200～300ml。

(5)将阴囊向腹侧牵引,充分显露会阴部。

(6)安装固定架、模板和步进器。

(7)连接经直肠探头,调整水囊大小,获取清晰的图像。连接治疗计划系统,核查治疗计划并根据情况进行实时调整。

(8)固定前列腺:插植数根粒子植入针,固定前列腺。

(9)根据治疗计划插植粒子植入针。

(10)植入粒子。

(11)膀胱尿道镜检查及放射性表面玷污仪器探测是否有粒子丢失。

(12)清点手术器械,结束手术。

手术植入粒子实际时间约 30～60min。可将计划图谱放在超声显示器两侧以便随时核查种植粒子的具体位置。可采用单粒子种植,也可采用粒子链。粒子链种植时不必留有间隙,但是操作时更加精细。

五、术后处理

1.对症处理　术后出血较多者建议膀胱连续冲洗。膀胱镜发现膀胱出口明显梗阻的患者,需要留置导尿管 2～3 天。尿袋或排尿时有放射性粒子排出,可予收集放入小的铅罐中交给放射防护部门处理。术后继续用抗菌药治疗 1 周,口服 α 受体阻滞剂,可使大多数患者症状得到缓解。

2.放射防护　术后 1 年内嘱患者不要与孕妇或儿童长时间身体接触。

3.定期随访　术后前3个月每2～4周随访一次,以后每3个月随访一次。多数患者经历不同程度的尿道刺激症,需要对症处理。术前和术后应告诉患者这些症状可能持续几周到几个月。偶尔有患者尿潴留,需要留置导尿管。如果需要长期留置导尿,则建议膀胱造瘘引流。严重的梗阻需要行经尿道电切除术(TURP),但是尿失禁机会较高,因此尽可能避免TURP。每次随访时要行血清PSA检查。

六、并发症

1.尿道

(1)早期尿道并发症:一般为轻度,包括排尿困难、夜尿增多、尿频、尿急、尿失禁、血尿、尿潴留等并发症。可采用国际前列腺症状评分(IPSS)记录泌尿系统症状。文献报道,大约31%～65%的患者出现尿道并发症,多数是2级。尿道狭窄的患者,1%～15%需要留置导尿管,大约为一周。约1%～5%的患者需行TURP,但是结果常导致尿失禁。IPSS评分较高或前列腺体积较大时,发生早期并发症的机会增加。不同种类的核素,不影响早期尿道并发症发病率。增加外放疗,不增加早期尿道并发症。

(2)晚期尿道并发症:最常见的是尿失禁,大约1%～45%,而且尿失禁的严重程度相差很大。其次为尿道狭窄,发生率0%～10%。不同的核素不影响晚期尿道并发症的发生率;增加外放疗,不增加晚期尿道并发症。

2.直肠　粒子治疗后早期直肠并发症包括腹泻或便秘、里急后重、直肠出血等。晚期放射损伤包括直肠出血、溃疡、瘘、大便失禁和肠坏死,常需手术处理。直肠损伤一般出现在粒子治疗后36个月之内,罕有在5年以上发生者。粒子治疗后直肠出血大约为5%～10%的病例,出血多为轻度,大多数可自行缓解。直肠溃疡和瘘的发生率<2%。需做造口术的病例<1%。直肠损伤与剂量有依赖关系,与核素种类无关。

3.性功能　要想量化粒子治疗前后的性功能改变十分困难,因为没有客观评估标准,且性功能随年龄、体质变化较大。粒子治疗后性功能保有率可达71%～90%。长期随访发现,粒子治疗后2～5年性功能可能有减弱。剂量过大,D90>160Gy,很可能引起勃起障碍。

4.生活质量测定　粒子治疗后的健康相关生活质量及患者满意程度是治疗前列腺癌的最终目的。测定生活质量目前采用健康调查表的方式。文献报道粒子治疗后1个月生活质量有明显下降,但在12个月时大多数能恢复甚至超过治疗前的基础水平。

5.粒子迁移　粒子迁移发生率5%～14%,一般无明显临床症状,危害不大。

6.出血　量轻微,少数严重出血患者需要输血及术后膀胱连续冲洗。

7.感染　由于经直肠探头术中需要来回抽动调整位置,植入针从会阴植入,须注意污染问题。适当的肠道准备及使用抗生素是有帮助的。

七、疗效评价

术后1个月行CT扫描,评价^{125}I粒子的分布,以显示剂量不足或过高的部分,便以调整剂量,评估预后。随访2年,每3个月1次,2年后每6个月随访1次。终生随诊,检查包括X线片、普通的数字型直肠检查(DRE)和前列腺特异性抗原检查(PSA)。对肿瘤的评价:

1.临床症状缓解情况　与前列腺癌相关的临床症状获得缓解。

2.功能状态改善情况　按照PS评分标准评价。

3. 肿瘤客观缓解情况　采用实体肿瘤疗效评价标准 1.1 版(RECIST1.1)评价。

4. 生存期观察　无进展生存期(PFS)、生存期(OS)。

(胡海)

第七节　影像设备引导下经皮穿刺前列腺癌冷冻治疗

1968 年,超低温首次用于前列腺癌的治疗。1994 年在直肠超声引导下超低温靶向冷冻治疗前列腺癌手术成功,使癌清除率提高 3.5 倍,并发症减少,术后 2 年无病生存率达 96.7%,而接受标准疗法仅有 81.4%,两者差异显著。应用直肠超声或 CT 引导下,经皮穿刺冷冻消融治疗前列腺疾病,具有操作简便,疗效好,并发症少等特点。Koppie 报道 176 例前列腺癌病人接受 207 次冷冻治疗,随访 30.8 个月,60% 的病人存活超过 24 个月,36% 的病人生存36 个月以上。冷冻后 49% 的病人血清 PSA 阴性,只有 30% 的病人≥0.5mg/L。前列腺活检阳性率降至 38%。

一、适应证

1. 一叶或二叶前列腺增生或癌变者。

2. 年龄较大,不能承受其他手术者。

3. 前列腺癌已行去势或其他治疗(放疗、化疗、激素治疗)无效或联合应用。

4. 前列腺癌术后复发。

5. 前列腺癌已有骨或其他部位转移,但全身状况良好者。

二、禁忌证

1. 全身恶病质明显或多器官功能衰竭者。

2. 肿瘤已广泛转移,且已侵犯直肠、膀胱等部位者。

三、术前准备

1. 术前全面检查　应详细询问病史、仔细体检;完善检查,包括做经直肠超声检查(transrectal ultrasonography,TRUS),目的在于了解血管分布及其数量,确定有无囊外侵犯和精囊受累,估计前列腺体积;放射性核素扫描(骨扫描),确定有无骨转移;腹部或盆腔 CT或 MRI 检查,以确定病灶有无局部扩展和淋巴结转移。

2. 术前原则上应具有病理学诊断依据。通常按 Gleason 分级,根据腺体组成和分化程度分为 1~5 级,计算 Gleason 积分。

3. 患者取得知情同意,积极控制糖尿病、高血压等基础疾病。患者通过锻炼适应手术体位。

4. 术前常规手术讨论,严格掌握手术适应证,设计冷冻治疗方案,评估术中困难和可能出现的各种并发症的预防和处理。

5. 会阴部备皮、清洁灌肠、禁食及其他常规检查。留置三腔气囊导尿管。

四、冷冻及术中监测

前列腺冷冻方案的设计与肝癌不同。前列腺内有尿道通过,与膀胱、直肠关系也较密切,冷冻时,既要考虑将前列腺全部冻融(特别是不能有肿瘤残留),也不能将直肠、膀胱等冻伤,以免形成瘘管。

病人取截石位,骶管麻醉加局部麻醉。做好皮肤标记,在直肠超声或 CT 下定位。1%利多卡因局部麻醉,做皮肤小切口,用血管钳稍加分离。将冷冻刀专用穿刺针插入预定靶位,然后置入冷冻刀,术中肛检与超声或 CT 实时扫描密切配合,切勿穿破直肠或膀胱。冷冻刀到达预定位置后,启动冷冻刀冻融程序:冷冻 15~20min,重复 5min,重复冷冻 1 次。冷冻完成后复温 3min。术毕刀道内填塞止血绫,伤口覆盖纱布。术中及术后 1h 连续温水灌注膀胱。

无论用超声或 CT 引导下手术,术中均应不断密切监视冰球大小,必要时可放置测温探针,尽量避免冻伤尿道、膀胱和直肠。

冷冻时间应根据前列腺大小和性质决定,Ⅱ度以下增生 15min,Ⅲ度增生 20min,前列腺癌 20min(均为两个循环)。

五、术后处理

导尿管至少保留三周以上,拔出导尿管前,应作超声或前列腺肛检,了解前列腺情况。若前列腺水肿明显,肛诊有触痛,或有尿道瘘,应适当延长置管时间。

由于术后置管,需给予抗生素 1~2 周。为防止刀道出血,术后常规使用止血药 3~5 天。

如病人膀胱痉挛,应静脉滴注 1%普鲁卡因 300ml,部分病人可得到缓解。如无效,可放出气囊内的气体,不拔出导管,亦可缓解症状。

对症处理如穿刺点或会阴部疼痛明显,可用去痛药或止痛药。

六、并发症及处理

1. 尿道冻伤 因术中或术后温水灌注保护不佳所致。病人可有尿痛、尿急、尿频、尿血等,严重者可造成尿道瘘。应加强抗感染,保持尿道清洁,延长置管时间。若发生直肠尿道瘘,应行耻骨上膀胱造瘘,长期不愈合者应做手术修补。

2. 膀胱或直肠穿孔 因术中监测不利、冷冻范围过大所致。应行膀胱造影,明确穿孔部位,延长置管时间,必要时行耻骨上膀胱造瘘,长期不愈合者应做手术修补。

3. 尿失禁 发生率 4.3%。可能是冻伤括约肌和神经所致。可用营养神经的药物如胞二磷胆碱、脉络宁等。严重者应膀胱造口。根治性前列腺癌术后尿失禁的发生率为 23%。

4. 性功能减退 可能是冻伤阴茎勃起神经所致,阳痿的发生率为 80%。有 15%的病人可完全恢复性功能,23%的病人部分恢复性功能。根治性前列腺癌术后阳痿的发生率为 89%。

5. 会阴部皮肤淤血及阴囊水肿 术中注意皮肤保护,术后注意压迫止血。

七、疗效评价

前列腺癌的冷冻治疗,拟通过对病灶局部灭活以达到类似外科手术切除的目的或通过冷冻达到"减瘤"的目的。其近期疗效确切,尤其是缓解病人的症状,改善生活质量,对延长疾病无进展期有一定辅助作用,且具有安全、微创优点,作为晚期患者综合治疗的手段之一有一定的价值。

(胡海)

第十四章　泌尿及男性生殖系统肿瘤的中医治疗

第一节　肾癌

一、病因病机

中医学认为,本病多因肾气亏虚,外受湿热邪毒,入里蓄毒,蕴结于水道所致。外感湿热之邪入里,或过食肥甘厚味、嗜酒损伤脾胃,脾失健运,湿浊内生,湿毒火热,下注膀胱,烁灼经络,络脉受损,出现尿血而发病;或素禀肾虚,年老肾精亏虚,气化不利,水湿不行,瘀积成毒,滞留腰部而成癌肿;《证治准绳》曰:"大抵诸腰痛,皆起肾癌。"或脾肾虚寒,脾虚不运,湿浊内生,寒湿阻遏,久而成块。肾气不足,不能摄血,血尿日久,致使气血双亏,脏腑功能失调。

总之,肾癌病位在肾,尿血、腰痛为主症,肾虚是发病的关键所在,而又与脾、肝关系密切,本病的主要病机为内有肾虚毒蕴,肝肾阴虚,气血双亏;外有湿热蕴困,邪凝毒聚日久成积所致。治疗以扶正攻邪为主,兼顾他腑他脏,始终注重保护正气,攻伐不宜太过,以免伤正。

二、诊断要点

肾脏由于位置隐蔽,肾癌早期症状常不明显。一般认为,无痛性血尿、腰痛、腰部或上腹部肿块被认为是肾癌的三大主症。早期肾癌多以无痛性血尿为主,一旦发生疼痛则多属晚期,疼痛以腰部钝痛为多见,若有血块或肿瘤组织阻塞输尿管时,则引起肾绞痛。肾癌晚期的病人可表现为贫血、乏力、发热、消瘦等症状,以及骨痛、自发性骨折、肺部转移等。

1. 肾癌的主症

血尿:初为间歇性全程血尿,每次发作持续时间不定,以后间隔逐渐缩短。出血时常见碎血块如茶叶渣,少见条状血块,偶见较大血块。肉眼血尿常说明癌瘤已侵犯肾盏或肾盂,或肿瘤压迫使肾盂过度充血而引起血尿。

腰痛:主要表现为持续性肾区痛,若癌瘤侵犯肾周围组织,疼痛加重,在深呼吸或脊柱运动时更明显。如伴有血块,可出现肾绞痛。

肿块:临床上肿块较大时方能触知,较小时易误认为正常肾脏。肿物多较硬,表面不平滑,可在较短时间出现肿物固定。

2. 肾癌的兼症(肾外表现):主要为全身毒性症状和内分泌紊乱症状。

发热:肾癌的发热呈持续性低热或弛张热,有的患者此症为最突出或唯一的表现。多数学者认为发热与癌组织的致热原有关。肾癌手术后,体温应该恢复正常,否则说明肿瘤未切净或已有转移。中年以上有原因不明的发热,应做相应检查,以排除肾癌的可能性。

贫血:约有 30% 的病人为正常细胞性贫血,可因失血引起,也可能与肾癌毒素或大量肾组织破坏抑制了造血有关。

高血压:10%~15% 的肾癌患者有血压升高。

转移症状:以转移症状为初发表现者约占 4%,初诊者中约 20% 已有转移症状。多数表现为偏瘫,坐骨神经痛,背痛,颈部淋巴结转移,体表软组织转移或肺转移等。

内分泌失调：肾癌时前列腺素、肾素和红细胞生成素高于正常水平，还可释放甲状旁腺素、胰高血糖素、人绒毛膜促性腺激素。肾癌尚可产生其他生物活性物质而引发一些病症，如促肾上腺皮质激素增多可导致柯兴综合征；泌乳素增多可发生溢乳；胰岛素增多可造成低血糖；促性腺激素增多可造成男子乳房过度发育、性欲减退、多毛症、女子闭经等。这些症状在肾癌术后应消失，否则预后不良。

三、鉴别诊断

肾癌主要与其他非恶性肿瘤的血尿（如肾结核）、腰痛（如肾结石）及上腹部肿块（如肾囊肿及肾错构瘤）等相鉴别。

1. 肾结核　肾结核引起的血尿多为终末血尿，一般在长期进行性加重的尿频之后才出现血尿，尿量少，尿中有大量血细胞，并可找到结核杆菌。

2. 肾结石　肾结石可引起血尿，尤其是肾绞痛发作或体力劳动后，均可使血尿加重，肾结石的血尿一般较轻，且常伴病侧疼痛。

3. 肾囊肿　肾囊肿触之为囊性肿块，无严重血尿。尿路造影呈实质性病变，尿路平片囊壁呈蛋壳状或条纹样钙化，肾动脉造影病变为边界光滑的无血管区，周围血管呈弧形移位，超声检查肾实质内有边界清晰、圆形无回声区，穿刺囊肿液做细胞学检查可明确诊断。

4. 肾错构瘤　本病可有腰痛、肿块、血尿，但瘤体易破裂出血而突发严重血尿或休克，通常仅有镜下血尿。尿路平片有规则低密度区，肾动脉造影肾实质可见葱皮样分层排列，其 B 超检查表现为高度强回声，CT 检查表现为低密度区，容易鉴别。

四、辨证要点

邪毒肿块结聚于肾则形成肾癌，属里证，局部为实，多为湿热瘀毒互结而成，临床中清热除湿以及活血化瘀解毒应各有侧重；又全身属虚，以气血俱虚为主，故临证应祛邪不忘扶正，尤重气血，调理脾肾。肾癌之脉弦滑数者多实，多见气滞血瘀，湿热毒邪较盛。其中舌质红或暗红，苔黄或舌见瘀斑，脉弦滑或滑数者属实多虚少，而舌质淡红或淡暗胖大，有齿印，苔白或无苔，脉细弱或沉细则多为虚多实少，提示病至中、晚期，预后不佳。肾癌之辨证应时时顾及本虚，在祛邪时勿忘扶正。

五、临床分型

1. 湿热蕴肾

主症：尿血鲜红，或尿急、尿频、尿灼热疼痛，腰痛或坠胀不适，伴发热，口渴，纳少，舌质暗红，舌苔黄腻，脉滑数或弦、滑。

证候分析：本型多为肾癌初起，实证为主。尿鲜红，灼热疼痛及发热，口渴，舌暗红，苔黄腻，脉滑数或弦均为湿热蕴肾之象。

治法：清热利湿。

方药：龙蛇羊泉汤（经验方）加减。

白英 30g，龙葵 30g，蛇莓 30g，半枝莲 30g，瞿麦 20g，黄柏 15g，延胡索 10g，土茯苓 30g，大蓟 30g，小蓟 30g，竹叶 10g，仙鹤草 20g。

方中白英、龙葵、蛇莓清热解毒，利湿消肿为君药；半枝莲、黄柏、土茯苓清热解毒，利湿为臣药;佐以瞿麦、竹叶清热通利小便,延胡索活血止痛,大小蓟、仙鹤草清热凉血止血。

如纳呆者,加用山楂、神曲等健脾消食;尿血不止者,加用生侧柏叶、地榆等凉血止血。

2.瘀血内阻

主症:肉眼血尿,有时尿中夹有血丝或血块或尿时刺痛、涩痛,腰部或腹部可触及肿块,腰痛加剧,多呈刺痛或钝痛,痛处固定,面色晦暗,舌质紫暗,或见瘀斑点,苔薄白,脉弦或涩或沉细无力。

证候分析:瘀血内阻肾内,故有血块,腰部可扪及明显肿块,或刺痛或钝痛,痛有定处;舌紫暗有瘀斑或瘀点,脉象弦涩,均为瘀血之象。

治法:活血化瘀。

方药:桃红四物汤(《医宗金鉴》)加味。

桃仁 10g,红花 10g,当归 10g,熟地 15g,白芍 10g,川芎 10g,白英 30g,土茯苓 30g。

方中当归、白芍、熟地养血补虚为君;桃仁、红花、川芎活血化瘀为臣;佐以白英、土茯苓清热解毒。全方共奏补虚泻实之效。

痛甚者,加乳香、没药以行气止痛;出血量多者,加用大蓟、小蓟、三七以化瘀止血。

3.肝肾阴虚

主症:无痛性血尿,尿频,头晕耳鸣,腰膝酸软,口燥咽干,渴欲饮水,五心烦热,自汗盗汗,纳呆食少,神疲乏力,腰腹肿块,形体消瘦,舌红,苔薄或少苔或无苔,脉沉细无力。

证候分析:由于长期血尿,失血过多,血虚进一步发展导致肝肾阴虚,故出现头晕耳鸣,口干咽燥,五心烦热,腰膝酸软,神疲乏力,形体消瘦。舌红少苔,脉沉细均为阴虚内热之象。

治法:滋补肝肾。

方药:左归丸(《景岳全书》)。

熟地 20g,枸杞子 10g,山茱萸 10g,鹿角胶(烊化)10g,山药 15g,川牛膝 15g,菟丝子 10g,龟甲胶(烊化)10g。

方中熟地、枸杞子、山茱萸滋补肝肾为君;龟鹿二胶为血肉有情之品,鹿角胶偏于补阳,龟甲胶偏于补阴,两胶合用沟通任督二脉,益精填髓,在补阴中有"阳中求阴"之义为臣;川牛膝、菟丝子强腰膝、健筋骨,山药健脾补肾为佐使。

五心烦热者,加黄柏、知母、地骨皮以清虚热;痛甚者,加白芍、延胡索;纳少者,加陈皮、砂仁理气健脾。

4.气血两虚

主症:持续性无痛性血尿,腰腹肿块日见增大,疼痛加剧,心悸,气短,神疲乏力,面色苍白,形体消瘦,纳呆食少,舌质淡或见瘀点,苔薄白,脉沉细数或虚大而数。

证候分析:多见于肾癌晚期,由于长期失血,故面色苍白,心悸、舌淡苔白;血损及气,气虚则神疲乏力,病久气血不荣,故腰腹肿块增大,疼痛加剧,形体消瘦;脉沉细或虚大无力,为气血两虚之象。

治法:补气养血。

方药:八珍汤(《正体类要》)加味。

茯苓 20g,白术 10g,当归 10g,人参(蒸兑)10g。白芍 10g,熟地 20g,川芎 5g,生姜 3 片,大枣 5 枚,甘草 5g。

方中参、苓、术健脾益气,归、芍、地养血填精为君药;以川芎入血分而理气,则使归、芍、地补而不滞为臣药;姜、枣、草助参、术入气分以调和脾胃为佐使药。全方配合,共收气血双补之效。

如短气者,重用黄芪以补气健脾;纳差者,加用焦三仙、鸡内金消食开胃。

六、辨病治疗

（一）内服药

1.常用中草药

(1)白英(蜀羊泉、白毛藤):甘、苦,寒,有小毒。入肝、胆、胃经。清热解毒,祛风利湿。《本草纲目拾遗》:"清湿热,治黄疸水肿。"临床常用于治疗泌尿生殖系肿瘤湿热型。用量用法:30～50g,水煎服。

(2)龙葵:苦、微甘,寒,有小毒。入肺、胃膀胱经。清热解毒,活血消肿,利尿。《本草纲目》:"清热散血"。适用于多种肿瘤。用量用法:20～30g,水煎服。

(3)蛇莓:甘、酸,寒,有小毒。入肝、胃、脾经。清热解毒,散结消肿。《上海常用中草药》:"治癌肿疗疮。"适用于多种肿瘤及疗疮肿毒、蛇虫蚊伤。用量用法:20～30g,水煎服。龙葵与白英、蛇莓配伍,称龙蛇羊泉汤,为治疗泌尿系肿瘤的基本方。

(4)白花蛇舌草:苦、甘,寒。入心、肝、脾经。清热解毒,利湿消痈。《闽南民间草药》:"清热解毒,消炎止痛"。适用于各种肿瘤。用量用法:30～50g,水煎服。

(5)土茯苓:甘、淡,平。入肝、肾经。清热解毒,除湿通络。《本草图经》:"敷疮毒。"用于多种癌症的治疗。最常用于泌尿生殖系肿瘤,多与龙葵、白花蛇舌草、白英等配伍。用量用法:20～30g,水煎服。

2.常用中成药

(1)六味地黄丸(《小儿药证直诀》):由熟地、山药、山茱萸、泽泻、丹皮、茯苓组成,具有滋补肾阴的作用,适用于肾癌肾阴虚者。每次 6g,每日 2 次。

(2)金匮肾气丸(《金匮要略》):由六味地黄丸加桂枝、附子组成。具有滋肾阴,温肾阳的作用,适用于肾癌阳虚者,每次 6g,每日 2 次。

(3)康赛迪胶囊(贵州益佰制药):又名复方斑蝥胶囊,含黄芪、斑蝥、人参等。有破血消瘀,攻毒蚀疮的功效。适用于肺癌、原发性肝癌及泌尿生殖系统肿瘤等。每次 3 粒,每日 2 次。

（二）外治法

1.肾癌止痛散　冰片 3g,藤黄 3g,麝香 0.3g,生天南星 20g。上药共研细末,酒、醋各半,调成糊状,涂布于腰区瘤块处,药干则换之。适用于肾癌晚期局部疼痛者。

2.冰香止痛液　朱砂 15g,乳香 15g,没药 15g,冰片 30g。捣碎,装入盛有 500ml 米醋的瓶内,密封两天后取上清液入小瓶备用,用棉签或毛笔蘸药水涂痛处,可反复使用。一般用药后 10～15 分钟疼痛消失,可维持 2 小时以上。适合肾癌局部疼痛者。

（三）针灸

肾俞、委中、命门、太溪、阿是穴。每次取穴 345 个,用平补平泻手法,每日 1 次,10 次为 1 疗程,适用于肾癌肾虚冷痛者。

肾俞、三阴交、太溪。用补法,每日 1 次,10 次为 1 疗程,适用于肾癌术后腰腹痛者。

（梁冬梅）

第二节　膀胱癌

一、病因病机

膀胱癌根据古代医籍的论述,并结合现代的认识,其病因可归结为外感邪毒、饮食损伤、情志不调、脾肾两虚四个方面。其主要病机为脾肾亏虚,湿热瘀毒积聚于膀胱。

(一)外感邪毒

邪毒由表入里,或秽浊之邪侵及机体,阻遏气机,久则郁而化热,聚于膀胱,导致膀胱气化不利,邪毒灼伤血络;或因小肠邪热毒瘀,心经火热邪毒,下传膀胱,发为本病。

(二)饮食损伤

饮食不节,恣食肥甘厚味,损伤脾胃,或因先天禀赋不足,脾失健运,水湿不运,湿浊不得排出,日久化热,湿毒瘀热互结,下注于膀胱,或蕴结于膀胱而发病。

(三)情志不调

七情内伤,气机不畅,以致气滞血瘀,日久成为瘀毒,或因气郁化火,火郁毒聚结于膀胱,气化功能失调,而成瘤块。

(四)脾肾两虚

先天禀赋不足,或因久病,肾元亏虚,或后天脾胃失于濡养,导致脾肾亏虚,气化无权,水湿运化失常,湿毒不排,瘀积成毒,蕴结于膀胱发为本病。

膀胱癌病位在膀胱,与脾、肾、三焦气化功能密切相关。其病机属本虚标实,虚证多因肾气亏虚,不能摄血,或气血双亏,血无所统,则发尿血;实证多因气化不利,郁积成毒,湿毒化热下注膀胱。实证多为疾病的早期,在血尿的同时可以伴见尿急、尿痛等邪实的表现;虚证主要见于晚期,尿血多无疼痛,常因虚致实形成癃闭。

二、诊断要点

间歇性无痛性肉眼血尿或显微镜下血尿是膀胱癌的最常见症状,有时可伴有血块。出血量与血尿持续时间的长短,与肿瘤的恶性程度、肿瘤大小、范围和数目有一定关系。早期可能无任何临床症状,当肿瘤坏死、出血、感染或肿瘤发生在膀胱三角区时,可引起尿频、尿急、尿痛等膀胱刺激症状。当癌瘤在输尿管口附近浸润深肌层时,可引起梗阻,两侧输尿管下端梗阻可引起肾盂及输尿管扩张积水,甚或出现尿潴留、肾功能不全。晚期下腹部可出现触痛或肿块,或可触及淋巴结肿大以及全身衰竭等。膀胱癌常见的远处转移部位为肝、肺、骨等器官,出现相应的临床表现。当癌肿侵犯至膀胱周围组织或转移至盆腔淋巴结时,可见下腹部耻骨上区疼痛,大便排出困难等相应症状。

三、鉴别诊断

膀胱癌主要与肾、输尿管肿瘤、膀胱结核、急性膀胱炎、膀胱结石等相鉴别。

1.肾输尿管肿瘤　也为全程无痛性肉眼血尿,可单独发生或与膀胱癌同时发生,上尿路肿瘤引起的血尿可出现条形或蚯蚓状血块,明确诊断需要进行 B 超、CT、泌尿造影等检查。

2.膀胱结核　有肾或肺结核病史,有低热、盗汗、消瘦等全身症状,伴有尿频、尿急、脓尿和终末血尿等典型膀胱炎症状,尿涂片抗酸染色或尿培养可发现结核杆菌,抗结核治疗有效。

3.急性膀胱炎 以尿频、尿急、尿痛、尿道烧灼、脓尿及窘迫感为主要临床特点,其血尿症状多在膀胱刺激症状以后才出现,显微镜检尿内有大量白细胞,经抗菌治疗可愈。

4.膀胱结石 常由排尿动作引起耻骨上区疼痛或排尿终末时疼痛,呈发作性绞痛,并向阴茎放射,尿流中断,血尿,阴茎勃起,腹部X线平片或膀胱造影、膀胱镜检可帮助确定诊断。

四、辨证要点

膀胱癌以血尿为主要症状,临证时首先要判别其虚实,虚证当辨脾、肾亏虚之不同;实证当辨湿热、郁热、瘀毒之区别。其次应该辨别病情之轻重缓急,疾病发展至晚期,血尿伴有尿频、尿急、尿痛为急;血尿伴有消瘦、乏力、面色苍白以及排尿不畅,甚至癃闭不通为危急重;单纯无痛性血尿为缓。

五、临床分型

1.湿热下注

主症:血尿,尿频尿急或尿道灼热,腰背酸痛,下肢浮肿,或少腹胀痛,或可触及包块,腹满纳呆,或口干口苦,心烦口渴,夜寐不安,舌质红,舌苔黄腻,脉滑数或弦数。

证候分析:本证多为疾病初期,湿热之邪下注膀胱,或为小肠邪热移热于膀胱,热邪伤及血络,可见血尿;湿热阻于膀胱,气化失司,则小便不利,溲时涩痛,淋沥不畅;气机不利,则小腹胀满,可触及包块;邪热内蕴,故口燥咽干;苔黄脉数为湿热下注膀胱之象。

治法:清热利湿,凉血止血。

方药:八正散(《太平惠民和剂局方》)加味。

瞿麦15g,萹蓄15g,车前子10g,石韦15g,滑石20g,白木通10g,大黄6g,山栀9g,甘草梢6g,苦参15g,生地30g,蒲黄9g,小蓟15g。

方中以滑石、白木通为君药,滑石善能滑利窍道,清热渗湿,利水通淋,白木通上清心火,下利湿热,使湿热之邪从小便而去;萹蓄、瞿麦、车前子、石韦为臣;佐以山栀清泄三焦,通利水道,以增强君药清热利水通淋之功;大黄荡涤邪热,并能使湿热从大便而去,苦参、生地、小蓟、蒲黄清热凉血止血增强抗癌之力,甘草调和诸药,共为佐使之用。

热盛心烦口渴者,加黄芩、天花粉以清热燥湿,生津止渴;尿血重者,加白茅根、槐花以清热解毒,凉血止血;尿中有血块者,加桃仁、川芎、三七以化瘀止血。

2.瘀毒蕴结

主症:血尿,尿中可见血块,或尿液气味秽臭带有腐肉,排尿不畅或尿闭不通,多伴有少腹坠胀疼痛,大便困难,胃纳差,或有发热,舌质暗有瘀点、瘀斑,脉沉细。

证候分析:邪毒入侵结于膀胱,气滞则血瘀,瘀久化热为毒,加之体内湿热之邪,郁积成毒,瘀毒蕴结于膀胱,毒热必灼伤血络,腐灼肌肉,迫血妄行,发为尿血,尿恶臭带腐肉;离经之血,结为瘀块,随尿排出,瘀毒夹离经之血块,阻塞尿路,故排尿困难或尿闭不通;瘀毒蕴结致气机升降失司,胃失和降,故纳差;大肠传导失司故大便困难;发热,舌质暗有瘀点、瘀斑,脉沉细为瘀毒蕴结之象。

治法清热解毒,散结通淋。

方药:龙蛇羊泉汤(《中医肿瘤学》)加减。

龙葵 30g,蛇莓 15g,白英 30g,海金沙 30g,土茯苓 30g,灯心草 9g,苦参 15g,白茅根 15g,白花蛇舌草 30g。

方中以龙葵、蛇莓为君药清热解毒散结;灯心草、土茯苓、白英、白花蛇舌草、苦参为臣药清热解毒,利湿通淋;海金沙、白茅根通淋止血为佐使。诸药共用以达清热解毒,散结止血之目的。

热重者,加大青叶、蒲公英加强清热解毒;尿浑浊者,加瞿麦、萹蓄以清热利湿通淋。

3.脾肾亏虚

主症:血尿,血色淡红,呈间歇性、无痛性,排尿无力,下腹肿块坚硬不移动,淋巴结肿大,伴腰膝酸软,消瘦,头晕耳鸣,倦怠乏力,或伴恶心,纳呆食少,大便溏,或周身浮肿,畏寒肢冷,舌淡红,苔薄白,脉沉细无力。

证候分析:脾肾亏虚,湿热瘀毒郁结于膀胱发为肿块。肾为先天之本,中寓命门之火,肾阳不足,不能温养下焦,则腰膝酸软,排尿无力;脾虚运化失司,则恶心,纳呆,便溏,倦怠乏力,统摄不利,血不归经,则尿血;水谷精微不得充养机体,则消瘦、头晕耳鸣;脾肾亏虚,不能温化水湿,可见畏寒肢冷,周身浮肿;舌质淡,舌苔薄白,脉沉细无力均为脾肾阳亏虚之象。

治法:健脾补肾,散结止血。

方药:肾气丸(《金匮要略》)加味。

干地黄 30g,山药 15g,山茱萸 15g,桂枝 10g,附子 10g,茯苓 15g,丹皮 12g,泽泻 12g,鳖甲 10g,僵蚕 10g,仙鹤草 15g,茜草 15g。

方中附子大辛大热,为温阳诸药之首,桂枝辛甘而温,乃温通阳气要药,二药相合,补肾阳之虚,助气化之复,共为君药;干地黄滋阴补肾,配伍山茱萸、山药补肝脾而益精血,共为臣药;再以泽泻、茯苓利水渗湿;丹皮擅入血分,合桂枝则可调血分之滞;佐以鳖甲、僵蚕软坚散结,仙鹤草、茜草止血活瘀。

若中气下陷而见小腹坠胀者,加柴胡、升麻以益气升阳,或予补中益气汤加减治之;若兼湿阻而见腹胀、呕恶、苔白腻,加半夏、砂仁、蔻仁、陈皮以化湿和胃;兼阳虚而见手足欠温,舌淡,脉沉弱,加干姜、肉桂以温中散寒;若气虚及阴,症见口干,少苔,加北沙参、生地、石斛、玉竹以养胃阴。

六、辨病治疗

(一)内服药

1.常用中草药

(1)金钱草:苦、辛,凉。利水通淋,除湿退黄,解毒消肿。《本草纲目拾遗》:"葛祖方,去风散毒煎汤洗一切疮疥神效。《采药志》云,发散头风风邪,治脑漏,白浊,热淋。"适用于膀胱癌尿热痛不畅的患者。每次 30～60g,鲜品加倍,煎汤服。

(2)瞿麦:苦,寒。利水通淋,活血通经。《神农本草经》:"主关格诸癃结,小便不通。"《日华子本草》:"催生,治月经不通,破血块,排脓。"治膀胱癌中淤血阻滞、水湿内停者。每次 10～30g,煎汤服。

(3)猪苓:甘、淡,平。利水渗湿,除痰散结。《本草纲目》:"开腠理,治淋肿,脚气,白浊,带下,妊娠子淋,胎肿,小便不利。"《珍珠囊》:"渗泄,止渴。又治淋肿。"治膀胱癌中水湿痰浊停聚者。每次 5～10g,煎汤服。

(4)白英:甘、苦,寒。清热解毒,祛风利湿。《本草拾遗》:"主烦热,风疹,丹毒,疟瘴,寒热,小儿结热。"《本草纲目拾遗》:"清湿热,治黄疸水肿……"治膀胱癌中热毒内盛、湿热蕴结者。每次 10~15g,煎汤服,或捣汁,浸酒服。

(5)黄柏:苦,寒。清热解毒,清热燥湿,清热泻火。《神农本草经》:"主五脏肠胃中结热,黄疸,肠痔;止泄痢,女子漏下赤白,阴阳蚀疮。"《药性论》:"治下血如鸡鸭肝片,及男子茎上疮。"治膀胱癌中火毒壅盛、湿热郁结者。每次 5~10g,煎汤服,或入丸散。

(6)大蓟:甘,凉。凉血止血,祛瘀止痛。《唐本草》:"根疗痈肿。"《滇南本草》:"消瘀血,生新血,止吐、鼻血。治小儿尿血,妇人红崩下血,消疮毒,散瘰疬结核。"治膀胱癌中血毒炽盛、水湿停聚者。每次 10~15g,鲜品可用 30~60g,煎汤服。

2.常用中成药,

(1)八正合剂(桐君阁药厂有限公司生产):由木通、车前子(炒)、灯心草、萹蓄、瞿麦等组成。具有清热利湿,通淋散结的功效。主治湿热下注型膀胱癌,小便赤涩或癃闭不通。每次 15~20ml,每日 2~3 次。

(2)西黄丸(《外科证治全生集》):由麝香、牛黄、乳香、没药组成。具有解毒散结,消肿止痛的功效。膀胱癌热毒炽盛者可选用。口服,每次 3g,每日 2 次。

(3)平消胶囊(西安正大制药有限公司生产):由郁金、马钱子粉、仙鹤草、五灵脂、白矾、硝石、干漆、枳壳等组成。具有消肿散结,清热解毒的功效。对膀胱癌具有一定的缓解症状、缩小瘤体、抑制肿瘤生长、提高人体免疫力、延长患者生命的作用。口服,每次 4~8 片,每日 3 次。

(4)参一胶囊(吉林亚泰制药有限公司生产):由人参皂苷 Rg3 组成。具有培元固本,补益气血的功效。与化疗配合用药,有助于改善膀胱癌肿瘤患者的气虚症状,提高机体的免疫力。饭前空腹口服,每次 2 粒,每日 2 次。

(5)复方斑蝥胶囊(贵州益佰制药股份有限公司):由斑蝥、刺五加、半枝莲、黄芪、女贞子、山茱萸、人参、三棱、莪术、熊胆粉、甘草组成。具有破血消瘀,攻毒蚀疮的功效。膀胱癌各类证型皆可选用。口服,每次 3 粒,每日 2 次。

(二)外治法

1.祛腐生肌膏　熟石膏、黄柏、炉甘石、苍术、地榆、防风、延胡索、郁金、木瓜、白及、珍珠粉,以上药物共研细末,水调为膏。敷于局部,并内服扶正之剂。适用于膀胱癌术后形成窦道者。

2.枯痔液局部注射　在膀胱镜下,应用枯痔液行瘤蒂及根部黏膜下注射。治疗方法是注射 6~10ml,两周后做膀胱镜检查。

(三)针灸

1.针法

(1)主穴:肾俞、太溪、三阴交。配穴:复溜、血海。用毫针刺,用补法。

(2)针刺和穴位注射止痛,取穴三阴交、肾俞穴,以 0.5%~1%的普鲁卡因注射液 1ml,分别注入两侧肾俞穴各 0.5~1ml。每 2 天注射一次,连续 10~15 次。注射前须作普鲁卡因皮试。适用于膀胱癌腰腹疼痛者。

2.灸法

(1)取穴:膀胱俞、阴陵泉、三焦俞、行间、太溪,按艾柱灸法常规施术,每日施 1~2 次,每次灸 3～5 壮或每穴每次灸治 5～10 分钟。

（2）取穴：命门、关元，按艾卷雀啄法操作施术。每天灸 2 次，每穴每次灸治 5～10 分钟，30 次为 1 疗程。

（梁冬梅）

第三节　肾上腺癌瘤

一、病因病机

中医古典医籍对于本病虽然没有较为系统的论述，但结合现代的认识，对于本病可归结为肾精不足，湿热、瘀毒蕴结积于腰府，阴不敛阳，阴阳失调所致。

（一）肾精亏虚

先天不足，肾精亏虚，或年老肾精亏虚，无以濡养筋脉，则腰脊失养，日久阴不能敛阳，阴阳失衡。明·王肯堂《证治准绳》曰："大抵诸腰痛，皆起肾虚。"

（二）饮食伤脾

过食辛辣醇酒厚味，损伤脾胃，脾胃虚衰，失其健运统摄之职，水湿不化，湿毒内生，经脉阻滞，血行不畅，形成湿瘀互结，阻于腰府而成积。

（三）外感六淫

起居不慎，外感湿热或寒湿之邪，积久蓄毒，或与内生湿毒互结，有形之邪，阻碍经脉运行，形成血阻，久而血瘀凝聚成积。

本病具有本虚标实、虚实夹杂的病理特点。先天禀赋不足或年老体衰或后天脾胃为饮食所伤形成本虚，而在正虚基础上形成的湿毒、瘀毒等有形之邪是形成癌肿的病理基础，在疾病形成的过程中，因虚致实、因实致虚，尤其在疾病的晚期，更体现虚中有实、实中有虚，形成虚实夹杂之证。

二、诊断要点

肾上腺皮质腺癌：由肿瘤生长的部位和分类固醇（雌激素、睾丸激素、醛固酮）的种类不同而临床表现各异。肿瘤发生于肾上腺球状带，表现为醛固酮症增多的临床表现，出现高血压、低血钾和碱中毒的典型表现等，血压一般为中度增高，呈持续性，随病情进展逐渐加重，可伴见头痛，视物模糊，肌无力或麻痹、感觉异常，多尿、夜尿、烦渴等。肿瘤发生于肾上腺束状带，表现为皮质醇症的临床表现，表现为库欣综合征，向心性肥胖，血压增高，糖代谢紊乱，性欲减退，阳痿，月经紊乱，闭经，多毛，痤疮等，少数患者有精神心理改变。肿瘤累及网状带，主要表现为肾上腺性腺异常症，以女性患者居多，女性男性化，乳房萎缩，月经停止，多毛，性欲减退，阴蒂肥大等；男性患者出现男性女性化，双侧乳房发育，伴见触痛，乳晕色素沉着，或有睾丸阴茎萎缩，性欲减退，阳痿等，儿童可以表现为性早熟。

嗜铬细胞瘤：主要表现为高血压和代谢的改变。多发生于 20～50 岁的青壮年，高血压呈进展性或恶性过程，降压药物治疗效果不佳，可伴心悸、气促、头痛、出汗、恶心呕吐，严重者可出现高血压危象。代谢紊乱主要出现体温升高，血糖升高，形体消瘦等。

无功能性的肾上腺恶性肿瘤：早期不易被发现，随肿块生长可表现为压迫性症状如腹部或腰部疼痛,或伴有消瘦、贫血等恶病质表现。

三、鉴别诊断

1.肾上腺囊肿　与此病区分较容易,通过影像学检查如 CT 及腹部 B 超基本可以明确鉴别开来,此病 CT 表现为圆形或椭圆形肿块,边缘光滑,均匀水样密度影。肿块无强化,囊壁可见环状或斑状钙化,此病多在增强后常有强化改变。其 MRI 表现为肿块在 T_1WI 上呈低信号,在 T_2WI 上呈高信号,信号均匀。超声表现为肾上腺区域的边缘光滑的圆形无回声区,壁薄,后方回声增强。

2.肾上腺结核　多继发于身体其他部位的结核。常引起皮质醇减少症,表现为乏力、消瘦、色素沉着、低血压等症状。影像学检查为双侧肾上腺增大、变形,边缘不规则,密度不均匀,中央坏死呈低密度,晚期有广泛不规则钙化。

3.肾癌　肾癌的临床表现为肉眼血尿,腰痛和腹部肿块三大主症,兼见发乏力,消瘦等,腹部 B 超及 CT 扫描可帮助了解肾肿瘤的大小、位置、局部蔓延、淋巴结及周围血管受侵情况,肾癌血清癌胚抗原(CEA)等相关标志物升高,可与本病相鉴别。

四、辨证要点

本病病位在腰府,中医学认为本病乃由肾气不足,水湿不化,湿毒内生命于腰府;或外受湿热邪毒,湿热下注,入里蓄毒,气滞血瘀阻结,阴虚阳亢,阴阳失衡所致。其病理特点属本虚标实,本虚乃肝肾精气不足,标实乃湿、热、瘀毒蕴结,病机关键是正虚。本病辨证当辨明病期早晚,标本虚实。早期多属标实,以湿热蕴毒,气血瘀阻为主。晚期多属本虚标实,以气血双亏,肾虚毒蕴为主。病位在腰府,与肝脾肾密切相关。

腰痛作为主要的证候,重在辨清虚实,实者多因湿毒瘀血壅结于腰部,阻滞经脉不通所致,腰痛如刺,痛有定处;虚者主要因肾之精气亏损,无以濡养筋脉,腰脊失养所致,多为腰脊酸痛。

五、临床分型

1.湿热蕴结

主症:腰痛坠胀不适,腰腹肿块,颜面暗红,伴发热,口渴,乏力,纳少,恶心呕吐,溺短黄,或有便结,舌质暗红,舌苔黄腻,脉滑数或弦滑。

证候分析:禀赋不足,水湿不化,湿毒内生,结于腰府;或外受湿热邪毒;或过食肥甘厚味,酿生湿热,湿热下注,入里蓄毒,气滞血瘀,阻结于腰府,发为肿块;湿热停滞,脉络失宣,营卫不通,阴阳不和,故发热面红;邪热内蕴,灼伤津液,故口渴;脾失健运,湿浊上犯,则见恶心呕吐,食欲减退;湿困气化不利,故溺黄便结,舌质暗红,舌苔黄腻,脉滑数或弦滑,均为湿热蕴结之象。

治法:清热利湿,凉血解毒。

方药:八正散(《太平惠民和剂局方》)加减。

瞿麦 15g,萹蓄 15g,冬葵子 15g,车前子 10g,滑石 20g,大黄 6g,白木通 9g,山栀 12g,苦参 15g,白花蛇舌草 15g。

方中以滑石、白木通为君药,滑石清热渗湿,木通上清心火,下利湿热,使湿热之邪从小便而去;萹蓄、瞿麦、冬葵子、车前子为臣;佐以山栀清泄三焦,以增强君药清热之功,大黄、苦参、白花蛇舌草清热解毒增强抗癌之力,共为佐使之用。

湿盛困脾,纳呆食少者,加砂仁、香附、藿香、半夏、茯苓;下焦有热,血尿不止者,加大蓟、小蓟、淡竹叶、地榆炭、炒槐花;腰腹部肿块胀痛者,加川楝子、延胡索、丹参、青皮、白芍药。

2.瘀血内阻

主症:腰痛加剧,多呈刺痛或钝痛,痛处固定,腰部或腹部肿块日渐增大,面色晦暗,舌质紫暗,或见瘀斑瘀点,苔薄白,脉弦或涩或结代。

证候分析:瘀血内阻,气机郁滞,结于腰府,则腰部多呈刺痛,痛处固定;郁滞日久而化热,迫血妄行,则发血尿或夹血块;血瘀日久而入络,耗伤气血,不能上荣于面,则面色晦暗;舌质紫暗,或见瘀斑瘀点,脉弦或涩或结代,皆为瘀血之象。

治法:理气活血,化瘀软坚。

方药:桃红四物汤(《医宗金鉴》)加味。

桃仁 12g,红花 10g,熟地 15g,川芎 10g,白芍 9g,当归 9g,半枝莲 30g,海浮石 30g,山慈菇 12g,夏枯草 15g。

方中桃仁、红花活血化瘀,当归补血活血,共为君药;川芎活血行气,半枝莲解毒利水为臣药;熟地补血养阴,白芍养血敛阴,解痉止痛,海浮石、山慈菇、夏枯草软坚散结共为佐使。诸药合用具有补血与活血并用,补血而不滞血,活血而不伤血,使瘀祛新生,则血自能循常道。

血尿者,加三七、炒蒲黄、阿胶、侧柏叶、仙鹤草;疼痛剧烈者,加乳香、没药、郁金、延胡索;肿瘤巨大且硬者,加穿山甲、三棱;发热者,加炒柴胡、青蒿、丹皮。

3.肾虚毒蕴

主症:腰酸痛,或腰腹肿块,神疲乏力,两膝疲软,潮热盗汗,眩晕耳鸣,纳差,形体消瘦,舌淡红,苔薄黄,脉细滑或沉滑。

证候分析:湿热积聚,蓄久成毒,气滞血瘀,结而成肿块,发于腰府,则可见腰腹肿块;肾阴虚不能上荣头目,故眩晕耳鸣;外府失养,故腰膝酸软;阴虚生内热,迫津外泄,故见潮热盗汗;舌淡红,苔薄黄,脉细滑或沉滑,均为肾虚毒蕴之象。

治法:滋肾益气,解毒通淋。

方剂:六味地黄汤(《小儿药证直诀》)加味。

熟地 24g,山萸肉 20g,山药 20g,泽泻 9g,丹皮 9g,茯苓 9g,龙葵 20g,半枝莲 20g,僵蚕 10g,白花蛇舌草 20g。

方中熟地、山茱萸、山药滋阴补肾,健脾益气为君药;泽泻、茯苓、龙葵宣泄肾浊,以利水湿,丹皮清血分热邪为臣药;佐以半枝莲、白花蛇舌草、僵蚕解毒散结。

阴虚阳盛,低热不退者,加银柴胡、地骨皮、青蒿、白薇;腰腿酸痛重者,加杜仲、桑寄生、川续断、金毛狗脊;肾亏髓海不足,头晕耳鸣者,加制何首乌、枸杞子、菊花。

4.气血亏虚

主症:腰腹肿块日渐增大,疼痛,心悸气短,神疲乏力,咳嗽气促,纳呆口干,或低热不退,面色少华或晦暗,形体消瘦,舌质淡,或见瘀点,苔薄白,脉沉细数或虚大而数。

证候分析:病程日久,耗伤营血,气血大亏,腰府失养,故腰腹绵绵作痛;血少而不养心,故心悸失眠;气虚中阳不振,故神疲乏力;肺气亏虚,气逆于上,故见咳嗽气促;亡血伤津,阳无所依,虚阳浮越于外,则低热不退;血虚外不荣肌肤,故面色少华,形体消瘦;舌质淡,或见瘀点,苔薄白,脉沉细数或虚大而数,均为气血亏虚之象。

治法:补气养血,健脾益肾。

方剂:八珍汤(《正体类要》)加味。

当归15g,川芎10g,白芍10g,熟地15g,人参10g,白术10g,茯苓12g,炙甘草5g,白英20g,蛇莓20g。

方中人参、熟地相互配伍,益气养血,共为君药;白术、茯苓健脾渗湿,协人参益气补脾;当归、白芍养血和营,助熟地补益阴血,均为臣药;佐以川芎活血行气,使之补而不滞,白英、蛇莓祛除余邪增强抗癌之力,甘草益气和中,调和诸药,共为佐使。

气血两虚甚者,加太子参、菟丝子、黄精、枸杞子;肾阳虚甚,肢倦形寒者,加淫羊藿、鹿角片、仙茅;血尿不止者,加白及、阿胶养血止血;气虚下陷而见腹坠胀者,加升麻、柴胡,配合原方中人参、白术起益气升阳作用,亦可用补中益气汤加减;体弱虚羸者,加枸杞子补气益精。

六、辨病治疗

(一)内服药

1.常用中草药

(1)白英:甘、苦,寒。清热解毒,祛风利湿。《本草拾遗》:"主烦热,风疹,丹毒,疟瘴,寒热,小儿结热。"《本草纲目拾遗》:"清湿热,治黄疸水肿……"治肾上腺癌瘤中热毒内盛、湿热蕴结者。每次10～15g,煎汤服,或捣汁,浸酒服。

(2)冬葵子:甘,寒。利水通淋,润肠通便,下乳消胀。《备急千金要方》:"血淋、虚劳尿血及妊娠子淋。"《食物本草》:"除客热,治恶疮,散脓血,女人带下,小儿热毒下痢,丹毒,并宜食之。"治肾上腺癌瘤中湿热下注者。每次3～9g,煎汤服。

(3)猪苓:甘、淡,平。利水渗湿,除痰散结。《本草纲目》:"开腠理,治淋肿,脚气,白浊,带下,妊娠子淋,胎肿,小便不利。"《珍珠囊》:"渗泄,止渴。又治淋肿。"治肾上腺癌瘤中水湿痰浊停聚者。每次5～10g,煎汤服。

(4)龙葵:苦,寒。清热解毒,活血消肿。《唐本草》:"食少解劳少睡,去虚热肿。"《滇南本草》:"治小儿风热,攻疮毒,洗疥癫痒痛,祛皮肤风。"治肾上腺癌瘤中热毒壅阻、瘀血郁结者。每次15～30g,煎汤服。

(5)半枝莲:辛、微苦,凉。清热解毒,活血祛瘀,利水消肿。《南京民间药草》:"破血通经。"《泉州本草》:"内服生血淋,吐血,衄血……痈疽,疔疮,无名肿毒。"治肾上腺癌瘤中热毒蕴结、水湿内盛、瘀血阻滞者。每次15～30g,鲜品加倍,煎汤服,或捣汁。

2.常用中成药

(1)六味地黄丸(《小儿药证直诀》):主要成分为地黄、山药、山茱萸、茯苓、泽泻、丹皮,具有养阴补肾的功效。适用于肾上腺癌瘤中肾阴亏虚者。口服,每次6g,每日2次。

(2)金匮肾气丸(《金匮要略》):主要成分为熟地、山药、山茱萸、茯苓、泽泻、丹皮、肉桂、附片,具有温阳益肾的功效。适用于肾上腺癌瘤属肾气虚者。口服,每次6g,每日2次。

(3)西黄丸(《外科证治全生集》):主要成分为牛黄、麝香、乳香、没药,具有清热解毒,和营消肿的功效。适用于肾上腺癌瘤属热毒炽盛,伴疼痛者。口服每次3g,每日2次。

(4)平消胶囊(西安正大制药有限公司生产):由郁金、马钱子粉、仙鹤草、五灵脂、白矾、硝石、干漆、枳壳等组成,具有消肿散结,清热解毒的功效。对肾上腺癌具有一定的缓解症状、缩小瘤体、抑制肿瘤生长、提高人体免疫力的作用。口服,每次 4 片,每日 3 次。

(二)外治法

癌痛散(《中国医药学报》) 乳香、没药、姜黄、栀子、白芷、黄芩各 20g,小茴香、赤芍、公丁香、木香、黄柏各 15g,蓖麻仁 20 粒。共为细末,用鸡蛋清调匀外敷肾俞穴,6～8 小时更换 1 次。用于肾上腺癌瘤疼痛者。

(三)针灸

1.针刺疗法

主穴:足三里、三阴交、肾俞。

配穴:内关、昆仑。

手法:补泻兼施,每日 1 次。每次留针 20～30 分钟。用于各期肾上腺癌瘤者。

2.推拿疗法 取穴:曲池、合谷、肾俞、三阴交等穴,采用擦、拿、摇、拍、击等手法,以扶正固本,理气活血化瘀,适用于肾上腺癌瘤气机不畅之腰痛者。

3.穴位注射 取三阴交、昆仑、足三里,并以复方丹参注射液 2ml,稀释在 5ml 生理盐水中,每次分别注入 1ml。每日或隔日 1 次,连续 10 天为 1 疗程,休息 5 天再开始另 1 个疗程。适用于肾上腺癌瘤疼痛和排尿困难者。

(梁冬梅)

第四节　前列腺癌

一、病因病机

饮食失宜,情志抑郁、外感湿热是前列腺癌的主要病因,而肾脏亏虚是发病的内在条件。

(一)饮食失宜

嗜食肥甘厚味、生冷辛辣之品,或喜烟酒,日久致湿热之邪内蕴,湿阻气血,热蕴成毒,结于下焦,导致气化不利,小便不通,或小便滴沥难解而成病。若热邪结于膀胱,膀胱血络受伤亦可见尿血。如《济生方》说:"或过餐五味、鱼腥、乳酪,强食生冷果菜……久则积聚,结为癥瘕。"说明平素饮食不节,损伤脾胃,从而产生食滞、痰浊、瘀血等病理改变,是发生癌瘤的基础。

(二)情志抑郁

暴怒急躁或长期抑郁,情志不舒,疏泄不及,致使三焦气化失常,尿路受阻;肝郁气滞也可由气及血,气滞经脉,使血行不畅,经隧不利,脉络瘀阻,结于会阴而成病。《灵枢·百病始生》曰:"若内伤于忧怒,则气上逆,气上逆则六输不通,温气不行,凝血蕴里而不散,津液涩渗,著而不去,而积皆成矣。"

(三)外感湿热

下焦外感湿热,停留于精室,故结涩令小便不通。

(四)脾肾两虚

房劳过度,肾脏阴阳俱损,或素体不足,久病体弱,脾肾两虚,运化濡养失司,瘀血败精聚积下焦,结而致病。即张景岳所谓:"或以败精,或以槁血,阻塞水道而不通也。"《诸病源候论·积聚病诸候》认为:"积聚者,由阴阳不和,腑脏虚弱,受于风邪,搏于腑脏之气所为也。"《医宗必读》强调:"积之成也,正气不足,而后邪气踞之。"所有这些说明癌瘤的发生与人的正气强弱密切相关,前列腺癌亦如此。

本病多发于西方国家,在我国其发病率也不断上升,与饮食结构改变有关,但能否发病则主要决定于正气,尤其是肾气的盛衰。故《景岳全书》有"脾肾不足及虚弱失调的人,多有积聚之病"的记载。

前列腺癌病位在精室和肾,与脾、肝及膀胱气化关系密切,肾主水,主藏精,司气化,主骨,开窍于耳及二阴,合膀胱,为先天之本。前列腺哮的病机是肾气亏虚,阴阳失调,湿热痰浊气血瘀滞于会阴部而成,正所谓"诸淋者,由肾虚而膀胱热也"。

二、诊断要点

1. 小便淋沥　前列腺癌初起时表现为尿流变细或缓慢,继而尿频尿急,或尿流中断,淋沥不尽,尿道涩痛。张仲景《金匮要略》认为:"淋之为病,小便如粟状,小腹弦急,痛引脐中。"主要是肿瘤不断增大至阻塞尿路时,出现膀胱颈梗阻症状,不易与前列腺增生症相鉴别,且前列腺癌绝大多数伴有一定的良性前列腺增生症,两者无因果关系。雄激素的长期作用刺激前列腺上皮的发育与维持,这是恶变的基础,中医认为因肾虚,或者湿热痰浊移于膀胱所致。

2. 排尿困难　排尿困难是指排尿无力,排尿不尽,甚至尿失禁。由于病程一般为数月至数年,患者对排尿困难已不断适应,对病前排尿正常和病后排尿困难二者在感觉上的差异已很模糊,故除非到了相当严重程度,患者多不能准确提供病史。故应注意提醒患者仔细回忆从何时开始排尿需费点力气,便是排尿困难的开始,应及时就医检查,本症也见于前列腺增生症,不易鉴别,中医辨证为三焦水道不通所致。即"膀胱者,州都之官,津液藏焉,气化则能出矣",而"膀胱不利为癃,不约为遗溺",此症多因湿热蕴结或气滞血瘀所引起。

3. 前列腺硬结　早期须在肛门指检中方能扪及,初起多为后叶或腺体边缘的硬结,常坚硬如石,大小不一,表面常突起,中央沟消失,发展到晚期,可侵及精囊、膀胱三角、直肠前壁,此时前列腺多固定,盆底为一片癌肿浸润区,称为"冰冻盆腔",乃为"血淋者,小腹硬,茎中痛欲死",为肾气亏虚,毒邪瘀滞于会阴部所致。

4. 会阴部疼痛　会阴部疼痛可为酸沉感,胀满感,或下坠感、清冷感、针刺感,痛势可急可缓,总因经络不通,气血瘀滞所致,肾主水,司命门,会阴部与任、督二脉有关,肝经布胁肋,络阴器,抵少腹,故多因气血瘀滞肝经脉络不通,不通则为痛。

直肠指诊对早期诊断前列腺癌非常重要,表现为前列腺被膜不规则,可触及有石样坚硬肿块,如波及精囊则高度可疑。肿块大小不一应与前列腺结核和结石鉴别。另外,下腹可触及包块,有压痛或无压痛,出现肝转移、骨转移或其他转移时可表现出相应体征及神经压迫症状。

三、鉴别诊断

1. 前列腺增生症　早期症状很相似,但直肠指诊前列腺呈弥漫性增大,光滑有弹性,无硬结;B超检查前列腺呈对称性增大,回声均匀,包膜完整且连续,与周围组织界线清楚。

2. 前列腺结石　有慢性前列腺炎史,前列腺质韧,可扪及质硬且有捻发感的结石,B超及盆腔摄影可协助诊断。

3. 前列腺结核　有前列腺硬结,似与前列腺癌相似。但病人年龄轻,有生殖系统其他器官如精囊、输精管、附睾结核性病变或有泌尿系统结核症状,如尿频、尿急、尿痛、尿道内分泌物、血精等。尿液、前列腺液、精液内有红细胞和白细胞。X线平片可见前列腺钙化阴影。前列腺活组织检查可见典型的结核病变等。癌肿结节有坚硬如石之感,且界线不清、固定。

4.肉芽肿性前列腺炎 有严重的下尿路感染症状出现,前列腺指诊可触及有弹性的较大结节,形状不规则,软硬程度不一,前列腺组织活检以泡沫样细胞为主。

四、辨证要点

前列腺癌为全身虚损而局部邪实之证,多为本虚标实。虚以肾、肝、脾为主,实以湿热、气滞、瘀血、痰毒为多。临证中应注意清热利湿,活血化瘀,散结解毒;又本多为虚,故勿忘扶正,不宜一味攻伐,后期尤重肝脾肾三脏之调补,故大补气血以扶正抗邪。

五、临床分型

1.湿热蕴结

主症:小便不畅,尿线变细,小便滴沥不通或成癃闭,偶有血尿,口苦口干,时有发热起伏,会阴部胀痛,拒按,舌质红,苔黄腻,脉滑数。

证候分析:本型多为初期,湿热蕴结于精室,阻滞尿道,故小便不畅,滴沥不通或癃闭,会阴胀痛;口干苦,时发热,舌红,苔黄,脉数为热象,苔腻,脉滑,则为湿象。

治法:清热利湿,通淋散结。

方药:八正散(《太平惠民和剂局方》)加味。

瞿麦30g,萹蓄30g,泽泻10g,车前子15g,滑石30g,栀子10g,灯心草5g,大黄5g,木通5g,生甘草5g。

方中木通、滑石、车前子、瞿麦、泽泻、萹蓄利水通淋,清利湿热为君;伍以栀子清泻三焦湿热,大黄泻热降火为臣;灯心草导热下行,甘草和药缓急,各药合用,共奏清热泻火,利水通淋之效。

尿血明显者,加大小蓟、地榆、白茅根凉血止血;大便秘结者,加重大黄,加用芒硝;尿痛明显、热势明显者,加用白花蛇舌草、龙葵。

2.气滞血瘀

主症:小便点滴而下,或时而通畅,时而阻塞不通,少腹胀满疼痛,伴腰背、会阴疼痛,行动艰难,烦躁不安。肛诊前列腺可扪及硬结。舌质紫暗或有瘀点,脉涩或细数。

证候分析:本型多为中期,气滞血瘀停滞于会阴部,故可扪及明显硬结,少腹、腰背及会阴部疼痛甚;气行则小便暂通,气滞血瘀则尿阻塞不通;舌紫暗或瘀点,脉涩均为血瘀之象。

治法:活血化瘀,祛痛散结。

方药:桃仁红花煎(《素庵医案》)加减。

桃仁10g,红花10g,生地10g,赤芍10g,当归10g,川芎5g,制香附10g,丹参10g,青皮5g,延胡索10g,穿山甲10g。

方中以桃仁、红花入血分逐瘀行血为君;伍以四物汤、丹参补血活血为臣;香附、青皮、穿山甲、延胡索破气行血逐瘀止痛为佐使,共奏活血化瘀,祛痛散结之功。

伴右胁疼痛者,加柴胡、郁金;会阴部痛甚者,加制马钱子0.7g;口舌生疮者,合导赤散。

3.肾脾亏虚

主症:小便不通或点滴不爽,排尿乏力,神疲怯弱,腰膝冷痛,下肢酸软,畏寒肢冷,喜温喜按,大便溏泄,尿流渐细,舌淡,苔润,脉沉细。

证候分析:此型多为晚期,排尿乏力,下肢酸软,大便溏泄,为脾气虚;腰膝冷痛,畏寒肢冷,喜温喜按,脉沉细均为肾阳虚之象。

治法:温补肾阳,渗利水湿。

方药:真武汤(《伤寒论》)加味。

制附子 10g,白术 15g,茯苓 15g,白芍 10g,生姜 3g,龙葵 20g,白英 30g。

方中取附子之大辛大热温肾暖土以助阳气为君;以茯苓之甘淡渗利,健脾渗湿以利水邪为臣;生姜辛温既助附子温阳祛寒,又伍茯苓以温散水气,佐以白术健脾燥湿,白芍取其利小便、缓拘急,诸药相伍,温中有散,利中有散,利中有化,脾肾双补,阴水得制,酌加龙葵、白英以祛除余毒。

尿血多者,加黄芪益气摄血;脾虚纳差者,加党参、白术;大便溏泄者,加山药、白扁豆。

4.气阴两虚

主症:尿流变细,排出无力或点滴不通,小便灼热,面色无华,贫血消瘦,倦怠乏力,心悸怔忡,动则气促,饮食减退,身疼腰痛,潮热盗汗,舌红,苔少或无苔,脉细数。

证候分析:此型多为终末期,故排尿更困难或点滴不通;乏力,心悸,动则气促,纳差等均为气虚;面色无华,贫血,头晕眼花等则为血虚,血虚进一步发展则为阴虚,故出现潮热,舌红少苔或无苔,脉细数等阴虚之象。

治法:益气健脾,养阴滋肾。

方药:生脉散(《内外伤辨惑论》)加减。

太子参 15g,麦冬 15g,五味子 12g,制何首乌 12g,枸杞子 12g,生黄芪 30g,炙鳖甲 10g,炙龟甲 10g,白英 30g,蛇莓 20g。

方中取黄芪、太子参补气健脾为君;以麦冬、何首乌、五味子、枸杞子养阴生津,滋阴补肾为臣;鳖甲、龟甲滋阴潜阳,白英、蛇莓祛除余邪。

眩晕、耳鸣者,加杭菊、女贞子;津亏便结者,加玄参、决明子、肉苁蓉;血虚甚者,加熟地、阿胶。

六、辨病治疗

(一)内服药

1.常用中草药

(1)白英(蜀羊泉、白毛藤):甘、苦,寒,有小毒。入肝、胆、胃经。清热解毒,祛风利湿。《本草纲目拾遗》:"清湿热,治黄疸水肿。"临床常用于治疗泌尿生殖系肿瘤。用量用法:30~50g,水煎服。

(2)龙葵:苦、微甘,寒,有小毒。入肺、胃、膀胱经。清热解毒,活血消肿,利尿。《本草纲目》:"清热散血。"适用于多种肿瘤。用量用法:20~30g,水煎服。

(3)蛇莓:甘、酸,寒,有小毒。入肝、胃、脾经。清热解毒,散结消肿。《上海常用中草药》:"治癌肿疔疮。"适用于多种肿瘤及疔疮肿毒、蛇虫咬伤。用量用法:20~30g,水煎服。龙葵与白英、蛇莓配伍,称龙蛇羊泉汤,为治疗泌尿生殖系肿瘤的基本方。

(4)白花蛇舌草:苦、甘,寒,入心、肝、脾经。清热解毒,利湿消痈。《闽南民间草药》:"清热解毒,消炎止痛"。适用于各种肿瘤。用量用法:30~50g,水煎服。

(5)土茯苓:甘、淡,平,入肝、肾经。清热解毒,除湿通络。《本草图经》:"敷疮毒"用于多种癌症的治疗。最常用于泌尿生殖系肿瘤,多与龙葵、白花蛇舌草、白英等配伍。用量用法:20～30g,水煎服。

2.常用中成药

(1)前列通片(《国家基本药物目录》):由黄芪、肉桂油、黄柏、薜荔、车前子、香附、琥珀、泽兰、蒲公英、八角茴香油等药物组成。有温肾健脾,清利湿浊,理气活血之功,适用于脾肾阳虚之前列腺癌。成人每次口服4～6片,每日3次,温开水送服。

(2)尿塞通片(《国家基本药物目录》):主要药物为丹参、赤芍、泽兰、红花、桃仁、泽泻、黄柏、白英、王不留行、小茴香等,具有理气活血,利水散结之功效,适用于血热瘀滞之前列腺癌。每次口服4～6片,每日3次。

(3)康赛迪胶囊(贵州益信制药):又名复方斑蝥胶囊,含黄芪、斑蝥、人参等。有破血消瘀,攻毒蚀疮的功效。适用于肺癌、原发性肝癌及泌尿系生殖肿瘤等。每次3粒,每日2次。

(4)苦参注射液:为中药苦参碱有效成分提取而成,具有清热祛湿,软坚抗癌之功效。苦参注射液20～25ml加入生理盐水250ml中静脉滴注,每日1次,20～30天为1疗程。对各期前列腺癌都有一定的作用,可配合放疗、化疗及手术治疗。

(二)外治法

因为前列腺位置特殊,既不在内,也不在外,周围正常组织较多,内治法难以直达病所,外治法主要用于缓解尿潴留及会阴部疼痛。

1.小便不通

(1)麝香:可用麝香适量填脐中,再以葱白捣烂敷脐上,外用胶布固定。亦可用食盐250g,炒热后包熨小腹。

(2)大葱白矾散(《近代中医药应用与研究大系》):大葱9cm,白矾15g,以上2味共捣烂如膏状贴肚脐上,每日换1次,贴至尿通为度,此方能软坚通尿,适用于前列腺癌小便不通、点滴难下。

(3)甘遂(《前列腺病中医诊疗学》):甘遂2g,研为细末,用醋调膏,纱布包裹,外敷脐部,以通为度。

2.会阴部疼痛　可用镇痛散(生天南星、生附子、生川乌、白胶香、五灵脂、麝香、冰片、蚤休、皂角刺、黄药子、穿山甲、芦根等),麻油调敷于痛处,敷药时间6～8小时,12小时后重复使用。

(三)针灸

针灸疗法主要针对前列腺癌的小便不利、尿潴留及腰部疼痛。小便不利者,针刺足三里、中极、三阴交、阴陵泉等穴,反复捻转提插,强刺激。体虚者可灸关元、气海,并可采用少腹膀胱区按摩。腰痛者针刺环跳、肾俞、夹脊、昆仑等穴,随证配穴,寒湿取风府、腰阳关,肾虚取命门、志室、太溪。

(梁冬梅)

第五节　阴茎癌

一、病因病机

(一)肝经郁热

清代高思敬《外科问答》指出,"筋瘤……此证得自郁怒伤肝,忧虑伤脾伤肾","肾花岩,与乳岩仿佛,由肝郁不舒,木火鸥张而得,甚不易治。"情志抑郁或暴怒伤肝,肝失条达,疏泄不利,气机阻滞,血行瘀阻,瘀久化热,结毒玉茎,发为本病。《谦益斋外科医案》云:"肝火不遂,抑郁不畅,肿疡生焉。此非寻常时毒,乃肝经本病。"

（二）湿毒下注

包茎或包皮过长,污垢难清,久则酿毒化热,结于玉茎;或素嗜酒酪,伤及脾胃,脾失健运,湿热内蕴,循肝经下注,结毒于玉茎,发为本病。

（三）肝肾阴虚

《医宗必读》言:"积之成者,正气不足而后邪气踞之。"恶性肿瘤患者大多肝肾阴虚互见,以致正不胜邪,使邪毒内侵,机体免疫功能受损。房劳过度或先天不足,肾阴亏虚,水不涵木,肝经血燥,久之内火炽盛,终至肝肾阴精消涸,火邪郁结,聚于玉茎,发为此病。

（四）气血亏损

忧虑或郁怒过多,耗伤血液,阻滞气机,气血运行不畅,影响脾胃化生;或病延日久,热毒不能外出,耗气伤血,气血亏虚,无以濡养,发为此病。

本病的发生与机体内外多种致病因素有关。阴茎为足厥阴肝经循行所过,在《素问·厥论》有:"前阴者,宗筋之所聚也。"在《素问·痿论》有:"肝主身之筋膜。"肝藏血,主筋,前阴为宗筋所聚,赖肝血之滋养,而水能涵木,肝所主的筋膜尚需肾之阴液的濡润,阴液充足则筋膜得濡,宗筋才能和柔活利。肝主筋,阴茎为宗筋所聚之处,为肾之外窍,故阴茎和肝肾密切相关。若房劳损伤,导致肝肾阴血不足,宗筋失养,经络空虚,则痰浊、瘀血易停聚于宗筋而致本病,指出肝肾阴虚及郁虑忧思为本病的主要原因。足厥阴肝经走行绕阴部,肝主筋,阴茎为宗筋之所聚,肾主二便,阴茎为肾之外窍,故阴茎为肝肾所属,如肝肾阴虚,相火内灼,水不涵木,肝经血燥而络脉空虚。足三阴之脉皆从足走腹、湿气先自下受,湿火之邪乘虚侵袭,结聚肝肾,遂成此恶疾;或郁怒伤肝,肝气郁结,气有余便是火,火能伤津耗血(肝经血燥,络脉空虚)或房事过度,阴精不足,阴虚则火旺,肝属木,肾属水,根据五行滋生制约的关系,阴虚则水不涵木,肝经血燥,络脉空虚,火邪郁结于阴茎部而成。再则包茎或包皮过长,以致秽毒积聚,或接触毒物与本病的发生亦有密切关系。

人体气血津液的运行、输布主要依赖肝之疏泄、脾之运化功能正常,情志所伤,肝气郁结,木不疏土,脾运失司。肝郁气滞,久则致瘀;脾失健运,水湿内停则为痰。痰瘀又可相互影响,在《血证论》中有:"血积既久,亦能化为痰水。"痰性黏滞,痰停之处,气血不行,久必生瘀,导致痰瘀的互结。中医认为"最虚之处,便是容邪之地"。故肝肾阴虚,宗筋失养,则痰瘀可停滞于宗筋而致阴茎络脉阻遏,痰瘀凝结成核而出现阴茎的肿块,局部痰瘀互结,影响气血流畅,而出现疼痛。

由此可见本病的主要病因为:第一,先天不足,肝肾素亏;第二,忧思郁虑,相火内燔;第三,下身不洁,湿火侵袭。

二、诊断要点

阴茎癌早期症状不明显,常出现阴茎头或包皮肥厚,但不易被发现。其后阴茎头部、马口内会出现突起物及溃疡,随之发生不规则性糜烂,边缘硬而不整齐。早期易误诊为炎症、湿疣等,晚期可呈典型的菜花样肿块而使诊断较明确。

1.痛痒　包皮内刺痒、灼热或疼痛。如为包茎,则早期症状不易发现,疼痛不明显,仅感刺痒灼热。

2. 肿物　初起时阴茎、马口内有硬结如竖肉状或马口附近有丘疹、红斑、白斑或结节，疣状或菜花状肿物。

3. 溃疡　阴茎溃烂，肿胀疼痛，翻花如石榴状，有脓性或浆液血样渗出物，腐臭难闻，甚者烂通尿道，形成尿瘘。

4. 脊核　当癌肿转移时，可以出现两侧腹股沟淋巴结肿大。

5. 全身症状　晚期患者常伴有消瘦、贫血、纳呆、恶病质等全身症状，最终因全身衰竭，广泛转移而死亡。

三、鉴别诊断

1. 包茎疮（阴茎乳头状瘤）　男性生殖系的一种良性肿瘤，中医学属"包茎疮"、"风飘烛"。可发生在阴茎包皮、龟头及冠状沟等处。肿瘤表面呈淡红色或红色，质软，可有蒂或无蒂，边界清楚，生长较慢。如继发感染，表面可形成溃疡或出血，亦可有恶臭分泌物。较大的乳头状瘤往往不易与阴茎癌区别，需依据活体组织检查才能明确鉴别。本病虽属良性肿瘤，但有可能癌变。该病一般可行局部切除治疗，并送病理学检查。

2. 阴茎增殖性红斑症　病变常发生于龟头，呈淡红色圆形斑状，斑块中部呈乳头状，有鳞屑，可发生溃疡，可单发或多发，边界清楚，生长较慢，但又可能发展为鳞癌。组织学检查表现为棘皮样变。各层上皮均可见有分裂，伴有上皮下淋巴细胞浸润及浆细胞浸润和毛细血管增生。治疗亦需手术切除。

3. 疳疮　由性病引起的硬下疳与软下疳等也应与阴茎癌鉴别。软性下疳病灶表现和阴茎癌早期相似，但病人有不洁性交史，杜克雷菌苗皮肤试验阳性，表面分泌物直接涂片或培养可找到杜克雷菌。

4. 阴茎痰核（结核）　可生于龟头及阴茎系带处，初起为红色脓疱，破溃后形成表浅溃疡，病变周围较硬。如溃疡继续扩大可累及阴茎海绵体，严重者可破坏龟头，有的可产生尿道瘘。诊断可做溃疡分泌物涂片检查，如找到抗酸杆菌即可确诊。必要时可做活体组织检查。

5. 阴茎梅毒　中医将此归为"疳疮"范畴。阴茎龟头部和包皮出现无痛性溃疡，表面肉芽紫红色边界高而硬，与阴茎癌早期表现相似。通常病人有不洁性交史，血清康华反应阳性，溃疡，分泌物暗视野检查可以查到梅毒螺旋体。

6. 阴茎阿米巴病　阴茎头部溃疡，表面有渗血和分泌物，容易和早期阴茎癌相混淆，分泌物检查和病理活检可以发现阿米巴原虫和阿米巴包囊。

四、辨证要点

局部灼热痒痛、肿物、溃疡为本病的主要证候。本病初期常不易察觉，当肿物发展到一定程度，且并发感染时，则出现局部瘙痒感、烧灼感、疼痛、阴茎溃烂、恶臭分泌物。晚期有局部灼痛和排尿疼痛，但一般无排尿困难。有时见局部或尿道出血，血量不多。晚期可见全身症状，如消瘦、贫血、无力、食欲不振及恶病质。

阴茎癌的病位在宗筋；脏腑在肝、肾；病因为痰浊、湿热、火毒。其基本病机为痰浊、湿热、火毒下犯肝肾，壅遏宗筋。病势特点为发病缓慢，但预后不良。临床可分为初期、中期、后期。初期多为肝郁痰凝；中期多属肝经湿热，或阴虚火旺；后期则见气血双亏，最后可累及诸脏，病势凶险,导致阴阳衰竭。

五、临床分型

1.肝经湿热

主症:阴茎肿瘤,竖肉肿硬,逐渐增大,局部肿胀疼痛或灼痛,或伴溃疡,渗水渗血或流脓,腐臭难闻,兼见急躁易怒,胸胁掣痛,烦热失眠,纳呆嗳气,口干口苦,尿黄便秘,舌红。若湿重于热,苔腻微黄;热重于湿,苔黄腻,小便短赤,脉濡数、滑数,或弦滑。

证候分析:本型多发生于发病较早期或中期。多因情志抑郁或暴怒伤肝,肝失条达,疏泄不利,气机阻滞,血行瘀阻,瘀久化热,脾失健运,水湿内停,湿热乃成;又或过食膏粱厚味,或房事劳伤,或湿邪内郁化热,湿热之气下注厥阴肝经,流滞阴部,凝滞气机,出现阴茎局部症状,若湿热壅结,气滞水停,肝脾两伤,病及血分,湿热与瘀交阻,则出现患处疼痛,纳呆嗳气,口干口苦,尿黄便秘,舌红苔黄腻等表现。

治法:清利湿热,解毒散结。

方药:龙胆泻肝汤(《兰室秘藏》)加味。

龙胆草9g,黄芩12g,栀子12g,黄柏9g,泽泻10g,木通10g,车前子12g,半枝莲15g,当归9g,生地10g,夏枯草12g,山豆根6g,柴胡12g,甘草5g。

方中以龙胆草清肝经湿热为君药;辅以黄芩、栀子、黄柏苦寒泻火,助龙胆草以加强清利肝经湿热之力,泽泻、木通、车前子、半枝莲引导湿热由小便而出,助龙胆草以清利湿热,肝藏血,肝经有热毒易伤阴血,故以当归补血活血,用生地以养血滋阴,夏枯草、山豆根清热解毒散结,共为臣药;柴胡引导诸药归入肝经,甘草调和诸药,是为使药。

病灶局部渗液流脓者,可加生薏苡仁、天花粉、败酱草清热排脓;局部出血者,可加小蓟草、仙鹤草止血;尿赤尿痛明显者,可加金钱草清热利尿。

2.肝肾阴虚

主症:阴茎龟头或包皮内板渐生竖肉,或见丘疹、湿疹或小疱、溃疡等病变,范围逐渐增大,疼痛不甚,伴见两颧潮红,头眩目涩,口燥咽干,五心烦热,少寐多梦,腰膝酸软或遗精盗汗,大便艰涩,舌红少苔或无苔,脉弦细或细数。

证候分析:多因禀赋不足,久病体虚,或房劳过度,筋脉失养所致。肝血与肾精相互资生,肝血充足,血可以化精;肾精充满,精亦可化血,故病理上肝阴不足与肾阴亏损常可同时出现。肝肾阴亏,不能制约肝阳,肝阳升发太过,亢逆于上,则出现头胀痛,面红赤,急躁易怒等肝阳上亢表现。肝肾阴虚不能上济于心,心阴亦亏,阴虚内热,扰乱心神,则可出现心烦不寐,多梦健忘,惊惕不安等症。肾为水火之宅,肾所寄之元阴元阳相互依存,相互制约,疾病在发展过程中亦相互影响,肝肾阴虚,阴损及阳,肾阳亦虚,温煦失职,气化无权,可见形寒肢冷,面色㿠白,腰膝酸冷,小便清长或遗尿,腰以下肿甚等症状,形成肾阴阳两虚之候。

治法:滋补肝肾,降火解毒。

方药:知柏地黄丸(《医宗金鉴》)和大补阴丸(《丹溪心法》)加减。

熟地12g,知母10g,黄柏10g,丹皮12g,夏枯草10g,半枝莲15g,玄参12g,龟甲12g,山药12g,山茱萸10g,茯苓12g,泽泻10g,麦冬12g,甘草6g。

方中熟地、山茱萸滋补肝肾共为君药,知母、黄柏、丹皮降火清热,夏枯草、半枝莲、玄参、龟甲清热解毒散结,山药、茯苓、泽泻、麦冬养阴生津清热以加强滋阴降火之力,诸药共为臣药;甘草调和诸药为佐使。

阴茎病灶局部红肿者,加蒲公英、土茯苓、败酱草清热解毒;局部出血者,加侧柏叶、旱莲草止血;疼痛明显者,加田七片活血止痛;咽干便秘者,加玄参、玉竹养阴生津。

3.气血亏虚

主症:阴茎肿瘤病程已久,局部病变或已控制,或仍呈破溃翻花、出血渗液之状,或见腹股沟等处淋巴结转移,形体消瘦,神疲乏力,少气懒言,食欲不振,面色无华,头晕眼花或心悸失眠,舌质淡,脉细弱。

证候分析:气血亏虚证常见于肿瘤的晚期。素有气虚或血虚者,尤易导致本证。随着肿瘤病情的进展,久病失养,以致脾胃受损,气血生化之源不足,症见神疲乏力,气短自汗,纳谷减少,头晕心悸,形瘦,舌淡苔薄,脉细弱。

治法:补气养血,解毒散结。

方药:八珍汤(《正体类要》)加味。

人参10g,熟地12g,茯苓12g,白术12g,当归10g,白芍10g,夏枯草15g,山豆根15g,甘草6g,川芎9g,生姜6片,大枣5枚。

方中以人参、熟地益气养血为君药;茯苓、白术健脾益气,当归、白芍养血和营,共为臣药;夏枯草、山豆根解毒散结,甘草和中益气,川芎活血行气,共为佐药;生姜、大枣调和脾胃,共为使药。

气虚较甚者,可加黄芪大补元气;血虚较甚者,可加鸡血藤、何首乌补血活血;心悸失眠者,可加柏子仁、酸枣仁养心安神。

六、辨病治疗

(一)内服药

1.常用中草药

(1)白花蛇舌草:微苦、甘,寒。清热解毒,利湿通淋。适用于肝经湿热及湿毒下注型。《广西中药志》:"治小儿疳积,毒蛇咬伤,癌肿。外治白疱疮、蛇癞疮。"煎服,15~60g。外用适量。

(2)土茯苓:甘、淡,平。主归肝、胃经。解毒除湿,通利关节。适用于肝经湿热及湿毒下注型患者。《本草拾遗》言其:"调中止泻。"《图经本草》言其:"敷疮毒。"《滇南本草》言其:"治五淋、白浊,兼治杨梅疮毒、丹毒。"《本草纲目》言其:"健脾胃,强筋骨,去风湿,利关节,止泄泻,治拘挛骨痛,恶疮痈肿,解汞粉、银朱毒。"《本草正》言其:"疗痈肿、喉痹,除周身寒湿恶疮。"《生草药性备要》言其:"消毒疮、疔疮,炙汁涂敷之,煲酒亦可。"内服15~30g,外用适量。

(3)半枝莲:辛,平。清热解毒,止血,散瘀止痛,行气利水。治吐血,《血,血淋,赤痢,黄疸,咽喉疼痛,肺痈,疔疮,瘰疬,疮毒,癌肿,跌打刀伤,蛇咬伤。内服,煎汤,0.5~1两(鲜品1~2两),或捣汁。外用捣敷。

(4)夏枯草:苦、辛,寒。清肝火,散郁结。《神农本草经》:"主寒热,瘰疬,鼠瘘,头疮,破癥,散瘿结气,脚肿湿痹。"煎服,10~15g,或熬膏服。

(5)黄柏:性苦寒。主归肾、膀胱、大肠经。清热燥湿,泻火解毒,退热除蒸。《神农本草经》列为上品,谓:"主五脏肠胃中结热,黄疸,肠痔;止泄痢,女子漏下赤白,阴伤蚀疮。"《名医别录》言其能:"疗惊气在皮间,肌肤热赤起,目热赤痛,口疮。"《药性论》又曰:"主男子阴萎。

治下血如鸡鸭肝片；及男子茎上疮，屑末敷之。"《本草拾遗》曰："主热疮疱起，虫疮，痢，下血，杀蛀虫；煎服主消渴。"《日华子本草》："安心除劳，治骨蒸，洗肝，明目，多泪，口干，心热，杀疳虫，治蛔心痛，疥癣，蜜炙治鼻洪，肠风，泻血，后分急热肿痛。"《用药心法》："治疮痛不可忍者。"《兰室秘藏》："泻冲脉之邪。治夏月气上冲咽不得息而喘息有音不得卧。"明清以来本草，逐渐总结了本品清热，燥湿，泻火，解毒，清虚热，坚阴治痿诸功效。现代对其炮制研究较多，影响化学成分含量较大。内服3～10g；或入丸、散剂。外用适量。清热燥湿解毒多生用；泻下焦火除蒸退热多盐水炙用；止血多炒炭用。本品大苦大寒，容易损伤胃气，故脾胃虚寒者忌用。

2. 常用中成药

(1)大补阴丸(《丹溪心法》)：主要药物组成为炒黄柏120g，知母(酒浸炒)120g，熟地(酒蒸)180g，龟甲(酥炙)180g。上药为末，炼蜜为丸，猪脊髓蒸熟，炼蜜为小丸，每服6～9g，早晚各服1次。用于初中期病人。

(2)知柏地黄丸(《医宗金鉴》)：由知母、黄柏、熟地、山茱萸、山药、丹皮、茯苓、泽泻组成。成人每次6g，口服，每天2～3次。有滋阴降火功效，适用于阴茎癌肝肾阴虚，虚火上炎而见骨蒸潮热、盗汗遗精、腰膝酸软、眩晕耳鸣等证候者。

(3)小金丹(《外科全证治生集》)：主要成分为白胶香45g，草乌45g，五灵脂45g，地龙45g，马钱子45g，乳香22.5g，没药22.5g，当归身22.5g，麝香9g，墨炭3.6g。各研细末，用精米粉和糊打千锤，待融合后，为丸如芡实大，每料约250丸左右。每服1丸，陈酒送下，每天2次。有破瘀通络，祛痰化湿，消肿止痛等功效。适用于阴茎癌。

(4)西黄丸(《外科证治全生集》)：主要成分为牛黄、乳香(醋制)、没药(醋制)、麝香。口服，每次3g，每日2次。主治痈疽疔疮、瘰疬、痰核、流注、癌肿等。本品主要由清热解毒、消肿止痛的中药组成，对阴茎癌辨证属热毒偏甚者皆可应用，不但可以缩小癌肿，而且可预防与治疗淋巴转移、疼痛等，无明显毒副作用。

(5)龙胆泻肝丸：由龙胆草、黄芩、黑山栀、柴胡、木通、甘草梢、生地、泽泻、车前子、当归组成。口服，每次9g，每日2～3次。现代药理研究表明，方中龙胆草、黄芩、柴胡等均有明显的抑癌作用，对提高动物的体液免疫和细胞免疫及镇痛镇静有效。适用于阴茎癌湿热较甚而见阴痒阴汗、糜烂、脓水淋漓者。

(6)岩舒注射液：主要成分为苦参等中草药。功效为抗癌镇痛、提高免疫功能。可缓解症状、减轻疼痛，提高生存质量。静脉内滴注：以本品12～20ml加入200ml生理盐水中滴入，每日1次，或以本品8～10ml加入100ml生理盐水中滴入，每日2次。滴入速度以每分钟40～60滴为宜。肌肉注射：每次2～4ml，每日2次。瘤体内注入：视瘤体大小而定，一般每次2～4ml，每周2次。疗程：全身用药以总量200ml为1个疗程，可连续使用2～4个疗程。

(二)外治法

1. 散、丹类

(1)红灵丹(《外科学》)：主要成分为雄黄、火硝、乳香、没药各18g，煅月石30g，青礞石、冰片各9g，朱砂60g，麝香3g。用法用量：除冰片麝香外，共研细末，最后加冰片及麝香，瓶装封固，不出气，备用。用时撒膏药或油膏上，敷贴患处。有活血止痛，消坚化痰的功效。适用于初、中期阴茎癌。

(2)新癀片、如意金黄散、紫金锭(即玉枢丹)：任选1种，适量，以利多卡因调成糊状，外涂敷患处,每日 1 次。用于阴茎头肿痛。已破溃禁用。

2.膏、饼类

生肌玉红膏(《外科医镜》):主要成分为白芷 15g,甘草 36g,当归身 60g,血竭 12g,轻粉 12g,白蜡 60g,紫草 60g,麻油 500g。用法用量:共将芷、草、归、紫四味入油浸 3 日,大勺内慢火熬至药枯,细绢滤清,复入勺内,熬至滚,下血竭化尽,次下白蜡亦化,先茶盅四个,预顿水中,将膏分倾四处,候片时方下研极细轻粉末,每份投入 3g 和匀。流脓时,先用甘草汤,甚者用猪蹄汤淋洗患处,软绢拭干,挑膏温化,遍搽腐上,外盖太乙膏,早晚洗换一二次,内服大补脾胃之药,以祛腐生肌,疮口自敛。此乃外科中收敛亡神方也。有祛腐生肌敛疮的功效。适用于阴茎癌溃烂,流脓臭秽者。

3.外洗类

阴茎癌外洗方(《中西医临床肿瘤》):主要成分为苦参 30g,蛇床子 30g,露蜂房 10g,半边莲 30g,黄药子 15g。用法:水煎外洗患处。有清热解毒,燥湿止痒的功效。适用于各型阴茎癌患者。

(三)针灸疗法

1.体针 主穴:三阴交、阴陵泉、膀胱俞、中极、三焦俞、肾俞。随症加减:邪毒内侵证加风池、少商;热毒蕴结证加商阳、曲池、大椎;阴茎肿痛加太冲、曲泉;脾虚气弱证加气海、足三里、脾俞;肝经湿热证加阳陵泉、胆俞、肝俞、内庭。肝肾阴虚证加命门、关元、八髎、太溪。用平补平泻法交替,每日 1 次,每次留针 30 分,或点刺放血。

2.耳针 取穴:膀胱、肾、交感、肾上腺。每次选 2~3 穴,中强刺激,留针 20~30 分钟。每日 1 次,10 次为 1 疗程。或用耳穴压丸法,2~3 天 1 次。

3.耳穴贴压 取穴:皮质下(脑)、肾上腺(下屏尖)、内分泌(屏间)。用王不留行按压在穴上,胶布固定,按压每个穴位,以耳廓发热为度。每日按 4~5 次,一般 3~4 日为 1 疗程。用于阴茎肿痛。

(梁冬梅)

第六节　睾丸肿瘤

一、病因病机

本病的发生内因为禀赋不足或脏腑虚损,外因为邪毒侵袭或碰撞留瘀而致。病位在睾丸,与肝、脾、肾关系密切。明·陈实功《外科正宗》曰:"夫囊痈者,乃阴虚湿热流注于囊,结而为肿……此症乃恼怒伤肝,阴虚湿热为患。"《医宗金鉴·肾囊痈》云:"肾囊红肿发为痈,寒热口干焮痛疼,肝肾湿热流注此,失治溃深露睾凶。"《华佗神医秘传·卷四》云:"本症(囊痈)由肝肾阴虚,湿热下注所致。"随着病情的发展,邪毒嚣张,证情险恶,病人多有进行性消瘦乃至恶病质的临床表现,出现气血两虚的证候。故本病多因先有脏腑功能失调或先天禀赋不足,而后为气血阴阳失调或外邪入侵而发病,病之初期未必正气俱虚,病久则多属本虚标实之证。

(一)肝郁痰瘀

《金匮钩玄·六郁》曰:"郁者,结聚而不得发越也。当升不得升,当降不得降,当变化者不得变化也。"《医学正传·郁证》记载:"气血冲和,百病不生,一有怫郁,百病生焉。其证有六:

曰气郁、曰湿郁、曰热郁、曰痰郁、曰血郁、曰食郁。"《丹溪心法》指出："人身诸病多生于郁。"肝气以疏为顺，如因情志不遂，郁怒忧思，均可引起肝气瘀滞。肝脏的气机郁而不得伸展、发泄，于是结聚而滞于体内，气滞不通，郁久化火，呈现肝经气郁化火之证，形成肝经郁热。热毒郁结甚者，加之正气虚弱，不能透毒外出，以致热毒结滞难化，积聚不去，久而久之，发为癌肿，生成本病。赵献可《医贯》中谓："七情内伤，郁而生痰。"肝郁气滞，气停则水停为痰，气滞则血留为瘀，可致痰瘀互结；或跌仆碰撞，损伤肾囊，造成局部气血流通受阻，而气滞血瘀，形成瘀血积聚，皆可导致瘀阻经脉，日久不散，酿生热毒，瘀毒互结，发为肿块而成本病。

（二）阴虚毒聚

肿瘤的发生与脏腑功能失调相关，肾为先天之本，肾气虚损则正气虚弱，肝郁化火，耗劫阴液，可引起阴虚，易致邪侵，客邪留滞而毒聚。毒是由外邪侵袭机体而来，或由痰、湿、瘀血等病理产物久积体内，经络、脏腑气机阻碍，郁而生热，毒由热所生。其机制主要有：①阳毒之邪侵入机体，与人身之阳相加而成热毒，同时阳毒之邪其性燔灼，易耗阴液，而出现热毒炽盛。②感受阴毒之邪抑遏机体之阳气，开始出现阴盛则寒的表现，由于气有温煦作用，被郁体内，则可因其积聚而由寒变热，病机也由阴盛转为阳盛，而成为热毒。③素体阴虚，或久病、重病伤阴或情志内伤，郁久化火，阴液耗损，虚火炽盛而生热毒。热与毒互结，内蕴机体导致癌肿发生。后天纵欲过度，耗损肝肾之阴，阴虚火旺，酿生热毒，炼液为痰，痰凝毒聚，均可发为本病。

（三）肾气不足

肾气不足多由先天禀赋不足、劳损过度、久病及肾等原因所引起。机体正气亏虚、脏腑经络功能紊乱失常，各种致病因素才能入侵而发生肿瘤。明代李中梓《医宗必读》曰："积之成者，正气不足，而后邪气踞之。"《黄帝内经》指出，人体秉性有刚柔、体格有强弱、属性有阴阳，强调了个体体质特征与疾病之间的关系。先天肾气不足，睾丸不降，隐于腹壁或腹中，谓之子隐。子隐是因先天不足所致，以阴囊一侧或双侧未触及睾丸为主要表现的男性前阴疾病。子隐致经脉壅滞，肝肾之阴不能下达，肾子失养，阴虚火旺，日久酿毒，发为本病。

总之，本病的发病有外因和内因两个方面，外因与外感温热邪毒及睾丸外伤有关，内因由肝肾不足及睾丸不降所致。总以肝肾不足为本。

二、诊断要点

1.局部肿块　睾丸肿瘤在早期症状不明显。其典型表现为无痛性的睾丸肿块，大小为数毫米至数厘米。多数表现为较广泛的睾丸疼痛、肿胀、变硬。患侧睾丸可光滑，但触摸时弹性消失，且由于患睾较为坚实而有沉重感；一般无明显压痛；肿瘤表面大多无结节，晚期可呈结节状，与阴囊粘连，甚至溃破；透光试验阴性、无波动感，少数晚期患者可并发积液或血肿而有波动感。感染性附睾炎和睾丸炎常伴发局部肿块。类似于睾丸扭转的急性睾丸痛很少见，一般提示为肿瘤内出血，肿块可在短时间内迅速肿大。睾丸肿块若在 2~4 周内不缩小或体征不恢复正常，应进行睾丸超声检查，其典型表现为睾丸内一个或多个分散的低回声团块或弥漫性病变伴微小钙化灶，后者常见于精原细胞瘤。隐睾的患者则多表现为逐渐增大的腹股沟或腹内区肿块，而同侧睾丸缺如。

2.局部不适　约半数患者常有睾丸下坠感，有时觉阴囊或下腹部、腹股沟有牵拉感，在跳跃、跑步时或劳累后明显。患者可有不同程度的疼痛。若发生瘤内出血、坏死或血管栓塞时，可表现为剧痛,类似急性睾丸炎或附睾炎之表现;睾丸肿瘤可并发鞘膜积水,使阴囊肿大,混淆诊断。以往采用穿刺抽液检查,现在多采用B超、CT检查,而无需穿刺,还能减少肿瘤污染机会。

3.胃肠道症状　部分病人主诉下腹部不适、食欲不佳、恶心等胃肠道症状。如出现腹部肿块,应考虑到睾丸肿瘤腹腔转移的可能性。

4.转移引起的症状　睾丸肿瘤常见腹股沟及腹膜后等处淋巴结转移。非精原细胞瘤转移的第一站,腹膜后淋巴结占90％。只有约10％的病人第一站转移灶是在常规的腹膜后淋巴结清扫区之外。睾丸肿瘤亦可经血行转移播散到肺、肝、骨骼、脑及腹腔其他脏器等处。大约有5％～10％的睾丸肿瘤以转移症状为初始症状。例如腹膜后淋巴结转移可以引起腹痛、背痛,骨骼转移会出现骨痛;锁骨上或腹股沟淋巴结转移会引起该处淋巴结肿大;腹内淋巴结转移灶压迫下腔静脉及乳糜池可引起下肢水肿或腹水;转移到眼眶内会引起视觉障碍;转移到肺部可出现咳嗽、咳血。转移引起的危急症状,多见于晚期患者,如肿瘤转移至腹膜后淋巴结,当肿物巨大时,可压迫肠道引起肠梗阻;纵隔淋巴结转移时可引起上腔静脉压迫综合征;颅脑转移则可出现头痛、呕吐等颅内压增高征或精神神经症状。

5.内分泌失调　睾丸肿瘤偶可引起诸如男性乳房发育、性早熟或女性化等内分泌失调的症状,多见于滋养叶细胞癌、间质细胞癌及胚胎性癌的患者。

6.不育　多见于自幼有双侧隐睾的睾丸肿瘤患者。

三、鉴别诊断

睾丸肿瘤常会被误诊,初次就诊误诊率可达25％,以致延误治疗,容易与睾丸肿瘤混淆的疾病主要有:

1.附睾结核　中医属"子痰"范畴,其主要侵犯附睾尾部,常伴输精管串珠样结节和肺内结核病变,抗结核治疗有效。

2.睾丸炎及附睾炎　中医属于"子痈"范畴。急性期睾丸肿大、触痛,睾丸疼痛明显,伴有发热。B超可见睾丸结构正常,有组织水肿。有流行性腮腺炎史,或其他感染史。慢性附睾炎一般无特殊症状,但肿块位于附睾头或尾部。睾丸炎及附睾炎经治疗后短期内可以缓解。

3.水疝(睾丸鞘膜积液)　本病透光试验阳性,容易与睾丸肿瘤鉴别。

4.睾丸积血　多发生于创伤后,睾丸因内有积血而肿大,其积血可逐渐吸收。

5.睾丸梅毒　中医属于"霉疮"、"疳疮"、"花柳病"等范畴。睾丸较小,肿块坚硬光滑,无明显沉重感,血清梅毒反应(康华反应)阳性。

6.精液囊肿　多位于附睾头部,囊内含有精子,青壮年多见,病史长,发病慢,体积小,透光试验阳性。

四、辨证要点

本病多以睾丸肿大、疼痛、转移症状为主要表现。后期可见饮食乏味,形瘦神疲等症。睾丸肿瘤病位在睾丸,与肝、脾、肾关系密切。病性属本虚标实。以先天肾气不足或后天阴阳失调为本,阴虚毒聚、经脉壅滞、瘀毒结聚、痰瘀互结或痰凝毒聚为标。在早期多属实证,病机主要表现为瘀血、痰核阻滞;中晚期或手术、放化疗后多属虚证或虚实夹杂之证。晚期,由于久病,以虚为主,表现为气血两虚。随着病情的变化,各证型之间可发生转变,亦可出现证型相互交错的情形,辨证施治时要灵活变通。《外科正宗》云:"初宜龙胆泻肝汤,稍久滋阴内托散,外敷如意金黄散……如肿痛日久……内服十全大补汤加山茱萸、丹皮、泽泻治之,间以六味地黄丸服之"。

五、临床分型

1.肝郁痰瘀

主症:抑郁或急躁易怒,睾丸肿硬胀痛或重坠,阴囊皮色青紫,甚或腹股沟或腹部结块,伴胁肋或少腹疼痛,心烦失眠,口干口苦,舌质紫暗或有瘀点瘀斑,苔薄黄或黄腻,脉弦滑或涩。

证候分析:肝郁痰瘀证可因七情内伤,肝气郁结,郁久化热,气郁痰凝,气滞血瘀,痰热瘀互结而出现;也可见于跌仆碰撞,损伤肾囊,局部气血流通受阻,气滞血瘀,瘀血内结者。肝郁则抑郁,急躁易怒,胁肋胀满,口苦干,脉弦;痰滞可见睾丸肿硬胀痛或重坠感,苔腻脉滑;血瘀可致阴囊皮色青紫,少腹疼痛。舌质紫暗或有瘀点瘀斑,脉涩。本型多为早期症状。

治法:清肝解毒,除痰散结。

方药:龙胆泻肝汤(《兰室秘藏》)合少腹逐瘀汤(《医林改错》)加减。

龙胆草9g,黄芩10g,栀子12g,柴胡12g,当归10g,小茴香10g,没药9g,蒲黄10g,五灵脂10g,夏枯草15g,昆布15g,白花蛇舌草30g,海藻15g。

以龙胆泻肝汤清热利湿,少腹逐瘀汤化瘀散结。其中龙胆草清肝泻热;黄芩、栀子、白花蛇舌草清热解毒以加强龙胆草清肝之力;柴胡疏肝泻热;当归养血益阴以防肝经热毒耗血伤阴;小茴香温经止痛;没药、蒲黄、灵脂活血祛瘀,散结止痛,其中蒲黄生用,重在活血祛瘀,五灵脂用炒,重在止痛而不损胃气;夏枯草、海藻、昆布软坚散结。

疼痛较甚者,可加徐长卿、青皮行气散结或制乌药、田七活血止痛;心烦失眠者,加丹参、莲子心养心安神;腹胀便秘者,可加大黄、芒硝泻下通便;腹股沟或腹部结块者,加三棱、莪术破气散结。

2.阴虚毒聚

主症:有外感温毒史或隐睾史,睾丸逐渐增大,质地变硬,有下坠感或疼痛感,可伴午后低热、腰背酸软、失眠多梦、口干咽燥等症,小便黄,大便干,舌质红,苔薄黄或少苔,脉细数或弦细。

证候分析:素体阴虚,加之感受温毒之邪,耗损肝肾之阴,阴虚火旺,酿生热毒,炼液为痰,痰凝毒聚,发为本病。阴虚生内热,故见午后低热,失眠多梦,小便黄,大便干;腰背酸软,舌红少苔,脉细数为阴虚之象。

治法:滋阴清热,解毒散结。

方药:六味地黄汤(《小儿药证直诀》)合滋阴内托散(《外科正宗》)加减。

生地20g,山药12g,山茱萸10g,泽泻10g,丹皮10g,茯苓12g,白芍12g,川芎9g,当归12g,皂角刺12g,蚤休10g,半枝莲15g,夏枯草15g。

方中以六味地黄汤滋阴清热为主;辅以蚤休、半枝莲、夏枯草清热解毒,白芍、川芎、当归、皂角刺和营活血散结。诸药合用,共奏滋阴清热,解毒散结之效。

睾丸疼痛者,可加延胡索、青皮行气止痛;虚火甚者,可加知母、黄柏清凉泻火;腰膝酸软者,可加牛膝、川断滋补肝肾;口干便秘者,加玄参、玉竹养阴生津。

3.气血两虚

主症:睾丸肿大,质地坚硬,表面凹凸不平,面色苍白或萎黄,神疲乏力,气短懒言,心悸怔忡,食欲不振,舌质淡黯,苔薄白,脉细无力。

证候分析:此型多见于病久失养或经多次放化疗后未及调养者。病程日久,气虚无力推动,见神疲乏力,气短懒言,心译怔忡;血虚不能濡养,见面色苍白或萎黄,食欲不振;舌质淡,苔薄白,脉细无力,为气血俱虚之象。

治法:益气补血,滋补肝肾。

方药:八珍汤(《正体类要》)加味。

党参 20g,熟地 20g,白术 15g,茯苓 15g,当归 10g,白芍 15g,川芎 10g,炙甘草 6g,半枝莲 30g,肿节风 30g。

方中以党参、熟地益气养血,滋补肝肾为君药;白术、茯苓健脾渗湿,协党参益气补脾,当归、白芍养血和营,助熟地补益阴血共为臣药;川芎活血行气,使之补而不滞,为其佐,炙甘草益气和中,调和诸药,为使药。加用半枝莲清解热毒,肿节风通络散结。

乏力气短较甚者,可加黄芪,用生晒参易党参,增强补气之功;心悸较甚者,可加酸枣仁、柏子仁养血补心;食欲不振较甚者,加山楂、鸡内金健脾消食。

六、辨病治疗

(一)内服药

1. 常用中草药

(1)海藻:咸,寒。主归肝、肾经。消痰软坚,利水消肿。《神农本草经》将该药列于中品,谓其主治"瘿瘤结气,散颈下硬核,痈肿癥瘕坚气,腹中上下鸣,下十二种水肿"。隋唐时代《药性论》谓其"治气痰结满,疗疝气下坠,疼痛核肿,去腹中雷鸣,幽幽作声"。到明代《本草蒙筌》谓其"治项间瘰疬,消颈下瘿囊,利水道,通癃闭成淋,泻水气,除胀满作肿",较早指出其确切的病变部位。本品味咸寒,有软坚散结之功能,常用于痰气胶结凝聚成块性病变。配橘核、昆布、川楝子等,如《济生方》橘核丸治疗睾丸肿痛。煎服 12~15g;浸酒或入丸、散剂适量。传统认为反甘草。但临床也有配伍同用者。脾胃虚寒蕴湿者慎用。

(2)昆布:咸,寒。主归肝、肾经。消痰软坚,利水消肿。《名医别录》将该药列于中品,谓其"主十二种水肿,瘿瘤聚结气,瘘疮"。《药性论》:"利水道,去面肿,去恶疮鼠瘘。"《玉楸药解》谓其"泄水去湿,破积软坚","清热利水,治气臌水胀,瘰疬瘿瘤,·疝恶疮,与海藻、海带同功"。昆布有咸寒之性味,咸能软坚,瘿瘤瘰疬可软化消散,寒能清热,其性滑利,故能清化热痰,可治由热蒸凝聚之痰块。李东垣云:"瘿坚如石者,非此不除。"正奏咸能"软坚"之功也。常配海藻、贝母等以增软坚散结之功,如《医宗金鉴》海藻玉壶汤和《古今医鉴》消瘿玉海丸。配橘核、海藻、川楝子等以消散肿痛,如《济生方》橘核丸治疗睾丸肿痛。昆布热水提取物对 S_{180} 肿瘤具明显的抗肿瘤活性。褐藻酸钠及褐藻淀粉能促进巨噬细胞的吞噬功能,对抗环磷酰胺引起的白细胞下降及 $^{60}Co\gamma$ 射线辐射损伤,并能增强体液免疫功能,同时褐藻酸钠及褐藻淀粉 40g/ml 可以促进淋巴细胞的转化。煎服 12~15g;或入丸、散剂。脾胃虚寒者慎用。

(3)雄黄:辛、苦,温,有毒。入心、肝、胃经。《名医别录》:"治鼻中瘜肉,积聚、癖气,中恶腹痛。"《本草纲目》:"治疟疾寒热,伏暑泄痢,酒饮成癖,惊痫,头风眩晕,化腹中瘀血,杀劳虫疳虫。"功效主治:燥湿祛风,杀虫解毒。治疗蕴毒癥积,湿毒郁于肌肤的皮肤癌、子宫颈癌、睾丸肿瘤、阴茎癌等。治疗疥癣秃疮,丹毒痈疽,缠腰蛇丹,蛇虫咬伤等。用量用法:内服入丸、散 0.3～0.6g,外用适量。

(4)蟾蜍:甘、辛,温,有毒。入胃、胆经。《本草汇言》:"能化解一切瘀郁壅滞诸疾,如积毒、积块、积胀、内疔痈肿之症。"《本草正》:"消癖气积聚,破坚瘕肿胀。"《随息居饮食谱》:"清热杀虫,消疳化毒,平惊散癖,行湿除黄"。功效主治:解毒消肿,强心止痛。治疗瘀毒壅滞的消化道恶性肿瘤、泌尿系恶性肿瘤及睾丸肿瘤。治疗疔疮瘰疬,痈疽发背,慢性骨髓炎,咽喉肿痛,小儿疳积,心衰,牙痛等。用量用法:内服 10～30g,水煎服。或入丸、散剂,3～6g,焙干研粉吞服。

(5)茴香:辛,温。入肾、膀胱、胃经。《本草述》:"疗积聚,虚劳腹痛种种诸症。"《本草品汇精要》曰:"主一切冷气及诸疝疔痛。"《日华子诸家本草》:"治干湿脚气并肾劳·疝气,开胃下食,治膀胱痛,阴疼。"功效主治:温肾散寒,和胃理气。治疗寒气凝滞,水湿不化,痰湿结聚的睾丸肿瘤、盆腔肿瘤及直肠癌。治疗阴寒腹痛,疝气疼痛,妇科的少腹冷痛等。治疗肾虚腰痛,胃痛呕吐,干湿脚气。用量用法:3～15g,水煎服。

(6)夏枯草:辛、苦,寒。主归肝、胆经。清肝明目,消肿散结。夏枯草辛开苦降,性寒,可起到疏肝解郁,散结消肿,清热泻火的作用,故为"大治瘰疬,散结气"(《神农本草经》)之品,并谓之"主寒热,瘰疬,鼠瘘,头疮,破癥,散瘿结气,脚肿湿痹"。《滇南本草》谓能"祛肝风"、"行肝气"、"散瘰疬,周身结核"。内服用量是 12～15g,外用适量。历代文献内服量有多达 60g(干品)或 90g(鲜品)者。本品苦寒伤阳,脾胃亏虚者宜慎用。

(7)莪术:辛、苦,温。主归肝、脾经。《图经本草》指明本品为治积聚、妇科疾病之常用药,称:"医家治积聚诸气为最要之药……妇人药中亦多使。"王好古称其更擅"通肝经聚血"。利用莪术之破血消癥、化积功能,治疗肿瘤,越来越受到重视,现代药理学也证明莪术具有很强的抗癌活性。临床可配方,也可制成油丸、栓剂、注射剂,口服、外用,取得了可喜的成果。煎服 10～15g;或入丸、散剂。破血祛瘀宜醋炒,行气止痛多生用。外用适量,捣敷。莪术为破削之品,有耗气伤血之弊,中病即止,不宜过量、久服。月经过多者、孕妇忌服。气血两虚、脾胃虚弱无积滞者亦忌服。若体虚而有癥瘕积聚,非用本品不可者,须佐参芪术之类补气健胃,攻补同施,邪去正气不伤。正如黄凯钧所言:"虚人服之积未去而真已耗,须兼参术,庶几焉耳。"(《药笼小品》)。

2. 常用中成药

(1)茴香橘核丸(《济生方》):主要药物组成为茴香(盐制)、橘核(盐制)、肉桂、荜茇、乌药、桃仁、昆布、海藻、关木通等。全药共奏温经止痛,疏肝散结之功效。对于睾丸癌表现为烦躁、胁肋疼痛、小腹疼痛、阴囊坠胀、睾丸肿大坚硬者较为适宜。本药为水丸剂,每次 9g,口服,每日 2 次,空腹时温服或淡盐汤送服。

(2)西黄丸(《外科证治全生集》):主要成分为牛黄、麝香、乳香(醋制)、没药(醋制)。用法用量:每次 1 丸(9g),每日 2 次。有清热解毒,和营消肿的功效。适用于睾丸肿瘤辨证偏热者。

(3)小金丹(《外科证治全生集》):主要成分为白胶香 45g,草乌 45g,五灵脂 45g,地龙 45g,马钱子(制)45g,乳香(去油)22.5g,没药(去油)22.5g,当归身 22.5g,麝香 9g,墨炭 3.6g。各研细末,用糯米粉和糊打千锤,待融合后,为丸如芡实大,每料约 250 丸左右。每服 1 丸,陈酒送下,每日 2 次。有破瘀通络,祛痰化湿,消肿止痛等功效。可用于睾丸肿瘤。本方药力猛峻,唯体实者相宜,正虚者宜慎用。

(4)平消片:主要成分为郁金、马钱子粉、仙鹤草、五灵脂、白矾、硝石、干漆(制)、枳壳(炒)。功效为活血化瘀,止痛散结,清热解毒,扶正祛邪。对肿瘤具有一定的缓解症状、缩小瘤体、抑制瘤体生长、提高人体免疫力、延长患者生命的作用。用法用量:口服,每日3次,每次4～8片。

(二)外治法

1.如意金黄散(《外科正宗》) 主要成分为天花粉120g,黄柏、大黄、姜黄、白芷各90g,厚朴、陈皮、甘草、苍术、天南星各24g。各药切成薄片,晒极干燥,各研极细净末,每样称准合和再研,瓷器收藏,勿令泄气。适用于睾丸肿瘤,红赤肿痛、发热坠重而未成脓者,用葱汤同蜜调敷,夏月温热红肿甚者改用温茶汤同蜜调敷。

2.睾丸肿瘤外敷方(《肿瘤科专病中医临床诊治》) 组成:刺猬皮15g,血竭30g,红花30g,生乳香10g,阿魏10g,桃仁30g,生没药30g,冰片6g。主治:各期睾丸肿瘤。无表皮破损或溃烂者,症见睾丸红肿硬结,拘急疼痛等气滞血瘀症状。用法:上药共研细末,用酒、醋各半调成稠糊状,敷于病变相应体表处,每日换药1次,7～10天为1疗程,用3～5个疗程。

(三)针灸

睾丸肿瘤取穴以足厥阴肝经为主,可配合脾、肾经穴位。睾丸坠胀不适者,可选用太行间、曲泉、气冲、阴谷、横骨等;急性睾丸疼痛者,可选用太冲、阴廉、急脉、交信、横骨、五里、中封等,配合耳针:睾丸、肝、肾、脑、神门等;内分泌失调男性乳房肥大、性早熟或女性化者,可选用太冲、太溪、曲泉、气穴、照海等,配合耳针:内分泌、肾、脾、睾丸等。

(梁冬梅)

第十五章　肿瘤核医学

第一节　肿瘤核素显像的基本机制

核素肿瘤显像是建立在肿瘤的分子生物学行为及病理生理改变基础上的,肿瘤组织与正常组织,良性肿瘤与恶性肿瘤之间的血供、代谢、生化及病理生理等改变并不相同,使某些放射性核素及核素标记物在这些部位的摄取、分布、滞留和排泄产生差异。通过核医学显像仪器成像可分辨以上的差异,从而对肿瘤的诊断、鉴别诊断和分期提供有用的信息。大多数放射性核素及标记物在肿瘤中的摄取浓聚往往不能以单一机制来加以阐述,而是多因素的,部分机制目前尚不清楚。综合起来主要有以下几个方面。

一、细胞生物化学和代谢特点

这是大多数肿瘤核素显像的主要机制,如肿瘤组织摄取^{67}Ga-枸橼酸盐、^{201}TlCl、^{99m}Tc-MIBI、^{99m}Tc-(V)DMSA、^{99m}Tc-葡萄糖等显像剂。骨转移瘤一旦发生,一方面局部血流立即增加,一方面局部骨组织受到转移瘤的刺激或破坏而产生反应性的成骨过程,这两种情况皆可使骨显像剂在局部明显聚集而显影。这些过程发生在很早期,故骨显像可以较X线检查提前3~12个月作出骨转移瘤的诊断,是现在最常用和有效的核医学检查方法之一;再如恶性肿瘤细胞的糖代谢特征是糖的无氧酵解增强,对糖的消耗特别大,因此利用^{18}F-脱氧葡萄糖(^{18}F-FDG)显像可以评价肿瘤的糖代谢状况并广泛应用于多种肿瘤,是目前肿瘤诊断、疗效评价、监测复发最常用的方法之一。

二、血流特点

肿瘤组织细胞的改变中常伴有血管增生改变及血流异常,肿瘤组织一般血供丰富,可以摄取聚集较正常组织或一些良性疾病更多的放射性核素及标记物。如进行肝血流灌注显像常可通过显示肝癌的肝动脉灌注特点并血流丰富的特点而显示出瘤体,可以与以肝门静脉灌注为主或动脉灌注量较低的良性肿瘤相鉴别。脑瘤术后或放疗后复发病灶经常血流增加,故rCBF显像皆显示阳性,以此与rCBF不丰富的瘢痕和水肿等相鉴别。

三、特殊抗原

在肿瘤的发生发展过程中因免疫作用会产生特异性抗原及相关抗原,以放射性核素标记相应抗体,利用肿瘤的免疫反应来探测肿瘤。基于抗原抗体免疫反应的放射性核素显像称为放射免疫显像(radioimmunoimaging,RII),不仅可以用于良性疾病的诊断(如心肌梗死、静脉血栓形成、炎症等),也可用于肿瘤显像,有很高的特异性,是当今核医学的热点之一。

四、受体结合

一些肿瘤细胞常保留和正常细胞相同的受体,接受相应激素的调节,还有一些肿瘤常有某些受体的过度表达。肿瘤受体显像所涉及的肿瘤,有相当一部分属于神经内分泌肿瘤。由于[131]I—MIBG可以与肾上腺素能受体相结合，[131]I—MIBG可以显示分泌儿茶酚胺的多种神经内分泌肿瘤，如嗜铬细胞瘤及恶性嗜铬细胞瘤的转移灶、神经母细胞瘤及其转移灶、副神经节瘤、甲状腺髓样癌、多发性黏膜神经瘤、类癌瘤等。另外生长抑素（somatostatin）受体显像、血管活性肠肽受体显像等均能在活体内从受体分子水平来研究肿瘤生物学，对肿瘤病因学探讨、早期诊断和指导治疗等方面具有重要的意义。

五、基因表达异常

癌基因的激活和抑癌基因的失活是肿瘤发生的分子生物学基础，已知许多癌基因在肿瘤中有过度表达，染色体畸变可产生畸变基因。利用放射性核素标记的反义核酸作为显像剂可以进行肿瘤基因显像，在分子水平早期定性诊断肿瘤，是目前研究的重点。

六、血—脑屏障破坏、组织结构异常等

如脑瘤使局部血—脑屏障破坏导致一些不能进入正常脑组织的显像剂可以进入该处而显像；肝细胞肝癌和肝腺瘤（癌）的瘤细胞分化较好，可以摄取少量肝胆显像剂（如[99m]Tc—PMT、[99m]Tc—EHIDA等），但癌细胞巢内无胆小管或有胆小管而不与正常胆道系统相通，故摄入的显像剂不能排出，当正常肝脏排出了显像剂后只剩下积聚在肿瘤处的显像剂仍使之显影。

七、肿瘤占位、肿瘤生长导致血流、淋巴或管道受阻等间接影响

使相应脏器或邻近组织对放射性核素及显像剂的摄取减少或无摄取，放射性分布可出现稀疏、缺损样改变，同样对肿瘤的诊断提供信息。

总之，核素肿瘤显像不仅提供了肿瘤的位置、形态、大小等解剖学资料，更重要的是提供了肿瘤组织本身及局部组织器官的功能变化资料，反映了血流量和代谢变化。这些信息对肿瘤的定位诊断、鉴别诊断、临床分期、疗效判断和随访观察都有很大价值。

（王治国）

第二节　常用的肿瘤核素显像

一、[201]Tl 肿瘤显像

氯化亚铊（thallous—201 chloride，[201]TlCl）中[201]Tl的生物特性类似钾离子，在存活肿瘤细胞膜上$Na^+ - K^+ - ATP$酶的主动转运下进入细胞，反映代谢程度，可间接定性肿瘤，主要用于甲状腺、乳腺、脑和软组织等肿瘤的定性、预后、疗效判断和复发鉴别。甲状腺肿瘤术后随访的患者无需停服甲状腺激素就可直接显像。一些良性肿瘤除囊肿外也有放射性分布，应注意鉴别。

二、[99m]Tc—MIBI 肿瘤显像

[99m]Tc—甲氧基异丁基异腈（[99m]Tc—MIBI）属亲脂分子，因带正电荷、与线粒体内膜之间形成电位差而进入细胞，其中90%进入线粒体。存在多药耐药（MDR）现象的肿瘤可因细胞膜

上 P 糖蛋白(P-GP)等因素的作用而快速清除放射性。主要用于乳腺、肺、甲状腺、甲状旁腺、软组织及脑等部位的肿瘤辅助定性、分级、分期、定位、疗效分析和多药耐药分析。

1. ^{99m}Tc-MIBI 乳癌显像可补充乳腺摄片和其他检查手段的不足,已被公认在提高乳癌诊断特异性、改善灵敏度方面起到极其重要的作用。①能发现和定性年轻女性致密乳房、结构不良以及穿刺或感染后存在瘢痕时乳房内的病灶;②能用于携带乳癌基因、有强烈乳癌家族史、乳腺穿刺曾有过度增生表现、有乳房大块切除加放疗或因其他放疗使乳腺遭到辐射的高危患者的筛检、随访;③能评价炎性乳癌的化疗反应;④能随访术后残留乳房;⑤能探测腋窝和内乳淋巴结转移。

2. ^{99m}Tc-MIBI　①用于甲状腺激素、抗甲状腺药物或含碘食、药物服用者及 CT 造影检查后甲状腺摄锝或碘减少、形态不清者;②显示囊肿以外的各种甲状腺良恶性肿瘤;③可替代 TSH 兴奋试验确诊功能自主性腺瘤;④可显示胸骨后肿块与甲状腺的关系,确定性质。

3. ^{99m}Tc-MIBI 在肺部肿块的定性、反映脑瘤活力、定位甲状旁腺肿瘤、寻找甲状旁腺癌转移灶以及确定骨和软组织肿瘤的疗效评价方面发挥重要的作用。

三、$^{99m}Tc(V)$-DMSA 肿瘤显像

五价锝[^{99m}Tc]二巯基丁二酸(pentavalent technetium-99 m dimercaptosuccini cacid, $^{99m}Tc(V)$-DMSA)被肿瘤细胞浓集的机制可能与类似磷酸根(PO_4^{3-})的锝酸根(TcO^{3-})参与细胞磷酸代谢有关。主要用于甲状腺髓样癌病灶定性、定位与复发;定位恶性及某些良性软组织肿瘤、甲状腺以外的头颈部肿瘤和肺部肿块等的辅助定性与定位。

四、^{67}Ga 肿瘤显像

^{67}Ga 的生物特性类似 Fe^{3+},静脉注射后主要与血浆中的转铁蛋白及铁蛋白、乳铁蛋白结合,经转铁蛋白受体作用进入细胞。在肿瘤部位浓集与病灶血供增加、血管渗透性增强、白细胞趋化、组织 pH 值降低、细胞增殖快和分化差有关。主要应用于淋巴瘤辅助分期、预测治疗反应、评价疗效、诊断残留和复发。淋巴瘤是一种极其复杂的恶性肿瘤,治疗前应常规进行本显像。如病灶明显摄取则可用于该患者疗效监测与随访,同时对青少年治疗前的分期和预后判断有帮助。治疗期间,放射性摄取较前减少时,不论肿块是否缩小,都表明瘤细胞活性减退,治疗正确,预后良好。此外也用于肺癌辅助诊断和恶性黑色素瘤辅助分期、术后随访;恶性胸膜间皮瘤、肝癌辅助诊断;肿瘤与结节病鉴别诊断等。

五、肿瘤乏氧显像

乏氧细胞摄取硝基咪唑类乏氧显像剂的机制尚不完全清楚,可能与显像剂进入胞液后,有效基团($-NO_2$)因缺氧而进一步还原,与胞内物质形成不可逆结合物,或形成低渗透力的极性还原代谢物停留在细胞内。在含氧正常的细胞中,被还原的基团可因重新氧化而向胞外扩散,不发生代谢捕获现象。主要用于恶性肿瘤乏氧程度和部位,判断恶性程度和预后,优化治疗计划。目前有硝基咪唑类和非硝基咪唑类二种显像剂,如氟[^{18}F]氟化硝基咪唑(^{18}F-fluoromisonidazole, ^{18}F-MISO)、碘[^{123}I]糖基碘氮霉素(^{123}I-iodoazomycin arabinoside, ^{123}I-IAZA),后者有 ^{99m}Tc-HL91(^{99m}Tc-4,9-diaza-3,3,10,10-tetramethyldodecan-2,11-dionedioxime,又称 ^{99m}Tc-BnAO)。

乏氧肿瘤细胞的存在是放疗和某些化疗失败或致肿瘤复发的重要原因,其含量与肿块大小无明显关系,其分布与部位、组织学类型也无明确相关,因此对乏氧细胞群的定位与定量具重要的临床意义。用氧电极插入肿瘤内测量毛细血管间距和磁共振等直接或间接测量乏氧程度的方法在临床上较难常规应用。乏氧显像具有非侵入性和简便易行的特点,已越来越受到人们的重视。

六、肿瘤受体显像

受体显像(receptor imaging)是利用放射性核素标记的受体配体与靶组织高亲和力特异受体蛋白相结合的原理,显示体内受体空间分布、密度与亲和力的一种方法。本方法的优点是高特异性和高灵敏性。肿瘤受体显像就是利用放射性核素标记的配体,与存在于相关肿瘤的特异性受体相结合而使肿瘤得以显像的一种方法,鉴于诊断的灵敏性和特异性高,是肿瘤诊断的重要发展方向和新技术之一,并为今后肿瘤受体介导靶向治疗奠定了基础。目前研究的热点是生长抑素受体(somatostatin receptor,SSTR)显像。应用生长抑素类似物(SSA)进行放射性标记,如^{99m}Tc 标记的奥曲肽(^{99m}Tc−Octreotide),^{99m}Tc 标记的德普肽(^{99m}Tc−depreotide)。Octreotide 是一种 8 肽 SSA,与天然 SST 相似,但作用较天然 SST 单一持久,且易于被放射性核素标记。最早用来标记 octreotide 的放射性核素是^{125}I,随后应用^{111}In 进行标记。目前^{111}In 标记的 octreotide 已经用于临床神经内分泌肿瘤显像。近年来国际上有关^{99m}Tc 标记的新型 SSA 即^{99m}Tc−depreotide 的肿瘤放射性受体显像的研究已成为热点。此外还有其他多种受体显像剂如^{131}I−MIBG、^{111}In−PTT 等。主要用于非小细胞肺癌(NSCLC)、成神经细胞瘤、甲状腺髓样癌、副神经节瘤以及内分泌、胃、肠、胰腺肿瘤、Merkel 细胞瘤和功能性垂体瘤等。

七、放射免疫显像

放射免疫显像(Radioimmunoimaging,RII)以放射性核素标记某特异性抗体作为显像剂,引入体内后通过抗体与抗原的免疫反应而特异地浓聚在富含相应抗原成分的病灶部位,用 γ 相机或 SPECT 进行平面或断层显像,从而达到特异性显像诊断的目的。用于 RII 的核素主要有^{99m}Tc、^{111}In、^{123}I 和^{131}I,其中以^{99m}Tc 和^{111}In 较为理想。抗体有多克隆抗体、单克隆抗体和单克隆抗体 F(ab')2 片段,尤其 F(ab')2 片段、人−鼠嵌合抗体、CDR 移植抗体等,分子质量小、血液清除快、非特异性结合少及鼠源性单抗人体应用后产生的人抗鼠抗体(HAMA)反应小,更适合 RII。临床主要应用于多种肿瘤的诊断,对肿瘤的定性、定位显示原发灶、全身转移灶、复发灶以及肿瘤残留灶等均有较大的价值。

(王治国)

第三节　肿痛比较影像学

肿瘤和炎症在病变性质,病变的转归以及临床治疗策略上存在巨大的差异,同时两者在影像学表现上又存在较多的相似之处,因此肿瘤和炎症的诊断和鉴别诊断一直是影像诊断的重点和难点。各种影像技术因为成像介质的不同导致了所揭示的病变信息不同,在影像诊断中如何根据实际情况选择合适的影像检查手段成为比较影像学研究的热点。以下就不同的影像技术在肿瘤和炎症鉴别中的应用作一简介。

一、CT 的应用

CT 诊断肿瘤和炎症主要依靠形态学表现,肿瘤组织因为浸润性过度生长的特点,CT 上常表现为边缘毛糙而边界较锐利的软组织肿块影;炎症病灶由于其形成是血管渗出及炎细胞浸润,病灶和正常组织之间是逐渐过度的,常没有明确的病灶边缘。这些形态学特点有助于区分大部分肺内肿瘤和炎症。但这些特征不是特异的,如肿块性肺炎的 CT 表现就很像肺癌,肿块型胰腺炎 CT 表现很像胰头癌甚至无法区分,静脉注入对比剂后动态增强扫描能反映病变的血流灌注情况对病灶的定性有一定的帮助。有些病变因为有特征性的钙化而得以明确诊断如肺结核瘤边缘的环形钙化或瘤灶内粗大的钙化,有的病变因为出现了极低密度的脂肪影而获得确诊如肾脏错构瘤、盆腔及纵隔内的畸胎瘤等。因此在怀疑这些疾病时可以选用 CT 作为辅助诊断工具。

二、MRI 的应用

MRI 区别于 CT 的是只反映了组织密度这一组织特性,MRI 可以多参数成像如 T_1WI、T_2WI、PWI 等,能反应组织的脂肪含量、水含量及质子密度分布,更全面揭示病变的组成成分,对一些组成特异的病灶具有高度的敏感性和特异性,如黑色素瘤、脂肪瘤、畸胎瘤、血肿等。同时磁共振成像特有的血管流空效应对血管性病变具有定性价值,颅内的血管畸形经 MRI 平扫基本就能定性诊断。随着新的扫描序列和成像技术的开发如磁共振弥散成像(DWI)及波谱分析(MRS),这样磁共振成像在肿瘤疾病的诊断及鉴别诊断中将发挥越来越重要的作用(图 15－1、15－2)。但任何事物总是两面性的,MRI 也存在一些固有的不足,首先对钙化及骨化的组织不敏感,对骨皮质的显示及病灶特征性钙化的显示很差;其次因为存在磁化率伪影的干扰及空间分辨力偏低对肺的显示效果较差远不如 CT。MRI 在很大程度上和 CT 有着互补性,在临床应用中可以选择性应用,也可根据情况联合应用。

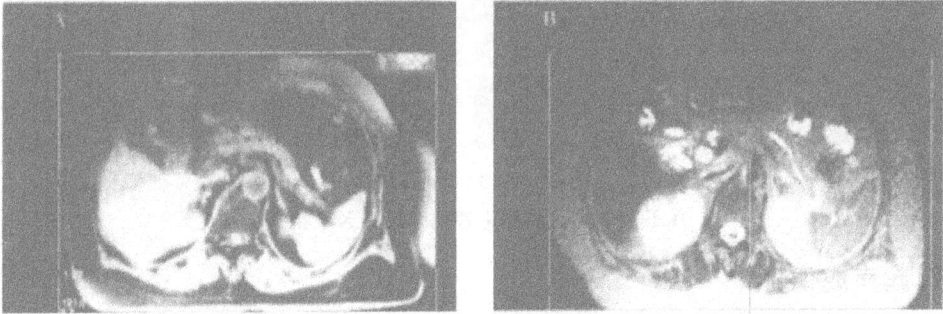

图 15－1 胰头癌
A. MRI T_1WI;B. T_2WI 图像

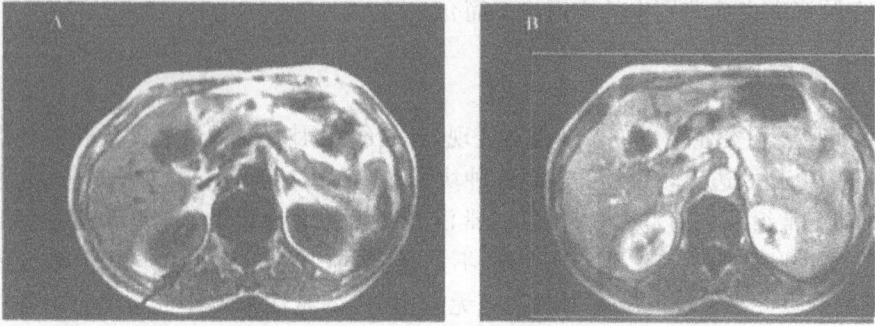

图 15—2　肝脏左内叶胆管细胞癌。

A. 平扫 T_1WI,显示肝脏左内叶病灶为长 T_1 信号;B. MRI 增强后图像,显示病灶囊壁强化且厚薄不均病变需要和肝脓肿鉴别

三、X 线摄影的应用

常规 X 线摄像的特点是方便、低成本及高的空间分辨力,在有天然良好密度对比的脏器应用中仍有一定的优势,如胸部 X 线在常规体检及初诊中发挥作重要的作用;对肺癌和肺炎的鉴别诊断结果较可靠;乳腺钼靶 X 线对乳腺癌组织"精盐样钙化"的检出特别敏感;目前仍然是诊断此种疾病最有效的影像工具(图 15—3)。X 线摄片能反映骨肿瘤对骨皮质的侵蚀、破坏,能够较好地反映骨膜反应的类型和特点,以及肿瘤骨的形成,仍然是骨肿瘤诊断最可靠的基本的诊断工具。X 线成像的缺点在于它是重叠成像,无法反映病灶内部细节,肺内病变会因为与纵隔及膈肌的重叠而无法显示;化脓性骨髓炎的早期,骨髓水肿、轻度骨质破坏,X 线片上观察不到骨质变化,容易漏诊;在其他没有对比差的实质脏器如肝、脾等,X 线几乎没有应用价值。

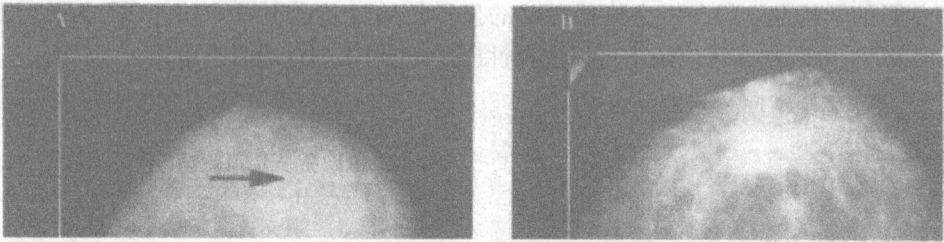

图 15—3　乳腺癌

A、B 为 2 名乳腺癌患者乳腺钼靶 X 线摄片

四、超声成像

超声成像在肝、胆、胰、脾、肾等实质性脏器疾病诊断中应用较广泛,肿瘤组织因其声学特征有别于正常组织,常常具有较高的敏感性,能被超声检出,因此超声常被用于实质性脏器病变的初诊和筛查。但超声反映的病变的特征较少,常不能作出有效的定性诊断。近年来彩色多普勒技术的出现,能够在一定程度上反映病变的血流灌注状况,对其定性能力有一定提高。

五、核医学应用

PET 显像对肿瘤组织残余灶及复发、肉芽组织、纤维化、坏死组织的鉴别诊断方面具有较高的敏感性,因除提供肿瘤的一些形态解剖学资料,更重要的是提供肿瘤组织的功能信息,如血流、代谢等,更好地作出诊断及鉴别诊断。但是 PET 显像价格昂贵,目前临床应用尚不广泛。在炎症早期组织结构变化尚不明显的阶段,X 线、CT 及 MRI 通常并没有阳性发现,此时核医学检查可以根据功能变化早期提供病变的部位、大小及作出功能评价。但由于操作复杂、价格偏贵,诊断炎症的应用受限。

(王治国)

第四节　放射性¹³¹I 治疗分化型甲状腺癌

一、定义

甲状腺癌的¹³¹I 治疗包括¹³¹I 清甲治疗和转移灶治疗:前者采用大剂量的¹³¹I(一次或多次)清除分化型甲状腺癌手术后残留的正常甲状腺组织以及可能存在的隐匿性癌病灶,并配合甲状腺激素永久性替代治疗以有效地防止甲状腺癌的复发和转移。后者指采用多次阶段性的大剂量¹³¹I 治疗分化型甲状腺癌的转移灶以使患者获得治愈或控制病情,对转移灶治疗的初始阶段包含有¹³¹I 清甲治疗过程。¹³¹I 是同时发射 β 和 γ 射线的放射性核素,物理半衰期 8.1d。主要 γ 射线能量为 364keV;β 粒子最大能量 0.61MeV,平均能量 0.192MeV,组织穿透深度 0.8mm。

二、机制

正常的甲状腺滤泡细胞可以摄取和利用碘离子。大约 80% 以上的分化型甲状腺癌细胞保留了正常的甲状腺滤泡细胞摄取碘的功能,但摄取碘的程度和碘滞留在癌细胞内的时间都不及正常的甲状腺滤泡细胞。被甲状腺正常细胞及甲状腺癌细胞摄取的¹³¹I 主要通过发射 β射线产生辐射生物效应,导致甲状腺正常细胞及癌细胞失去表达和增殖的能力并因此发生变性和坏死改变,从而达到治疗的目的。

通过口服或者其他途径进入到体内的¹³¹I 与正常的食物碘一样,也参与体内的碘代谢过程,因此¹³¹I 不仅积聚在正常的甲状腺组织和分化较好的甲状腺癌细胞内,也积聚在血池、其他腺体组织及肝、脾、乳腺等组织器官内,同时也经尿路和消化道途径排泄。因此大剂量¹³¹I 的电离辐射不仅作用于正常的甲状腺组织及摄取¹³¹I 的甲状腺癌细胞,而且也作用于其他体内的正常组织细胞,产生辐射效应,导致不同程度的辐射副作用出现。

另外,¹³¹I 不仅释放高能量的 β 射线,也释放不同能级的 γ 射线。γ 射线也有很强的电离辐射作用,因其穿透性强,仅少部分作用于靶细胞及相邻组织,大部分透过人体作用于周围环境,因此对接受大剂量¹³¹I 治疗的患者要进行辐射隔离,同时对患者的排泄物作相应的辐射防护处理。

三、¹³¹I 治疗甲状腺癌的基本准则

为保证甲状腺癌治疗的疗效,同时也要确保放射性碘治疗的安全性,对甲状腺癌患者实施大剂量¹³¹I 治疗需遵守下列基本准则:

1. 严格掌握治疗的适应证和禁忌证。适应证包括:分化型甲状腺癌(包括乳头状、滤泡状

及混合性癌)术后需清除残留甲状腺组织或/和治疗转移灶;患者的一般情况可,预期能承受大剂量的^{131}I治疗,外周血白细胞不低于 $3.5×10^9$/L。禁忌证包括:妊娠期和哺乳期妇女又不愿终止妊娠和哺乳;患者的一般情况很差,预期不能承受大剂量的^{131}I治疗,外周血白细胞低于 $3.5×10^9$/L;甲状腺癌病灶不摄取^{131}I;合并严重的肝肾功能障碍或其他重要器官的功能障碍或衰竭;手术的伤口未愈合或预计短期内不能愈合者。

对于^{131}I治疗前发现有较严重的转移病灶者以及合并重要器官压迫症状者(如气道狭窄、有消化道溃疡或出血史者、肺广泛转移合并咯血、颅内转移或脊髓旁转移),^{131}I治疗要慎行。年幼和老年患者以及其他类型日常生活不能自理者要制定更加缜密的治疗和辐射安全防护方案以保障医患及陪护人员的安全。另外,如对病理分型结果有疑问,应重复病理检查以确定癌病灶中分化较好的细胞占多数。外周血白细胞低于 $3.5×10^9$/L者,不宜在单纯使用快速升白细胞药物后马上进行^{131}I治疗,应在明确病因及经过一段时间的内科治疗和随访观察后再考虑是否进行^{131}I治疗。

2.无论是原发灶还是复发灶或者较局限的转移灶,在^{131}I治疗前应尽可能考虑优先进行手术治疗。手术切除方式可以将范围较大的病灶迅速去除,有利于提高随后的^{131}I治疗效率并减少^{131}I治疗的副反应。在一般情况下,分化型甲状腺癌的恶性程度都较低,局限性手术的创伤引发病情迅速恶化的概率较低。

3.大剂量^{131}I治疗期间要对患者进行辐射隔离。治疗设施必须包括配有专职人员维护,要有配套的辐射防护措施、废物处理装置及辐射意外污染的监控和处理手段,以及^{131}I挥发的排气系统。

进行大剂量^{131}I治疗一般都有专用的辐射隔离病房,其辐射防护的标准要符合国家相应的法规和规范的要求。隔离时间的长短取决于^{131}I在患者体内的有效半减期的长短,一般为0.7 至 1.5d 左右,住院隔离期一般为 5~10d,出院时患者体内的残留辐射量至少要低于30mCi,最好低于 10mCi。

4.专用的隔离病房要配备相应的监护和救护措施。少部分甲状腺癌患者在^{131}I隔离治疗期内可能出现较严重的副反应,对这些患者宜采取较严格的电视监护以及对讲询问,同时要配置相应的抢救设备和药物,以便对患者的副反应进行及时的处理。

5.责任医师必须给患者解释^{131}I治疗方法、程序、可能出现的并发症和副作用以及重复治疗的时间和治疗预期的结果,同时为患者提供书面材料。

四、^{131}I清甲治疗

(一)^{131}I治疗目标

无论是甲状腺全清除术或是次全切除术,都会不同程度地留下一部分正常的甲状腺组织。正常的甲状腺滤泡摄取^{131}I的能力强于分化型甲状腺癌细胞,因此检查剂量的^{131}I一般不易明确显示颈部和远端转移灶,尤其是较小或呈弥漫性转移的病灶。通过^{131}I清甲治疗不仅可以将这些残留的甲状腺组织和包含在内的潜在癌病灶以及早期的转移灶一并清除,而且可以明确诊断残留甲状腺组织外是否存在摄碘性转移灶,并因此采取进一步的治疗。

近半数以上的患者经一次较大剂量的^{131}I治疗即可清除全部的残留甲状腺组织,其他患者可能需要二次至三次重复性治疗。即使^{131}I清甲治疗后未发现甲状腺癌转移灶存在,采用适量的甲状腺激素永久性替代治疗是目前防止甲状腺癌复发和转移的最有效方法。

（二）治疗前准备

通常在甲状腺癌患者手术后 4～6 周开始^{131}I 治疗。如手术为甲状腺全切除或次全切除术，此时 TSH 可上升到 30μIU/L 左右，这样清甲的效率较高而且清甲后的^{131}I 全身扫描易发现潜在的转移灶。如伤口愈合较好、患者的一般情况允许，在特定的情形下也可在手术后二周即开始^{131}I 治疗。根据经验，较早的治疗对伤口愈合及病情控制没有明显的影响。

准备接受^{131}I 治疗的患者在术后不能服用甲状腺素，这一点外科医师容易忽略。如已开始服用甲状腺激素而且服药的时间较长，患者必须停用达四周以上。如服用了三碘甲状腺原氨酸（Cytomel）则停药两周即可。在此期间其他需停用的药物还包括：含碘造影制剂和激素类制剂、含碘的中草药、复合维生素片、化痰剂。另外患者的饮食也要注意忌碘（如食用无碘盐、避免食用海带、紫菜、海藻以及其他海产品）或至少保证低碘饮食。为防止某些商业性营养保健品和商品中隐含激素类制剂或富含碘，宜建议患者避免食用（如含碘面包，沿海地区的鸡蛋、奶制品、巧克力等）。表 15－1 列出了可能影响^{131}I 治疗的药物和制剂以及^{131}I 治疗前患者需要忌用的时间。

表 15－1　影响^{131}I 治疗的药物和制剂以及^{131}I 治疗前患者需要忌用的时间

药物种类	建议停用时间
抗甲状腺药物（例如丙基硫氧嘧啶、他巴唑、甲亢平）	3d～1 周
复合/多种维生素	7d
甲状腺素（T_4）	4～6 周
三碘甲状腺原氨酸（T_3）	2 周
祛痰剂、海藻、琼脂	>2～3 周
复方碘溶液、碘化钾溶液	>3～6 个月
局部用碘（例如外科皮肤准备）	2～3 周
放射科造影剂	
静脉内（水溶液）	3～4 周（肾功能正常者）
脂溶剂（少见）	>1 个月
胺碘酮	>3～6 个月

处于生育期的女性患者要在确定未怀孕的情况下，才能安排放射性碘检查和治疗。^{131}I 治疗的时间尽可能避开行经期，如无法避开要在经期前 2d 进行肌注黄体酮 20mg/d，持续到^{131}I 治疗后 7～10d（已开始甲状腺激素替代治疗）。

（三）治疗前检查

^{131}I 治疗前首先要明确分化型甲状腺癌的诊断及病史、治疗大概的过程，同时也要对患者进行常规的体格检查、一般的生化常规检验、血清 Tg（TGA）水平测定、颈部超声检查及肺部 X 线摄片等。疑合并有其他部位转移者，需进行相应部位的 X－CT 或 MRI，^{99m}Tc－MDP 全身骨显像及^{18}F－FDG PET 检查以明确肿瘤的转移情况，并与^{131}I 治疗后的^{131}I 全身扫描结果进行比较，以明确转移灶的性质。如考虑到转移性病灶需要鉴别诊断，宜采用穿刺或组织活检以确诊。

甲状旁腺功能情况可不列为常规检测项目。但如临床已怀疑甲状腺手术时损伤了甲状旁腺或患者合并有低钙血症等，应在^{131}I 治疗前测定血甲状旁腺素（PTH）的含量。

合并慢性胃肠道疾病、泌尿道疾病及其他疾病者，要做好相应的检查和治疗，并在^{131}I 治疗前后做好相应的预防措施。

(四)^{131}I扫描和清甲剂量的确定

清甲治疗前一般都要预先评估残留甲状腺组织的重量,以便有效地计算清除残留甲状腺组织所需要的^{131}I治疗剂量。较经典的方法是进行小剂量(1～5mCi)的^{131}I检查,一方面可以显示残留甲状腺组织的大小、测量^{131}I在残留甲状腺内的摄取率和有效半排期(摄取量分别在24h及48h甚至72h进行测定,并同时测量血和尿液中^{131}I的含量再计算生物半排期),以评估消除残留甲状腺组织所需要的放射量。进行全身显像如发现存在摄碘转移灶,也要评估同时治疗转移灶所需要的^{131}I附加治疗量。有效半衰期 $T_{1/2有效}$(T_{eff})的计算公式如下:

$$T_{1/2有效}=(T_{1/2生物}\times T_{1/2物理})/(T_{1/2生物}+T_{1/2物理})$$

给^{131}碘量可按下式计算:

$$^{131}I(MBq)=\frac{Gy数\times 腺体质量(g)\times 0.667\times 37}{T_{1/2}(d)\times 24h吸^{131}I率(\%)}$$

根据有效半衰期计算^{131}I治疗剂量在形式上比较规范,应用上略显繁琐。一些国内外医院选择了一些较为简化的方法。例如先进行$^{99m}TcO_4^-$显像估计残留甲状腺重量,并根据显像结果协助决定使用^{131}I检查和治疗的剂量。如在甲状腺部位看不到$^{99m}TcO_4^-$显示残留甲状腺组织,可使用1～2mCi^{131}I作下一步的检查。然后根据^{131}I检查扫描结果给一个粗略的清甲剂量(50～110mCi)。

从20世纪80年代开始,一些研究报告显示清甲治疗前的^{131}I检查可能产生"顿抑"效应:即正常的甲状腺组织和癌病灶在部分摄取检查剂量的^{131}I后,对随后治疗剂量的^{131}I摄取会减少并因此导致^{131}I的治疗效率会下降。"顿抑"效应至今尚缺乏足够的实验和临床研究数据,因为在大剂量条件下^{131}I摄取率及半衰期的计算有实际困难,而且多项临床研究报告显示清甲治疗的效果不仅仅决定于残留甲状腺大小、^{131}I用量和有效半衰期以及是否存在"顿抑"效应,还与患者对辐射的个体敏感性、治疗前准备状况、体内其他干扰因素的影响(如TGA、TRAb等)及^{131}I投药量的准确性及给药方式等均有关系,因此临床上对"顿抑"效应仍持审慎的态度。不过,有些单位在治疗目标明确的前提下,为简化清甲治疗的过程甚至省去了^{131}I检查步骤,直接根据残留甲状腺组织的大小估计一个剂量范围,一般年75mCi至110mCi之间。有些医师在患者手术后不论情况如何,均使用统一的剂量或者采用较大剂量(高达150mCi)。

另外,由于患者必须住院才能接受这种剂量,因而费用较大;而且住院的病房有特殊的防护和救护要求。许多地方参照了北美地区的一些非常规性的治疗方法:在门诊部使用30mCi以下的低剂量,这样可以简化防护的要求并可能有助于减少患者的经济负担。采用低剂量治疗一般都要进行三到四次治疗,有的甚至需要四次以上,这样(至少在我国目前情况下)实际上增加了患者的经济负担。如果治疗单位没有配备γ相机或者SPECT设备,没有治疗后^{131}I全身扫描的结果,这样影响到转移灶的判断并因此延误了后续治疗。有必要强调我国大部分地区属于人口密集型且居住地属于高容积率型,对公众的辐射防护要求应该高于北美地区及其他人口密度较小的国家,况且我国一直在加强优生优育计划,因此要尽可能减少公众的辐射剂量,防止潜在的辐射危害,因此要尽可能避免在门诊采用较低剂量的^{131}I清甲治疗。

建议清甲治疗剂量在100mCi左右,合并有明确的转移灶而且预期患者可以承受较大剂量者可适当增加剂量,最高不宜超过150mCi。

(五)给药方法

在清甲治疗剂量确定后,要对患者进行辐射治疗过程进行宣教,确保患者在隔离状态下学会基本的辐射防护及安全措施,并能严格执行医嘱。

在患者空腹至少 2h 后,将分装测量好的液状¹³¹I(或胶囊)按隔式操作让患者在隔离病房内一次完成口服。液状¹³¹I的体积宜稀释在 50ml 至 100ml 之间(装在具有一定牢固度的一次性塑料杯内或开口式的玻璃容器内),嘱患者饮后用适量温水冲饮容器三次。为防止液状的¹³¹I在口服过程中洒漏(在儿童和老人中易发生),可对患者预先进行"冷"试验训练,直到患者能掌握服药技能。

¹³¹I胶囊制剂口服方便,辐射安全性较好,但对制品的工艺要求也高,要确保胶囊既不会滞留食道内,也能在胃内迅速溶解,否则可能会导致严重的消化道局部辐射损伤。儿童、老年性患者以及合并有口腔溃疡、吞咽困难、食道反流、较严重胃肠功能不适以及精神较紧张的患者均不宜采用¹³¹I胶囊制剂。使用¹³¹I胶囊后要鼓励患者多饮水。

嘱患者在口服¹³¹I后采取平卧位或半卧位休息,2～3h 后方可进食,期间可适量饮水并注意及时排尿。隔离期间内正常饮食(忌碘),注意休息和预防感面。一般的辐射副反应无需处理,特殊的或严重的不良反应要及时进行针对性治疗。

(六)治疗不良反应以及预防和对症处理

¹³¹I首次清甲治疗最常见的不良反应为轻度的消化道不适和颈部组织水肿,一般在口服¹³¹I24h 后开始出现,持续约一周。多数患者的症状较轻,无需特殊处理。

唾液腺肿痛常见,部分患者可出现腮腺或/和颌下腺明显肿大甚至质地逐渐变硬或凸出体表。可嘱患者口含维生素 C 片或经常咀嚼酸性的口香糖以缓解症状。通常在治疗后一至两周唾液腺肿痛逐渐消退。如肿痛不止,可适当予止痛剂、中药内服和外敷消散。

超过半数的患者(尤其年长者)口服¹³¹I 1～3d 后可出现上腹部不适,并逐渐加重伴有烧灼感,少数患者可出现恶心、呕吐。处理方法为:在口服¹³¹I前让患者床旁预备胃康、吗叮啉或其他胃动力制剂,在出现不适时口服,并在床旁预备好有辐射防护装置的吐物袋。偶见黄疸出现,一般会自行消退,无需特殊处理。

部分患者的颈部肿痛表现较为严重,多见于残留甲状腺组织较多,或残留的癌病灶压迫和浸润至大气道内。颈部肿痛常在口服¹³¹I 1d 后出现,2～3d 后加重,甚至会出现较严重的呼吸困难或刺激性咳嗽、咳痰。普通处理方法为:在出现水肿后立即给予地塞米松 10mg,2 次/d,肌肉注射;或强的松 10mg,3 次/d,口服;直至症状缓解。有吸气困难者可予间隙性吸氧,顽固性呼吸困难者应予气管切开术并在颈前留置呼吸导管,当然这种情况极少发生。

尿路反应少见。少数老弱患者可出现尿潴留或尿失禁,应予人工导尿处理并配合预防感染用药。如出现尿路感染样症状,一般采取抗感染治疗并鼓励患者多饮水(如合并肾功能损害应注意避免使用磺胺类药物),膀胱刺激症状严重者可考虑进行膀胱冲洗。在严格掌握治疗的禁忌证后患者一般不会出现肾功能衰竭表现。

少部分患者的残留甲状腺组织较少而转移灶较大或范围广泛者,在口服¹³¹I 2～5d 后可能会出现转移灶部位的疼痛加重,一般在口服甲状腺激素 2d 后会逐步缓解,无需特殊处理。如骨转移灶疼痛显著加重,可采用麻醉止痛剂并配合少量激素;肺转移症状加重出现咯血时可采用止血剂;脑转移出现颅内压升高症状者使用脱水剂或其他减压治疗。

多数患者一般无需预防用抗生素。如有体弱、肺转移或合并感染者,可适当应用常规抗菌素进行预防和对症处理。

^{131}I 治疗期间患者的外周血白细胞会有不同程度下降,但多数程度较轻,无需干预性治疗。如 ^{131}I 治疗前的白细胞水平依靠药物维持才达到治疗要求者,要密切观察和复检,防止出现骨髓过度抑制。

治疗后的 ^{131}I 全身扫描　如采用 ^{131}I 常规治疗剂量,在治疗的 5～7d 后,患者体内残留的 ^{131}I 剂量一般都低于 10mCi,此时可以开始进行 ^{131}I 全身扫描检查。对 ^{131}I 全身检查结果的判断必须分辨正常及不正常放射性碘摄取的部位。发育异常及其他病理因素等均可导致 ^{131}I 的局部摄取类似于甲状腺癌转移灶。

首次清甲治疗后的 ^{131}I 全身显像多数仅见残留甲状腺大量摄取 ^{131}I,其他显示部位多为生理性摄取,如唾液腺、鼻腔黏膜、胃黏膜、泪液、口腔、肝脏、胆囊、大小肠、肾脏、膀胱甚至外阴(要注意唾液或尿液的污染)。如果残留的甲状腺组织较少而且转移灶摄取 ^{131}I 的能力较强,在首次清甲治疗后也可发现一些转移灶明显摄取 ^{131}I。

甲状腺激素替代治疗　常规在治疗的第 5 日患者开始口服甲状腺素片替代治疗,甲状腺素片每天总用量 120～200mg,分三次口服;或者优甲乐 100～200μg,每天一次或分两次,口服。体重较重者宜适当加量,儿童酌减,合并心脑血管疾病者宜逐步缓增剂量。通常 TSH 要经过替代治疗 4 周后方能降低到正常低水平。

(七)门诊随访

如无特殊的治疗不良反应需要住院处理,一般在 ^{131}I 治疗后 7～10d 患者可以出院。嘱患者在出院后的 2 周内避免与婴幼儿或孕妇密切长时间接触,不进入娱乐场所,其他生活无特殊限制。

门诊随访宜每月一次,除常规的病情询问和检查外,要检测患者血甲状腺功能指标帮助患者调节甲状腺激素的用量,并注意其他相关的检查以评价病情的进展情况及治疗不良反应的恢复情况。甲状腺激素替代治疗的基本标准是:游离 T_3 和 T_4 水平可在正常的上限(或稍高出正常水平),TSH 水平应尽可能保持低水平,而且患者无特殊反应。

口服甲状腺激素替代治疗 3～4 个月后开始停用(有条件者可使用 T_4 片替代前 2 周),四到六周后再进行全面检查确定是否需要第二次 ^{131}I 清甲治疗或治疗转移灶。

(八)两次和多次 ^{131}I 清甲治疗

30％～50％的患者通过一次 ^{131}I 清甲治疗不能完全清除残留的甲状腺组织。首次清甲治疗前后的 ^{131}I 全身扫描常不能明确显示甲状腺癌转移灶,而且由于清甲治疗导致甲状腺滤泡组织破坏释放(手术也可如此)患者的外周血内出现 TGA 而影响了 Tg 测量的准确性,因此经过首次清甲治疗后需要对这些患者进行再次 ^{131}I 全身扫描,以确定首次治疗的效果并决定是否需要再次甚至多次 ^{131}I 清甲治疗,以保证治疗的彻底性,并明确是否存在转移及转移的范围。

再次清甲治疗的检查和治疗方法及患者准备过程与首次治疗基本类似。如能预期患者经过首次清甲后有相当多的残留甲状腺组织或合并转移灶存在,可直接进行大剂量再次 ^{131}I 治疗,否则都宜先进行 ^{131}I 检查,根据 ^{131}I 检查结果和其他临床检查指判断病情。

如 ^{131}I 检查提示残留的甲状腺组织较少,而且无转移灶存在,可选择较小的 ^{131}I 剂量(50 至 100mCi)进行再次治疗,既方便又经济,患者的不良反应也较小。

(九)^{131}I 清甲治疗的疗效判断

1.完全清除　体检和常规影像学均未见残留甲状腺组织;^{131}I 扫描未见颈部(正常甲状腺

位置)存在明显的^{131}I摄取或者颈部甲状腺床的^{131}I摄取<1%,而且未见任何其他部位的异常^{131}I摄取灶;Tg(TGA正常)<5mg/L。

2.未完全清除 体检和常规影像学可及或可见残留甲状腺组织;^{131}I扫描见颈部(正常甲状腺位置)存在明显的^{131}I摄取但未见任何其他部位的异常^{131}I摄取灶;Tg>5mg/L。除儿童和处于发育期的青少年外,一般可进行再次或多次^{131}I清甲治疗。

3.存在转移灶 体检和常规影像学见明确的甲状腺癌转移灶;^{131}I扫描见存在的明显异常^{131}I摄取病灶;Tg>5mg/L。此类所有患者均需进行再次或多次性的^{131}I治疗。

二、^{131}I治疗甲状腺癌转移灶

(一)^{131}I治疗目标

经^{131}I清甲治疗后可明确诊断甲状腺外的摄碘(^{131}I)性转移灶,随后对患者进行多次大剂量^{131}I治疗以消除或控制转移灶,使患者得到治愈或病情得以缓解。

治疗前检查和治疗剂量的确定治疗前检查的原则和内容与^{131}I清甲治疗基本一致,要注意评价病情发展情况,转移病灶的形态学改变、病灶摄取^{131}I的程度、患者对^{131}I的反应性及外周血细胞计数变化、Tg水平的改变、其他指标的变化等。除^{131}I治疗,患者是否需要其他辅助治疗和预防性治疗等。

通常每次^{131}I治疗转移灶的剂量范围一般在100mCi至200mCi之间。根据临床实际情况决定^{131}I治疗剂量增减。需减少治疗剂量的因素包括:儿童或处于青春期的青少年;外周血细胞计数偏低或者在第一次治疗后外周血细胞计数大幅度下降,甚至需要升白细胞药物和其他药物支持;二肺有广泛性转移并有较严重的肺部和气道的症状;转移灶压迫关键组织和器官又不宜手术治疗;肝转移或在清甲治疗时出现过明显的肝功能异常;在清甲治疗过程中出现过呕吐或其他较严重的辐射不良反应。可增加治疗剂量的因素包括:一般情况较好且在清甲治疗过程中未出现明显的毒副反应;转移灶摄取^{131}I显著且预期不会产生压迫症状;仅在^{131}I全身扫描中发现的转移灶且其他影像学检查未发现;多发性转移或全身广泛性转移且转移灶都明显摄取^{131}I。

(二)给药方法、治疗不良反应以及预防和对症处理

基本原则与^{131}I清甲治疗相同。部分老年患者尤其合并有慢性胃肠道疾病的患者或者人为甲减(指停服甲状腺激素)后胃肠道不良反应较重者可给予分次口服^{131}I(如每天50mCi,连续3d),并相应延长辐射隔离时间和^{131}I扫描时间。

经清甲治疗后,^{131}I再次治疗的颈部水肿会减轻甚至不再出现。但合并癌病灶压迫或浸润气管者仍可能再次出现水肿和气道压迫症状,对此类患者可预防性使用地塞米松或强的松(最好在^{131}I治疗后24h开始使用),原经过气管切开术者要保留呼吸导管并在^{131}I治疗过程中注意保持呼吸道畅通,直到颈部病灶消除后方可进行气道成形术。

多数患者在口服^{131}I 1~3d后出现消化道不适,而且可能较清甲治疗时严重,处理原则同前述。通常消化道不适症状在^{131}I后4~5d开始缓解,口服甲状腺素3d至1周后可逐步恢复。少部分患者经^{131}I长期治疗导致唾液缺失或结石形成,过度龋齿,味觉减退,慢性胃炎和慢性食管炎等。

少数患者转移灶部位的症状加重,如肺转移者咳嗽增多甚至出现痰中带血、骨转移者局部疼痛加重等,可在治疗后第3天即开始口服甲状腺素并配以适量止咳、止血剂或止痛药物

以及少量激素等或其他对症处理；罕见危急症状出现需要急救合并感染者予相应的抗感染治疗。

经[131]I长期治疗后偶见诱发其他肿瘤如胃、膀胱、结肠和唾液腺肿瘤，甚至白血病。此类并发症仅限于相当高的累积剂量（累积剂量超过2Ci，而且[131]I重复治疗的间隔过短）。需要强调的是如按规范的治疗程序，上述晚期副作用是相当少见的，不应该让患者对[131]I治疗产生恐惧感。

（三）[131]I全身扫描

一般也在口服[131]I 5～7d后进行，可了解残留甲状腺组织是否已经基本清除或者残留较少，此外[131]I全身扫描还可显示转移灶的[131]I摄取和分布情况。通过[131]I全身扫描要进行疗效判断、预期[131]I再次治疗的必要性及预后评估。

[131]I治疗后的全身扫描图较清甲治疗后的全身扫描图复杂。一方面转移灶摄取[131]I明显，而转移灶摄取[131]I的程度在每次[131]I治疗后有变化，或者呈现摄[131]I灶与不摄[131]I共存；另一方面正常组织的生理性摄取以及体表污染的机会也相对增多，容易与甲状腺癌转移灶混淆，另外一些非甲状腺疾病因素也可能出现[131]I异常浓聚灶，因此必须掌握正确的图像判断方法。另外，如发现某病灶已经不摄取[131]I但仍怀疑为活动性转移灶，需采用其他方法确诊（如采用[18]F—FDG PET检查或组织穿刺或活检）并终止[131]I治疗；如怀疑为正常组织的生理性摄取又不确定，应采取辅助措施明确诊断（如采用[131]I断层显像或其他检查方法，肠道[131]I滞留可在使用导泻剂后重复扫描，在甲状腺激素替代治疗同时进行[131]I扫描检查等）；如怀疑有体表污染，应在去污染后重复扫描或进行[131]I断层显像加以明确。

（四）替代治疗和门诊随访

一般在治疗后的第5天开始予患者口服甲状腺激素，7～10d后患者出院。门诊随访时间可因病情严重程度而定，常规每月一次，着重调节患者的甲状腺激素用量及评价病情的进展情况，甲状腺激素替代治疗的要求同前述。

（五）[131]I多次大剂量治疗

只要甲状腺癌转移灶明显摄取[131]I，原则上都要进行持续的阶段性治疗，直到转移灶消失或不再明显摄取[131]I。大多数转移灶都需要3次以上的大剂量[131]I治疗才获得治愈或病情得到控制，有些患者甚至需要10次以上的重复性治疗。迄今尚无充足的研究数据显示[131]I治疗的总剂量存在限值，但如果治疗次数超过10次，要加强随访观察并定期检查患者的血染色体变化情况。

[131]I治疗的间隔时间一般为4～6个月，以4个月间隔居多。即每次进行[131]I治疗后进行采用甲状腺激素替代治疗3个月后，然后停止服药4周以上，再开始下一轮治疗。如在[131]I治疗后出现较长时间的骨髓抑制或其他并发症可延长治疗间隔的时间。病情持续恶化者（如一般情况更差、转移灶进行性增大或增多、Tg持续性升高，或患者不能忍受人为甲减所产生的不良反应等）可考虑放弃进一步的[131]I治疗。未获得治愈但[131]I治疗显效而且Tg水平稳定下降者均可进行较长期的[131]I阶段性治疗。

根据长期临床观察发现，在经过较多次的[131]I治疗后多数患者表现出对辐射的适应性或耐受性增强（adaptive response），不良反应的发生频率及严重程度逐渐下降；但同时转移灶对[131]I治疗的反应性也有减低的趋势，因此[131]I久治不愈的患者宜适当调整[131]I治疗方案（如增加每次治疗的剂量或延缓治疗的间隔时间等）。

（六）^{131}I 治疗转移灶的疗效判断

1.治愈　体检和常规影像学甲状腺癌转移灶全部消除（或已经坏死形成瘢痕组织）；^{131}I 扫描未见异常的摄^{131}I 转移灶；hTg（TGA 正常）＜5mg/L；在一年内的随访检查中上述指标也未见异常表现。

2.好转　病情基本稳定，体检和常规影像学仍见甲状腺癌转移灶存在；^{131}I 扫描病灶^{131}I 摄取有减少；hTg 持续高于 5mg/L。

3.不愈或恶化　病情有恶化趋向；体检和常规影像学见甲状腺癌转移灶增多或增大；^{131}I 扫描见病灶^{131}I 摄取程度逐渐下降；主要的转移灶或者新增加的转移灶不摄取^{131}I 或仅少量摄取；hTg（在 TGA 正常时）水平上升；在治疗和随访期间出现严重的并发症。此类患者不宜继续进行^{131}I 治疗。

（七）^{131}I 治疗转移灶的疗效及预后

^{131}I 治疗分化型甲状腺癌的疗效受到多种因素的影响，其中包括患病的年龄及病程的长短，转移病灶的大小、位置和分布，不同的病灶组织内癌细胞分化程度，病灶对^{131}I 的摄取率及^{131}I 在肿瘤病灶内停留的时间长短，患者对^{131}I 治疗的反应性或辐射耐受性，以及患者在^{131}I 治疗出院后对替代治疗、重复治疗及门诊随访治疗的遵从性等。

决定^{131}I 疗效的首要因素是病灶是否摄取^{131}I。一般来说，如病灶明显摄取^{131}I，年轻的患者，几乎所有的淋巴转移、软组织转移、较早期的弥漫性肺部转移和较小范围的纵隔转移等都比较容易获得治愈，或者预后较好。而预后较差的因素包括：年龄超过 45 岁；转移灶大于 4cm 或弥漫性转移灶已出现症状或功能障碍或形态学改变；病理检查显示未分化细胞比例高，或病理诊断以分化型细胞为主但血清 hTg（TGA 正常）含量不高；骨转移或脑转移；经过手术治疗 20 年后的复发灶和转移灶。综合归纳 301 例治疗结果及相关的 10 多篇文献报道，^{131}I 治疗分化型甲状腺癌的总体疗效如表 15－2。

表15－2　分化型甲状腺癌转移灶经过大剂量^{131}I 治疗后的综合疗效

类型	颈淋巴转移	肺转移＊	纵隔转移	骨转移	肝转移	脑转移	其他转移＊＊
病灶数	1156	462	364	416	16	12	52
治愈（CR）	1053	117	99	31	4	3	12
好转（PR）	97	167	135	92	4	2	21
无效＊＊＊（NR）	0	178	130	293	8	7	19
总有效率	100%	61.4%	64.3%	29.8%	B0.%	41.6%	66.0%

注：＊每例的弥漫性肺转移的病灶数为1。未标明转移灶数的其他类型转移也以1计算；＊＊其他转移灶包括：肾、膀胱、骨旁和非淋巴性的软组织及腹腔、盆腔等处转移灶；＊＊＊无效者包括清甲治疗后不摄取碘的分化型甲状腺癌转移灶

分化型甲状腺癌的远端转移以肺或/和纵隔转移和骨转移多见，而腹腔、肝、脑、肾等转移较少见。对不同年龄组、不同转移部位及不同临床表现者，^{131}I 的治疗方法及使用剂量要进行相应调整。

在远端转移中，肺合并纵隔转移的发生率最高，可达 33％以上。单纯肺转移者比例较小，多与颈部淋巴结、纵隔淋巴结、骨及其他软组织转移同时存在。较早期的肺转移无症状，较严重的肺转移患者会出现明显的咳嗽，甚至痰中带血，体检可闻及呼吸音减低，影像检查如 X 线摄片、CT 可见肺部有团块状阴影，核素显像相应部位有^{131}I 或其他放射性药物蓄积。有部分病例在 X 线、CT 无明显阴影，但^{131}I 显像见两肺明显的放射性分布，且 h－Tg 水平相应增高，

这可能与分化型甲状腺癌的转移途径有关。也有一些病例原发灶为分化型,而肺转移灶有明显的 X 线、CT 阴影,但病灶并不摄取^{131}I。较早期的肺转移且病灶摄取^{131}I明显可增加治疗的剂量和治疗的次数,而较高密度的弥漫性肺转移并且合并结节性或肺部症状者宜减少治疗的剂量和次数,以防止出现肺部并发症或严重的不良反应。放射性肺炎及肺纤维化后继发肺部感染是^{131}I治疗后导致患者死亡的主要原因之一。

骨也是分化型甲状腺癌常见的远端转移部位之一。骨转移灶好发部位为椎骨、盆骨、肋骨、股骨等。骨转移可为单发或所有远端转移,仅局限在骨骼者比例较小,而在确诊和进行^{131}I治疗时骨多发病灶以及合并其他部位转移的比例高。在确定病灶摄取^{131}I后,^{131}I治疗骨转移的剂量应加大。但总体看,骨转移的^{131}I疗效较差,仅个别病例可以获得治愈,部分可控制病情和改善症状(包括局部疼痛消失,活动障碍者治疗后恢复行走),对多数病例无显著疗效。在跟踪性扫描中发现,在^{131}I治疗后,骨转移内的^{131}I滞留时间较短,一般在^{131}I治疗后 2 周基本消失(而肺病灶和软组织转移灶内^{131}I滞留间可长达 3～4 周)。^{131}I疗效不明显者宜及早采用其他的骨转移治疗方法(注意:^{131}I治疗和放射性核素骨治疗方法或外放射治疗等不能同时进行,不然会导致较严重的骨髓抑制)。

脑转移发生率不高,但常是导致死亡的原因之一。较小范围的多发灶或位于脑皮质层及脑膜周围的转移灶可采用大剂量^{131}I治疗,但要注意脑水肿的发生。肝转移的发生率也低,肿块较大的肝转移可伴有甲状腺高功能状态,这种病例单纯给予大剂量^{131}I碘治疗疗效欠佳。肝转移(尤其合并其他部位广泛转移者)大剂量^{131}I治疗过程中易导致较严重的肝功能损害,因此治疗剂量要适当减少或配合其他治疗方法。

(八)长期随访

^{131}I治愈的患者要定期随访,一般为治愈半年、1 年,以后每 2～3 年一次。每次随访宜在甲减情况下进行^{131}I全身扫描并测量血清 Tg 水平,这样易发现较早期的甲状腺癌复发灶或新的转移灶,而且方便进行后续的大剂量^{131}I治疗。一般早期发现的转移灶经 1～2 次^{131}I大剂量治疗即可治愈。如复发转移灶较大应先行考虑手术治疗,然后再行放射性核素治疗。

三、关于^{131}I治疗的一些特殊问题

(一)锂剂的使用

早期曾有许多研究者在进行治疗甲状腺癌转移灶时采用过碳酸锂(Li Carbonate)作为佐剂以促使放射性碘在肿瘤中停留的时间,以便增加治疗的效果。但在后来的临床研究中观察到锂剂不仅增加^{131}I在肿瘤中停留的时间,而且阻止^{131}I的吸收和排泄,因此^{131}I在消化道和血液内的时间也延长,增加了^{131}I的毒副反应。同时锂剂本身也引起或者加重患者的胃肠道不适症状,因此后来未被临床广泛采纳。不过最近又有报道提倡重新使用锂剂作为^{131}I治疗的佐剂。

(二)利尿剂

也有临床研究使用利尿剂以协助肿瘤增加摄取碘含量,这样可提高单次^{131}I治疗的效率。但是利尿剂易引起碘质清除率的降低,因此增加了身体各处辐射剂量,导致^{131}I的毒副反应加重。同时利尿剂使用后患者的小便次数频繁,因此会增加患者的心理负担并容易导致尿液污染。另外,利尿剂也可能导致老年患者产生电解质紊乱,对后者在辐射隔离条件下不易处理,因此目前临床基本不常规采用利尿剂辅助^{131}I治疗。

（三）使用 rhTSH

停用甲状腺制剂形成人为甲减的目的是为了升高内源性的 TSH,增加或恢复残留甲状腺组织及甲状腺癌病灶摄^{131}I 的能力。但该方法有一些不足之处：①患者处于较长时间的甲减状态,有些患者甚至难以承受甲减引发的一系列症状；②随着甲减状态的加重,机体的免疫功能减退；而内源性的 TSH 不断上升,残留的甲状腺癌组织在 TSH 刺激下也可能导致病情有进展,特别在脊髓旁及颅内的转移灶病情恶化的风险较大；③偶见患者在停用甲状腺制剂后 TSH 水平上升幅度有限,如合并垂体病变患者及广泛甲状腺癌转移灶(病灶可能有部分分泌甲状腺素或类似物的功能)。因此国内外研究者一直设法避免停用甲状腺制剂。

外源性的 TSH 临床应用始于 20 世纪 60 年代,当时多采用牛促甲状腺激素(bTSH)。在注射 bTSH 后甲状腺转移灶^{131}I 碘摄取能力增加,但 bTSH 常引起过敏反应,因此不能重复使用。近年来随着基因工程的不断发展,已经生产出商用的 rhTSH。rhTSH 既具备了内源性 TSH 的功效,也避免了过敏反应的产生,可较大剂量重复使用。许多临床试验已证实,注射 ATSH 后可刺激残留甲状腺组织摄取且可升高外周血 hTg 水平,在不停用甲状腺制剂的情况下,分化型甲状腺癌转移灶同样具有摄^{131}I 功能。TSH 高峰浓度发生在注射 rhTSH 后 2h 至 8h 之间,24h 略有下降。rhTSH 注射后无严重不良反应,临床使用的安全性较好。公认的方法是肌肉注射 rhTSH 0.9mg,每日 1 次共 2 次,注射后 24h 予患者口服^{131}I 148 MBq,48h 内进行^{131}I 全身扫描。在发达国家,rhTSH 目前已常规用于甲状腺癌的临床诊断,预期很快将可用于甲状腺癌的^{131}I 治疗。

（四）^{131}I 超大剂量治疗

国外一些医院为提高单次^{131}I 治疗的疗效,在治疗甲状腺癌转移灶时采用超大剂量的^{131}I。^{131}I 的单次用量超过 300mCi,有些甚至达到 500mCi。目前尚未见系统的研究报道显示超大剂量^{131}I 治疗的优越性,也无安全性和毒副反应的相关研究。对少部分患者超大剂量^{131}I 治疗或许是可行的,但在临床实施中要加强安全和应对措施。

（五）白血病和其他恶性肿瘤

许多研究报告尤其是较早期的研究结果提示,经过连续大剂量^{131}I 治疗后个别患者出现急性或慢性白血病,其他类型肿瘤合并发生也有个别报道,但总的发生率不高,尤其近十多年来有关报道少见。

一般认为,早期白血病及其他与辐射相关的肿瘤发生率偏高很可能与当时的^{131}I 治疗方法有关。为尽快获得治愈,当时采取了连续性的^{131}I 治疗,治疗的间隔时间短,而且不具备 γ 相机,不能准确评估^{131}I 的体内分布情况,导致盲目治疗增多,因此毒副反应较为严重。现在如严格执行^{131}I 治疗的适应证和禁忌证并遵循规范的治疗方法,预期与辐射相关的肿瘤发生率会极低。

（六）性功能和生育功能

性腺是辐射的敏感器官,大剂量^{131}I 内服可在不同程度上损伤性腺组织细胞。相关的研究结果显示：大剂量^{131}I 治疗在短期内可导致男子精子数量减少及精子的活动度下降,女性则表现为排卵延迟或黄体生成减少,男女的 FSH 水平可升高等。在大剂量^{131}I 后男女患者的性欲有不同程度的下降,但对长期的性功能影响目前尚无完整的研究报道。有人曾经通过问卷式调查发现多数患者在经过大剂量^{131}I 后 1～2 个月内对性生活的要求下降,且性生活的质量较低,而在 3 个月后逐渐恢复。同时对疾病严重程度的关注、人为甲减导致的情绪变化比^{131}I

治疗的影响可能更大一些。^{131}I 治愈的患者一般都能恢复正常的性功能。

处于生育年龄段的患者,在^{131}I 治愈后 1～2 年内如身体状况良好、门诊连续随访一直未发现新的病灶出现、血染色体常规检查及精子或卵泡发育未见明显异常者,可以生育。根据相关的报道,女性甲状腺癌患者在经过^{131}I 治愈 2 年后能顺利妊娠,尚未见胎儿发育不良或新生儿先天性缺陷或儿童生长障碍等。

（七）甲状旁腺功能减退

^{131}I 治疗对甲状旁腺的功能的影响一直受到关注,有一些报告显示^{131}I 治疗后部分患者出现甲状旁腺功能减退。早期的研究报道由于缺乏甲状旁腺素(PTH)测量的数据,因此研究的结果和结论有很大的不确定性。最近有报道,仅个别患者在^{131}I 清甲治疗后会出现短期的甲状旁腺功能减退,而且程度较轻,多可自行恢复,无需特殊治疗。慢性的甲状旁腺功能减退症实际上与甲状腺手术方式的关系更加密切。

（八）分化型向未分化型转变

在^{131}I 较大剂量和较长时间治疗后,部分甲状腺癌转移灶未得到控制但同时逐渐失去原有摄取^{131}I 的能力,因此有些研究报道认为^{131}I 长期治疗后癌细胞逐渐产生辐射耐受性并产生突变诱发分化型甲状腺癌细胞向未分化型转变,使病灶的恶性程度增高。也有一些研究报道分析,在^{131}I 治疗前甲状腺癌转移灶中实际包含有分化型和未分化型癌细胞,^{131}I 治疗只能控制和消除分化型癌细胞,而对未分化型癌细胞(除具有一些旁辐射作用外)并无直接的辐射生物效应。无论如何,当临床观察到甲状腺癌转移灶逐渐失去原有摄取^{131}I 的能力时,应考虑终止进一步的^{131}I 治疗转而采取其他相应的治疗方法如维甲酸诱导治疗或外放射治疗等。

（王治国）

第五节　转移性骨肿瘤的核素治疗

骨转移癌的核素治疗是以止痛姑息治疗为主,但当使用核素剂量适当时部分患者可出现转移癌缩小或消失,因而在决定骨转移癌的治疗方案时应充分考虑治疗的目的和要求。

一、骨痛的病理生理学

引起骨转移疼痛的原因十分复杂,可由肿瘤浸润,并且蔓延至神经支配丰富的骨膜;也可由肿瘤机械压迫导致骨组织变薄;也可因肿瘤从骨组织扩散至神经组织所致(如脊髓、神经根、臂丛、腰骶丛等)。由破骨细胞释放出的化学物质以及缓激肽(bradykinin)刺激神经末梢可能是小的转移灶骨痛的主要原因,而巨大转移灶则是由于骨皮质张力改变而导致骨痛。

转移性骨肿瘤常是由血行播散引起,可为成骨性、溶骨性或混合性,大多数为成骨性与溶骨性同时存在,这种混合性的病灶在骨显像时均为阳性;而多发性骨髓瘤常为溶骨性,除非发生骨折,病灶很少摄取显像剂。

二、骨痛的临床特征

骨转移引起骨痛,使患者活动减少甚至丧失,全身衰竭长期卧床不起而致血栓病、肺炎等。也可表现为忧郁、焦虑、孤独等精神症状。

三、最常见的骨转移部位

1. 椎体转移　是晚期肿瘤常见的并发症,前列腺癌从骨盆向脊椎扩散是椎体转移的常见原因。其他实体瘤如肺癌、乳腺癌、黑色素瘤经血液扩散至椎体转移,或者是位于脊椎旁的肿瘤如淋巴瘤的直接蔓延。椎体转移可引起相应部位的疼痛,如腰椎转移引起股部疼痛,颈椎转移引起肩胛部、上肢疼痛,肿瘤压迫脊椎可出现运动、感觉和植物神经系统的体征。

2. 骨盆和股骨转移　常引起下背和下肢疼痛。转移性骨肿瘤治疗的主要目的是缓解疼痛,提高生活质量。尽管绝大部分患者不具备治疗的条件,但骨转移为主病例的存活期往往长于软组织受累者,因此骨转移的治疗受到广泛的重视。

骨转移治疗的方法多种多样,各有其独到之处,其中亲骨性放射性核素治疗的方法是目前最多的选择。

四、骨转移治疗方法

1. 药物治疗。

2. 神经松解术治疗　鞘内阻滞及经皮颈部脊髓外侧束切断术可使 10% 病例的疼痛缓解。尤其是单侧肢体或骨盆的疼痛疗效明显。其缺点是疗效短暂。

3. 外照射治疗(external radiation therapy)。

4. 放射性核素治疗　肿瘤靶性放射性药物治疗具有特异性高,对正常组织损伤小,毒性低等优点。转移性骨痛使用放射性核素治疗所致疼痛缓解的病理机制有待进一步探讨。核素治疗的目的是致肿瘤细胞死亡,但实际上使肿瘤消退效应的放射剂量远大于症状缓解所需的剂量,疼痛缓解仅是治疗的有效反应。核素治疗疗效与合理选择核素和其载体有关。

五、放射性药物

治疗骨转移骨痛的放射性药物见表 15—3。

1. 理想的放射性药物应为肿瘤的吸收剂量高,骨髓毒性反应低。

2. 低 γ 辐射量,使用放射性核素为低 γ 丰度。

3. 靶性放射性核素及其药物,病骨比正常骨摄取更多。

4. 放射性药物能在软组织和正常骨髓内迅速清除。

5. 能用 $^{99m}Tc-MDP$ 骨显像剂测出其分布。

6. 制造简便,运输容易。

表 15—3　治疗骨转移骨痛的放射性药物

核素	药物	T1/2(d)	β/MeV(最大)	β/MeV(平均)	组织最大射程/mm	γ光子/keV(%)
^{89}Sr	$^{89}SrCl_2$	50.5	1.46	0.583	6.7	
^{32}P	^{32}P—磷酸盐	14.3	1.71	0.695	8	
^{186}Re	^{186}Re—HEDP	3.8	1.07	0.349	4.7	139(9)
^{153}Sm	^{153}Sm—EDTMP	1.95	0.8	0.224	3.4	103(28)
^{117m}Sn	^{117}mSn—DTPA	13.6	电子	0.129	0.3	159(86)
			转换	0.153		

每个转移灶的吸收剂量与肿瘤浓集药物的量、药物在肿瘤中的滞留时间呈函数关系,还

与药物的 β 射线的能量有关,一般吸收剂量与疗效呈正相关,但也有报道吸收剂量与疗效无关。

治疗的药物及各类药物吸收剂量的比较见表 15-4。

表 15-4 五类药物吸收剂量的比较 Rad/mCi(cGy/MBq)

放射性药物	骨	骨髓	膀胱	肿瘤
^{32}p	41~46(11.1~17)	20~40(5.4~10.8)	2.7(0.74)	
^{89}Sr	50~60(13.5~6.2)	40~200(10.8~54)	4.8(1.3)	400~2200(108~594)
^{153}Sm	8.6~2.5(2.3~6.8)	3.8~6.9(1.1~1.9)	3.6~4.6(1~1.2)	42(11.3)
^{186}Re	3.2(0.9)	2.8(0.76)	1.8(0.5)	41(11.1)
^{117}Sn	200~300(54~81)	12~27(3.2~7.3)	0.6(0.16)	

六、放射性药物治疗的适应证和禁忌证

1. 适应证

(1)各种诊断方法证实有骨转移,骨显像呈阳性结果。

(2)曾对骨转移行外照射治疗,疼痛又复发。

(3)骨转移呈多发性,外照射受限且化疗无效时。

(4)白细胞在 $3.5×10^9$/L 以上,血小板在 $80×10^9$/L 以上。

(5)患者存活期预计在 3 个月以上。

2. 禁忌症

(1)白细胞≤$2.0×10^9$/L,血小板≤$80×10^9$/L。

(2)患者已经用过其他疗法,白细胞呈迅速下降趋势。

(3)已知有血管内栓塞。

(4)出现脊髓压迫症状。

(5)存活期少于 3 个月。

(6)软组织有广泛转移。

七、临床应用

1. ^{89}Sr ^{89}Sr 为一种纯 β 射线型的放射性核素作为治疗骨转移的药物。锶在元素周期表中与钙在同一族,其代谢与钙相似,主要集中于骨骼系统而身体其他部位的量少。^{89}Sr 进入体内后 10% 通过肾脏排泄,其余经胆道排泄,静注后 48h 尿中排泄量少于 10%。骨转移灶浓聚量是正常骨的 2~25 倍,对骨癌引起的疼痛具有相当好的镇痛效果。^{89}Sr 的半衰期比较长(50d),注射后 90d 在转移灶内的滞留量可达 20%~88%。

(1)治疗方法:^{89}Sr 的治疗剂量一般以 1.48~2.22MBq(40~60μCi)/kg 体重为宜,成人一般为每次 111~148MBq(3~4mCi),也有人认为剂量水平在 2.22~2.96MBq(60~80μCi)/kg 体重可产生更好的效果,并且对患者血液学的影响是很安全的。总之,剂量<1.5MBq/kg 时对缓解疼痛的作用是不够的,但剂量超过 1.5MBq/kg 则会带来小的辐射损伤。

重复治疗的问题:对于第一次 ^{89}Sr 治疗有效的患者,如需考虑再次给予 ^{89}Sr 治疗,首先要观察患者血液学情况,其次是与上一次 ^{89}Sr 治疗的间隔时间应大于 3 个月,一些初始治疗无效者在重复治疗后有效。

(2)疗效观察：^{89}Sr 的主要治疗作用是镇痛，以改善患者生活质量，减少临终前的痛苦。一般注射一次以后镇痛效果可维持 3～6 个月。^{89}Sr 治疗的另一个目的是使骨转移灶缩小或消失，以缓解病情，延长患者的生命。其 β 射线能杀死肿瘤细胞，因而除了镇痛外，在部分病例中 ^{89}Sr 还可以对骨转移灶起到治疗作用。据文献报道，有 5%～10%的患者可有反跳痛，即给予 ^{89}Sr 后患者出现短暂的疼痛加重，一般发生在给药后 5～10d，持续 2～4d，并通常预示有好的疗效。

(3)毒副反应：^{89}Sr 不良反应小，因其不含有 γ 射线，使患者其他脏器的辐射剂量大大减少。^{89}Sr 治疗后在血液学的毒性反应小，个别病例在注射后四周左右出现轻度白细胞、血小板减少，在 12 周内即恢复到治疗前水平。如同时使用化疗或放疗者应密切观察血象的变化。^{89}Sr 与钙的化合物相似，优先沉淀于骨组织，转移灶部分的放射性吸收剂量是骨髓的 10 倍之多。所以 ^{89}Sr 主要作用于骨转移灶，对骨髓抑制作用轻微，血液毒性反应小。

总之对 ^{89}Sr 有效的患者，仍能达到缓解疼痛，预防复发的作用。在骨转移早期尚无骨痛时及时治疗，可避免骨痛的发生，对治疗骨转移性骨痛有其重要价值。

2. ^{153}Sm－EDTMP　治疗骨转移癌，国内应用相当普遍，为反应堆中子照射 ^{153}Sm 而产生，衰变较复杂，具有 810(20%)、710(50%)和 640(30%)KeV 的 β 射线，在组织中射程短(数毫米)很适合治疗。103keV(29.8%)的 γ 射线可进行常规扫描，因其半衰期为 46.27h，可适合反复显像。^{153}Sm－EDTMP(乙二胺四甲基膦酸)生成二磷酸盐复合物，其化学性质和生物性质较稳定，且浓聚在骨转移病灶中。

(1)治疗方法：治疗前必须做放射性核素全身扫描(^{99m}Tc－MDP)，根据显像作出骨肿瘤/正常骨的摄取比值(T/NT)，根据骨摄取率和红骨髓可接受辐射水平来决定用量。一般成人的给药量根据治疗经验，以每千克体重 30～37MBq(0.8～1.0mCi)为佳。依据病情和治疗后的反应确定给 1～3 次治疗，两次之间的间隔为 4～5 周。

(2)疗效观察：根据 ^{153}Sm－EDTMP 人体药物代谢动力学研究，第一次注射后 0.5～2.4h 取血样 1ml，全身血容量以体重的 7%计算，并经时间校正，测各时间点血样 cpm，计算全身血放射量占总注入量(ID)的百分数。在初始 30min 内，血中活性清除迅速，且低于 20%ID，注射 5h，血中放射量<1%ID，然后缓慢消除。

(3)毒性反应：有一过性血象下降，骨髓抑制少见，多数出现在治疗后第 3～4 周，5～8 周开始恢复到治疗前水平，但全部恢复是在 50～60d 左右。如治疗三次以上，血液出现Ⅱ、Ⅲ级毒性反应明显增加(Ⅱ级 Hb<9.5g/L，WBC(2～2.9)×10^9/L，Pt(50～74)×10^{12}/L；E级 Hb<9.5g/l，WBC(1～1.9)×10^{12}/l，Pt(25～49)×10^{12}/L)。经验说明毒性反应与剂量大小有关，对人体应用剂量，骨髓是临界器官，应用剂量要考虑到骨髓的损害。对于其他器官，由于在血中清除快，故毒性反应较 ^{153}Sm－EDTMP 从尿中清除，注射后 8h 尿中已无放射性。

(4)^{89}Sr 与 ^{153}Sm－EDTMP 的比较：^{89}Sr 为纯 β 射线、辐射剂量小、半衰期长。药物在体内的有效作用也长，与 ^{153}Sm－EDTMP 相比，仅需 3 个月治疗一次，唯价格较高，不能同时行骨显像。^{153}Sm－EDTMP 为 β 和 γ 射线发射体，在治疗同时可行骨显像，便于进行疗效监测。价格便宜，患者易于接受。^{153}Sm 半衰期短，可一次给予较大剂量，疗效出现早，但维持时间短，大约一个月后需要重复治疗一次，连续 3～5 次为一个疗程。^{153}Sm 一次治疗剂量很少对患者引起骨髓抑制，多次治疗后骨髓抑制明显高于其发射的 γ 射线宜暂采取相应的防护措施。

3. ^{32}P－磷酸盐　^{32}P 的物理半衰期为 14.3d，其发射纯 β 射线能量为 1.7MeV，平均能量为 0.695MeV,组织内平均射程为 2～3mm,最大达 8mm。^{32}P 以磷酸钠和正磷酸钠的形式作为骨转移癌治疗药物。

^{32}P 的治疗机制:①^{32}P 正磷酸盐可直接结合进入肿瘤细胞,在肿瘤细胞中由于 β 射线的能量作用,造成 DNA 损伤可使肿瘤细胞凋亡;②亲骨放射性药物化学吸附到病灶与正常骨之比为 5∶1,肿瘤细胞将接受致死的辐射剂量;③^{32}P 衰变成 ^{32}S,如果磷酸盐分子结合进入 DNA 原子结构变化将改变 DNA 顺式螺旋排列和 DNA 功能,从而导致细胞死亡;④细胞分泌的致痛物质遭到破坏。

由于 ^{32}P 具有胶体、磷酸盐、二磷酸盐的化学形成,可浓聚于骨髓、骨小梁及骨皮质,转移灶与正常骨摄取比为 2∶1。据报道利用 ^{32}P 每日注射量 40～80MBq(1.08～2.16mCi),总量为 200～800MBq(5.4～21.62mCi)。^{32}P 治疗后 2～3d 就有止痛效应,大部分患者发生于治疗后 14d 左右,最迟在 4 周内,平均止痛期为 5.1±2.6 个月,最长止痛期 16.8±9.4 个月。第 2、3 次注射 ^{32}P 的有效率>80%。

用 ^{32}P 治疗的危险在于骨髓抑制,可能与 ^{32}P 的 β 射线能量高(1.71MeV),较长的物理半衰期(14.3d)有关,因而在临床应用明显受到限制。

4. ^{186}Re－HEDP(1－羟基－亚乙基－1,1－二磷酸盐) ^{186}Re－HEDP 正被发展成为有希望的又一骨痛治疗核素,半衰期为 92h,β 射线为 1.07MeV 和 0.934MeV,在骨中平均射程为 0.5 在组织中为 4mm。^{186}Re 衰变时还发射 137 keV 的 γ 射线,适合显像。

Re 具有与 Tc 相同的理化特性,与 HEDP 形成稳定的螯合物,浓聚于骨组织,病变骨与正常骨摄取比为 5.4∶1。有人报道,一次用 ^{186}Re－HEDP 1.2～1.8 GBq(32.4～48.6mCi)治疗前列腺癌及乳腺癌转移灶骨痛患者的有效率为 80%～90%,与 ^{89}Sr 相比症状缓解更为迅速。与 ^{153}Sm－EDTMP 相比,^{137}keV 也可用于治疗后显像。但 ^{186}Re 的血浆清除率较慢,肾脏残留多,同时也会对骨髓产生抑制作用。

5. ^{117m}Sn－DTPA 是最近几年才发展起来的治疗骨疼痛或骨转移癌又一新型放射性药物。动物实验表明锡离子对骨骼有较高的亲骨性,对转移癌有明显治疗作用。^{117m}Sn 的半衰期为 13.6d,以内转换电子形式发射能量,为 127keV 和 156keV,伴随内转换电子的还有 158.6keV 的 γ 射线,γ 射线适合作显像。电子射线(单能内转换电子)的距离比其他任何一种化合物的距离要短,仅 0.3mm,因此骨髓吸收剂量就相当少,骨/骨髓比最佳,骨表面/红骨髓的剂量比男为 8.98,女为 10.9。^{117m}Sn－DTPA 和 ^{99m}Tc－MDP 在骨转移癌患者中的分布相同,能清晰显示转移灶,预计今后能在临床上得到应用。

6. 云克(二膦酸盐) "云克"(^{99}Tc－MDP)系由微量元素锝(^{99}Tc)和亚甲基二膦酸盐(MDP)螯合而成。^{99}Tc 为 ^{99m}Tc 的衰变产物,物理半衰期为 20 万年。游离的 ^{99}Tc 在人体内不能贮留,经甲状腺和胃黏膜摄取后即很快经尿液排出,未能产生治疗作用。在和 MDP 螯合后,由于 MDP 的趋骨性,有较长的骨贮留,使 ^{99}Tc 的体内半衰期大大延长,成了长效的自由基清除剂,可长期保护 SOD 的活力。因而,在 ^{99}Tc－MDP 的治疗机制上,利用的是 Tc 的化学性质,而非其放射效应。

^{99}Tc－MDP 不仅具有消炎镇痛作用,同时成为一种新的免疫增强剂,可抑制自身免疫的治疗。^{99}Tc－MDP 还具有较 MDP 为强的抑制破骨细胞的效用。至于机体内的吸收、浓集、分布、排泄则和 ^{99m}Tc－MDP 是完全一致的。

(1)治疗方法:0.9%NS 500ml＋云克 200mg 静脉滴注,每天 1 次共 5d(每次静注大于

4h)。如与^{153}Sm—EDTMP联合治疗，一般^{153}Sm—EDTMP剂量为$0.8\sim1$mCi/kg，每月1次。治疗后10d给0.9%NS 500ml＋云克200mg静脉滴注，连续5d，总量为1g。每月为一个疗程。

（2）疗效观察：有报道云克治疗骨转移癌有骨痛患者，总有效率占71%，其中乳腺癌止痛效果最佳，其次是肺癌。肺癌经骨转移，绝大部分患者除手术外还要做化疗、放疗，故使用^{153}Sm—EDTMP治疗十分困难。若^{89}Sr治疗疗效不佳，以云克治疗，可取得较好的疗效。有报道^{153}Sm—EDTMP与云克联合治疗骨转移癌97例，骨痛分大于4分，总有效率达92.8%（90/97），疼痛缓解率要比单用^{153}Sm—EDTMP治疗明显提高。

（3）毒副作用：检查前后血常规、肝肾功能、血钙、钾、钠、磷等指标均未发现明显异常，静滴石克只要掌握时间无不良反应。正常骨代谢由破骨细胞溶骨，代之成骨细胞成骨，维持动态平衡—正常骨代谢。恶性肿瘤可通过体液因子，使溶骨细胞活性增强，打破了骨吸收和骨形成的平衡，致使骨质溶解引发骨痛。

云克是一种双膦酸盐，可抑制过多的骨吸收而不影响骨形成。资料表明骨吸收的降低也是由于破骨细胞数目的降低所致，因为破骨细胞前体进入多核细胞库的补充过程被抑制之故。另外在人体内用多种磷酸二钠盐长期治疗后破骨细胞数口会降低，在长期的培养中，多核细胞的形成也被抑制，细胞数目的降低也可能与骨表面细胞的死亡有关，因此云克有广阔的细胞效应。但磷酸二钠盐类几乎只对钙化的组织起作用，对磷酸钙有高度的亲和性，使得它们很快从血液中清除出。同时也特异结合钙化组织，特别是骨组织上。

（王治国）

参考文献

[1]许亚萍,毛伟敏. 胸部肿瘤放射治疗策略[M]. 北京:军事医学科学出版社,2013.

[2]林超鸿,秦环龙. 胃肿瘤治疗学[M]. 上海:上海交通大学出版社,2013.

[3]戴宇翃,王建华,付强,陈元. 盐酸埃克替尼治疗190例晚期非小细胞肺癌疗效及不良反应[J]. 中国肿瘤,2014(02):149-154.

[4]樊代明. 肿瘤研究前沿 第12卷[M]. 西安:第四军医大学出版社,2013.

[5]倪克樑,林万隆. 消化道肿瘤诊治新进展[M]. 上海:上海科学技术文献出版社,2012.

[6]祝鹏,刘慧颖,金凯舟,胡志前,王伟军. 黏蛋白4在胰腺上皮内瘤变和胰腺癌中的表达差异性分析[J]. 临床肿瘤学杂志,2014(10):891-895.

[7]梁彬. 临床肿瘤学相关进展[M]. 沈阳:辽宁科学技术出版社,2012.

[8]程永德,程英升,颜志平. 常见恶性肿瘤介入治疗指南[M]. 北京:科学出版社,2013.

[9]杨葛亮,翟笑枫. 原发性肝癌系统性化疗的临床进展[J]. 肿瘤,2014(01):91-96.

[10]李少林,吴永忠. 肿瘤放射治疗学[M]. 北京:科学出版社,2013.

[11]王玉栋,杜玉娟,王龙,韩晶,吕雅蕾,刘巍. 浸润性乳腺癌早期骨转移的预后影响因素分析[J]. 肿瘤,2014(07):616-622.

[12]周际昌. 实用肿瘤内科治疗[M]. 北京:北京科学技术出版社,2013.

[13]于世英,胡国清. 肿瘤临床诊疗指南[M]. 北京:科学出版社,2013.

[14]刘俊,李洪选,方文涛,程妍,吕长兴. 胸段食管癌左胸路径手术后小T型野辅助放疗的结果分析[J]. 肿瘤,2014(07):657-661+677.

[15]韩晓红,石远凯,袁慧. 恶性肿瘤[M]. 北京:北京科学技术出版社,2014.

[16]李乐平,靖昌庆. 结直肠肿瘤[M]. 济南:山东科学技术出版社,2011.

[17]徐冬云,何晓静,王杰军,房文铮,钱建新,王湛,于观贞. Prdx1在胃癌中的表达及临床意义[J]. 临床肿瘤学杂志,2014(05):417-420.

[18]于世英,胡国清. 肿瘤临床诊疗指南[M]. 北京:科学出版社,2013.

[19]李少林,周琦. 实用临床肿瘤学[M]. 北京:科学出版社,2013.

[20]纪元,谭云山,樊嘉. 肝胆胰肿瘤病理、影像与临床[M]. 上海:上海科学技术文献出版社,2013.

[21]丁丹红,王修身,卜珊珊,宋志刚. 无功能性胃肠胰神经内分泌肿瘤的临床特征和预后分析[J]. 中国肿瘤,2014(09):785-789.

[22]汤钊猷. 现代肿瘤学[M]. 上海:复旦大学出版社,2011.

[23]赵丽中,王宏磊. 大肠癌早期诊断研究进展[J]. 中国肿瘤,2014(02):103-108.